"十二五"普通高等教育本科国家级规划教材

国家卫生和计划生育委员会"十二五"规划教材
全国高等医药教材建设研究会"十二五"规划教材
全国高等学校教材

供8年制及7年制("5+3"一体化)临床医学等专业用

药 理 学

Pharmacology

第 3 版

主　　审　杨世杰

主　　编　杨宝峰　陈建国

副 主 编　颜光美　臧伟进　魏敏杰　孙国平

编　　者　(以姓氏笔画为序)

王永利(河北医科大学)	陈红专(上海交通大学)
艾　静(哈尔滨医科大学)	陈建国(华中科技大学)
孙国平(安徽医科大学)	罗大力(首都医科大学)
苏定冯(第二军医大学)	周黎明(四川大学)
李学军(北京大学)	胡　刚(南京中医药大学)
李晓辉(第三军医大学)	胡长平(中南大学)
杨世杰(吉林大学)	娄建石(天津医科大学)
杨宝峰(哈尔滨医科大学)	黄志力(复旦大学)
吴希美(浙江大学)	梅其炳(第四军医大学)
汪　晖(武汉大学)	臧伟进(西安交通大学)
张岫美(山东大学)	颜光美(中山大学)
张德昌(北京协和医学院)	魏敏杰(中国医科大学)
陈　立(吉林大学)	

学术秘书

　　白云龙（哈尔滨医科大学）

人民卫生出版社

图书在版编目（CIP）数据

药理学/杨宝峰,陈建国主编.—3版.—北京:人民
卫生出版社,2015

ISBN 978-7-117-20485-9

Ⅰ.①药… Ⅱ.①杨…②陈… Ⅲ.①药理学-医学
院校-教材 Ⅳ.①R96

中国版本图书馆 CIP 数据核字(2015)第 064368 号

人卫社官网	www.pmph.com	出版物查询,在线购书
人卫医学网	www.ipmph.com	医学考试辅导,医学数据库服务,医学教育资源,大众健康资讯

药 理 学
第 3 版

主　　编：杨宝峰　陈建国
出版发行：人民卫生出版社（中继线 010-59780011）
地　　址：北京市朝阳区潘家园南里 19 号
邮　　编：100021
E-mail：pmph @ pmph.com
购书热线：010-59787592　010-59787584　010-65264830
印　　刷：北京铭成印刷有限公司
经　　销：新华书店
开　　本：850×1168　1/16　印张：40
字　　数：1101 千字
版　　次：2005 年 8 月第 1 版　2015 年 6 月第 3 版
　　　　　2023 年 5 月第 3 版第 10 次印刷（总第 24 次印刷）
标准书号：ISBN 978-7-117-20485-9/R · 20486
定　　价：98.00 元

打击盗版举报电话：010-59787491　E-mail：WQ @ pmph.com
（凡属印装质量问题请与本社市场营销中心联系退换）

为了贯彻教育部教高函〔2004-9 号〕文,在教育部、原卫生部的领导和支持下,在吴阶平、裘法祖、吴孟超、陈灏珠、刘德培等院士和知名专家的亲切关怀下,全国高等医药教材建设研究会以原有七年制教材为基础,组织编写了八年制临床医学规划教材。从第一轮的出版到第三轮的付梓,该套教材已经走过了十余个春秋。

在前两轮的编写过程中,数千名专家的笔耕不辍,使得这套教材成为了国内医药教材建设的一面旗帜,并得到了行业主管部门的认可(参与申报的教材全部被评选为"十二五"国家级规划教材),读者和社会的推崇(被视为实践的权威指南、司法的有效依据)。为了进一步适应我国卫生计生体制改革和医学教育改革全方位深入推进,以及医学科学不断发展的需要,全国高等医药教材建设研究会在深入调研、广泛论证的基础上,于2014年全面启动了第三轮的修订改版工作。

本次修订始终不渝地坚持了"精品战略,质量第一"的编写宗旨。以继承与发展为指导思想:对于主干教材,从精英教育的特点、医学模式的转变、信息社会的发展、国内外教材的对比等角度出发,在注重"三基"、"五性"的基础上,在内容、形式、装帧设计等方面力求"更新、更深、更精",即在前一版的基础上进一步"优化"。同时,围绕主干教材加强了"立体化"建设,即在主干教材的基础上,配套编写了"学习指导及习题集"、"实验指导 / 实习指导",以及数字化、富媒体的在线增值服务(如多媒体课件、在线课程)。另外,经专家提议,教材编写委员会讨论通过,本次修订新增了《皮肤性病学》。

本次修订一如既往地得到了广大医药院校的大力支持,国内所有开办临床医学专业八年制及七年制("5+3"一体化)的院校都推荐出了本单位具有丰富临床、教学、科研和写作经验的优秀专家。最终参与修订的编写队伍很好地体现了权威性,代表性和广泛性。

修订后的第三轮教材仍以全国高等学校临床医学专业八年制及七年制("5+3"一体化)师生为主要目标读者,并可作为研究生、住院医师等相关人员的参考用书。

全套教材共 38 种,将于 2015 年 7 月前全部出版。

全国高等学校八年制临床医学专业国家卫生和计划生育委员会规划教材编写委员会

	学科名称	主审	主编	副主编
1	细胞生物学(第3版)	杨恬	左伋 刘艳平	刘佳 周天华 陈誉华
2	系统解剖学(第3版)	柏树令 应大君	丁文龙 王海杰	崔慧先 孙晋浩 黄文华 欧阳宏伟
3	局部解剖学(第3版)	王怀经	张绍祥 张雅芳	刘树伟 刘仁刚 徐飞
4	组织学与胚胎学(第3版)	高英茂	李和 李继承	曾园山 周作民 肖岚
5	生物化学与分子生物学(第3版)	贾弘禔	冯作化 药立波	方定志 焦炳华 周春燕
6	生理学(第3版)	姚泰	王庭槐	闫剑群 郑煜 祁金顺
7	医学微生物学(第3版)	贾文祥	李明远 徐志凯	江丽芳 黄敏 彭宜红 郭德银
8	人体寄生虫学(第3版)	詹希美	吴忠道 诸欣平	刘佩梅 苏川 曾庆仁
9	医学遗传学(第3版)		陈竺	傅松滨 张灼华 顾鸣敏
10	医学免疫学(第3版)	曹雪涛 何维	熊思东	张利宁 吴玉章
11	病理学(第3版)	李甘地	陈杰 周桥	来茂德 卞修武 王国平
12	病理生理学(第3版)	李桂源	王建枝 钱睿哲	贾玉杰 王学江 高钰琪
13	药理学(第3版)	杨世杰	杨宝峰 陈建国	颜光美 臧伟进 魏敏杰 孙国平
14	临床诊断学(第3版)	欧阳钦	万学红 陈红	吴汉妮 刘成玉 胡申江
15	实验诊断学(第3版)	王鸿利 张丽霞 洪秀华	尚红 王兰兰	尹一兵 胡丽华 王前 王建中
16	医学影像学(第3版)	刘玉清	金征宇 龚启勇	冯晓源 胡道予 申宝忠
17	内科学(第3版)	王吉耀 廖二元	王辰 王建安	黄从新 徐永健 钱家鸣 余学清
18	外科学(第3版)		赵玉沛 陈孝平	杨连粤 秦新裕 张英泽 李虹
19	妇产科学(第3版)	丰有吉	沈铿 马丁	狄文 孔北华 李力 赵霞

	学科名称	主审	主编	副主编
20	儿科学（第3版）		桂永浩 薛辛东	杜立中 母得志 罗小平 姜玉武
21	感染病学（第3版）		李兰娟 王宇明	宁 琴 李 刚 张文宏
22	神经病学（第3版）	饶明俐	吴 江 贾建平	崔丽英 陈生弟 张杰文 罗本燕
23	精神病学（第3版）	江开达	李凌江 陆 林	王高华 许 毅 刘金同 李 涛
24	眼科学（第3版）		葛 坚 王宁利	黎晓新 姚 克 孙兴怀
25	耳鼻咽喉头颈外科学（第3版）	孔维佳 周 梁	王斌全 唐安洲 张 罗
26	核医学（第3版）	张永学	安 锐 黄 钢	匡安仁 李亚明 王荣福
27	预防医学（第3版）	孙贵范	凌文华 孙志伟	姚 华 吴小南 陈 杰
28	医学心理学（第3版）	姜乾金	马 辛 赵旭东	张 宁 洪 炜
29	医学统计学（第3版）		颜 虹 徐勇勇	赵耐青 杨土保 王 彤
30	循证医学（第3版）	王家良	康德英 许能锋	陈世耀 时景璞 李晓枫
31	医学文献信息检索（第3版）		罗爱静 于双成	马 路 王虹菲 周晓政
32	临床流行病学（第2版）	李立明	詹思延	谭红专 孙业桓
33	肿瘤学（第2版）	郝希山	魏于全 赫 捷	周云峰 张清媛
34	生物信息学（第2版）		李 霞 雷健波	李亦学 李劲松
35	实验动物学（第2版）		秦 川 魏 泓	谭 毅 张连峰 顾为望
36	医学科学研究导论（第2版）	詹启敏 王 杉	刘 强 李宗芳 钟晓妮
37	医学伦理学（第2版）	郭照江 任家顺	王明旭 尹 梅	严金海 王卫东 边 林
38	皮肤性病学	陈洪铎 廖万清	张建中 高兴华	郑 敏 郑 捷 高天文

经过再次打磨,备受关爱期待,八年制临床医学教材第三版面世了。怀纳前两版之精华而愈加求精,汇聚众学者之智慧而更显系统。正如医学精英人才之学识与气质,在继承中发展,新生方可更加传神;切时代之脉搏,创新始能永领潮头。

经过十年考验,本套教材的前两版在广大读者中有口皆碑。这套教材将医学科学向纵深发展且多学科交叉渗透融于一体,同时切合了环境 - 社会 - 心理 - 工程 - 生物这个新的医学模式,体现了严谨性与系统性,诠释了以人为本、协调发展的思想。

医学科学道路的复杂与简约,众多科学家的心血与精神,在这里汇集、凝结并升华。众多医学生汲取养分而成长,万千家庭从中受益而促进健康。第三版教材以更加丰富的内涵、更加旺盛的生命力,成就卓越医学人才对医学誓言的践行。

坚持符合医学精英教育的需求,"精英出精品,精品育精英"仍是第三版教材在修订之初就一直恪守的理念。主编、副主编与编委们均是各个领域内的权威知名专家学者,不仅著作立身,更是德高为范。在教材的编写过程中,他们将从医执教中积累的宝贵经验和医学精英的特质潜移默化地融入到教材中。同时,人民卫生出版社完善的教材策划机制和经验丰富的编辑队伍保障了教材"三高"(高标准、高起点、高要求)、"三严"(严肃的态度、严谨的要求、严密的方法)、"三基"(基础理论、基本知识、基本技能)、"五性"(思想性、科学性、先进性、启发性、适用性)的修订原则。

坚持以人为本、继承发展的精神,强调内容的精简、创新意识,为第三版教材的一大特色。"简洁、精练"是广大读者对教科书反馈的共同期望。本次修订过程中编者们努力做到:确定系统结构,落实详略有方;详述学科三基,概述相关要点;精选创新成果,简述发现过程;逻辑环环紧扣,语句精简凝练。关于如何在医学生阶段培养创新素质,本教材力争达到:介绍重要意义的医学成果,适当阐述创新发现过程,激发学生创新意识、创新思维,引导学生批判地看待事物、辩证地对待知识、创造性地预见未来,踏实地践行创新。

坚持学科内涵的延伸与发展,兼顾学科的交叉与融合,并构建立体化配套、数字化的格局,为第三版教材的一大亮点。此次修订在第二版的基础上新增了《皮肤性病学》。本套教材通过编写委员会的顶层设计、主编负责制下的文责自负、相关学科的协调与蹉商、同一学科内部的专家互审等机制和措施,努力做到其内容上"更新、更深、更精",并与国际紧密接轨,以实现培养高层次的具有综合素质和发展潜能人才的目标。大部分教材配套有"学习指导及习题集"、"实验指导 / 实习指导"以及"在线增值服务(多媒体课件与在线课程等)",以满足广大医学院校师生对教学资源多样化、数字化的需求。

本版教材也特别注意与五年制教材、研究生教材、住院医师规范化培训教材的区别与联系。①五年制教材的培养目标:理论基础扎实、专业技能熟练、掌握现代医学科学理论和技术、临床思维良好的通用型高级医学人才。②八年制教材的培养目标:科学基础宽厚、专业技能扎实、创新能力强、发展潜力大的临床医学高层次专门人才。③研究生教材的培养目标:具有创新能力的科研型和临床型研究生。其突出特点:授之以渔、评述结合、启示创新,回顾历史、剖析现状、展望未来。④住院医师规范化培训教材的培养目标:具有胜任力的合格医生。其突出特点:结合理论,注重实践,掌握临床诊疗常规,注重预防。

以吴孟超、陈灏珠为代表的老一辈医学教育家和科学家们对本版教材寄予了殷切的期望,教育部、国家卫生和计划生育委员会、国家新闻出版广电总局等领导关怀备至,使修订出版工作得以顺利进行。在这里,衷心感谢所有关心这套教材的人们! 正是你们的关爱,广大师生手中才会捧上这样一套融贯中西、汇纳百家的精品之作。

八学制医学教材的第一版是我国医学教育史上的重要创举,相信第三版仍将担负我国医学教育改革的使命和重任,为我国医疗卫生改革,提高全民族的健康水平,作出应有的贡献。诚然,修订过程中,虽力求完美,仍难尽人意,尤其值得强调的是,医学科学发展突飞猛进,人们健康需求与日俱增,教学模式更新层出不穷,给医学教育和教材撰写提出新的更高的要求。深信全国广大医药院校师生在使用过程中能够审视理解,深入剖析,多提宝贵意见,反馈使用信息,以便这套教材能够与时俱进,不断获得新生。

愿读者由此书山拾级,会当智海扬帆!

是为序。

中国工程院院士
中国医学科学院原院长 刘德培
北京协和医学院原院长

二〇一五年四月

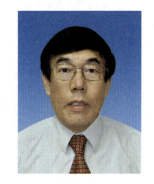

杨世杰

　　杨世杰　1945年5月4日生于黑龙江省北安市。1970年毕业于吉林医科大学(原白求恩医科大学)医疗系。现为吉林大学基础医学院药理学教授,医学博士,博士生导师。曾任吉林大学药学院、基础医学院院长。享受国务院特殊津贴。曾获中国国际医学交流会林宗杨医学教育个人奖。为全国临床医学七年制《药理学》规划教材第1版、八年制第1版、第2版主编。获全国高等学校医药优秀教材二等奖。多年以心血管和分子药理学为主要研究方向,发表学术论文216篇。先后获省部级科技进步一等奖1项,二等奖4项,三等奖2项。

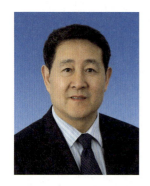

杨宝峰

杨宝峰，教授，中国工程院院士，医药卫生学部主任。澳大利亚墨尔本大学、俄罗斯莫斯科谢东诺夫国立第一医科大学、美国西弗吉尼亚大学、美国密苏里堪萨斯城大学、澳大利亚拉筹伯大学、日本医科大学及日本滋贺医科大学等国际著名院校荣誉教授和客座教授；中华医学会副会长、黑龙江省科协副主席、中国心血管药理专业委员会原主任委员；国家重大心脏疾病研究"973"项目首席科学家、药理学国家重点学科、药理学国家级教学团队及国家科技创新群体带头人。现任哈尔滨医科大学校长。

杨宝峰教授执教三十余载，培养大批人才，主张"名师上讲台"。主编卫生部规划教材《药理学》（6～8版），并获全国高等学校医药优秀教材一等奖。2011年被评为国家级教学名师。指导学生获全国百篇优秀博士学位论文。在人类重大心脑血管系统疾病的发病机制及防治研究中成绩突出。曾获国家自然科学二等奖、何梁何利基金科学与技术进步奖、黑龙江省最高科学技术奖及首届十佳全国优秀科技工作者荣誉称号。承担国家自然科学基金创新群体项目等重大攻关课题16项。

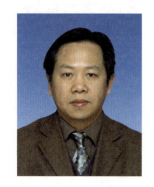

陈建国

陈建国，二级教授，博士生导师，德国海德堡大学博士，美国爱荷华大学博士后，"国家杰出青年基金"获得者，教育部长江学者特聘教授，国家"973"计划首席科学家。现任华中科技大学校长助理、科学技术发展院常务副院长、同济医学院副院长、药理系主任。兼任中国药理学会副理事长、湖北省药理学会理事长、湖北省中德医学协会副理事长。国家重大新药创制专项——武汉综合大平台负责人，湖北省药物靶点研究与药效学评价重点实验室主任，教育部创新团队负责人。

长期从事药理学教学与科研工作，是《药理学》国家精品课程、国家资源共享课程负责人。担任国家规划教材长学制《药理学》（联合）主编、教育部面向21世纪教材《药理学》主编，国际期刊 *JDAR* 副主编，*CNSNT*、*CEPP*、*APS*、*eCAM* 编委，国内核心期刊《中国药师》副主编。先后承担了国家"973"计划项目、国家自然科学基金杰青、重点等项目。在国际权威学术期刊 *Nature*，*Nature Neuroscience*，*Neuron*，*Journal of Neuronscience*，*Biological Psychiatry* 上发表文章120余篇。获得湖北省自然科学一等、二等奖各1次，并获宝钢优秀教师奖。

颜光美,中山大学中山医学院药理学教授,博士生导师,现任中山大学副校长、广东省神经科学协会理事长、教育部科学技术委员会学部委员和美国药典顾问等学术职务。现为药理国家级精品课程带头人、2009 年主编"十一五"国家级规划教材《药理学》。到目前为止,共发表论文 160 多篇,其中 90 篇发表在国际 SCI 期刊,例如 *Nature Biotechnology*，*PNAS*（2 篇），*Journal of Neuroscience*，*Oncogene* 等。此外,他还主持了国家杰出青年基金、"863"重点项目、国家自然科学基金重点项目等多项基金,曾获得国家教委科技进步二等奖、卫生部和卫生厅三等奖,并拥有 8 项专利。

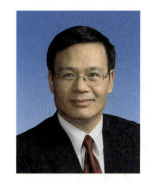

颜光美

臧伟进,教授、博士生导师、国家级《药理学》优秀教学团队、双语教学示范课程负责人,陕西省教学名师,卫生部/陕西省有突出贡献专家及美国中华医学会首届杰出教授。主要学术兼职包括全国高等医学教育学会教学管理研究会常务理事、中国药理学会心血管药理专业委员会常务理事、中国药理学会教学与科普专业委员会副主任委员、陕西省药理/生理学会副理事长、《心脏杂志》副主编等。现主要从事心血管和细胞分子药理学方面的研究。主持多项国家自然科学基金和省部级项目,发表 SCI 收录论文 70 余篇。主编和参编教材 20 余部。以第一完成人获陕西省科学技术一等奖和 2 项陕西省教学成果一等奖。

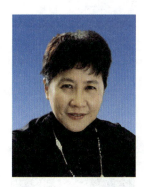

臧伟进

副主编简介

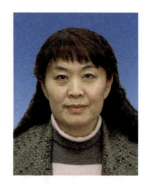

魏敏杰

魏敏杰,二级教授、博士生导师、辽宁省特聘教授、优秀专家及教学名师、享受政府特贴。现任中国医科大学药学院院长;兼任药理学教研室主任,辽宁省高校"个性化生物标志物及创新药物研发"创新团队负责人、辽宁省科技厅"分子靶向抗肿瘤新药研发与评价"重点实验室负责人;兼任中国药理学会理事、中国药理学会化疗药理专业委员会副主任委员等学术职务。《药理学》国家网络资源精品共享课程负责人,承担教育研究课题7项,获教学成果奖3项;主持7项国家自然科学基金项目及多项部省市级科研项目,申请国家发明专利7项,获省部级科技进步奖5项,发表研究论文200余篇,SCI收录论文55篇(IF 205.3)。

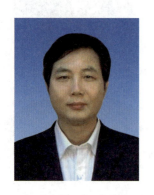

孙国平

孙国平,博士,教授,主任医师,博士生导师,省级教学名师。现任安徽医科大学第一附属医院副院长。兼任中国药理学会临床药理专业委员会常委、中国抗癌协会抗癌药物专业委员会全国委员、安徽省肿瘤学会副主任委员、安徽省抗癌协会副理事长等20余项社会兼职。担任《中国临床药理学杂志》等多种学术期刊的编委。从事肿瘤内科临床、科研和教学一线工作30年,主要研究方向为抗肿瘤药物临床药理学与肿瘤内科治疗学。主持国家级科学基金项目4项,省级科研项目10余项。发表论文100余篇,其中SCI论文30余篇。先后担任2部国家规划教材副主编以及3部国家规划教材编委。获得国家发明专利1项,安徽省教学成果二等奖2项,安徽省科技进步二等奖1项。

前　言

全国高等学校八年制临床医学专业规划教材《药理学》第3版的编写工作，在来自全国23所医学院校的药理学专家的大力支持和共同努力下，历经十余个月时间的修订，已顺利完成。

本书在第2版的基础上继续坚持在教材中体现"三基"（基础理论、基本知识、基本技能）、"五性"（思想性、科学性、先进性、启发性、适用性）、"三特定"（特定的对象、特定的要求、特定的限制）的基本要求。密切结合临床用药实际，紧跟现代药物发展和医学理论进展，坚持教材的系统性、科学性、先进性、实用性和完整性。

为适应21世纪医学人才培养的需要，加强素质教育和创新能力的培养，本教材以体现深、精、新为特色，从我国实际情况出发，恰当地把握教材中深度和广度的关系，进一步优化全书整体结构，对章、节的设计及内容做了调整。不仅适合长学制学生使用，也适用于教师备课使用。本书增加了一些药物作用机制的新理论和新进展。增加了治疗肌骨骼系统疾病药；在抗精神失常药中增加了抗抑郁药的介绍篇幅；在抗肿瘤药物中加入分子靶向药物的治疗；在基因治疗中增加了临床已经使用的基因药物的介绍；在各章中提供推荐阅读的参考文献或重要的网址；各章未单列药物的用法和用量。书中涉及的药物剂量、用法及注意事项等仅供参考，临床用药时务必严格依据药品说明书使用。

本教材的共同参考书为 *Goodman & Gilman The Pharmacological Basis of Therapeutics*（第12版）、*Bertram G. Katzung et al. Basic and Clinical Pharmacology*（第11版）、杨宝峰主编的《药理学》（人民卫生出版社规划教材，第8版）、杨宝峰主编的《基础与临床药理学》（人民卫生出版社规划教材，第2版），在此向以上各书的原作者表示衷心的感谢。

本版教材的编写工作，在各参编院校的大力支持下，在各位编委的积极工作、认真负责、鼎力相助下，高质量地如期完成。

在本书的审稿编辑过程中，哈尔滨医科大学药理教研室各位教师及博士研究生为本书的修稿、校对及编辑等做了许多工作，在此向他们表示衷心感谢。

在此付梓之际，深感疏漏之处在所难免，敬请药理学前辈、同行专家及同学们赐教和指正。

杨宝峰　陈建国
2015年4月

目 录

第一章 绪 言

一、药理学的研究内容和任务

药物(drug)是指可查明或改善机体的生理功能或病理状态,对用药者有益,达到预防、诊断、治疗疾病和计划生育目的的物质。一般认为,药物的安全范围较大,大多数患者在一定的剂量范围内使用是安全的;毒物(poison)的安全范围较小,在使用较小剂量时即对机体有明显的毒性作用。药物与毒物之间并没有本质的区别,药物的大剂量使用或非正确使用可造成药物中毒,甚至危及生命,此时药物表现出毒物的作用;而针对特定情况使用特定剂量的某些毒物时,能够产生治疗作用。

药理学(pharmacology)是研究药物与机体(包括病原体)相互作用及作用规律的一门学科,是基础医学与临床医学,医学与药学之间的桥梁学科。为临床防治疾病、合理用药提供基础理论、基本知识和科学的思维方法。药物的研究和使用除了要尊重科学规律,还要依照法律、法规和相关指导原则的规定,以保障人们的生命健康。

药理学研究的内容包括:①药物效应动力学(pharmacodynamics),简称药效学,研究药物对机体的作用,包括药物的作用(action)和效应(effect)、作用机制(mechanism of action)及临床应用(therapeutic uses)等;②药物代谢动力学(pharmacokinetics),简称药动学,研究药物在机体的作用下所发生的变化及其规律,包括药物在体内的吸收(absorption)、分布(distribution)、代谢(metabolism)和排泄(excretion)过程,特别是血药浓度随时间变化的规律、影响药物疗效的因素等。

药理学以生理学、生物化学、病理学、病理生理学、微生物学、免疫学、分子生物学等为基础。其任务是:①阐明药物与机体之间相互作用的机制和规律,指导临床合理用药,使药物发挥最佳疗效,减少不良反应;②研究开发新药,发现常用药物的新用途,为医药学的发展作出贡献;③为探索生物机体的生理、生化及病理过程提供实验资料和研究方法,促进生命科学的进步。

二、药理学的发展简史

世界上第一部关于药物的书籍是公元前 1550—公元前 1292 年之间埃及出版的《埃泊斯医药籍》(*Ebers' Papyrus*)。全书收录了 700 种药物和处方。在公元 1 世纪前后,我国第一部药物学著作《神农本草经》问世,该书收载了 365 种药物,其中不少药物沿用至今。唐代(公元 659年)的《新修本草》一书是以唐朝政府的名义颁发的有关药物方面的书籍,全书共收载 884 种药物,该书是我国第一部,也是世界上第一部药典。明代(1596 年)伟大医药学家李时珍历时 27年,在总结历代药方并亲身采集验证的基础上完成了闻名世界的药物学巨著《本草纲目》。全书共 52 卷,约 190 万字,收载 1892 种药物,插图 1160 幅,药方 11 000 余条。该书不仅是国内研究中药者的经典书籍,而且受到国际医药学界的关注,并先后被译成了英、日、朝、德、法、俄及拉丁文 7 种文本,流传于全世界,对促进我国和世界医药的发展作出了重大贡献。

在 18 世纪末和 19 世纪初,随着生理学和化学(特别是有机化学)的发展,药物的研究和开发进入了一个崭新的阶段,并为现代药理学的研究奠定了基础。1804 年德国人 F. W. Sertiirner 首先从罂粟中分离出吗啡,并用犬实验证明其具有镇痛作用。1809 年,法国生理学家 M. Francois 第一次观察到马钱子有效成分士的宁具有导致惊厥的作用,并证明其作用位点是在脊髓。1842 年,B. Claude 发现箭毒可以作用于神经肌肉接头处,阻断神经对肌肉的支配作用。在这些研究的基础上,意大利生理学家 F. Fontana 在通过动物实验观察了千余种药物的毒性后,提出天然药物都有活性成分,这些活性成分选择性作用于机体的某个部位而发挥作用的观点,开创了生理学和药理学的动物实验方法。这些工作为后来研究药物作用部位的器官药理学奠定了基础。1847 年,随着德国第一所综合性大学的成立,世界上第一位药理学教授 R. Buchheim 在他家的地下室建立了第一个药理学实验室,标志着现代药理学的诞生。1878 年,他的学生 O. Schmiedeberg 编写了第一部药理学专著 *Outline of Pharmacology*,推动了药理学在世界范围内的发展。1878 年,英国人 J. N. Langley 根据阿托品与毛果芸香碱对猫唾液分泌的不同作用的研究,提出了受体(receptor)的概念,为受体学说的建立奠定了基础。1909 年,德国人 P. Ehrlich 用新胂凡纳明治疗梅毒,并开创了化学药物治疗传染病的新纪元。1940 年,英国微生物学家 H. W. Florey 在 A. Fleming(1928)研究的基础上,从青霉菌的培养液中分离出青霉素。从此,化学治疗进入了抗生素时代。随着化学制药技术的发展和药物结构与效应关系的阐明,人工合成化合物以及改造天然有效成分的分子结构被视为新的药物来源,化学药物研究和开发进入黄金时期。磺胺类药物、抗生素、合成抗疟药、抗组胺药、镇痛药、抗高血压药、抗精神失常药、抗癌药、激素类和维生素类药物纷纷问世,在预防和治疗疾病以及维护人类健康中发挥了重要作用。

1953 年 J. D. Watson 和 F. H. Crick 提出 DNA 双螺旋结构学说。1960 年法国巴斯德研究院的 F. Jacob 与 J. Monod 又提出操纵子学说。这些学说揭示了生物遗传基因密码的复制、转录、翻译、突变、调节与控制的基本规律。随后 DNA 限制性内切酶、连接酶、细菌质粒的发现,促进了 DNA 体外重组技术的建立和完善。这些分子生物学研究的突飞猛进,使得分子药理学应运而生。生化药理学和分子药理学的发展和有机结合,把药物研究从宏观引入到微观,从原来的系统和器官水平的研究进入到分子水平。目前,应用 DNA 重组技术生产的基因药物如重组链激酶、人胰岛素、干扰素类、白介素类、人生长激素、细胞因子、组织纤溶酶原激活剂、红细胞生成素、乙肝疫苗、嗜血性流感嵌合疫苗以及肿瘤的靶向基因治疗等,在疾病的预防和治疗中发挥越来越重要的作用。

随着自然科学技术的蓬勃发展以及学科之间的相互交叉和相互依赖,药理学已由过去只与生理学有联系的单一学科发展成为与生物化学、生物物理学、免疫学、遗传学和分子生物学等多种学科密切联系的综合学科,并逐渐形成了各具特色的学科分支。从学科交叉角度分类,有分子药理学(Molecular pharmacology)、中药药理学(Pharmacology of chinese materia medica)、遗传药理学(Pharmacogenetics)、生化药理学(Biochemical pharmacology)、药物基因组学(Pharmacogenomics)、药物流行病学(Pharmacoepidemiology)、毒理学(Toxicology)和时间药理学(Chronopharmacology)等;从机体各系统角度分类,有神经精神药理学(Neuropsychopharmacology)、心血管药理学(Cardiovascular pharmacology)、内分泌药理学(Endocrine pharmacology)、生殖药理学(Reproductive pharmacology)、化疗药理学(Chemotherapy pharmacology)和免疫药理学(Immunopharmacology)等;从应用角度分类,有医用药理学(The pharmacological basis in medicine)、护理药理学(Nursing pharmacology)、眼科药理学(Ophthalmic pharmacology)、行为药理学(Behavioral pharmacology)和环境药理学(Environmental pharmacology)等。基于蛋白质组学和基因组学研究的不断深入,以及分子生物学手段的应用,揭示了药物作用的生物网络,不同的药物可作用于不同的信号转导通路,同一药物可作用于多个信号通路等,进而阐明药物作用的多靶点及其分子机制。

三、药理学与新药的研究开发

药品是指加工成为某一剂型,规定有适应证、用法、用量及不良反应等的药物。药品是特殊

Notes

的商品,其应用对象是人,用药的后果关系到用药者的健康甚至生命安全,因而世界各国均制定了相应的法律法规,用于管理药品的研制、审批、生产与销售等。我国于1985年首次颁布了《新药审批办法》,2007年7月又制定了新的《药品注册管理办法》。

新药是指化学结构、药品组分或药理作用不同于现有药品的药物。我国的药品注册管理法规定,化学药品新药是指"未曾在中国境内上市销售的药品";"改变给药途径且尚未在国内外上市销售的药品";"已在国外上市销售但尚未在国内上市销售的药品"等;中药、天然药物的新药一般指"未在国内上市销售的从植物、动物、矿物等物质中提取的有效成分及其制剂"等。新药亦包括未在国内外上市的生物制品,包括治疗用生物制品及预防用生物制品。我国的新药研究按《药品注册管理办法》的申报程序及根据新药类型,提供相应的新药研究申报资料。

新药的研究与开发是一项科技含量高、投资多、周期长、风险大、效益高的系统工程。不断发现和提供安全、高效、适应疾病谱广及质量可控的新药,对于保护人民健康,发展国民经济具有重要的意义。

新药从发现到生产直至临床应用,一般要经历创新阶段和开发阶段。在创新阶段,要确定合成或分离提纯产物的有效成分,并在病理模型上进行筛选,从而发现有开发价值的化合物,即先导化合物。在开发阶段,要研究先导化合物的构效关系,按国家关于新药审批办法的有关规定进行工艺学研究、制剂研究、质量控制、药效学评价、安全性评价、临床药理研究等。这些研究按其功能可分为以下几类:①提供物质供药理研究,涉及天然药物化学、微生物药物化学、合成药物化学等学科;②评价药物的治疗价值,主要涉及基础药理学和临床药理学两个方面;③解决药物在临床应用及生产中的问题,如药剂学、制药工程、药物分析等。虽然各药的开发过程不同,但药理研究却都是必不可少的关键步骤。新药开发研究有一个逐步选择与淘汰的过程。为了确保药物对患者的有效性和安全性,新药开发研究不仅有赖于可靠的科学实验结果,还要依靠各国政府对新药生产上市审批与管理制定的法规。

新药可通过实践经验或在理论指导下合成、筛选而发现。新药的研究大致可分为临床前研究(preclinical study)、临床研究(clinical study)和售后调研(postmarketing surveillance)。临床前研究主要是药物化学研究和药理学研究,前者包括药物制备工艺路线、理化性质及质量控制标准等;后者则是以实验动物为研究对象,进行药效学、药动学及毒理学研究。临床研究分为四期:

(1) Ⅰ期临床试验:Ⅰ期临床试验的对象主要是健康成年志愿者,人数为10~30人。孕妇和儿童不宜作为受试者。特殊药物,如细胞毒类抗肿瘤药,也可在肿瘤患者志愿者中进行。Ⅰ期临床试验的目的是阐明药物的疗效,观察人体对新药的耐受程度,为Ⅱ期临床试验提供合理的用药方案。

(2) Ⅱ期临床试验:Ⅱ期临床试验对象为新药的适应证患者,在患者用药过程中观察新药的疗效及不良反应。该试验中除了使用受试新药外,还应使用无药理活性的安慰剂(placebo)及市场上已有的同类药物(阳性对照)进行对比观察。目的是对新药的有效性和安全性作出评价。本期需完成双盲对照试验100例患者。

(3) Ⅲ期临床试验:Ⅲ期临床试验为新药上市前扩大的临床试验阶段。样本量至少为300例患者,可在一个国家多家医院完成,亦可在国际范围内进行。研究以无对照试验为主。国外Ⅲ期临床试验是上市前研究中新药(investigational new drug, IND)申请生产所必须呈报的临床试验资料。Ⅲ期临床试验的目标是新药试产后的安全性考察期,相当于新药上市后的监测期,了解其长期使用后出现的不良反应,并继续考察新药的疗效。

(4) Ⅳ期临床试验:为新药上市后的监测,是药品上市后在社会人群较大范围内继续进行的药品安全性和有效性评价,也称为售后调研。继续考察药物的疗效和不良反应,特别是罕见的不良反应,以及发现新的治疗用途,以便对新药的发展前途进行评价。

Notes

■ **推荐网站**

1. http://www.sda.gov.cn
2. http://www.sipo.gov.cn/
3. http://www.fda.gov/

（杨宝峰）

Notes

第二章 药物效应动力学

药物效应动力学(pharmacodynamics),又称药效学,是研究药物对机体的作用及作用机制,以阐明药物防治疾病的规律。

第一节 药物的基本作用

一、药物作用与药理效应

药物作用(drug action)是指药物对机体的初始作用,是动因。药理效应(pharmacological effect)是药物作用的结果,是机体反应的表现。由于二者意义接近,通常并不严加区别。但当二者并用时,应体现先后顺序。

药物作用改变机体器官原有功能水平,功能提高称为兴奋(excitation),功能降低称为抑制(inhibition)。例如,肾上腺素升高血压、呋塞米增加尿量均属兴奋;阿司匹林退热以及吗啡镇痛均属抑制。

多数药物是通过化学反应而产生药理效应的。这种化学反应的专一性使药物的作用具有特异性(specificity)。例如,阿托品特异性地阻断M-胆碱受体,而对其他受体影响不大。药物作用特异性取决于药物的化学结构,这就是构效关系。

药理效应的选择性(selectivity)是指在一定的剂量下,药物对不同的组织器官作用的差异性。有些药物可影响机体的多种功能,有些药物只影响机体的一种功能,前者选择性低,后者选择性高。药物作用特异性强并不一定引起选择性高的药理效应,即二者不一定平行。例如,阿托品特异性地阻断M-胆碱受体,但其药理效应选择性并不高,对心脏、血管、平滑肌、腺体及中枢神经系统都有影响,而且有的兴奋、有的抑制。作用特异性强和(或)效应选择性高的药物应用时针对性较好。反之,效应广泛的药物副作用较多。但广谱药物在多种病因或诊断未明时也有其方便之处,例如广谱抗生素、广谱抗心律失常药等。选择性的基础有以下几方面:药物在体内的分布不均匀、机体组织细胞的结构不同、生化机能存在差异等。

二、治疗作用与不良反应

药物对机体产生的作用总是会有两个方面,一方面是对机体有利的作用,即药物作用的结果有利于改变患者的生理、生化功能或病理过程,使患病的机体恢复正常,称为治疗作用(therapeutic effect);另一方面则是对机体不利的作用,即与用药目的无关,并为患者带来不适或痛苦,统称为药物不良反应(adverse reaction)。

(一)药物的治疗作用

根据治疗作用的效果,可将治疗作用分为:

1. 对因治疗(etiological treatment) 用药目的在于消除原发致病因子,彻底治愈疾病,称为对因治疗,如用抗生素杀灭体内致病菌。

2. 对症治疗(symptomatic treatment) 用药目的在于改善症状,称为对症治疗。对症治疗不能根除病因,但对病因未明暂时无法根治的疾病却是必不可少的。对某些重危急症如休克、惊厥、心力衰竭、心跳或呼吸暂停等,对症治疗可能比对因治疗更为迫切。有时严重的症状可以作为二级病因,使疾病进一步恶化,如高热引起惊厥、剧痛引起休克等。此时的对症治疗(如退热或止痛)对惊厥或休克而言,又可看成是对因治疗。

(二) 药物的不良反应

多数药物不良反应是药物固有的效应,在一般情况下是可以预知的,但不一定是能够避免的。少数较严重的不良反应较难恢复,称为药源性疾病(drug-induced disease),例如庆大霉素引起的神经性耳聋,肼屈嗪引起的红斑性狼疮等。药物的不良反应主要有以下几类:

1. **副作用(side reaction)**　是由于药物作用选择性低,药理效应涉及多个器官,当某一效应用作治疗目的时,其他效应就成为副作用(通常也称副反应)。例如,阿托品用于治疗胃肠痉挛时,往往引起口干、心悸、便秘等副作用。副作用是在治疗剂量下发生的,是药物本身固有的作用,多数较轻微并可以预料。

2. **毒性反应(toxic reaction)**　是指在剂量过大或药物在体内蓄积过多时发生的危害性反应,一般比较严重。毒性反应一般是可以预知的,应该避免发生。短期内过量用药引起的毒性称急性毒性反应,多损害循环、呼吸及神经系统功能。长期用药时由于药物在体内蓄积而逐渐发生的毒性称为慢性毒性,多损害肝、肾、骨髓、内分泌等功能。致癌(carcinogenesis)、致畸胎(teratogenesis)和致突变(mutagenesis)反应也属于慢性毒性范畴。

3. **后遗效应(residual effect)**　是指在停药后,血药浓度已降至阈浓度以下时残存的药理效应。例如服用巴比妥类催眠药后,次晨出现的乏力、困倦等现象。

4. **停药反应(withdrawal reaction)**　是指患者长期应用某种药物,突然停药后出现原有疾病加剧的现象,又称回跃反应(rebound reaction)或反跳。例如长期服用可乐定降血压,突然停药,次日血压明显升高。

5. **继发反应(secondary reaction)**　是继发于药物治疗作用之后的不良反应,是治疗剂量下治疗作用本身带来的间接结果。例如,长期应用广谱抗生素,使敏感细菌被杀灭,而耐药葡萄球菌或真菌大量繁殖,造成二重感染(suprainfection)。

6. **变态反应(allergic reaction)**　是药物引起的免疫反应。非肽类药物作为半抗原与机体蛋白结合为抗原后,经过接触10天左右的敏感化过程而发生的反应,也称过敏反应。常见于过敏体质患者。反应性质与药物原有效应和剂量无关,用药理性拮抗药解救无效。反应的严重程度差异很大,从轻微的皮疹、发热至造血系统抑制、肝肾功能损害、休克等。可能只有一种症状,也可能多种症状同时出现。停药后反应逐渐消失,再用时可能再发。致敏物质可能是药物本身,也可能是其代谢物,亦可能是制剂中的杂质。临床用药前虽常做皮肤过敏试验,但仍有少数假阳性或假阴性反应。可见这是一类非常复杂的药物反应。

7. **特异质反应(idiosyncratic reaction)**　少数特异体质患者对某些药物反应特别敏感,反应性质也可能与常人不同,但与药物固有的药理作用基本一致,反应严重程度与剂量成比例,药理性拮抗药救治可能有效。这种反应不是免疫反应,故不需预先敏化过程。现已知道特异质反应是一类先天遗传异常所致的反应。例如,先天性葡萄糖-6-磷酸脱氢酶(glucose-6-phosphate dehydrogenase,G-6-PD)缺乏的患者服用伯氨喹后,容易发生急性溶血性贫血和高铁血红蛋白血症。

8. **依赖性(dependence)**　是在长期应用某种药物后所造成的一种强迫要求连续或定期使用该药的行为或其他反应,其目的是感受药物的精神效应,或避免由于停药造成身体不适。依赖性可分为生理依赖性(physiological dependence)和精神依赖性(psychological dependence)。生理依赖性又称躯体依赖性(physical dependence),是指中枢神经系统对长期使用的药物所产生的一种身体适应状态。一旦停药,将发生一系列生理功能紊乱,称为戒断综合征(withdrawal syndrome)。精神依赖性是指多次用药后使人产生欣快感,导致用药者在精神上对所用药物有一种渴求连续不断使用该药的强烈欲望,继而引发强迫用药行为,以获得满足和避免不适感,此称为成瘾性(addiction)。

三、量 效 关 系

在一定范围内药物的剂量(或浓度)增加或减少时,药物的效应随之增强或减弱,药物的这种剂量(或浓度)与效应之间的关系称为量效关系(dose-effect relationship)。以药理效应的强度为纵坐标,药物剂量(或浓度)为横坐标即得量效曲线(dose-effect curve)或浓度-效应曲线(concentration-effect curve),来反映量效关系。

药理效应按性质可分为量反应和质反应两种。效应的强弱呈连续增减的变化,可用具体数量或最大反应的百分率表示者称为量反应(graded response),例如血压的升降、平滑肌的舒缩等,其研究对象为单一的生物单位。以药物的剂量(整体动物实验)或浓度(体外实验)为横坐标,以效应强度为纵坐标作图,可获得直方双曲线(rectangular hyperbola);如将药物浓度改用对数值作图则呈典型的对称 S 型曲线,这就是通常所称量反应的量-效曲线(图 2-1)。

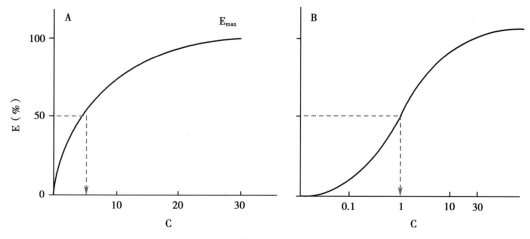

图 2-1　药物作用的量效关系曲线
A. 药量用真数剂量表示;B. 药量用对数剂量表示
E:效应强度;C:药物浓度

从量反应的量-效曲线可以看出下列几个特定位点:

最小有效量(minimal effective dose)或最低有效浓度(minimal effective concentration)即刚能引起效应的最小药物剂量或最小药物浓度,亦称阈剂量或阈浓度(threshold dose or concentration)。

最大效应(maximal effect,E_{max})即随着剂量或浓度的增加,效应也增加,当效应增加到一定程度后,若继续增加药物浓度或剂量而其效应不再继续增强,这一药理效应的极限称为最大效应,也称效能(efficacy)。

半最大效应浓度(concentration for 50% of maximal effect,EC_{50})是指能引起 50% 最大效应的浓度。

效价强度(potency intensity)是指能引起等效反应(一般采用 50% 效应量)的相对浓度或剂量,其值越小则强度越大。药物的最大效应与效价强度含义完全不同,二者并不平行。例如,利尿药以每日排钠量为效应指标进行比较,氢氯噻嗪的效价强度大于呋塞米,而后者的最大效应大于前者(图 2-2)。药物的最大效应值有较大实际意义,不区分最大效应与效价强度只讲某药较另药强若干倍是易被误解的。曲线中段斜率(slope)较陡的提示药效较剧烈,较平坦的则提示药效较温和。

如果药理效应不是随着药物剂量或浓度的增减呈连续性量的变化,而表现为反应性质的变

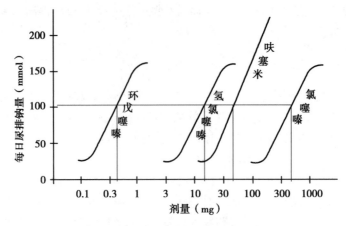

图 2-2 各种利尿药的效价强度及最大效应比较

化,则称为质反应(quantal response or all-or-none response)。质反应以阳性或阴性、全或无的方式表现,如死亡与生存、惊厥与不惊厥等,其研究对象为一个群体。在实际工作中,常将实验动物按用药剂量分组,以阳性反应百分率为纵坐标,以剂量或浓度为横坐标作图,也可得到与量反应相似的曲线。如果按照药物浓度或剂量的区段出现阳性反应频率作图得到呈常态分布曲线。如果按照剂量增加的累计阳性反应百分率作图,则可得到典型的 S 型量效曲线(图 2-3)。

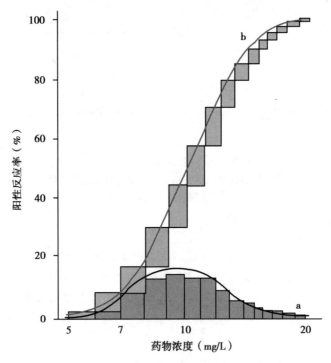

图 2-3 质反应的量效曲线
曲线 a 为区段反应率;曲线 b 为累计反应率

半数有效量(median effective dose,ED_{50}),即能引起 50% 的实验动物出现阳性反应时的药物剂量;如效应为死亡,则称为半数致死量(median lethal dose,LD_{50})。通常将药物的 LD_{50}/ED_{50} 的比值称为治疗指数(therapeutic index,TI),用以表示药物的安全性。治疗指数大的药物相对较治疗指数小的药物安全。但以治疗指数来评价药物的安全性,并不完全可靠。如某药的 ED 和 LD 两条曲线的首尾有重叠(图 2-4),即有效剂量与其致死剂量之间有重叠。为此,有人用 1% 致死量(LD_1)与 99% 有效量(ED_{99})的比值或 5% 致死量(LD_5)与 95% 有效量(ED_{95})之间的距离来衡量药物的安全性。

Notes

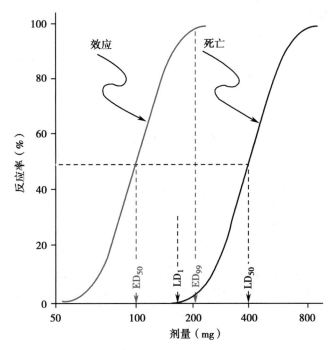

图 2-4　药物效应和毒性的量效曲线

四、构　效　关　系

构效关系（structure activity relationship，SAR）是指药物的化学结构与药理活性或毒性之间的关系，是药物化学的主要研究内容之一。实验证明，化学结构相似的药物与相同的靶点可通过分子间的相互作用而结合，引起相似或相反的效应。药物结构的改变，包括其基本骨架、侧链长短、立体异构（手性药物）、几何异构（顺式或反式）和光学异构（左旋或右旋）的改变均可影响药物的理化性质，进而影响药物的体内过程、药效乃至毒性。因此，构效关系是药理学的重要概念，了解药物的构效关系不仅有利于深入认识药物的作用，指导临床合理用药，而且在定向设计药物结构，研制开发新药方面都有重要意义。

SAR 的阐明始于磺胺药的发现和后续研究工作。为了定向研制更好的药物，大量的磺胺结构类似物被合成和进行对比实验，从而认识到分子结构与药理活性之间的关系存在内在规律性，人们开始对药物的 SAR 有了初步的认识。20 世纪 60 年代发展的定量构效关系（quantitative structure-activity relationship，QSAR），是一种借助分子的理化性质参数或结构参数，以数学和统计学手段定量研究有机小分子与生物大分子相互作用以及有机小分子在生物体内吸收、分布、代谢、排泄等生理相关性质的方法。这种方法广泛应用于药物、农药、化学毒剂等生物活性分子的合理设计。在早期的药物设计中，定量构效关系方法占据主导地位。

20 世纪 90 年代以来，随着计算机计算能力的提高和众多生物大分子三维结构的准确测定，人们运用分子形状分析（molecular shape analysis，MSA）、距离几何（distance geometry，DG）、比较分子力场分析（comparative molecular field analysis，CoMFA）、比较分子相似性指数分析（comparative molecular similarity indices analysis，CoMSIA）等方法，分析药物分子三维结构与受体作用的相互关系，深入地揭示了药物与受体相互作用的机制。基于分子结构的三维定量构效关系（three-dimensional quantitative structure-activity relationship，3D-QSAR）逐渐取代了定量构效关系在药物设计领域的主导地位，至今已成为计算机辅助药物设计的基本手段与分析方法。随着对受体结构信息和药物三维结构认识的不断深入，定量构效关系已从 3D-QSAR 发展到可以模

Notes

拟化合物分子全部构象的四维定量构效活性关系（four-dimension quantitative structure-activity relationship，4D-QSAR），直至可以模拟诱导契合的五维定量构效活性关系（five-dimension quantitative structure-activity relationship，5D-QSAR），使人们对药物配体-受体的结合过程有了更深入的认识，这对于药物分子设计和先导化合物改造有十分重要的意义，将更加深入地揭示药物与受体相互作用的机制。

第二节　药物作用的靶点

药物与机体生物大分子的结合部位就是药物作用的靶点（target）。药物作用的靶点几乎涉及生命活动过程相关的所有环节，可作用在器官、组织、细胞和分子水平。已知的药物作用靶点涉及受体、酶、离子通道、转运体、免疫系统、基因等。此外，有些药物通过其理化作用（如抗酸药）或补充机体所缺乏的物质而发挥作用。现有药物中，超过 50% 的药物以受体为作用靶点，受体成为最主要和最重要的作用靶点；超过 20% 的药物以酶为作用靶点，特别是酶抑制剂，在临床用药中具有特殊地位；6% 左右的药物以离子通道为作用靶点；以核酸为作用靶点的药物仅占 3%；其余近 20% 药物的作用靶点有待进一步研究。

一、受　　体

受体（receptor）是细胞在长期进化过程中形成的，对生物活性物质具有识别和结合能力，并具有介导细胞信号转导功能的蛋白质。多数受体存在于细胞膜上，并镶嵌在脂质双层膜结构中，少数受体存在于细胞内。受体接受生物活性物质的刺激后，通过一系列信息传递机制激活细胞的特异性效应，使机体的生命活动正常进行。

与受体特异性结合的生物活性物质称为配体（ligand）。配体与受体大分子中的某一部位结合，该部位仅占受体的一小部分，叫做结合位点或受点（binding site）。受体对相应的配体有极高的识别能力，配体可分为内源性和外源性两种。内源性配体是指神经递质、激素、活性肽、抗原、抗体、代谢物等。外源性配体指药物及毒物。激动药、拮抗药、部分激动药及反向激动药等通过与受体结合而发挥作用，详细内容见本章第三节。

由于受体参与机体的各种生理和病理过程，是药物作用的主要靶点之一。近年来随着分子生物学技术在药理学领域中的渗透，尤其是人类基因组计划的进行，新的受体及其亚型不断被发现，这些新受体亚型的功能及其在疾病发展过程中的作用逐渐被阐明。国际上一些大制药公司为开发新药，竞相投资于以这些克隆受体亚型为靶点的药物筛选，成为推动受体药物筛选发展的主要力量。

二、酶

酶是由机体细胞产生的具有催化作用的蛋白质。酶具有立体结构特异性、高度敏感性和高度活性，能促进各种细胞成分的代谢。由于酶参与一些疾病的发病过程，在酶催化下产生一些病理反应介质或调控因子，因此酶成为一类重要的药物作用靶点。有些药物以酶为作用靶点，对酶产生激活、诱导、抑制或复活作用。此类药物多为酶抑制剂，全球销量排名前 20 位的药物，就有 50% 是酶抑制剂。

1. 抑制酶的活性　通过抑制酶的活性而达到治疗目的的药物种类很多。例如：拟胆碱药毒扁豆碱可逆性抑制胆碱酯酶；解热镇痛药阿司匹林抑制环氧化酶；抗消化性溃疡药奥美拉唑通过抑制胃黏膜的 H^+-K^+-ATP 酶产生抑制胃酸分泌的作用；卡托普利抑制血管紧张素转化酶；喹诺酮类抑制 DNA 回旋酶，影响 DNA 的合成，从而发挥杀菌作用。

2. 激活酶的活性　纤维蛋白溶解药尿激酶和链激酶可激活纤溶酶原转变为纤溶酶。

Notes

3. 酶的诱导　药物诱导肝微粒体药酶活性使药物的代谢加快,可导致机体对药物产生耐受性。如镇静催眠药苯巴比妥是肝药酶的诱导剂,可使其本身及共用的药物的代谢加快,药物的作用下降。

4. 酶的底物　有些药物是酶的底物,需经转化后发挥作用。如抗帕金森病药物左旋多巴通过血脑屏障后,在纹状体中被多巴脱羧酶水解成多巴胺而起作用。

5. 酶的复活　在一定时间范围内,碘解磷定使被有机磷酸酯类所抑制的胆碱酯酶恢复活性。

6. 与其他药物竞争酶　磺胺类药物通过与对氨基苯甲酸竞争二氢叶酸合成酶,妨碍二氢叶酸的合成,抑制细菌体内叶酸的代谢而干扰核酸的合成。

7. 药物本身就是酶　如胃蛋白酶、胰蛋白酶。

三、离 子 通 道

离子通道由肽链经多次往返跨膜形成的亚基组成。主要的离子通道有 Ca^{2+}、K^+、Na^+ 及 Cl^- 通道,这些通道目前均已被克隆,它们调节细胞膜内外无机离子的分布。通道的开放或关闭影响细胞内外无机离子的转运,能迅速改变细胞功能,引起神经兴奋、心血管收缩或腺体分泌。有些离子通道就是药物的直接作用靶点,药物通过改变离子通道的构象使通道开放或关闭。例如阿米洛利阻断肾小管 Na^+ 通道;硝苯地平阻断 Ca^{2+} 通道而降低细胞内钙离子浓度;吡那地尔激活血管平滑肌 K^+ 通道,促使 K^+ 外流增加,导致细胞膜超极化,使电压依赖型 Ca^{2+} 通道难以激活。

有些药物通过激活受体调控离子通道,受体与离子通道处于耦联状态。如激活 N 胆碱受体可引起 Na^+ 通道开放;激活 GABA 受体可引起 Cl^- 通道开放;激活 α 肾上腺素受体可引起 Ca^{2+} 通道开放等。

四、转 运 体

转运体(transporter)是存在于细胞膜上的蛋白质成分,能促进内源性递质或代谢产物的转运过程。转运体是细胞内外物质转运的分子基础,包括离子转运体、神经递质转运体、营养物质(如氨基酸、葡萄糖等)转运体以及外来物质转运体。有些药物可通过对某种转运体的抑制作用而产生效应,例如丙磺舒竞争性抑制肾小管对弱酸性代谢物的主动转运,抑制原尿中尿酸再吸收,用于痛风的防治;利尿药呋塞米及氢氯噻嗪抑制肾小管对 Na^+、K^+ 及 Cl^- 再吸收而发挥的利尿作用;可卡因及三环抗抑郁药抑制交感神经末梢对去甲肾上腺素再摄取引起的拟交感作用。

药物转运是机体对药物处置的重要环节。药物转运体(drug transporter)本质上属于外来物质(xenobiotic)转运体,是机体内物质转运系统的组成部分。药物转运体在药物吸收、分布、代谢、排泄等体内过程中起非常重要的作用,是影响药物效应以及产生药物相互作用的重要因素。根据药物的转运方式,药物转运体分为外排性和摄取性两种。前者主要包括多药耐药基因(multi-drug resistance gene 1, MDR1)为代表的 ABC(ATP binding cassette)转运体,又名 p-glycoprotein(P-gp),后者主要包括有机阴离子转运多肽 1B1(organic anion transporting polypeptide1B1, OATP1B1)为代表的有机阴离子转运蛋白。近年来,随着对药物转运体了解的逐步深入,以药物转运体为靶点的药物研究成为药理学研究中不可忽视的一个组成部分。

五、免 疫 系 统

正常免疫应答反应在抗感染、抗肿瘤及抗器官移植排斥等方面具有重要意义。影响免疫功能的药物通过影响免疫反应的一个或多个环节而发挥免疫抑制或免疫增强作用。某些药物本身就是免疫系统中的抗体(如丙种球蛋白)或抗原(疫苗)。免疫抑制药如环孢素(cyclosporin)可用于器官移植和治疗其他药物无效的难治性自身免疫性疾病。免疫增强药多作为辅助治疗

Notes

药物,用于免疫缺陷疾病如艾滋病、慢性感染及癌症等。

六、基　因

现代遗传学家认为,基因是 DNA(脱氧核糖核酸)分子上具有遗传效应的特定核苷酸序列的总称,是具有遗传效应的 DNA 分子片段。近年来,随着基因研究的深入,人类基因组计划的实施,某些疾病的相关基因陆续被找到。基因治疗(gene therapy)是指通过基因转移方式将正常基因或其他有功能的基因导入体内,并使之表达以获得疗效。1990 年人类历史上首次成功地进行了腺苷脱氨酶(ADA)缺陷患儿的人体基因治疗试验,掀起了人类医学上的一次革命。迄今全世界范围已批准了近 600 个基因治疗临床试验。例如囊性纤维化(cystic fibrosis,CF)是常染色体隐性遗传病,其基因定位在 7q22.3 ~ q23.1。患者受损细胞的 Cl^- 转运异常,以肺部受累为多见。临床试验方案一般采用腺病毒和阳离子脂质体为载体,将编码 CF 跨膜导电调节因子(CFTR)基因导入患者呼吸道上皮细胞,治疗后基因转移部位的 Cl^- 转运缺陷可获得纠正。

与基因治疗不同,基因工程药物(gene engineering drug)是指应用基因工程技术生产的药品,这类药物是将目的基因与载体分子组成重组 DNA 分子后转移到新的宿主细胞系统,并使目的基因在新的宿主细胞系统内进行表达,然后对基因表达产物进行分离、纯化和鉴定,大规模生产目的基因的表达产物。目前,已应用的产品有人胰岛素、人生长素、干扰素类、组织纤溶酶原激活剂、重组链激酶、白介素类、促红细胞生成素等。

核酸药物是指在核酸水平(DNA 和 RNA)上发挥作用的药物。干扰或阻断细菌、病毒和肿瘤细胞的核酸合成,就能有效地杀灭或抑制细菌、病毒和肿瘤细胞。以核酸为作用靶点的药物主要包括一些抗生素如利福平、利福定和利福喷汀等利福霉素类抗生素,作用机制是影响 RNA 的合成;抗病毒药阿昔洛韦、阿糖腺苷、齐多夫定等,作用机制是干扰 DNA 的合成;喹诺酮类抗菌药如环丙沙星、氧氟沙星、左氧氟沙星等,作用机制是阻断 DNA 合成;抗肿瘤药如环磷酰胺、甲氨蝶呤、丝裂霉素等,作用机制是破坏 DNA 的结构和功能等。此外,核酸药物还包括反义核酸药物(反义 DNA,反义 RNA 及核酶)以及 DNA 疫苗等。反义 RNA 是指体外合成的寡核苷酸,能与 mRNA 互补,从而抑制与疾病发生直接相关的基因表达。反义 RNA 只阻断靶基因的翻译表达,具有特异性强、操作简单的特点,可用于治疗由于基因突变或过度表达导致的恶性肿瘤以及严重感染性疾病。

七、其　他

有些药物通过简单的物理化学作用如酸碱反应、渗透压改变、氧化还原(自由基清除)等改变机体内环境。如抗酸药通过中和胃酸用于消化性溃疡;静脉注射甘露醇通过提高血浆渗透压治疗脑水肿,也可用于利尿;口服硫酸镁可升高肠道内渗透压,减少水分的吸收,产生导泻作用等。

有些药物如螯合剂二巯丙磺酸钠可螯合汞、砷及铅等重金属离子,用于汞、砷及铅等的中毒治疗;鱼精蛋白与肝素结合,治疗肝素用量过大引起的不良反应。

有些药物如抗真菌药两性霉素 B 可与真菌细胞膜中类固醇结合而增加细胞膜的通透性,使离子外漏而杀灭真菌;麻醉药与细胞膜蛋白结合后通过改变其构象影响离子通道的功能,从而产生麻醉作用。

还有些药物补充机体所缺乏的物质如维生素、多种微量元素等。

第三节　药物与受体

受体是一类介导细胞信号转导的功能蛋白质,能识别周围环境中某种微量化学物质,首先

与之结合,并通过中介的信息放大系统,触发后续的生理反应或药理效应。受体具有如下特性:
①灵敏性(sensitivity),受体只需与很低浓度的配体结合就能产生显著效应;②特异性(specificity),引起某一类型受体兴奋反应的配体的化学结构非常相似,但不同光学异构体的反应可以完全不同。同一类型的激动药与同一类型的受体结合时产生的效应类似;③饱和性(saturability),受体数目是一定的,因此配体与受体结合的剂量反应曲线具有饱和性,作用于同一受体的配体之间存在竞争现象;④可逆性(reversibility),配体与受体的结合是可逆的,配体与受体复合物可以解离,解离后可得到原来的配体而非代谢物;⑤多样性(multiple-variation),同一受体可广泛分布到不同的细胞而产生不同效应,受体多样性是受体亚型分类的基础,受体受生理、病理及药理因素调节,经常处于动态变化之中。

一、受体分类与亚型

根据受体蛋白结构、信号转导过程、效应性质、受体位置等特点,受体大致可分为下列5类:

(一)G蛋白耦联受体

G蛋白耦联受体(G protein-coupled receptors)是一类由GTP结合调节蛋白(简称为G蛋白,G protein)组成的受体超家族,将配体带来的信号传送至效应器蛋白,产生生物效应。这一类受体是目前发现的种类最多的受体,包括生物胺、激素、多肽激素及神经递质等的受体。G蛋白的调节效应器包括酶类,如腺苷酸环化酶(adenylate cyclase,AC)、磷脂酶C(phospholipase C,PLC)等及某些离子通道如Ca^{2+}、K^+通道。

G蛋白耦联受体结构非常相似,均为单一肽链形成7个α-螺旋(又称跨膜区段结构)往返穿透细胞膜,形成三个细胞外环和三个细胞内环。N-端在细胞外,C-端在细胞内,这两段肽链氨基酸组成在不同受体差异很大,与其识别配体及转导信息各不相同有关。胞内部分有G蛋白结合区(图2-5)。G蛋白是由α、β、γ三种亚单位组成的三聚体,静息状态时与GDP结合。当受体激活时GDP-αβγ复合物在Mg^{2+}参与下,结合的GDP与胞质中GTP交换,GTP-α与βγ分离并激活效应器蛋白,同时配体与受体分离。α亚单位本身具有GTP酶活性,促使GTP水解为GDP,再与βγ亚单位形成G蛋白三聚体恢复原来的静息状态。

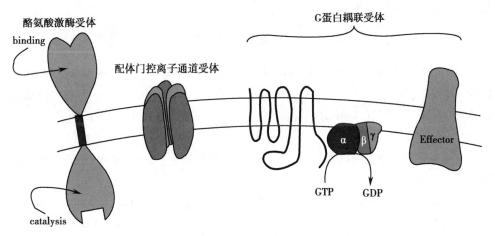

图2-5　受体结构及相关的信号通路

G蛋白有许多类型,常见的有兴奋型G蛋白(stimulatory G protein,G_s),激活AC使cAMP增加;抑制型G蛋白(inhibitory G protein,G_i)抑制AC使cAMP减少;磷脂酶C型G蛋白(PI-PLC G protein,G_p)激活磷脂酰肌醇特异的PLC;转导素激活型G蛋白(transducin G protein,G_t)可以激活cGMP磷酸二酯酶,同视觉有关;G_o(other G protein,G_o)对百日咳杆菌毒素敏感,诱发磷脂酶C和钙通道的活化。据报道G_o在脑内含量最多,参与Ca^{2+}及K^+离子通道的调节。一个细胞可表

Notes

达20种之多的G蛋白耦联受体,每一种受体对一种或几种G蛋白具有不同的特异性。一个受体可激活多个G蛋白,一个G蛋白可以转导多个信号给效应器(effector),调节许多细胞的功能。

（二）配体门控离子通道受体

离子通道按生理功能分类,可分为配体门控离子通道(ligand-gated ion channel)及电压门控离子通道(voltage-gated ion channel)。配体门控离子通道受体(ligand-gated ion channel receptors)由配体结合部位及离子通道两部分构成,当配体与其结合后,受体变构使通道开放或关闭,改变细胞膜离子流动状态,从而传递信息。这一类受体包括N型乙酰胆碱受体、γ-氨基丁酸(GABA)受体等。配体门控离子通道受体由单一肽链往返4次穿透细胞膜形成1个亚单位,并由4~5个亚单位组成穿透细胞膜的离子通道,受体激动时离子通道开放使细胞膜去极化或超极化,引起兴奋或抑制效应(图2-5)。

（三）酪氨酸激酶受体

胰岛素及一些生长因子的受体本身具有酪氨酸蛋白激酶的活性,称为酪氨酸蛋白激酶受体(tyrosine-protein kinase receptor)。这一类受体由三个部分组成(图2-5):细胞外侧与配体结合部位,由此接受外部的信息;与之相连的是一段跨膜结构;细胞内侧为酪氨酸激酶活性区域,能促进自身酪氨酸残基的磷酸化而增强此酶活性,又可使细胞内底物的酪氨酸残基磷酸化,激活胞内蛋白激酶,增加DNA及RNA合成,加速蛋白合成,从而产生细胞生长分化等效应。

（四）细胞内受体

甾体激素、甲状腺激素、维生素D及维生素A受体是可溶性的DNA结合蛋白,其作用是调节某些特殊基因的转录。甾体激素受体存在于细胞质内,与相应的甾体激素结合形成复合物后,以二聚体的形式进入细胞核中发挥作用。甲状腺素受体存在于细胞核内,功能与甾体激素大致相同。细胞核激素受体(cell nuclear hormone receptors)本质上属于转录因子,激素则是这种转录因子的调控物。

（五）其他酶类受体

鸟苷酸环化酶(guanylate cyclase,GC)也是一类具有酶活性的受体,存在两类GC,一类为膜结合酶,另一类存在于胞质中。心钠肽(atrial natriuretic peptides)可兴奋鸟苷酸环化酶,使GTP转化为cGMP而产生生物效应。

二、药物-受体相互作用与细胞内信号转导途径

药物作用于受体,在细胞内经过多级转导过程,将信号逐级放大并传递至细胞的效应系统,最后激活相应的细胞效应系统而产生效应,这一过程称为级联反应。在这一过程中细胞内的信号转导是一个关键的环节,而G蛋白和第二信使在这一环节中发挥了重要的作用。

（一）G蛋白

1. 调节AC的活性　通过调节AC的活性,使细胞内的第二信使cAMP增加或减少而实现信号转导。

2. 介导肌醇磷脂的降解　使磷脂酰肌醇二磷酸(phosphatidylinositol biphosphate,PIP2)分解成三磷酸肌醇(inositol triphosphate,IP3)和甘油二酯(diacylglycerol,DG),两者是重要的第二信使,通过IP3和DG实现信号的转导。

3. 调节钙离子通道　钙离子也是重要的第二信使,通过影响Ca^{2+}的跨膜转运而实现信号的转导。

（二）第二信使

级联反应的过程中,配体作用于受体后,可诱导产生一些细胞内的化学物质,它们可以作为细胞内信号的传递物质,将信号进一步传递至下游的信号转导蛋白,这些物质被称为第二信使(second messenger)。第二信使可以激活下游的效应蛋白,如蛋白激酶、离子通道等,而直接产生

效应;也可进一步将信号转导至细胞核内,进而影响基因的转录和蛋白质的合成。现已确定的第二信使主要有 cAMP、cGMP、IP3、DG 和细胞内外的 Ca^{2+}。

1. **环磷腺苷(cAMP)**　cAMP 是 ATP 经 AC 作用的产物。β 受体、D_1 受体、H_2 受体等激动药通过 G_s 作用使 AC 活化,ATP 水解而使细胞内 cAMP 增加。α 受体、D_2 受体、M_2 受体、阿片受体等激动药通过 G_i 作用抑制 AC,细胞内 cAMP 减少。cAMP 受磷酸二酯酶(phospo-diesterase,PDE)水解为 5′-AMP 后灭活。茶碱类药物通过抑制磷酸二酯酶,减少 cAMP 的水解,而使 cAMP 相应增加。cAMP 能激活蛋白激酶 A(protein kinase A,PKA),PKA 能在 ATP 存在的情况下使许多蛋白质特定的丝氨酸残基和(或)苏氨酸残基磷酸化而被激活,产生能量;磷酸化的钙通道也被激活,引起 Ca^{2+} 内流,使神经、心肌和平滑肌等兴奋,产生生物效应。

2. **环磷鸟苷(cGMP)**　cGMP 是 GTP 经 GC 作用的产物,也受 PDE 灭活。cGMP 作用与 cAMP 相反,使心脏抑制、血管舒张、肠腺分泌等。cGMP 可激活蛋白激酶 C(protein kinase C,PKC)而引起各种效应。

3. **肌醇磷脂(phosphatidylinositol)**　细胞膜肌醇磷脂的水解是另一类重要的受体信号转导系统。$α_1$、H_1、$5-HT_2$、M_1、M_3 等受体激动药与其受体结合后,通过 G 蛋白介导激活 PLC,PLC 使 4,5-二磷酸肌醇(PIP_2)水解为二酰甘油(DAG)及 1,4,5-三磷酸肌醇(IP_3)。DAG 在细胞膜上激活 PKC,使许多靶蛋白磷酸化而产生效应,如腺体分泌、血小板聚集、中性粒细胞活化及细胞生长、代谢、分化等效应。IP_3 能促进细胞内钙池释放 Ca^{2+},也有重要的生理意义。

4. **钙离子**　细胞内的 Ca^{2+} 浓度在 1μmol 以下,不到血浆 Ca^{2+} 的 0.1%,对细胞功能却有着重要的调节作用,如肌肉收缩、腺体分泌、白细胞及血小板活化等。细胞内的 Ca^{2+} 可以从细胞外经细胞膜上的钙离子通道流入,也可以从细胞内肌浆网等钙池释放,两种途径互相促进。前者受膜电位、受体、蛋白、G-蛋白、PKA 等调控,后者受 IP_3 作用而释放。细胞内的 Ca^{2+} 激活 PKC,与 DAG 有协同作用,共同促进其他信息传递蛋白及效应蛋白活化。很多药物通过影响细胞内的 Ca^{2+} 而发挥其药理效应,故细胞内 Ca^{2+} 的调控及其作用机制近年来受到极大重视。

第三信使是指负责细胞核内外信息传递的物质,包括生长因子、转化因子等。它们转导蛋白以及某些癌基因产物,参与基因调控、细胞增殖和分化以及肿瘤的形成等过程。

从分子生物学角度看,细胞信息物质在传递信号时绝大部分通过酶促级联反应方式进行。它们最终通过改变细胞内有关酶的活性、开启或关闭细胞膜离子通道及细胞核内基因的转录,达到调节细胞代谢和控制细胞生长、繁殖和分化的作用。

三、受体的调节

受体虽是遗传获得的固有蛋白,但并不是固定不变的,而是经常代谢转换处于动态平衡状态,其数量、亲和力及效应力经常受到各种生理及药理因素的影响。

受体的调节是维持机体内环境稳定的一个重要因素,其调节方式有脱敏和增敏两种类型。受体脱敏(receptor desensitization)是指在长期使用一种激动药后,组织或细胞对激动药的敏感性和反应性下降的现象。如仅对一种类型的受体激动药的反应性下降,而对其他类型受体激动药的反应性不变,则称之为激动药特异性脱敏(agonist-specific desensitization);若组织或细胞对一种类型受体激动药脱敏,对其他类型受体激动药也不敏感,则称为激动药非特异性脱敏(agonist-nonspecific desensitization),前者可能与受体磷酸化或受体内移有关;后者则可能是由于所有受影响的受体有一个共同的反馈调节机制,也可能受到调节的是它们信号转导通路上的某个共同环节。

受体增敏(receptor hypersensitization)是与受体脱敏相反的一种现象,可因受体激动药水平降低或长期应用拮抗药而造成。如长期应用 β-受体阻断药普萘洛尔时,突然停药可致"反跳"现象,这是由于 β 受体的敏感性增高所致。

Notes

若受体脱敏和增敏只涉及受体密度的变化,则分别称之为下调(down-regulation)和上调(up-regulation)。

四、药物与受体相互作用的学说

受体的概念是 Ehrlich 和 Langley 于 19 世纪末和 20 世纪初在实验室研究的基础上提出的。当时,Ehrlich 发现一系列合成的有机化合物的抗寄生虫作用和引起的毒性反应有高度的特异性。Langley 根据阿托品和毛果芸香碱对猫唾液分泌具有拮抗作用这一现象,提出在神经末梢或腺细胞中可能存在一种能与药物结合的物质。1905 年他在观察烟碱与箭毒对骨骼肌的兴奋和抑制作用时,认为二药既不影响神经传导,也不是作用于骨骼肌细胞,而是作用于神经与效应器之间的某种物质,并将这种物质称为接受物质(receptive substance)。1908 年 Ehrlich 首先提出受体概念,指出药物必须与受体进行可逆性或非可逆性结合,方可产生作用。同时也提出了受体应具有两个基本特点:其一是特异性识别与之相结合的配体(ligand)或药物的能力,其二是药物-受体复合物可引起生物效应,即类似锁与钥匙的特异性关系。药物通过受体发挥作用的设想立即受到了学术界的重视,并提出了有关受体与药物相互作用的几种假说,如占领学说、速率学说、二态模型等。

(一)经典的受体学说——占领学说

Clark 于 1926 年,Gaddum 于 1937 年分别提出占领学说(occupation theory),该学说认为:受体只有与药物结合才能被激活并产生效应,而效应的强度与被占领的受体数目成正比,当受体全部被占领时出现最大效应。1954 年 Ariëns 修正了占领学说,认为药物与受体结合不仅需要亲和力(affinity),而且还需要有内在活性(intrinsic activity, α)才能激动受体而产生效应。所谓的内在活性是指药物与受体结合后产生效应的能力。只有亲和力而没有内在活性的药物,虽可与受体结合,但不能产生效应。

(二)速率学说

Paton 于 1961 年提出速率学说(rate theory),该学说认为药物发挥作用最重要的因素是药物分子与受体结合与分离的速率,即药物分子与受体碰撞的频率。药物作用的效应与其占有受体的速率成正比,效应的产生是药物分子与受体上的结合位点相碰撞时产生一定量的刺激,并传递到效应器的结果,而与其占有受体的数量无关。

(三)二态模型学说

二态模型学说(two model theory)认为受体的构形(conformation)分活化状态(R_a)和失活状态(R_i)。R_a 与 R_i 处于动态平衡,可相互转变。药物可与 R_a 或 R_i 状态受体结合,但与哪一种构形的受体结合取决于亲和力。激动药与 R_a 状态的受体亲和力大,结合后可产生效应;而拮抗药与 R_i 状态的受体亲和力大,结合后不产生效应。当激动药与拮抗药同时存在时,两者竞争受体,其效应取决于 R_a-激动药复合物与 R_i-拮抗药复合物的比例。如后者较多时,则激动药的作用被减弱或阻断。部分激动药对 R_a 与 R_i 均有不同程度的亲和力,因此既可引起较弱的效应,也可阻断激动药的部分效应。

五、激动药与拮抗药

根据药物与受体结合后所产生效应的不同,习惯上将作用于受体的药物分为激动药、部分激动药和拮抗药(阻断药)3 类。

(一)激动药

激动药为既有亲和力又有内在活性的药物,它们能与受体结合并激动受体而产生效应。应当注意的是激动药产生的效应可能是兴奋性的,也可能是抑制性的。如激动药肾上腺素激动心脏β受体,产生心率加快,传导加快及心输出量增加等兴奋作用;而激动药乙酰胆碱激动心脏 M

Notes

受体,产生心率减慢,传导减慢及心输出量减少等抑制作用。

依其内在活性大小又可分为完全激动药(full agonist)和部分激动药(partial agonist)。前者具有较强亲和力和较强内在活性($\alpha=1$);后者有较强亲和力,但内在活性不强($\alpha<1$)。部分激动药单独存在时,表现较激动药弱的激动作用,与激动药并用还可拮抗激动药的部分效应。如吗啡为完全激动药,可产生较强的镇痛效应;而喷他佐辛则为部分激动药,只引起较弱的镇痛效应。

(二)拮抗药

能与受体结合,具有较强亲和力而无内在活性($\alpha=0$)的药物。它们本身不产生作用,但因占据受体而拮抗激动药的效应,如纳洛酮和普萘洛尔均属于拮抗药。少数拮抗药以拮抗作用为主,同时尚有较弱的内在活性($0<\alpha<1$),故有较弱的激动受体作用,如β受体阻断药氧烯洛尔。

根据拮抗药与受体结合是否具有可逆性而将其分为竞争性拮抗药(competitive antagonist)和非竞争性拮抗药(noncompetitive antagonist)。竞争性拮抗药能与激动药竞争相同受体,其结合是可逆的。通过增加激动药的剂量与拮抗药竞争结合部位,可使量效曲线平行右移,但最大效能不变。可用拮抗参数(pA_2)表示竞争性拮抗药的作用强度,其含义为:当激动药与拮抗药合用时,若2倍浓度激动药所产生的效应恰好等于未加入拮抗药时激动药所引起的效应,则所加入拮抗药的摩尔浓度的负对数值为pA_2。pA_2越大,拮抗作用越强。pA_2还可用以判断激动药的性质,如两种激动药被同一拮抗药拮抗,且二者pA_2相近,则说明此二激动药是作用于同一受体。

非竞争性拮抗药与激动药并用时,可使其亲和力与活性均降低,即不仅使激动药的量效曲线右移,而且也降低其最大效能(图2-6)。与受体结合非常牢固,产生不可逆结合的药物也能产生类似效应。

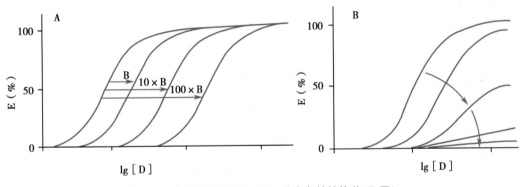

图2-6　竞争性拮抗药(A图);非竞争性拮抗药(B图)

占领学说强调受体必须与药物结合才能被激活并产生效应,而效应的强度与药物所占领的受体数量成正比,全部受体被占领时方可产生最大效应。但一些活性高的药物只需与一部分受体结合就能发挥最大效能,在产生最大效能时,常有95%~99%受体未被占领,剩余的未结合的受体称为储备受体(spare receptor),拮抗药必须完全占领储备受体后,才能发挥其拮抗效应。

为什么化学结构类似的药物对于同一受体有的是激动药,有的是拮抗药,还有的是部分激动药?这可用二态模型学说解释。按此学说,受体蛋白有两种可以互变的构型状态:活动状态(active,R_a)与静息状态(inactive,R_i)。静息时(没有激动药存在时)平衡趋向R_i。平衡趋向的改变,主要取决于药物对R_a及R_i亲和力的大小。如激动药对R_a的亲和力大于对R_i的亲和力,可使平衡趋向R_a,并同时激动受体产生效应。一个完全激动药对R_a有充分的选择性,在有足够的药量时,可以使受体构型完全转为R_a。部分激动药对R_a的亲和力仅比对R_i的亲和力大50%左右,即便是有足够的药量,也只能产生较小的效应。拮抗药对R_a及R_i亲和力相等,并不改变两种受体状态的平衡。另有些药物(如苯二氮䓬类)对R_i亲和力大于R_a,药物与受体结合后引起与

Notes

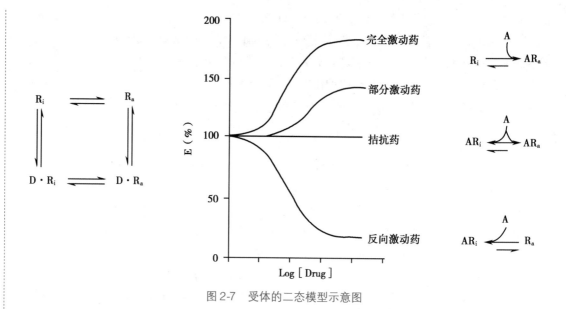

图 2-7　受体的二态模型示意图

激动药相反的效应,称为反向激动药(inverse agonists)(图 2-7)。

六、受体与药物反应动力学基本公式

药物与受体之间的结合力多为化学力,如离子键、氢键、范德华引力等,以此种形式结合是可逆的。少数药物受体以共价键结合,这种结合是难逆的。药物与受体结合后产生效应取决于亲和力和内在活性两个方面。

根据质量作用定律,药物与受体的相互作用,可用以下公式表达:

$$D+R \underset{k_2}{\overset{k_1}{=\!=\!=}} DR \dashrightarrow E \tag{2-1}$$

(D:药物,R:受体,DR:药物-受体复合物,E:效应)

$$K_D = \frac{k_2}{k_1} = \frac{[D][R]}{[DR]} \tag{2-2}$$

(K_D 是解离常数)

设受体总数为 R_T,R_T 应为游离受体(R)与结合型受体 DR 之和,即 $R_T = [R] + [DR]$,代入(2-2)式则

$$K_D = \frac{[D]([R_T]-[DR])}{[DR]} \tag{2-3}$$

经推导得

$$\frac{[DR]}{[R_T]} = \frac{[D]}{K_D+[D]} \tag{2-4}$$

根据占领学说的观点,受体只有与药物结合才能被激活并产生效应,而效应的强度与被占领的受体数目成正比,全部受体被占领时出现最大效应。由上式可得:

$$\frac{E}{E_{max}} = \frac{[DR]}{[R_T]} = \frac{[D]}{K_D+[D]} \tag{2-5}$$

当 $[D] \gg K_D$ 时 $\dfrac{[DR]}{[R_T]} = 100\%$,达最大效能,即 $[DR]_{max} = [R_T]$

当 $\dfrac{[DR]}{[R_T]} = 50\%$ 时,即 50% 受体与药物结合时,$K_D = [D]$

Notes

K_D表示药物与受体的亲和力,单位为摩尔,其意义是引起最大效应的一半时(即50%受体被占领)所需的药物剂量。K_D越大,药物与受体的亲和力越小,即二者成反比。将药物-受体复合物的解离常数K_D的负对数($-lgK_D$)称为亲和力指数(pD_2),其值与亲和力成正比。

药物与受体结合产生效应不仅要有亲和力,而且还要有内在活性,后者是决定药物与受体结合时产生效应大小的性质,可用 α 表示,通常 $0 \leqslant \alpha \leqslant 1$。故公式(2-5)应加入这一参数:

$$\frac{E}{E_{max}} = \alpha \frac{[DR]}{[R_T]}$$

当两药亲和力相等时,其效应强度取决于内在活性强弱,当内在活性相等时,则取决于亲和力大小(图2-8)。

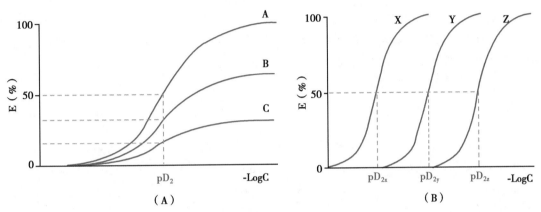

图 2-8　三种激动药与受体亲和力及内在活性的比较

(A)亲和力:A=B=C;内在活性:A>B>C;(B)亲和力:X>Y>Z;内在活性:X=Y=Z

推荐阅读文献

1. Martĭ-Solano M, Guixà-Gonzàlez R, Sanz F, et al. Novel insights into biased agonism at G protein-coupled receptors and their potential for drug design. *Curr Pharm Des*, 2013:19(28):5156-5166

2. Paavola KJ, Hall RA. Adhesion G protein-coupled receptors: signaling, pharmacology, and mechanisms of activation. *Mol Pharmacol*, 2012:82(5):777-783

3. Calimet N, Simoes M, Changeux JP, et al. A gating mechanism of pentameric ligand-gated ion channels. *Proc Natl Acad Sci U S A*, 2013:110(42):E3987-3996

4. Dacosta CJ, Baenziger JE. Gating of pentameric ligand-gated ion channels: structural insights and ambiguities. *Structure*, 2013:21(8):1271-1283

5. Evans RM, Mangelsdorf DJ. Nuclear receptors, RXR, and the big bang. Cell, 2014:157(1):255-266

(苏定冯)

Notes

第三章 药物代谢动力学

药物代谢动力学(pharmacokinetics,PK)简称药动学,是研究药物在体内变化规律的一门学科。药动学的研究内容主要包括:①药物体内过程,包括吸收、分布、代谢和排泄;②药物浓度在体内随时间变化的速率过程。前者主要描述药物在体内变化过程的一般特点;后者主要以数学公式定量地描述药物浓度随时间改变的过程。

通过学习药动学,掌握基本原理和方法,理解药物在体内发生变化的基本规律,能够科学地制订给药方案,控制不良反应发生,提高临床治疗效果。

第一节 体 内 过 程

药物由给药部位进入机体产生药效,然后再由机体排出,其间经历吸收(absorption)、分布(distribution)、代谢(metabolism)和排泄(excretion),这个过程称为药物的体内过程(process of drug in the body),又称 ADME 系统,它对药物起效时间、效应强度和持续时间均有很大影响。

药物吸收、分布、排泄仅是药物发生空间位置的迁移,统称转运(transportation);而药物代谢则是发生了化学结构和性质上的变化,称之转化(transformation),其产物称为代谢物(metabolite)。代谢和排泄都是药物在体内逐渐消失的过程,统称消除(elimination)。药物体内过程各个环节的联系和变化规律如图3-1所示。

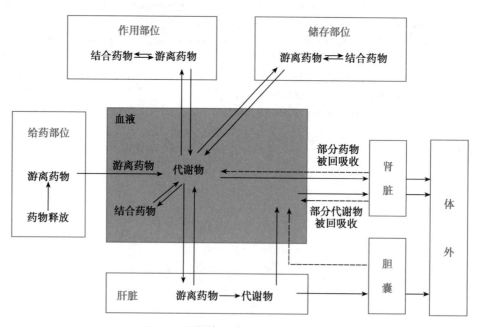

图3-1 药物体内过程相互联系示意图

一、体内过程的基本规律

（一）转运方式

药物吸收、分布和排泄的共同规律是在体内都涉及跨生物膜转运。药物跨膜转运有多种方式，最主要的是非载体转运、载体转运和膜动转运。

1. 非载体转运（non-carrier transport） 指药物由浓度高的一侧向浓度低的一侧转运，又称被动转运（passive transport）。转运的动力来自于膜两侧的浓度差，浓度差越大转运动力越大。因此又称为顺梯度转运或下山转运。其特点为：①不需要载体；②不消耗能量；③转运时无饱和现象；④不同药物同时转运时无竞争性抑制现象；⑤当膜两侧浓度达到稳定时，转运即保持动态平衡。大多数药物采用此种转运方式。非载体转运包括滤过和简单扩散。

（1）滤过（filtration）：指直径小于膜孔的水溶性的极性或非极性药物（分子量小于100），借助膜两侧的流体静压或渗透压而进行的跨膜转运，又称水溶扩散（aqueous diffusion），如尿素、乙醇等。

（2）简单扩散（simple diffusion）：指脂溶性药物溶于脂质膜的跨膜转运，又称脂溶扩散（lipid diffusion）。这是药物最常见的一种转运形式，大多数药物的转运属于此种。简单扩散的速度主要取决于药物的油水分配系数（oil/water partition coefficient）和膜两侧的药物浓度。油水分配系数越大（脂溶性越强），浓度越高，扩散就越快。

影响药物简单扩散的主要因素有药物的溶解性和解离性。溶解性是指药物具有的脂溶性和水溶性。由于膜是由脂溶性物质组成，所以脂溶性强的药物容易跨膜转运，而水溶性强的药物不容易跨膜转运。如强心苷类药物的脂溶性由强至弱的顺序依次为洋地黄苷>地高辛>毛花苷丙。前两者脂溶性强，口服给药可以吸收。毛花苷丙水溶性强，口服给药不易吸收。

大多数药物属于弱酸性或弱碱性有机化合物，在水溶液中非离子型解离为离子型，其程度取决于所在溶液的 pH。解离常数（K_a）的负对数值为 pK_a，表示药物的解离度，是指药物解离50%时所在溶液的 pH。各药都有其固定的 pK_a，可由 Henderson-Hassel balch 公式计算而得：

弱酸性药物	弱碱性药物

$$HA = H^+ + A^-$$ 　　　　$$BH^+ = H^+ + B$$

$$K_a = \frac{[H^+][A^-]}{[HA]}$$ 　　　　$$K_a = \frac{[H^+][B]}{[BH^+]}$$

$$pK_a = pH - \log\frac{[A^-]}{[HA]}$$ 　　　　$$pK_a = pH - \log\frac{[B]}{[BH^+]}$$

$$pH - pK_a = \log\frac{[A^-]}{[HA]}$$ 　　　　$$pK_a - pH = \log\frac{[BH^+]}{[B]}$$

$$\therefore 10^{pH-pK_a} = \frac{[A^-]}{[HA]} = \frac{[离子型]}{[非离子型]}$$ 　　$$\therefore 10^{pK_a-pH} = \frac{[BH^+]}{[B]} = \frac{[离子型]}{[非离子型]}$$

当 $pH = pK_a$ 时，$[HA] = [A^-]$ 　　　　当 $pH = pK_a$ 时，$[B] = [BH^+]$

药物的 pK_a 与药物本身属于弱酸性或弱碱性无关，弱酸性药物的 pK_a 可大于7.0，弱碱性药物的 pK_a 可小于7.0（表3-1）。

改变溶液 pH 可以明显地影响弱酸性或弱碱性药物的解离度，进而影响其跨膜转运。如弱酸性药物在 pH 低的溶液中解离度小，容易转运，在胃液中可被吸收，在酸化的尿液中也容易被肾小管重吸收；相反，在 pH 高的溶液中解离度大，不容易被吸收。弱碱性药物的情况与之相反，在 pH 高的溶液中解离度小，容易被吸收，在 pH 低的溶液中解离度大，不容易被吸收。

对于某些 $pK_a<3$ 和 $pK_a>10$ 的药物则不符合 Henderson-Hasselbalch 公式规律，主要原因是这些药物几乎全部解离，并被限制在膜的一侧形成离子障（ion trapping）现象而不能跨膜转运。

Notes

表 3-1　常用药物的 pK_a

弱酸性药物	pK_a	弱碱性药物	pK_a	弱碱性药物	pK_a
对乙酰氨基酚	9.5	沙丁胺醇	9.3	卡那霉素	7.2
乙酰唑胺	7.2	别嘌醇	9.4	利多卡因	7.9
阿司匹林	3.5	阿米洛利	8.7	间羟胺	8.6
氢氯噻嗪	6.8	阿托品	9.7	美沙酮	8.4
氯磺丙脲	5.0	丁哌卡因	8.1	美托洛尔	9.8
依他尼酸	3.5	氯苯那敏	9.2	吗啡	7.9
呋塞米	3.9	氯丙嗪	9.3	去甲肾上腺素	8.6
布洛芬	4.4	可乐定	8.3	喷他佐辛	9.7
甲氨蝶呤	4.8	可卡因	8.5	去氧肾上腺素	9.8
戊巴比妥	8.1	可待因	8.2	新斯的明	7.9
苯巴比妥	7.4	地西泮	3.3	毛果芸香碱	6.9
苯妥英	8.3	苯海拉明	9.0	吲哚洛尔	8.8
丙硫氧嘧啶	8.3	肾上腺素	9.6	普鲁卡因胺	9.2
水杨酸	3.0	麻黄碱	8.7	普鲁卡因	9.0
磺胺嘧啶	6.5	麦角胺	6.3	普萘洛尔	9.4
茶碱	8.8	肼屈嗪	7.1	乙胺嘧啶	7.0
甲苯磺丁脲	5.3	丙米嗪	9.5	奎尼丁	8.5
华法林	5.0	异丙肾上腺素	8.6	东莨菪碱	8.1

2. 载体转运(carrier transport)　指药物通过与细胞膜上的载体(transporter,转运体)结合后转运到膜另一侧的跨膜转运。药物转运体分为两类。一类转运体可转运药物由高浓度一侧至低浓度一侧,如有机阴离子多肽转运体(organic anion transporting polypeptide,OATP)、有机阳离子转运体(organic cation transporter,OCT)、寡肽转运体(oligopeptide transporter,PEPT)等,这类转运体多数情况下将药物由细胞外转运至细胞内;另一类是依赖 ATP 分解释放的能量,将药物逆浓度梯度转运,又称主动转运(active transport),其特点为:①需要载体,载体对药物有特异选择性;②消耗能量;③受载体转运能力的限制,当载体转运能力达到最大时有饱和现象;④被同一载体转运的药物,有竞争性抑制现象发生;⑤当膜一侧的药物转运完毕后转运即停止。如 P-糖蛋白(P-glycoprotein,P-gp)、乳腺癌耐药蛋白(breast cancer resistance protein,BCRP)、肺耐药蛋白(lung resistance protein,LRP)、多药耐药相关蛋白(multidrug resistance protein,MRP)等,多数情况下是将药物由细胞内转运至细胞外。这些转运体都是相关基因表达的蛋白质产物,可分为许多亚型。如 P-gp 是多药耐药(multiple drug resistance,MDR)基因表达产物,在人类分两个基因亚型(MDR_1,MDR_2)。MDR_1 基因表达的 P-gp 主要与多药耐药性有关;MDR_2 基因表达的 P-gp 主要与物质转运有关。

转运体在体内许多组织器官的细胞膜上均有分布,但数量不同。小肠黏膜上皮细胞上促进药物吸收的转运体如 $PEPT_1$、OCT_1、OATP-B、OATP-A;促进排泄的转运体如 P-gp MDR_1、MRP_2、BCRP;促进药物在肝脏吸收的转运体如 $OATP1B_1$、$OATP2B_1$、$OATP1B_3$、OAT_2、OCT_1;促进药物经胆汁排泄的转运体如 MDR_1、BCRP、MRP_2、BSEP;促进药物在肾脏吸收的转运体如 OATP-A、$URAT_1$、$PEPT_2$;促进药物在肾脏排泄的转运体如 OAT_1-3、$OCTN_2$、MRP_2、MRP_4、MDR_1。转运体的遗传特性是体内药物浓度高低、药效强弱个体差异的原因之一。药物对转运体的抑制、诱导和

Notes

竞争是药物相互作用的机制之一。

体内许多屏障组织分布有外排的转运体,如脑内分布有 MDR_1、BCRP、MRP_2、OAT_3、OATP-A。胎盘和眼分布有 P-gp,从而使药物难以进入这些组织内,以保障人类天然防护作用机制的完整。

癌细胞和细菌也有转运体,尤其是外排药物的转运体表达异常增高时,形成了肿瘤细胞和细菌抗药性。首个转运体蛋白 P-gp 就是在肿瘤细胞抗药性的研究中被发现的。

3. **膜动转运(cytosis)** 通过膜的运动而转运大分子物质,称为膜动转运。包括胞饮和胞吐。

(1)胞饮(pinocytosis):又称吞饮或入胞。大分子物质通过膜的内陷形成小泡而进入细胞。

(2)胞吐(exocytosis):又称胞裂外排或出胞。大分子物质从细胞内转运到细胞外。

(二)存在形式

药物进入体内,不论是在血液中还是在器官组织中都以游离型和结合型两种形式存在。在体液中只有游离型药物可以被转运,结合型药物是药物的暂时储存形式。在作用部位只有和靶位结合的药物才能发挥药物效应。除原形药物外,一些药物的代谢物也有游离和结合两种形式。

在体内与药物或代谢物结合的物质大多数是蛋白质,也有非蛋白质物质。在血浆中药物主要与血浆白蛋白结合,其次是与β-球蛋白和酸性糖蛋白结合。在器官组织中药物可以与组织中的蛋白质结合,也有的药物与脂类结合(如硫喷妥),还有的药物与无机物结合(如四环素在新生儿的牙齿和骨骼组织中与钙结合)。

绝大多数药物的结合是疏松的、可逆的,因此使药物的游离型和结合型保持动态平衡。但也有个别药物的结合牢固且不可逆,如四环素在新生儿的牙和骨骼组织中与钙的结合终生存在,并影响牙齿和骨骼的生长和发育。

药物与血浆蛋白的结合程度因药而异,程度不一,常以结合率(%)表示,其次还有解离常数(K_D)、表观最大结合容积(β_p)等。在血浆中药物的结合率通常指正常人在治疗量下的结合率。一般规律是脂溶性低的药物结合率低,如毛花苷丙为5%;脂溶性高的药物结合率高,如洋地黄毒苷为97%。结合率高的药物在体内消除较慢,药效维持时间较长。

二、药物吸收及其影响因素

(一)吸收

药物由给药部位进入血液循环的过程称为吸收。除静脉注射和静脉滴注给药直接进入血液循环之外,其他血管外给药途径都存在药物跨血管壁进入血液的吸收过程。不同给药途径吸收快慢顺序依次为:吸入>舌下>直肠>肌内注射>皮下注射>口服>透皮。临床常用的血管外给药途径分为消化道给药、注射给药、呼吸道给药及皮肤黏膜给药。

1. **消化道吸收** 分为口腔、胃、小肠及直肠吸收。

(1)口腔吸收:药物经口腔黏膜吸收为被动吸收。唾液和咀嚼可以促进药物吸收。唾液流速一般为0.6ml/min,每天分泌1~2L,pH 6.2~7.2,能降低弱碱性药物的解离度和提高弱酸性药物的解离度,促进弱碱性药物吸收而不利于弱酸性药物吸收。除了传统的舌下含片、滴丸外,现在新研制出的口腔速崩片、口腔速溶片、口腔分散片、口腔速释片和口腔膜剂等克服了口服固体制剂的某些缺陷,方便用药。口腔吸收的优点是吸收迅速,作用快,药物吸收完全,如防治心绞痛急性发作的硝酸甘油舌下含片。

(2)胃吸收:胃液的 pH 对药物吸收影响较大。通常胃液的 pH 在 3 以下,弱酸性药物在此环境中多不解离,容易吸收,如水杨酸、丙磺舒等;相反,弱碱性药物如茶碱、地西泮、麻黄碱等在此环境中大部分解离而难以吸收。

（3）小肠吸收：由于小肠吸收面积大、血流量丰富、药物在肠道中存留时间长，小肠成为消化道药物吸收的主要部位。肠腔内 pH 由十二指肠到回盲部越来越高，pH 值变化范围较大，对弱酸性药物和弱碱性药物均适宜吸收。吸收方式除简单扩散外，还有易化扩散和主动转运。

由胃和小肠吸收的药物都要经门静脉进入肝脏，经首过消除再进入体循环。

（4）直肠吸收：栓剂或溶液剂经直肠给药（per rectum）后由直肠黏膜吸收。虽然吸收面积不大，但血流丰富，药物吸收较快，且 2/3 的药量不经过肝门静脉而直达体循环，可以减轻药物首过消除现象。

2. 注射部位吸收　常用的肌内注射（intramuscular, im）和皮下注射（subcutaneous, sc）给药后，药物先沿结缔组织向周边扩散，然后通过毛细血管壁被吸收。毛细血管壁细胞间隙较宽大，药物分子常以简单扩散或滤过方式转运，吸收快且完全。

3. 呼吸道吸收　某些脂溶性、挥发性的药物通过喷雾或气雾给药方式由呼吸道黏膜或肺泡上皮细胞吸收。粒径较大的颗粒（10μm）大多滞留在支气管黏膜而发挥局部抗菌、消炎、止喘和祛痰作用；粒径较小的颗粒（2μm）可直接通过肺泡吸收而发挥全身作用。

4. 皮肤黏膜吸收　通常情况下完整皮肤的吸收能力很差，皮肤薄的部位略强于皮肤厚的部位。可将药物和促皮吸收剂制成贴剂，称为经皮给药（transdermal），经皮给药产生局部或全身作用。黏膜的吸收能力强于皮肤。除了口腔黏膜、支气管黏膜以外，还有鼻黏膜和阴道黏膜也可吸收药物。

（二）影响药物吸收的因素

1. 药物的理化性质和剂型　既不溶于水也不溶于脂肪的药物极难吸收。甘露醇不能被吸收，静脉快速滴注可产生组织脱水作用，消化道给药可导泻。同是注射剂型，水溶液吸收迅速，而混悬剂、油剂吸收缓慢，在局部形成药物储库，故作用持久。

2. 首过消除（first-pass elimination）　指某些药物在首次通过肠黏膜和肝脏时，部分被代谢灭活而使进入体循环的药量减少，又称首过效应（first-pass effect）。如硝酸甘油的首过消除可达 90% 以上，因此口服疗效差，而采用舌下含服、静脉滴注、吸入和经皮给药。

3. 吸收环境　包括胃肠蠕动和排空、胃肠液酸碱度、胃肠内容物和血流量等。

衡量药物吸收速率快慢和数量多少的参数有达峰时间（T_{max}）、峰浓度（C_{max}）、曲线下面积（AUC）和生物利用度（F）等。依据量效关系，这些参数可以间接反映药物起效的快慢和效应的强弱。

三、药物分布及其影响因素

（一）分布

药物吸收后随血液循环分配到各组织中称为分布。药物分布有明显的规律性。一是药物先向血流量相对大的器官组织分布，然后向血流量相对小的器官组织转移，这种现象称为再分布（redistribution）。如静脉麻醉药硫喷妥先向血流量相对大的脑组织分布，迅速产生麻醉效应，然后向脂肪组织转移，效应又迅速消失。二是药物在体内分布有明显的选择性，多数是不均匀分布，如碘集中分布在甲状腺组织中，甘露醇集中分布在血浆中，链霉素主要分布在细胞外液，还有的药物分布在脂肪、毛发、指甲、骨骼中。三是给药后经过一段时间的平衡，血液循环中和组织器官中的浓度达到相对稳定，这时血浆药物浓度水平可以间接反映靶器官的药物浓度水平，后者决定药效强弱，因此，测定血药浓度可以预测药效强弱。

（二）影响药物分布的因素

1. 药物-血浆蛋白结合（drug-plasma protein binding）　血浆中与药物结合的蛋白包括：①白蛋白（albumin）有三个结合位点，主要结合弱酸性药物；②α_1-酸性糖蛋白（α_1-acid glycoprotein）有一个结合位点，主要结合弱碱性药物；③脂蛋白（lipoprotein）结合脂溶性强的药

Notes

物。此外,还有β和γ球蛋白,主要结合内源性生物活性物质。

血浆中的蛋白含量相对稳定,与药物的结合部位和结合容量有限,随着药量增加,结合部位达到饱和后,增加药量就可使血中游离药物浓度剧增,导致药效增强或产生毒性反应。联合用药时若两种药物出现蛋白结合竞争现象,尽管两药剂量为正常治疗量,仍然使其中的一种药物游离浓度升高,向组织分布增加,出现药效增强或毒性反应。如服用血浆蛋白结合率为99%的双香豆素后,再服用结合率为98%的保泰松,可使血中双香豆素游离浓度成倍增加,其抗凝作用增强而导致渗血甚至出血不止。血浆蛋白含量降低(老年人或肝硬化、慢性肾炎者)或变质(尿毒症)均可改变血中游离药物浓度,使药效增强或出现不良反应。

2. **体内特殊屏障** 机体中有些组织对药物的通透性具有特殊的屏障作用,主要有血脑屏障(blood-brain-barrier)、胎盘屏障(placental-barrier)和血眼屏障(blood-eye-barrier)等。血脑屏障是血液与脑组织、血液与脑脊液、脑脊液与脑组织三种屏障的总称。其中前两者对药物通过具有重要的屏障作用,因为脑毛细血管内皮细胞间连接紧密,间隙较小,同时基底膜外还有一层星状细胞包围,大多数药物较难通过,只有脂溶性强、分子量较小的水溶性药物可以通过血脑屏障进入脑组织,因此,脑脊液中的药物浓度常低于血浓度。新生儿以及在患脑膜炎时血脑屏障的通透性可增加。临床由于治疗需要,有时将一定容量的药液注入脑脊液,但在注射前应将等容脑脊液放出,避免颅内压增高引起头痛。

胎盘屏障是胎盘绒毛与子宫血窦间的屏障,对胎儿是一种保护性屏障。所有药物均能通过胎盘进入胎儿体内,仅是程度、快慢不同。在妊娠期禁止使用对胎儿发育成长有影响的药物。

血眼屏障是血液与视网膜、血液与房水、血液与玻璃体屏障的总称,可影响药物在眼内的浓度,脂溶性药物及分子量小于100的水溶性药物易于通过。全身给药时,药物在眼内难以达到有效浓度,可采取局部滴眼或眼周边给药,包括结膜下注射、球后注射及结膜囊给药等。

3. **其他因素** 包括局部器官血流量、组织亲和力、细胞内外液的pH等。

四、药物代谢和影响因素

(一)代谢

药物作为外源性物质(xenobiotics)在体内发生化学结构改变称为代谢或生物转化(biotransformation)。体内能使药物发生转化的器官主要是肝脏,其次是肠、肾、肺及脑等组织。

1. **药物代谢的意义** 药物经转化后其药理活性发生改变。大多数药物失去活性(减弱或消失)的过程,称为灭活(inactivation)。少数药物可以被活化(activation)而出现药理活性,如可待因在肝脏去甲基后变成吗啡而生效。这种需经活化才能产生药理效应的药物称为前药(pro-drug)。有些药物经转化后生成的代谢产物,具有药理活性或毒性,如普萘洛尔的代谢物4-OH普萘洛尔仍然具有β受体阻断效应,但较原形药弱;非那西丁的代谢物醋氨酚具有较原形药强的药理活性;而异烟肼的代谢物乙酰异烟肼对肝脏有较强毒性。因此,将药物的生物转化称之为"解毒"并不确切。

2. **药物代谢的时相和类型** 代谢过程分为2个时相4种类型,Ⅰ相包括氧化(oxidation)、还原(reduction)、水解(hydrolysis)反应,使药物分子结构中引入或暴露出极性基团,如产生羟基、羧基、巯基、氨基等。Ⅱ相为结合(conjugation)反应,使药物分子结构中的极性基团与体内化学成分如葡萄糖醛酸、硫酸、甘氨酸、谷胱甘肽等经共价键结合,生成极性大易溶于水的结合物排出体外。

(1)氧化:微粒体酶参与的氧化反应有硫氧化、氮氧化、环氧化、烯氧化、嘌呤氧化、羟基化、脱烷基、脱硫、脱卤、脱氨等,如苯巴比妥羟基化后形成对羟基苯巴比妥。非微粒体酶参与的氧化反应有醇氧化、醛氧化、胺氧化,如乙醇的脱氢氧化。

(2)还原:微粒体酶参与的还原反应有硝基还原、偶氮还原等,如氯硝西泮的硝基还原。非微粒体酶参与的还原反应有羰基还原、醛类还原等,如水合氯醛还原成三氯乙醇。

（3）水解：微粒体酶参与的水解反应有酯键水解、酰胺键水解、糖苷水解等，如哌替啶的酯解、利多卡因的酰胺解。非微粒体酶参与的水解反应有酯键水解、酰胺键水解、肽解等，如阿托品被血浆中的酯酶水解，普鲁卡因胺被血浆中的酰胺酶水解。还有的药物可同时被两种酶水解，如普鲁卡因可被血浆中的假性胆碱酯酶和肝微粒体酯酶水解，分别生成对氨基苯甲酸和二乙氨基乙醇。

（4）结合反应及其共同规律：①必须由体内提供结合基团或结合物；②多数结合基团或结合物需预先活化；③结合反应时需要机体供给能量；④参与的酶多数是非微粒体酶中的专一性酶。

1）葡萄糖醛酸结合：是体内最多见的结合反应。尿苷二磷酸葡萄糖醛酸是活化的结合物，在葡萄糖醛酸转移酶催化下与药物的各种暴露基团结合，可生成不同类型的葡萄糖醛酸苷，如O-葡萄糖醛酸苷、S-葡萄糖醛酸苷、N-葡萄糖醛酸苷等。

2）乙酰化：在乙酰转移酶催化下将乙酰基结合到氨基、磺酰基和肼基上。值得注意的是：①乙酰化物的水溶性明显降低，易形成结晶；②乙酰转移酶的活性在人群中差异较大，药物代谢速率可分为快代谢型和慢代谢型两类。

3）其他：如硫酸转移酶催化硫酸结合到含羟基的酚或醇类、含氨基的芳香胺类药物。谷胱甘肽-S-转移酶催化还原型谷胱甘肽与某些卤化有机物、环氧化物结合。甲基转移酶催化甲基结合到某些药物，形成 N-甲基化、O-甲基化、S-甲基化衍生物。此外，还有与甘氨酸、牛磺酸、谷氨酰胺等的结合。

3. 药物代谢酶   药物的生物转化过程必须在酶的催化下才能进行，这些催化药物代谢的酶统称为药物代谢酶（drug metabolizing enzymes），简称药酶。由于肝脏药酶种类多及含量丰富而被认为是药物代谢的主要器官。肝外如胃肠道、肾、肺、脑、肾上腺及卵巢等组织中的酶也能不同程度地代谢药物。药酶绝大部分存在于细胞内，少数也存在于细胞膜或血浆中，如存在于红细胞膜的巯甲基转移酶、血浆中的胆碱酯酶等。按照药酶在细胞内的存在部位分为微粒体酶系（microsomal enzymes）和非微粒体酶系（non-microsomal enzymes），其中比较重要的是前者。肝药酶主要包括有细胞色素 P450 酶系（cytochrome P450，CYP）、含黄素单氧化酶系（flavin-containing monooxygenases，FMO）、环氧化物水解酶系（epoxide hydrolases，EH）和结合酶系（conjugating enzymes，CE）、脱氢酶系（dehydrogenases，DH）。

（1）细胞色素 P450 酶系：CYP 因与一氧化碳结合后其吸收光谱主峰在 450nm 处，故又称 P450，它是一个基因超家族，根据基因编码蛋白质氨基酸序列的相似程度，可将其划分为家族、亚家族和酶个体。其命名是以英文字根 CYP 开头，后面的阿拉伯数字表示基因家族，如 CYP2，其后大写英文字母表示亚家族，如 CYP2D，最后的阿拉伯数字表示某个 CYP 酶的基因号码，如 CYP2D6。在人类至今发现 CYP 共 18 个家族，42 个亚家族，64 个酶，与药物代谢密切相关的 CYP 主要有 CYP1A1、1A2、1B1、2A6、2B6、2C8、2C9、2C19、2D6、2E1、3A4 和 3A5（表 3-2），占肝脏中 CYP 总含量的 75% 以上。每一个 CYP 均具有广谱催化药物代谢的能力，了解每一个 CYP 所催化的药物，对临床合理用药以及阐明在生物转化环节发生的药物相互作用很有意义。

表 3-2   与药物代谢相关的 CYP 及其相关药物

CYP	参与代谢的药物	诱导剂	抑制剂
CYP1A2	咖啡因、茶碱、丙米嗪、美西律、非那西汀	奥美拉唑、兰索拉唑、肼屈嗪	喹诺酮类、环苯贝特、氟伏沙明
CYP2A6	双香豆素	地塞米松	双香豆素
CYP2B6	环磷酰胺	苯巴比妥	
CYP2C8	紫杉醇	利福平	磺胺苯吡唑

Notes

CYP	参与代谢的药物	诱导剂	抑制剂
CYP2C9	甲苯磺丁脲、苯妥英	利福平、巴比妥类	磺胺苯吡唑、苯妥英、氟康唑、华法林、甲苯磺丁脲、三甲双酮
CYP2C19	S-美芬妥英、奥美拉唑	利福平、巴比妥类	氟伏沙明、S-美芬妥英
CYP2D6	普罗帕酮、司巴丁、美托洛尔、异喹胍、丙米嗪		氟西汀、帕罗西汀、去甲替林
CYP2E1	氯唑沙宗、乙醇	异烟肼、乙醇	红霉素、环孢素
CYP3A4,5	硝苯地平、红霉素、特非那定、咪达唑仑、皮质激素、环孢素、地西泮	苯妥英钠、美替沙酮	酮康唑、咪康唑、特非那定、咪达唑仑、维拉帕米
CYP4A11	花生四烯酸	氯贝丁酯	氨苯三唑

CYP 氧化药物的总反应可表示为：

$$RH+NADPH+H^++O_2 \rightarrow ROH+H_2O+NADP$$

反应式中需要供氢体 NADPH 和一分子氧参与。反应后一氧原子加入药物分子使其羟化，另一氧原子接受电子被还原为水。由于没有相应的还原产物生成，故又称 CYP 为细胞色素 P450 单加氧酶系（cytochrome P450 monooxygenase system）。

在临床常用的 315 个药物中有 175 个是经 CYP 代谢，占 56%。在 175 个中有 129 个药物的代谢途径已经明确。如经 CYP1A2 代谢的药物占 3%，经 2C 家族和 2D6 代谢的药物分别为 18% 和 25%，经 CYP3A4 和 3A5 代谢的药物占 53%。CYP 在药物代谢过程中还可产生一些对机体有害的物质，如自由基、前致癌物的激活等。

（2）含黄素单氧化酶系：FMO 是参与 Ⅰ 相药物氧化反应的另一个基因超家族，与 CYP 共同存在于肝脏内质网，主要参与水溶性药物代谢物的反应。该酶系包括 6 个家族，其中 FMO3 含量最丰富，主要代谢烟碱、西咪替丁、雷尼替丁、氯氮平、依托必利等。此酶有遗传缺陷时则不能将海产品中的 N-氧化三甲胺（TMAO）代谢为三甲胺（TMA），使 TMAO 在体内堆积，出现一种难闻的鱼腥味，称为鱼腥味综合征（fish-odour syndrome）。与 CYP 不同的是，FMO 在药物代谢中处于次要地位，产生的代谢物基本无活性，也不被诱导或抑制，也未见药物相互作用。

（3）环氧化物水解酶系：EH 分为两类，一类是存在于细胞质中的可溶性环氧化物水解酶（sEH），另一类是存在于细胞内质网膜上的微粒体环氧化物水解酶（mEH）。某些药物经 CYP 代谢后生成的环氧化物对细胞核中的蛋白质、DNA、RNA 有高度细胞毒作用。该酶系的作用是将此环氧化物进一步水解变成无毒或毒性很弱的代谢物。

（4）结合酶系：在 Ⅱ 相药物结合反应中有许多 CE 参与，如葡萄糖醛酸转移酶、硫酸转移酶、乙酰转移酶、甲基转移酶、谷胱甘肽-S-转移酶等。除葡萄糖醛酸转移酶位于内质网外，其余的酶都位于细胞质中，以便快捷地将代谢物由尿液和胆汁排出。该酶系反应速度通常快于参与 Ⅰ 相反应的酶系，故可迅速地终止代谢物的毒性。

（5）脱氢酶系：体内的 DH 包括有乙醇脱氢酶、乙醛脱氢酶、乳酸脱氢酶、二氢嘧啶脱氢酶、琥珀酸脱氢酶、葡萄糖-6-磷酸脱氢酶、11β-羟基类固醇脱氢酶等。主要存在于细胞质中，对许多药物和体内活性物质进行代谢。

4. 药物代谢酶的特性　①选择性低，能催化多种药物。②变异性较大，常受遗传、年龄、营养状态、机体状态、疾病的影响而产生明显的个体差异，在种族、种群间出现酶活性差异，导致代谢速率不同，故将人群分为弱（慢）代谢者（poor, slow metabolizer）和强（快）代谢者（extensive,

Notes

rapid metabolizer)。尚可见某些酶的缺乏,如血浆假性胆碱酯酶。这些都与基因突变或缺失有关。③酶活性易受外界因素影响而出现增强或减弱现象。长期应用某些药物可使酶活性增强,这类药物称为酶诱导剂(enzyme inducer),而能够减弱酶活性的药物称为酶抑制剂(enzyme inhibiter)。当合用药物时酶诱导剂可使药物的效应较单用时减弱,酶抑制剂可使药物效应较单用时增强。酶诱导剂和酶抑制剂还可增强或减弱自身的转化而导致效应强弱变化,如长期应用苯巴比妥后出现耐受性可能与此有关。④种类繁多,药物可同时起酶诱导和抑制剂作用,如保泰松对不同类型肝药酶活性的影响,对于安替比林、可的松、地高辛等是酶诱导剂,而对甲苯磺丁脲、苯妥英则是酶抑制剂。常见的酶诱导剂和酶抑制剂列于表 3-2 中。

(二)影响因素

主要包括影响肝药酶活性和肝血流量两类因素。这两种因素都可以改变药物代谢速率,影响血药浓度,进而改变药效。主要有:①联合用药,当合并使用酶诱导剂或酶抑制剂时;②某些食物成分具有诱导或抑制酶活性的作用;③肝功能不良时可减少酶的合成;④给药途径不同药物代谢速率不同;⑤肝血流量改变如门静脉高压使药物入肝的量发生改变,致代谢速率减低。

五、药物排泄和影响因素

(一)排泄

排泄是指药物及其代谢产物经机体的排泄器官或分泌器官排出体外的过程。机体的排泄或分泌器官主要是肾脏,其次是胆道、肠道、唾液腺、乳腺、汗腺、肺等。药物或代谢物经这些器官排泄时具有如下共同规律:①大多数药物和代谢物的排泄属于被动转运,少数药物属于主动转运(如β-内酰胺类抗生素);②在排泄或分泌器官中,药物或代谢物浓度较高时既具有治疗价值,同时又会造成某种程度的不良反应(如氨基糖苷类抗生素、红霉素);③各药的排泄速率不同,尤其是这些器官功能不良时可改变排泄速率,使大多数药物的排泄速率减慢,应根据其程度调整用药剂量或给药间隔。

1. **肾脏**　药物及代谢物经肾脏排泄时有三种方式:肾小球滤过(glomerular filtration)、肾小管主动分泌(active tubule secretion)和肾小管被动重吸收(passive tubule reabsorption)。肾小球毛细血管网的基底膜通透性较大,对分子量小于 20 000 的物质可以滤过。因此,除了血细胞成分、较大分子的物质以及与血浆蛋白结合的药物外,绝大多数游离型药物和代谢物均可滤过,排入肾小管腔内。按照被动转运规律,脂溶性大、极性小、非解离型的药物和代谢产物经肾小管上皮细胞重吸收入血。此时改变尿液 pH 可以明显改变弱酸性或弱碱性药物的解离度,从而改变药物重吸收程度。如苯巴比妥、水杨酸中毒时,碱化尿液使药物解离度增大,重吸收减少,增加排泄。经肾小管分泌而排泄的药物遵循主动转运的规律。肾小管上皮细胞有两类转运系统(有机酸和有机碱转运系统)。前者转运弱酸性药物,后者转运弱碱性药物(表 3-3)。分泌机制相同的两类药物合用时,经同一载体转运可发生竞争性抑制。如丙磺舒可抑制青霉素主动分泌,依他尼酸可抑制尿酸的主动分泌等,对临床治疗产生有益或有害的影响。

表 3-3　一些由肾小管主动分泌排泄的弱酸性和弱碱性药物

弱酸性	弱碱性	弱酸性	弱碱性
乙酰唑胺	阿米洛利	甲氨蝶呤	哌替啶
阿司匹林	多巴胺	青霉素	季铵类药
头孢噻啶	组胺	丙磺舒	奎宁
呋塞米	米帕林	水杨酸	妥拉唑林
吲哚美辛	吗啡	磺吡酮	氨苯蝶啶

Notes

肾脏排泄药物时主要受血浆蛋白结合率和肾血流量的影响。肾脏在排泄肾提取率低（<0.3）的药物时受血浆蛋白结合率影响较大；在排泄肾提取率高（>0.7）的药物时受肾血流量的影响较大。

2. **胆汁**　部分药物经肝脏转化形成极性较强的水溶性代谢物，经胆汁排泄。能经胆汁排泄的药物，必须具有一些特殊化学基团，分子量在 300～5000。药物由肝细胞转运至胆汁有三种载体，分别为有机阳离子、有机阴离子和甾体类载体，其转运均属于主动转运。前两者为非选择性载体，可以出现竞争性抑制现象。有的药物在肝细胞内与葡萄糖醛酸结合后分泌到胆汁中，随后排泄到小肠中被水解，游离药物再吸收进入体循环，这种在肝、胆汁、小肠间的循环称为肝肠循环（hepato-enteral circulation）。洋地黄毒苷、地高辛、地西泮等药物因肝肠循环使血药浓度维持时间延长，还有些药物的代谢产物在小肠重吸收，经肾排出体外。

3. **肠道**　经肠道排泄的药物主要来源于口服后肠道中未吸收的部分、随胆汁排泄到肠道的部分和肠黏膜分泌排入肠道的部分。

4. **其他途径**　许多药物可通过唾液、乳汁、汗液、泪液排出。非解离型的药物依赖于从腺上皮细胞扩散到分泌液中的量，解离型的药物则依赖于局部 pH。唾液中的药物浓度与血浆中的浓度有良好的相关性，由于唾液容易采集、无创伤性等优点，现在临床常以此代替血液标本进行血药浓度监测。乳汁的 pH 略低于血浆，弱碱性药物较弱酸性药物更容易通过乳汁排泄，在婴儿体内产生药理作用。挥发性药物、全身麻醉药可通过肺排出体外。

（二）影响因素

1. **体液流量**　当肾血流量增加，主要经肾小球滤过和肾小管主动分泌排泄的药物量都将随之增加。当胆汁流量增加时，主要经胆汁排泄的药物量增加。

2. **体液 pH**　当肾小管液、唾液、胆汁等细胞外液 pH 升高时，会使弱酸性药物解离增加，排泄增多，使弱碱性药物解离减少，回吸收增加，排泄减少。反之 pH 降低时，会使弱碱性药物解离增加，排泄增多，使弱酸性药物解离减少，回吸收增加，排泄减少。

第二节　速率过程

药物在体内的转运及转化形成了药物的体内过程，从而产生了药物在不同器官、组织、体液间的浓度随时间变化的动态过程，称之为动力学过程（kinetic process）或速率过程（rate process）。将这种动态变化描记曲线，建立数学方程，计算药动学参数，定量反映药物在体内动态变化的过程，为临床制订和调整给药方案提供理论依据（图 3-2）。

一、药物浓度-时间曲线

给药后药物浓度随时间迁移发生变化，这种变化以药物浓度（或对数浓度）为纵坐标，以时间为横坐标绘制曲线图，称为药物-浓度时间曲线（concentration-time curve，C-T），简称浓度-时间曲线或时量曲线（图 3-2）。由于血液是药物及其代谢物在体内吸收、分布、代谢和排泄的媒介，各种体液和组织中的药物浓度与血液中的药物浓度保持一定的比例关系，而有些体液采集较困难，所以血药浓度变化最具有代表性，是最常用的样本，其次是尿液和唾液。现以血药浓度-时间曲线为例说明其变化规律。由图 3-2 可见血管外单次用药后药物在体内吸收、分布、代谢和排泄作用下血药浓度随时间的变化的曲线。给药初期，吸收大于消除，血药浓度逐渐上升，当药物吸收等于消除量时血药浓度达到峰浓度，随后吸收小于消除，血药浓度下降。药物进入体循环后在各组织间的分布并不影响药物在体内的总量，经一定时间达到相对平衡。药物浓度-时间曲线包含了药物吸收、分布、代谢和排泄等因素，据此可推算出药动学参数。由横轴和曲线围成的面积称为曲线下面积（area under curve，AUC），表示一段时间内药物吸收入血的相对累积量。

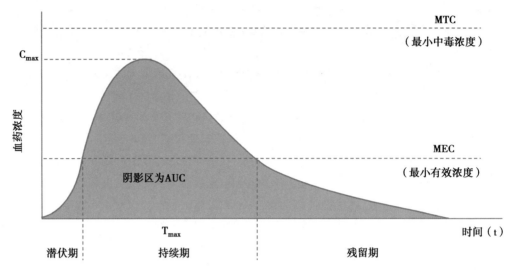

图 3-2 单次血管外给药后血药浓度-时间曲线

二、消除速率类型

药物在体内消除的速率归纳为两种类型,一级速率和零级速率。

1. 一级速率消除(first-order elimination processes) 单位时间内体内药物浓度按恒定比例消除。公式为:

$$\frac{dC}{dt} = -KC \tag{3-1}$$

式中 dC/dt 为消除速率,K 为速率常数,负号表示药物浓度下降,C 为微分时间段的初始药物浓度。由于 C 的指数等于 1(非零),所以称此类型为一级速率消除或一级动力学消除(first-order elimination kinetics)。其药物浓度-时间曲线在半对数坐标纸上呈直线,故又称为线性动力学(linear kinetics),见图 3-3 左侧图所示。大多数药物在体内按一级速率消除。

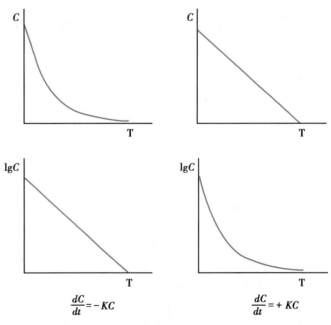

图 3-3 一级速率和零级速率在普通坐标和半对数坐标上的药物浓度-时间曲线
左上和左下两个图分别表示药物在普通坐标和半对数坐标上的一级速率消除曲线
右上和右下两个图分别表示药物在普通坐标和半对数坐标上的零级速率消除曲线

Notes

2. 零级速率消除(zero-order elimination processes) 单位时间内药物浓度按恒定的量消除。公式为:

$$\frac{dC}{dt} = -K_0 C^0$$

$$\frac{dC}{dt} = -K_0 \qquad (3-2)$$

因其 C 的指数为零,所以称为零级速率消除或零级动力学消除(zero-order elimination kinetics)。其药物浓度-时间曲线在半对数坐标纸上呈曲线,故又称为非线性动力学(non-linear kinetics),见图 3-3 右侧图所示。少数药物在体内按零级速率转运。

3. 混合速率消除 少部分药物(苯妥英钠、水杨酸、乙醇等)小剂量时以一级速率转运,而在大剂量时以零级速率转运。因此描述这类药物的消除速率需要将两种速率类型结合起来,通常以米-曼氏方程式描述,即 Michaelis-Menten 方式。

$$\frac{dC}{dt} = -\frac{V_{max} \cdot C}{K_M + C} \qquad (3-3)$$

式中 V_{max} 为最大速率,K_m 为米-曼氏常数,是最大速率一半时的药物浓度,C 为药物浓度。当体内转运能力远远高于药物浓度时(即 $K_m \gg C$),C 可以忽略不计,得:

$$\frac{dC}{dt} = -\frac{V_{max}}{K_M} C \quad 令 \quad \frac{V_{max}}{K_M} = K \quad 则 \quad \frac{dC}{dt} = -KC \qquad (3-4)$$

此式为一级速率消除。反之,当体内药量远远高于消除能力时($C \gg K_m$),K_m 可以忽略不计,

$$\frac{dC}{dt} = -\frac{V_{max} \cdot C}{C} \qquad (3-5)$$

$$\frac{dC}{dt} = -V_{max} \qquad (3-6)$$

此式为零级速率消除。

图 3-4 是阿司匹林不同剂量给药时的血药浓度曲线,从图中可以看出小剂量时以一级速率消除,中剂量和大剂量时先是以零级速率消除,当消除到小剂量水平时转为一级速率。除了血药浓度水平不同外,最显著的变化是 $t_{1/2}$。当以一级速率消除时,$t_{1/2}$ 不发生变化;若以零级速率消除时,$t_{1/2}$ 会随着给药剂量的增加而延长。

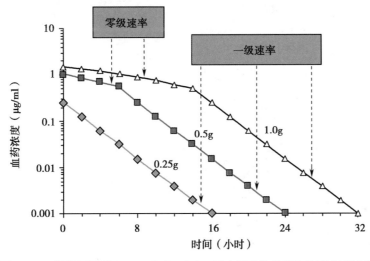

图 3-4 口服阿司匹林 0.25g、0.5g、1.5g 后水杨酸盐的药物浓度-时间曲线

三、药动学模型

房室模型(compartment model)是药动学研究中广为采用的模型之一,由一至数个房室组成,一个是中央室,其余是周边室。这种模型是一种抽象的表达方式,并非指机体中的某一个器官或组织。房室数目的确定是以药物在体内转运速率是否一致进行划分。常见的房室模型有一房室模型、二房室模型和三房室模型,并配以相应的数学方程式。理论上有三房室以上的模型,但实际很少见。为了计算简便,常将不同给药途径归纳为血管外给药、血管内注射和血管内滴注三种类型,每种类型各有三种常用房室模型,可以基本满足药动学研究的需要。

现以静脉注射给药为例说明药物在体内变化速率的模型选择、药物浓度-时间曲线、数学方程的基本原理(图3-5)。药物进入体内(一室模型)迅速均匀分布后基本以同一速率消除,在模型中表示为只有一个出口,以一级速率微分方程描述,药物浓度-时间曲线在半对数坐标上呈线性下降,对微分方程积分后得出时间与浓度关系的函数方程,此方程即是计算静注一室模型药动学参数的基本方程。若药物进入机体后先在血流丰富的器官组织分布(中央室),而后药物向外周组织分布(外周室),同时药物排出体外,所以药物浓度-时间曲线在半对数坐标上呈快速下降(分布相)。当周边室浓度与中央室药物分布达到动态平衡之后,本质上成为一室模型,此时只有药物消除,药物浓度-时间曲线呈逐渐下降(消除相)。这种变化使药物浓度-时间曲线呈双相曲线。分别对中央室和外周室取微分方程,积分后得出时间与浓度关系的多指数函数方程。式中 A、B、α、β 为混合参数,A、B 代表分布相和消除相在纵轴的外延截距,α、β 代表分布相和消除相的斜率。以这四个混合参数和函数方程可计算出静脉注射二室模型药动学参数。

此外,还有其他一些模型用于药物动力学分析,如生理药物动力学模型(physiological pharmacokinetic model)、药动-药效组合模型(combined pharmacokinetic-pharmacodynamic model)、统计

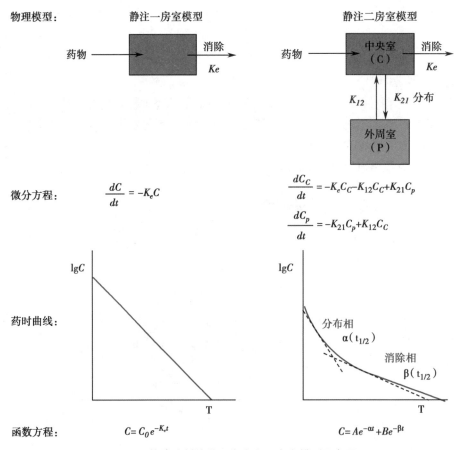

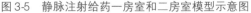
图 3-5　静脉注射给药一房室和二房室模型示意图

Notes

矩(statistical moment)等。生理药物动力学模型的最大特点是弥补了房室模型不能一一对应解剖学器官的缺陷。每一个器官或组织就是一个房室,房室之间经体液循环联系。有多少个房室就可以列出多少个微分方程和相应的药动学参数以描述药物在各个房室内的动态变化。药动-药效组合模型是将各自独立的药动模型和药效模型建立为统一的模型,以研究在整体上药物量效之间的关系。这种模型比药动学模型更切合临床用药实际。统计矩模型用于分析药物体内变化过程的依据主要是 AUC。该模型无房室模型的概念,而是将药物通过身体的过程看作是一个随机过程,C-T 曲线通常被看作是一种统计分布曲线。不论何种给药途径,都可以从统计学上定义三个统计矩并计算出相应的药动学参数。

四、药动学参数计算及意义

药物动力学又可分为吸收动力学、分布动力学和消除动力学,可分别计算各自的参数,定量描述药物的体内过程,如下列举几个重要参数。

1. **峰浓度(C_{max})和达峰时间(T_{max})**　指血管外给药后药物在血浆中的最高浓度值及其出现时间(图3-2),分别代表药物吸收的程度和速度。血管外给药途径、药物制剂均可影响药物吸收的程度和速度。临床应用的控释剂、缓释剂、速释剂和透皮吸收贴剂通过控制药物释放控制药物 C_{max} 和 T_{max},从而达到平稳的血药浓度和治疗效果。

2. **曲线下面积(AUC)**　指药物浓度-时间曲线和横坐标围成的区域,表示一段时间内药物在血浆中的相对累积量(图3-2),是计算生物利用度的重要参数。公式为:

$$AUC = \int_0^\infty Cdt = \frac{A}{\alpha} + \frac{B}{\beta} \tag{3-7}$$

3. **生物利用度(bioavailability,BA 或 F)**　药物经血管外给药后能被吸收进入体循环的份量及速度。通常以绝对生物利用度表示,公式为:

$$绝对生物利用度\quad F = \frac{A_{(吸收入血的量)}}{D_{(给药量)}} \times 100\% = \frac{AUC_{(血管外给药)}}{AUC_{(血管内给药)}} \times 100\% \tag{3-8}$$

通常以血管内(如静脉注射)给药所得药物浓度-时间曲线下面积(AUC)为百分之百,再以血管外给药(如口服、肌注、舌下、吸入等)所得 AUC 相除,可得到经过吸收过程而实际到达全身血循环的绝对生物利用度,以此评价不同给药途径药物的吸收效果。

4. **生物等效性(bioequivalence,BE)**　比较同一种药物的相同或者不同剂型,在相同试验条件下,其活性成分吸收程度和速度是否接近或等同。通常主要以相对生物利用度表示。

$$相对生物利用度\quad F' = \frac{AUC_{(供试药)}}{AUC_{(对照药)}} \times 100\% \tag{3-9}$$

相对生物利用度评价药品制剂之间、生产厂商之间、批号之间的吸收药物量是否相近或等同,如果有较大差异将导致药效方面的较大改变。相对生物利用度是新型药物制剂生物等效性评价的重要参数。

5. **表观分布容积(apparent volume of distribution,V_d)**　指理论上药物以血药浓度为基准均匀分布应占有的体液容积,单位是 L 或 L/kg。

$$V_d = \frac{D}{C_0} \tag{3-10}$$

式中 D 为静注给药量,C_0 为零时血药最高浓度。它并非指药物在体内占有的真实体液容积,所以称为表观分布容积。通过此数值可以了解药物在体内的分布情况。如一个70kg体重的正常人 V_d 在 0.05L/kg 左右时表示药物大部分分布于血浆;V_d 在 0.6L/kg 时则分布于全身体液中;V_d 大于 0.6L/kg 时则表示药物分布到组织器官中;V_d 大于 1.0L/kg 时则集中分布至某个器官

Notes

内或深部范围组织内,前者如碘集中于甲状腺,后者指骨骼或脂肪组织等。一般来说,分布容积越小药物排泄越快,在体内存留时间越短;分布容积越大药物排泄越慢,在体内存留时间越长。

6. 消除速率常数(K_e)   指单位时间内消除药物的分数。如 K_e 为 0.18/h,表示每小时消除前一个小时末体内剩余药量的 18%。K_e 是体内各种途径消除药物的总和。对于正常人来说,K_e 基本恒定,其数值大小反映药物在体内消除的速率。K_e 的大小变化只依赖于药物本身的理化性质和消除器官的功能,与剂型无关。

7. 半衰期(half-life,$t_{1/2}$)   指血浆中药物浓度下降一半所需要的时间。绝大多数药物在体内属于一级速率变化,其 $t_{1/2}$ 为恒定值,且与血浆药物浓度无关。其公式为:

$$t_{1/2} = \frac{0.693}{K_e} \quad (一室模型) \tag{3-11}$$

$$t_{1/2} = \frac{0.693}{\beta}(二室模型) \tag{3-12}$$

$t_{1/2}$ 的意义在于:①反映药物消除快慢的程度,也反映机体消除药物的能力;②$t_{1/2}$ 与药物转运和转化的关系为,一次用药后经过 4~6 个 $t_{1/2}$ 后体内药量消除 93.5%~98.4%;同理,若每隔 1 个 $t_{1/2}$ 用药一次,则经过 4~6 个 $t_{1/2}$ 后体内药量可达稳态水平的 93.5%~98.4%;③按 $t_{1/2}$ 的长短不同常将药物分为 5 类,超短效为 $t_{1/2} \le 1$ 小时,短效为 1~4 小时,中效为 4~8 小时,长效为 8~24 小时,超长效>24 小时;④肝肾功能不良者 $t_{1/2}$ 改变,绝大多数药物的 $t_{1/2}$ 延长。可通过测定患者肝肾功能调整用药剂量或给药间隔。

当药效与血药浓度不平行或药效长于血药浓度的 $t_{1/2}$ 则以药效变化的 $t_{1/2}$ 表示,称为生物半衰期。

8. 清除率(clearance,CL_s)   指单位时间内多少毫升血浆中的药物被清除。是肝清除率(CL_H)、肾清除率(CL_R)和其他消除途径清除率的总和。即 $CL_s = CL_H + CL_R + \cdots\cdots$。其计算公式为:

$$CL_s = V_d \cdot K_e = \frac{F \cdot D}{AUC} \tag{3-13}$$

五、多次用药

在临床治疗中多数药物是通过重复给药来达到有效治疗浓度,并维持在一定水平。此时给药速率与消除速率达到平衡,其血药浓度称为稳态浓度(steady state concentration,C_{ss}),又称坪值(plateau),见图 3-7 所示。在 C_{ss} 时血药浓度可以波动,其最高值称峰浓度($C_{(ss)max}$),最低值称谷浓度($C_{(ss)min}$)。

(一)多次用药的药动学参数

1. 平均浓度($\bar{C}$)   为峰浓度和谷浓度的平均值。

2. 平均稳态浓度($\bar{C}_{ss}$)   为血药浓度曲线下面积除以给药间隔(τ)所得的商。

$$\bar{C}_{ss} = \frac{AUC_{0-\tau}}{\tau} \tag{3-14}$$

3. 波动度(degree of fluctuation,DF)   峰谷浓度之差占二者平均值的百分比。

$$DF(\%) = \frac{2\times(峰浓度-谷浓度)}{(峰浓度+谷浓度)}\times100\% \tag{3-15}$$

4. 累积因子(R)   表示多次给药后药物在体内的累积程度。通常用稳态浓度的 $C_{(ss)max}$ 或 $C_{(ss)min}$ 与初次给药峰浓度($C_{(1)max}$)或谷浓度($C_{(1)min}$)的比值表示。

$$R = \frac{C_{(ss)\max}}{C_{(1)\max}} = \frac{C_{(ss)\min}}{C_{(1)\min}} = \frac{1}{1 - e^{K_\tau}} \quad\quad (3\text{-}16)$$

当 τ 与 $t_{1/2}$ 相等时, R 即等于 1.44。若 τ 小于 $t_{1/2}$ 时, R 以大于 1.44 倍数累积, 血药浓度易蓄积升高; 反之, τ 大于 $t_{1/2}$ 时, R 以小于 1.44 倍数累积, 血药浓度不易蓄积。

临床静脉注射和血管外多次给药时血药浓度变化如图 3-6 所示。

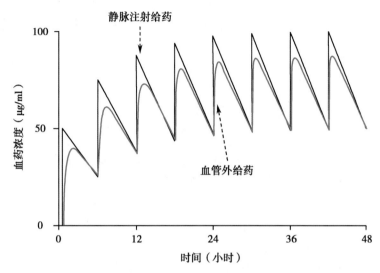

图 3-6　静脉注射和血管外多次给药时的稳态血药浓度

(二) 临床多次给药的方法

1. **等剂量等间隔给药方法**　这是临床最常用的给药方法。由图 3-7 可见给药间隔与给药剂量有一定的关系。当间隔 1 个 $t_{1/2}$ 给药一次, 经 4~6 个 $t_{1/2}$ 后可达稳态浓度。

剂量与稳态浓度呈正比, 增加每次给药剂量而不改变给药间隔时, 稳态浓度水平提高, 但达稳态浓度时间不变, 波动度不变, 波动范围改变 (图 3-7)。临床的补充疗法和维持疗法给予的小剂量使稳态浓度维持在较低水平。

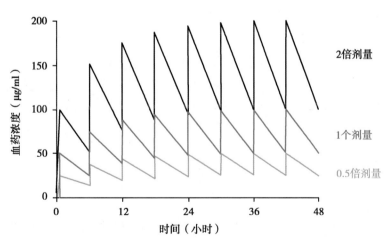

图 3-7　改变剂量而不改变给药间隔时的稳态血药浓度

2. **间歇给药方法**　当给药间隔大于 $t_{1/2}$ 而不改变给药剂量时, 时量曲线呈脉冲式变化, 药物浓度无累积现象 (图 3-8)。临床长期使用肾上腺皮质激素时采用的隔日疗法可减少不良反应的发生。

3. **负荷量与维持量给药方法**　如果临床需要迅速产生药效, 可以采用负荷量 (loading

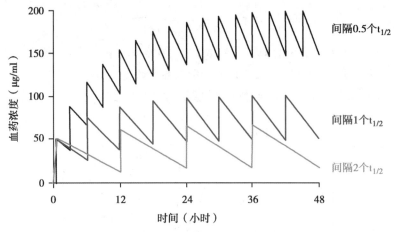

图 3-8   改变给药间隔而不改变剂量时的稳态血药浓度

dose），即按半衰期为间隔时间给药时，首次剂量加倍的方法，可在用药后立即达到稳态浓度，随后再改用维持量（maintenance dose）。其稳态浓度变化如图 3-9 所示。

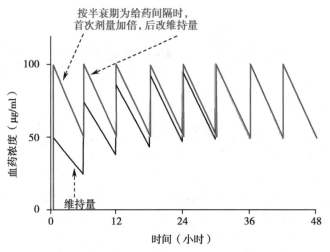

图 3-9   负荷量和维持量给药时的稳态血药浓度

临床用药时，确定给药剂量、给药途径、给药速度和给药间隔是制订和调整给药方案的重要内容。每个患者的病情和体质各不相同，选择最佳给药方案称为个体化药物治疗（individualization of drug therapy）。这种治疗可以尽可能做到安全、有效、合理用药，使患者获得最好的疗效而减少不良反应的发生。

推荐阅读文献

1. Vuignier K1，Schappler J，Veuthey JL，et al. Drug-protein binding：a critical review of analytical tools. *Anal Bioanal Chem*. 2010；Sep；398（1）：53-66

2. Michael Coleman. Human Drug Metabolism：An Introduction. Oxford：Wiley-Blackwell. 2010；May

（娄建石）

Notes

第四章　影响药物作用的因素

药物进入机体产生效应时往往要受到机体内外各方面因素的影响,从而使药效增强或减弱,甚至发生质的改变,产生不良反应。了解和掌握这些影响因素的规律,可以更好地发挥药物效应,取得最佳治疗效果。现将各方面的因素列于图4-1中并分类予以说明。

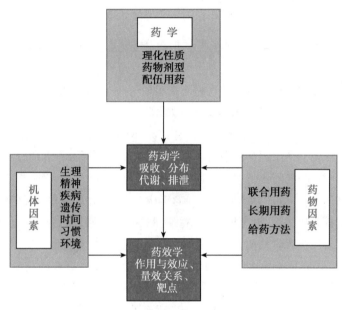

图 4-1　影响药物作用因素关系图

第一节　机 体 因 素

机体对药物效应的影响既有机体自身方面的直接因素,又有机体适应外界变化而表现的间接因素。

一、生 理 因 素

（一）年龄

国家药典规定用药剂量应用在 14 岁以下为儿童剂量,14～60 岁间为成人剂量,60 岁以上为老人剂量。儿童和老人的剂量应以成人剂量为参考酌情减量。这主要是因为儿童和老人的生理功能与成人相比有较大差异。

1. 儿童　儿童的各个器官和组织正处于生长、发育时期。年龄越小,器官和组织的发育越不完全。药物使用不当会造成器官和组织发育障碍,甚至产生严重不良反应,留下后遗症。

（1）对中枢神经系统的影响:由于儿童血脑屏障和脑组织发育不完善,对中枢抑制药和中枢兴奋药非常敏感,使用吗啡、哌替啶极易出现呼吸抑制,而使用尼可刹米、氨茶碱、麻黄碱等又容易出现中枢兴奋而致惊厥。氨基糖苷类抗生素对第八对脑神经的毒性作用极易造成听觉损害,据有关资料报道,我国对 1039 例聋哑患者的调查结果表明,因应用此类药物引起聋哑者占 59.5%。

（2）对肝、肾功能的影响:儿童由于肝、肾功能发育不全,对药物代谢和排泄的能力较低。氯霉素主要在肝脏代谢,新生儿应用氯霉素后因为肝脏代谢能力较低可发生灰婴综合征。经肾排泄的药物如氨基糖苷类抗生素,由于肾排泄速率较慢使血中药物存留时间延长,如按等效剂量分别给成人和儿童用药,儿童的血药浓度明显高于成人,易产生耳毒性。

（3）对水电解质代谢的影响:儿童体液占体重比例较大而对水盐的调节能力差。如高热时使用解热药引起出汗过多极易造成脱水。此外儿童还对利尿药特别敏感,易发生水电解质代谢紊乱。

（4）对儿童骨骼和牙齿生长的影响:四环素类药物容易沉积于骨骼和牙齿,造成骨骼发育障碍和牙齿黄染,对儿童现已停用。喹诺酮类是一类含氟的抗菌药,其中的氟离子也容易影响骨骼和牙齿生长,因此对儿童应慎用。

（5）对儿童内分泌系统的影响:现在有些儿童过度肥胖,与营养饮食过剩或滥服营养口服液、助长剂有关。已有研究证明,肥胖儿童血中胰岛素含量明显高于正常儿童。

研究儿童用药规律的药理学分支学科为儿童药理学(pediatric pharmacology)。

2. **老人**　老年人的组织器官及其功能随年龄增长伴有生理性衰退过程,对药效学和药动学产生影响。老年人体液相对减少,脂肪增多,蛋白合成减少。如丙戊酸钠在老年人血中游离药物浓度明显高于青年人。其原因与白蛋白含量减少、白蛋白对药物的亲和力明显降低及器官清除能力降低有关。肝肾功能随年龄增长而逐渐衰退,药物代谢和排泄速率相应减慢。老年人除了生理功能逐渐衰退外,多数还有不同程度的老年病,如心脑血管疾病、糖尿病、痴呆症、骨代谢疾病、前列腺肥大、胃肠疾病等,对中枢神经系统药物、心血管系统药物等比较敏感。如伴有心脑血管疾病的老年人在拔牙时禁用含肾上腺素的局麻药。1999 年发生在美国、中国、英国、日本等国家的苯丙醇胺(phenylpropanolamine,PPA)事件也说明老年人或有心脑血管病、肾病者不宜使用含有这种药物的复方制剂,否则容易诱发脑卒中、心肌梗死、肾衰竭等。

研究老年人用药规律的药理学分支学科为老年药理学(geriatric pharmacology)。

（二）体重

体重除了在不同年龄有明显差别外,在同年龄段内也有一定差别,这主要是体形对药物作用的影响。如果服药者的胖瘦差别不大而体重相差较大时,若给予同等剂量药物则轻体重者血药浓度明显高于重体重者;反之,当体重相近而胖瘦差别明显时,则水溶性和脂溶性药物二者在体内的分布就有差别。因此科学的给药剂量应以体表面积为计算依据,既要考虑体重因素,又要考虑体形因素。

（三）性别

虽然不同性别对药物的反应无明显差别,但女性在用药时应考虑“四期”即月经期(menstrual phase)、妊娠期(gestational period)、分娩期(labor stage)和哺乳期(lactation)对药物的反应。在月经期子宫对泻药、刺激性较强的药物及能引起子宫收缩的药物较敏感,容易引起月经过多、痛经等。在妊娠期这些药物容易引起流产、早产等。有些药物能通过胎盘进入胎儿体内,对胎儿生长发育和活动造成影响,严重的可导致畸胎,故妊娠期用药应十分慎重。在分娩期用药更要注意其对产妇和胎儿或新生儿的双重影响。在分娩前用药应注意药物在母体内的维持时间,一旦胎儿离开母体,则新生儿体内药物无法被母体消除,引起药物滞留而产生药物反应。哺乳期的妇女服药后药物可通过乳汁进入哺乳儿体内引起药物反应。

研究妊娠、分娩、哺乳期药物与机体(母子)相互作用规律的药理学分支学科为围生期药理学(perinatal pharmacology)。

Notes

二、精神因素

患者的精神因素包括精神状态和心理活动两个方面。

精神状态和思想情绪对药物疗效具有很大影响。如精神振奋和情绪激动时可影响降压药、镇静催眠药的效果,过度的精神振奋和情绪激动还会诱发心脑血管疾病的发作。相反,精神萎靡和情绪低落可影响抗肿瘤药、抗菌药的治疗效果,严重者甚至可引起机体内分泌失调,降低机体抵抗力,导致或加重疾病。

心理活动对药物治疗效果有较大的影响,如护士的语言、表情、态度、被信任程度、技术操作熟练程度、暗示等影响药物的治疗效果,与患者的心理因素及承受能力有关。

鉴于上述特点,临床新药试验研究常采用安慰剂(placebo)对照试验法以排除精神因素对药物效应的影响。所谓安慰剂系指不含药理活性成分而仅含赋形剂,在外观和口味上与有药理活性成分药物完全相同。安慰剂产生的作用称为安慰作用(placebo actions),分为阳性安慰作用和阴性安慰作用。前者指安慰作用与药物产生的作用一致;后者指产生与药物作用完全相反的作用。安慰作用也存在生效、高峰、消失的变化规律,且与药物作用有着相似的变化规律。

除心理活动变化以外,患者对药物效应的反应能力、敏感程度、耐受程度也对药物治疗效果产生一定的影响,如对疼痛敏感者和不敏感者在应用镇痛药后所产生的效果有很大差异。另外,病人与医护人员的医疗合作是否良好对药物治疗亦有重要影响。

三、疾病因素

(一)心脏疾病

心力衰竭时药物在胃肠道的吸收减少、分布容积减小、消除速率减慢。如普鲁卡因胺的达峰时间由正常时的 1 小时延长至 5 小时,生物利用度减少,分布容积减小,血药浓度相对升高。清除率由正常时的(400~600)ml/min 降至(50~100)ml/min,$t_{1/2}$ 由 3 小时延长至 5~7 小时。

(二)肝脏疾病

严重肝功能不良者选择肾上腺糖皮质激素,常使用氢化可的松或泼尼松龙而不宜使用可的松或泼尼松。原因在于可的松或泼尼松需在肝脏转化成氢化可的松或泼尼松龙方能生效。某些不经肝脏转化的药物在肝功能不良时可不受影响。

(三)肾脏疾病

氨基糖苷类抗生素主要经肾排泄。其中卡那霉素在正常人半衰期为 1.5 小时,在肾衰患者延长数倍。若不调整给药剂量或给药间隔,将会造成药物在体内蓄积,导致第八对脑神经的损害,引起听力减退,甚至可致药源性耳聋。

(四)胃肠疾病

胃肠道 pH 改变可对弱酸性和弱碱性药物的吸收带来影响。胃排空时间延长或缩短也可使在小肠吸收的药物作用延长或缩短。腹泻时常使药物吸收减少,而便秘可使药物吸收增加。

(五)营养不良

如血浆蛋白含量下降可使血中游离药物浓度增加,而引起药物效应增加。

(六)酸碱平衡失调

主要影响药物在体内分布。当呼吸性酸中毒时,血液 pH 下降,可使血中苯巴比妥(弱酸性药)解离度减少,易于进入细胞内液。

(七)电解质紊乱

钠、钾、钙、氯是细胞内、外液中主要的电解质,当发生电解质紊乱时它们在细胞内、外液的浓度将发生改变,影响药物效应。如当细胞内缺 K^+ 时,使用强心苷类药物易产生心律失常。Ca^{2+} 在心肌细胞内减少时,将降低强心苷类药物加强心肌收缩力的作用;Ca^{2+} 在心肌细胞内浓度过高时,该类药物易致心脏毒性。胰岛素降低血糖时也需要 K+ 协助,使血中葡萄糖易于进入细胞内。

(八) 发热

解热镇痛药可使发热者体温下降,而对正常人则无降温作用;氯丙嗪不但可使发热者体温下降,还可使正常人体温下降,这主要是药物作用机制不同。

四、遗 传 因 素

药物作用的差异有些是由遗传因素引起的,研究遗传因素对药物反应的影响的学科称为药物遗传学(pharmacogenetics)或遗传药理学,是药理学与遗传学相结合而发展起来的边缘学科。遗传因素对药物反应的影响比较复杂,因为体内的药物作用靶点、药物转运体和药物代谢酶等是在特定基因指导下合成的,基因的多态性使作用靶点、转运体和药酶呈现多态性,其性质和活性不同,影响了药物反应。所以,遗传基因的差异是构成药物反应差异的决定因素。这种差异主要表现为:种属差异(species variation)、种族差异(race variation)和个体差异(individual variation)。造成这些差异的因素既有先天因素,又有后天因素。

(一) 种属差异

人与动物之间和动物与动物之间的差异称为种属差异。这种差异既有质的差异,也有量的差异。如吗啡对人、犬、大鼠和小鼠作用表现为行为抑制,而对猫、马、虎作用表现为兴奋作用。量的差异表现更为普遍。因此,临床前药理试验既要考虑到种属选择问题,又要考虑到剂量换算问题,不要将动物实验剂量直接当作人用剂量。

(二) 种族差异

不同种族的人群对药物代谢和反应有着显著差别。乙酰化转移酶是许多药物如磺胺类、异烟肼、对氨基水杨酸、普鲁卡因胺等在体内的共同代谢酶。在人群中分为快代谢者和慢代谢者,爱斯基摩人、日本人和中国人多数为快代谢者,而白种人多数为慢代谢者。这两类人群对药物消除的 $t_{1/2}$ 相差 2 倍以上。这种差异是由于基因变异所致,如 CYP2D6 基因变异导致人群中异喹胍代谢差异。

(三) 个体差异

在人群中即使是条件都相同,也有少数人对药物的反应有所不同,称为个体差异。个体差异在一卵双生个体间相差无几,而在双卵双生个体间却相差数倍之多。这种差异既有量反应差异,也有质反应差异。

在量反应差异,有些个体对药物剂量反应非常敏感,所需药量低于常用量,称为高敏性(hypersensitivity)。反之,有些个体需使用高于常用量的药量方能出现药物效应,称为低敏性(hyposensitivity)或耐受性。如正常人肝中维生素 K 环氧化酶能使氧化型维生素 K 还原成氢醌型维生素 K,参与凝血酶原的合成,华法林则通过抑制此酶而起抗凝作用,华法林耐受者由于此酶受体变异,与华法林的亲和力下降使药效降低。

在质反应差异,某些过敏体质的人用药后可发生过敏反应(anaphylaxis),又称变态反应(allergic reaction)。是机体将药物视为一种外来物所发生的免疫反应。这种反应与剂量无关,且无法预知,仅发生于少数个体。轻者可引起发热、药疹、局部水肿,重者可发生剥脱性皮炎(如磺胺药)、过敏性休克(如青霉素)。临床上用药前必须询问过敏史,做皮肤试敏,阳性者禁用,有过敏史倾向者即使阴性者也应慎重用药。

(四) 特异体质

某些个体用药后出现与常人不同的异常反应,此类个体称为特异体质。主要原因与某些基因缺失有关。如在红细胞的磷酸戊糖代谢通路中,葡萄糖-6-磷酸脱氢酶(G-6-PD)将葡萄糖-6-磷酸脱下的氢传递给谷胱甘肽使之成为还原型谷胱甘肽(GSH),发挥抗氧化作用。当 G-6-PD

Notes

缺陷患者服用伯氨喹、阿司匹林、对乙酰氨基酚、磺胺、呋喃类、蚕豆等有氧化作用的药物或食物时可使 GSH 缺乏,造成血红蛋白被氧化,导致溶血。缺乏高铁血红蛋白还原酶者不能使用硝酸酯类和磺胺类药物,以免出现发绀。缺乏血浆假性胆碱酯酶者不能使用琥珀胆碱,否则易引起呼吸停止。

第二节　药物因素

一、药物理化性质

药物的溶解性使药物在水和油溶液中的分配比例不同,有机酸、有机碱在水溶液中不溶,制成盐制剂后可溶于水。每种药物都有保存期限,超过期限的药物发生性质改变而失效,如青霉素 G 在干粉状态下有效期为 3 年,而在水溶液中极不稳定,需临用前现配。药物需在常温下干燥、密闭、避光保存,个别药物还需要在低温下保存,否则易挥发、潮解、氧化和光解。如乙醚易挥发、易燃;维生素 C、硝酸甘油易氧化;肾上腺素、去甲肾上腺素、硝普钠、硝苯地平易光解等。

二、药物剂型

每种药物都有与其相适宜的剂型,采用不同途径给药可产生不同的药效。同种药物的不同剂型对药效发挥也有影响,如片剂、胶囊、口服液等均可口服给药,但药物崩解、溶解速率不同,吸收快慢与量各异。注射剂中水剂、乳剂、油剂在注射部位释放速率不同,药物起效快慢、维持时间长短也不同。不同厂家生产的同种药物制剂由于制剂工艺不同,药物吸收和药效也有差别。因此,为保证药物吸收和药效发挥的一致性,需要用生物等效性(bioequivalence)作为比较标准对上述药物制剂予以评价。随着生物制剂学的发展,近年来为临床提供了一些新的制剂,如缓释剂(slow release formulation,SLF)、控释剂(controlled release formulation,CLF)。缓释剂是指药物按一级速率缓慢释放,可较长时间维持有效血药浓度产生持久药效。有的缓释剂以缓慢释放为主,称为延迟释放剂(extended release formulation),有的缓释剂将不同释放速率的药物组合在一起,达到迅速起效和较长时间维持药效的效果,称为持续释放剂(sustained release formulation)。控释剂是指药物按零级速率释放,使血药浓度稳定在有效浓度水平,产生持久药效。透皮贴剂(transdermal patch)属于这一类。如硝酸甘油透皮贴剂每日一贴,芬太尼透皮贴剂每三日一贴。另外,匹鲁卡品眼片放置于结膜囊内每周一次,子宫内避孕药每年一次。靶向药物制剂(如静脉乳剂、微球制剂、脂质体制剂、纳米粒、纳米囊和纳米球制剂等)给药后,药物可在某些器官或组织中以较高浓度分布。如脂质体包裹的药物在体内被巨噬细胞作为异物而吞噬,定向分布于淋巴组织。肿瘤组织的血管壁内皮细胞间隙较正常组织大,将药物制成合适粒度的剂型可以使药物集中分布于肿瘤组织中而很少分布于正常组织中,发挥抗肿瘤作用。

三、给药方法

(一)给药剂量
剂量指用药量。随着剂量加大,效应逐渐增强。不但程度增强还能改变效应性质。如镇静催眠药在小剂量时出现镇静效应,随着剂量增加,可依次出现催眠、麻醉甚至导致死亡。

(二)给药途径
选择不同给药途径可以影响药物的吸收和分布,从而影响药物效应的强弱,甚至出现效应性质的改变(如硫酸镁)。

1. 消化道给药
(1) 口服:是大多数药物最常用的给药方法。其优点为方便、经济,较注射给药相对安全。

Notes

其缺点为许多药物易受胃肠内容物影响而延缓或减少吸收,有些可发生首过消除,甚至有些药物几乎不吸收,如硝酸甘油片。另外口服不适合用于昏迷、呕吐、抽搐和急重症患者。

（2）口腔给药:口腔速崩片、口腔速溶片、口腔分散片、口腔速释片、口腔膜剂、滴丸和咀嚼片在咀嚼后均可通过口腔黏膜下丰富的毛细血管吸收,可避免胃肠道刺激、吸收不完全和首过消除。如硝酸甘油片舌下给药缓解心绞痛急性发作。

（3）直肠给药:将药栓或药液导入直肠内由直肠黏膜血管吸收,可避免胃肠道刺激及药物被破坏。此法成年人使用很不方便,对小儿较适宜,可以避免小儿服药困难及胃肠道刺激。目前国内适于小儿直肠给药的药物栓剂很少,限制其使用。

2. 注射给药

（1）肌内注射:药物在注射部位通过肌肉丰富的血管吸收入血,吸收较完全,起效迅速,其中水溶液>混悬液>油溶液。

（2）皮下注射:药物经注射部位的毛细血管吸收,吸收较快且完全,但对注射容量有限制。另外仅适合水溶液药物,如肾上腺素皮下注射抢救青霉素过敏性休克。

（3）静脉注射或静脉滴注:药物直接进入血液而迅速起效,适用于急重症的治疗。但静脉给药对剂量、配伍禁忌和给药速度有较严格的规定。

（4）椎管内给药:将药物注入蛛网膜下腔的脑脊液中产生局部作用,如有些外科手术需要做椎管麻醉（腰麻）。也可将某些药物注入脑脊液中产生疗效,如抗生素等。

3. 呼吸道给药　某些挥发性或气雾性药物常采用吸入给药方法。挥发性药物主要是通过肺泡扩散进入血液而迅速生效,如全身麻醉药用于外科手术。气雾性药物主要是通过微小的液滴附着在支气管和细支气管黏膜,发挥局部作用,如沙丁胺醇气雾剂治疗支气管哮喘急性发作等。吸入给药的缺点是对呼吸道有刺激性。

4. 皮肤黏膜用药　将药物置于皮肤、黏膜局部发挥局部疗效,如外用擦剂、滴眼剂和滴鼻剂等。另外还有些药物虽然应用局部却发挥全身疗效,如硝酸甘油贴膜剂贴敷于心前区,药物透皮缓慢吸收,从而达到预防心绞痛发作的作用。

（三）用药时间

不同的药物有不同的用药时间规定。有的药物对胃刺激性强,应于餐后服用。催眠药应在临睡前服用。胰岛素应在餐前注射。有明显生物节律变化的药物应按其节律用药。

（四）给药间隔

一般以药物的半衰期为参考依据,但有些药物例外,如青霉素的 $t_{1/2}$ 为 30 分钟,由于该药对人几无毒性,大剂量给药后经过数个 $t_{1/2}$ 后血药浓度仍在有效范围以内,加之大部分抗菌药物有抗菌后效应（post antibiotic effect,PAE）,在此时间内细菌尚未恢复活力,因此给药间隔可适当延长。另外肝、肾功能不良者可适当调整给药间隔时间。给药间隔时间短易致累积中毒,反之,给药间隔时间长则血药浓度波动大。

（五）疗程

指给药持续时间。对于一般疾病,症状消失后即可停止用药,对于某些慢性病及感染性疾病应按规定的时间持续用药,以避免疾病复发或加重。

（六）停药

医生应根据治疗需要和患者对药物的反应停止用药。大致分为中止用药和终止用药。前者是治疗期间中途停药,后者是治疗结束停药。对如何停药有具体要求,临时用药和短期用药可以立即停药,而有些药物长期使用后立即停药会引起停药反应,称为撤药症状（withdrawal symptoms）,又称停药症状。如长期应用肾上腺皮质激素突然停药不但产生停药症状（肌痛、关节痛、疲乏无力、情绪消沉等）,还可使疾病复发或加重,称为反跳现象（rebound phenomenon）。临床上应采取逐渐减量停药的方法避免发生撤药症状和反跳现象。

Notes

四、长期用药

某些疾病需要长期用药,机体会相应产生一些反应。

(一) 耐受性(tolerance)

指连续用药后出现的药物反应性下降。若在很短时间内产生称为快速耐受性或急性耐受性(tachyphylaxis),停药后可以恢复,如麻黄碱、硝酸甘油、垂体后叶素等。反之若在长期用药后产生则称为慢速耐受性或慢性耐受性(brady-phylaxis),如苯巴比妥。胰岛素既可产生急性耐受性又可产生慢性耐受性。若按引起耐受性的机制可分为药效耐受性(pharmacodynamic tolerance)和代谢耐受性(metabolic tolerance)。前者主要指由于受体数目减少、酶活性饱和、作用底物耗竭等使药物反应性降低;后者主要是肝药酶活性被诱导增强所致。苯巴比妥产生的耐受性与这两种机制均有关。病原体和肿瘤细胞在长期用药后产生的耐受性称为耐药性(resistance),也称抗药性。

(二) 依赖性(dependence)

指长期用药后患者对药物产生精神性和生理性依赖需要连续用药的现象,旧称为成瘾性(addiction)。若仅产生精神上的依赖性,停药后患者只表现为主观上的不适,无客观上的体征表现,称为精神依赖性(psychological dependence)。若患者对停药后有身体上的戒断症状,称为生理依赖性(physiological dependence)或躯体依赖性(physical dependence)。

(三) 戒断症状和反跳现象

见前述停药内容。

五、药物相互作用

药物相互作用(drug interaction)是指两种或两种以上药物不论给药途径是否相同,同时或先后应用所出现的原有药物效应增强或减弱的现象。

药物相互作用有体内和体外药物相互作用之分。通常所说的相互作用是指药物在体内的相互影响,在第二章第二节和第三章第一节已做了介绍。

药物体外相互作用通常称为配伍禁忌(incompatibility),指将两种以上药物混合配制药液时发生的物理或化学反应,使药物性状改变或失效。这种反应尤其容易发生在几种药物混合在一起静脉滴注时。如氨基糖苷类抗生素与β-内酰胺类抗生素合用时二者不能放在同一针管或同一溶液中混合,因为β-内酰胺环可使氨基糖苷类失去抗菌活性。红霉素只能先用注射用水溶解,再稀释于葡萄糖溶液中行静脉滴注,若配制在生理盐水溶液中易析出结晶和沉淀。

药物相互作用的结果有两种,使原有的效应增强称为协同作用(synergism),使原有的效应减弱,称为拮抗作用(antagonism)。在协同作用中又分为相加作用(additive action)、增强作用(potentiation)和增敏作用(sensitization)。相加作用指两药合用时的作用等于单用时的作用之和。增强作用指两药合用时的作用大于单用时的作用之和。增敏作用指某药可使组织或受体对另一药的敏感性增强。如钙增敏剂匹莫苯(pimobendan)使钙离子与肌丝上钙结合作用部位亲和力增加,起到正性作用,可用于治疗心力衰竭。拮抗作用中又分为相减作用(subtraction)和抵消作用(counteraction)。相减作用指两药合用时的作用小于单用时的作用。抵消作用指两药合用时的作用完全消失。

六、合理用药

合理用药(rational drug use)指在临床用药物治疗时,根据患者的具体情况正确选择药物类别、药物种类、药物剂型和药物配伍。临床由于不合理用药和盲目滥用药物给患者带来了严重后果和经济损失等。

合理用药的基本原则是：

1. 明确诊断　使用药物之前首先要明确诊断，再考虑选择用药。某些急症患者如高热、剧痛等可适当降温、止痛到患者能够忍受的限度，但不可使症状消失，以免误诊。

2. 严格掌握药物适应证和禁忌证　明确诊断后根据患者病情和药物适应证选择药物，同时还要考虑注意事项和禁忌证。如患者患感染性疾病而又适宜选用青霉素 G，倘若患者无过敏反应可以选用，否则就要选择其他不过敏的适宜药物。

3. 根据药物的特性选择剂型和给药途径　不同的给药途径都有若干种剂型可供选择。可根据病情的轻重缓急、药物特性、患者承受能力和经济状况选择。如某些急重症需应用起效快的注射剂型，某些慢性疼痛患者可选择长效或缓释剂型。

4. 确定剂量、疗程　根据病情和疗法确定用药剂量和疗程。如肾上腺皮质激素有不同的疗法，使用剂量和疗程均不相同。另外，治疗期间还应根据病情变化随时调整剂量和疗程。

5. 科学的药物配伍　对需要采用两种及以上药物联合治疗时，要考虑药物之间的配伍和相互作用。如在使用抗菌药治疗感染性疾病时应明确致病菌对哪类抗菌药敏感，有针对性地使用，不要采用"撒网疗法"，否则易造成患者严重不良反应和细菌抗药性的形成。

第三节　其他因素

一、时间因素

时间因素指机体内生物节律变化对药物作用的影响。研究生物节律与药物作用之间关系的学科称为时间药理学（chronopharmacology），又称为时辰药理学。生物体内的节律有多种，如昼夜节律、周节律、月节律、季节律、年节律等，其中以昼夜节律对药物影响最重要，研究最多。时间药理学主要表现在时间药物代谢、时间药物效应、时间毒理方面。

时间药物代谢涉及了药物在体内过程的许多环节。主要是由各器官、组织、体液的生理性节律变化所致。如胃液 pH 在上午 8:00 左右最高，在夜间最低，某些弱酸性或弱碱性药物的吸收量即受此影响。8 名患者分别于上午 9:00 和晚上 9:00 服用茶碱，结果表明早晨服药的血药浓度明显高于晚间服药者。鉴于哮喘患者在晚间发作较白昼重而血药浓度晚间又较白昼低，因此按时间节律调整给药方案有着非常重要的临床意义。

在时间药物效应方面，众多的药物如中枢神经系统药物、心血管系统药物、内分泌系统药物、抗肿瘤药、抗菌药、平喘药等均有昼夜时间节律变化。肾上腺皮质激素分泌高峰出现在清晨，血浆浓度在上午 8:00 左右最高，而后逐渐下降，直至夜间 0:00 左右达最低。临床上根据这种节律变化将此药由原来的每日分次用药改为每日上午 8:00 一次给药，提高了疗效，减轻了不良反应，使药物效应规律与体内生物节律同步，取得了公认的成效。相同剂量的镇痛药分别于白昼和夜间用药，其镇痛效果表现为白昼升高，夜间降低。胃酸的分泌高峰在夜间，某些患胃溃疡的患者易在夜间发病，H_2 受体阻断药西咪替丁在晚间用药能有效抑制胃酸分泌，减少发病。

药物对机体产生的毒性有时间节律变化。1950 年 Carlsson 首先发现尼可刹米对小鼠的毒性具有昼夜节律变化。LD_{50} 在下午 2:00 为 67%，凌晨 2:00 为 33%。氨基糖苷类抗生素引起人的神经毒性和肾毒性与药物经肾排泄的时间节律有关。该类药物肾排泄高峰在白昼，低谷在夜间。相同的给药剂量在夜间容易形成体内蓄积，造成对神经和肾脏的毒性。减少夜间的给药剂量可以减轻其毒性。药物引起机体过敏反应的程度有昼夜节律，如青霉素皮试反应最重是在午夜，反应最轻是在中午。

二、生活习惯与环境

饮食对药物的影响主要表现在饮食成分、饮食时间和饮食数量。一般来说，药物应在空腹

Notes

时服用,有些药物因对消化道有刺激,在不影响药物吸收和药效的情况下可以饭后服用,否则须饭前服用或改变给药途径。食物成分对药物也有影响,如高蛋白饮食可使氨茶碱和安替比林代谢加快;低蛋白饮食可使肝药酶含量降低,多数药物代谢速率减慢,还可使血浆蛋白含量降低,血中游离药物浓度升高;菜花和圆白菜中的吲哚类化合物和烤肉中的多环芳香烃类化合物均可使氨茶碱和安替比林代谢加快。吸烟对药物的影响主要是烟叶在燃烧时产生的多种化合物可使肝药酶活性增强,药物代谢速率加快,经常吸烟者对药物的耐受性明显增强。饮酒时乙醇可使多种中枢神经系统药物、血管扩张药、降血糖药等增强药效,长期小量饮酒可使肝药酶活性增强,药物代谢速率加快;急性大量饮酒使肝药酶活性饱和或降低,对其他药物的代谢速率减慢。饮茶主要影响药物的吸收,茶叶中的鞣酸可与药物结合减少其吸收,另外,茶碱还具有中枢兴奋、利尿、兴奋心脏等作用,可加强相应药物的作用。

　　人类生活与工作环境中的各种物质对机体的影响越来越明显,如食品、饮料中的各种添加剂,农作物中的杀虫剂,水中的重金属离子、有机物,空气中的粉尘、尾气排放物、燃烧物等长期与人接触,最终都会使肝药酶的活性改变,使药物活性受到一定影响。

推荐阅读文献

1. Dhavendra Kumar. Genomic Medicine:Principles and Practice. (2nd Edition). Oxford:Oxford University Press, Inc. 2014:Dec.
2. 丁健. 高等药理学. 北京:科学出版社. 2013:5

（娄建石）

第五章 传出神经系统药理概论

第一节 概　　述

传出神经系统主要由自主神经系统(autonomic nervous system,也称植物神经系统)和运动神经系统(somatic motor nervous system)组成。自主神经系统又分为交感神经系统(sympathetic nervous system)和副交感神经系统(parasympathetic nervous system),主要支配心肌、平滑肌和腺体等效应器,如心脏排血、血流分配和食物消化等。由于这些生理功能一般不受人的意识控制,故称为非随意活动。体内大多数器官受交感神经和副交感神经的双重支配,但两者通常产生相反的作用,即为生理性拮抗效应;运动神经系统支配骨骼肌,通常为随意活动,如肌肉运动和呼吸等。

上述两个系统均依赖化学物质进行信息传递。化学传递可发生于神经细胞与神经细胞之间、神经细胞与其支配的效应器细胞之间。化学传递通过神经末梢释放少量递质进入突触间隙(synaptic cleft),经转运方式跨越间隙,与特异性的受体分子结合兴奋或抑制突触后细胞。药物可模拟或拮抗化学递质的作用,选择性修饰传出神经的功能,这些功能涉及许多效应组织,如心肌、平滑肌、血管内皮、外分泌腺和突触前神经末梢等。

根据末梢释放的递质,传出神经可分为以乙酰胆碱为递质的胆碱能神经(cholinergic nerve)和主要以去甲肾上腺素为递质的去甲肾上腺素能神经(noradrenergic nerve)。胆碱能神经主要包括全部交感神经和副交感神经的节前纤维、运动神经、全部副交感神经的节后纤维和极少数交感神经节后纤维(支配汗腺分泌和骨骼肌血管舒张的神经)。去甲肾上腺素能神经则包括几乎全部交感神经节后纤维(图5-1、图5-2)。

近年来,除交感和副交感神经系统外,肠神经系统(enteric nervous system,ENS)也开始受到关注。肠神经系统由许多神经元组成,其细胞体位于肠壁的壁内丛,是调节控制胃肠道功能的独立整合系统。ENS在结构和功能上不同于交感和副交感神经系统,而与中枢神经系统相似,但仍属于自主神经系统的一个组成部分。肠神经元的神经纤维可来自于交感和副交感神经末梢,并可直接分布到平滑肌、腺体和血管。胃肠道运动功能主要受局部的ENS调节,具有相对独立性,如在离体条件下,仍可见肠道的蠕动反射;切断迷走或交感神经对胃肠道运动的影响也很小。ENS的缺乏或功能异常,则导致胃肠道功能紊乱。ENS可接受来自交感和副交感神经系统的冲动,并发送冲动至交感神经节和中枢神经系统。因此,该系统在药理学方面较交感神经或副交感神经系统更为复杂,涉及许多神经肽和其他递质,如5-羟色胺(5-HT)、一氧化氮(NO)、三磷酸腺苷(ATP)、P物质(SP)和神经肽(NP)(图5-3)。

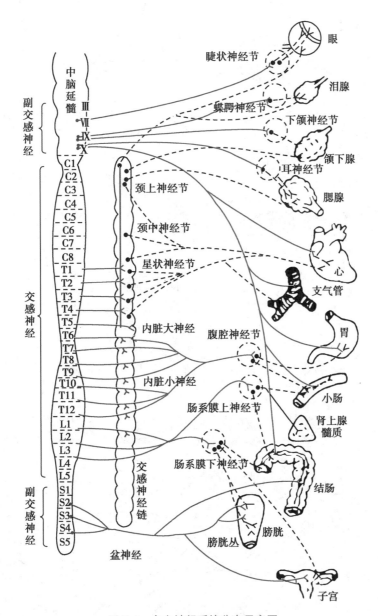

图 5-1 自主神经系统分布示意图
蓝色:胆碱能神经;灰色:去甲肾上腺素能神经;
实线:节前纤维;虚线:节后纤维

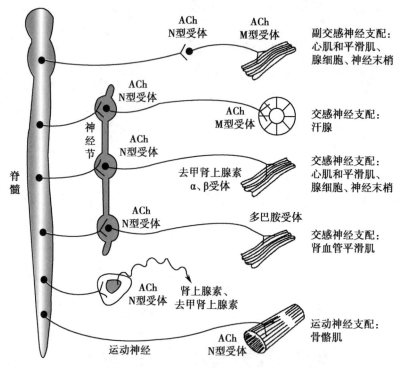

图 5-2　传出神经分类模式图
ACh:乙酰胆碱

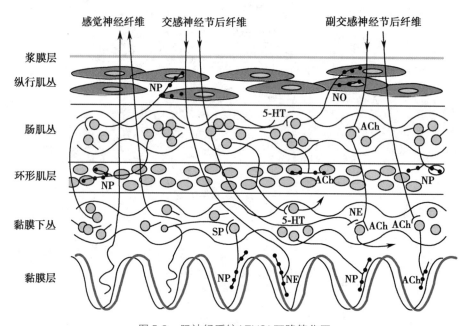

图 5-3　肠神经系统(ENS)环路简化图

ENS 接受交感和副交感神经系统的传入并将传入神经冲动进一步传给交感神经节和中枢神经系统。
5-HT:5-羟色胺;ACh:乙酰胆碱;NA:去甲肾上腺素;NP:神经肽;SP:P 物质

第二节　传出神经系统的递质和受体

　　作用于传出神经系统药物的主要作用靶位是传出神经系统的递质(transmitter)和受体(receptor)。药物可通过影响递质的合成、贮存、释放、代谢等环节,或通过直接与受体结合而产生生物学效应。

Notes

一、传出神经系统的递质

（一）化学传递学说的发展

早在 100 多年前,科学家们就已关注神经与神经间或神经与肌肉间的冲动传递过程。1921年德国科学家 Loewi 在离体双蛙心灌流实验中发现,当迷走神经兴奋时,可以释放一种物质,这种物质能抑制另一个离体蛙心的收缩。5 年后证明,这种抑制蛙心收缩的物质就是乙酰胆碱。对于交感神经,当测定微量儿茶酚胺的特异性化学和生物学方法建立后,Von Euler 于 1946 年证实哺乳动物类交感神经及其效应器内存在的拟交感物质为去甲肾上腺素。这丰富和发展了传出神经系统冲动的化学传递学说,并已被形态学、生理学、生物化学和药理学等学科的各种研究手段所证实。

化学传递的物质基础是神经递质(neurotransmitters),包括经典神经递质、神经肽、神经调质、神经激素和神经蛋白几大类,广泛分布于神经系统,担负着神经元与神经元之间、神经元与靶细胞之间的信息传递。神经递质主要在神经元中合成,储存于突触前囊泡内,在信息传递过程中由突触前膜释放到突触间隙,作用于效应细胞的受体,引起功能效应,完成神经元之间或神经元与效应器之间的信息传递。神经调质(neuromodulator)与神经递质类似,由突触前神经元合成,对主递质起调制作用,本身不直接负责跨突触的信号传递,或不直接引起效应细胞的功能改变。神经调质通过旁突触途径发挥作用,即神经元释放化学物质不经过突触结构,直接到达邻近或远隔的靶细胞。

（二）传出神经突触的超微结构

英国神经学家 Sherrington 于 1897 年从生理学角度提出突触(synapse)的概念。突触是指神经元与神经元之间,或神经元与某些非神经元细胞之间的一种特化的细胞连接,通过传递作用实现细胞间的通讯联系。电镜下观察化学性突触包括突触前部、突触后部和突触间隙。其中释放递质的一侧被称为突触前部,对应的一侧有大量受体称为突触后部,两者之间大约有15～1000nm 的间隙,即突触间隙(synaptic cleft)。参与形成突触前、后部的细胞膜,在局部特化增厚,分别称为突触前膜(presynaptic membrane)和突触后膜(postsynaptic membrane)。在运动神经末梢近突触前膜处,聚集着很多直径为 20～50nm 的囊泡(vesicle)。据估计,单个运动神经末梢含有 30 多万个囊泡,而每个囊泡中含有 1000～50 000 个乙酰胆碱分子,在其突触后膜的皱褶内含有可迅速水解乙酰胆碱的胆碱酯酶。

交感神经末梢分为许多细微的神经分支,分布于平滑肌细胞间。其分支都有呈稀疏串珠状连续的膨胀部分,称为膨体(varicosity)。每个神经元约有 3 万个膨体,每一膨体则含有 1000 个左右的囊泡。囊泡内含有高浓度的去甲肾上腺素(胆碱能神经末梢囊泡内含大量乙酰胆碱),囊泡为递质合成、转运和贮存的重要场所。

（三）传出神经递质的生物合成和贮存

乙酰胆碱(acetylcholine,ACh)主要在胆碱能神经末梢合成,少量在胞体内合成,以胆碱为原料。与其合成有关的酶和辅酶为胆碱乙酰化酶(choline acetylase)(或称胆碱乙酰转移酶)和乙酰辅酶 A(acetyl coenzyme A)。前者在细胞体形成,并随轴浆转运至末梢;后者在末梢线粒体内形成,但它不能穿透线粒体膜,需在线粒体内先与草酰乙酸缩合成柠檬酸盐,才能穿过线粒体膜进入胞质液,在柠檬酸裂解酶催化下重新形成乙酰辅酶 A。胆碱和乙酰辅酶 A 在胆碱乙酰化酶催化下,合成 ACh。ACh 合成后,依靠囊泡乙酰胆碱转运体(图 5-4,转运体 B)转运进入囊泡内与 ATP 和囊泡蛋白共存,转运体 B 可被 Vesamicol 阻滞。在上述合成过程中,转运胆碱的钠依赖性高亲和力载体(图 5-4,转运体 A)是摄取胆碱的重要分子。因此,它是 ACh 合成的限速因子,可以被密胆碱所阻滞(图 5-4)。

去甲肾上腺素(noradrenaline,NA 或 norepinephrin,NE)生物合成的主要部位在神经末梢。

Notes

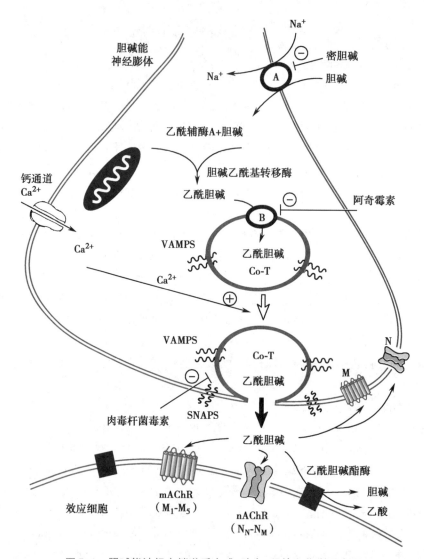

图5-4　胆碱能神经末梢递质合成、贮存、释放和代谢示意图

A：Na^+依赖性同向转运体；ACh：乙酰胆碱；ATP：三磷酸腺苷；B：乙酰胆碱载体；
M：毒蕈碱型受体；N：烟碱型受体；SNAPS：突触小体相关蛋白；VAMPS：囊泡相关蛋
白；VIP：血管活性肠肽等

血液中的酪氨酸（tyrosine）经钠依赖性转运体（转运体A）（图5-5）进入去甲肾上腺素能神经末梢，经酪氨酸羟化酶（tyrosine hydroxylase，TH）催化生成多巴（dopa），再经多巴脱羧酶（dopa decarboxylase，DDC）催化生成多巴胺（dopamine，DA），后者通过囊泡壁上对儿茶酚胺类物质具有高亲和力的转运体（转运体B）（图5-5）进入囊泡，并由多巴胺 β-羟化酶（dopamine-β-hydroxylase，DβH）催化，生成NA并与ATP和嗜铬颗粒蛋白结合，贮存于囊泡中。NA在苯乙醇胺氮位甲基转移酶（phenylethanolamine-N-methyl transferase，PNMT）的作用下进一步甲基化生成肾上腺素。参与递质合成的上述酶中，TH的活性较低，反应速度慢且对底物的要求专一，当胞质中多巴胺或游离NA浓度增高时，对该酶有反馈性抑制作用。因此，TH是整个合成过程的限速酶（图5-5）。

（四）传出神经递质的释放

1. 胞裂外排（exocytosis）　当神经冲动到达神经末梢时，钙离子进入神经末梢，促进囊泡膜与突触前膜融合，随即囊泡相关膜蛋白（vesicle-associated membrane proteins，VAMPs）和突触小体相关蛋白（synaptosome-associated proteins，SNAPs）融合（图5-4、图5-5），形成裂孔，通过裂孔将

Notes

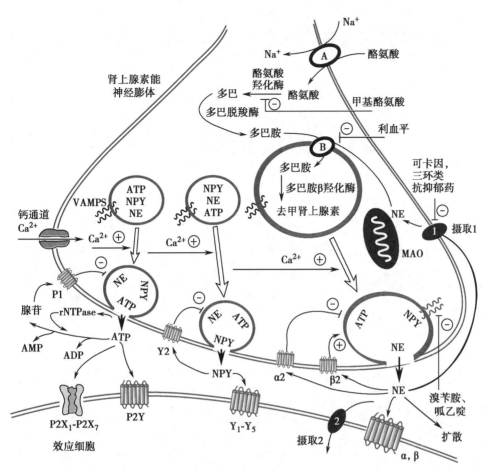

图 5-5 去甲肾上腺素能神经末梢递质合成、贮存、释放和代谢示意图

1:摄取 1,神经摄取;2:摄取 2,非神经摄取;A:Na^+ 依赖性同向转运体;ADP:二磷酸腺苷;
AMP:单磷酸腺苷;ATP:三磷酸腺苷;B:多巴胺转运体;MAO:单胺氧化酶;NA:去甲肾上腺素;
NPY:神经肽 Y;rNTPase:核苷酸酶;SNAPS:突触小体相关蛋白;VAMPS:囊泡相关蛋白

囊泡内容物一并排出至突触间隙,其中递质 NA 和 ACh 可与其各自受体结合,产生效应,此即为胞裂外排。肉毒杆菌毒素可以抑制胆碱能神经突触的囊泡融合过程,去甲肾上腺素能神经突触的这一过程可被溴苄铵、胍乙啶抑制。

2. **量子化释放(quantal release)** 哺乳类动物的骨骼肌和平滑肌均可记录到终板电位和接头电位。量子化释放学说认为囊泡为运动神经末梢释放 ACh 的单元,静息时即有少数囊泡释放 ACh(自发性释放),此时可见终板电位,但由于幅度较小,故不引起动作电位,而每个囊泡中释放的 ACh 量(约 5000 个左右的 ACh 分子)即为一个量子。当神经冲动达到末梢时,超过 200 ~ 300 个囊泡(即量子)可同时释放,由于释放 ACh 量子剧增,可引发动作电位而产生效应。

3. **其他释放机制** 交感神经末梢在静息时,亦可见有微量 NA 不断从囊泡中溢出,但由于溢流量少,故难以产生效应。此外,某些药物可经交感神经末梢摄取并进入囊泡内贮存,并同时将贮存于囊泡中的 NA 置换出来,此时由于 NA 释出量远大于溢流量,可产生效应。

上述释放过程主要指 NA 和 ACh,但实际上除氨基酸、嘌呤、多肽等递质外,其他递质如多巴胺、5-羟色胺等释放的过程及特性均有相似之处。此外,很多神经元均贮存有两或三种递质可供释放,如许多去甲肾上腺素能神经末梢可同时释放 ATP、多巴胺和神经多肽 Y,此现象称为共同传递(co-transmission)。"一个神经元只释放一种递质"的概念正在不断修正。

自主神经递质自动转运和药物效应见表 5-1 所示。

Notes

表 5-1　自主神经递质自动转运和药物效应

过程	代表药物	作用位点	效应
动作电位传递	局麻药, 河豚毒素[1], 石房蛤毒素[2]	神经轴浆	阻滞钠通道, 阻断传导
递质合成	密胆碱	胆碱能神经末梢:膜	阻断胆碱摄取并减慢其合成
	α-甲基酪氨酸	肾上腺素能神经末梢和肾上腺髓质:细胞质	阻断合成
递质储存	Vesamicol	胆碱能神经末梢:囊泡	阻止储存;耗竭递质
	利舍平	肾上腺素能神经末梢:囊泡	阻止储存;耗竭递质
递质释放	较多[3]	神经末梢膜受体	调节释放
	ω-蜗牛毒素 GVIA[4]	神经末梢钙通道	减少递质释放
	肉毒毒素	胆碱能神经囊泡	阻止释放
	α-蜘蛛毒[5]	胆碱能和肾上腺素能神经囊泡	导致暴发性释放
	酪胺, 苯丙胺	肾上腺素能神经末梢	增加递质释放
递质释放后重摄取	可卡因, 三环类抗抑郁药	肾上腺素能神经末梢	阻止摄取;增加递质在突触后受体的作用
	6-羟多巴胺	肾上腺素能神经末梢	破坏末梢
受体激动药或阻断药	去甲肾上腺素	肾上腺素能神经接头受体	结合 α 受体;激动受体
	酚妥拉明	肾上腺素能神经接头受体	结合 α 受体;阻断受体
	异丙肾上腺素	肾上腺素能神经接头受体	结合 β 受体;激动腺苷酸环化酶
	普萘洛尔	肾上腺素能神经接头受体	结合 β 受体;阻断受体
	烟碱	胆碱能神经接头烟碱受体(自主神经节,神经肌肉终板)	结合烟碱受体;打开突触后膜离子通道
	筒箭毒碱	神经肌肉终板	阻止激动
	氯贝胆碱	受体,副交感神经效应器细胞(平滑肌,腺体)	结合并激动毒蕈碱受体
	阿托品	受体,副交感神经效应器细胞	结合并阻断毒蕈碱受体
递质的酶解失活	新斯的明	胆碱能神经突触(乙酰胆碱酯酶)	抑制酶;延长并加强递质的活性
	反苯环丙胺	肾上腺素能神经末梢(单胺氧化酶)	抑制酶;增加储存的递质池

[1] 河豚鱼的毒素, 加利福尼亚蝾螈(California newt)

[2] 膝沟藻虫属的毒素(赤潮生物)

[3] 去甲肾上腺素, 多巴胺, 乙酰胆碱, 血管紧张素 Ⅱ, 各种前列腺素等

[4] 芋螺属海产蜗牛毒素

[5] 黑寡妇蜘蛛毒

（五）传出神经递质作用的消失

ACh 作用的消失主要由于 ACh 被突触间隙中的乙酰胆碱酯酶(acetylcholinesterase, AChE) 所水解。AChE 水解 ACh 效率极高, 每一分子的 AChE 在 1 分钟内能完全水解 105 分子的 ACh, 其中水解产物胆碱可被摄入神经末梢, 作为 ACh 合成原料。此外, 少量 ACh 可从突触间隙扩散, 进入血液; 突触前膜对 ACh 的重新摄取数量极微, 无实际意义。

Notes

NA 的失活主要依赖于神经末梢的摄取,即摄取 1,也称神经摄取(neuronal uptake),为一种主动转运机制。此摄取是由位于神经末梢突触前膜称为转运体(transporter)的特殊蛋白进行的。约有 75% ~90% 释放量的 NA 可被这种方式所摄取。摄取进入神经末梢的 NA 进一步转运进入囊泡中贮存,利舍平可抑制这一转运过程,部分未进入囊泡中的 NA 可被胞质液中线粒体膜上的单胺氧化酶(monoamine oxidase,MAO)破坏。现已克隆出多种特异性较高的突触前膜单胺转运蛋白,如 NA、多巴胺、5-羟色胺等转运蛋白,均属于 GABA 类转运蛋白,具有 12 个跨膜区,N 端和 C 端都在细胞内。对囊泡转运蛋白而言,尚有几种囊泡转运体 cDNAs 被克隆出来,其结构亦具有 12 个跨膜区,但其氨基酸排列顺序与 GABA 类不同,为利舍平的作用靶位。此外,许多非神经组织如心肌、血管、肠道平滑肌也可摄取 NA,称为摄取 2,也称非神经摄取(non-neuronal uptake)。这种摄取对 NA 的容量较大,但其亲和力远低于摄取 1。被摄取 2 摄入组织的 NA 并不贮存,而很快被细胞内儿茶酚氧位甲基转移酶(catechol-o-methyltransferase,COMT)和 MAO 所破坏。因此,可以认为摄取 1 为贮存型摄取,而摄取 2 则为代谢型摄取。此外,尚有小部分 NA 从突触间隙扩散到血液,最后被肝、肾等组织中的 COMT 和 MAO 破坏失活。

传出神经末梢递质合成、贮存、释放及代谢基本过程见图 5-4、图 5-5 所示。

二、传出神经系统的受体

(一)传出神经系统受体命名

传出神经系统的受体命名,以能否与传出神经系统的递质结合为基础。能与 ACh 结合的受体,称为乙酰胆碱受体(acetylcholine receptors)。早期研究发现,副交感神经节后纤维所支配的效应器细胞膜的胆碱受体,对以毒蕈碱为代表的拟胆碱药较为敏感,故将这部分受体称为毒蕈碱(muscarine)型胆碱受体,即 M 胆碱受体。位于神经节和神经肌肉接头的胆碱受体对烟碱较敏感,故将其称之为烟碱(nicotine)型胆碱受体,即 N 胆碱受体。能与去甲肾上腺素或肾上腺素结合的受体称为肾上腺素受体(adrenoceptors)。肾上腺素受体又可分为 α 肾上腺素受体(α receptor)和 β 肾上腺素受体(β receptor)。

(二)传出神经系统受体亚型

1. M 胆碱受体亚型 应用分子克隆技术发现了 5 种不同基因编码的 M 受体亚型。根据配体对不同组织 M 受体相对亲和力不同,将 M 受体亚型分成五种亚型,即 M_1、M_2、M_3、M_4 和 M_5(表 5-2)。不同组织中存在着不同受体亚型,在中枢主要是 M_1、M_3 和 M_4 亚型;外周神经的 M 受体主要是 M_1、M_2 和 M_3 亚型。

2. N 胆碱受体亚型 N 胆碱受体根据其分布部位不同可分为神经肌肉接头 N 受体,即为 N_M 受体(nicotinic muscle receptor);神经节 N 受体和中枢 N 受体称为 N_N 受体(nicotinic neuronal receptor)。胆碱受体亚型及特点如表 5-2 所示。

3. 肾上腺素受体亚型 α 受体亚型主要为 $α_1$ 和 $α_2$ 两种亚型,其中 $α_1$ 和 $α_2$ 受体已被克隆出 6 种亚型基因(表 5-3),而 β 受体可进一步分为 $β_1$、$β_2$ 和 $β_3$ 三种亚型(表 5-4)。

(三)传出神经系统受体功能及其分子机制

1. M 胆碱受体 M 受体有 5 种亚型,各亚型的氨基酸序列一级结构已经清楚,共有 460 ~590 个氨基酸残基。M 受体属于与鸟核苷酸结合调节蛋白(G 蛋白)耦联的超级家族受体(superfamily of G-protein-coupled receptors)。M 受体中 M_1、M_3、M_5 受体的结构相似,与 $G_{q/11}$ 蛋白耦联,而 M_2、M_4 受体与 Gi/o 蛋白耦联。M 受体激动后与 G 蛋白耦联,激活磷脂酶 C(phospholipase C),促进第二信使,即肌醇 1,3,4-三磷酸(IP_3)和二酯酰甘油(diacylglycerol,DAG)的生成,产生一系列效应。M 受体激动可使腺苷酸环化酶活性抑制,并可激活 K^+ 通道或抑制 Ca^{2+} 通道。各受体亚型的分布效应及分子机制并不完全相同(表 5-2)。

Notes

表 5-2　胆碱受体亚型特点

受体	激动药	拮抗药	组织	效应	分子机制
毒蕈碱型					
M_1	氧化震颤素 McN-A-343[1]	阿托品 哌仑西平[1]	自主神经节 CNS[3]	去极化（延迟 EPSP） 未确定	通过 PLC 激活 $G_{q/11}$，形成 IP_3 和 DAG，增加细胞内 Ca^{2+} 浓度
M_2	—	阿托品 tripitramine[1]	心脏 窦房结 心房 房室结 心室	减慢自发性除极；超极化 缩短动作电位时程；降低收缩强度 减慢传导速度 轻度降低收缩力	通过 G_i 的 $\beta\gamma$ 亚单位激活 K^+ 通道；通过 G_0 和 G_i 抑制腺苷酸环化酶；抑制电压门控性 L 型钙离子通道活性
M_3	—	阿托品 达非那新[1]	平滑肌 血管内皮 腺体	收缩[4] 血管舒张 增加分泌	与 M_1 类似 产生 NO 与 M_1 类似
M_4	—	阿托品	—	—	与 M_2 类似
M_5	—	—	CNS	—	与 M_1 类似
烟碱型					
骨骼肌（N_M）	苯三甲基铵[1] 烟碱	筒箭毒碱 α-神经毒素（银环蛇毒素）	神经肌肉接头	终板去极化，骨骼肌收缩	开启内源性阳离子通道；由 α_1，β_1，γ，δ 和 ε 亚单位构成，受体组成为 $(\alpha_1)_2\beta_1\gamma\delta$ 或 $(\alpha_1)_2\beta_1\varepsilon\delta$
外周神经（N_N）	二甲基苯哌嗪[1] 地棘蛙素[1] 烟碱	曲美芬	自主神经节 肾上腺髓质	节后神经元去极化；髓质细胞去极化，儿茶酚胺释放	开启内源性阳离子通道；由 α_2 至 α_9 和 β_2 至 β_4 亚单位构成，受体组成为 $\alpha_2\beta_3$
中枢神经（CNS）	烟碱 金雀花碱 地棘蛙素[1]	某些伴有部分亚型选择性药物[2]	脑与脊髓	接头前控制神经递质释放	受体组成为 $\alpha_2 \sim \alpha_9$ 和 $\beta_2 \sim \beta_4$ 的不同组合

缩写：DAG 二酯酰甘油；ESPS 兴奋性突触后电位；IP_3 肌醇三磷酸；PLC 磷脂酶 C

[1] 表示更有选择性

[2] 参见 *Lukas et al.* ，*Pharmacol Rev. 1999，51：397～401*

[3] CNS 含有所有已知的毒蕈碱受体亚型

[4] 泌尿和胃肠道平滑肌松弛，可能由内源性神经节释放多肽或副交感神经活动所致

Notes

表5-3　α肾上腺素受体亚型特点

药理分型	基因定位于人类染色体号	选择性激动药	选择性拮抗药	组织定位
α_{1A}	8	—	5-methyl-urapidil(5-MU)(+)Niguldipine 坦洛新(与α_{1B}比较)	心,肝,小脑,大脑皮质,前列腺,肺,输精管
α_{1B}	5	—	WB4101(低亲和力)	肾,脾,主动脉,肺,大脑,大脑皮质
α_{1D}	20	—	—	主动脉,大脑皮质,前列腺,海马
α_{2A}	10	羟甲唑啉	—	血小板,大脑皮质,蓝斑,脊髓
α_{2B}	2	—	哌唑嗪*;ARC 239**	肝,肾
α_{2C}	4	—	哌唑嗪*;ARC 239**	大脑皮质

* 哌唑嗪也是选择性α_1肾上腺素受体阻断药

** ARC 239 阻断α_{2B}的效能强于阻断α_{2C}

表5-4　肾上腺素受体亚型特点[1]

受体	激动药	拮抗药	组　　　织	效　　　应
α_1[2]	Epi≥NE>>Iso 去氧肾上腺素	哌唑嗪	血管平滑肌 尿道平滑肌 肝[3] 肠平滑肌 心	收缩 收缩 糖原分解;糖异生 超极化和松弛 增强收缩力;心律失常
α_2[2]	Epi≥NE>>Iso 可乐定	育亨宾	胰岛β细胞 血小板 神经末梢 血管平滑肌	减少胰岛素分泌 聚集 减少去甲肾上腺素分泌 收缩
β_1	Iso>Epi=NE 多巴酚丁胺	美托洛尔 CGP20712A	心 肾小球旁细胞	增强收缩力、收缩频率和房室结传导 增加肾素分泌
β_2	Iso>Epi>>NE 特布他林	ICI 118551	平滑肌(血管,支气管,胃肠道,尿道) 骨骼肌 肝[3]	松弛 糖原分解;钾摄取 糖原分解;糖异生
β_3[4]	Iso=NE>Epi BRL 37344	ICI 118551 CGP20712A	脂肪组织	脂肪分解

缩写:Epi,肾上腺素;NE,去甲肾上腺素;Iso,异丙肾上腺素

[1]总结作用于肾上腺素受体的药物和肾上腺素受体的亚型定位

[2]α_1和α_2肾上腺素能受体至少有3种亚型,但是其作用机制的区分不清楚

[3]大白鼠肝脏代谢反应主要受α_1肾上腺素能受体调节,而狗主要是β_2肾上腺素能受体调节。在人类,两种受体均参与该反应

[4]在脂肪和其他非典型药理学特征的组织,代谢反应可被此亚型受体调节。许多β肾上腺素能受体阻断药(包括普萘洛尔)不能阻断这些受体

2. N胆碱受体　N受体属于配体门控离子通道型受体。不同部位N受体的分子结构十分相似,如电鳐纯化电器官N受体由四种亚基α、β、γ、δ组成,每个N受体由两个α亚基和β、γ、δ亚基组成五聚体,以形成中间带孔的跨细胞膜通道,即为N受体离子通道。两个α亚基上有激动药ACh作用位点。当ACh与α亚基结合后,可使离子通道开放,从而调节Na^+、K^+、Ca^{2+}流动(图5-6)。当动作电位到达运动神经末梢时,突触前膜去极化而引起胞裂外排,释放ACh可与

神经肌肉接头的 N 受体结合,促使配体门控离子通道开放,膜外 Na^+、Ca^{2+} 进入胞内,可产生局部去极化电位,即终板电位。当终板电位超过肌纤维扩布性去极化阈值时,即可打开膜上电压门控性离子通道,此时大量 Na^+、Ca^{2+} 进入细胞,产生动作电位,导致肌肉收缩。N 胆碱受体的功能及其分子机制见表 5-2 所示。

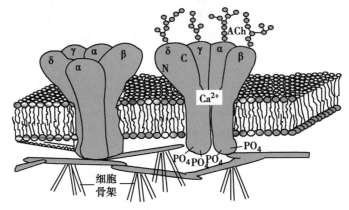

图 5-6 N_M 烟碱受体

5 个亚基各有约 450 个氨基酸,此 5 个多肽链形成一个跨膜环,在细胞内固定于细胞骨架上,每一肽链跨膜 4 次,N 端和 C 端都位于胞外部(如 δ 亚单位剖面所示)。肽链在胞外被糖基化,在胞内被磷酸化,导致受体脱敏,2 个 α 亚单位各有 1 个 ACh 结合位点,两者都结合 1 分子 ACh 后,钠通道即开放,细胞去极化

3. **肾上腺素受体**   分布于大部分交感神经节后纤维所支配的效应器细胞膜上,研究显示该受体与 M 胆碱受体结构相似,α 受体和 β 受体也属于 G 蛋白耦联受体。这些受体是由 400 多个氨基酸残基组成,其每个跨膜区段具有由 20 余个氨基酸残基组成的亲脂性螺旋结构。7 个跨膜区段间形成三个细胞外区间环和三个细胞内区间环,其中第 5 和第 6 跨膜区间的细胞内环链比较长。三种受体亚型的 G 蛋白耦联受体,氨基端位于胞外,有糖基化位点,羧基端位于胞内,其中在 α2 和 β 受体有乙酰化位点(图 5-7),生物效应的产生都与 G 蛋白有关。当激动药与受体结合后,可与 G 蛋白耦联,其中 α_1 受体激动可激活磷脂酶(C_3、D、A_2),增加第二信使 IP_3 和 DAG 形成,而产生效应;α_2 受体激动则抑制腺苷酸环化酶,使 cAMP 减少。所有 β 受体亚型激动后均能兴奋腺苷酸环化酶,使 cAMP 增加,产生不同效应。肾上腺素受体亚型激动后主要效应见表 5-5 所示。

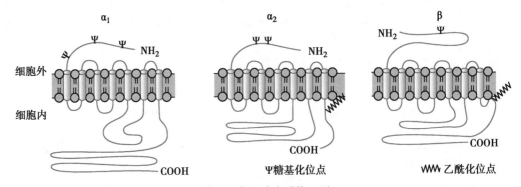

图 5-7   肾上腺素受体亚型

肾上腺素能受体分为 α_1、α_2 和 β 受体三种亚型,均为 7 次跨膜结构的 G 蛋白偶联受体,氨基端位于胞外,有糖基化位点,羧基端位于胞内,其中在 α_2 和 β 受体有乙酰化位点。(改自 Goodman & Gilman's,The Pharmacological Basis of Therapeutics,12th Edition,2010)

Notes

表 5-5　肾上腺素受体及其效应系统

受体	耦联 G 蛋白	基 本 效 应
β_1	G_s	腺苷酸环化酶激活,L-型 Ca^{2+} 通道激活
β_2	G_s	腺苷酸环化酶激活
β	G_s	腺苷酸环化酶激活
α_1	G_q	磷脂酶 C 激活
	G_q	磷脂酶 D 激活
	G_q,G_i/G_o	磷脂酶 A_2 激活
	G_q	Ca^{2+} 通道激活
α_2	G_i	腺苷酸环化酶活性降低
	G_i($\beta\gamma$亚单位)	K^+ 通道开放
	G_o	抑制 Ca^{2+} 通道(L-型;N-型)

第三节　传出神经系统的生理功能

传出神经系统药物药理作用的共性为拟似或拮抗传出神经系统的功能,因此掌握去甲肾上腺素能神经和胆碱能神经的生理功能,是理解各类药物药理作用的基础。

机体的多数器官都接受去甲肾上腺素能神经和胆碱能神经的双重支配,而这两类神经兴奋时所产生的效应又表现为相互拮抗。当两类神经同时兴奋时,占优势的神经效应通常会显现出来。以窦房结为例,当肾上腺素能神经兴奋时会引起心率加快,但胆碱能神经兴奋时则引起心率减慢。而当两类神经同时兴奋时,胆碱能神经的效应常占优势,则常表现为心率减慢。传出神经系统作用部位及其功能见表 5-6 所示。

表 5-6　传出神经系统作用部位及其功能

器官	效应			
	交感作用		副交感作用	
	效应[1]	受体[2]	效应	受体[2]
眼				
虹膜				
辐射肌	收缩	α_1		
环状肌			收缩	M_3
睫状肌	[舒张]	β	收缩	M_3
心脏				
窦房结	加速	β_1,β_2	减慢	M_2
异位起搏点	加速	β_1,β_2		
收缩	增强	β_1,β_2	减弱[心房]	M_2
血管				
皮肤、内脏血管	收缩	α		
骨骼肌血管	舒张	β_2		
	[收缩]	α		
	舒张	M^3		

续表

器官	效应			
	交感作用		副交感作用	
	效应[1]	受体[2]	效应	受体[2]
内皮			释放 EDRF	M_3^4
支气管平滑肌	舒张	β_2	收缩	M_3
胃肠道				
平滑肌				
胃肠壁	舒张	α_2^5 , β_2	收缩	M_3
括约肌	收缩	α_1	舒张	M_3
分泌			分泌增加	M_3
肠肌丛			激活	M_1
泌尿生殖道平滑肌				
膀胱壁	舒张	β_2	收缩	M_3
括约肌	收缩	α_1	舒张	M_3
子宫(妊娠)	舒张	β_2		
	收缩	α	收缩	M_3
阴茎,精囊	射精	α	勃起	M
皮肤				
竖毛肌	收缩	α		
汗腺				
体温调节	增加	M		
大汗腺分泌(紧张)	增加	α		
代谢活动				
肝脏	糖异生	β_2 , α		
	糖原分解	β_2 , α		
脂肪细胞	脂肪分解	β_3		
肾脏	肾素释放	β_1		
自主神经末梢				
交感			减少 NA 释放	M^6
副交感	减少 ACh 释放	α		

[1]括号内为弱势反应
[2]特定受体类型,α = alpha,β = beta,M = muscarinic
[3]骨骼肌的血管平滑肌上存在交感胆碱能舒张纤维
[4]大多数血管内皮分泌 EDRF(内皮源性舒张因子),在毒蕈碱作用下,它能导致明显的血管舒张。然而,与分布于骨骼肌血管胆碱能交感神经纤维上受体不同,这些受体无胆碱能交感神经支配,且只受循环中毒蕈碱样物质影响
[5]可能通过副交感神经突触前抑制发挥作用
[6]可能是 M_1,而 M_2 仅在某些情况下参与

　　传出神经系统上述生理作用主要为自主神经系统功能整合的结果,即主要依靠局部和整体水平的负反馈调节机制来实现。

　　1. 局部整合　局部整合发生在传出神经系统神经末梢突触前膜。肾上腺素能末梢释放的 NA 负反馈抑制 NA 释放的过程,即为一个典型的局部水平的调控过程,这一效应由位于突触前膜的 α_2 受体介导。这种前膜受体结合前膜释放的递质,继而调节该递质自身的释放,又称为"自

Notes

身受体";递质释放的调节亦可由其他递质及其受体来介导,称为"异位受体"(hetero receptors)。在交感神经纤维末梢,乙酰胆碱 M_1 受体、组胺受体、前列腺素受体、肽类受体等,均被发现参与 NA 释放的调节。

2. 整体反射 整体反射包括:血压调节、胃肠道运动调节、膀胱容量调节和呼吸道平滑肌的调节。其中血压调节主要依赖血管压力感受器活动引起的神经反射调节和肾素-血管紧张素-醛固酮系统的体液调节。

第四节 传出神经系统药物基本作用及其分类

一、传出神经系统药物基本作用

(一)直接作用于受体

传出神经系统药物可直接与胆碱受体或肾上腺素受体结合,产生两种完全不同的结果:如药物和受体结合后产生的效应与神经末梢释放的递质效应相似,称为激动药(agonist);如结合后不产生或较少产生拟似递质的作用,并可妨碍递质与受体结合,产生与递质相反的作用,就称为拮抗药(antagonist)。

(二)影响递质

1. 影响递质生物合成 密胆碱可以抑制乙酰胆碱的生物合成,α-甲基酪氨酸能抑制去甲肾上腺素的生物合成,但两者目前无临床应用价值,仅作为药理学研究的工具药。

2. 影响递质释放 麻黄碱和间羟胺可促进 NA 释放,而氨甲酰胆碱可促进 ACh 释放。有些药物如可乐定和碳酸锂则可分别抑制外周和中枢 NA 释放,进而产生效应。

3. 影响递质的转运和贮存 有些药物可干扰递质 NA 的再摄取,如利舍平为典型的囊泡摄取抑制剂,它可使囊泡内去甲肾上腺素减少以至耗竭;去甲丙米嗪和可卡因则通过抑制摄取来发挥抑制作用。

4. 影响递质的生物转化 ACh 的体内灭活主要依赖于胆碱酯酶的水解作用。因此胆碱酯酶抑制剂可干扰体内 ACh 代谢,升高细胞间隙中 ACh 水平,产生药理效应。

二、传出神经系统药物分类

传出神经系统药物可按其作用性质(激动或阻断受体)及对不同受体的选择性进行分类,见表 5-7 所示。

表 5-7 常用传出神经系统药物的分类

拟 似 药	拮 抗 药
(一)胆碱受体激动药	(一)胆碱受体阻断药
1. M,N 受体激动药(卡巴胆碱)	1. M 受体阻断药
2. M 受体激动药(毛果芸香碱)	(1)非选择性 M 受体阻断药(阿托品)
3. N 受体激动药(烟碱)	(2)M_1 受体阻断药(哌仑西平)
(二)抗胆碱酯酶药(新斯的明)	(3)M_2 受体阻断药(戈拉碘铵)
(三)肾上腺素受体激动药	(4)M_3 受体阻断药(hexahydrosiladifenidol)
1. α 受体激动药	2. N 受体阻断药
(1)α_1、α_2 受体激动药(去甲肾上腺素)	(1)N_N 受体阻断药(六甲双铵)
(2)α_1 受体激动药(去氧肾上腺素)	(2)N_M 受体阻断药(琥珀胆碱)

Notes

续表

拟 似 药	拮 抗 药
（3）α$_2$受体激动药（可乐定）	（二）胆碱酯酶复活药（碘解磷定）
2. α、β受体激动药（肾上腺素）	（三）肾上腺素受体阻断药
3. β受体激动药	1. α受体阻断药
（1）β$_1$、β$_2$受体激动药（异丙肾上腺素）	（1）α$_1$、α$_2$受体阻断药
（2）β$_1$受体激动药（多巴酚丁胺）	①短效类（酚妥拉明）
（3）β$_2$受体激动药（沙丁胺醇）	②长效类（酚苄明）
	（2）α$_1$受体阻断药（哌唑嗪）
	（3）α$_2$受体阻断药（育亨宾）
	2. β受体阻断药
	（1）β$_1$、β$_2$受体阻断药（普萘洛尔）
	（2）β$_1$受体阻断药（阿替洛尔）
	（3）β$_2$受体阻断药（布他沙明）
	3. α$_1$、α$_2$、β$_1$、β$_2$阻断药（拉贝洛尔）

推荐阅读文献

1. Picciotto MR, Higley MJ, Mineur YS. Acetylcholine as a neuromodulator: cholinergic signaling shapes nervous system function and behavior. *Neuron*, 2012；76（1）：116-129

2. Kobilka BK, Structural insights into adrenergic receptor function and pharmacology. *Trends Pharmacol Sci*, 2011：32（4）：213-218

3. Albuquerque EX, Pereira EF, Alkondon M, et al. Mammalian nicotinic acetylcholine receptors: from structure to function. *Physiol Rev*, 2009：89（1）：73-120

（黄志力）

Notes

第六章 拟副交感神经药

拟副交感神经药（parasympathomimetics）可分为胆碱受体激动药（cholinoceptor agonists）和抗胆碱酯酶药（anticholinesterase agents）。胆碱受体激动药亦称直接作用的拟胆碱药（direct-acting cholinomimetic drugs），可直接激动胆碱受体，产生与乙酰胆碱（acetylcholine, ACh）相似的生物效应。抗胆碱酯酶药亦称为胆碱酯酶抑制剂（cholinesterase inhibitors），可抑制 ACh 的水解，从而增强其作用。此外，还有些药物不属于胆碱受体激动药或抗胆碱酯酶药，它们可增加神经末梢 ACh 的释放，产生拟副交感神经的作用，被称为促乙酰胆碱释放药（acetylcholine release enhancers）。

第一节 M 胆碱受体激动药

胆碱受体激动药可直接兴奋胆碱受体，其效应与 ACh 相似。ACh 是中枢和外周神经系统的内源性神经递质，其主要作用为激动毒蕈碱型胆碱受体（muscarinic acetylcholine receptor, mAChR）和烟碱型乙酰胆碱受体（nicotinic acetylcholine receptor, nChR）。前者主要分布于副交感神经节后纤维支配的效应器细胞（如副交感神经支配的中枢和外周器官细胞的浆膜）；也存在于没有副交感神经支配的某些组织（如内皮细胞）和由胆碱能节后交感神经支配的组织。后者主要分布于神经肌肉接头（N_M 受体）和自主神经节（N_N 受体），如副交感神经和交感神经节后细胞的浆膜、躯体运动神经纤维支配的肌膜和中枢神经系统。Krnjevic 等于 2004 年发现中枢及外周神经系统的某些特定突触的前膜或后膜也有胆碱受体分布。根据受体跨膜转导机制的不同，胆碱受体分为 G 蛋白偶联受体（如 mAChR）和离子通道受体（如 nAChR）。mAChR 可调节细胞内第二信使水平，其激动剂的选择性取决于受体亚型（见第五章）和细胞内的 G 蛋白水平。nAChR 为跨膜多肽的一部分，其亚单位形成了选择性阳离子通道。

按照化学结构的特点分类，mAChR 激动药可分为胆碱酯类和天然形成的拟胆碱生物碱类。前者包括 ACh 和几种合成药，如卡巴胆碱、氯贝胆碱和醋甲胆碱等；后者为几种从植物中提取的生物碱，如毛果芸香碱、毒蕈碱、槟榔碱等。多数胆碱酯类药对 M、N 胆碱受体均有兴奋作用，但对 mAChR 的作用较强。

一、胆碱酯类 M 胆碱受体激动药

【构效关系】 乙酰胆碱、卡巴胆碱、氯贝胆碱和醋甲胆碱等 4 种胆碱酯类化合物都含有季铵基团，具有亲水性和立体结构选择性（图 6-1），如（S）-氯贝胆碱的活性比（R）-氯贝胆碱强约 1000 倍。合成的胆碱酯类如醋甲胆碱是乙酰胆碱的 β-甲基衍生物，卡巴胆碱和氯贝胆碱均属于氨基甲酸酯类。它们不易被胆碱酯酶（cholinesterase）水解，作用时间比乙酰胆碱长，对 M 胆碱受体的选择性也较高，故可供临床应用。

【体内过程】 胆碱酯类口服较难吸收，也难以进入脑内。吸收后不同胆碱酯类被胆碱酯酶水解的程度也有所不同。乙酰胆碱最易被水解，所以只有在大剂量静脉注射时才能发挥短暂的作用，而肌内和皮下注射时只能发挥局部作用。醋甲胆碱耐受胆碱酯酶水解的能力较乙酰胆碱强 3 倍以上；卡巴胆碱和氯贝胆碱耐受胆碱酯酶的能力更强，其作用时间也更长。

乙酰胆碱

卡巴胆碱

醋甲胆碱

(S)-氯贝胆碱

(R)-氯贝胆碱

图 6-1 常见胆碱酯类化合物的结构

乙 酰 胆 碱

乙酰胆碱(acetylcholine,ACh)为胆碱能神经递质。其性质不稳定,极易被体内的乙酰胆碱酯酶(acetylcholinesterase,AChE)水解。且其作用广泛,选择性差,故无临床实用价值。但由于其为内源性神经递质,分布较广,具有非常重要的生理功能,因而必须熟悉该递质的药理作用及作用机制。

【构效关系】 ACh 是由胆碱与乙酸形成的季铵类化合物(图6-1),脂溶性低,不易透过血脑屏障。其在水溶液中不稳定,可自行水解,也可被组织中的 AChE 迅速水解,从而失去活性。

【药理作用】 ACh 本身虽无临床应用价值,但作为胆碱能神经递质和胆碱酯类 M 受体激动药的代表,其药理作用研究资料较多,具有重要的参考价值,并可在研究中作为工具药使用。

1. 心脏 ACh 通过激动 M_2 AChR 激活 IP_3、二酰基甘油等级联机制产生负性频率作用(negative chronotropic effect)、负性传导作用(negative dromotropic effect)和负性肌力作用(negative inotropic effect)。但在整体情况下,ACh 可使全身血管扩张,引起血压短暂下降,出现反射性心率加快。

胆碱能神经兴奋时可通过其直接作用或抑制肾上腺素能神经活性的作用而影响心脏功能,后者又可减弱 L-型 Ca^{2+} 通道活性。由于胆碱能神经主要分布于心房、窦房结、房室结和蒲肯野纤维等细胞,而心室较少。因此 ACh 对于心脏的直接作用主要在心房,其对心室的作用主要是通过影响肾上腺素能神经活性而间接产生。对于人类和多数哺乳动物,ACh 对心室肌的直接作用不显著,只有当肾上腺素能神经过度兴奋时,ACh 对心室肌的抑制作用才会显现出来。由于胆碱能神经末梢与去甲肾上腺素能神经末梢紧密相邻,当肾上腺素能神经激动时,除其末梢释放的去甲肾上腺素(norepinephrine,NA)自身可产生负反馈抑制作用外,由迷走神经末梢释放的 ACh 也可激动肾上腺素能神经末梢突触前膜胆碱受体,从而抑制 NA 的释放。

ACh 对心房的直接作用主要通过增加心肌细胞 K^+ 电流产生,即促进 K^+ 外流,引起细胞超极化,缩短动作电位时程和有效不应期,并导致心肌收缩力减弱。

2. 血管 ACh 可舒张全身血管。ACh 的血管舒张作用为激动血管内皮细胞 M_3 AChR 所致,即通过血管内皮细胞释放内皮细胞依赖性舒张因子(endothelium-derived relaxing factor,EDRF),如一氧化氮(nitric oxide,NO),使血管舒张。此外,ACh 也可通过抑制递质 NA 释放,造成血管舒张。

3. 血压 静注小剂量 ACh 时由于全身血管舒张,可产生一过性血压下降,常伴有反射性心

Notes

动过速;但大剂量注射时可引起心率减慢和房室传导阻滞。如在注射 ACh 前先给阿托品阻断 mAChR,则由于 nAChR 的激动作用可使肾上腺髓质儿茶酚胺的释放增加以及交感神经节兴奋而导致血压升高。

4. 胃肠道 迷走神经兴奋释放的 ACh 可明显兴奋胃肠道平滑肌,使其收缩幅度和张力均增加,促进腺体分泌,出现恶心、呕吐、嗳气、小肠痉挛和排便等症状;但外源性 ACh 由于迅速被血浆丁酰胆碱酯酶水解而难以抵达效应器官发挥作用。

5. 泌尿道 迷走神经兴奋可使泌尿道平滑肌收缩、蠕动增加,膀胱逼尿肌收缩,排空压力增加,膀胱容积减少,同时膀胱三角区和外括约肌舒张,使膀胱排空。但这些作用并不显著。

6. 腺体 ACh 可使泪腺、气管和支气管腺体、唾液腺、消化道腺体和汗腺分泌增加。

7. 其他 局部 ACh 滴眼可使瞳孔括约肌收缩(瞳孔缩小)和睫状肌收缩(调节近视)。此外,ACh 可激动自主神经节、肾上腺髓质与骨骼肌神经肌肉接头的 nAChR,引起交感、副交感神经节兴奋,肌肉收缩。虽然中枢神经系统有 mAChR 与 nAChR 的分布,但 ACh 不易透过血脑屏障,故外周给药并不产生明显的中枢作用。

【药物相互作用】 ACh 的作用可明显被胆碱酯酶抑制剂所增强。ACh 的毒蕈碱样作用可被阿托品选择性阻断,其兴奋神经节的烟碱样作用可被六甲双胺(hexamethonim)等神经节阻断药阻断,其神经肌肉接头的烟碱样作用可被筒箭毒碱(d-tubocurarine)等肌松药阻断。

二、生物碱类 M 胆碱受体激动药

本类药物主要为 3 种天然生物碱,即叔胺类的毛果芸香碱、槟榔碱和季铵类的毒蕈碱。此外,氧化震颤素(oxotremorine)是它们的合成类似物,为 mAChR 激动药,曾用作药理实验的工具药。生物碱类药物因具有叔胺基团,使其脂溶性增强,可通过各种给药途径被吸收。生物碱主要经肾脏排泄,酸化尿液可加快此类药物从体内清除。

毛果芸香碱

毛果芸香碱(pilocarpine)也称匹鲁卡品,是从南美洲小灌木毛果芸香属植物毛果芸香和小叶毛果芸香中提取的生物碱。1874 年证实咀嚼毛果芸香属植物叶可使唾液分泌增加。1875 年 Weber 首先提取出其生物碱,并就其对瞳孔、汗腺和唾液腺的作用进行临床观察。

【药理作用】 毛果芸香碱能激动 mAChR,产生 M 样作用,对眼和腺体的作用较明显。

1. 眼 毛果芸香碱滴眼能产生缩瞳、降低眼内压和调节痉挛等作用。

(1) 缩瞳:虹膜内有两种平滑肌,即为瞳孔括约肌和瞳孔开大肌,前者受胆碱能动神经支配,该括约肌的 MChR 激动可使瞳孔缩小;后者受去甲肾上腺素能神经支配,该神经兴奋可使瞳孔开大肌收缩,瞳孔扩大。本品激动瞳孔括约肌的 mAChR 而使瞳孔缩小,局部用药作用可持续数小时至 1 天。

(2) 降低眼内压:房水由睫状体上皮细胞分泌及血管渗出产生,经前房角通过小梁网流入巩膜静脉窦,然后进入血液循环(图 6-2)。毛果芸香碱可使瞳孔缩小,此时虹膜向中心拉紧,虹膜根部变薄,前房角间隙扩大,房水流出量增加,从而使眼内压下降;同时也对小梁网加压,使其小孔开放,促进房水流入巩膜静脉窦(图 6-3)。用 1% ~ 2% 毛果芸香碱滴眼后,眼内压先有短暂上升,数分钟后眼内压开始下降,30 ~ 40 分钟其缩瞳作用达高峰;降低眼内压作用能维持 4 ~ 8 小时。

(3) 调节痉挛:正常的眼睛通过调节晶状体的屈度(凹凸度),即通过晶体的聚焦功能来适应其视近物或远物的需要。毛果芸香碱可激动睫状肌 mAChR,使其收缩(向眼睛的中心方向收缩),导致控制晶状体凹凸度的悬韧带松弛,晶状体可因本身的弹性而自行变凸,从而使眼睛的屈光度增加,使眼调节于近视状态,此时看近物清楚,看远物模糊,这种作用称为调节痉挛

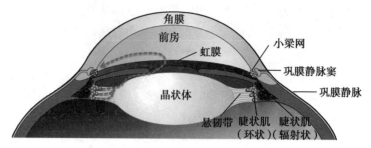

图6-2　房水出路:箭头表示房水回流方向

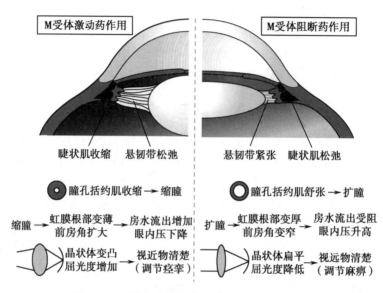

图6-3　M胆碱受体激动药和阻断药对眼的作用

(图6-3)。睫状肌虽有环状和辐射状两种平滑肌,但以胆碱能神经(动眼神经)支配的环状肌为主。本品虽有调节痉挛作用,但该作用可在2小时内消失。

2. 腺体　本品10～20mg皮下注射可使汗腺分泌增加,唾液分泌也明显增加。也可增加泪腺、胃腺、胰腺、小肠腺体和呼吸道黏膜分泌。

3. 平滑肌　毛果芸香碱可使肠平滑肌兴奋,肠平滑肌的张力和蠕动增加;支气管平滑肌兴奋,可诱发哮喘;此外,也可兴奋子宫、膀胱、胆囊与胆道平滑肌。

【临床应用】

1. 眼

(1) 青光眼:青光眼患者以进行性视神经乳头凹陷及视力减退为主要病变特征,并有眼内压增高的症状,严重者可致失明。闭角型青光眼(充血性青光眼)患者前房角狭窄,房水回流受阻、眼内压增高,低浓度的毛果芸香碱(≤2%)可使患者的瞳孔缩小、前房角间隙扩大、眼内压降低,从而缓解青光眼症状。高浓度的毛果芸香碱可使青光眼患者症状加重。本品亦可用来治疗开角型青光眼(单纯性青光眼),但其作用机制未明。

(2) 虹膜炎:与扩瞳药阿托品交替使用,以防止虹膜与晶状体粘连。

2. 口腔干燥　本品口服可用于治疗颈部放射治疗后的口腔干燥,但在增加唾液分泌的同时,汗液分泌也明显增加。

【不良反应】　毛果芸香碱过量可出现类似毒蕈碱中毒的症状,相当于副交感神经系统过度兴奋。中毒解救可用足量阿托品,并对症治疗,如维持血压和人工呼吸等。滴眼时应压迫内眦以避免药液流入鼻腔,以增加吸收减少不良反应。

Notes

毒 蕈 碱

毒蕈碱（muscarine）由捕蝇蕈（amanita muscaria）分离提取。本品虽不作为治疗性药物，但它具有重要的药理活性。

毒蕈碱为 mAChR 激动药，其效应与节后胆碱能神经兴奋时相似。我国民间因食用野生蕈而中毒的情况时有发生。毒蕈碱在捕蝇蕈中含量很低（约为 0.003%），因而人食用捕蝇蕈后并不至于引起毒蕈碱中毒。但在丝盖伞菌属（Inocybe）和杯伞菌属（Clitocybe）中含有高的毒蕈碱成分，食用这些菌属后，可在 30～60 分钟内出现毒蕈碱中毒症状，表现为流涎、流泪、恶心、呕吐、头痛、视觉障碍、腹部绞痛、腹泻、支气管痉挛、心动过缓、血压下降和休克等。可用阿托品治疗（每隔 30 分钟，肌内注射 1～2mg）。

其他 M 胆碱受体激动药见表 6-1 所示。

表 6-1　其他 M 胆碱受体激动药

药名	药理作用	临床应用	不良反应
贝胆碱 bethanechol	选择性作用于 mAChR，对胃肠道及膀胱平滑肌作用明显，对心血管几无作用。化学性质稳定，口服有效	术后腹气胀、胃张力缺乏症、尿潴留及口腔黏膜干燥症	皮肤潮红、出汗、腹部痉挛性疼痛、膀胱紧张感、眼调节痉挛、头痛和流涎等
醋甲胆碱 methacholine	对 mAChR 具有相对选择性，对心血管系统作用明显，无烟碱样作用，作用时间较 ACh 长	口腔黏膜干燥症	与贝胆碱类似
卡巴胆碱 carbachol	与 ACh 相似，对膀胱和肠道作用明显。化学性质稳定	青光眼、术后腹气胀和尿潴留	恶心、呕吐、腹泻、血压下降、呼吸困难等，过量可致暂时性心脏传导阻滞
槟榔碱 arecoline	作用于 mAChR 和 nAChR，M 样作用较毛果芸香碱强	青光眼	与卡巴胆碱类似

M 胆碱受体激动药的药理活性比较见表 6-2 所示。

表 6-2　胆碱酯和天然生物碱的药理活性比较

MChR 激动剂	对胆碱酯酶敏感性	毒蕈碱样作用				阿托品拮抗作用	烟碱样作用
		心血管	胃肠道	泌尿平滑肌	眼（局部）		
乙酰胆碱	+++	++	++	++	+	+++	++
醋甲胆碱	+	+++	++	++	+	+++	+
卡巴胆碱	−	+	+++	+++	++	+	+++
氨甲酰甲胆碱	−	+/−	+++	+++	++	+++	−
毒蕈碱	−	++	+++	+++	++	+++	−
毛果芸香碱	−	+	+++	+++	++	+++	−

注：+ 表示有作用（+，++，+++ 分别表示弱、中、强）；− 表示无作用；+/− 表示几乎无作用

第二节　N 胆碱受体激动药

N 胆碱受体有 N_N 和 N_M 两种亚型。N_N 受体分布于交感神经节、副交感神经节和肾上腺髓质；

N_M受体分布于骨骼肌。N 胆碱受体激动药有烟碱(尼古丁,nicotine)、洛贝林(山梗菜碱,lobeline)、合成化合物四甲铵(tetra-methylammonium,TMA)和二甲基苯哌嗪(1,1-dimethyl-4-phenylpiperazinium,DMPP)等。烟碱和洛贝林为天然生物碱。洛贝林由山梗菜(*Lobelia inflata*)中提取,作用弱于烟碱,曾用作反射性呼吸中枢兴奋药。

烟碱由烟草中提取,是一种少见的液体的生物碱。作用广泛而复杂,可激动 N_M 受体和 N_N 受体,能作用于多种神经效应器和化学感受器,既可激动 nAChR,又可阻断 nAChR,最终的效应是烟碱的兴奋作用与抑制作用的总和。给药后首先对所有神经节产生短暂的兴奋作用,随后是持续的抑制作用。小剂量烟碱可对 nAChR 产生激动作用,大剂量则在激动之后迅速产生阻断作用。例如烟碱可激动交感神经节或阻断副交感神经支配心脏的神经节而加速心率,也可阻断这两者而减慢心率。还可通过作用于颈动脉体和主动脉体以及中枢神经而影响心率,此外还可激动肾上腺髓质的 N_N 受体而引起 AD 的释放,从而加速心率,升高血压。烟碱对骨骼肌 N_M 受体的阻断作用可迅速掩盖其激动作用而产生肌肉麻痹。由于烟碱作用广泛、复杂,故无临床实用价值,仅具有毒理学意义。

烟碱本身具有毒性,对成人的急性致死量约为 60mg,相当于 20～25 支香烟尼古丁的含量。烟碱还会使人上瘾或产生依赖性。因此,长时间吸烟不仅严重损害人体身心健康,而且还难以戒除。吸烟是诱发肺癌的重要因素;还可导致慢性咽炎、心血管疾病、消化道疾病和头痛、失眠、视力损害等神经系统障碍,以及生殖毒性、增加孕妇流产率等,故应大力提倡戒烟。

第三节　抗胆碱酯酶药

一、概　　述

(一)胆碱酯酶

胆碱酯酶(cholinesterase,ChE)可分为乙酰胆碱酯酶(acetylcholinesterase,AChE)和假性胆碱酯酶(pseudocholinesterase)两类,前类亦称真性胆碱酯酶,主要存在于胆碱能神经末梢突触间隙。由于后一类胆碱酯酶对 ACh 特异性较低,因此,本文所提及的胆碱酯酶主要指 AChE。AChE 可在胆碱能神经末梢、效应器接头或突触间隙等部位终止 ACh 作用。AChE 活性极高,一个酶分子可在 1 分钟内水解 10^5 分子的 ACh。AChE 蛋白分子表面活性中心有两个能与 ACh 结合的部位,即带负电荷的阴离子部位和酯解部位。前者含有一个谷氨酸残基,后者含有一个由丝氨酸的羟基构成的酸性作用点和一个由组氨酸咪唑环构成的碱性作用点,它们通过氢键结合,增强了丝氨酸羟基的亲核性,使之较易与 ACh 结合。

AChE 通过下列三个步骤水解 ACh:①ACh 分子中带正电荷的季铵阳离子头以静电引力与 AChE 的阴离子部位相结合,同时 ACh 分子中的羰基碳与 AChE 酯解部位的丝氨酸的羟基以共价键结合,形成 ACh 与 AChE 的复合物;②ACh 与 AChE 复合物裂解为胆碱和乙酰化 AChE;③乙酰化 AChE 迅速水解,分离出乙酸,使酶的活性恢复(图 6-4)。

(二)抗胆碱酯酶药共性

抗胆碱酯酶药(anticholinesterase agents)又称间接作用的拟胆碱药(indirect-acting cholinomimetics)或 AChE 抑制药,本类药物与 ACh 相似,能与 AChE 结合,但结合较牢固,形成的复合物水解较慢,使 AChE 活性受到抑制(图 6-5),从而导致胆碱能神经兴奋时末梢释放 ACh 不能被及时水解而大量堆积,产生拟胆碱作用。

1. 抗胆碱酯酶药分类　根据药理学性质不同,可将本类药物分为易逆性抗 AChE 药和难逆性抗 AChE 药两类;根据化学结构不同,本类药物可分为 3 类:

(1)非共价结合的抑制药:此类药物与 AChE 的活性位点以可逆的、非共价的形式结合。

Notes

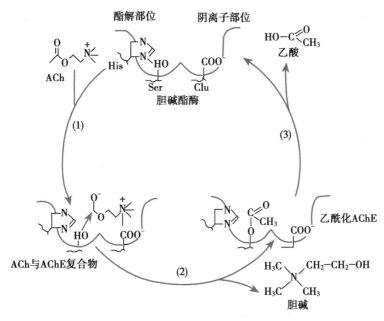

图 6-4　胆碱酯酶水解乙酰胆碱示意图

Glu：谷氨酸；Ser：丝氨酸；His：组氨酸

不同药物之间的区别在于其与酶的亲和力不同及其体内分布差异。如依酚氯铵（edrophonium，筒箭毒拮抗剂）与 AChE 的亲和力一般，且肾脏对该药物消除较快，使其作用时间缩短；因为依酚氯铵具有极性很强的季铵阳离子结构，使其体内分布极为有限，仅在周围神经系统的突触部位发挥作用。而他克林（tacrine）和多奈哌齐（donepezil）对 AChE 的亲和力较高，亲脂性更强，更易透过血脑屏障，故可抑制中枢神经系统内 AChE 的活性，从而发挥中枢作用。此外，高亲和力和高亲脂性也使它们的作用时间延长。主要用于治疗阿尔茨海默病（见第 13 章）。

（2）氨甲酰类抑制药：本类药物中，毒扁豆碱（physostigmine）分子的基本结构是氨甲酰苯羟基，也具有季铵阳离子结构，使其有更高的效能和稳定性。吡斯的明（pyridostigmine）亦属于此类的药物。一般认为在此类药物的结构中，引入两个季铵基团可增强药物的效能和延长药物作用时间。例如，缩瞳药地美溴铵（demecarium），以十个亚甲基将两分子的毒扁豆碱连接起来，第二个季铵基团通过与酶活性中心所在的峡谷一侧一带负电的天冬 74 残基相互作用，使药物-酶复合物的稳定性明显提高。而利凡斯的明（rivastigmine）等脂溶性高的氨甲酰类抑制剂由于更易透过血脑屏障，且作用时间更长，故已被 FDA 批准上市，用于阿尔茨海默病的治疗（见第 13 章）。

（3）有机磷酸酯类化合物：这类化合物与 AChE 结合后可生成磷酰化 AChE 而不易被水解，造成 AChE 活性的不可逆抑制（图 6-5）。由于本类药物具有脂溶性高、分子量小和挥发性强等特点，极易通过呼吸道和皮肤吸收并进入中枢神经系统，使外周和中枢的 ACh 水平明显升高而产生毒性作用。故有机磷化合物主要用作杀虫剂和神经毒剂。

2. 抗胆碱酯酶药基本作用　抗 AChE 药可在神经冲动引起生理性 ACh 释放的部位发挥作用，主要表现为以下方面。

（1）眼：本类药物结膜用药时可产生结膜充血，并可使位于虹膜边缘的瞳孔括约肌和睫状肌收缩，导致瞳孔缩小和睫状肌调节痉挛，使视力调节在近视状态。其缩瞳作用可在几分钟内显现，30 分钟达最大反应，持续数小时至数天不等。尽管瞳孔可缩小至针尖样大小，但对光反射一般不消失，而晶状体调节障碍持续较为短暂，一般比缩瞳时间短。由于上述作用可促使眼内房水回流，从而使眼内压下降。

（2）胃肠道：不同药物对胃肠道平滑肌作用不同。新斯的明可促进胃平滑肌收缩及增加胃酸分泌，拮抗阿托品所致的胃张力下降。当支配胃的双侧迷走神经切断后，新斯的明上述作用

Notes

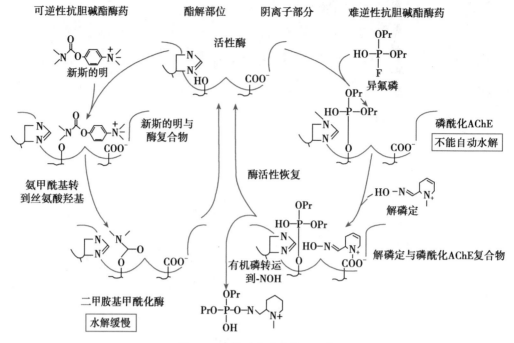

图 6-5　抗胆碱酯酶药作用环节

即被减弱。新斯的明对食管下段也有兴奋作用。对于食管明显弛缓和扩张的患者,新斯的明能促进食管的蠕动,并使其张力增加。此外,新斯的明尚可促进小肠、大肠(尤其是结肠)的活动,加快肠内容物排出。

（3）骨骼肌神经肌肉接头:大多数作用较强的抗 AChE 药对骨骼肌作用主要通过抑制神经肌肉接头 AChE,但亦有一定的直接兴奋作用(如新斯的明)。一般认为抗 AChE 药可逆转由竞争性神经肌肉阻滞剂所引起的肌肉松弛,但并不能有效拮抗由去极化型肌松药引起的肌肉麻痹,因后者引起的肌肉麻痹主要由于神经肌肉运动终板除极所致。某些季铵氨甲酰类 AChE 抑制剂对神经肌肉接头还具有烟碱样作用,此作用对治疗肌无力有利。

（4）其他:由于许多腺体如支气管腺体、泪腺、汗腺、唾液腺、胃腺(窦 G 细胞和壁细胞)、小肠及胰腺等均受胆碱能节后纤维支配。故低剂量的抗 AChE 药即可增强神经冲动所致的腺体分泌作用。本类药物对心血管系统作用较复杂,因为 ACh 可作用于神经节和节后纤维来影响心血管功能,而交感和副交感神经节兴奋后对心血管系统的节后效应常是相反的,因此其最后效应为两者的综合结果。由于 ACh 对心脏主要作用表现为心率减慢、心排血量下降(副交感神经对心脏的支配占优势),故大剂量抗 AChE 药可引起血压下降,此作用也常与药物作用于延髓的血管运动中枢有关。该类药物也可减弱心脏收缩力,缩短心房肌的有效不应期,延长窦房结和房室结的不应期和传导时间,并使血管舒张,但使冠状动脉和肺血管收缩。

此外,抗 AChE 药对中枢各部位有一定兴奋作用,而在高剂量时,常引起中枢抑制或麻痹。而且与血氧浓度过低密切相关。

3. 抗胆碱酯酶药临床应用

（1）重症肌无力(myasthenia gravis):为一种神经肌肉接头传递障碍所致慢性疾病,表现为受累骨骼肌极易疲劳。这是一种自身免疫性疾病,主要病因为机体对自身突触后运动终极的 ACh 受体产生免疫反应,在患者血清中可见抗 ACh 受体的抗体,从而导致 ACh 受体数目减少。新斯的明、吡斯的明和安贝氯铵为治疗重症肌无力常规使用药物,均可用于控制疾病症状。

（2）腹气胀和尿潴留:常用新斯的明治疗,可用于手术后及其他原因引起的腹气胀及尿潴留。

Notes

（3）青光眼：以毒扁豆碱、地美溴铵较为多用。滴眼后可使瞳孔缩小，眼内压下降。

（4）竞争性神经肌肉阻滞药过量时解毒：主要用新斯的明、依酚氯铵和加兰他敏治疗。

（5）阿尔茨海默病（Alzheimer's disease）：他克林、多奈哌齐和加兰他敏可用于轻、中度阿尔茨海默病的治疗。

二、常用的抗胆碱酯酶药物

（一）易逆性抗 AChE 药

新 斯 的 明

【药理作用】　新斯的明（neostigmine）通过抑制 AChE 活性而发挥完全拟胆碱作用，即通过 ACh 兴奋 M 和 N 胆碱受体；此外，尚能直接激动骨骼肌运动终板上的 N_M 受体，故对骨骼肌兴奋作用较强。而对腺体、眼、心血管及支气管平滑肌兴奋作用较弱，对胃肠道平滑肌的作用如前述。

【体内过程】　新斯的明为季铵类化合物，溴新斯的明口服后吸收少且不规则，其达峰时间为 1～2 小时，平均 $t_{1/2}$ 为 0.9 小时，生物利用度为 1%～2%。甲硫酸新斯的明肌内注射后可迅速消除，其 $t_{1/2}$ 为 0.9～1.2 小时。本品在婴儿和儿童中的消除半衰期明显小于成人。对于肾衰竭患者，其半衰期延长。本品原形药物及其代谢产物均可经尿排泄。新斯的明既可被血浆中的 AChE 水解为季醇，亦可在肝脏代谢。本品的血浆白蛋白结合率为 15%～25%。

【临床应用】

1. 重症肌无力　可口服给药，也可皮下或肌内注射给药。本品静注给药有一定危险性，需缓慢注射，并备用阿托品。在某些患者中，通过间隙合并使用麻黄碱盐或氯化钾也可取得一定疗效。此外，新斯的明尚可与依酚氯铵交替使用，用于重症肌无力的诊断。

2. 对抗非除极化型肌松药作用　可用本品 2～3mg，并与 0.6～1.2mg 阿托品合用，缓慢静注（在 1 分钟左右注完），但本品总量不宜超过 5mg。新斯的明不宜与除极化型肌松药合用，在环丙烷或氟烷麻醉过程中也不宜合并使用本品。本品与具有非除极化型阻滞作用的氨基糖苷类抗生素合用时，后者可对抗前者作用。此外某些能干扰神经肌肉传递的药物如奎尼丁亦能使新斯的明作用减弱，故不宜合用。

3. 手术后腹气胀和尿潴留　新斯的明常用于减轻由手术或其他原因引起的腹气胀和尿潴留。肠梗阻、泌尿道梗阻、腹膜炎或大肠坏死的患者禁用。新近的肠或膀胱手术患者慎用。

4. 阵发性室上性心动过速　在某些患者中如心律失常、心率减慢、血压下降、迷走神经张力升高和癫痫、甲亢、帕金森病等，应慎用本品。新斯的明与 β 受体阻断药合用可使患者心率减慢及血压下降。

5. 青光眼　0.05% 甲硫酸新斯的明滴眼液：1～2 滴/次，2 次/天。当新斯的明注射给药时，应随时准备使用阿托品，以对抗过量的药物作用。

【不良反应】　新斯的明不良反应主要与胆碱能神经过度兴奋有关，常见反应包括进行性流涎、恶心、呕吐、腹痛、腹泻等。过量时出现胆碱能危象，表现为大量出汗、大小便失禁、瞳孔缩小、睫状肌痉挛、前额疼痛、心动过缓和心律失常等，亦可见低血压、肌痉挛、肌无力、肌麻痹、进行性肌无力、胸腔紧缩感及支气管平滑肌痉挛引起呼吸困难等。大剂量时亦可见中枢症状，主要表现为共济失调、惊厥、昏迷、语言不清、焦虑不安、恐惧等。致死原因常为 ACh 引起 M 样、N 样作用（详见本节有机磷中毒表现）和中枢反应所致，亦可由心脏停搏造成。本品也可致血压升高和心率增快，这一作用与激动交感神经节 N 受体，导致交感神经末梢释放递质去甲肾上腺素增加有关。

中毒时抢救措施：口服过量的患者应洗胃，维持呼吸，并常规给予阿托品，以控制过度的 M

受体的激动效应,剂量为静注 1~2mg,必要时可重复肌内注射阿托品,用量可达 4mg。但 N 受体的激动效应如肌无力、肌麻痹等并不能被阿托品所拮抗,所以有人建议用小剂量的竞争性肌松药(非除极化型肌松药)来对抗本品所致的肌肉抽搐。其他症状可对症处理。

毒扁豆碱

毒扁豆碱(physostigmine)也称依色林(eserine),是一种从西非毒扁豆(physostigma venosum)的种子中提取的生物碱,属叔胺类化合物,现已人工合成。

【药理作用】 毒扁豆碱为可逆性 AChE 抑制剂,其作用与新斯的明相似,但较强,而无直接兴奋 M 和 N 受体作用,可进入中枢,故对外周和中枢都有较强的作用。

1. 眼 眼内局部应用时,其作用与毛果芸香碱类似,但较强且持久。毒扁豆碱可兴奋瞳孔括约肌的 mAChR,表现为瞳孔缩小,眼内压下降,此作用可维持 1~2 天,对青光眼患者,其作用更为明显。亦可兴奋眼睫状肌的 mAChR,引起睫状肌痉挛,使眼睛调节于近视状态,即为调节痉挛。

2. 全身作用 本品吸收后其外周作用与新斯的明类似,即 M 和 N 样作用,表现为较强的平滑肌兴奋作用。进入中枢后,药物亦可抑制中枢 AChE 活性而产生 ACh 的中枢症状,表现为先兴奋后抑制。本品过量时可引起腹痛、腹泻和腺体分泌增加等症状。由于该药能激动交感神经节和肾上腺髓质的 N 受体,且作用缓慢而持久,故对心血管系统作用较为复杂,血压及心率常呈现先降后升状态。此外,该药也可激动骨骼肌上的 N 受体,引起肌束颤动。

毒扁豆碱的作用强度依赖于器官中胆碱能神经的状态,如当动眼神经的睫状神经节节后纤维变性时,毒扁豆碱滴眼后就不再出现缩瞳效应,此时如改用直接作用的毛果芸香碱,则其缩瞳作用可明显增强,即所谓"去神经敏化"现象。在整体动物实验及离体器官实验都发现毒扁豆碱可增强刺激迷走神经的效应及外源性乙酰胆碱作用。上述实验提示本品并非直接作用于效应器受体,而是通过胆碱能神经递质 ACh 而间接发挥作用,即通过抑制 AChE,而使 ACh 破坏减少。

【体内过程】 毒扁豆碱易由胃肠道、皮下及黏膜吸收,并能透过血脑屏障。由于药液眼内使用时可经角膜吸收而出现全身作用,故滴眼时应压迫内眦以防药物经鼻黏膜吸收入血。本品在体内主要被血浆胆碱酯酶水解失活,肾脏排泄不是该药消除的主要方式。皮下注射本品 1mg 后,绝大部分药物可在 2 小时内被灭活。

【临床应用】

1. 青光眼 主要用途为治疗青光眼。可单独或与其他缩瞳药(毛果芸香碱)合用,使青光眼患者的眼内压下降。常用 0.25% 硫酸毒扁豆碱眼膏或 0.25%~0.5% 的水杨酸毒扁豆碱的滴眼液。与毛果芸香碱相比,本品起效较快,作用较强,刺激性亦较强。长期给药时,患者不易耐受。故目前多用于急性青光眼治疗,先用本品滴眼数次,后改用毛果芸香碱维持疗效。

2. 抗胆碱药中毒 由于本品可穿透血脑屏障,故理论上可用于治疗某些具有中枢抗胆碱作用的药物中毒,如三环类抗抑郁药、抗组胺药、镇吐药、某些抗帕金森病药和吩噻嗪类抗精神病药等药物。对于危及生命的中毒症状,如难以控制的惊厥,伴呼吸抑制的昏迷或严重高血压等均可使用本品。但由于本品作用时间短于大多数抗胆碱药及三环类药物,因此使用时需反复给药或连续应用,常持续数小时至数天。一般认为本品解毒作用的特异性不高,并伴有一定危险性。毒扁豆碱并不影响三环类抗抑郁药的致死率,但可导致严重的心脏和呼吸道反应。对于阿托品等抗胆碱药物中毒的解救,可用本品静注(1mg)或肌内注射(1~2mg)解毒。

【不良反应】 本品眼内使用后,可致睫状肌收缩而引起调节痉挛,并可出现头痛,其全身毒性反应较新斯的明严重。由于其可进入血脑屏障,故可产生中枢神经系统作用。大剂量中毒时可致呼吸麻痹。

Notes

本品长时间眼内用药时,可引起结膜小囊高敏反应,患者常难以耐受。在深色皮肤患者中,长期使用含有毒扁豆碱的眼膏可造成眼睑边缘脱色素。由于本品选择性低、毒性大,故除用于治疗阿托品类药物中毒外,一般不作全身应用。同样,本品过量时(口服1g)也可用阿托品治疗,但如患者出现心率加快和多发性室性异位节律,则应停用阿托品,并可缓慢静注普萘洛尔。

其他抗胆碱酯酶药见表6-3所示。

表6-3　其他抗胆碱酯酶药

药　名	药理作用和体内过程	临床应用	不良反应
吡斯的明 pyridostigmine	作用类似于新斯的明,起效缓慢,作用时间较长	重症肌无力 严重便秘	同新斯的明,M样作用较轻
依酚氯铵 edrophonium chloride	作用类似于新斯的明,起效较快,但维持时间较短(5～15分钟)	诊断重症肌无力	与新斯的明类似
安贝氯铵 ambenonium chloride	作用类似于新斯的明,但较持久(4～8小时)	重症肌无力	同新斯的明,M样副作用较少
加兰他敏 galanthamine	作用类似于新斯的明,可穿透血脑屏障	重症肌无力、脊髓灰质炎后遗症、阿尔茨海默病	同新斯的明,但较轻
二氢加兰他敏 dihydrogalanthamine	与加兰他敏类似,但较弱	脊髓灰质炎后遗症、坐骨神经痛	同新斯的明,但较轻
地美溴铵 demecarium bromide	可逆性AChE抑制剂,作用时间较长(4～6小时)	无晶状体畸形、开角型青光眼	M样副作用
溴地斯的明 distigmine bromide	与新斯的明相似,但作用时间较长	防治术后小肠弛缓、尿潴留、神经源性膀胱弛缓症	同新斯的明
依斯的明 eptastigmine	与新斯的明相似,但作用时间较长	阿尔茨海默病	同新斯的明
依舍立定 eseridine	与新斯的明相似	消化不良、阿尔茨海默病	同新斯的明

(二)难逆性抗 AChE 药

有机磷酸酯类

有机磷酸酯类(organophosphates)主要作为农业和环境卫生杀虫剂,如美曲膦酯(metrifonate)、乐果(rogor)、马拉硫磷(malathion)、敌敌畏(DDVP)、内吸磷(systox E1059)和对硫磷(parathion,605)等。有些则用作战争毒气(war gases),如沙林(sarin)、梭曼(soman)和塔崩(tabun)等。有机磷酸酯类具有图6-6所示的基本结构。其中 R_1 和 R_2 多为羟基或羟氧基、羟硫基、氰基或卤素等,为人工合成的难逆性抗 AChE 药。

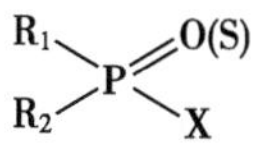

$$R_1 \quad P \quad O(S)$$
$$R_2 \qquad X$$

图6-6　有机磷酸酯类的基本结构

本类药物临床治疗价值不大,主要为毒理学意义。世界卫生组织(WHO)文件曾认为杀虫剂中毒已成为一个全球性的问题,尤其在发展中国家。职业性中毒最常见途径为经皮肤或呼吸道摄入,非职业性中毒则大多由口摄入。

1. 中毒机制　有机磷酸酯类作用机制为可与 AChE 牢固结合,从而抑制了该酶的活性。其结合点与易逆性抗 AChE 药相似,也在 AChE 的酯解部位丝氨酸的羟基。有机磷酸酯类的磷原

子具有亲电子性,可与羟基上具有亲核性的氧原子以共价键结合,形成难以水解的磷酰化 AChE
(图 6-5),使 AChE 失去水解 ACh 的能力,造成体内 ACh 大量积聚而引起一系列中毒症状。若不
及时抢救,AChE 可在几分钟或几小时内就"老化"。"老化"过程可能是磷酰化 AChE 的磷酰化
基团上的一个烷氧基断裂,生成更为稳定的单烷氧基磷酰化 AChE。此时即使用 AChE 复活药,
也难以恢复酶的活性,必须等待新生的 AChE 出现,才可水解 ACh。此过程可能需要几周时间。
因此一旦中毒,应迅速抢救,在磷酰化 AChE 老化之前,用肟类 AChE 复活药,以使 AChE 复活
(图 6-5)。

2. **中毒表现**　有机磷酸酯类中毒时,ACh 在体内大量堆积。由于 ACh 的作用极其广泛,故
中毒症状表现多样化,主要为毒蕈碱样(M 样)和烟碱样(N 样)症状,即急性胆碱能危象(acute
cholinergic crisis)。

(1) 急性中毒:主要表现为对胆碱能神经突触(包括胆碱能节后神经末梢及自主神经节部
位)、胆碱能神经肌肉接头和中枢神经系统影响。

①胆碱能神经突触:当有机磷酸酯类被呼吸道吸入后,全身中毒症状可在数分钟内出现,如
经胃肠道或皮肤吸收,则中毒症状出现可有不同程度延缓,取决于所接触毒物的化学性质、脂溶
性、是否需经体内活化、稳定性及磷酰化 AChE 的老化等因素。当人体吸入或经眼接触毒物蒸气
或雾剂后,眼和呼吸道症状可首先出现,表现为瞳孔明显缩小、眼球疼痛、睫状肌痉挛、视力模糊
和眼眉疼痛。随着症状出现,由于交感神经节的兴奋作用,缩瞳作用可能并不明显。也可见泪
腺、鼻腔腺体、唾液腺、支气管和胃肠道腺体分泌增加。呼吸系统症状还包括胸腔紧缩感及由于
支气管平滑肌收缩、呼吸道腺体分泌增加所致的呼吸困难。当毒物由胃肠道摄入时,胃肠道症
状可首先出现,表现为厌食、恶心、呕吐、腹痛和腹泻等。当毒物经皮肤吸收中毒时,则与吸收部
位最邻近的区域可见出汗及肌束颤动。严重中毒时,可见自主神经节呈先兴奋、后抑制状态,产
生复杂的自主神经综合效应,常可表现为口吐白沫、呼吸困难、大汗淋漓、大小便失禁、心率减慢
和血压下降等。

②胆碱能神经肌肉接头:表现为肌无力、不自主肌束抽搐、震颤,并可导致肌肉麻痹,严重时
可引起呼吸肌麻痹。

③中枢神经系统:除了脂溶性极低的毒物外,其他毒物均可进入血脑屏障而产生中枢作用,
表现为先兴奋、不安,继而出现惊厥,后可转为抑制,出现意识模糊、共济失调、谵妄、反射消失、
昏迷、中枢性呼吸麻痹等症状及血管运动中枢抑制造成的血压下降等。

急性有机磷酸酯类中毒死亡可发生在 5 分钟至 24 小时内,取决于摄入体内的毒物种类、剂
量、途径及其他因素等,死亡的主要原因为呼吸衰竭及继发性心血管功能障碍。

(2) 慢性中毒:多发生于长期接触农药的人员,主要表现为血中 AChE 活性持续明显下降。
临床体征为神经衰弱综合征、腹胀、多汗等,偶见肌束颤动及瞳孔缩小。

3. **急性中毒的治疗**

(1) 消除毒物:发现中毒时,应立即把患者移出现场。对由皮肤吸收者,应用温水和肥皂清
洗皮肤。经口中毒者,应首先抽出胃液和毒物,并用微温的 2% 碳酸氢钠溶液或 1% 盐水反复洗
胃,直至洗出液中不含农药味,然后给予硫酸镁导泻。美曲磷酯口服中毒时不能用碱性溶液洗
胃,因其在碱性溶液中可转化为毒性更强的敌敌畏。眼部染毒,可用 2% 碳酸氢钠溶液或 0.9%
生理盐水冲洗数分钟。

(2) 解毒药物:

1) 阿托品:为治疗急性有机磷酸酯类中毒的特异性、高效能解毒药物。能迅速对抗体内
ACh 的 M 样作用,表现为松弛多种平滑肌、抑制多种腺体分泌、加快心率和扩大瞳孔等,减轻或
消除有机磷酸酯类中毒引起的恶心、呕吐、腹痛、大小便失禁、流涎、支气管分泌增多、呼吸困难、
出汗、瞳孔缩小、心率减慢和血压下降等。由于阿托品对中枢的 NChR 无明显作用,故对有机磷

酸酯类中毒引起的中枢症状,如惊厥、躁动不安等对抗作用较差。应尽量早期给药,并根据中毒情况采用较大剂量。开始时可用阿托品 2~4mg 静脉注射,亦可肌内注射。如无效,可每隔 5~10 分钟注射 2mg,直致 mAChR 兴奋症状消失或出现阿托品轻度中毒症状(阿托品化)。阿托品 24 小时用量常超过 200mg,即达到阿托品化,并维持 48 小时。因阿托品不能使 AChE 复活,对中度或重度中毒患者,必须采用阿托品与 AChE 复活药早期合并应用的治疗措施。

2)AChE 复活药:AChE 复活药是一类能使被有机磷酸酯类抑制的 AChE 恢复活性的药物。这些药物都是肟类化合物,它们不但能使单用阿托品所不能控制的严重中毒病例得到解救,而且也可显著缩短中毒的病程。常用药物有碘解磷定、氯解磷定和双复磷。解磷定的化学结构如图 6-7 所示。

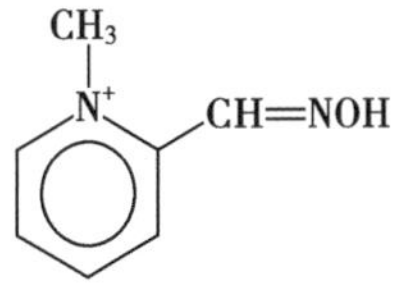

碘解磷定(pralidoxime iodide,派姆,PAM)为最早应用的 AChE 复活药(图 6-7)。水溶性较低,水溶液不稳定,久置可释放出碘。

碘解磷定进入体内后,其带正电荷的季铵氮立即与磷酰化 AChE 的阴离子部位以静电引力相结合,结合后使其肟基(= N-OH)趋向磷酰化 AChE 的磷原子,进而与磷酰基形成共价键结合,生成磷酰化 AChE 和解

图 6-7 解磷定的化学结构

磷定的复合物,后者进一步裂解为磷酰化解磷定,同时使 AChE 游离出来,恢复其水解 ACh 的活性(图 6-5)。此外,碘解磷定也能与体内游离的有机磷酸酯类直接结合,成为无毒的磷酰化碘解磷定,由尿排出,从而阻止游离的毒物继续抑制 AChE 活性。

本药对不同有机磷酸酯类中毒疗效存在差异,如对内吸磷、马拉硫磷和对硫磷中毒疗效较好,对美曲磷酯、敌敌畏中毒疗效稍差,而对乐果中毒则无效。

碘解磷定对骨骼肌痉挛的对抗作用最为明显,能迅速控制肌束颤动,对自主神经系统功能紊乱的恢复作用较差。对中枢神经系统的中毒症状有一定改善作用。对轻度有机磷酸酯类中毒患者:可采用本品 0.5~1g,缓慢静脉注射给药。中度中毒:缓慢静脉注射 1~2g,并可根据患者中毒情况反复给药。重度中毒:可缓慢静脉注射 2~3g,0.5~1 小时后可酌情重复注射 1~1.5g 药物。由于碘解磷定不能直接对抗体内积聚的 ACh 的作用,故应与阿托品合用。

一般治疗剂量时,不良反应少见。但如剂量超过 2g 或静脉注射速度过快(每分钟超过 500mg)时,由于药物本身的神经肌肉阻滞作用和抑制 AChE 的作用,可产生乏力、视力模糊、复视、眩晕、头痛、恶心、呕吐和心率加快等症状。此外,由于本品含碘,可引起口苦、咽痛和对注射部位的刺激性。由于本药不良反应较多,疗效较弱,又只能静脉注射,故目前已较少使用。

氯解磷定(pralidoxime chloride,PAM-Cl)的药理作用和用途与碘解磷定相似,但水溶性好,水溶液较稳定,可肌内注射或静脉注射给药。对轻度有机磷酸酯类中毒患者:可采用本品 0.5~1.0g 肌内注射。中度中毒:肌内注射 1~2g,必要时 1~2 小时后再肌内注射 1g。重度中毒:肌内注射或静脉注射 2~2.5g,0.5~1 小时后可酌情重复注射给药,每次 1~1.5g,同时合用阿托品。本药副作用较碘解磷定小,偶见轻度头痛、头晕、恶心、呕吐和视力模糊等。由于其使用方便,不良反应较小,故临床上较为常用。

双复磷(obidoxime chloride)的作用与氯解磷定相似,但它具有两个肟基,故其作用较强而持久,且较易进入血脑屏障,对有机磷酸酯类中毒引起的 M 样、N 样和中枢神经系统症状均有一定疗效。对轻度有机磷酸酯类中毒患者,肌内注射 0.25~0.5g。中度中毒,肌内注射 0.5~0.75g,必要时 2 小时后可重复肌内注射 1 次。重度中毒,肌内注射或缓慢静脉注射 0.75~1.0g,1 小时后可酌情重复注射 0.5~0.75g。本品对大多数有机磷酸酯类中毒患者均有较好疗效。主要不良反应为口周和四肢麻木、恶心、颜面潮红和全身发热等,剂量过大可引起神经肌肉传递阻滞。

(3)急性中毒的药物治疗原则:正确积极使用解毒药物是有机磷酸酯类中毒抢救的关键,应遵循联合、早期、足量和重复用药的原则。两类解毒药物合用、且尽早给药,可迅速缓解 M 样和 N 样中毒症状,取得较好疗效。阿托品的用量必须足以拮抗 ACh 大量蓄积所引起的症状,以

达到"阿托品化"。当毒物不能彻底清除时,应重复用药,才能维持疗效。

4. 慢性中毒的解救　慢性中毒多发生于长期接触农药的生产工人或农民,主要表现为头晕、失眠、乏力等神经衰弱症状和腹胀、多汗,偶有迟发性神经损害等。慢性中毒使用阿托品和解磷定类药物时疗效并不理想,因此应加强预防。对于经常接触者,当血中胆碱酯酶活性下降至50%以下时,应立即脱离与有机磷酸酯类的接触,以免中毒加深。

第四节　促乙酰胆碱释放药

氨　吡　啶

氨吡啶(fampridine)可增加神经末梢 ACh 的释放,静脉给药可逆转竞争性神经肌肉阻滞药的作用。在肉毒杆菌中毒(botulism)时,也可用氨吡啶来逆转神经肌肉阻滞。口服或静脉给药用于治疗多种神经性疾病,如肌无力、脑脊髓多发性硬化、脊髓损伤和阿尔茨海默病。关于氨吡啶治疗脑脊髓多发性硬化的作用机制,有报道认为本品可阻滞 K^+ 通道,改善脱髓鞘神经纤维的传导。临床发现,氨吡啶能改善行走、使动作灵巧和改善视力。此外,氨吡啶也被用作 Ca^{2+} 通道阻滞药维拉帕米过量的特效解毒药。

推荐阅读文献

1. Kruse AC, Kobilka BK, Gautam D, et al. Muscarinic acetylcholine receptors: novel opportunities for drug development. *Nat Rev Drug Discov* 2014; 13: 549-560

2. Harvey RD. Muscarinic receptor agonists and antagonists: effects on cardiovascular function. *Handb Exp Pharmacol* 2012: 299-316

3. Marrero MB, Bencherif M, Lippiello PM, et al. Application of alpha7 nicotinic acetylcholine receptor agonists in inflammatory diseases: an overview. *Pharm Res* 2011; 28: 413-416

(臧伟进)

Notes

第七章　胆碱受体阻断药

能与胆碱受体结合不产生或产生微弱拟胆碱作用,却能妨碍乙酰胆碱或胆碱受体激动药与胆碱受体的结合,从而拮抗其作用的药物称为胆碱受体阻断药(cholinoceptor blocking drugs)。按其作用选择性不同,可分为抗毒蕈碱型胆碱受体药(antimucarinics)和抗烟碱型胆碱受体药(antinicotinics),即 M 胆碱受体阻断药(M cholinoceptor blocking drugs)和 N 胆碱受体阻断药(N cholinoceptor blocking drugs)。M 胆碱受体阻断药又称平滑肌解痉药,可分为 M_1、M_2 和 M_3 胆碱受体阻断药。N 胆碱受体阻断药又分为 N_N 和 N_M 胆碱受体阻断药。N_N 受体阻断药能阻断神经节的 N_N 受体,又称神经节阻滞药(ganglionic blockers)。N_M 受体阻断药能阻断运动终板上的 N_M 受体,具有肌肉松弛作用,故又称神经肌肉阻滞药(neuromuscular blockers)。

第一节　M 胆碱受体阻断药

M 胆碱受体阻断药能阻碍 ACh 或胆碱受体激动药与平滑肌、心肌、腺体细胞、外周神经节和中枢神经系统等的 M 胆碱受体结合,从而拮抗其拟胆碱作用,但通常对 ACh 引起的 N 胆碱受体兴奋作用影响较小。然而阿托品及其类似药物的季铵类衍生物具有较强的拮抗 N 胆碱受体的活性,可干扰外周神经节或神经肌肉传递。在中枢神经系统如脊髓、皮层和皮层下中枢也存在胆碱能神经递质传递及 M、N 胆碱受体的激动效应,大剂量或毒性剂量的阿托品及其相关药物通常对中枢神经系统具有先兴奋后抑制的作用;季铵类药物由于较难透过血脑屏障,因而对中枢的影响很小。

一、阿托品及其类似生物碱

本类药物包括阿托品、东莨菪碱和山莨菪碱等。多从茄科植物颠茄(Atropa belladonna)、曼陀罗(Datura stramonium)和洋金花(Datura sp.)以及唐古特莨菪等天然植物中提取。

天然存在的生物碱为不稳定的左旋莨菪碱,阿托品是一种在提取过程中得到的稳定的消旋莨菪碱(dl-hyoscyamine)。左旋体为东莨菪碱,其抗 ACh 作用较右旋体强许多倍。

本类药物共同药动学特点:天然生物碱和大多数叔胺类 M 胆碱受体阻断药极易从肠道吸收,并可透过眼结膜。某些药物,如东莨菪碱与合适的赋形剂配合使用时,尚可经皮肤吸收。阿托品口服吸收迅速,1h 后血药浓度达峰值,生物利用度为 50%。阿托品亦可经黏膜吸收,但皮肤吸收差。相反,季铵类 M 胆碱受体阻断药肠道吸收差,口服吸收量仅为用药量的 10% ~ 30%,提示该类药物极性高和脂溶性低。阿托品及其他叔胺类 M 胆碱受体阻断药吸收后可广泛分布于全身组织,口服 30 ~ 60 分钟后,中枢神经系统可达较高的药物浓度,尤其是东莨菪碱,可迅速、完全地进入中枢神经系统,故其中枢作用强于其他药物。而季铵类药物较难通过血脑屏障,其中枢作用较弱。阿托品可在体内迅速消除,$t_{1/2}$ 为 2 ~ 4 小时,其中有 50% ~ 60% 的药物以原形经尿排泄,其余可被水解,并与葡萄糖醛酸结合后从尿排出。阿托品使用后,其拮抗副交感神经功能的作用仅可维持 3 ~ 4 小时,但其对眼(虹膜和睫状肌)的作用可持续 72 小时或更久。

阿　托　品

【药理作用与机制】　阿托品(atropine)作用机制为竞争性拮抗 M 胆碱受体。其与 M 胆碱受体结合后,由于本身内在活性小,一般不产生受体激动作用,但能阻断 ACh 或胆碱受体激动药与其受体结合,从而拮抗这类药物对 M 胆碱受体的激动作用。研究提示竞争性拮抗药与 ACh 的结合位点在受体结构的 7 个跨膜螺旋所形成的裂隙中,近年已有人在哺乳动物视紫红质结构视黄醇结合蛋白区域发现了该结合位点。阿托品对 M 受体有较高选择性,但大剂量时对神经节的 N 受体也有阻断作用。阿托品对各种 M 受体亚型的选择性较低。阿托品对外来胆碱酯类的拮抗作用远大于其对节后胆碱能神经所释放 ACh 的拮抗作用,这可能与胆碱能末梢和受体位置非常接近有关。

　　阿托品作用广泛,随着剂量增加,各器官对药物的敏感性亦不同。可依次出现腺体分泌减少,瞳孔扩大和调节麻痹,胃肠道及膀胱平滑肌抑制和心率加快等效应,大剂量尚可出现中枢症状(表 7-1)。

表 7-1　阿托品作用与剂量关系

剂 量	作 用
0.5mg	轻度心率减慢、轻度口干和汗腺分泌减少
1.0mg	口干、口渴感,心率加快(有时心率可先减慢)和轻度扩瞳
2.0mg	心率明显加快、心悸,明显口干,扩瞳和调节麻痹
5.0mg	上述所有症状加重、说话和吞咽困难、不安、疲劳、头痛、皮肤干燥、发热、排尿困难和肠蠕动减少
10.0mg	上述所有症状加重、瞳孔极度扩大、视力极度模糊,皮肤红、热、干,运动失调、不安、激动、幻觉、谵妄和昏迷

　　1. 腺体　阿托品通过阻断 M 胆碱受体的作用而抑制腺体分泌。其对不同腺体分泌的抑制作用强度不同,对唾液腺和汗腺的作用最明显。在用 0.5mg 阿托品时,即可见唾液腺和汗腺分泌减少;剂量增大,抑制作用更为显著。同时泪腺及呼吸道腺体分泌也明显减少,较大剂量时也减少胃液分泌。迷走神经虽可调节促胃液素引起的组胺释放和胃酸分泌,但促胃液素的分泌不完全受迷走神经活性调节,而且阿托品并不能阻断胃肠道激素和非胆碱能神经递质对胃酸分泌的调节作用,加之其可同时抑制胃中 HCO_3^- 的分泌,故对胃酸浓度的影响较小。

　　2. 眼　阿托品由于阻断 M 胆碱受体,故其总体效应与毛果芸香碱相反,表现为瞳孔括约肌和睫状肌松弛,出现扩瞳、眼内压升高和调节麻痹。此作用在局部给药和全身用药时均可出现,应引起重视。

　　(1) 扩瞳:由于阿托品阻断瞳孔括约肌(虹膜环状肌)的 M 胆碱受体,故使肾上腺素能神经支配的瞳孔开大肌功能占优势,瞳孔扩大。

　　(2) 调节麻痹:阿托品使睫状肌松弛而退向外缘,从而使悬韧带拉紧,晶状体处于扁平状态,其屈光度降低,只适合看远物,而不能将近物清晰地成像于视网膜上,造成看近物模糊不清。这种不能调节视力的作用,称为调节麻痹(cycloplegia)(见图 6-3)。

　　(3) 升高眼内压:由于瞳孔扩大,使虹膜退向四周外缘,因而前房角间隙变窄,阻碍房水回流入巩膜静脉窦,造成眼内压升高,故青光眼患者禁用。

　　3. 平滑肌　阿托品对多种内脏平滑肌均有松弛作用,尤其对过度活动或痉挛状态的平滑肌作用更为显著。它可抑制胃肠道平滑肌痉挛,降低蠕动的幅度和频率,缓解胃肠绞痛。阿托品对胃肠括约肌的作用常取决于括约肌的功能状态,如当胃幽门括约肌痉挛时,阿托品具有一定松弛作用,但作用不显著且不恒定。阿托品也可降低尿道和膀胱逼尿肌的张力和收缩幅度,常可解除由药物引起的输尿管张力增高。对膀胱收缩的抑制作用可能涉及某些 M 受体亚型,其中

Notes

M_2受体可能最重要,而M_3受体可能与膀胱逼尿肌收缩有关。阿托品对胆管和子宫平滑肌的作用较弱。

4. 心血管系统

(1) 心脏:阿托品在治疗量0.4~0.6mg时,可使部分患者心率短时轻度减慢,一般每分钟减少4~8次。这种心率减慢并不伴随着血压与心排血量的变化。研究发现,选择性M_1胆碱受体阻断药哌仑西平也有减慢心率作用。如先用哌仑西平后再用阿托品,则阿托品减慢心率作用消失,提示阿托品的这种作用是由于它阻断了副交感神经节后纤维上的M_1胆碱受体(即突触前膜M_1受体),从而减少突触中ACh对递质释放的抑制作用所致。较大剂量的阿托品,由于窦房结M_2受体被阻断而解除了迷走神经对心脏的抑制作用,可引起心率加快(表7-1),其加快心率的程度取决于迷走神经张力。在迷走神经张力高的青壮年,心率加快明显,如肌内注射阿托品2mg,心率可增加(35~40)次/分钟。而阿托品对运动时的心率,婴幼儿及老年人的心率影响小。阿托品也可拮抗迷走神经过度兴奋所致的传导阻滞和心律失常。此外,阿托品尚可缩短房室结的有效不应期,增加房颤或房扑患者的心室率。

(2) 血管与血压:因大多数血管床无明显的胆碱能神经支配,故治疗量的阿托品单独使用时对血管活性和血压无显著影响,但可完全拮抗由胆碱酯类药物所引起的外周血管扩张和血压下降。中毒量阿托品可引起皮下血管扩张,出现潮红和温热等症状,其扩血管作用机制可能是机体对其引起的体温升高(由于出汗减少)后的代偿性散热反应,也可能是阿托品的直接扩血管作用。

5. 中枢神经系统　治疗量0.5~1mg的阿托品可兴奋延髓与大脑产生轻度的迷走神经兴奋作用。5mg时中枢兴奋作用明显增强,中毒剂量(10mg以上)可见明显中枢兴奋症状,如烦躁、定向障碍、幻觉和谵妄等。继续增加剂量则可由兴奋转为抑制,发生昏迷与呼吸麻痹,最后死于循环与呼吸衰竭。

【临床应用】

1. 解除平滑肌痉挛　适用于各种内脏绞痛,对胃肠绞痛,膀胱刺激症状如尿频、尿急等疗效较好。也可用于儿童遗尿症,可增加膀胱容量,减少小便次数。但对胆绞痛或肾绞痛疗效较差,常需与阿片类镇痛药合用。

2. 抑制腺体分泌　用于麻醉前给药,可以减少呼吸道腺体及唾液腺分泌,防止分泌物阻塞呼吸道及吸入性肺炎的发生。也可用于严重的盗汗、重金属中毒、帕金森病的流涎症及食管机械性阻塞(肿瘤或狭窄)所造成的吞咽困难等病症的治疗。剂量以不产生口干为宜。

3. 眼科

(1) 虹膜睫状体炎:0.5%~1%阿托品溶液滴眼,可用于治疗虹膜睫状体炎和角膜炎。因为阿托品可松弛虹膜括约肌和睫状肌,使之充分休息,有助于炎症消退;同时还可预防虹膜与晶状体的粘连,常与缩瞳药交替使用。

(2) 验光、眼底检查:眼内滴用阿托品可使睫状肌松弛,具有调节麻痹作用,此时由于晶状体固定,可准确测定晶状体的屈光度。亦可利用阿托品的扩瞳作用检查眼底。但由于阿托品作用持续时间较长,其调节麻痹作用一般可维持2~3天,扩瞳作用可维持1~2周,视力恢复较慢,现已少用。只有在儿童验光时仍需使用阿托品,因儿童的睫状肌调节功能较强,须用阿托品发挥其充分的调节麻痹作用,才能比较正确地检验屈光的异常情况。

4. 缓慢型心律失常　阿托品能解除迷走神经对心脏的抑制作用,因此可用于治疗迷走神经过度兴奋所致窦房阻滞、房室传导阻滞、窦性心动过缓等缓慢型心律失常。在急性心肌梗死的早期,尤其是发生在下壁或后壁的急性心肌梗死时,常伴有窦性或房室结性心动过缓,严重时可由于低血压及迷走神经张力过高,导致房室传导阻滞。阿托品可恢复心率以维持正常的心脏动力学,从而改善患者的临床症状。但阿托品剂量需谨慎调节,剂量过低可引起进一步的心动过

Notes

缓,剂量过高则引起心率加快,增加心肌耗氧量而加重心肌梗死,并有引起室颤的危险。在某些患者,阿托品可减轻伴有过缓心房率的室性期前收缩。

5. 抗休克　对暴发型流行性脑脊髓膜炎、中毒性菌痢、中毒性肺炎等所致的感染性休克患者,可用大剂量阿托品治疗,能解除血管痉挛,舒张外周血管,改善微循环。但对休克伴有高热或心率过快者,不宜用阿托品。

6. 解救有机磷酸酯类中毒(见第六章)。

【不良反应】　阿托品具有多种药理作用,临床应用其中一种作用时,其他的作用则成为副作用。常见不良反应有口干、视力模糊、心率加快、瞳孔扩大及皮肤潮红等。剂量增大,不良反应可加重,甚至出现明显中枢中毒症状(表7-1)。此外,误服过量的颠茄果、曼陀罗果、洋金花或莨菪根茎等也可出现中毒症状。

阿托品中毒解救主要为对症治疗。如口服中毒,应立即洗胃、导泻,以促进毒物排出,并可用毒扁豆碱1~4mg(儿童0.5mg)缓慢静脉注射,可迅速对抗阿托品中毒症状(包括谵妄与昏迷)。但由于毒扁豆碱体内代谢迅速,故需反复给药。如患者有明显中枢兴奋症状,可用地西泮对抗,但剂量不宜过大,以免与阿托品所致的中枢抑制作用产生协同。不可使用吩噻嗪类药物,因这类药物具有M受体阻断作用而加重阿托品中毒症状。此外,对患者进行人工呼吸、敷以冰袋及酒精擦浴也是必要的解救措施,尤其对儿童中毒者。

【禁忌证】　青光眼及前列腺肥大者禁用阿托品,后者是因为阿托品可加重排尿困难。

其他阿托品类生物碱药物见表7-2所示。

表7-2　其他阿托品类生物碱药物

药名	药理作用	临床应用	不良反应
东莨菪碱 scopolamine	易进入中枢,故中枢兴奋作用强;外周作用与阿托品类似,抑制腺体分泌作用较阿托品强;对心血管系统的作用较弱;扩瞳及调节麻痹作用较阿托品稍弱,持续时间也较短	麻醉前给药 晕动病 帕金森病	与阿托品相似,此外还表现出困倦、遗忘、疲乏、欣快,甚至兴奋不安、幻觉及谵妄等中枢症状
山莨菪碱 anisodamine	与阿托品类似,抑制唾液分泌和扩瞳作用比阿托品弱;对血管痉挛的解痉作用选择性相对较高;不易进入中枢,故中枢兴奋作用很弱	感染性休克 内脏平滑肌绞痛	与阿托品相似,但毒性较低
樟柳碱 anisodine	外周作用与山莨菪碱相似;中枢抑制作用强于山莨菪碱而弱于东莨菪碱	偏头痛型血管性头痛、脑血管疾病引起的急性瘫痪、视网膜血管痉挛、帕金森病等	与阿托品相似,但毒性较低

二、阿托品的合成代用品

阿托品用于眼科疾病时,作用持续时间过久;用于内科疾病时,副作用太多。因此,通过改变其化学结构,合成其代用品,包括扩瞳药、解痉药和选择性M受体阻断药。

（一）合成扩瞳药

目前临床主要用于扩瞳的药物有后马托品(homatropine)、托吡卡胺(tropicamide)、环喷托酯(cyclopentolate)和尤卡托品(eucatropine)等,这些药物与阿托品比较,扩瞳作用维持时间明显缩短,故适用于一般的眼科检查(表7-3)。

Notes

表7-3　合成扩瞳药对眼睛作用的比较

药物	浓度(%)	扩瞳作用		调节麻痹	
		高峰(min)	消退(d)	高峰(h)	消退(d)
硫酸阿托品	1.0	30~40	7~10	1~37	7~12
氢溴酸后马托品	1.0~2.0	40~60	1~2	0.5~1	1~2
托吡卡胺	0.5~1.0	20~40	0.25	0.5	<0.25
环喷托酯	0.5	30~50	1	1	0.25~1
尤卡托品	2.0~5.0	30	1/12~1/4	无作用	无作用

后 马 托 品

后马托品(homatropine)拮抗 M 胆碱受体的作用弱于阿托品。其扩瞳及调节麻痹作用时间较阿托品短,作用维持时间为 1~3 天,用于成人或少年的眼底检查与验光,也可用于虹膜睫状体炎与葡萄球菌角膜炎,以防虹膜与晶状体粘连。滴眼时须压迫内眦以防药物经鼻泪管流入鼻咽部产生吸收中毒。

(二)合成解痉药

1. 季铵类 M 受体阻断药

异 丙 托 溴 铵

异丙托溴铵(溴化异丙托品,ipratropium bromide)为阿托品的异丙基季铵化合物。

【药理作用】　注射用药时产生与阿托品类似的支气管扩张、心率加快、抑制唾液分泌等作用。与阿托品不同,异丙托溴铵的神经节阻断作用比阿托品强,但少有中枢作用,较少影响纤毛的清除功能。本品气雾吸入具相对的选择性,作用限于口腔与呼吸道。对心率、血压、膀胱功能、眼内压及瞳孔直径几乎无影响。本品对吸入二氧化硫、臭氧、柠檬酸喷雾等引起的支气管收缩有保护作用,但对过敏介质如组胺、缓激肽、5-羟色胺和白三烯引起的支气管收缩保护作用较差。

【体内过程】　主要是气雾给药,气雾给药的药物吸收量<1%。90%的给药量通过吞咽进入胃肠道,因不易吸收,由粪便排出。半衰期约3小时。气雾吸入后约30~90分钟作用达高峰,维持时间约4小时。

【临床应用】　主要用于慢性阻塞性肺病,也可用于支气管哮喘。本品起效慢,适用于预防支气管哮喘的发作,也可与 β 肾上腺素受体激动药联合使用,以控制哮喘的症状。

【不良反应】　常见副作用为口干,此外尚有发生口腔溃疡的报道。禁忌证和注意事项同阿托品。

其他季铵类 M 受体阻断药见表7-4所示。

表7-4　其他季铵类 M 受体阻断药

药名	药理作用	临床应用	不良反应
溴丙胺太林(普鲁本辛) propantheline bromide	抑制胃肠平滑肌,减少胃液分泌	胃、十二指肠溃疡 胃肠和泌尿道痉挛 遗尿症及妊娠呕吐	类似于阿托品
甲溴东莨菪碱 scopolamine methobromide	不易透过血脑屏障,药效稍弱于阿托品	主要用于胃肠道疾病的治疗 可口服,皮下或肌内注射	参见东莨菪碱

续表

药名	药理作用	临床应用	不良反应
格隆溴铵 glycopyrronium bromide	抑制腺体分泌作用较强	麻醉前给药,与新斯的明合用纠正非除极化型肌肉松弛药过量,消化性溃疡与缓解内脏痉挛的辅助药物。口服,或与新斯的明混合后,用于麻醉前肌注或静注	参见阿托品
奥芬溴铵 oxyphenonium bromide	与阿托品相似	消化性溃疡,内脏平滑肌痉挛。口服,或注射用药	参见阿托品
异丙碘铵 isopropamide iodide	与阿托品相似,作用时间较长	口服治疗	参见阿托品
戊沙溴铵 valethamate bromide	与阿托品相似	平滑肌痉挛 口服,肌内注射,或直肠给药	与阿托品相似
地泊溴铵 diponium bromide	与阿托品相似	内脏平滑肌痉挛,消化性溃疡	参见阿托品
溴哌喷酯 pipenzolate bromide	与阿托品相似	胃肠道痉挛	与阿托品相似
喷噻溴铵 penthienate bromide	与阿托品相似	可缓解内脏平滑肌痉挛,为治疗消化性溃疡的辅助药	与阿托品相似
甲溴贝那替嗪 benactyzine methobromide	与阿托品相似	内脏痉挛性疼痛和消化性溃疡	与阿托品相似
甲硫酸二苯马尼 diphemanil metilsulfate	与阿托品相似	内脏痉挛性疼痛 口服,餐前服用	与阿托品相似
羟吡溴铵 oxypyrronium bromide	与阿托品相似	用于消化性溃疡	与阿托品相似
依美溴铵 emepronium bromide	与阿托品相似	主要用于尿频、手术后排尿里急后重等泌尿道综合征	可引起口腔和食管溃疡

2. 叔胺类 M 受体阻断药　该类药物中部分属于合成扩瞳药,如氢溴酸后马托品、环喷托酯、托吡卡品等。部分药物易于透过血脑屏障,属于中枢抗胆碱药,可用于帕金森病和抗精神病药引起的锥体外系副作用的治疗。主要药物包括:甲磺酸苯扎托品(benzatropine mesylate)和盐酸苯海索(trihexyphenidyl hydrochloride)。

另一部分则主要用于平滑肌痉挛的治疗,如盐酸双环维林(dicyclomine hydrochloride)、盐酸黄酮哌酯(flavoxate hydrochloride)和氯化奥昔布宁(oxybutynin chloride),这些药物尚有非选择性直接松弛平滑肌的作用,在治疗剂量下能减轻胃肠道、胆道、输尿管和子宫平滑肌痉挛。黄酮哌酯和奥昔布宁对膀胱平滑肌有较好的解痉作用,但其口干和对眼睛的副作用限制了这些药物的持续使用。托特罗定(tolterodine)为强 M 胆碱受体阻断药,其对泌尿道的膀胱具有选择性作用。托特罗定的体内代谢酶为 CYP2B6,形成 5-羟甲基代谢产物,该代谢产物具有与母体药物类似的药理活性。

其他叔胺类 M 受体阻断药见表 7-5 所示。

(三)选择性 M 受体阻断药

阿托品与合成或半合成的阿托品代用品,绝大多数对 M 胆碱受体亚型缺乏选择性,因此在临床使用时副作用较多。选择性 M 受体阻断药对受体的特异性较高,从而使副作用明显减少。

Notes

表7-5 其他叔胺类M受体阻断药

药名	药理作用	临床应用	不良反应
贝那替嗪 benactyzine	解痉药,缓解平滑肌痉挛,抑制腺体分泌,尚有中枢安定及抗心律失常的作用	适用于兼有焦虑症的溃疡患者、肠蠕动亢进及膀胱刺激征	口干、头晕、嗜睡等
双环维林 dicyclomine	叔胺类解痉药,抗M样作用比阿托品弱,本身尚有非特异性的直接松弛平滑肌的作用	胃肠道痉挛、与抗酸药合用于消化性溃疡	副作用较少,曾有3个月的婴儿呼吸暂停,甚至死亡的报道,故本药禁用于6个月以下的婴儿
羟苄利明 oxyphencyclimin	叔胺类解痉药	消化性溃疡、平滑肌痉挛	参见贝那替嗪
阿地芬宁 adiphenine	抗M样作用较阿托品弱,本身尚有直接松弛平滑肌及局麻作用。作用不强,现已少用	口服,因有局麻作用,本药不宜嚼碎	同上
氨戊酰胺 aminopentamide	抗M样作用的强度与阿托品相仿	消化性溃疡与胃肠道痉挛等	同上
甲卡拉芬 metcaraphen	除具有阿托品的作用外,尚具有镇痛及直接松弛平滑肌的作用	消化性溃疡、胃肠道痉挛等	有口干、乏力等

哌仑西平

哌仑西平(pirenzepine)结构式与丙米嗪相似,属三环类药物。其对M_1和M_4受体的亲和力均强,因此,并非为完全的M_1受体选择性药物。替仑西平(telenzepine)为哌仑西平同类物,但其对M_1受体的选择性阻断作用更强。二药均可抑制胃酸及胃蛋白酶的分泌,用于与泌酸有关的消化性溃疡的治疗。哌仑西平在治疗剂量时较少出现口干和视力模糊等反应。由于其脂溶性低而不易进入中枢,故无阿托品样中枢兴奋作用。有研究认为,上述二药还可用于慢性阻塞性肺病的治疗,可能与其拮抗迷走神经功能有关。在胃肠道和气管,M_1受体的阻断可能作用位于神经节的受体。

Tripitamine和达非那新(darifenacin)均为选择性的M_2和M_3胆碱受体阻断药,它们可用于对抗胆碱能性的心动过缓(M_2)和平滑肌活性过高或上皮细胞分泌增加(M_3)。来自某些青、绿色毒蛇的毒液中的多肽毒,对M_1和M_4具有较高的选择性,但目前尚难以确定其临床价值。

第二节 N胆碱受体阻断药

一、神经节阻断药

【药理作用】 神经节阻断药选择性与神经节N_N胆碱受体结合,竞争性地阻断ACh与其受体结合,使ACh不能引起神经节细胞除极化,从而阻断神经冲动在神经节中的传递。

这类药物对交感神经节和副交感神经节都有阻断作用,因此其综合效应常视两类神经对该器官支配以何者占优势而定。如交感神经对血管支配占优势,用药后对血管主要为舒张作用,尤其对小动脉,使血管床血流量增加;静脉舒张,回心血量减少及心排血量降低,结果使血压明显下降,尤其以坐位和立位血压下降显著。在胃肠道、眼、膀胱等平滑肌和腺体则以副交感神经占优势,因此,用药后常出现便秘、扩瞳、口干、尿潴留及胃肠道分泌减少等。

【临床应用】　除美卡拉明(mecamylamine)和樟磺咪芬(trimetaphan camsilate)外,其他药物已基本不用。本类药物曾用于抗高血压,现已被其他降压药取代。可用于麻醉时控制血压,以减少手术区出血。也可用于主动脉瘤手术,此时应用神经节阻滞药不仅能降压,而且能有效地防止因手术剥离所造成的交感神经反射,使患者血压不致明显升高。

二、神经肌肉阻滞药

神经肌肉阻滞药是一类作用于神经肌肉接头突触后膜 N 胆碱受体产生神经肌肉阻滞的药物,故亦称为骨骼肌松弛药(skeletal muscular relaxants)。按其作用机制不同,可分为两类,即除极化型神经肌肉阻滞药(depolarizing neuromuscular blockers)和非除极化型神经肌肉阻滞药(nondepolarizing neuromuscular blockers)。

（一）除极化型神经肌肉阻滞药

又称为非竞争性神经肌肉阻滞药。这类药物与神经肌肉接头突触后膜的胆碱受体结合,产生与 ACh 相似但较持久的除极化作用,使神经肌肉接头突触后膜的 N 胆碱受体不能对 ACh 起反应,此时神经肌肉的阻滞方式已由除极化转变为非除极化,前者为药物导致的 Ⅰ 相阻断,后者为 Ⅱ 相阻断,从而使骨骼肌松弛。这类神经肌肉阻滞药起效快,持续时间短,主要用作小手术麻醉的辅助药,特别是插管。本类药物特点为:①最初可出现短时肌束颤动,与药物对不同部位的骨骼肌除极化出现的时间先后不同有关;②连续用药可产生快速耐受性;③抗胆碱酯酶药不仅不能拮抗其骨骼肌松弛作用,反能使之加强;④治疗剂量并无神经节阻滞作用。目前临床应用的该类药物只有琥珀胆碱。

琥 珀 胆 碱

琥珀胆碱(suxamethonium,succinylcholine)又称司可林(scoline),由琥珀酸和两个分子的胆碱组成,在碱性溶液中容易被破坏。

【药理作用】　琥珀胆碱 10 ~ 30mg 静脉注射后,即可见短暂的肌束颤动,尤以胸腹部肌肉明显。1 分钟后即转为松弛,2 分钟时作用达高峰。肌松作用从颈部肌肉开始,逐渐至肩胛、腹部和四肢。肌松部位以颈部和四肢肌肉最明显,面、舌、咽喉和咀嚼肌次之,对呼吸肌麻痹作用不明显,但对喉头和气管肌作用强。肌松作用强度可通过滴速调节。

【体内过程】　琥珀胆碱进入体内后即可被血液和肝脏中的假性胆碱酯酶迅速水解为琥珀酰单胆碱和胆碱,肌松作用明显减弱;琥珀酰单胆碱进一步水解为琥珀酸和胆碱,肌松作用消失。仅约 10% ~15% 的给药量到达神经肌肉接头处,约 2% 药物以原形经肾排泄,其余以代谢产物的形式随尿液排出。

【临床应用】　由于本药对喉肌松弛作用较强,故静脉注射给药适用于气管内插管、气管镜、食管镜检查等短时操作。静脉滴注可维持较长时间的肌松作用,便于在浅麻醉下进行外科手术,以减少麻醉药用量,保证手术安全。本药可引起强烈的窒息感,故对清醒患者禁用,可先用硫喷妥钠静脉麻醉后,再给琥珀胆碱。由于该药个体差异较大,故需按反应调节滴速。

【不良反应】

1. 窒息　过量可致呼吸肌麻痹,严重窒息可见于遗传性胆碱酯酶活性低下者,亦可在大剂量或多次重复应用产生Ⅱ相阻断时发生。用时需备有人工呼吸机。

2. 肌束颤动　琥珀胆碱产生肌松作用前有短暂肌束颤动,可损伤肌梭。部分患者术后肩胛部、胸腹部肌肉疼痛,一般3～5天可自愈。

3. 血钾升高　由于肌细胞持久性除极化而释放K^+,使血钾升高。如患者同时伴有大面积软组织损伤如烧伤、恶性肿瘤、肾功能损害及脑血管意外等疾病,则血钾可升高20%～30%,危及生命。

4. 心血管反应　可兴奋迷走神经及副交感神经节产生心动过缓和低血压,血钾升高也可加重上述症状,严重者心脏停搏。亦可兴奋交感神经使血压升高。

5. 恶性高热　为常染色体异常的遗传性疾病,为麻醉的主要死因之一。一旦发生,须迅速降低体温,吸入100%氧气,纠正酸中毒,用丹曲洛林(dantrolene)抑制肌浆网Ca^{2+}的释放,减少热量产生并使肌肉松弛,并用抗组胺药对抗组胺释放作用,血压下降时可用拟交感胺处理。

6. 其他　该药能使眼外骨骼肌短暂收缩,引起眼内压升高,禁用于青光眼、白内障晶体摘除术。此外,尚有增加腺体分泌,促进组胺释放等作用。

（二）非除极化型神经肌肉阻滞药

又称竞争性神经肌肉阻滞药(competitive neuromuscular blockers)。这类药物与ACh竞争神经肌肉接头的N胆碱受体,阻断ACh的除极化作用,使骨骼肌松弛。因这类神经肌肉阻滞药起效慢,持续时间长,主要用于大手术麻醉的辅助药。抗乙酰胆碱酯酶药可拮抗其肌松作用。本类药物多为天然生物碱及其类似物,化学上属苄基异喹啉类(benzylisoqu-inolines)。

筒 箭 毒 碱

筒箭毒碱(d-tubocurarine)为箭毒中提取的生物碱。箭毒(curare)是南美印地安人用数种植物制成的植物浸膏,涂于箭头,动物中箭后四肢肌肉松弛,便于捕捉。

【药理作用与机制】

1. 肌松作用　静脉注射筒箭毒碱后,快速运动肌如眼部肌肉首先松弛,然后可见四肢、颈部和躯干肌肉松弛,继之肋间肌松弛,出现腹式呼吸,剂量加大,最终可致膈肌麻痹,患者呼吸停止。肌肉松弛恢复时,其次序与肌松时相反,即膈肌麻痹恢复最快。

应用药物微离子透入法和单通道膜片钳技术,有助于阐明本药作用机制,即药物与神经肌肉接头的突触后膜N胆碱受体结合后,可竞争性阻断ACh作用,肌细胞对神经末梢释放的ACh不敏感,但终极区及肌细胞膜对K^+的去极化仍保持敏感状态,此时如直接电刺激肌纤维也有反应。在筒箭毒碱作用下,突触后终板电位幅度可减少70%,其单通道开放频率减少,此时不能触发肌细胞动作电位,提示筒箭毒碱具有竞争性阻断药的特性。

2. 组胺释放作用　本药尚可促进体内组胺的释放,表现为组胺样皮疹、支气管痉挛、低血压和唾液分泌增多等症状。

3. 神经节阻滞作用　常用量即有自主神经节阻滞作用,并可部分抑制肾上腺髓质的分泌,故可造成血压下降。

【临床应用】　为麻醉辅助药,适用于胸腹部手术及气管插管等。麻醉前先给5mg,间隔25分钟追加5mg,总量可至40mg,儿童总量为400μg/kg。乙醚能使其增效,故与乙醚合用时,本品剂量需减为常用量的1/3～1/2。也可用于控制破伤风的肌痉挛,剂量为(75～150)μg/kg。

筒箭毒碱作用时间较长,用药后作用不易逆转,不良反应多,目前临床已少用。目前,在用作麻醉辅助药方面,传统的筒箭毒碱已基本被某些药物所取代(表7-6)。

Notes

表7-6　其他非除极化型神经肌肉阻滞药物

药名	药理作用	不良反应
阿曲库铵 atracurium	与筒箭毒碱相似。本药消除的两种途径皆不依赖于肝肾功能,故适用于肾功能不全者	参见筒箭毒碱
多库氯铵 doxacurium	长时作用类	参见筒箭毒碱
咪库铵 mivacurium	短时作用类 通过血浆假性胆碱酯酶消除	有组胺释放作用,可出现脸红,血压降低等症状
潘库铵 pancuronium	长时间作用类。小部分经肝脏降解,少量由胆汁排泄,主要经肾排泄	有轻度的心悸与血压升高。肾功能不全者须减量
哌库铵 pipecuronium	长时作用类。小部分由肝脏代谢,主要经肾排泄	参见筒箭毒碱
维库铵 vecuronium	中时作用类。静注后体内迅速分布,经肝摄取,部分由肝脏代谢,药物原形及其代谢物主要由胆汁排泄。小部分经肾排泄	有支气管痉挛及过敏反应,很少见。常用量并无明显心血管作用
罗库溴铵 rocuronium bromide	中时作用类。通过肝脏代谢,代谢物保留部分肌松作用,经肾排泄	肝肾功能不良者慎用
氯二甲箭毒 dimethyltubocurinium	大鼠膈神经膈肌标本的实验表明,本药的肌松效价约相当于筒箭毒碱的1/2	参见筒箭毒碱
加拉碘铵 gallamine triethiodide	常用量神经节阻断作用不明显	有阿托品样心率加快作用
泰肌松 cissampelosine methiodide	肌松作用与筒箭毒碱相似	参见筒箭毒碱

作用于神经肌肉接头处药物及活性物质的作用位点见图7-1所示。

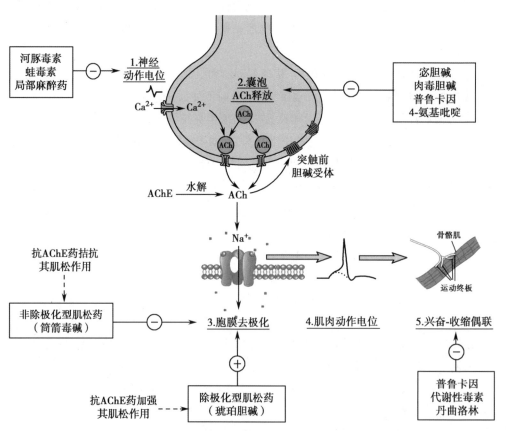

图7-1　神经肌肉接头处药物及活性物质的作用位点

1~5分别表示神经肌肉接头兴奋传递过程。⊖表示抑制作用;⊕表示活化作用

Notes

推荐阅读文献

1. Kruse AC, Kobilka BK, Gautam D, et al. Muscarinic acetylcholine receptors: novel opportunities for drug development. *Nat Rev Drug Discov*. 2014;13;549-560
2. Harvey RD. Muscarinic receptor agonists and antagonists: effects on cardiovascular function. *Handb Exp Pharmacol*. 2012;299-316
3. Haga K, Kruse AC, Asada H, et al. Structure of the human M_2 muscarinic acetylcholine receptor bound to an antagonist. *Nature*. 2012;482;547-551

（臧伟进）

第八章 肾上腺素受体激动药

肾上腺素受体激动药(adrenoceptor agonists)指能与肾上腺素受体结合并激动受体,产生与肾上腺素相似的作用的药物,故又称拟肾上腺素药(adrenomimetics)。由于它们在化学结构上多属胺类且作用与交感神经兴奋的效应相似,旧称拟交感胺(sympathomimetic amines)。据《神农本草经》记载,我国在 2000 多年前已用中药麻黄治疗哮喘,现已证明其主要有效成分为拟交感胺之一——麻黄碱,这应该是使用拟交感胺类药物的最早记录。近代药理学关于该类药物的研究始于 1895 年,发现肾上腺提取物具有升血压作用,随后于 1899 年自肾上腺提取出肾上腺素。1910 年 Dale 等研究一系列与肾上腺素有关的合成胺类的药理作用,始称它们的作用为拟交感作用(sympathomimetic action)。20 世纪以来,药物-受体学说的研究从概念的提出,到受体分离纯化、结构确定,至配体-受体结合点(binding site,结合部位,受点)的定位和多种受体亚型克隆,肾上腺素类配体和受体的研究也有了较大发展。

第一节 构效关系及分类

一、构效关系

肾上腺素受体激动药的基本化学结构是 β-苯乙胺(β-phenylethylamine)。肾上腺素、去甲肾上腺素、异丙肾上腺素和多巴胺等在苯环上有 3,4-二羟基,具有两个邻位羟基的苯环一般称为儿茶酚(catechol),故这类药又称儿茶酚胺(catecholamine,CA)(图 8-1)。

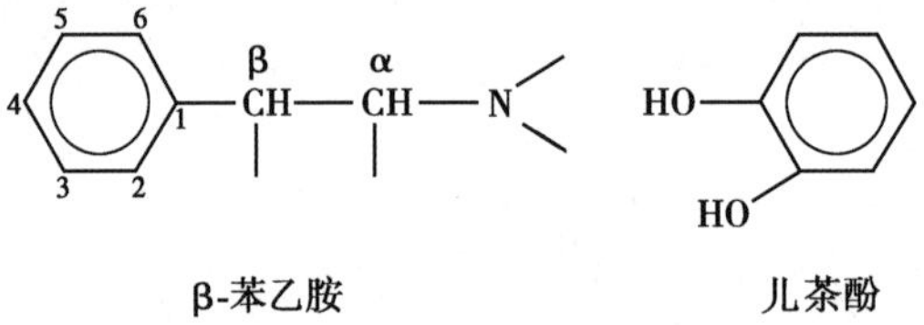

β-苯乙胺 **儿茶酚**

图 8-1 β-苯乙胺、儿茶酚和儿茶酚胺的结构

肾上腺素受体激动药的基本化学结构是 β-苯乙胺,由苯环、碳链和氨基三部分组成。这三部分的氢可被不同基团取代,从而产生许多衍生物。

1. **苯环** 本类药物激动 α 和 β 受体的活性与 3、4 位羟基的存在有关。如把酚羟基除去,则失去了儿茶酚胺结构,作用减弱,但具有不被儿茶酚氧位甲基转移酶(COMT)破坏的性质,故在体内消除较慢,作用时间延长。例如麻黄碱的苯环没有羟基,其作用强度为肾上腺素的 1/300~1/100,而作用时间延长 7~10 倍。仅有一个羟基的去氧肾上腺素作用强度和作用时间则介于肾上腺素和麻黄碱之间。两个羟基之间的立体距离加大,作用时间也延长,如沙丁胺醇(表 8-1)。β 受体分子生物学研究显示,其一级结构中的 204 丝氨酸残基和 207 羟基团可能分别与儿茶酚胺的 3、4 羟基形成氢键。如以其他环状结构代替苯环,则其对外周肾上腺素受体的激动作用仍保留,但中枢兴奋作用降低,甚至转为抑制作用,如萘甲唑啉和羟基唑啉。

表 8-1　肾上腺素受体激动药的化学结构和分类

名　称	5	6	4 3	2 1	β CH	α CH	NH
1. α₁、α₂受体激动药							
去甲肾上腺素	H	OH	OH	H	OH	H	H
间羟胺	H	H	OH	H	OH	CH₃	H
2. α₁受体激动药							
去氧肾上腺素	H	H	OH	H	OH	H	CH₃
甲氧明	OCH₃	H	H	OCH₃	OH	CH₃	H
3. α、β受体激动药							
肾上腺素	H	OH	OH	H	OH	H	CH₃
多巴胺	H	OH	OH	H	H	H	H
麻黄碱	H	H	H	H	OH	CH₃	CH₃
美芬丁胺	H	H	H	H	H	① CH₃—C—CH₃	CH₃
苯丙胺	H	H	H	H	H	CH₃	H
4. β₁、β₂受体激动药							
异丙肾上腺素	H	OH	OH	H	OH	H	CH—CH₃ | CH₃
5. β₁受体激动药							
多巴酚丁胺(消旋)	H	OH	OH	H	H	H	②
普瑞特罗	H	OH	H	H	③OH	H	CH—CH₃ | CH₃
6. β₂受体激动药							
沙丁胺醇	H	OH	CH₂ | OH	H	OH	H	CH₃ | C—CH₃ | CH₃
特布他林	OH	H	OH	H	OH	H	CH₃ | C—CH₃ | CH₃

说明：①取代 α 碳；② 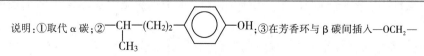；③在芳香环与 β 碳间插入—OCH₂—

2. **碳链**　苯环和氨基间的碳链长度以两个碳原子为最佳,如果 α 碳上的一个氢被甲基取代,则由苯乙胺类变为苯异丙胺类,其外周肾上腺素受体激动作用减弱而中枢兴奋作用加强,不易被单胺氧化酶(MAO)破坏,稳定性增加,作用时间延长,如麻黄碱和间羟胺。

3. 氨基　氨基氢原子的取代基团与药物对 α 和 β 肾上腺素受体的选择性有关。一般认为,取代基团从甲基到叔丁基,其对 β 受体的激动作用逐渐加强,而对 α-受体的作用趋于减弱。如去甲肾上腺素的一个氨基氢被甲基取代形成肾上腺素,其对 β 受体的激动作用加强,如被异丙基取代形成异丙肾上腺素,则在加强 β 受体激动作用的同时,α 受体激动作用大大减弱。再如被更大的基团取代,形成沙丁胺醇和特布他林等,则几乎无 α 激动作用,而且进一步提高了其对 β_2 受体的选择性。

4. 光学异构体　碳链上的 α 碳和 β 碳如被其他基团取代,可形成光学异构体。在 α 碳上形成的左旋体,外周作用较强,如左旋去甲肾上腺素比右旋体作用强 10 倍以上。在 α 碳形成的右旋体,中枢兴奋作用较强,如右旋苯丙胺的中枢作用强于左旋苯丙胺。

二、分　类

由于按肾上腺素受体亚型分类能准确地反映各药物的药理学特性和临床应用,本章采用此分类进行叙述。

1. α、β 肾上腺素受体激动药　如肾上腺素和麻黄碱。

2. α 肾上腺素受体激动药　可分为下列三类

(1) α_1、α_2 肾上腺素受体激动药:如去甲肾上腺素。

(2) α_1 肾上腺素受体激动药:如去氧肾上腺素。

(3) α_2 肾上腺素受体激动药:如羟甲唑啉。

3. β 肾上腺素受体激动药　可分为下列四类

(1) β_1,β_2 肾上腺素受体激动药:如异丙肾上腺素。

(2) β_1 肾上腺素受体激动药:如多巴酚丁胺。

(3) β_2 肾上腺素受体激动药:如沙丁胺醇。

(4) β_3 肾上腺素受体激动药。

第二节　α、β 肾上腺素受体激动药

肾　上　腺　素

药用肾上腺素(adrenaline,AD,epinephrine)从家畜肾上腺提取或人工合成。其化学结构与去甲肾上腺素的不同之处在于氨基氮位上一氢原子被甲基取代。肾上腺素化学性质不稳定,见光易失效;在中性,尤其是碱性溶液中,易氧化变色失去活性。

【药理作用与机制】　肾上腺素为 α、β 受体激动药,作用广泛而复杂,并且与机体的生理病理状态、靶器官中肾上腺素受体亚型的分布、整体的反射作用和神经末梢突触间隙的反馈调节等因素有关。

1. 血管　小动脉和毛细血管前括约肌的 α 肾上腺素受体密度高,静脉和大动脉的 α 肾上腺素受体密度低,因此肾上腺素主要收缩小动脉和毛细血管前括约肌,其次收缩静脉和大动脉。对不同部位血管,肾上腺素的作用除量的不同外,尚有收缩或舒张的质的不同,这取决于各血管 α 和 β 受体的分布差异以及整体的调节因素。由于不同部位血管对肾上腺素的反应不同,使用肾上腺素后会形成血流的再分布。

皮肤、黏膜血管 α 受体占优势,β_2 受体相对较少,肾上腺素对其呈显著的收缩反应。注射肾上腺素可显著降低皮肤血流量,收缩支气管黏膜血管,有利于消除黏膜水肿。

骨骼肌血管以 β_2 受体为主,呈舒张反应。人静脉滴注肾上腺素 30μg/min 可显著增加骨骼

肌血流量。此作用无心脏或中枢反射作用参与,因其在去交感神经的肢体依然出现。如先给予α受体阻断药,则肾上腺素对肌肉血管的舒张作用更为显著持久。

肾脏血管α受体占优势,肾上腺素在对血压无明显作用的剂量即可增加肾血管阻力,减少肾血流量达40%,钠、钾及氯的排泄下降。并可激动肾小球球旁细胞(juxtaglomerular cells)的β_1受体而增加肾素的分泌。

肾上腺素可使冠状动脉舒张,此作用可在不增加主动脉血压时发生,可能由下述两个因素引起:①兴奋冠状动脉血管β_2受体,血管舒张;②心脏的收缩期缩短,相对延长舒张期;③肾上腺素引起心肌收缩力加强和心肌耗氧量增加,从而促使心肌细胞释放扩血管的代谢产物腺苷(adenosine)。

肾上腺素对脑血流量的作用与全身血压有关。治疗剂量时,对脑部小动脉并无显著的收缩作用,由于血压升高使脑血流增加,但在正常情况下,脑血流的自身调节作用会限制这种增加。肾上腺素对肺血管具有双相作用,小剂量舒张而大剂量收缩。中毒剂量可产生致死性肺水肿,这可能由于肺脏毛细血管渗透压增高所致。

2. **心脏**　在心脏,β_1、β_2和α受体共存,其中以β_1受体为主。人心室β_1受体占86%,心房β_1受体占74%。肾上腺素兴奋心脏作用主要由于激动心肌、窦房结和传导系统的β_1受体,从而加强心肌收缩力、加速心率和加快传导,提高心肌的兴奋性,增加心排血量。此外,有报道人心肌的β受体中有40%为β_2受体,其激动效应主要在心率方面,肾上腺素的正性心率作用也有激动β_2受体的因素参与。与异丙肾上腺素相似,肾上腺素对心肌也具正性缩率作用(positive inotropic effect)。

肾上腺素对心脏的兴奋作用起效迅速而强大,使心肌收缩力加强,心率加快,心脏每搏排血量和每分排血量增加;同时舒张冠状血管,改善心肌血液供应,这是其作为强效心脏兴奋药的有利之处。不利之处是提高心肌代谢率和兴奋性,增加心肌耗氧量,提高自律性。当应用剂量过大或静脉注射过快时,也可引起心律失常,出现期前收缩,甚至引起心室纤颤。当患者处于心肌缺血、缺氧及心力衰竭时,肾上腺素有可能使病情加重或引起快速性心律失常,如期前收缩、心动过速、甚至心室纤颤。

3. **血压**　肾上腺素对血压的影响与其剂量密切相关,小剂量和治疗量肾上腺素使心肌收缩力增强,心率和心排血量增加,皮肤黏膜血管收缩,使收缩压和舒张压升高。同时舒张骨骼肌血管,抵消或超过对皮肤黏膜血管的收缩作用,使收缩压升高而舒张压不变或下降,脉压增大,有利于各组织器官的血液灌注。肾上腺素的典型血压改变多为双相反应,即给药后迅速出现明显的升压作用,而后出现微弱的降压反应,后者持续作用时间较长。如事先给予α受体阻断药,肾上腺素的升压作用可被翻转,呈现明显的降压反应,表现出肾上腺素对血管β_2受体的激动作用。大剂量肾上腺素除强烈兴奋心脏外,还可使血管平滑肌的α_1受体兴奋占优势,尤其是皮肤、黏膜、肾脏和肠系膜血管强烈收缩,使外周阻力显著增高,收缩压和舒张压均升高(图8-2)。

4. **平滑肌**　肾上腺素对平滑肌的作用主要取决于器官组织上的肾上腺素受体类型和分布密度。

(1) 支气管:肾上腺素激动支气管平滑肌的β_2受体,舒张支气管平滑肌,支气管哮喘发作时,作用更加明显;肾上腺素激动支气管黏膜血管的α受体,使之收缩,从而消除哮喘时的黏膜水肿和渗出;肾上腺素作用于支气管黏膜层和黏膜下层肥大细胞的β_2受体,抑制抗原引起的肥大细胞释放组胺和其他过敏反应物质。

(2) 胃肠道:肾上腺素抑制胃肠道平滑肌,表现为胃松弛,肠张力下降,蠕动频率及振幅降低,主要是由于激动α和β受体所致。肾上腺素对肠平滑肌的抑制作用可能与去甲肾上腺素相似,激动肠神经丛胆碱能神经末梢的α_2受体,抑制ACh的释放,从而抑制肠肌。

一般情况下,肾上腺素增加幽门和回盲括约肌的张力,括约肌处于痉挛状态时则抑制之。

Notes

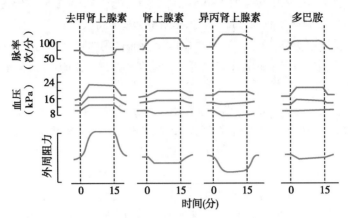

图 8-2　人静脉注射去甲肾上腺素、肾上腺素、异丙
肾上腺素和多巴胺对心血管系统的影响

肾上腺素对胃肠道括约肌的作用在不同种属和不同括约肌可表现为收缩或松弛,这可能由于 α 和 β 受体的比例不同所致。

（3）膀胱：松弛膀胱逼尿肌,减缓排尿感,使尿潴留。

（4）眼睛：虽然交感神经兴奋常伴有扩瞳,但滴用肾上腺素时扩瞳作用却不明显,但可使正常人和开角型青光眼患者的眼内压降低,这可能与减少房水的产生和促进其回流有关。

（5）骨骼肌：肾上腺素能促使神经肌肉传递易化,原因可能是激动 α 和 β 受体,促进 Ca^{2+} 内流,增加运动神经元递质的释放。

5. 代谢　治疗量的肾上腺素能明显增强机体的新陈代谢。肾上腺素可通过激动肝脏的 $β_2$ 和 α 受体,促进肝糖原分解和糖原异生,升高血糖和乳酸,但极少出现糖尿;通过激动 $α_2$ 受体抑制胰岛素的分泌,通过胰岛 α 细胞的 β 受体促进胰高血糖素的分泌,总的结果是抑制胰岛素分泌,降低外周组织摄取葡萄糖等,这些可能都是肾上腺素升高血糖的作用环节。

肾上腺素促进脂肪分解,使血中游离脂肪酸增加。这可能由于激动脂肪细胞的 β 受体,甘油三酯酶激活,使甘油三酯分解为游离脂肪酸和甘油。在一般剂量时,可使耗氧量增加 20% ~ 30%。

6. 中枢神经系统　由于肾上腺素不易透过血脑屏障,治疗量时一般无明显中枢兴奋现象,有时会出现不安、恐惧、头痛和震颤等,这可能继发于其对心血管系统、骨骼肌以及代谢的作用。肾上腺素仅在大剂量时才出现中枢兴奋症状,如激动、呕吐、肌强直,甚至惊厥等。

【体内过程】

1. 吸收　口服在经过肠液、肠黏膜和肝脏时经结合与氧化而被破坏,故无效。皮下注射因局部血管收缩而延缓吸收。肌内注射因对骨骼肌血管不产生收缩作用,故吸收远较皮下注射快,但维持时间较短。皮下注射 6 ~ 15 分钟起效,作用可维持 1 小时,肌内注射作用维持 30 分钟。

2. 代谢　外源性和肾上腺髓质分泌的肾上腺素进入血液循环后,立即通过摄取和酶的降解等机制失活。灭活肾上腺素和去甲肾上腺素的酶 COMT 和 MAO 广泛存在于许多组织内,特别是肝、肾、肠和血管壁细胞中。MAO 主要结合在线粒体膜的外侧,而 COMT 主要存在于胞质液中。去甲肾上腺素能神经元内主要含 MAO。肝脏是外源性儿茶酚胺的重要代谢器官。外源性肾上腺素和体内肾上腺髓质分泌的肾上腺素代谢的主要途径是先被肝脏和其他组织的 COMT 催化形成间甲肾上腺素（metanephrine）,再被 MAO 催化形成 3-甲氧-4-羟扁桃醛,最后再分别经醛脱氢酶（aldehyde dehydrogenase,ADH）和醛还原酶（aldehyde reductase）催化形成 3-甲氧-4-羟扁桃酸（3-methoxy 4-hydroxymandelic acid, vanillymandelic acid, VMA）和 3-甲氧-4-羟苯乙二醇

Notes

（3-methoxy 4-hydroxy-phenylethylene glycol）等。部分代谢产物最后与葡萄糖醛酸或硫酸结合而消除（图8-3）。

图 8-3　肾上腺素和去甲肾上腺素的代谢

3. 排泄　静脉注射或滴注肾上腺素 96 小时后尿中各种代谢产物和原形占总量的百分数为：间甲肾上腺素与其结合型 34%～57%，VMA 25%～41%，肾上腺素 2%～7%。本药可通过胎盘屏障。

【临床应用】

1. 心脏骤停　因溺水、中枢抑制药中毒、麻醉和手术意外、急性传染病和心脏传导高度阻滞引起的心脏骤停，在进行心脏按摩、人工呼吸和纠正酸中毒等措施的同时，可用肾上腺素做心室内注射，使心脏重新起搏。但是治疗电击或卤素类全身麻醉药（氟烷、甲氧氟烷等）意外引起心脏骤停时常伴有或诱发心室纤颤，故在用肾上腺素的同时，应配合使用除颤器、起搏器及利多卡因等抗心律失常药物。

2. 过敏性疾病

（1）过敏性休克（anaphylactic shock）：输液反应或药物过敏，如青霉素等引起的过敏性休克，由于组胺和白三烯等过敏物质的释放，使大量小血管床扩张和毛细血管通透性增高，引起全身循环血量降低，心率加快，心收缩力减弱，血压下降以及支气管平滑肌痉挛引起呼吸困难等症状。肾上腺素能抑制过敏物质的释放，明显收缩小动脉和毛细血管前括约肌，使毛细血管通透性降低，改善心脏功能和解除支气管平滑肌痉挛，从而迅速有效地缓解过敏性休克的临床症状，挽救患者生命。一旦发生过敏性休克，宜选用肾上腺素抢救。抢救时，应迅速皮下或肌内注射，危急病例亦可用生理盐水稀释 10 倍后缓慢静脉注射，但必须避免因过量或注射过速造成的血压剧升及心律失常等不良反应。

（2）支气管哮喘急性发作及其他速发型变态反应：肾上腺素除能解除哮喘时的支气管平滑肌痉挛外，尚可抑制组织和肥大细胞释放组胺和白三烯类等过敏反应物质，以及通过收缩支气

Notes

管黏膜血管的作用,减轻呼吸道水肿和渗出,从而使支气管哮喘急性发作得到迅速控制。

（3）血管神经性水肿及血清病:肾上腺素亦能迅速缓解血管神经性水肿、血清病、荨麻疹和花粉症等变态反应性疾病的症状。

3. 局部应用　将 1:250 000～1:200 000 肾上腺素加入普鲁卡因或利多卡因等局麻药液中,可使注射部位周围血管收缩,延缓局麻药的吸收,增强局麻效应,延长局麻作用时间,并减少局麻药吸收中毒的发生。但应注意用量,肾上腺素应用过量时仍可产生心悸和血压剧升等全身不良反应。亦可将浸有肾上腺素(0.1%)的纱布或棉球用于外伤表面,如鼻黏膜和齿龈,使微血管收缩而止血。

4. 治疗青光眼　做成 1%～2% 的滴眼液慢性应用,通过促进房水流出以及使 β 受体介导的眼内反应脱敏感化(desensitization of β adrenoceptor-mediated responses),降低眼内压。

【不良反应与注意事项】　一般不良反应有心悸、出汗、烦躁不安、焦虑、面色苍白、头痛、震颤等,停药后症状可自动消失。如剂量过大,或皮下、肌内注射误入血管,或静脉注射过快,可致搏动性头痛、心律失常或血压骤升,有发生脑出血的危险。硝酸酯类、亚硝酸酯类、硝普钠或 α 受体阻断药可拮抗之。使用肾上腺素时应严格掌握剂量和注射方法,静脉注射须稀释后缓慢注入。注射液稀释后其 pH 值升高,在空气中及阳光下几小时内即变为淡红色,再久呈棕色,颜色稍变即不可使用。肾上腺素禁用于器质性心脏病、高血压病、冠状动脉病变、缺血性心脏病、糖尿病、甲状腺功能亢进等患者。老年人慎用。由于肾上腺素能松弛子宫平滑肌延长产程,故分娩时不宜使用。

【药物相互作用】　施行环戊烷、氟烷以及其他卤化物全身麻醉时,用肾上腺素如过量或误入血管会增加心室纤颤发生的可能性,须慎重。三环类抗抑郁药如米帕明可抑制肾上腺素被去甲肾上腺素能神经摄取,增强其作用。与 1A 类 β 受体阻断药如普萘洛尔同用,本药的 β 受体激动作用被拮抗,只与 α 受体激动作用,易产生急剧血压升高和脑出血,故属禁忌。

麻　黄　碱

麻黄碱(ephedrine)是从中药草麻黄(ephedrine silica)、中麻黄(ephedra intermedia)或木贼麻黄(ephedra equisetine)干燥草质茎提取的生物碱,现已人工合成。从麻黄中尚提取出伪麻黄碱等生物碱和麻黄油。麻黄作为中药的历史已有 2000 多年,现代研究证明,麻黄碱和伪麻黄碱都有收缩血管,舒张支气管平滑肌的作用,麻黄油有发汗作用,这与祖国医学中所述麻黄的作用基本相符。20 世纪 20 年代,中国学者陈克恢对麻黄碱进行了系统的药理研究,麻黄碱的研究促进了交感神经末梢神经递质的研究,麻黄碱也成为应用最早的肾上腺素受体激动药之一,至今仍应用不衰。据英国"Martindale Extra Pharmacopoeia"记载,各国现已有的麻黄碱及含麻黄碱的复方制剂达 300 多种。

【药理作用与机制】　麻黄碱既可直接激动 α($α_1$ 和 $α_2$)、β($β_1$ 和 $β_2$)肾上腺素受体,又可促进去甲肾上腺素的释放。与肾上腺素比较,本药的特点是:①作用较弱,持续时间较长,性质稳定,可口服;②中枢兴奋作用较显著;③收缩血管、兴奋心脏、升高血压和松弛支气管平滑肌作用都较肾上腺素弱而持久,对代谢的影响微弱;④连续使用可发生快速耐受性。

1. 中枢作用　由于麻黄碱能透过血脑屏障,故其中枢作用较肾上腺素强,但较苯丙胺弱。较大剂量能兴奋大脑皮层和皮层下中枢,引起精神兴奋、失眠、不安和肌肉震颤等症状。对血管运动中枢和呼吸中枢也略有兴奋作用。

2. 心脏　兴奋心脏,使心肌收缩力加强,心率加快,心排血量增加,但较肾上腺素弱。在整体情况下,由于血压升高,反射性兴奋迷走神经,抵消了其直接加快心率作用,故心率变化不大。剂量过大可产生心脏抑制。

3. 血管　对皮肤、黏膜和内脏血管呈收缩作用,比肾上腺素弱而持久。

Notes

4. **血压**　升压作用缓慢而持久,可维持数小时;收缩压升高比舒张压显著,脉压增加。

5. **平滑肌**　麻黄碱松弛支气管平滑肌的作用比肾上腺素弱而持久。也具抑制胃肠道平滑肌、扩瞳和升高血糖作用。此外尚具有松弛膀胱壁和逼尿肌,以及收缩其括约肌的作用。

6. **骨骼肌**　可增强重症肌无力患者的骨骼肌张力。

7. **快速耐受性(tachyphylaxis)**　本药在短期内反复应用,作用可持续减弱,停药后作用可恢复。麻黄碱通过直接作用于肾上腺素受体和间接促进递质释放两种机制发挥作用。近年在离体和放射性配体结合实验中显示,麻黄碱对 α_1、α_2、β_1、β_2 受体都有直接激动作用;并且用 $[^3H]$ 去甲肾上腺素释放实验证明麻黄碱能促进标记的去甲肾上腺素释放。整体动物实验(麻醉大鼠)和放射性配体结合实验证明,麻黄碱快速耐受性的形成可能归因于连续给药所致递质消耗和受体脱敏(desensitization)两种因素,后者又可能与受体与麻黄碱的亲和力下降有关。

【**体内过程**】　口服易吸收,且较完全,皮下注射吸收比口服快。口服后 1 小时血浆内药物达峰浓度。可透过血脑屏障,也可分泌于乳汁中。仅少量被 MAO 代谢,故作用维持时间较久。约 60%～70% 以原形经肾排出,酸性尿可促进其排泄。$t_{1/2}$ 为 3～6 小时,一次服用作用可维持 3～6 小时。

【**临床应用**】

1. **麻醉给药**　肌内或皮下注射作为蛛网膜下腔麻醉和硬膜外麻醉的辅助用药以预防低血压,亦可用本药 10～30mg 静脉注射,治疗局麻药中毒出现的低血压。

2. **鼻塞用药**　鼻炎时鼻塞症状可用本药 0.5% 溶液滴鼻以消除鼻黏膜充血和肿胀。

3. **支气管哮喘**　用于防治轻度支气管哮喘,也常与止咳祛痰药配成复方用于痉挛性咳嗽。由于 β_2 受体激动药的发展,目前已少用。

4. 缓解荨麻疹和血管神经性水肿等过敏反应的皮肤黏膜症状。

【**不良反应与注意事项**】　剂量过大或对麻黄碱敏感者可引起震颤、焦虑、失眠、心悸、血压升高等;为防止失眠,避免在晚饭后服用。连续滴鼻治疗过久,可产生反跳性鼻黏膜充血。前列腺肥大患者服用本药可增加排尿困难。由于本药可从乳汁分泌,哺乳期妇女禁用。本药禁用于高血压、动脉粥样硬化、冠心病和甲状腺功能亢进等患者。

多　巴　胺

多巴胺(dopamine,DA)是去甲肾上腺素生物合成的前体,存在于去甲肾上腺素神经、神经节和中枢神经系统,为黑质-纹状体神经通路的递质。关于脑内多巴胺神经和 DA 受体的药理,本书将在有关章节叙述。药用多巴胺是人工合成品。

【**药理作用与机制**】　在外周,本药除激动 DA 受体外,也激动 α 和 β 受体发挥外周作用,故也属 α、β 受体激动药。作用与剂量或浓度有关,并且取决于靶器官中各受体亚型的分布和对其选择性的高低。低剂量时[滴注速度约 $2\mu g/(kg \cdot min)$],主要激动血管的 D_1 受体。D_1 受体属于 G 蛋白偶联受体,激动时通过 G_s 蛋白促进细胞内 cAMP 的形成,cAMP 可通过蛋白激酶 A 产生血管舒张效应。

1. **血管和血压**　治疗量多巴胺主要激动血管 α 受体,使皮肤黏膜血管收缩,血压升高,但是对 β_2 受体作用较弱。对血管总外周阻力几无影响,这可能与多巴胺在低浓度时即可激动肾脏、肠系膜和冠状血管上的 D_1 受体,使血管扩张,血管阻力降低有关。大剂量多巴胺(滴注速度约 $10\mu g/(kg \cdot min)$)可显著收缩血管(α_1)和兴奋心脏(β_1),并有促进去甲肾上腺素释放的作用,但加速心率作用不如异丙肾上腺素显著。因此治疗量多巴胺使外周阻力升高,血压明显上升,但加速心率作用不如异丙肾上腺素显著。可使收缩压和脉压上升但不影响或略增加舒张压。总外周阻力不变(图 8-2)。此作用可被 α 受体阻断药酚妥拉明拮抗。高浓度或大剂量时激动 α_1 受体的作用占优势,使血管收缩;肾血流量和尿量减少。

2. 肾脏　低浓度多巴胺激动肾血管的 D_1 受体,肾血管扩张,肾血流量、肾小球滤过率和去甲肾上腺素的排泄均增加;此外,多巴胺尚能直接抑制肾小管重吸收 Na^+,排钠利尿,故适用于低心排血量伴肾功能损害如心源性低容量休克。但大剂量反而可因兴奋肾血管的 α 受体而致肾血管收缩,使肾血流量减少。

【体内过程】　与肾上腺素相似,多巴胺口服经肠液、肠黏膜和肝脏时被破坏故无效;由于局部血管收缩作用,皮下、肌内注射也无法发挥作用,故主要通过静脉给药。静脉注射 5 分钟内起效,持续 5~10 分钟,作用时间的长短与用量不相关。给健康人输注多巴胺后很快约有 75% 转化为其他代谢产物,其余则作为前体合成去甲肾上腺素,再以后者的代谢产物或其原形经肾排出。$t_{1/2}$ 约为 2 分钟。本药不易透过血脑屏障,故外周给予多巴胺无明显中枢作用。

【临床应用】　主要用于治疗各种休克,如心源性休克、感染性中毒休克和出血性休克等。对于伴有心肌收缩力减弱及尿量减少者较为适宜,最好同时补充血容量,纠正酸中毒。本药尚可与利尿药合用治疗急性肾衰竭。

【不良反应与注意事项】　偶见恶心、呕吐。如剂量过大或滴注过快可出现呼吸困难、心动过速、心律失常和肾血管收缩引起的肾功能下降等。一旦发生,应减慢滴注速度。由于本药 $t_{1/2}$ 较短,一般减慢滴速或停药后,反应可消失。如仍不消失,可用酚妥拉明拮抗。长时间滴注可出现手足疼痛或发冷,甚至局部坏死。嗜铬细胞瘤患者禁用。室性心律失常、闭塞性血管病、心肌梗死、动脉硬化和高血压患者慎用。

【药物相互作用】　与全身麻醉药如环丙烷、氟烷和其他氯代碳氢化合物合用可引起室性心律失常。由于本药经 MAO 代谢,故使用 MAO 抑制药的患者用本药必须减量。接受三环类抗抑郁药的患者加用本药会产生心血管方面的相互作用,应当慎用。

美 芬 丁 胺

美芬丁胺(mephentermine,恢压敏,wyamine),为 α、β 肾上腺素受体激动药,药理作用与麻黄碱相似,通过直接作用于肾上腺素受体和间接促进去甲肾上腺素释放两种机制发挥作用。本药能加强心收缩力,增加心排血量,稍增加外周血管阻力,使收缩压和舒张压升高。其兴奋心脏的作用比异丙肾上腺素弱而持久。加快心率的作用不明显,较少引起心率失常。与麻黄碱相似,也具有中枢兴奋作用。进入体内的美芬丁胺经甲基化和羟基化后,最后以原形和代谢产物经肾排出,在酸性尿中排泄较快。

主要用于腰麻时预防血压下降;也可用于心源性休克或其他低血压,此外尚可用 0.5% 溶液滴鼻治疗鼻炎。本药可产生中枢兴奋症状,特别是过量时,可出现焦虑、精神兴奋;也可致血压过高和心律失常等。甲状腺功能亢进患者禁用,失血性休克慎用。

伪 麻 黄 碱

伪麻黄碱(pseudoephedrine)为麻黄碱的立体异构物,作用与麻黄碱相似,但升压作用和中枢作用较弱。口服易吸收,耐受 MAO,大部分以原形自尿排出,$t_{1/2}$ 约数小时,主要用于鼻黏膜充血;不良反应及注意事项与麻黄碱相似。

第三节　α 肾上腺素受体激动药

一、$α_1$、$α_2$ 肾上腺素受体激动药

去甲肾上腺素

去甲肾上腺素(noradrenaline,NA;norepinephrine,NE)是去甲肾上腺素能神经末梢释放的主

Notes

要递质,少量由肾上腺髓质分泌。药用去甲肾上腺素是人工合成的左旋体,性质同肾上腺素,化学性质不稳定,见光、遇热易分解,在碱性溶液中可迅速氧化变色而失效。常用重酒石酸盐,在微酸溶液中较稳定。注射剂含稳定剂,如加入输液时稳定剂被稀释,极易失效。

【药理作用与机制】 为 α_1、α_2 肾上腺素受体激动药,进入体内后,直接激动 α 受体,对 α_1 和 α_2 受体无选择性。对心脏 β_1 受体激动作用较弱,对 β_2 受体几无作用。

1. 血管 激动血管 α_1 受体,使血管,特别是小动脉和小静脉收缩。对全身各部分血管收缩作用的程度与其含 α 受体的密度以及去甲肾上腺素的剂量有关;皮肤黏膜血管收缩最明显,其次是肾脏血管;对脑、肝、肠系膜,甚至骨骼肌血管都有收缩作用。但可使冠状动脉血流增加,这可能由于与肾上腺素相似的间接作用机制,以及血压升高而致的冠状血管被动舒张有关。

去甲肾上腺素激动血管壁去甲肾上腺素能神经末梢突触前膜 α_2 受体,抑制递质去甲肾上腺素的释放,从而发挥负反馈作用,以调节外源性去甲肾上腺素过于剧烈的收缩血管作用。

2. 心脏 去甲肾上腺素激动心脏 β_1 受体,从而加强心肌收缩力、加快心率和加快传导,提高心肌的兴奋性。但对心脏的兴奋作用比肾上腺素弱。在整体情况下,由于血压升高反射性兴奋迷走神经胜过其直接加快心率作用,故心率减慢。由于强烈的血管收缩作用,使外周阻力增高,从而增加心脏射血阻力,故心排血量并不明显增加,有时甚至有所下降。当剂量过大,静脉注射过快时,可引起心律失常,但较肾上腺素少。

3. 血压 去甲肾上腺素有较强的升压作用。人静脉滴注小剂量($10\mu g/min$)可使外周血管收缩,心脏兴奋,收缩压和舒张压升高,脉压略加大。较大剂量时血管强烈收缩,外周阻力明显增高,血压升高而脉压变小,导致包括肾、肝等组织的血液灌流量减少。α 受体阻断药可拮抗去甲肾上腺素的升压作用,但不出现拮抗肾上腺素时的肾上腺素升压作用的翻转。

4. 其他 对血管以外的平滑肌和代谢的作用均较弱,仅在大剂量时才出现血糖升高。其对中枢神经系统的作用也较弱。对于孕妇,可增加子宫收缩的频率。

【体内过程】

1. 吸收 去甲肾上腺素用于黏膜表面,因血管剧烈收缩,吸收极少。口服在肠道被碱性肠液破坏,经肠黏膜和肝脏时又通过结合与氧化而被破坏故无效。皮下或肌内注射因剧烈的局部血管收缩,吸收很少,故主要由静脉滴注给药。

2. 分布 去甲肾上腺素静脉注射后,很快自血中消失,较多地被摄取而分布到去甲肾上腺素能神经支配的脏器如心脏以及肾上腺髓质等。本药可通过胎盘进入胎儿血液中。很少到达脑组织,可能因其不易透过血脑屏障。

3. 代谢 进入体内的外源性去甲肾上腺素主要被去甲肾上腺素能神经摄取进入囊泡贮存,被非神经末梢摄取者,大多数被肝脏和其他组织的 COMT 和 MAO 催化形成间甲去甲肾上腺素(normetanephrine)和 VMA 等代谢产物而失活,途径与肾上腺素相似。

4. 排泄 静脉注射或滴注标记的去甲肾上腺素 96 小时后,尿中去甲肾上腺素及其代谢产物所占百分率:VMA 为 32%,原形去甲肾上腺素为 4%～16%,结合的去甲肾上腺素为 8%,结合的间甲去甲肾上腺素为 18%。正常人 24 小时尿中儿茶酚胺的代谢产物以 VMA 为主,约占儿茶酚胺代谢物总量的 90%;24 小时尿中 VMA 的排泄量为 2.0～6.8mg。嗜铬细胞瘤患者尿中 VMA 的排泄量为 10～250mg/h,故测定尿中的 VMA 量是此病的一种重要的诊断方法。

【临床应用】 去甲肾上腺素用于休克治疗已不占重要地位,目前仅限于早期神经源性休克以及嗜铬细胞瘤切除后或药物中毒时的低血压。本药稀释口服,可使食管和胃内血管收缩产生局部止血作用。

【不良反应与注意事项】 去甲肾上腺素静脉滴注时间过长,浓度过高或药液漏出血管外,可引起局部缺血坏死。如发现药液外漏或注射部位皮肤苍白,应停止注射或更换注射部位,进行热敷,并用 α 受体阻断药酚妥拉明局部浸润注射,以扩张血管。去甲肾上腺素剂量过大或滴注时间过长可使肾脏血管剧烈收缩,引起急性肾衰竭,出现少尿、无尿和肾实质损伤,故用药期间尿量至少保持每小时 25ml 以上。长时间滴注如骤然停药,可使血压突然下降,故应逐渐降低滴速而后停药。此外尚可使妊娠后期妇女子宫收缩。本药禁用于高血压、动脉硬化症、器质性心脏病、无尿患者以及孕妇。

间　羟　胺

间羟胺(metaraminol,阿拉明,aramine)为 α_1、α_2 肾上腺素受体激动药。既有直接对肾上腺素受体的激动作用,也可通过被去甲肾上腺素能神经末梢摄取进入囊泡,促进神经末梢释放去甲肾上腺素而发挥间接作用,对 β 受体作用很弱或几无作用。主要作用是使血管收缩,升高血压,升压作用比去甲肾上腺素弱、缓慢而持久。由于反射作用而使心率减慢,略增加心肌收缩力;对正常人心排血量的影响不明显,对休克患者可增加心排血量。较少引起心悸和心律失常。对肾血管的收缩作用较去甲肾上腺素弱。长时间应用间羟胺药理作用会逐渐减弱,产生耐受性。这是由于去甲肾上腺素能神经末梢囊泡中去甲肾上腺素减少或耗竭的结果,此时适当加用小剂量去甲肾上腺素,往往可恢复或增强间羟胺的升压作用。

临床用间羟胺代替去甲肾上腺素治疗早期休克和其他低血压状态,间羟胺升压作用可靠,维持时间较长,不易引起肾衰竭和心律失常。药液外漏亦不致引起局部组织坏死。可根据病情需要,静脉滴注、肌内注射或皮下注射,应用方便。也可用于阵发性房性心动过速,特别是伴有低血压的患者,反射性的使心率减慢,并对窦房结可能具有直接抑制作用,使心率恢复正常。

二、α_1 肾上腺素受体激动药

去氧肾上腺素

去氧肾上腺素(phenylephrine,苯肾上腺素,neosynephrine,新福林)为 α_1 受体激动药,其作用比去甲肾上腺素弱而持久,主要收缩血管,升高血压,使皮肤黏膜,内脏如肾脏和肺脏以及四肢的血流量均减少。由于血压升高,反射性使心率减慢,故可用于阵发性室上性心动过速。在抗休克方面,由于本药能明显减少肾血流量,现已少用。可用于腰麻或全身麻醉以及吩噻嗪类所致的低血压。

本药能激动瞳孔开大肌的 α_1 受体,使之收缩,产生扩瞳作用。与阿托品比较,本药的扩瞳作用弱,起效快,维持时间短,一般不引起眼内压升高和调节麻痹,在眼底检查时用作快速短效的扩瞳药。

甲　氧　明

甲氧明(methoxamine,甲氧胺,methoxamedrine)为 α_1 肾上腺素受体激动药,对 β 受体几无激动作用。其作用与去氧肾上腺素相似,主要收缩血管而升高血压,除冠状血管外的其他血管,包括肾血管几乎都呈收缩反应。由于血压升高,反射性使心率减慢。本药还能延长心肌不应期和减慢房室传导。可用于腰麻或全身麻醉等情况下的低血压。也用于其他方法治疗无效的阵发性室上性心动过速。

三、α_2 肾上腺素受体激动药

外周性突触后膜 α_2 受体激动药有羟甲唑啉(oxymetazoline,氧甲唑啉)和可乐定的衍生物阿可乐定(apraclonidine)等。羟甲唑啉由于收缩局部血管可用做滴鼻治疗鼻黏膜充血和鼻炎,常用浓度为 0.05%,作用在几分钟内发生,可持续数小时。偶见局部刺激症状,小儿用后可致中枢神经系统症状,2 岁以下儿童禁用。阿可乐定主要利用其降低眼压的作用,用于青光眼的短期

Notes

辅助治疗,特别在激光疗法之后,预防眼压的回升。

美托咪啶(medetomidine)是新型高选择性的 α_2 肾上腺素受体激动药,在极低的浓度(纳摩尔水平)即产生效应,目前临床广泛应用的是其有效成分右旋异构体右美托咪啶(dexmedetomidine),术前用药可减轻麻醉药氯胺酮、地氟醚、异氟烷引起的血流动力学紊乱。

中枢性 α_2 肾上腺素受体激动药还有可乐定(clonidine)及甲基多巴(methyldopa)(见第三十章)。

第四节　β 肾上腺素受体激动药

一、β_1、β_2 肾上腺素受体激动药

异丙肾上腺素

异丙肾上腺素(isoprenaline,isoproterenol)是人工合成品,药用其盐酸盐,经典的 β 肾上腺素受体激动药。

【药理作用与作用机制】　异丙肾上腺素主要激动 β 受体,对 β_1、β_2 受体的选择性很低,对 α 受体几无作用。

1. 心脏　对心脏 β_1 有强大的受体激动作用,表现为正性肌力、正性缩率及加速传导等作用,使心排血量增加,收缩期和舒张期缩短,兴奋性提高,心肌耗氧量明显增加。与肾上腺素比较,异丙肾上腺素加速心率和加速传导的作用较强,对心脏窦房结的兴奋作用较强,而对异位起搏点的作用不及肾上腺素,因此本药引起心律失常的几率比肾上腺素低。

2. 血管和血压　异丙肾上腺素可激动 β_2 受体而舒张血管,主要舒张骨骼肌血管,对肾血管和肠系膜血管的舒张作用较弱,对冠状动脉也有舒张作用。由于心脏兴奋和血管舒张,故收缩压升高或不变而舒张压略下降,脉压增大(图 8-2),此时冠状动脉流量增加。如大剂量静脉注射,可引起血压明显降低,舒张压明显下降,冠状血管的灌注压降低,冠状动脉的有效血流量不增加。

3. 平滑肌　除血管平滑肌外,本药也激动其他平滑肌的 β_2 受体,特别对处于紧张状态的支气管、胃肠道等多种平滑肌具有舒张作用。对支气管平滑肌的舒张作用比肾上腺素强,但对支气管黏膜的血管无收缩作用,故消除黏膜水肿的作用不如肾上腺素。且久用可产生耐受性。

4. 其他　具有抑制组胺及其他炎症介质释放的作用。升血糖作用较肾上腺素弱,可能由于其对胰岛细胞有较强的 β 受体激动作用而致。在增加游离脂肪酸和能量代谢方面作用与肾上腺素相似。治疗量时,中枢兴奋作用不明显,过量时引起激动、呕吐、不安等。

【体内过程】　口服异丙肾上腺素在肠壁与硫酸结合,吸收后在肝脏代谢而失效,故口服作用很弱。舌下给药可经口腔黏膜吸收但不规则,一般 15 ~ 30 分钟起效,持续 1 ~ 2 小时。静脉注射 $t_{1/2}$ 仅为数分钟,持续时间不到 1 小时。口服作用出现慢,$t_{1/2}$ 较长;吸入给药 2 ~ 5 分钟起效,维持约 0.5 ~ 2 小时。吸入给药,部分被吸收,而大部分进入胃肠道。进入体内的异丙肾上腺素可被肝、肺等组织的 COMT 代谢失效,而 MAO 对其作用较弱,而且异丙肾上腺素不被去甲肾上腺素能神经摄取,故作用持续时间较去甲肾上腺素、肾上腺素长。最后与硫酸结合的甲基代谢产物经肾排出。

【临床应用】

1. 心搏骤停　用于治疗各种原因,如溺水、电击、手术意外或药物中毒而造成的心脏骤停。异丙肾上腺素对停搏的心脏具有起搏作用,使心脏恢复跳动。由于对心肌自律性影响较小,故较少诱发心室纤颤,可用本药 0.2 ~ 1mg 作心内注射。需要时,异丙肾上腺素可与肾上腺素、去

Notes

甲肾上腺素配伍,作心室内注射,可产生强大起搏作用。

2. 房室传导阻滞 治疗Ⅱ、Ⅲ度房室传导阻滞。异丙肾上腺素具有强大的加速传导作用,舌下或静脉滴注给药可使房室传导阻滞明显改善。可在心电图监护下,将本药 0.2mg 溶于 500ml 葡萄糖注射液中,静脉滴注,并根据心率调整滴速。

3. 休克 在补足血容量的基础上,对中心静脉压高、心排血量低,外周阻力高的休克患者感染性休克有一定疗效,但异丙肾上腺素主要舒张骨骼肌血管,对内脏血管的舒张作用较弱,改善组织微循环障碍的作用不明显,同时能显著增加心肌耗氧量和加快心率,对休克不利,故目前临床已少用。

4. 支气管哮喘急性发作 舌下或喷雾给药,用于治疗支气管哮喘急性发作,作用快速有效。

【不良反应与注意事项】 常见不良反应有心悸、头痛、皮肤潮红等;少有心绞痛、恶心、震颤、头晕、出汗等。过量可致心律失常甚至室颤。气雾剂治疗哮喘时,患者如不正确掌握剂量而吸入过量或过频,可致严重的心脏反应。长期使用可产生耐受性,停药 7～10 天后,耐受性消失。本药禁用于心绞痛、心肌梗死、甲状腺功能亢进及嗜铬细胞瘤患者。

二、β₁肾上腺素受体激动药

多巴酚丁胺

多巴酚丁胺(dobutamine)为人工合成药,其化学结构和体内过程与多巴胺相似。口服无效,仅静脉注射给药。

【药理作用与机制】 曾认为该药主要选择性激动心脏的 β₁ 受体,但现在认为它的药理作用较为复杂。多巴酚丁胺是具有左旋多巴酚丁胺和右旋多巴酚丁胺的消旋体。左旋多巴酚丁胺可激活 α₁ 受体,引起明显的升压效应,而右旋多巴酚丁胺则拮抗 α₁ 受体,阻断左旋体的效应。但两者均激动 β 受体,并且右旋体激动 β 受体的强度是左旋体的 10 倍。消旋多巴酚丁胺的作用是两者的综合效应。由于其对 β₁ 受体的激动作用强于 β₂ 受体,故多巴酚丁胺属 β₁ 受体激动药。与异丙肾上腺素比较,本药的正性肌力作用比正性频率作用显著。这可能由于外周阻力变化不大和心脏有 α₁ 受体激动时的正性肌力作用的参与。而外周阻力的稳定又可能是因为 α₁ 受体介导的血管收缩作用与 β₂ 受体介导的血管舒张作用相抵消所致。

【体内过程】 口服无效,可通过与肾上腺素相似的过程而失活;分布到各组织中可能是其清除的重要因素。静脉输注的 $t_{1/2}$ 约为 2 分钟,而在 10～12 分钟后血浆药物浓度到达稳态。静脉注射后 1～2 分钟生效,10 分钟达最大效应,$t_{1/2}$ 短于 3 分钟。

【临床应用】 主要用于治疗心肌梗死并发心力衰竭,多巴酚丁胺可增加心肌收缩力,增加心排血量和降低肺毛细血管楔压,并使左室充盈压明显降低,使心功能改善,继发地促进排钠、排水、增加尿量,有利于消除水肿。

【不良反应与注意事项】 一般反应与多巴胺类似,心律失常较异丙肾上腺素和多巴胺少;如出现收缩压升高,心率增快,应减慢滴注速度。由于本药 $t_{1/2}$ 较短,一般减慢滴速或停药后,反应可消失。梗阻型肥厚性心肌病禁用。心房颤动、室性心律失常、心肌梗死和高血压等慎用。多巴酚丁胺连用三天后可因 β 受体的下调而失效。

其他 β₁ 受体激动药有普瑞特罗(prenalterol)、扎莫特罗(xamoterol)等,主要用于慢性充血性心力衰竭。

三、β₂肾上腺素受体激动药

本类药物选择性激动 β₂ 受体,使支气管、子宫和骨骼肌、血管平滑肌松弛,对心脏 β₁ 受体作用较弱。与异丙肾上腺素比较,本类药物具有强大的解除支气管平滑肌痉挛作用,而无明显的心脏兴奋作用。常用的药物有：沙丁胺醇（salbutamol，羟甲叔丁肾上腺素）、特布他林（terbutaline，间羟叔丁肾上腺素）、克仑特罗（clenbuterol，双氯醇胺）、奥西那林（orciprenaline，间羟异丙肾上腺素）、沙美特罗（salmeterol）等，临床主要用于治疗支气管哮喘（见第二十六章）。

　　自 1989 年以来，由于 β_3 受体的克隆成功，发现 β_3 受体主要分布在脂肪组织，参与脂肪组织产热、分解和提高机体代谢率等效应，在机体脂肪恒定调节中起重要作用，被认为是抗肥胖和抗糖尿病的较理想药物。目前还开发出选择性激动 β_3 受体的药物有 30 多种，此类药物是含有羟基团的化合物，主要有芳乙醇胺类、芳氧丙醇胺类和唑烷衍生物等三类。在动物模型中表现出抗肥胖、抗糖尿病和解除胃肠道平滑肌痉挛及抗炎等作用，且不影响食物摄入，不良反应较小，具有广阔的发展前景。

推荐阅读文献

1. Katritch V，Cherezov V，Stevens RC. Structure-function of the G protein-coupled receptor superfamily. *Annu Rev Pharmacol Toxicol*. 2013；53：531-556. *Epub*. 2012，Nov 8

2. Woodall MC，Ciccarelli M，Woodall BP，et al. G protein-coupled receptor kinase 2：a link between myocardial contractile function and cardiac metabolism. *Circ Res*. 2014；114（10）：1661-1670

3. Mund RA，Frishman WH. Brown adipose tissue thermogenesis：β3-adrenoreceptors as a potential target for the treatment of obesity in humans. *Cardiol*. Rev. 2013：Nov-Dec；21（6）：265-269

4. Vasudevan NT，Mohan ML，Goswami SK，et al. Regulation of β-adrenergic receptor function：an emphasis on receptor resensitization. *Cell Cycle*. 2011；10（21）：3684-3691

5. Wills LP，Trager RE，Beeson GC，et al. The β_2-adrenoceptor agonist formoterol stimulates mitochondrial biogenesis. *J. Pharmacol*. Exp. Ther. 2012；342：106-118

（张岫美）

第九章 肾上腺素受体阻断药

肾上腺素受体阻断药(adrenoceptor blockers),又称肾上腺素受体拮抗药(adrenoceptor antagonists),指能阻断肾上腺素受体从而拮抗去甲肾上腺素神经递质或肾上腺素受体激动药作用的药物。根据对 α 和 β 受体的选择性不同,本类药物可分为 α 受体阻断药和 β 受体阻断药。

第一节 α 肾上腺素受体阻断药

α 肾上腺素受体阻断药能选择性的与 α 受体结合,其本身不激动或较少激动肾上腺素受体,却能阻断递质或受体激动药与 α 受体结合,从而拮抗其对 α 受体激动的效应。

本类药物主要通过阻断 α_1 或 α_2 受体而产生对心脏、血管和血压的作用。

1. α_1 受体阻断作用 药物阻断 α_1 受体可抑制内源性儿茶酚胺引起的缩血管作用,导致动、静脉扩张,外周阻力下降以至血压下降。降低血压的作用强度取决于患者用药时的交感神经活性,对卧位时作用较直立位时弱。降低血压的作用在低血容量时特别明显。α_1 受体阻断引起血压下降可反射性地加快心率、心排血量增加及水钠潴留等。

本类药物阻断 α_1 受体亦可拮抗外源性儿茶酚胺的收缩血管、升高血压的作用,如可完全拮抗去氧肾上腺素所致升压反应;部分拮抗去甲肾上腺素所致升高血压反应;并可将肾上腺素的升压反应翻转为降压作用,此现象称为"肾上腺素作用的翻转"(adrenaline reversal),这是因为 α 受体阻断药阻断收缩血管的 α_1 受体,不影响舒张血管的 β_2 受体,结果使舒张血管的效应充分表现出来。

2. α_2 受体阻断作用 α_2 受体在调节交感神经活性方面具有重要作用。如交感神经末梢突触前膜 α_2 受体激动可抑制去甲肾上腺素的释放,中枢神经系统脑桥髓质的 α_2 受体激动可抑制外周交感神经系统的活性,导致血压下降。α_2 受体阻断药育亨宾可增加外周交感神经活性,增加交感神经末梢释放去甲肾上腺素,继而激动心脏的 β_1 和血管的 α_1 受体,产生升压作用。在某些血管,α_2 受体通过增加血管内皮松弛因子的释放而促进血管舒张。血管 α_2 受体在血管床血流调节中的生理作用尚待研究。

α 受体阻断药也可阻断非血管平滑肌的 α 受体,例如膀胱及前列腺的括约肌,阻断该部位的 α 受体,可降低括约肌张力,减少阻力。激动胰岛 α_2 受体可显著抑制胰岛素分泌,而阻断这些受体则可促进胰岛素的释放。

一、α 肾上腺素受体阻断药的分类

根据 α 受体阻断药 α_1、α_2 的选择性不同,可将其分为三类:

1. α_1、α_2 肾上腺素受体阻断药

(1) 短效类,如酚妥拉明。

(2) 长效类,如酚苄明。

2. α_1 肾上腺素受体阻断药 选择性阻断 α_1 受体,如哌唑嗪。

3. α_2 肾上腺素受体阻断药 选择性阻断 α_2 受体,如育亨宾。

二、α₁、α₂肾上腺素受体阻断药

酚妥拉明

酚妥拉明(phentolamine,苄胺唑啉,立其丁,regitine)化学结构为咪唑啉(imidazoline)衍生物。酚妥拉明以氢键、离子键与受体结合,结合比较疏松,可被大剂量儿茶酚胺或拟肾上腺素药在α₁和α₂受体水平上竞争拮抗,亦称为竞争性α受体阻断药。

【药理作用】　本药为短效α受体阻断药。对α₁和α₂受体的亲和力相似。酚妥拉明具有阻断血管平滑肌α受体和直接舒张血管作用,静脉注射能使血管扩张,外周血管阻力降低,血压下降,肺动脉压下降尤为明显。由于血管舒张、血压下降而反射性兴奋心脏,加上该药可阻断去甲肾上腺素能神经末梢突触前膜α₂受体,促进去甲肾上腺素释放,激动β受体,致使心肌收缩力增强、心率加快及心排血量增加,偶致心律失常。酚妥拉明可翻转肾上腺素的升压作用(图9-1)。

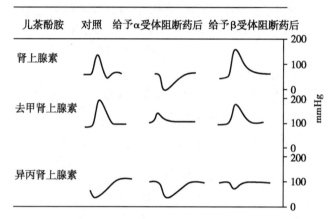

图9-1　给肾上腺素受体阻断药前后,儿茶酚胺对犬血压的作用

本药也能阻断5-HT受体,激动M胆碱受体和H₁、H₂受体,促进肥大细胞释放组胺,引起皮肤潮红,还具有阻断钾通道的作用。其兴奋胃肠道平滑肌的作用可被阿托品拮抗。

【体内过程】　酚妥拉明生物利用度低,口服效果仅为注射给药的20%。口服给药后30分钟血药浓度达峰值,作用维持3~6小时;肌内注射作用维持30~50分钟。大多以无活性代谢物从尿中排泄。

【临床应用】

1. **治疗外周血管痉挛性疾病**　如肢端动脉痉挛的雷诺综合征、血栓闭塞性脉管炎及冻伤后遗症。

2. **去甲肾上腺素滴注外漏**　长期过量静脉滴注去甲肾上腺素或静脉滴注去甲肾上腺素外漏时,可致皮肤缺血、苍白和剧烈疼痛,甚至坏死,此时可用酚妥拉明10mg溶于10~20ml生理盐水中做局部浸润注射。

3. **抗休克**　在补足血容量基础上,酚妥拉明能扩张血管,降低外周阻力,增加心输出量,并使机体的血液重新分布,改善内脏组织血流灌注和解除微循环障碍。特别是本药能明显降低肺循环阻力,对肺水肿具有较好的疗效。目前主张将酚妥拉明和去甲肾上腺素合用以对抗去甲肾上腺素强大的α₁受体激动作用,使血管收缩作用不致过分剧烈,并保留对心脏β₁受体的激动作用,使心收缩力增加,脉压增大,提高其抗休克的疗效,减少毒性反应。一般用酚妥拉明2~5mg和去甲肾上腺素1~2mg,加入500ml生理盐水中静脉滴注,主要用于感染中毒性休克,心源性休克和神经源性休克。

4. **治疗急性心肌梗死和顽固性充血性心力衰竭**　其作用机制是扩张血管,解除心功能不全

Notes

时小动脉和小静脉的反射性收缩,降低外周血管阻力,明显降低心脏后负荷和左心室充盈压,降低肺动脉高压,增加心排血量,使心功能不全、肺水肿和全身性水肿得以改善。可用于其他药物治疗无效的急性心肌梗死和充血性心力衰竭。

5. 嗜铬细胞瘤 嗜铬细胞瘤的鉴别诊断和防治手术过程中突然发生的高血压危象,亦可用于突然停用可乐定或应用单胺氧化酶抑制药患者食用富含酪胺食物后出现的高血压危象。作鉴别诊断试验时,可引起严重低血压,曾有致死的报道,故应特别慎重。

6. 其他应用 口服或直接阴茎海绵体内注射用于诊断或治疗男性勃起功能障碍。

【不良反应与注意事项】 大剂量酚妥拉明可引起直立性低血压,静脉注射给药可产生心动过速、心律失常、诱发或加剧心绞痛。其他尚有腹痛、恶心和呕吐等消化道反应,可诱发或加剧消化道溃疡。冠心病、胃炎和胃十二指肠溃疡患者慎用。

妥 拉 唑 啉

妥拉唑啉(tolazoline)为短效 α 受体阻断药,对 α_1 和 α_2 受体的阻断作用与酚妥拉明相似,但较弱。此外尚有拟胆碱、促进组胺释放和 5-HT 受体阻断作用。能舒张血管,兴奋心脏和胃肠道平滑肌,也增加胃肠道、唾液腺、泪腺和汗腺分泌。本药降压作用不稳定。

临床主要用于外周血管痉挛性疾病、新生儿持续性肺动脉高压症、手足发绀、血栓闭塞性静脉炎。也用于嗜铬细胞瘤以控制症状。

不良反应与酚妥拉明相似,但发生率较高。有皮肤潮红、竖毛、寒战、心动过速、恶心、呕吐和直立性低血压等。可诱发心肌梗死和消化性溃疡。

酚 苄 明

酚苄明(pheneoxybenzamine,dibenyline,苯苄胺)为人工合成品,其化学结构属氯化烷基胺,进入体内后分子中的氯乙胺基环化,形成乙撑亚胺基。后者与 α 受体形成牢固的共价键结合,即使应用大剂量的去甲肾上腺素也难以完全拮抗其作用,须待药物从体内清除后,作用才能消失,故称为长效的非竞争性 α 受体阻断药。酚苄明具有起效慢、作用强而持久的特点。

【药理作用与临床应用】 酚苄明是长效的 α 受体阻断药,可阻断 α_1 和 α_2 受体,舒张血管,降低外周血管阻力,明显降低血压,其作用强度与血管受去甲肾上腺素能神经控制的程度有关。如处于静卧和休息的正常人,酚苄明的扩张血管和降压作用往往不明显或表现为舒张压略下降。当交感神经张力高,血容量低或直立时,则可引起明显的降压作用和心率加快,后者系由于血压下降引起的反射作用及阻断突触前膜 α_2 受体的结果。此外,酚苄明在高浓度应用时尚有较弱的抗 5-HT 和抗组胺作用。临床主要用于治疗外周血管痉挛性疾病、嗜铬细胞瘤和休克;亦可用于治疗良性前列腺增生引起的阻塞性排尿困难,可明显改善症状,可能与阻断前列腺和膀胱底部的 α 受体有关。

【体内过程】 口服吸收达 20% ~ 30% 。因刺激性,不作肌内或皮下注射,仅作静脉注射。静脉注射 1 小时后可达最大效应。本药脂溶性强,大剂量用药可积蓄于脂肪组织,然后缓慢释放。 $t_{1/2}$ 约 24 小时。经肝脏代谢,随尿和胆汁排泄,药物排泄缓慢,12 小时约排出 50% ,24 小时约排泄 80% ,一次给药,作用约可维持 3 ~ 4 天。

【不良反应与注意事项】 主要不良反应是直立性低血压。常见心动过速、鼻塞、口干等。空腹大剂量口服时,易致恶心、呕吐等消化道刺激症状。尚有嗜睡、全身无力、疲乏等中枢抑制症状。治疗休克时,必须先补充血容量,然后缓慢静脉注射酚苄明,并密切观察病情变化和纠正血压。

三、α_1 肾上腺素受体阻断药

α_1 肾上腺素受体阻断药对动脉和静脉的 α_1 受体均有较高的选择性阻断作用,对去甲肾上腺

Notes

素能神经末梢突触前膜上 α_2 受体作用极弱。因此可拮抗去甲肾上腺素和肾上腺素的升压作用，但不促进神经末梢释放去甲肾上腺素，即在扩张血管，降低外周阻力，降低血压的同时，加快心率的作用较弱。

临床常用哌唑嗪（prazosin）、特拉唑嗪（terazosin）及多沙唑嗪（doxazosin）等，主要用于治疗高血压病和顽固性心功能不全（见第二十章和二十一章）；也用于良性前列腺肥大，改善排尿困难的症状。

坦　洛　新

坦洛新（tamsulosin）结构与其他 α_1 受体阻断药不同，生物利用度高，$t_{1/2}$ 约为 $9 \sim 15$ 小时，对 α_{1A} 受体的阻断作用远强于对 α_{1B} 受体阻断作用。对良性前列腺肥大的疗效高，说明 α_{1A} 受体亚型可能是控制前列腺平滑肌最重要的 α 受体亚型。研究表明，α_{1A} 受体主要存在于前列腺，而 α_{1B} 受体主要存在于血管，所以尽管非选择性 α 受体阻断药酚苄明、选择性 α_1 受体阻断药如哌唑嗪和 α_{1A} 受体阻断药均可用于治疗良性前列腺肥大，改善排尿困难的症状，但对于心血管的影响明显不同，酚苄明可降低血压和引起心悸，哌唑嗪降低血压，而坦洛新则对心率和血压没有明显影响。

四、α_2 肾上腺素受体阻断药

育亨宾（yohimbine）为选择性 α_2 受体阻断药。α_2 受体在介导交感神经系统反应中起重要作用，包括中枢作用与外周作用。育亨宾易进入中枢神经系统，阻断 α_2 受体，可促进去甲肾上腺素从神经末梢释放，增加交感神经张力，导致血压升高，心率加快。育亨宾也是 5-HT 的拮抗剂。

育亨宾主要用作实验研究中的工具药，并可用于治疗男性勃起功能障碍及糖尿病患者的神经病变。

选择性高的 α_2 受体阻断药如 indazoxan，可用于治疗抑郁症。

第二节　β 肾上腺素受体阻断药

β 肾上腺素受体阻断药（β-adrenoceptor blockers，β-adrenoceptor antagonists），简称 β 受体阻断药（β-blockers）。本类药物选择性和 β 受体结合，竞争性阻断 β 受体激动药与 β 受体结合，从而拮抗 β 受体激动后所产生的一系列作用。

β 肾上腺素受体阻断药的发展是理论联系实际寻找新药获得巨大成就的典型。在 1948 年美国药理学家 R Ahlquist 提出肾上腺素有 α 和 β 两种受体理论之后，英国药理学家 J W Black 曾设想，对冠心病的治疗，与其增加冠状动脉流量，不如阻断交感神经，减少心肌耗氧量。但当时仅有作用于血管的 α 受体阻断药，因此他认为首先要寻找选择性的 β 受体阻断药。经过一番努力，于 1957 年合成了第一个 β 受体阻断药二氯异丙肾上腺素（dichloroisoprenaline，DCI），由于 DCI 有较强的内在拟交感活性，随即又合成了内在拟交感活性较低的 DCI 衍生物——丙萘洛尔（pronethalol），曾试用于心绞痛，后因其严重的不良反应被禁用。但 1964 年问世的普萘洛尔（propranolol）很快投入临床试用，至今应用不衰，而且成为以后研制 β 受体阻断药的样板，不但在治疗心血管疾病的药物研制理论与实践方面开辟了一个重要方向，而且也促进了肾上腺素受体理论的研究。Sir James W Black 也因此在 1988 年获得诺贝尔生理学或医学奖。

一、β 肾上腺素受体阻断药的共性

【构效关系】　β 受体阻断药的化学结构和 β 受体激动药异丙肾上腺素相近，其化学结构基本由三部分组成，并与药理效应密切相关（图 9-2）。

Notes

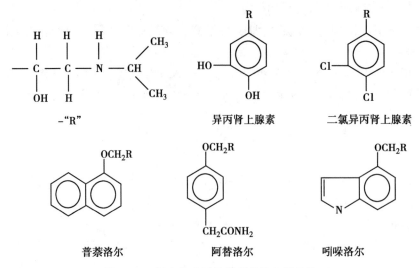

图9-2 β肾上腺素受体阻断药的化学结构

1. 芳香环上的基团主要决定药物对β受体作用的性质,是激动作用或阻断作用。异丙肾上腺素的芳香环是儿茶酚,其乙胺基的胺基头上连一个异丙基,而β受体阻断药的芳香环可能是苯环、萘环(普萘洛尔)、其他芳香环或杂环。

2. α位碳原子侧链上的仲胺或叔胺与药物和受体的亲和力有关。异丙基仲胺的结构与β受体的亲和力最强。

3. 中间链的长度和-O-CH₂-与药物的阻断作用强度有关,即链愈长则β受体阻断作用愈强。

按照对受体的选择性和内在活性等可将β肾上腺素受体阻断药分为3类

1类 β₁、β₂肾上腺素受体阻断药(非选择性β受体阻断药)

(1) 1A类:无内在拟交感活性的β肾上腺素受体阻断药,如普萘洛尔、噻吗洛尔。

(2) 1B类:有内在拟交感活性的β肾上腺素受体阻断药,如吲哚洛尔。

2类 β₁肾上腺素受体阻断药(心脏选择性β受体阻断药),由于此类药物对心脏β₁受体选择性较高,治疗量时β₂受体阻断作用较弱,发生支气管痉挛等不良反应较轻。

(1) 2A类:无内在拟交感活性的β₁肾上腺素受体阻断药,如阿替洛尔、美托洛尔等。

(2) 2B类:有内在拟交感活性的β₁肾上腺素受体阻断药,如醋丁洛尔、塞利洛尔等。此类药兼具β₁受体选择性又有部分内在活性,有开发前景。

3类 α,β肾上腺素受体阻断药,如拉贝洛尔、卡维地洛等。

β受体阻断药的分类和药效特性的比较见表9-1所示。

表9-1 β肾上腺素受体阻断药的分类和药效特性的比较

类别和代表药	选择性	内在拟交感活性	作用强度①	膜稳定作用
1类 β₁、β₂受体阻断药				
1A类 无内在拟交感活性类				
普萘洛尔	–	–	1	+
噻吗洛尔	–	–	6~100	–
纳多洛尔	–	–	2~4	–
索他洛尔	–	–	0.1~0.33	–
布拉洛尔	–	–	1	+
1B类 有内在拟交感活性类				

续表

类别和代表药	选择性	内在拟交感活性	作用强度[①]	膜稳定作用
二氯异丙肾上腺素	−	+++	0.1	+
吲哚洛尔	−	++	6~15	+
氧烯洛尔	−	+	2	+
阿普洛尔	−	+	0.33	+
莫普洛尔	−	+	1	+
托利洛尔	−	+	1	+
卡波洛尔	−	+	10	−
硝苯洛尔	−	+	0.04	−
丙萘洛尔	−	+	0.1	+
卡替洛尔	−	+	30	−
2 类　β₁受体阻断药				
2A 类　无内在拟交感活性类				
阿替洛尔	+	−	0.5~1	−
美托洛尔	+	−	1	±
妥拉洛尔	+	−	1	±
倍他洛尔	+	−	4(人)	±
比索洛尔	+	−	4	−
2B 类　有内在拟交感活性类				
普拉洛尔	+	+	0.5	−
醋丁洛尔	±	+	0.5	−
塞利洛尔	+	+	0.3~1	−
3 类　α、β受体阻断药				
拉贝洛尔	−	±	0.25	±
卡维地洛	−	−	3	−

[①]在犬,对标准剂量异丙肾上腺素心率加速的拮抗作用比较

【药理作用】　β 受体阻断药的大部分药理作用与阻断 β 受体有关,但其中某些药物尚具有部分激动 β 受体的内在拟交感活性(intrinsic sympathomimetic activity,ISA)、膜稳定作用和抑制血小板聚集的作用。

1. β 受体阻断作用　本类药物阻断多种脏器组织的 β 受体,拮抗或减弱神经递质或拟肾上腺素药对 β 受体的激动作用。例如,β 受体阻断药普萘洛尔明显拮抗异丙肾上腺素的心率加快作用,使量效反应曲线平行右移,当增加异丙肾上腺素剂量时,仍能达到最大效应,是典型的竞争性拮抗作用(图9-3)。

(1) 心脏:为 β 受体阻断药的主要作用。不具或少具 ISA 的 β 受体阻断药如普萘洛尔,可使处于安静状态的人心率减慢,心排血量和心肌收缩力降低,血压稍有下降。具有 ISA 的 β 受体阻断药如吲哚洛尔对静息心脏的作用较弱。β 受体阻断药对于交感神经张力较高时(如激动、运动实验以及高血压、心绞痛时)的心脏作用比较显著。实验显示 β 受体阻断药可减慢窦性节律,减慢心房和房室结的传导,延长房室结的功能性不应期,这些作用都反映了心脏功能的减弱,其作用机制主要由于阻断心脏 β₁受体所致,此外,也可能涉及心脏 β₂受体的阻断作用。

(2) 血管与血压:短期应用 β 受体阻断药,由于血管 β₂受体的阻断和代偿性交感反射(α 受体兴奋性相对增高);加之心功能抑制,心排血量减少,也可引起血管收缩,外周阻力增加,各器

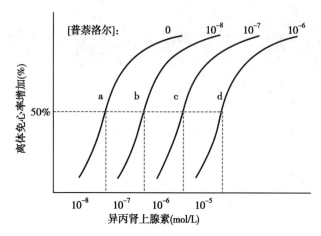

图9-3　普萘洛尔的典型竞争性拮抗曲线

官血管除脑血管外,肝、肾、骨骼肌以及冠状血管的血流量都有不同程度的下降,此作用表现并不明显,且易产生耐受性。但长期应用,总外周阻力可恢复至原来水平。具有 ISA 的 β 受体阻断药如吲哚洛尔,由于激动 β₂ 受体,可使外周动脉血流增加。

β 受体阻断药对正常人血压影响不明显,而对高血压患者具有降压作用。本类药物用于治疗高血压病,疗效可靠,但其降压机制复杂,可能涉及药物对多种系统 β 受体阻断的结果。

(3) 支气管:非选择性的 β 受体阻断药阻断支气管平滑肌的 β₂ 受体,使支气管平滑肌收缩而增加气道阻力。但这种作用较弱,对正常人影响较小,只有在支气管哮喘患者,有时可诱发或加重哮喘的急性发作,甚至危及生命,选择性 β₁ 受体阻断药此作用较弱。因此,支气管哮喘患者禁用非选择性 β 受体阻断药,应用选择性 β₁ 受体阻断药时也需慎重。

(4) 代谢:

1) 糖代谢:人类肝糖原的分解与 α 和 β₂ 受体都有关系;儿茶酚胺增加肝糖原的分解,可在低血糖时动员葡萄糖。因此 β 受体阻断药与 α 受体阻断药合用时,可拮抗肾上腺素的升高血糖作用。普萘洛尔不影响正常人的血糖水平,也不影响胰岛素的降低血糖作用,但能延缓应用胰岛素后血糖水平的恢复;这可能是由于其拮抗了低血糖促进儿茶酚胺释放所致的糖原分解。须注意应用胰岛素的糖尿病患者在加用 β 受体阻断药时,其 β 受体阻断作用往往会掩盖低血糖症状如心悸等,从而延误低血糖的及时发现。

2) 脂肪代谢:一般认为脂肪的分解与 β₁ 和 β₃ 受体有关。近年 β₃ 受体研究较多,认为存在于脂肪细胞中的 β₃ 受体介导脂肪分解,最近人类 β₃ 受体已被克隆。长期应用非选择性的 1 类 β 受体阻断药可以增加血浆中 VLDL,中度升高血浆甘油三酯,降低 HDL,而 LDL 浓度无变化,减少游离脂肪酸自脂肪组织的释放,增加冠状动脉粥样硬化性心脏病的危险性。选择性的 β₁ 受体,如 2 类 β₁ 受体阻断药和具有 ISA 的 2B 类药对脂肪代谢作用较弱,其作用机制尚待研究。

甲状腺功能亢进时不仅体内 β 受体数目明显增加,而且对儿茶酚胺的敏感性亦增高,β 受体阻断药通过阻断 β 受体作用和抑制甲状腺素(T_4)转化为活性更强的三碘甲状腺原氨酸(T_3),可以有效的控制甲状腺功能亢进的临床症状。

(5) 肾素:β₁ 受体阻断药能减少交感神经兴奋所致肾素的释放;其作用靶点可能在肾小球球旁器细胞(juxtaglomerular cells)的 β 受体上(在人为 β₁ 受体)。在各种 β 受体阻断药中,普萘洛尔降低肾素释放的作用最强,噻吗洛尔次之,吲哚洛尔、氧烯洛尔和烯丙洛尔较弱。

(6) 眼:有几种 β 受体阻断药可以降低眼内压,临床用于治疗青光眼。其作用机制可能是通过阻断睫状体的 β 受体,减少 cAMP 的生成,进而减少房水的产生。

2. 膜稳定作用　某些 β 受体阻断药具有局部麻醉作用(local anesthetic action);在心肌电生理研究中表现为奎尼丁样阻滞 Na⁺ 通道,稳定心肌细胞膜电位的作用。β 受体阻断药的膜稳

Notes

作用与其抗心律失常和抑制心肌作用有关,但在离体实验中发挥膜稳定作用的浓度较治疗时体内能达到的浓度为高,也远较其阻断心肌 β 受体的浓度为高,后来发现膜稳定作用与 β 受体阻断药的治疗作用基本无关。其临床意义可能在于局部滴眼用以治疗青光眼时,其局部麻醉作用成为副作用,而无膜稳定作用且 β 受体阻断作用较强的噻吗洛尔可作为为适宜的滴眼药。

3. **内在拟交感活性**(intrinsic sympathomimetic activity,ISA) 有些 β 受体阻断药在与 β 受体结合时,会产生激动效应,即 ISA。由于 β 受体阻断药 ISA 的强度远较其阻断作用弱,这种激动作用在整体动物常被阻断作用所掩盖;只有在离体器官、或预先给利舍平使其体内儿茶酚胺耗竭的动物或慢性自主神经功能不全患者才能表现出来。具有 ISA 的 β 受体阻断药的特点是:①对心脏抑制作用和对支气管平滑肌收缩作用较弱;②增加剂量或体内儿茶酚胺处于低水平状态时,可产生心率加快和心排血量增加。

【体内过程】 β 受体阻断药的体内过程特点与各类药的脂溶性有关。

1. **吸收** 脂溶性高的药物如普萘洛尔、美托洛尔等口服易吸收,但首过消除明显,生物利用度低;而水溶性高的药物如阿替洛尔,口服吸收差,但首过消除较低,生物利用度较高。增加药物剂量,可使血药浓度升高,生物利用度提高。由于肝脏代谢功能的个体差异较大,故首过消除大的药物其血浆药物浓度的个体差异也较大。食物可减少水溶性 β 受体阻断药如阿替洛尔的吸收,但可提高普萘洛尔、美托洛尔和拉贝洛尔的生物利用度。

2. **分布** 进入血液循环的 β 受体阻断药一般能分布到全身各组织,高脂溶性和低血浆蛋白结合率的 β 受体阻断药,分布容积较大。高脂溶性的普萘洛尔和中脂溶性的美托洛尔在脑脊液中的浓度与血浆药物浓度近似,而低脂溶性的阿替洛尔则仅为血浆浓度的 1/10 ~ 1/5。人脑组织中的浓度,普萘洛尔可达约 2.5μg/g,美托洛尔约为 1.5μg/g,阿替洛尔约 0.15μg/g。

3. **消除** 脂溶性高的 β 受体阻断药主要在肝内代谢,少量从尿中以原形排出,药物的 $t_{1/2}$ 约为 2 ~ 5 小时。在肝脏疾病,肝血流量减少或肝药酶被抑制时,药物消除速度减慢,$t_{1/2}$ 延长。普萘洛尔和美托洛尔在肝脏羟化代谢,有快代谢型和慢代谢型。脂溶性低的 β 受体阻断药如阿替洛尔和纳多洛尔主要以原形从肾脏排泄,肾脏功能正常时,药物的血浆浓度比较稳定,当患者肾功能不全时,则可产生蓄积作用。常用 β 受体阻断药的主要药动学参数见表9-2 所示。

表9-2 β 肾上腺素受体阻断药的药代动力学参数

药物	脂溶性[1]	生物利用度(%)	首过消除(%)	血浆蛋白结合率(%)	$t_{1/2}$(h) 静脉注射	$t_{1/2}$(h) 口服	消除途径	血浆浓度个体差异(倍)
普萘洛尔	5.93	30	60 ~ 70	93	2.5	2.5 ~ 3.9	肝	20
阿普洛尔	3.27	10	90	85 ~ 95	0.3 ~ 3.1	2 ~ 3	肝	10 ~ 25
氧烯洛尔	0.43	40	40 ~ 70	80 ~ 90		1 ~ 4	肝	10
醋丁洛尔	1.9	40	30	11 ~ 26	1 ~ 2	3 ~ 4	肝肾(40%)	6 ~ 24
吲哚洛尔	1.75	90	10 ~ 20	57		2 ~ 5	肝	4
美托洛尔	2.15	50	25 ~ 60	12	3.6	3 ~ 4	肝	5 ~ 20
阿替洛尔	0.23	50	0 ~ 10	5	3.2	6 ~ 9	肾	4
噻吗洛尔	0.3 ~ 1.16	75	25 ~ 30	75		2 ~ 5	肝肾(20%)	2 ~ 7
纳多洛尔	0.066	30 ~ 40	0	20 ~ 30		14 ~ 24	肾	5 ~ 7
拉贝洛尔	11.5	20 ~ 40	60	50	3.4 ~ 4.5	5.5	肝	0
卡维地洛		30		95		6 ~ 8		

①辛醇/水分配系数

【临床应用】

1. **心律失常**　β受体阻断药对多种原因引起的室上性和室性心律失常均有效,尤其对运动或情绪紧张、激动所致心律失常或因心肌缺血、强心苷中毒引起的心律失常疗效好(见第十九章)。

2. **高血压病**　β受体阻断药是治疗高血压的基础药物。普萘洛尔、阿替洛尔及美托洛尔等均可有效的控制原发性高血压,患者耐受良好,可单独使用,并可与利尿药、钙通道阻滞药、血管紧张素I转换酶抑制药配伍使用,以提高疗效,并能减轻其他药物引起的心率加快、心排血量增加及水钠潴留等不良反应(见第二十章)。

3. **心绞痛**　β受体阻断药对冠心病心绞痛有良好的疗效,减少心绞痛发作,改善运动耐量,早期应用普萘洛尔、美托洛尔和噻吗洛尔等均可降低心肌梗死患者的复发和猝死率(见第二十三章)。

4. **充血性心力衰竭**　应用美托洛尔等β受体阻断药对扩张型心肌病的心力衰竭有明显的治疗作用,并认为其治疗作用与以下几方面因素有关:①改善心脏舒张功能;②缓解由儿茶酚胺引起的心脏损害;③抑制前列腺素或肾素所致的缩血管作用;④使β受体上调,恢复心肌对内源性儿茶酚胺的敏感性。

5. **甲状腺功能亢进**　近年将普萘洛尔用于治疗甲状腺功能亢进(甲亢)。甲亢时儿茶酚胺的过度作用,引起的多种症状与β受体兴奋有关,特别是心脏和代谢方面,因此应用β受体阻断药治疗效果明显。各种β受体阻断药抑制T_4转化为T_3的强度不同,其中普萘洛尔作用较强。

6. **其他应用**　噻吗洛尔局部应用减少房水形成,降低眼内压,用于治疗原发性开角型青光眼。新近开发的治疗青光眼的β受体阻断药有左布诺洛尔(levobunolol)、美替洛尔(metipranolol)、倍他洛尔(betaxolol)和卡替洛尔(carteolol)等。另外,β受体阻断药还可用于治疗偏头痛、肌肉震颤以及酒精中毒等。

【不良反应与注意事项】　常见不良反应有恶心、呕吐、轻度腹泻等消化道症状,偶见过敏性皮疹和血小板减少等,应用不当,可引起下列较严重的不良反应。

1. **诱发或加重支气管哮喘**　非选择性的β受体阻断药可阻断支气管平滑肌上β_2受体,使支气管收缩,因此禁用于伴有支气管哮喘的患者。选择性β_1受体阻断药如美托洛尔以及具有ISA的吲哚洛尔等对支气管的收缩作用较弱,一般不诱发或加重哮喘,但这些药物的选择性往往是相对的,故对哮喘患者仍应慎用。

2. **抑制心脏功能**　由于药物阻断心脏的β_1受体,使心功能全面抑制,特别是心功能不全、窦性心动过缓和房室传导阻滞的患者对药物敏感性增高,更易发生,甚至引起重度心功能不全、肺水肿、房室传导完全阻滞或停搏的严重后果。

3. **外周血管收缩和痉挛**　由于药物阻断血管平滑肌的β_2受体,可引起间歇性跛行或雷诺病,表现为四肢发冷、皮肤苍白或发绀、两足剧痛、甚至产生脚趾溃烂和坏死。

4. **停药反跳现象**　长期应用β受体阻断药突然停药后,常使原来的病症加重,如血压上升,严重心律失常或心绞痛发作次数增加,程度加重,甚至产生急性心肌梗死或猝死,此种现象称为停药反跳(rebound)。目前认为这是由于长期用药后β受体上调,对内源性儿茶酚胺敏感性增高的结果。因此,在病情控制后应逐渐减量停药。

5. **其他反应**　可引起疲乏、失眠和精神忧郁等症状,故精神抑郁患者忌用普萘洛尔。糖尿病患者应用胰岛素同时应用β受体阻断药可加强降血糖作用,并可掩盖低血糖时出汗和心悸的症状,出现严重后果。某些β受体阻断药如普拉洛尔长期应用产生自身免疫反应,如眼-皮肤黏膜综合征,应警惕。

【禁忌证】　禁用于严重左心室功能不全、窦性心动过缓、重度房室传导阻滞和支气管哮喘患者。心肌梗死患者及肝功能不全者应慎用。

Notes

二、常用 β 肾上腺素受体阻断药

（一）β$_1$、β$_2$ 受体阻断药

1. 无内在拟交感活性的 β$_1$、β$_2$ 受体阻断药

普 萘 洛 尔

普萘洛尔（propranolol，心得安）是等量的左旋和右旋异构体的消旋品，其中仅左旋体有阻断 β 受体的作用。

【体内过程】　普萘洛尔口服吸收率大于 90%，主要在肝脏代谢，其代谢产物为 4-羟普萘洛尔，仍具有一些 β 受体阻断的作用。首过消除率 60% ~ 70%，生物利用度仅为 30%。口服后 T_{max} 为 1 ~ 3 小时，$t_{1/2}$ 为 2 ~ 5 小时。老年人肝肾功能减退，$t_{1/2}$ 可延长。当长期或大剂量应用时肝脏消除功能饱和，其生物利用度可提高。血浆蛋白结合率大于 90%。易于透过血脑屏障，也可通过乳汁分泌。其代谢产物 90% 以上经肾排泄。不同个体口服相同剂量的普萘洛尔，血浆药物浓度相差可达 25 倍，这可能是由于肝脏消除功能的差异所致。因此临床用药需从小剂量开始，逐渐增加到适当剂量。

【药理作用与临床应用】　普萘洛尔具有较强的 β 受体阻断作用，对 β$_1$ 和 β$_2$ 受体的选择性很低，无内在拟交感活性。用药后可使心率减慢，心肌收缩力和心排血量降低，冠状动脉血流量下降，心肌耗氧量明显减少，对高血压患者可使其血压降低，支气管阻力也有一定程度的增高。可用于治疗心律失常、心绞痛、高血压和甲状腺功能亢进等。

纳 多 洛 尔

纳多洛尔（nadolol，羟萘心安）对 β$_1$ 和 β$_2$ 受体的选择性大致相同，阻断作用持续时间长，$t_{1/2}$ 达 10 ~ 12 小时，无膜稳定性和内在拟交感活性。其他作用与普萘洛尔相似，但其作用强度约为普萘洛尔的 6 倍。且可增加肾血流量，所以在肾功能不全且需要 β 受体阻断者可首选此药。纳多洛尔在体内代谢不完全，主要以原形从肾脏排泄，由于半衰期长可每天给药一次。肾功能不全时可在体内蓄积，应注意调整剂量。

噻 吗 洛 尔

噻吗洛尔（timolol，噻吗心安）是已知作用最强的 β 受体阻断药。既无内在拟交感活性，也无膜稳定作用，有中等程度的首过消除效应。常用其滴眼剂降低眼内压，治疗青光眼，其作用机制主要在于减少房水的生成。噻吗洛尔 0.1% ~ 0.5% 溶液的疗效与毛果芸香碱 1% ~ 4% 溶液相近或较优，每日滴眼两次即可，无缩瞳和调节痉挛等不良反应，局部应用对心率和血压无明显影响。其副作用发生于易感的患者，如哮喘或心功能不全患者。

其他此类药物还有索他洛尔（sotalol，甲磺胺心安）和布拉洛尔（bupranolol，氯甲苯心安）等。

2. 有内在拟交感活性的 β$_1$、β$_2$ 受体阻断药

吲 哚 洛 尔

吲哚洛尔（pindolol，心得静）作用类似普萘洛尔，其强度为普萘洛尔的 6 ~ 15 倍，且有较强的内在拟交感活性，主要表现在激动 β$_2$ 受体方面。激动血管平滑肌细胞 β$_2$ 受体所致的舒张血管作用有利于高血压的治疗。激动心肌所含的少量 β$_2$ 受体（人心室肌 β$_1$ 与 β$_2$ 受体比率为 74∶26，心房为 86∶14），又可减少其心肌抑制作用。

此类药物其他还有二氯异丙肾上腺素（dichloroisoprenaline）、氧烯洛尔（oxprenolol，心得平）、阿普洛尔（alprenolol，心得舒）、莫普洛尔（moprolol，甲氧苯心安）、托利洛尔（toliprolol，甲苯心

Notes

安)、卡波洛尔(carbonolol,喹诺酮心安)、硝苯洛尔(nifenalol,硝苯心定)、丙萘洛尔(pronethalol,萘心定)、卡替洛尔(carteolol)等。

（二）β₁受体阻断药

1. 无内在拟交感活性β₁受体阻断药

阿替洛尔和美托洛尔

阿替洛尔(atenolol,氨酰心安)和美托洛尔(metoprolol,美多心安)对β₁受体有选择性阻断作用,无内在拟交感活性,对β₂受体作用弱,故对呼吸道阻力影响轻微,但对哮喘患者仍需慎用。临床试验证明,阿替洛尔每日 75～600mg 的降压效果优于普萘洛尔 60～480mg。阿替洛尔的 $t_{1/2}$ 和作用维持时间均较普萘洛尔和美托洛尔长,临床应用时每日口服一次即可,而普萘洛尔和美托洛尔则需每日 2～3 次。

其他此类药物还有妥拉洛尔(tolamolol,胺甲苯心安)、倍他洛尔(betaxolol,倍他心安)、比索洛尔(bisoprolol)等。

2. 有内在拟交感活性β₁受体阻断药

此类药物主要有普拉洛尔(practolol,心得宁)、醋丁洛尔(acebutolol,醋丁酰心安)、塞利洛尔(celiprolol)等。

（三）α、β受体阻断药

本类药物对α、β受体的阻断作用选择性不强,但对β受体的阻断作用强于α受体的阻断作用。临床主要用于高血压和充血性心力衰竭的治疗,以拉贝洛尔为代表,其他药物还有卡维地洛(carvedilol)、阿罗洛尔(arotinolol)及布新洛尔(bucindolol)等。

拉 贝 洛 尔

拉贝洛尔(labetalol,柳胺苄心定)口服可吸收,部分被首过消除,生物利用度20%～40%,口服血浆药物浓度个体差异大,容易受胃肠道内容物的影响。拉贝洛尔的 $t_{1/2}$ 为4～6小时,血浆蛋白结合率为50%,约有99%在肝脏被迅速代谢,只有少量以原形经肾脏排泄。

【药理作用与临床应用】　拉贝洛尔在化学结构上有两个化学中心,有四种立体异构体,即(R,R)-、(R,S)-、(S,R)-及(S,S)-拉贝洛尔。本药的药理学性质较复杂,每一种异构体可显示不同的药理学活性,阻断受体的选择性各不相同,(R,R)-型主要阻断β受体,对β₂受体具有某些内在拟交感活性,可引起血管舒张;(S,R)-型几乎没有β受体阻断作用,对α受体的阻断作用最强;(R,S)-型几乎没有α、β受体阻断活性;(S,S)-型缺乏β受体阻断作用;临床应用的拉贝洛尔为消旋混合物,所以兼有α、β受体阻断作用,对β受体的阻断作用约为普萘洛尔的1/2.5,α受体的阻断作用为酚妥拉明的1/10～1/6,对β受体的阻断作用强于对α受体阻断作用的5～10倍。由于对β₂受体的内在拟交感活性及药物的直接作用,可使血管舒张,肾血流量增加。

拉贝洛尔多用于中度和重度高血压、心绞痛,静脉注射可用于高血压危象,它与单纯β受体阻断药相比能降低卧位血压和外周阻力,一般不降低心排血量,可降低立位血压,引起直立性低血压。

本药的常见不良反应有眩晕、乏力、恶心等。哮喘及心功能不全者禁用。本药对儿童、孕妇及脑出血者忌用静脉注射。注射液不能与葡萄糖盐水混合滴注。

卡 维 地 洛

卡维地洛(carvedilol)是一个同时具有 α₁、β₁和 β₂受体阻断活性、还具有抗氧化、抑制心肌细胞凋亡、抑制心肌重构等多种作用的新型药物,是左旋体和右旋体的混合物,左旋体具有 α₁和 β₁受体阻断作用,而右旋体只具有 α₁受体阻断作用,整体 α₁和 β受体阻断作用的比率为 1:10

Notes

（拉贝洛尔为 1∶4），因此 α_1 受体阻断引起的不良反应明显比拉贝洛尔少。卡维地洛是邻位取代的苯氧乙胺衍生物，其抗氧化作用的结构基础是其侧链上的咪唑基团，能消除体内过量的自由基，抑制氧自由基诱导的脂质过氧化，保护细胞免受损伤。

　　卡维地洛 1995 年被美国 FDA 批准用于原发性高血压，1997 年批准用于治疗充血性心力衰竭，是此类药物中第一个被正式批准用于治疗心力衰竭的 β 受体阻断药。本药用于治疗充血性心力衰竭可以明显改善症状，提高生活质量，降低死亡率。治疗轻、中度高血压疗效与其他 β 受体阻断药、硝苯地平等类似。用药量主张从小剂量开始（首次 3.125～6.25mg，2 次/天），亦可根据病情需要每 2 周增量一次，最大剂量可用到每次 50mg，每日 2 次。

■ 推荐阅读文献

1. Herrick AL. The pathogenesis, diagnosis and treatment of Raynaud phenomenon. *Nat Rev Rheumatol*. 2012;8 (8):469-479

2. Poirier L, Tobe SW. Contemporary use of β-blockers: clinical relevance of subclassification. *Can J Cardiol*. 2014;30(5 Suppl):S9-S15

3. Frishman WH. β-Adrenergic blockade in cardiovascular disease. *J Cardiovasc Pharmacol Ther*. 2013;18(4): 310-319

4. Chen-Scarabelli C, Saravolatz L Jr, Murad Y, et al. A critical review of the use of carvedilol in ischemic heart disease. *Am J Cardiovasc Drugs*. 2012;12(6):391-401

（张岫美）

第十章 中枢神经系统药理学概论

人体生命活动的过程主要依赖神经和内分泌(体液)两大系统进行调节,而中枢神经系统(central nervous system,CNS)发挥主导调节作用,以维持内环境的稳定并对外环境变化作出即时反应。CNS的结构和功能远较外周神经系统复杂,含有大量神经元,神经元间有多种形式的突触联系,并由多种递质传递信息,通过作用于相应的受体与离子通道和逐级放大的细胞内信号转导通路耦联而介导繁杂的功能。作用于CNS的药物是最早被人类发现并使用的药物。目前使用的药物大多能影响CNS的功能,产生各种中枢作用,其中有些被用于临床治疗,有些则成为不良反应的基础,甚至产生生理或(和)精神依赖性而成为严重的社会问题。

作用于CNS的药物主要通过影响中枢突触传递的不同环节(递质、受体、受体后的信号转导等)而改变人体的生理或病理过程。大多药物的确切机制尚不十分清楚,主要缘于对这些药物治疗的疾病的病因学尚缺乏深入的认识。近30多年来,生物学技术与方法的快速发展极大地促进了CNS药理学研究的进展,获得的知识信息构成了现代CNS药理学的基础:首先,已明确几乎所有作用于CNS的药物都是通过作用于某种特殊的受体,进而调节突触信息传递而产生药理作用,仅有少数药物(全身麻醉药物和酒精等)通过作用于膜的非特异性机制而发挥作用,但此类药物的非受体介导作用仍可导致突触传递功能的改变;其次,作用于CNS的药物也是研究CNS生理学的重要工具药,激动剂可模拟自然递质的功能(通常其选择性高于内源性递质),拮抗剂则可阻断这种自然递质的信息传递,这对于探索人类高级生命活动的规律具有重要的意义;另外,阐明具有明确临床疗效的药物的作用机制,反过来又有助于进一步揭示该疾病的发病机制,例如抗精神病药物作用于多巴胺受体的研究发现为认识精神分裂症的病理学提供了重要的基础,对一系列GABA受体激动剂和拮抗剂的药理作用的研究也进一步深化了人类对焦虑、癫痫等疾病病理学的认识。

本章简要介绍CNS的功能组织、突触及递质的概况,以便更好学习和理解各类药物的作用。

第一节 中枢神经系统的细胞学基础

一、神 经 元

神经元(neurone)是CNS的基本结构和功能单位,人脑内的神经元总数约 $10^{10} \sim 10^{12}$ 个。神经元最主要的功能是传递信息,包括生物电和化学信息。突触是神经元间或神经元与效应器间实现信息传递的部位。典型的神经元由树突、胞体和轴索三个部分组成。胞体内含有特别大的细胞核和各种合成细胞生命活动物质所需要的细胞器如粗面内质网、高尔基器、线粒体、溶酶体等,这些细胞器的功能与其他组织细胞的细胞器相同。神经元胞质中尚含有内涵物,包括一些致密小体和色素颗粒如脂褐素等,内涵物出现于成年期,随年龄增长而增加。神经元的细胞骨架与其他细胞一样,由丝状结构组成,包括微管、微丝和神经细丝,由这些成分组成的框架,支持延长的神经元突起包括树突和轴突,调节神经元的形状,也参与神经元内物质的运输如轴浆快相运输等。在病理状态如慢性铝中毒脑病、老年性痴呆症时，受累神经元微管出现异常磷酸化，与神经纤维缠结的形成有关。

二、神经胶质细胞

神经胶质细胞(neuroglia)是脑内主要的细胞类型，在人脑其数量占90%左右，是神经元数量的10倍之多，按形态可分为星形胶质细胞(astrocyte)、少突胶质细胞(oligodendrocyte)、小胶质细胞(microglia)和室管膜细胞(ependymal)，星形胶质细胞是神经胶质细胞的主要组分。脑内神经元间的空隙几乎全由胶质细胞所填充，包围在脑毛细血管周围的细胞以及室管膜细胞均为胶质细胞。髓鞘由Schwann氏细胞包围裹叠而成，它也是一种少突胶质细胞。因此，CNS几乎不存在细胞间隙。

对神经胶质细胞尤其星形胶质细胞功能的再认识是神经科学研究近一个多世纪以来最瞩目的成就之一。传统认为胶质细胞的主要功能是支持和绝缘作用，并维持神经组织的内环境稳态，在CNS发育过程中具有引导神经元走向的作用。突触周围的胶质细胞通过摄取递质而参与递质的灭活过程(如星形胶质细胞对谷氨酸的再摄取)，防止递质弥散，因此，表达于星形胶质细胞的谷氨酸转运体已经成为研发神经保护剂的重要靶点。已经阐明神经胶质细胞的功能状态对于神经元的存活至关重要，决定着几乎所有脑疾病的发生、发展和转归，脑病理学在很大程度上就是胶质细胞病理学。近年发现胶质细胞尤其是星形胶质细胞能够释放谷氨酸、ATP和D-丝氨酸等胶质递质(gliotransmitters)，通过胶质传递(gliotransmission)对脑环境和功能稳态的维持、突触信息的传递与整合、突触可塑性的调控等发挥关键的作用。事实上，胶质细胞研究的成果已经改写了一个多世纪以来以神经元为中心的神经药理学基础。尽管目前尚无靶向于胶质细胞功能的药物用于临床，但胶质细胞已经成为脑疾病(如帕金森病、老年性痴呆症、脑卒中、精神分裂症、抑郁症等)临床治疗学突破和研发理想治疗药物的重要靶标。

三、神 经 环 路

神经元参与神经调节活动往往是通过不同的神经元组成的各种神经环路(neuronal circuit)进行的，通过这些神经环路对大量繁杂信息进行处理和整合。神经环路中能起到信息传递作用的部位是突触。一个神经元的树突或胞体能够接受许多轴突末梢的突触联系，这些轴突可以来自一个神经元，也可以来自多个神经元，这种多信息影响同一个神经元的调节方式称为聚合。一个神经元可以同时与多个神经元建立突触联系，使信息放大，这种方式称为辐散。CNS中各种不同的神经环路均包含多次的辐散、聚合形式，使信息处理出现扩散或聚合、时空模式的叠加，构成复杂的神经网络，使信息加工、整合更为精细，调节活动更加准确和协调。神经元的树突、轴突与其他神经元各个部分均可建立突触联系，构成具有各种特殊功能的微环路。

CNS存有大量具有短轴突、胞体较小的中间神经元，人脑中间神经元数目占神经元总数的99%，这些中间神经元参与脑内各核团间或核团内局部神经环路的组成。中间神经元在CNS的作用显得越来越重要，CNS活动的复杂性主要是由神经环路的多样性而决定。同样的传入信息可经不同途径传递到脑内各级中枢，也可通过不同的途径传至效应器。许多中间神经元又与各种长投射系统的神经元建立联系，组成复杂的多形式的局部神经环路，对信息进行深加工并不断对传递的信息进行调制。不同水平的神经环路的基本作用形式很相似，但在某一具体行为的调节时，不同等级或水平上信息处理的相对重要性及各环路之间的相互作用则有相应的变化，使神经活动调节更加复杂。

四、突触与信息传递

神经元的主要功能是传递信息。神经元之间或神经元与效应细胞之间的信息传递往往通过突触进行。突触由突触前组分、突触后组分和突触间隙等基本结构构成。根据突触传递（synaptic transmission）的方式及结构特点，突触可分为电突触、化学性突触和混合性突触。在哺乳动物脑内，除少部分脑区存在一些电突触外，几乎所有的突触都是化学性突触，是 CNS 中最重要的信息传递结构。在大多数情况下，CNS 中神经元之间的联系由化学性突触完成。神经元之间也存在电耦联，这种耦联在神经元同步去极化中发挥一定作用，但是这种电耦联并不是药物作用的重要位点。

神经递质把信息从突触前神经元传递到突触后神经元。突触前神经元兴奋时，锋电位沿细胞膜传播到突触前膜，引起膜去极化，开启电压依赖钙通道，胞外钙内流，胞内游离钙升高。钙与钙调素结合，激活了钙调素依赖性蛋白激酶，使蛋白激酶 B（PKB）磷酸化，导致一些底物蛋白磷酸化。突触前膜内含有神经递质的囊泡，静息时通过突触素 I（synapsin I）固定在神经元末梢的骨架——微管或长丝上，囊泡膜上的突触蛋白 I 被 PKB 磷酸化后，囊泡从固定点脱落。通过一些突触蛋白的作用，突触囊泡到达突触前膜活动区。神经冲动传递到突触前膜通常只能使锚定在突触前膜的囊泡与突触前膜融合并释放到突触间隙，经胞裂外排，以量子形式释放。神经递质经弥散而作用于突触后膜上的受体，触发突触后神经元一系列的生化或膜电位变化，产生突触后效应，完成突触间的信息传递。

释放的神经递质需要迅速消除而终止其作用，以保证突触的传递效率；另一方面又需回收突触囊泡蛋白，通过神经末梢膜的内吞合成新的囊泡，形成囊泡的再循环，以利于新一轮递质的合成、贮存和释放。突触间隙递质的消除主要是通过突触前膜及神经胶质细胞的摄取或酶解作用完成，突触前膜摄取是最常见的递质回收机制。

突触传递的过程主要包括神经递质的合成和贮存、突触前膜去极化和胞外钙内流触发神经递质的释放、神经递质与突触后受体结合引起突触后生物学效应、释放后的递质消除及囊泡的再循环。神经递质的释放受到突触前膜受体的反馈调控，改变进入末梢的钙离子量及其对钙离子的敏感性等均能调节递质的释放。

以往认为突触传递是单向的，信息只从突触前传递到突触后。目前有证据表明，神经系统内存在交互突触，信息既可以从突触前传递到突触后，也可从突触后传递到突触前。另一方面，越来越多的资料表明，腺苷、三磷酸腺苷、NO、花生四烯酸、血小板活化因子等均可作为逆行信使分子，作为突触后神经元对突触前传递信息的应答，逆行弥散至突触前神经元，调节突触前神经元活动和递质的合成与释放。

五、离 子 通 道

神经系统细胞的细胞膜上主要存在两种类型的离子通道，依据控制其开放的机制不同分为电压门控性离子通道和配体门控性离子通道。电压门控性通道对膜电位的变化作出反应，电压门控性的钠离子通道是在 CNS 中发挥重要的作用的离子通道。在神经细胞上，这些通道都集中在轴突始段（initial segment）、轴突区域，参与形成快速的动作电位，将信号从细胞体传导至神经细胞末梢。在细胞体、树突和轴突始段，分布有多种类型的电压门控性钙通道和钾通道，以十分缓慢的方式调控神经元的放电，如一些钾离子通道在细胞去极化时开放，阻止细胞进一步去极化，从而发挥限制细胞膜电位进一步去极化的制动器的作用。

配体门控性通道也称亲离子型受体，其开放通过神经递质与其受体的结合而实现。受体由不同数量的亚单位构成，离子通道是受体复合物的一个重要组成部分。这些通道对细

Notes

胞膜电位不敏感或轻度敏感,通道的活化通常导致通道短暂的(几毫秒到几十毫秒)开放。配体门控性通道参与中枢神经系统中的逐级通路(hierarchical pathways)的典型的快速突触信息传递。

研究表明离子通道不宜绝对分为电压门控性和配体门控性两类,如许多神经递质不仅和亲离子型受体结合,还与通常称为亲代谢型受体的 G 蛋白耦联受体相结合。亲代谢型受体通过 G 蛋白调控电压门控性通道,这种相互作用的调控可以完全发生在膜内,是一种局限于膜的通路,在这种情况下,G 蛋白直接和电压门控性离子通道作用,钙离子通道和钾离子通道即受这种信号传递过程的影响。当 G 蛋白和钙离子通道作用时,抑制通道的功能,这种机制可解释突触前亲代谢型受体激活时介导的突触前抑制。相反,在突触后,这些 G 蛋白耦联受体能活化(开放)钾离子通道,导致缓慢的突触后抑制。亲代谢型受体也可通过生成弥散的第二信使而间接调控电压门控性通道,典型的例子是 β 受体(通过激活腺苷酸环化酶生成 cAMP)。与亲离子型受体的短暂作用不同,G 蛋白参与受体信号传递的一个重要效应就是亲代谢型受体的活化所导致,可持续数十分钟。

第二节　中枢神经递质及其受体

近年不断发现有神经活性物质随突触前膜去极化从末梢释放,其中既包括经典的小分子神经递质如 ACh、NE、DA 等,也包括日益增多的神经肽类物质如 P 物质、阿片肽类等,并提出神经递质(neurotransmitter)、神经调质(neuromodulator)和神经激素(neurohormone)的概念。神经递质是指神经末梢释放、作用于突触后膜受体、导致离子通道开放并形成兴奋性突触后电位或抑制性突触后电位的化学物质,其特点是传递信息快、作用强和选择性高。神经调质也是由神经元释放,但其本身不具递质活性,大多与 G 蛋白耦联的受体结合后诱发缓慢的突触前或突触后电位,并不直接引起突触后生物学效应,但能调节神经递质在突触前的释放及突触后细胞的兴奋性,调节突触后细胞对递质的反应。神经调质的作用发生慢而持久,但范围较广。近年来日益受到重视的一氧化氮、花生四烯酸等均属重要的神经调质,可在神经组织或非神经组织生成。神经激素是由神经末梢释放的化学物质,主要是神经肽类。神经激素释放进入血循环后,在远隔的靶器官发挥作用。例加,下丘脑释放一系列调节激素,这些激素进入垂体门脉系统,在垂体前叶发挥其调节分泌的作用。一般而言,氨基酸类是递质,乙酰胆碱和单胺类既是递质也是调质,主要根据作用于不同部位的受体而定,而肽类少数是递质,多数属神经调质或神经激素。多种神经递质与调质共存于同一神经末梢,使神经传递和调节的形式更加精细和多样化。另外,一些由非神经元细胞释放的神经营养因子主要通过作用于与酪氨酸蛋白激酶耦联的受体而调节基因的表达,控制神经元的生长和表型特征;一些细胞因子、化学因子、生长因子、类固醇激素主要通过影响基因转录而控制脑内一些长时程的变化,如突触可塑性和重构等。

乙　酰　胆　碱

乙酰胆碱(acetylcholine,ACh)是第一个被发现的脑内神经递质。至今尚缺乏高灵敏的、特异的检测脑内 ACh 的方法,对脑内 ACh 的认识远落后于单胺类递质。

1. 中枢乙酰胆碱能通路　脑内 ACh 的合成、贮存、释放、与受体相互作用及其灭活等突触传递过程与外周胆碱能神经元相同。脑内的胆碱能神经元分布存在两种类型:①局部分布的中间神经元,参与局部神经环路的组成,在纹状体、隔核、伏隔核、嗅结节等神经核团均存有较多的胆碱能中间神经元,尤以纹状体最多;②胆碱能投射神经元,这些神经元在脑内分布较集中,分别组成胆碱能基底前脑复合体和胆碱能脑桥-中脑-被盖复合体。老年性痴呆症的病理改变特征之一就是基底前脑复合体胆碱能神经元明显丢失。

2. **脑内乙酰胆碱受体**　绝大多数脑内胆碱能受体是 M 受体,N 受体仅占不到 10%。脑内的 M 或 N 受体的药理特性与外周相似。M 受体属 G 蛋白耦联受体,由单一肽链组成,含有 7 个跨膜区段。应用重组 DNA 克隆等分子生物学技术已发现 5 种不同亚型的 M 受体($M_1 \sim M_5$),其中 M_1、M_3 和 M_5 通过 G 蛋白和磷脂酶 C 与膜磷脂酰肌醇水解酶耦联,IP_3 和 DG 是它们的第二信使分子,M_2 和 M_4 亚型受体亦通过 G 蛋白抑制腺苷酸环化酶而降低胞内 cAMP,或作用于离子通道。在不同组织细胞,M_2 和 M_4 受体与 G 蛋白可耦联不同的第二信使系统,引起不同的生物学效应。阿托品、东莨菪碱等目前常用的 M 受体阻断药与上述亚型受体均有相似的亲和力。M 受体在脑内分布广泛,密度较高的脑区包括大脑皮层、海马、纹状体、伏隔核、隔核、缰核、脚间核、上丘、下丘和顶盖前区等。脑内以 M_1 受体为主,占 M 受体总数的 50% ~ 80%。

有关脑内 N 受体的药理特性和功能目前所知甚少。基因克隆与重组等分子生物学技术的应用导致脑内 N 受体的研究取得了较大的进展。中枢 N 受体属于配体门控受体离子通道的大家族,受体被激动后可开放受体离子通道,增加 Na^+、K^+ 和 Ca^{2+} 的通透性,引起膜去极化,产生突触后兴奋效应。

3. **中枢乙酰胆碱的功能**　中枢 ACh 主要参与觉醒、学习、记忆和运动的调节。脑干上行激动系统包含有胆碱能纤维,该系统的激活对于维持觉醒状态起着重要作用。学习、记忆功能障碍是老年性痴呆的突出症状,病理研究显示梅奈特(Meynert)基底核胆碱能神经元显著减少,神经元丢失的程度与学习记忆障碍的程度密切相关。目前临床使用的治疗老年性痴呆症的药物大多是中枢拟胆碱药。

纹状体是人类调节锥体外系运动的最高级中枢。ACh 与多巴胺两系统功能间的平衡失调则会导致严重的神经系统疾患,如多巴胺系统功能低下使 ACh 系统功能相对过强,出现帕金森病的症状。相反,则出现亨廷顿(Huntington)舞蹈病的症状,治疗前者可使用 M 受体阻断药,后者可使用 M 受体激动药。

γ-氨基丁酸

γ-氨基丁酸(γ-aminobutyric acid,GABA)是脑内最重要的抑制性神经递质,脑内有约 30% 左右的突触以 GABA 为神经递质。GABA 广泛但非均匀地分布在哺乳动物脑内,外周组织含量甚微。脑内 GABA 是通过谷氨酸经谷氨酸脱羧酶(GAD)脱羧而成,GAD 主要存在于哺乳动物脑内,其分布与 GABA 一致。GABA 神经元兴奋时,GABA 被神经末梢释放到突触间隙,主要依赖突触前膜和胶质细胞摄取 GABA 终止其作用。GABA 能神经元的突触前膜存有特异的高亲和转运体,摄取过程耗能并依赖 Na^+ 的主动转运。脑内广泛存在的 GABA 能神经元,主要分布在大脑皮层、海马和小脑。目前仅发现两条长轴突投射的 GABA 能通路:小脑-前庭外侧核通路,从小脑蒲肯野细胞投射到小脑深部核团及脑干的前庭核;另一通路是从纹状体投射到中脑黑质。黑质是脑内 GABA 密度最高的脑区。CNS 内 GABA 受体主要是 $GABA_A$ 受体,$GABA_B$ 受体较少,$GABA_C$ 受体目前仅发现存在于视网膜。

1. **$GABA_A$ 受体**　$GABA_A$ 受体与烟碱受体相同,是化学门控离子通道受体家族的成员,是镇静催眠药和一些抗癫痫药的作用靶点。$GABA_B$ 受体则与毒蕈碱受体一样,同属 G 蛋白耦联受体家族。

$GABA_A$ 受体由 5 种不同的亚基组成(α、β、γ、δ 和 ρ),结构与 N 受体相似,每个亚基都是一条多肽链,含有 4 个跨膜区,5 个亚基围绕组成中空的氯离子通道。在 β 亚基上有 GABA 的结合点,在其他部位也存在一些调节 GABA 受体氯离子通道的位点。这些调节点包括:苯二氮䓬类

Notes

（BZ）、巴比妥类、印防己毒素等离子通道阻滞药、类固醇和兴奋剂的结合点。上述药物与相应的位点结合引起 GABA$_A$ 受体构象改变，影响与 GABA 的亲和力并导致氯通道的氯电导发生改变，其中以 BZ 调节点最引人注意。BZ 位点在 α 亚基上，BZ 位点的激动剂如地西泮（diazepam）、氯硝西泮（chlorazepam）、反向激动剂如 β-咔啉（β-carboline）和拮抗剂 flumazonil 等均可结合在 α 亚基上，flumazonil 有拮抗 BZ 激动剂和反向激动剂的作用。BZ 激动剂结合 BZ 结合位点后可增强受体与 GABA 的亲和力、增加氯通道的开放频率，增强 GABA 能神经元的传递作用，产生抗焦虑、镇静催眠、抗惊厥等作用。反向激动剂与 BZ 结合位点结合则产生拮抗 GABA 的作用，诱发焦虑、惊厥。苯巴比妥类及印防己毒素等主要作用于氯离子通道，分别延长开放或关闭离子通道的时间。

2. GABA$_B$ 受体和 GABA$_C$ 受体　　GABA$_B$ 受体激活后通过 G 蛋白及第二信使系统如 cAMP 或 IP$_3$ 介导 K$^+$ 通道开放或 Ca^{2+} 通道关闭，但不影响氯离子通透性。在突触后，K$^+$ 通道开放诱导迟缓的抑制性突触后电位（inhibitory postsynaptic potential，IPSP），而不是 GABA$_A$ 受体诱导的快速 IPSP。GABA$_B$ 受体主要分布在突触前膜，通过关闭 Ca^{2+} 通道可负反馈调节神经递质的释放。因此，无论在突触前或突触后的 GABA$_B$ 受体均介导抑制性效应。

GABA$_C$ 受体主要分布在视网膜，GABA 通过 GABA$_C$ 受体产生抑制性递质的作用。受体本身也是氯离子通道，激活引起 Cl$^-$ 内流，产生快速的 IPSP。苯二氮䓬类和巴比妥类对 GABA$_C$ 受体无变构调节作用，印防己毒素却可阻断 GABAc 受体的氯离子通道。

近年来的研究发现，GABA 在癫痫、老年性痴呆症、帕金森病和亨廷顿病的发病机制中具有重要作用。此外，GABA 也参与疼痛、神经内分泌和摄食行为的调节。

兴奋性氨基酸

谷氨酸（glutamate，Glu）是 CNS 内主要的兴奋性神经递质，参与突触传递。脑内 50% 以上的突触是以 Glu 为递质的兴奋性突触，大脑皮层投射到纹状体、丘脑、黑质、红核、楔核、脊髓的纤维，内嗅皮层至海马下脚及海马投射到隔核、斜角带核、伏隔核、新纹状体等核团的投射纤维均为 Glu 能纤维。除 Glu 外，天门冬氨酸也可以发挥相似的作用。Glu 是哺乳动物脑内含量最高的氨基酸，与 GABA 一样，Glu 是体内物质代谢的中间产物，也是合成 GABA 的前体物质。尚无法区别作为中间代谢产物的 Glu 与作为神经递质的 Glu。目前认为谷氨酰胺酶水解谷氨酰胺生成的 Glu 可能是合成 Glu 递质的途径。作为递质的 Glu 可贮存在突触囊泡内，也可存在于末梢的胞质中。

Glu 或天门冬氨酸被释放后，与不同的兴奋性氨基酸受体结合，诱发突触后神经元兴奋，产生兴奋性突触后电位（excitatory postsynaptic potential，EPSP）。Glu 受体可因它们对不同激动剂的选择性分为三类：N-甲基-D-天门冬氨酸（NMDA）能选择性激活的受体称为 NMDA 受体，对 α-氨基羧甲基噁唑丙酸（AMPA）有较高敏感性的受体称为 AMPA 受体，对海人藻酸（kainic acid，KA）敏感的受体称为 KA 受体，这三类受体均属配体门控离子通道受体。80 年代中期发现一类与 G 蛋白耦联的 Glu 受体，被激活后影响磷脂酰肌醇代谢或腺苷酸环化酶活性，导致突触后 IP$_3$、DG、cAMP 浓度的变化，故称为亲代谢型谷氨酸受体（metabotropic glutamate receptors，mGluRs）。

1. NMDA 受体　　NMDA 受体在脑内广泛分布，但在海马及大脑皮层分布最密集，已成为研发神经精神疾病治疗药物的重要靶标。NMDA 受体激动时，其耦联的阳离子通道开放，除 Na$^+$、K$^+$ 通过外，还允许 Ca^{2+} 通过，高钙电导是 NMDA 受体的特点之一，也是 NMDA 受体与 Glu 兴奋性神经毒性、长时程突触加强（LTP）、记忆学习行为密切相关的原因。NMDA 受体基因近年已被克隆。NMDA 受体由两类不同的亚基组成（NMDAR$_1$ 与 NMDAR$_2$）。NMDAR$_1$ 有 7 个不同亚型的亚基（NMDAR$_{1A-1G}$），NMDAR$_2$ 有 4 个不同亚型的亚基（NMDAR$_{2A-2D}$）。NMDA 受体亚基也有 4 个跨膜区，具有化学门控离子通道受体分子生物学的基本特点。

2. 非 NMDA 受体   包括 AMPA 受体及 KA 受体，是化学门控离子通道受体。受体兴奋时离子通道开启仅允许 Na$^+$、K$^+$ 单价阳离子进出，胞外 Na$^+$ 内流引起突触后膜去极化，诱发快速的 EPSP，参与兴奋性突触的传递。非 NMDA 受体与 NMDA 受体在突触传递及 Glu 的兴奋神经毒性作用中有协同作用。AMPA 受体在脑内的分布与 NMDA 受体几乎平行，提示这两种受体在突触传递过程中的协同关系。

3. 代谢型谷氨酸受体（mGluRs）   mGluRs 通过 G 蛋白与不同的第二信使系统耦联，改变第二信使的胞内浓度，触发较缓慢的生物学效应。目前已克隆出 8 种不同亚型的 mGluRs（mGluR$_1$-mGluR$_8$）。根据它们一级结构的相似性、耦联的第二信使途径及药理学特性的差异，将 8 种 mGluRs 亚型分成 3 组：第 1 组包括 mGluR$_1$ 和 mGluR$_5$，通过 G 蛋白激活磷脂酶 C，促进磷脂酰肌醇（PI）水解，使 IP$_3$ 及 DG 升高，关闭 K$^+$ 通道使膜去极化，产生兴奋效应，与分布在同一神经元上的 NMDA 受体和非 NMDA 受体有协同作用。第 2 组包括 mGluR$_2$ 和 mGluR$_3$，受体激活后通过 Gi 蛋白耦联腺苷酸环化酶（AC），使胞内 cAMP 下降而介导生物学效应。第 3 组包括 mGluR$_4$ 和 mGluR$_{6,7,8}$，通过 Gi 蛋白与 AC 负耦联，因其均可被 L-AP4（L-amimo-4-phosphonobutanoate）选择性激活，故这组受体曾被称为 AP4 受体。第 2 组和第 3 组 mGluRs 分布在 Glu 能神经末梢上，作为自身受体，对神经递质释放产生负反馈调节作用。Glu 作为兴奋性递质通过激活自身受体，产生抑制效应。激活 mGlusR 自身受体可拮抗 Glu 的兴奋性神经毒性、保护神经元。在海马 CA3 区，LTP 的形成也依赖 mGluRs 的功能。

兴奋性氨基酸是脑内半数以上的神经递质。通过上述受体的介导，不但参与快速的兴奋性突触传导，而且在学习、记忆、神经元的可塑性、神经系统发育及缺血性脑病、低血糖脑损害、癫痫、脑外伤和老年性中枢退行性疾病等一些疾病的发病机制中发挥重要作用。有关 Glu 受体的研究已经成为神经科学研究的前沿领域，多亚型的 Glu 受体为寻找高效、安全的新药提供了有益的靶标。

去甲肾上腺素

脑内去甲肾上腺素（noradrenaline，NA）能神经元突触传递的基本过程包括递质合成、贮存、释放、与受体相互作用和递质的灭活。三环类抗抑郁药的主要作用机制在于非选择性抑制突触前膜转运体对单胺类递质的再摄取，间接增强了脑内 NA 和 5-HT 神经元的传导。苯丙胺和可卡因的药理作用也与抑制上述转运体的再摄取功能有关。

脑内 NA 能神经元胞体分布相对集中在脑桥及延髓，但 NA 能神经元胞体密集在蓝斑核，从蓝斑核向前脑方向发出 3 束投射纤维，分别是中央被盖束、中央灰质背纵束和腹侧被盖-内侧前脑束。三束纤维主要同侧上行支配大脑皮层各区、边缘系统包括扣带回、杏仁核、海马、下丘脑和中脑被盖等核团、丘脑和上、下丘、蓝斑核，另发出投射纤维到小脑，终止于小脑皮质和中央核群。蓝斑核下行 NA 能纤维投射到延髓及脊髓。除蓝斑核外，在脑桥延髓外侧大脑脚被盖网状结构中较松散聚集着一些 NA 能神经元核团，它们发出的投射纤维混合在蓝斑核的上述投射束投射到不同脑区。基底前脑和隔区的 NA 能纤维主要来源于这些非蓝斑核 NA 能神经元。

大多数 NA 能神经元位于网状结构的蓝斑区（the locus ceruleus or the lateral tegmental area）。尽管支配不同部位的神经纤维的密度差别很大，大多数部位的中枢神经系统可以接受弥散的去甲肾上腺素的输入，所有 NA 受体亚型都是亲代谢型的。在神经元，NA 通过增加 K$^+$ 的电导而产

Notes

生超极化,这一效应由 α_2 受体介导,而且在蓝斑神经元表现得尤为显著。在中枢神经系统的大多数部位,NA 能直接或者间接地提高兴奋性输入,间接机制包括解除局部通路的抑制性神经元的抑制,直接机制则是阻断 K^+ 通道、延缓神经元放电,这一效应由 α_1 或 β 受体介导,由神经元的类型决定。

多　巴　胺

多巴胺(dopamine,DA)是脑内最重要的一种神经递质。DA 神经元在 CNS 的分布相对集中,投射通路清晰,支配范围局限,在大脑的运动控制、情感思维和神经内分泌方面发挥重要的生理作用,与帕金森病、精神分裂症、药物依赖与成瘾的发生发展密切相关。

（一）中枢 DA 神经系统及其生理功能

哺乳动物脑内 DA 神经元主要从中脑和下丘脑投射到其支配区域,调节其生理功能。脑内DA 能神经纤维主要投射至纹状体、广泛的边缘系统和新皮质,人类中枢主要存在 4 条 DA 通路:①黑质-纹状体通路:其胞体位于黑质致密区(A_9),主要支配纹状体,该通路所含有的 DA 含量占全脑的 70% 以上,是锥体外系运动功能的高级中枢,各种原因减弱该通路的 DA 功能均可导致帕金森病。反之,该通路的功能亢进时,则出现多动症;②中脑-边缘通路:其胞体位于顶盖腹侧区(A_{10}),主要支配伏隔核和嗅结节;③中脑-皮层通路:其胞体主要位于顶盖腹侧区,支配大脑皮层的一些区域,如前额叶、扣带回、内嗅脑和梨状回的皮层。中脑-边缘通路和中脑-皮层通路主要调控人类的精神活动,前者主要调控情绪反应,后者则主要参与认知、思想、感觉和推理能力的调控。目前认为 I 型精神分裂症主要与这两个 DA 通路功能亢进相关;④结节-漏斗通路:其胞体主要位于弓状核和室周核,DA 神经末梢终止在漏斗核和正中隆起,主要调控垂体激素的分泌,如抑制 PRL 的分泌、促进 ACTH 和 GH 的分泌等。

（二）DA 受体及其亚型

20 世纪 80 年代,根据应用选择性配基的研究结果及其与信号转导途径的耦联关系,将 DA受体确定为 D_1 和 D_2 两种亚型,至今仍被许多教材沿用。后来应用重组 DNA 克隆技术确定脑内存在 5 种 DA 亚型受体(D_1 、 D_2 、 D_3 、 D_4 和 D_5),其中 D_1 和 D_5 亚型受体在药理学特征上符合上述的 D_1 亚型受体,而 D_2 、 D_3 、 D_4 受体则与上述的 D_2 亚型受体相符合,因此分别被称为 D_1 样受体(D_1 -like receptors)和 D_2 样受体(D_2 -like receptors)。黑质纹状体通路主要存在 D_1 样受体(D_1 和 D_5 亚型)和 D_2 样受体(D_2 和 D_3 亚型),其中 D_3 亚型主要为突触前 DA 受体,即 DA 自身受体,主要参与DA 神经元自身功能(放电、递质的合成和释放)的负反馈调控;中脑-边缘通路和中脑-皮质通路主要存在 D_2 样受体(D_2 、 D_3 和 D_4 亚型),值得注意的是, D_4 亚型受体特异存在于这两个 DA 通路。D4 亚型受体与精神分裂症的发生发展密切相关,目前仅发现氯氮平对其具有高亲和力。结节-漏斗系统主要存在 D_2 样受体中的 D_2 亚型,是研究 D_2 亚型受体的理想生物材料。

（三）DA 受体与神经精神疾病

各种病理因素导致黑质-纹状体通路的 DA 功能减弱均可导致帕金森病。目前临床使用的抗帕金森病药主要是据此学说而研发的,机制在于补充 DA 的绝对不足。精神分裂症(尤其是 I型)则是由于中脑-边缘通路和中脑-皮层通路的 D_2 样受体功能亢进所致,因此,目前临床治疗精神分裂症的药物大多是 DA 受体阻断药。

（四）DA 转运体

释放到突触间隙的 DA 的灭活主要依赖于突触前膜的 DA 转运体的再摄取。已经阐明 DA转运体与许多神经精神疾病的发生发展相关,如:可卡因成瘾的主要机制在于对 DA 转运体的抑制,DA 转运体功能的减退是帕金森病早期的重要病理机制之一。因此,DA 转运体是研发神经精神疾病治疗药物的重要靶标。

Notes

5-羟色胺

5-羟色胺(5-hydroxytryptamine,5-HT)能神经元与 NA 能神经元的分布相似,主要集中在脑桥、延髓中线旁的中缝核群,共组成 9 个 5-HT 能神经核团(B_{1-9}),以中脑核群含量最高,其次为黑质、红核、丘脑及下丘脑、杏仁核、壳核、尾核和海马。

脑内 5-HT 能神经元主要在末梢合成 5-HT,色氨酸在色氨酸羟化酶的催化下生成 5-羟色氨酸,再经 5-羟色氨酸脱羧酶的作用成为 5-HT。5-HT 的贮存、释放和灭活均与 NA、DA 等儿茶酚胺递质相似。5-HT 的突触前膜摄取转运体与 NA、DA、GABA 和甘氨酸的转运体属同一家族。5-HT 转运体是抗抑郁药的主要作用靶标,三环类抗抑郁药可阻断 5-HT、DA 和 NA 的再摄取。

脑内 5-HT 参与心血管活动、觉醒-睡眠周期、痛觉、精神情感活动和下丘脑-垂体的神经内分泌活动的调节。脑内存在与不同的信号转导系统耦联的众多 5-HT 受体亚型,受体亚型分布也存在不同的模式,使 5-HT 能同时在不同的脑区产生不同的效应,体现了脑信息处理的多样性和灵活性。

1. 5-HT$_1$ 受体　脑内 5-HT 受体被分为 5-HT$_1$ 和 5-HT$_2$ 受体。其中,5-HT$_1$ 受体又被分为 5-HT$_{1A}$ 和 5-HT$_{1B}$ 两个亚型。重组 DNA 技术已克隆出 14 种不同亚型的 5-HT 受体。根据受体耦联的信号转导系统及其氨基酸顺序的同源性,把 5-HT 受体分成 7 种亚型(5-HT$_{1-7}$)受体,每种亚型受体又存在不同的亚亚型,如 5-HT$_1$ 受体可分为 5 个亚型(5-HT$_{1A-1F}$)。各亚型 5-HT 受体均通过 G_i/G_o 蛋白抑制腺苷酸环化酶而使 cAMP 下降引起生物学效应。5-HT$_{1A}$ 受体主要分布在边缘系统和 5-HT 神经元,5-HT$_{1B}$ 和 5-HT$_{1D}$ 受体主要分布在基底神经节和黑质,可作为突触前自身受体,负反馈调节递质的释放。

2. 5-HT$_2$ 受体　这类受体均通过 G_q 蛋白激活磷脂酶 C,促进磷脂酰肌醇代谢。因对不同阻断药的亲和力差异,5-HT$_2$ 受体可分为 5-HT$_{2A-2C}$ 三种亚型。5-HT$_{2A}$ 受体主要分布在大脑皮层,5-HT$_{2C}$ 的分子结构和药理特性均与 5-HT$_{2A}$ 相似,分布在边缘系统、基底节和黑质等脑区及脑脉络丛。激活 5-HT$_{2A}$ 受体可兴奋面神经核的运动神经元和脊髓运动神经元,5-HT$_{2A}$ 的分布与作用尚不清楚。

3. 5-HT$_3$ 受体　5-HT$_3$ 受体是 5-HT 受体中唯一的配体门控离子通道受体。5-HT$_3$ 受体集中在延髓极后区和弧束核,大脑皮层、海马和内侧缰核也有分布,激活 5-HT$_3$ 受体可引起快速的 EP-SP,易出现受体脱敏,但易恢复。5-HT$_3$ 受体通道可通过 Na^+ 和 K^+ 的跨膜转运而引起膜去极化。中枢 5-HT$_3$ 受体与痛觉传递、焦虑、认知、药物依赖等有关。5-HT$_3$ 受体阻断药在临床上有很强的镇吐作用,可用于肿瘤化疗的辅助治疗。

4. 5-HT$_{4-7}$ 受体　除 5-HT$_5$ 受体外,5-HT$_4$、5-HT$_6$ 和 5-HT$_7$ 受体的信号转导系统均与 Cs 蛋白/腺苷酸环化酶耦联,增加胞内的 cAMP。

5-HT$_4$ 受体主要分布于海马、嗅结节、四叠体、伏隔核、黑质、苍白球和大脑皮层。5-HT$_4$ 受体可能参与情感、精神运动、觉醒、视觉和学习记忆等活动。5-HT$_5$ 受体已克隆出 2 种受体基因 5-HT$_{5A}$ 和 5-HT$_{5B}$,前者分布在大脑皮层、海马、缰核、嗅结节等脑区,后者仅局限于缰核和海马 CA$_1$ 区,功能及信号转导系统尚不清楚。5-HT$_6$ 受体主要位于纹状体、嗅结节、大脑皮层和海马等脑区,5-HT$_7$ 受体主要位于丘脑和海马 CA$_3$ 区,功能尚不清楚。

组　　胺

组胺(histamine)神经元主要位于下丘脑结节乳头核和中脑的网状结构,发出上、下行纤维。上行纤维经内侧前脑束弥散投射到端脑,下行纤维可投射到低位脑干及脊髓。脑内组胺的生理

Notes

作用目前尚不清楚,推测其参与饮水、摄食、体温调节、觉醒和激素分泌的调节。临床上影响脑内组胺作用的药物用途有限,其中枢作用多为药物的副作用。

组胺受体被分为 H_1、H_2 和 H_3 受体。H_1 和 H_2 受体是 G 蛋白耦联受体,H_1 受体通过 Gq 蛋白耦联磷脂酶 C 促进磷脂肌醇代谢,增加 IP_3 和 DG 的生成,H_2 受体与 Gs 蛋白结合耦联腺苷酸环化酶,升高 cAMP 水平。H_3 受体的信号转导途径尚不清楚。

H_1 受体可能与觉醒有关。随着 H_2 选择性阻断药西咪替丁治疗溃疡病的应用,目前已推出一系列 H_2 受体阻断药,能进入中枢的选择性 H_2 受体阻断药只有佐兰替丁(zolantidine)。H_3 受体被认为是位于突触前膜的受体,激活 H_3 受体可减少组胺及其他单胺递质和神经肽的释放和递质的合成。

神　经　肽

20 世纪 50 年代中期从下丘脑分离纯化出升压素和缩宫素,是最早确定的神经肽(neuropeptides),而后相继在脑内发现几十种神经肽,目前所知作为激素发挥作用的神经肽仅占少部分,大多数神经肽参与突触信息传递,发挥神经递质或神经调质的作用。神经肽的发现是近代神经生物学的重大突破之一,也是当今神经科学活跃的研究领域,至今对许多神经肽的确切功能仍在深入研究中。本节仅着重介绍与突触传递有关的共同特性。

1. 神经肽的代谢　能合成和释放神经肽的神经元称为肽能神经元。神经肽与经典神经递质在合成、贮存、释放、与受体相互作用及灭活方式均不同。神经肽是多肽,与其他蛋白、多肽合成一样,受基因 DNA 模板控制,经转录成 mRNA 后在核糖体翻译。常先合成神经肽的前体,然后被输入粗面内质网,经一系列酶的修饰加工成为神经肽原,再转化为有活性的神经肽。储存神经肽的囊泡明显比储存经典小分子神经递质的囊泡大,常常在这些致密大囊泡中同时贮存经典递质及神经肽,递质与神经肽共存于同一神经元是 CNS 较为普遍的现象。

作为神经递质的多肽如初级痛觉传入纤维中的 P 物质,释放到突触间隙中,作用于突触后受体,完成递质功能。目前所知,多数神经肽常与经典递质共存,在突触传递过程中扮演神经调质的角色。含有神经肽的大囊泡往往从突触外区释放,以非突触传递形式弥散到附近细胞,即以旁分泌的形式起作用,影响范围比神经递质大,反应潜伏期较长。神经肽还可作为神经激素从神经元释放后作用于远隔细胞发挥激素作用,如神经垂体释放的升压素、缩宫素等。

神经肽起效、降解均较慢,作用维持时间相对较长。但有些神经肽如血管紧张素原经酶解后成为活性更强的血管紧张素而发挥作用。

2. 神经肽受体　与经典递质相似,各种神经肽都有各自的受体及不同的受体亚型。几乎所有的神经肽受体都属 G 蛋白耦联受体家族,具有这个家族分子生物学的共同特点。阿片受体 μ、δ、κ 受体通过 G_i/G_o 蛋白与腺苷酸环化酶或钙通道、钾通道耦联,引起 cAMP 下降或细胞膜对 Ca^{2+}、K^+ 通透性的改变。

经典小分子神经递质因其较易合成,更新快,释放后迅速灭活及重新利用,效应潜伏期及持续时间较短,适宜于完成快速而精确的神经活动。神经肽则合成复杂,更新慢,释放量较少,失活较缓慢,效应潜伏期与作用时间较长,效应较广泛、影响范围大,适合于调节缓慢而持久的神经活动。经典递质与神经肽的作用相辅相成,从而使得脑信息加工更精细,调节活动更精确和协调。

第三节　中枢神经系统药物的作用机制与特点

一、中枢神经系统药物的作用机制

几乎所有作用于 CNS 的药物的作用机制均为调节了突触传递过程中的某一环节。这些递质依赖性的过程可大致分为两类：突触前机制（影响递质的代谢）和突触后机制（受体的激动或拮抗）。

1. **递质的合成、储存、释放和灭活**　一些药物通过影响递质的合成、储存或灭活实现对突触信息传递的调节，例如：对氯苯丙氨酸（parachlorophenylalanine）可以阻断 5-HT 的合成，利舍平通过干扰突触前囊泡内单胺类递质的储存而耗竭单胺类递质。药物也可影响递质的释放，如安非他明促进肾上腺素能突触释放儿茶酚胺类递质，辣椒素诱导感觉神经元 P 物质的释放增加等。当递质释放到突触间隙后，其作用持续时间取决于突触前转运体对该递质的再摄取和降解，大多数递质是通过再摄取机制重新进入突触前末梢（如 NA、DA 和 5-HT 等单胺类递质）或突触周围的胶质细胞（如谷氨酸等）；三环类抗抑郁药属于非选择性单胺再摄取抑制剂，主要通过抑制 NA 和 5-HT 的再摄取、提高突触间隙内递质浓度而发挥治疗作用，临床最常用的抗抑郁药氟西汀则是选择性 5-HT 再摄取抑制药。可卡因也能阻断肾上腺素能突触前转运体对儿茶酚胺类递质的再摄取，加强这类递质的作用；乙酰胆碱则是通过酶的降解来实现递质的灭活；抗乙酰胆碱酯酶的药物可以阻断突触间隙乙酰胆碱的代谢，延长乙酰胆碱的作用时间。但迄今为止，在中枢神经系统尚未证实肽类递质的摄取机制，是否存在某种特殊的酶降解机制参与肽类递质的作用过程尚有待进一步研究。

2. **突触后递质受体**　突触后递质受体是药物作用的主要靶点。药物既可激动受体（如阿片可以模拟内啡肽的作用），也可阻断受体而产生药理作用（如氯丙嗪等抗精神病药阻断脑内 DA 受体产生抗精神病作用）。对受体的拮抗是 CNS 药物作用的常见机制，如士的宁通过阻断抑制性递质甘氨酸与其受体的结合而发挥作用，此阻断作用是士的宁导致惊厥的机制。药物也可直接作用于亲离子型受体的离子通道，如巴比妥酸盐阻断多种兴奋性亲离子型受体的离子通道。对于亲代谢型受体，药物可作用于受体激活后的任何下游环节，如甲基黄嘌呤通过干扰递质受体结合后的第二信使 cAMP 而发挥药物作用，高浓度的甲基黄嘌呤通过阻断 cAMP 的水解代谢而提高其水平，因而延长其在突触后细胞的作用过程。

3. **中枢神经系统药物作用的选择性**　神经递质的分布具有一定的特异性，这些递质参与组成不同的神经系统，参与完成更为广泛的神经系统的功能。递质最基本的功能是兴奋或抑制，这可能是由两种递质即可完成的，甚至一种递质也可能完成，迄今尚未完全理解神经系统为何依赖于如此多的递质形成不同的神经系统而实现功能调节的平衡。这种功能上既对立又平衡调节的现象，为研究中枢神经系统药理学，以及寻求治疗神经系统病变的方法，提供了有益的思路和途径。

二、中枢神经系统药理学特点

作用于 CNS 的药物根据其功能，可大体分为两大类，即中枢兴奋药和中枢抑制药。在整体水平，中枢神经兴奋时，其兴奋性从弱到强表现为欣快、失眠、不安、幻觉、妄想、躁狂、惊厥等；中枢神经抑制则表现为镇静、抑郁、睡眠、昏迷等。进化程度高的脑组织对药物的敏感性高，大脑皮层的抑制功能比兴奋功能敏感，易受药物影响。延髓的生命中枢则较稳定，只有在极度抑制状态时可导致血压下降、呼吸停止。药物可对中枢某种特殊功能产生选择性作用，如镇痛、抗精神病、解热等。

大多作用于中枢的药物的作用方式是影响突触传递的某一环节，引起相应的功能变化，例如，影响递质的合成、储存、释放和灭活过程，激动或阻断受体等。凡使抑制性递质释放增多或激动抑制性受体，均可引起抑制性效应，反之则引起兴奋；凡使兴奋性递质释放增多或激动兴奋性受体，产生兴奋效应，反之则导致抑制。因此，研究药物对递质和受体的影响是阐明中枢药物作用复杂性的关键环节，而对细胞内信使和离子通道及其基因调控的研究则可进一步探索药物的作用机制。

尚有少数药物仅影响神经细胞的能量代谢或膜稳定性，药物的效应除随剂量增加外，还表现为作用范围的扩大，此类药物亦称非特异性作用的药物，例如全身麻醉药等。此类药物无竞争性拮抗药或特效解毒药。作用于 CNS 药物的分类及作用与作用于传出神经的药物相似，也可按其对递质和受体的作用进行分类，见表 10-1 所示。表内概括了作用于中枢神经系统药物的主要药理作用、作用靶点和机制。

表 10-1 作用于中枢神经系统的药物按作用机制分类

作用靶点	作用机制	代表性药物	主要药理作用或应用
ACh 受体	激动 M_1 受体	毛果芸香碱	觉醒
	阻断 M_1 受体	哌仑西平、东莨菪碱	中枢抑制、抗帕金森病
	激动 M_2 受体	6-β-乙酰氧基去甲托烷	中枢抑制
	阻断 M_2 受体	阿托品	中枢兴奋
	激动 N 受体	烟碱	惊厥
	抑制胆碱酯酶	毒扁豆碱、他克林	催醒、抗老年性痴呆
NA 受体	促进 NA 释放	麻黄碱、苯丙胺	中枢兴奋
	抑制 NA 释放	锂盐	抗躁狂
	抑制 NA 摄取	可卡因、丙米嗪	欣快、抗抑郁
	抑制 NA 灭活	单胺氧化酶抑制剂	抗抑郁
	耗竭 NA 贮存	利舍平	安定、抑郁
	激动 α 受体	去甲肾上腺素	兴奋
	激动 $α_2$ 受体	可乐定	降血压、镇静
	阻断 $α_2$ 受体	育亨宾	升血压、兴奋
	阻断 β 受体	普萘洛尔	降血压、噩梦、幻觉
DA 受体	激动 DA 受体	阿扑吗啡	催吐
	阻断 DA 受体	氯丙嗪、氯氮平	安定、抗精神病、镇吐
	生成 DA	左旋多巴	抗帕金森病
5-HT 受体	激动 5-HT 受体	麦角酸二乙胺	精神紊乱、幻觉、欣快
	阻断 5-HT 受体	二甲麦角新碱	中枢抑制
GABA 受体	激动 GABA 受体	蝇蕈醇	精神紊乱、抑制兴奋、阵挛抽搐、
	阻断 GABA 受体	荷包牡丹碱	抗焦虑、抗镇静、催眠、抗惊厥
	增强 GABA 作用	苯二氮䓬类	
NMDA 受体	阻断 NMDA 受体	美金刚	治疗老年性痴呆症
Gly 受体	阻断 Gly 受体	士的宁	兴奋、强直惊厥
H 受体	阻断 H_1 受体	苯海拉明	抑制、抗晕动、抗过敏
	阻断 H_2 受体	西咪替丁	精神紊乱
阿片受体	激动阿片受体	阿片类(吗啡、哌替啶)	镇痛、镇静、呼吸抑制
	阻断阿片受体	纳洛酮	吗啡中毒
细胞膜	稳定	乙醚等	全身麻醉

Notes

推荐阅读文献

1. Morales M,Root DH. Glutamate neurons within the midbrain dopamine regions. *Neuroscience*,2014;282C;60-68

2. Snyder GL,Vanover KE. Intracellular signaling and approaches to the treatment of schizophrenia and associated cognitive impairment. *Curr Pharm Des*,2014;20;5093-5103

3. Nickols HH,Conn PJ. Development of allosteric modulators of GPCRs for treatment of CNS disorders. *Neurobiol Dis*,2014;61;55-71

（胡　刚）

Notes

第十一章　镇静催眠药和促觉醒药

镇静催眠药(sedative-hypnotics)是一类抑制中枢神经系统功能,小剂量引起安静或嗜睡,较大剂量引起近似生理性睡眠的药物。随着剂量的增加,有些药物还会产生抗惊厥和抗癫痫作用。早期的巴比妥类(barbiturates)镇静催眠药,在更大剂量时可深度抑制中枢神经系统,出现昏迷、呼吸衰竭,甚至死亡。20 世纪 60 年代开始应用的苯二氮䓬类,即使单用很大剂量也不引起麻醉,很少导致死亡。由于安全范围大、不良反应少见,还具有明显的抗焦虑作用,临床上苯二氮䓬类已完全取代了巴比妥类镇静催眠药和水合氯醛(chloral hydrate),成为临床常用的抗焦虑(antianxiety agents)及镇静催眠药。近年来,新型的非苯二氮䓬类药物如唑吡坦与佐匹克隆等,起效快、不良反应少,已在临床上广泛使用。常用的镇静催眠药可分为三类:苯二氮䓬类、巴比妥类及其他类。

促觉醒药兴奋大脑皮层,促进觉醒,临床用于治疗白天过度嗜睡。常用药物有莫达非尼及其衍生物、苯丙胺和咖啡因等。

第一节　睡眠与失眠概述

一、睡眠的两种时相

人类对睡眠的认识是随着脑电技术的发展而逐渐深入的。1875 年,英国生理学家 Richard Caton 第一次从家兔和猴脑上记录到了电活动。1929 年,德国精神病学家 Haas Berger 首次记录到了人类的脑电波,并发现脑电波在睡眠和觉醒状态下存在着显著差异。对脑电波及其变化规律的系统描述称为脑电图(electroencephalogram,EEG)。20 世纪 50 年代,美国芝加哥大学的 EugeneAserinsky 和 Nathaniel Kleitman 在研究婴儿睡眠时发现,婴儿在安静睡眠后出现以快速眼球运动为特征的"活动"相睡眠。之后,NathanielKleitman 和 William C. Dement 在对成人的研究中,将脑电活动与眼球运动相结合,明确肯定了人类睡眠存在二种类型,即非快动眼睡眠(non-rapid-eye-movement sleep,NREM),又称慢波睡眠(slow wave sleep)和快动眼睡眠(rapid-eye-movement sleep,REM),又称异相睡眠(paradoxical sleep,PS)。根据脑电的频率及波幅,结合肌电和眼电的变化,可以正确地区分 NREM 睡眠与 REM 睡眠。健康成年人睡眠模式如图 11-1 所示。

人睡眠过程中,时相在不断变化。如图 11-1 所示,正常成年人睡眠时相转换的次序是:NREM Ⅰ 期→Ⅱ 期→Ⅲ 期→Ⅳ 期→(Ⅲ 期,有时不出现)→第一次 REM 睡眠,然后重复 NREM 睡眠 Ⅱ 期→Ⅲ 期→Ⅳ 期→Ⅲ 期→(Ⅱ 期,有时不出现)后,进入第二次 REM 睡眠。一般成年人每晚约可见 4~6 个上述周期。不同催眠药物对睡眠时相的影响不同,如巴比妥类显著缩短 REM 睡眠,长期用药骤停可引起 REM 睡眠反跳,出现焦虑不安、失眠和多梦;苯二氮䓬类则延长 NREM 睡眠第 Ⅱ 期,而缩短 NREM 睡眠;水合氯醛和格鲁米特则抑制 REM 睡眠。

二、生理性睡眠觉醒调节机制

研究发现,脑内存在睡眠和觉醒两大调节系统,分别由众多的神经核团和递质组成,受内稳态和生物节律因素的调节。觉醒系统主要包括:脑干网状结构、蓝斑核(locus coeruleus,LC)

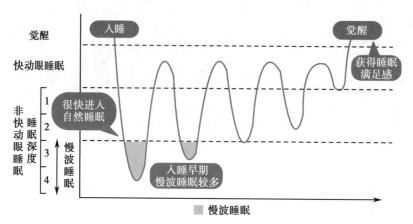

图 11-1　健康成年人睡眠模式

去甲肾上腺素（NA）能神经元、中缝背核（dorsal raphe nucleus）5-羟色胺（5-HT）能神经元、外背侧被盖核（laterodorsal tegmental nucleus, LDT）/脚桥被盖核（pedunculopontine tegmental nucleus, PPT）胆碱（ACh）能、脑桥-中脑和基底前脑（basal forebrain, BF）乙酰胆碱（ACh）能神经元、基底前脑非乙酰胆碱能神经元、下丘脑后部结节乳头核（tuberomammillary nucleus, TMN）组胺（Histamine）能神经元及下丘脑外侧食欲素（orexin, ORX）能神经元等。睡眠促进系统包括下丘脑腹外侧视前区（Ventrolateralpreoptic area, VLPO），其神经元为抑制性的 γ-氨基丁酸（GABA）和甘丙肽（Galanin），神经纤维可投射到多个觉醒相关脑区，构成了抑制觉醒系统的解剖学基础。

　　脑内存在内源性睡眠调节物质调节睡眠与觉醒。已知脑内有 20 多种内源性睡眠调节物质，其中 ATP 代谢产物腺苷和前列腺素 D_2 的作用最强。内源性睡眠物质是构成睡眠内稳态的基础。丘脑视交叉上核（suprachiasmatic nucleus, SCN）是哺乳动物生物钟的中枢，调控包括睡眠-觉醒节律在内的多种昼夜节律。

三、失　眠　症

　　失眠症（insomnia）指患者对睡眠时间和（或）质量不满足并影响日间社会功能的一种主观体验。失眠表现为入睡困难（入睡时间超过 30 分钟）、睡眠维持障碍（整夜觉醒次数≥2 次）、早醒、睡眠质量下降和总睡眠时间减少（通常少于 6 小时），同时伴有日间功能障碍。失眠的临床表现为入睡困难、睡眠不深、易惊醒、自觉多梦、醒后难以再度入睡，感到疲乏或缺少清醒感、白天思睡等。

　　引起失眠的病理生理机制不明，可能与以下因素密切相关：

　　（1）精神及躯体疾病：负面的情绪如不安、忧虑、烦恼和痛苦等常引发失眠，多为一过性、状态性、短期失眠。抑郁症、躁狂症等精神疾病常和慢性失眠并存。此外，其他疾病也可能引发失眠，如疼痛、心血管疾病、慢性阻塞性肺病、慢性肾功能障碍、消化系统疾病等。

　　（2）环境因素：时差、昼夜工作时间交替、长时间工作和生活环境如太空、高原、寒冷等因素。

　　（3）神经递质平衡紊乱：神经递质功能紊乱和内源性睡眠物质异常，是引发失眠的重要病理生理学机制。

　　（4）药物影响：躯体依赖性药物，长期使用后一旦停药，引发不安，导致失眠。此外，抗癌药、抗癫痫药、口服避孕药、糖皮质激素类等也可影响睡眠。

　　失眠的治疗药物种类繁多。目前临床治疗失眠的药物主要包括苯二氮䓬类受体激动剂和非苯二氮䓬类药物、具有催眠效果的抗抑郁药物、抗组胺药物和褪黑素受体激动剂等。

Notes

第二节 苯二氮䓬类

苯二氮䓬类(benzodiazepines,BZ)药物的基本化学结构为1,4-苯并二氮䓬。对其基本结构的不同侧链或基团进行改造或取代,获得了数以千计的苯并二氮䓬的衍生物。目前在临床应用的有20多种,其抗焦虑、镇静催眠、抗惊厥、肌肉松弛作用各有侧重。根据各个药物(及其活性代谢物)的消除半衰期的长短,苯二氮䓬类可分为三类:长效类,如地西泮(diazepam);中效类,如劳拉西泮(lorazepam);短效类,如三唑仑(triazolam)等(表11-1)。

表11-1 常用苯二氮䓬类药物作用时间及分类

作用时间	药物	达峰时间(h)	$t_{1/2}$(h)	代谢物 $t_{1/2}$(h)
短效类(3~8h)	三唑仑(triazolam)	1	2~3	有活性(7)
	奥沙西泮(oxazepam)	2~4	10~20	无活性
中效类 (10~20h)	阿普唑仑(alprazolam)	1~2	12~15	无活性
	艾司唑仑(estazolam)	2	10~24	无活性
	劳拉西泮(lorazepam)	2	10~20	无活性
	替马西泮(temazepam)	2~3	10~40	无活性
	氯硝西泮(clonazepam)	1	24~48	弱活性
长效类 (24~72h)	地西泮(diazepam)	1~2	20~80	有活性(80)
	氟西泮(flurazepam)	1~2	40~100	有活性(80)
	氯氮䓬(chlordiazepoxide)	2~4	15~40	有活性(80)
	夸西泮(quazepam)	2	30~100	有活性(73)

【药理作用与临床应用】

1. **抗焦虑作用** 焦虑是多种精神失常的常见症状,患者多有恐惧、紧张、忧虑、失眠等情绪反应,并伴有明显的植物性神经系统功能紊乱如心悸、出汗等症状。苯二氮䓬类抗焦虑作用的选择性较高,小剂量即可明显改善上述症状,对各种原因引起的焦虑均有显著疗效。抗焦虑作用可能是通过作用于边缘系统中的BZ受体而实现的。临床主要用于焦虑症。

2. **镇静催眠作用** 随着剂量增大,苯二氮䓬类出现镇静及催眠作用。能明显缩短入睡时间(即入睡潜伏期),显著延长睡眠持续时间,减少觉醒次数。主要延长非快动眼(NREM)睡眠的第Ⅱ期,对快动眼(REM)睡眠的影响较小,停药后出现反跳性REM睡眠延长较巴比妥类轻,其依赖性和戒断症状也轻微。缩短深度NREM睡眠的Ⅲ期和Ⅳ期,减少发生于此期的夜惊或睡行症。动物实验显示:苯二氮䓬虽能增加睡眠量,但因缩短NREM睡眠的Ⅲ和Ⅳ期,降低NREM睡眠能谱,即降低了睡眠深度。

3. **抗惊厥、抗癫痫作用** 苯二氮䓬类有抗惊厥作用,临床上可用于辅助治疗破伤风、子痫、小儿高热惊厥及药物中毒性惊厥。地西泮静脉注射是目前治疗癫痫持续状态的首选方案。

4. **中枢性肌肉松弛作用** 苯二氮䓬类有较强的肌肉松弛作用,可缓解动物的去大脑僵直,也可缓解人类大脑损伤所致的肌肉僵直。

5. **其他** 常用作心脏电击复律及各种内镜检查前用药。

【作用机制】 苯二氮䓬类的中枢作用主要与药物加强中枢抑制性神经递质γ-氨基丁酸(GABA)的功能有关,还可能和药物作用于不同部位的$GABA_A$受体密切相关。$GABA_A$是一个大分子复合体,为神经元膜上的配体-门控性Cl^-通道。在Cl^-通道周围含有5个结合位点(binding sites),包括γ-氨基丁酸(GABA)、苯二氮䓬类、巴比妥类(barbiturates)、印防己毒素(picrotoxin)和乙醇(ethanol)等(图11-2)。$GABA_A$受体含有14个不同的亚单位,按其氨基酸排列次序可分

Notes

为 α、β、γ、δ 亚单位(图 11-2)。GABA 作用于 GABA$_A$ 受体,使细胞膜对 Cl$^-$ 通透性增加,Cl$^-$ 大量进入细胞膜内引起细胞膜超极化,降低神经元兴奋性。苯二氮䓬类与 GABA$_A$ 受体复合物上的 BZ 位点结合,可以诱导受体发生构象变化,促进 GABA 与 GABA$_A$ 受体结合,增加 Cl$^-$ 通道开放的频率而增加 Cl$^-$ 内流,产生中枢抑制效应。巴比妥类药物结合 GABA$_A$ 受体的巴比妥类位点,通过增加 GABA 与 GABA$_A$ 受体的亲和力并通过延长 Cl$^-$ 通道开放时间而增加 Cl$^-$ 内流,增强 GABA 的抑制作用。

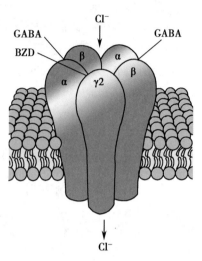

图 11-2　GABA$_A$ 受体氯离子
通道复合体模式图

【体内过程】　苯二氮䓬类口服后吸收迅速而完全,0.5～1.5 小时血药浓度达峰。肌内注射,吸收缓慢而不规则。临床上急需发挥疗效时应静脉注射给药。地西泮脂溶性高,易透过血脑屏障和胎盘屏障。与血浆蛋白结合率高达 95% 以上。地西泮在肝脏代谢,主要活性代谢物为去甲西泮(desmethyldiazepam),还有奥沙西泮(oxazepam)和替马西泮(temazepam),最后形成葡萄糖醛酸结合物由尿排出(图 11-3)。其中,肝药酶 CYP2C19 和 CYP3A4 是地西泮代谢的关键酶。

【不良反应】　苯二氮䓬类安全范围大,毒性较小,很少因用量过大而引起死亡。苯二氮䓬类药物过量中毒可用氟马西尼(flumazenil,安易醒)进行鉴别诊断和抢救。氟马西尼是苯二氮䓬结合位点的拮抗剂,特异地竞争性拮抗苯二氮䓬类衍生物与 GABA$_A$ 受体复合物上的特异性结合位点,但对巴比妥类和其他中枢抑制药的中毒无效。

苯二氮䓬类药物最常见的不良反应是嗜睡、头昏、乏力和记忆力下降。较大剂量可致暂时性记忆缺失,大剂量时偶见共济失调。一般剂量对正常人呼吸功能无影响,较大剂量可轻度抑

图 11-3　苯二氮䓬类的代谢过程及活性代谢产物

Notes

制肺泡换气功能,有时可致呼吸性酸中毒。对慢性阻塞性肺部疾病患者,上述作用可加剧。对心血管系统,小剂量作用轻微,较大剂量可降低血压、减慢心率。静脉注射速度过快可引起呼吸和循环功能抑制,严重者可致呼吸及心跳停止。与其他中枢抑制药如乙醇等合用时,中枢抑制作用增强,加重嗜睡、呼吸抑制、昏迷,严重者可致死。长期应用仍可产生耐受性,需增加剂量。久服可发生依赖性和成瘾,停用可出现反跳现象和戒断症状,表现为失眠、焦虑、兴奋、心动过速、呕吐、出汗及震颤,甚至惊厥。由于三唑仑的药物依赖性较强,目前临床上已少用。

第三节　巴比妥类

巴比妥类(barbiturates)是巴比妥酸的衍生物,其化学结构式如图 11-4 所示。巴比妥酸本身并无中枢抑制作用,用不同基团取代 C_5 上的两个氢原子后,可获得一系列的中枢抑制药,产生强弱不等的镇静催眠作用。取代基长而有分支(如异戊巴比妥)或双键(如司可巴比妥),作用强而短;若其中一个氢原子被苯基取代(如苯巴比妥),则具有较强的抗惊厥、抗癫痫作用;若 C_2 的 O 被 S 取代(如硫喷妥钠),则脂溶性增高,作用迅速,但作用时间短暂(表 11-2)。

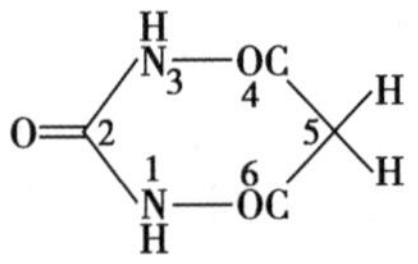

图 11-4　巴比妥类化学结构

【药理作用和临床用途】　巴比妥类对中枢神经系统有广泛性的抑制作用。随着剂量增加,中枢抑制作用逐渐增强,表现为镇静、催眠、抗惊厥及抗癫痫、麻醉等作用。大剂量对心血管系统有抑制作用,10 倍催眠量可引起呼吸中枢麻痹而致死。由于安全性差,易发生依赖性,现已很少用于镇静催眠。目前临床上主要用于抗惊厥、抗癫痫和麻醉。

表 11-2　巴比妥类药物作用与用途

分类	药物	显效时间(h)	作用维持时间(h)	主要用途
长效	苯巴比妥(phenobarbital)	0.5~1	6~8	抗惊厥
	巴比妥(barbital)	0.5~1	6~8	镇静催眠
中效	戊巴比妥(pentobarbital)	0.25~0.5	3~6	抗惊厥
	异戊巴比妥(amobarbital)	0.25~0.5	3~6	镇静催眠
短效	司可巴比妥(secobarbital)	0.25	2~3	抗惊厥、镇静催眠
超短效	硫喷妥钠(pentothal sodium)	静脉注射,立即	0.25	静脉麻醉

1. 镇静催眠　小剂量巴比妥类药物可起到镇静作用,可缓解焦虑、烦躁不安状态。中等剂量可催眠,即缩短入睡时间,减少觉醒次数和延长睡眠时间。巴比妥类药物品种不同,起效时间和持续时间不同。此类药物改变正常睡眠模式,缩短 REM 睡眠时间,引起非生理性睡眠。久用停药后,可"反跳性"地显著延长 REM 睡眠时间,伴有多梦,引起睡眠障碍。因此,临床上巴比妥类已不作镇静催眠药使用。

巴比妥类药物在非麻醉剂量时主要抑制多突触反应,减弱易化,增强抑制,与其激活 $GABA_A$ 受体有关。在没有 GABA 时,巴比妥类能模拟 GABA 的作用,增加 Cl^- 的通透性,使细胞膜超极化。与 BZ 药物增加 Cl^- 通道的开放频率不同,巴比妥类主要延长 Cl^- 通道的开放时间。此外,巴比妥类还可减弱或阻断谷氨酸作用于相应的受体后去极化导致的兴奋性反应,引起中枢抑制作用。

2. 抗惊厥　苯巴比妥有较强的抗惊厥及抗癫痫作用。临床主要用于癫痫大发作的治疗。也应用于小儿高热、破伤风、子痫、脑膜炎、脑炎及中枢兴奋药引起的惊厥。详见第十六章。

3. 麻醉　硫喷妥钠可用作静脉麻醉。详见第十七章。

Notes

【不良反应】　催眠剂量的巴比妥类可致眩晕、困倦,精细运动不协调。偶可引起剥脱性皮炎等严重变态反应。中等剂量可轻度抑制呼吸中枢,严重肺功能不全和颅脑损伤所致呼吸抑制者禁用。巴比妥类药物是肝药酶诱导剂,肝药酶诱导作用可加速其他药物的代谢,影响药效。

长期服用巴比妥类药物,可产生精神依赖性和躯体依赖性,迫使患者继续用药,终至成瘾。成瘾后停药,可出现戒断症状,表现为激动、失眠、焦虑,甚至惊厥。

第四节　新型镇静催眠药

唑吡坦(zolpidem),又名思诺思(stilnox)是一种咪唑吡啶类药物,为新型非苯二氮䓬类镇静催眠药。唑吡坦能选择性激动 GABA$_A$ 受体上的 BZ 受点,调节氯离子通道。镇静作用较强,但抗焦虑、抗惊厥及松弛肌肉作用较弱。唑吡坦 1988 年上市,半衰期约 2 小时,对入睡困难效果显著。多导睡眠图显示,唑吡坦能明显缩短失眠患者的入睡潜伏期,延长 NREM 睡眠 II 期时间,对NREM 睡眠 III、IV 期和 REM 睡眠无明显影响,减少觉醒次数和延长总睡眠时间。唑吡坦对正常睡眠时相干扰少,后遗效应、耐受性、药物依赖性和停药戒断症状轻微,安全范围大。但与其他中枢抑制药(如乙醇)合用可引起严重的呼吸抑制。唑吡坦中毒时可用氟马西尼解救。15 岁以下的儿童、孕妇和哺乳期妇女禁用。老年人应从常用量的半量开始服用。

佐匹克隆(zopiclone,又称唑比酮),属于环吡咯酮类。与苯二氮䓬类相似,有镇静、抗焦虑、肌肉松弛和抗惊厥作用。可缩短睡眠潜伏期,减少中途觉醒次数,改善睡眠质量。半衰期 3.5 ~ 6 小时左右。具有较好的安全性和耐受性,药物依赖和滥用现象的风险明显低于苯二氮䓬类药物。适用于各种类型失眠症。

雷美尔通(ramelteon),是一种高选择性的褪黑素 T$_1$/T$_2$ 受体激动剂。褪黑激素(melatonin)是松果体分泌的神经内分泌激素之一。褪黑素 T$_1$/T$_2$ 受体主要位于下丘脑的视交叉上核,参与昼夜节律的调节与维持,可改善时差变化引起的症状、睡眠时相延迟综合征和昼夜节律失调性睡眠障碍。外源性褪黑素体内半衰期短,药效不可靠。2005 年,FDA 批准雷美尔通治疗失眠。雷美尔通(8mg)能明显缩短患者主观的睡眠潜伏期,延长总睡眠时间,且对睡眠结构没有明显的影响,尤适用于入睡难患者。对生物节律紊乱性失眠和倒时差,作用尤为明显。连续应用 6 个月,尚未发现类似苯二氮䓬类催眠药物常见的宿醉效应、戒断现象和反跳性失眠等副作用,偶有头痛、疲劳、嗜睡等不良反应。本品口服后显示较强的首过效应,呈单相快速消除,服药后 96 小时排泄基本完成。由于本品半衰期很短(平均约 1 ~ 2.6 小时),每天一次给药不会导致体内蓄积。但高脂餐时服用,AUC 比空腹给药高 31%,C$_{max}$ 降低 22%,C$_{max}$ 中位值约推迟 45 分钟,故应避免高脂餐时服用。

苯海拉明(diphenhydramine),属第一代抗组胺药,能通过血脑屏障,半衰期为 4 ~ 8 小时。苯海拉明(12.5mg)服用后,入睡潜伏期缩短,中途觉醒次数减少,但作用强度不大,易产生耐受。夜间服用苯海拉明,第二天会出现宿醉效应。主要副作用还包括认知损伤和妄想、口干、尿潴留等,伴有青光眼或老年患者应慎用。美国和日本均批准其为失眠治疗辅助药。

水合氯醛(chloral hydrate),三氯乙醛的水合物,口服吸收迅速,在肝中代谢为作用更强的三氯乙醇。口服 15 分钟起效,催眠作用维持 6 ~ 8 小时。不缩短 REM 睡眠,无宿醉后遗效应。可用于顽固性失眠或对其他催眠药效果不佳的患者。大剂量有抗惊厥作用,可用于小儿高热、子痫以及破伤风等惊厥。安全范围较小,使用时应注意。因其具有强烈的胃黏膜刺激性,口服易引起恶心、呕吐及上腹部不适等,不宜用于胃炎及溃疡患者。大剂量能抑制心肌收缩,缩短心肌不应期,过量对心、肝、肾实质性脏器有损害,故对严重心、肝、肾疾病患者禁用。一般以 10% 溶液口服。直肠给药,可以减少刺激性。久用可产生耐受和成瘾,戒断症状较严重,应防止滥用。

丁螺环酮(buspirone),是非苯二氮䓬类药物,口服吸收好,首过效应明显,在肝中代谢,

$t_{1/2}$ 2~4 小时。抗焦虑作用与地西泮相似,但无镇静、肌肉松弛和抗惊厥作用。有资料表明,中枢神经系统 5-HT 是引起焦虑的重要递质。丁螺环酮为 5-HT$_{1A}$ 受体部分激动剂,激动突触前 5-HT$_{1A}$ 受体,反馈抑制 5-HT 释放,而发挥抗焦虑作用。但对 GABA$_A$ 受体无作用。其抗焦虑作用在服药后 1~2 周才能显效,4 周达到最大效应。临床适用于焦虑性激动、内心不安和紧张等急、慢性焦虑状态及焦虑性失眠。不良反应有头晕、头痛及胃肠功能紊乱等,无明显的生理依赖性和成瘾性。

甲丙氨酯(meprobamate,又称眠尔通)、格鲁米特(glutethimide)和甲喹酮(methaqualone)。用于治疗焦虑性神经症,缓解焦虑、紧张、不安等症状;失眠症;肌张力过高或肌肉僵直的疾病;癫痫小发作。但久服可成瘾。

第五节 苯二氮䓬受体阻断药——氟马西尼

氟马西尼(flumazenil)为咪唑并苯二氮䓬化合物,能与苯二氮䓬受体特异位点结合。动物实验显示,无论静脉注射、腹腔注射、口服或脑室内微注射均能有效竞争性拮抗苯二氮䓬类药物(如地西泮、咪达唑仑等)的中枢效应。临床实验中亦已证明静脉注射或口服氟马西尼能拮抗地西泮、氟硝西泮和咪达唑仑等的多种药理作用。但氟马西尼对巴比妥类和三环类药物过量引起的中枢抑制无对抗作用。

【体内过程】 氟马西尼单剂量口服后 20~90 分钟血药浓度达峰值,由于存在明显的首过消除效应,生物利用度平均为 16%。静脉注射后 5~8 分钟脑脊液中浓度达峰值,血浆蛋白结合率为 40%~50%,几乎全部在肝内代谢为无活性产物,$t_{1/2}$ 平均为 1 小时,肝硬化患者口服生物利用度提高,$t_{1/2}$ 延长。

【临床用途】

1. 逆转苯二氮䓬过量时的中枢抑制作用 氟马西尼推荐首次 0.3mg,静脉注射。若在 60 秒内未达到要求的清醒程度,可重复使用直至患者清醒或总量达 2mg。若再度出现昏睡,可给予(0.1~0.4)mg/h,静脉滴注,滴速应根据所要求的清醒程度进行个体调整。若出现意外的过度兴奋体征,可静注地西泮 5mg 或咪达唑仑 5mg,并根据患者的反应小心调整用量。

2. 苯二氮䓬类药物过量的诊断和治疗 氟马西尼能有效地催醒患者和改善中毒所致的呼吸、循环抑制症状。如对累计剂量达 5mg 而不起反应者,则提示患者的抑制状态并非由苯二氮䓬类药物引起。

3. 终止苯二氮䓬类诱导及维持的全身麻醉 氟马西尼推荐初始剂量为 15 秒内静注 0.2mg。若首次注射后 60 秒内未达到要求的清醒程度,则追加注射 0.1mg,必要时可间隔 60 秒后再追加注射 1 次,直至达最大总量 1mg。通常剂量为 0.3~0.6mg。

4. 改善酒精性肝硬化患者的记忆缺失等症状

【不良反应】 患者对氟马西尼耐受良好,常见的不良反应有恶心、呕吐、烦躁、焦虑不安等。有癫痫病史者可能诱发癫痫,长期应用苯二氮䓬类药物者应用氟马西尼可能诱发戒断症状。

第六节 促 觉 醒 药

促觉醒药兴奋大脑皮层,促进觉醒,临床用于治疗发作性睡病、睡眠呼吸暂停等患者的白天过度嗜睡。常用药物有莫达非尼及其衍生物、苯丙胺和咖啡因等。

一、莫 达 非 尼

莫达非尼(modafinil)是一种强效促觉醒药,于 1994 年首先在法国上市。1999 年美国食品

Notes

及药物管理局(FDA)批准在美国正式上市,用于治疗自发性嗜睡症和发作性睡病,也可用于军事或高危作业中需要长时间保持清醒状态。与传统精神兴奋药不同,莫达非尼觉醒作用强大,无依赖性和成瘾性。

【作用机制】　莫达非尼可与多巴胺和去甲肾上腺素的转运体直接结合,增加脑内细胞外多巴胺水平。多巴胺转运体基因敲除小鼠给予莫达非尼,促觉醒作用完全消失;在多巴胺 D_2 受体基因敲除小鼠上,使用 D_1 受体阻断药,莫达非尼也不能发挥促觉醒作用,但莫达非尼不直接作用于多巴胺受体。也有报道显示:莫达非尼觉醒作用也和抑制脑内 GABA 的释放,增加细胞外谷氨酸水平有关。

【药理作用及临床应用】

1. 促觉醒作用　莫达非尼可以增加觉醒时间,延长睡眠潜伏期,减少非快动眼睡眠和快动眼睡眠时间。主要特点是作用强、起效快、作用时间长、毒副作用低。其中最突出的是药效时间特别长,如口服莫达非尼100mg,在需要的情况下,可保持37小时持续清醒状态。临床用于治疗发作性睡病和嗜睡症患者的白天睡眠过多,是目前为止最为有效的药物。

2. 其他　多动症患儿运动亢进,不能长时间集中注意力完成一项活动。莫达非尼能增加注意力和减轻多动行为。另外,还具有抗疲劳、改善认知功能、抗抑郁症状及一定的神经保护作用。

【体内过程】　莫达非尼口服后吸收迅速,大约2小时血浆浓度达到峰值,食物可延缓其吸收。莫达非尼经肝脏代谢,生成无活性的两个主要代谢产物莫达非尼酸和莫达非尼砜。蛋白结合率为60%,清除半衰期为10~15小时,年轻女性的药物清除率高于年轻男性,老年人及严重肝或肾功能不良者清除率明显降低。

【不良反应】　莫达非尼的耐受性好,安全性高。最常见的不良反应是失眠和食欲缺乏。偶见恶心、皮疹、神经过敏、血压升高和焦虑。用量过大或增量过快,可出现轻至中度头痛,因此,应从小剂量开始,逐渐加至最适剂量。

【药物相应作用】　莫达非尼在肝脏由细胞色素 P450 系统的 CYP3A4 代谢,因此联合应用 CYP3A4 的诱导剂或抑制剂,会影响莫达非尼的血药浓度及作用时间。因此,莫达非尼与这些药物合用时,应在医生的指导下调整剂量,并检测血药浓度。

阿莫达非尼(armodafinil)是莫达非尼的 R 型异构体,FDA 于 2007 年批准在美国上市,临床上用于治疗过度睡眠、发作性睡病和轮班性睡眠障碍等。和莫达非尼相比,阿莫达非尼半衰期长、作用更持久。

二、苯丙胺类

主要代表药物为甲基苯丙胺(methamphetamine)和苯丙胺(amphetamine,安非他明)。因其易形成精神和生理性依赖,限制了其临床应用,被列为二类管制药品。

【作用机制】　苯丙胺类主要作用于儿茶酚胺神经细胞的突触前膜,通过促进突触前膜内单胺类递质(如去甲肾上腺素,多巴胺和5-羟色胺等)的释放,阻止递质的再摄取,抑制单胺氧化酶的活性而发挥药理作用。欣快、愉悦作用主要与影响多巴胺释放,阻止递质再摄取有关。

【药理作用】　苯丙胺类对中枢神经系统的兴奋作用广泛,能兴奋延髓呼吸中枢,也能兴奋网状结构和大脑皮层等部位,对下丘脑摄食中枢有抑制作用,在外周发挥拟交感作用。可使患者精神振奋,消除疲劳,言语增多,反应迅速,活动增加,瞌睡消失,有欣快感,可以持续4~6小时,易被滥用。但是,用药过量和反复用药,可使精神抑郁、烦躁、心悸、头昏、疲劳、神志模糊、谵妄。长期滥用可产生耐受性和依赖性。

临床用于治疗发作性睡病、儿童多动症、麻醉药及其他中枢抑制药中毒、精神抑郁症等。

【体内过程】　苯丙胺类药物可以完全被胃肠道吸收,经肝脏代谢,尿液排泄。安非他明的

Notes

脂溶性很高,甲基苯丙胺更高。能快速被吸收并在 2 小时内达到峰浓度。表观分布容积是 5L/kg,消除半衰期不稳定,但一般都在 20 小时内。右旋体比左旋体消除快。一般来说,苯丙胺以原形从尿液中排出的量受尿液 pH 值影响,酸化尿液能使原形药物的排泄量加倍。没有以原形排出的药物被代谢成苯基丙酮,然后被氧化成苯甲酸,最后以马尿酸的形式排出体外。

【不良反应】 苯丙胺可引起成瘾,导致依赖、耐受和耐药行为,故使用应严加控制。其他不良反应有:

1. **中枢效应** 失眠,烦躁,虚弱,头晕,颤抖和反射亢进等。

2. **心血管效应** 心悸、心律不齐、高血压、动脉硬化、心绞痛和循环衰竭、甲状腺功能亢进等。神经衰弱患者、老年及小儿禁用。

3. **胃肠道系统** 厌食、恶心、呕吐等。

4. **过量中毒** 急性中毒者出现精神混乱、性欲亢进、焦虑、烦躁、幻觉状态。长期滥用可造成慢性中毒、体重下降和消瘦等。

三、哌甲酯

哌甲酯(methylphenidate,利他灵)化学结构与苯丙胺相似,作用性质也相近,但交感作用弱,兴奋中枢作用较温和,能改善精神活动,解除轻度抑制及疲乏感。大剂量也能引起惊厥。

【药理作用及机制】 哌甲酯的精神兴奋作用强于运动兴奋,兴奋精神、活跃情绪、减轻疲乏、消除睡意及缓解抑郁症状,较大剂量兴奋呼吸中枢。临床用于轻度抑郁及小儿遗尿症,因它可兴奋大脑皮层使之易被尿意唤醒。此外,对儿童多动综合征有效。

【体内过程】 胃内食物可加速吸收,但不增加吸收总量,首过效应明显,口服 2 小时达到血浆峰浓度,血浆消除半衰期为 2 小时,与血浆蛋白结合少,脑内浓度超过血浆浓度,作用维持 4 小时左右,代谢产物哌甲酯酸从尿中排出,占给药量的 80%,少量经粪便排出。

【不良反应】 治疗量时不良反应较少,偶有失眠、心悸、焦虑、厌食、口干。大剂量可使血压升高而致眩晕、头痛等。癫痫、高血压患者禁用。久用可产生耐受性,并抑制儿童生长发育。

四、咖 啡 因

咖啡因(caffeine)主要存在于咖啡、可可和茶叶中。化学结构属黄嘌呤衍生物,能兴奋中枢神经系统和心肌、松弛平滑肌及具有利尿等作用。咖啡因中枢作用较强,外周作用较弱。

【作用机制】 咖啡因的作用机制与剂量相关。治疗剂量的咖啡因,非选择性地拮抗腺苷 A_1 和 A_{2A} 受体。A_1 受体与抑制性 G 蛋白耦联,抑制腺苷酸环化酶和某些钙通道活性,激活某些钾通道和磷脂酶 C。相反,腺苷 A_{2A} 受体与兴奋性 G 蛋白耦联,激活腺苷酸环化酶和 L 型钙通道。利用腺苷 A_1 和 A_{2A} 受体基因剔除动物发现,咖啡因的促觉醒作用是拮抗腺苷 A_{2A} 受体所致。若咖啡因血浆浓度超过治疗剂量的 20 倍以上,出现中毒反应。

【药理作用及临床应用】

1. **兴奋中枢神经系统** 小剂量 $50 \sim 200mg$ 口服时,能兴奋大脑皮质,表现为精神兴奋、思维活跃,可减轻疲乏、消除困倦,并提高对外界的感受性。剂量增加 $200 \sim 500mg$ 时,可引起精神紧张、手足震颤、失眠和头痛等症状。注射 $0.3 \sim 0.5g$ 能直接兴奋呼吸中枢,使呼吸中枢对 CO_2 的敏感性增加,呼吸加深加快,换气量增加。中毒量可引起惊厥。临床主要用于镇静催眠药及抗组胺药等所引起的嗜睡,解救严重传染病或中枢抑制药及其他原因引起的呼吸循环衰竭,促使患者从昏迷中苏醒。

2. **心血管系统** 大剂量咖啡因使心率加快、心肌收缩力增强、心排血量增加。咖啡因直接松弛血管平滑肌,使血管扩张,外周阻力降低。整体效应视用药剂量和机体状态而定。但对脑血管的作用相反,直接作用于大脑小动脉的平滑肌,使其收缩,脑血管阻力增加,脑血流量减少,

Notes

可与解热镇痛抗炎药合用,治疗脑血管扩张所致头痛。

3. 其他 咖啡因还有利尿、刺激胃酸和胃蛋白酶分泌的作用,但无治疗意义。

【体内过程】 咖啡因口服、注射或直肠给药,均能迅速吸收。但吸收不规则,吸收后易通过血脑屏障,也可通过胎盘,本品在肝内迅速代谢,由肾排泄,$t_{1/2}$ 为 3.5 小时。

【不良反应】 咖啡因安全范围大,不良反应少。由于兴奋中枢神经系统,较大剂量可出现激动、不安、头痛、失眠、心悸、反射亢进、肌肉抽搐等。咖啡因对胃有局部刺激性,口服后常有胃部不适、恶心及呕吐。本药口服有胃肠刺激症状,促进胃酸分泌,故胃溃疡患者应慎用。过量也可兴奋心脏,引起心动过速。更大剂量引起阵挛性惊厥,特别是儿童。咖啡因久用后能产生心理依赖性,停药会出现兴奋和头痛。

【药物相互作用】 咖啡因与麻黄碱或肾上腺素有相互增强作用,不宜同时给药。

推荐阅读文献

1. Brown,RE,Basheer,et al. Control of sleep and wakefulness. *Physiol Rev*,2012;92:1087-1187

2. Saper,CB,Fuller,et al. Sleep state switching. *Neuron*,2010;68:1023-1042

3. Saper,CB,Scammell,et al. J. Hypothalamic regulation of sleep and circadian rhythms. *Nature*,2005;437:1257-1263

4. Huang,ZL,Zhang,et al. Roles of adenosine and its receptors in sleep-wake regulation. *Int Rev Neurobiol*,2014:119:349-371

5. Lazarus M,Huang ZL,Lu J,et al. How do the basal ganglia regulate sleep-wake behavior? *Trends Neurosci*,2012;35:723-732

(黄志力)

Notes

第十二章 抗癫痫药和抗惊厥药

第一节 抗 癫 痫 药

癫痫(epilepsy)是由各种原因引起的脑组织局部神经元异常高频放电,并向周围组织扩散,导致大脑功能短暂失调的综合征。除遗传因素外,几乎所有神经系统疾病均可诱发癫痫的发作,如感染、神经肿瘤及脑部损伤等。癫痫发作的主要临床表现为:突然发作、短暂的运动感觉功能或精神异常,伴有异常的脑电图,常反复发作。根据癫痫发作表现不同,临床上将癫痫分为局限性发作和全身性发作(表12-1)。

表 12-1 癫痫发作的临床分型及其治疗药物

发作类型	临床特征	治疗药物
一、局限性发作		
1. 单纯局限性发作	多种临床表现,与发作时被激活的皮层部位有关。主要特征是不影响意识,每次发作持续 20~60s	卡马西平、苯妥英钠、苯巴比妥、扑米酮、丙戊酸钠、抗痫灵
2. 复合性局限性发作(颞叶性、精神运动性)	发作时影响意识,常伴有无意识的活动,如唇抽动,摇头等。每次发作持续 30s~2min	卡马西平、苯妥英钠、苯巴比妥、扑米酮、丙戊酸钠
3. 局限性发作继发全身强直-阵挛性发作	上述两种局限性发作可发展为伴有意识丧失的强直-阵挛性发作和全身肌肉处于强直收缩状态,而后进入收缩-松弛(阵挛性)状态,可持续 1~2min	同上
二、全身性发作(惊厥或无惊厥)		
1. 失神性发作(小发作)	短暂的意识突然丧失。常伴有对称的阵挛性活动。EEG 呈 3Hz/s 高幅左右相称的同步化棘波,每次发作约持续 30s	乙琥胺、氯硝西泮、丙戊酸钠、三甲双酮
2. 非典型失神发作	与典型的失神发作相比,发作和停止过程较慢,EEG 呈多样化	同上
3. 肌阵挛性发作	单侧肢体部分肌群或全身部分肌群发生短暂的(约 1s)休克样抽动。EEG 伴有短暂爆发的多棘波	丙戊酸钠、拉莫三嗪
4. 婴儿阵挛性发作	发生于幼儿,全身肌肉节律性阵挛性收缩,意识丧失和明显的自主神经紊乱症状	糖皮质激素、丙戊酸钠、氯硝西泮

续表

发作类型	临床特征	治疗药物
5. 强直-阵挛性发作(大发作)	突然意识丧失伴有剧烈的强直性痉挛后转为阵挛性抽搐,继之较长时间的中枢抑制	卡马西平、苯妥英钠、苯巴比妥、扑米酮、抗痫灵、丙戊酸钠
6. 癫痫持续状态	指大发作持续状态,反复抽搐,持续昏迷,不及时解救危及生命	地西泮、奥拉西泮、苯妥英钠、苯巴比妥

　　癫痫是继脑卒中列第二位的神经系统疾病,患者占总人口的 1%。尽管常规治疗可控制 80% 患者的病情,但仍有数百万患者病情难以控制。药物治疗是目前控制癫痫发作的主要手段,目的在于减少或防止发作。

　　中枢神经系统的正常活动有赖于兴奋性和抑制性神经元活动的平衡。兴奋性神经元释放的谷氨酸可以与突触后膜上的受体结合,促进 Na^+ 的内流,介导细胞的去极化过程。而抑制性神经元可以释放 γ-氨基丁酸(GABA),与 GABA 受体结合后促进 Cl^- 的内流,间接促进 K^+ 的外流,介导细胞的复极化过程。癫痫的形成是由于局部兴奋性神经元释放谷氨酸增多或抑制性神经元释放 γ-氨基丁酸减少导致的神经元过度兴奋所致。当过度兴奋的神经元形成神经网络的异常同步化并向周围扩布时即可触发全身性癫痫的发作。治疗癫痫的药物通过改变细胞膜对各种离子的通透性(如 Na^+、Ca^{2+}、K^+),增强抑制性神经元功能,抑制兴奋性神经元功能等方式,抑制神经元放电或传导。根据作用机制,抗癫痫药分为三大类:①Na^+ 通道阻滞药;②GABA 神经元作用增强药;③T-型 Ca^{2+} 通道阻滞药。

　　抗癫痫药(antiepileptic drugs)的研究发展较慢,溴化物是第一个被发现对癫痫有效的药物,现已被淘汰。1912 年开始使用苯巴比妥治疗癫痫,能有效控制对溴化物耐受患者的症状。直到 1938 年发现苯妥英钠,其结构与巴比妥类有共同之处,这两种药物一直应用至今。1964 年发现丙戊酸可用于治疗癫痫。近年相继合成了一些疗效好、不良反应少、抗癫痫谱广的药物。虽然已有多种治疗癫痫的药物,但人们仍致力于寻求疗效更好、副作用更少的药物。

一、常用抗癫痫药

苯妥英钠

　　苯妥英钠(phenytoin sodium,大仑丁,dilantin),为二苯乙内酰脲的钠盐。

　　【药理作用及机制】　苯妥英钠抗癫痫作用机制较复杂。目前研究认为苯妥英钠抗癫痫的主要机制是抑制突触传递的强直后增强(posttetanic potentiation,PTP)。PTP 是指反复高频电刺激突触前神经纤维后,引起突触传递易化,使突触后纤维反应增强的现象。PTP 在癫痫病灶异常放电的扩散过程中也起易化作用。治疗浓度的苯妥英钠通过抑制 PTP 阻止异常放电向病灶周围的正常脑组织扩散。

　　苯妥英钠具有膜稳定作用,能降低细胞膜对 Na^+ 和 Ca^{2+} 的通透性,抑制 Na^+ 和 Ca^{2+} 的内流,从而降低了细胞膜的兴奋性,抑制动作电位的产生。

　　苯妥英钠产生膜稳定作用的机制如下:

　　1. 阻断电压依赖性钠通道　电生理和放射性配基-受体结合实验研究表明,苯妥英钠对于 Na^+ 通道具有选择性阻断作用。苯妥英钠主要与失活状态的 Na^+ 通道结合,阻止 Na^+ 内流,此称为钠通道"利用依赖性"阻滞。癫痫状态时,由于 Na^+ 依赖性动作电位不断形成,神经处于高度兴奋状态形成持久高频反复放电(sustained high frequence repetitive firing,SRF),其性质类似电休克惊厥。治疗浓度的苯妥英钠选择性地阻断神经元 SRF 的形成,发挥抗惊厥作用。

　　2. 阻断电压依赖性钙通道　治疗浓度的苯妥英钠能选择性阻断 L-型和 N-型 Ca^{2+} 通道,但

Notes

对哺乳动物丘脑神经元的 T-型 Ca^{2+} 通道无阻断作用。因此,苯妥英钠对失神发作无效。

3. 对钙调素激酶系统的影响 Ca^{2+} 的多种第二信使作用均通过 Ca^{2+} 受体蛋白-钙调素及其耦联的激酶介导。苯妥英钠能显著抑制钙调素激酶的活性,影响突触传递功能。通过抑制突触前膜的磷酸化导致 Ca^{2+} 依赖性递质释放过程减弱,减少了如谷氨酸等兴奋性神经递质的释放;通过对突触后膜磷酸化的抑制,减弱递质-受体结合后引起的去极化反应,加之对 Ca^{2+} 通道的阻断作用,产生稳定细胞膜的作用。

【体内过程】 苯妥英钠呈碱性,有刺激性,不宜作肌内注射。口服吸收不规则。苯妥英钠的剂型、颗粒大小和添加剂可影响吸收的速率和程度。连续服药((0.3~0.6)g/d)须经 6~10 天达到有效血药浓度(10~20)μg/ml,血浆蛋白结合率约为 85%~90%。苯妥英钠主要由肝药酶代谢为羟基苯妥英钠,再和葡萄糖醛酸结合经肾排出。消除速度与血药浓度有关,血药浓度低于 10μg/ml 时,消除方式属一级动力学,$t_{1/2}$ 约为 20 小时;血药浓度增高时,则按零级动力学消除,$t_{1/2}$ 亦随之延长。本药血药浓度的个体差异较大,故临床应注意剂量个体化,苯妥英钠血药浓度为 10μg/ml 可控制癫痫发作,20μg/ml 则出现轻度毒性反应。

【临床应用】

1. 抗癫痫 苯妥英钠是治疗癫痫大发作和局限性发作的首选药。由于起效慢,故常先用苯巴比妥等作用较快的药物控制发作。在改用本品前,应逐步停用苯巴比妥,不宜长期合用。对精神运动性发作亦有效,但对小发作无效。

2. 治疗外周神经痛 如三叉神经、舌咽神经和坐骨神经等疼痛。这种作用可能与其稳定神经细胞膜有关。

3. 抗心律失常(见第十九章)

【不良反应与注意事项】

1. 局部刺激 苯妥英钠碱性较强,对胃肠道有刺激性,口服易引起食欲缺乏、恶心、呕吐、腹痛等症状,宜饭后服用。静脉注射可发生静脉炎。长期应用引起齿龈增生,多见于儿童及青少年,发生率约 20%,这与部分药物从唾液排出刺激胶原组织增生有关,轻者不影响继续用药,注意口腔卫生,防止齿龈炎,经常按摩齿龈可以减轻,一般停药 3~6 个月以上可自行消退。

2. 神经系统反应 药量过大引起急性中毒,导致小脑-前庭系统功能失调,表现为眼球震颤、复视、共济失调等。严重者可出现语言障碍、精神错乱,甚至昏睡、昏迷等。

3. 造血系统反应 长期应用可导致叶酸缺乏,发生巨幼红细胞性贫血,可能与本药抑制叶酸吸收和代谢有关,可用甲酰四氢叶酸治疗。

4. 过敏反应 少数患者发生皮疹、粒细胞缺乏、血小板减少、再生障碍性贫血、肝坏死。长期用药者应定期检查血常规和肝功能,如有异常,应及早停药。

5. 骨骼系统 本药诱导肝药酶,加速维生素 D 代谢,长期应用可致低血钙症,儿童患者可发生佝偻病样改变,少数成年患者出现骨软化症,必要时应用维生素 D 预防。

6. 其他 偶见男性乳房增大、女性多毛症、淋巴结肿大等。早孕妇女服药后偶致畸胎,故孕妇禁用。久服骤停可使癫痫发作加剧,甚至诱发癫痫持续状态。

【药物相互作用】 苯妥英钠的药物相互作用主要是与蛋白结合或者代谢相关。磺胺类、水杨酸类、苯二氮䓬类和口服抗凝血药等与苯妥英钠竞争血浆蛋白结合部位,使后者游离型血药浓度增加;氯霉素、异烟肼等通过抑制肝药酶可提高苯妥英钠的血药浓度;而苯巴比妥和卡马西平等通过肝药酶诱导作用加速苯妥英钠的代谢,从而降低其血药浓度。肾脏疾病时苯妥英钠的蛋白结合率降低。该药物和甲状腺结合球蛋白有亲和力,可能影响甲状腺功能的检查结果,在使用苯妥英钠的患者中最可靠的甲状腺功能检查是检测 TSH。

苯 巴 比 妥

苯巴比妥(phenobarbital,鲁米那,luminal)除镇静、催眠作用外,苯巴比妥是巴比妥类中最有效的一种抗癫痫药物。苯巴比妥既能提高病灶周围正常组织的兴奋阈值、限制异常放电扩散，又能降低病灶内细胞的兴奋性，从而抑制病灶的异常放电。抗癫痫作用机制目前尚未完全阐明，可能与以下作用有关：①作用于突触后膜上的 GABA 受体，增加 Cl⁻ 的电导，导致膜超极化，降低其兴奋性；②作用于突触前膜，降低前膜对 Ca^{2+} 的通透性，减少 Ca^{2+} 依赖性神经递质（NA、ACh 和谷氨酸等）的释放。此外，巴比妥类也抑制电压依赖性 Ca^{2+} 通道。

苯巴比妥以其起效快、疗效好、毒性低和价格低廉等优点，用于防治癫痫大发作及治疗癫痫持续状态。对单纯性局限性发作及精神运动性发作亦有效，但对小发作、婴儿痉挛效果差。本药不宜长期用药，常用本药先控制症状，后用苯妥英钠维持。

苯巴比妥较大剂量可出现嗜睡、精神萎靡、共济失调等副作用，用药初期较明显，长期使用则产生耐受性。偶见巨幼红细胞性贫血、白细胞减少和血小板减少。此外，此药为肝药酶诱导剂，与其他药物联合应用时应注意调整剂量。

扑 米 酮

扑米酮（primidone，去氧苯比妥，扑痫酮）化学结构与苯巴比妥类似，口服后吸收迅速、完全，3 小时血药浓度达高峰，血浆 $t_{1/2}$ 为 7～14 小时。在体内转化为苯巴比妥和苯乙基丙二酰胺，仍有抗癫痫作用，且消除较慢，长期服用易在体内蓄积。

扑米酮对大发作及局限性发作疗效较好，可作为精神运动性发作的辅助药。与苯妥英钠和卡马西平有协同作用。扑米酮与苯巴比妥相比并无特殊优点，且价格较贵，故只用于其他药物不能控制的患者。不宜与苯巴比妥合用。

扑米酮可引起镇静、嗜睡、眩晕、共济失调、复视、眼震颤，偶见粒细胞减少、巨幼红细胞性贫血、血小板减少。因此，用药期间应定期检查血象。严重肝、肾功能不全者禁用。

美 芬 妥 英

美芬妥英（mephenytoin，甲妥英，metboin）口服易吸收，血清有效浓度为（5～20）µg/ml，大于此浓度可出现毒性反应。$t_{1/2}$ 约为 144 小时。在肝药酶作用下，经过羟化和脱甲基化，形成两种代谢产物：S-对映体无药理活性，由尿排出；R-对映体-5-乙基-5-苯基乙内酰脲（nirvanol）具有抗惊厥活性，并在体内积蓄，有效血药浓度为（25～40）µg/ml，在肝内进一步羟化，部分转化为无活性产物，由尿排出。另一部分转化为有药理活性的芳香族氧化中间产物，其毒性作用可能与此有关。

临床主要用于癫痫大发作，由于不良反应较严重，仅用于其他药物不能控制的患者。

长期应用后约有 10% 的患者出现多形性红斑，其次为高热、出血、黄疸、淋巴结肿大、中毒性肝炎和精神症状，也可引起再生障碍性贫血、粒细胞和血小板减少，但少见。用药期间应定期检查造血功能及肝功能。

乙 琥 胺

【药理作用与机制】   乙琥胺（ethosuximide）的作用机制可能是：①选择性抑制丘脑神经元 T-型 Ca^{2+} 通道，降低阈值。T-型钙电流被认为是丘脑神经元的起搏电流，导致失神发作中产生有节律的皮层放电，因此，抑制此电流可以用来解释乙琥胺特殊的治疗作用；②抑制 Na^+-K^+-ATP 酶；③抑制大脑代谢率和 GABA 转氨酶。

【体内过程】   口服可完全吸收，3 小时后血中浓度达高峰。较少与血浆蛋白结合，很快分布到各组织，其表观分布容积为 0.7L/kg，在脂肪组织中无蓄积，长期用药时脑脊液内的药物浓度与血浆浓度近似。儿童需 4～6 天血浆浓度才达稳态水平，成人需时更久。控制失神发作的有效血浆浓度约为 40～100µg/ml。成人 $t_{1/2}$ 约为 40～50 小时，儿童约为 30 小时。大约 25% 以

Notes

原形随尿排出,其余被肝药酶代谢,其主要代谢产物是羟乙基衍化物,与葡萄糖醛酸结合后由尿排出。

【临床应用】 乙琥胺对小发作有效,其疗效虽不及氯硝西泮,但副作用及耐受性的产生也较后者少,故为防治小发作的首选药。对其他类型癫痫无效。

【不良反应】 最常见的剂量相关性的不良反应是胃部不适,包括疼痛、恶心和呕吐。初始治疗使用低剂量并且逐渐增加至治疗剂量可避免或减轻此不良反应;其次为中枢神经系统,如头痛、头晕、困倦、嗜睡、欣快、呃逆等。对于有精神病史的患者可引起精神行为异常,表现为焦虑、抑郁、短暂的意识丧失、攻击行为、多动、精神不集中和幻听等。偶见嗜酸性粒细胞增多症或粒细胞缺乏症,严重者发生再生障碍性贫血,故用药期间应定期检查血象。此外,该药亦可加重癫痫发作,使部分失神性发作患者转为大发作。当失神发作伴有大发作时,应与抗大发作药物合用,可先服用苯巴比妥2~3周后,确定其适宜剂量后,再加用乙琥胺。偶有乙琥胺引起系统性红斑狼疮的报道。

苯二氮䓬类

苯二氮䓬类(benzodiazepine,BZ)具有抗惊厥及抗癫痫作用,临床常用于癫痫治疗的药物有地西泮、硝西泮和氯硝西泮。此类药物抗惊厥作用机制与其特异性地与 GABA 受体上苯二氮䓬结合位点结合、增强脑内 GABA 的抑制功能有关。此外,尚可提高 Ca^{2+} 依赖性 K^+ 电导,有助于减弱神经元的兴奋性。

1. 地西泮(diazepam,安定) 是治疗癫痫持续状态的首选药,起效快,且较其他药物安全。
2. 硝西泮(nitrazepam,硝基安定) 主要用于癫痫小发作,特别是肌阵挛性发作及婴儿痉挛等。
3. 氯硝西泮(clonazepam,氯硝安定) 是苯二氮䓬类中抗癫痫谱比较广的抗癫痫药物。对癫痫小发作疗效较地西泮强,静脉注射也可治疗癫痫持续状态。对肌阵挛性发作、婴儿痉挛也有效。

丙 戊 酸 钠

丙戊酸钠(sodium valproate)为一种新型广谱抗癫痫药,其化学名为二丙基醋酸钠。丙戊酸钠早在1882年合成,一直作为有机溶媒使用,直到1963年偶然发现其具有较强的抗惊厥作用。1964年在法国首先用于治疗癫痫并获得成功,目前已成为世界各国广泛应用的治疗癫痫的常用药物之一。

【药理作用与机制】 丙戊酸钠的抗癫痫作用机制主要表现在:①增强 GABA 能神经元的突触传递功能。抑制脑内 GABA 转氨酶,减慢 GABA 的代谢;提高谷氨酸脱羧酶的活性,使 GABA 形成增多;抑制 GABA 转运体,减少 GABA 的摄取,使脑内 GABA 含量增高;提高突触后膜对于 GABA 的反应性,从而增强 GABA 能神经突触后抑制。②丙戊酸钠也能抑制 Na^+ 通道和 L-Ca^{2+} 通道。近年发现低浓度丙戊酸盐能使膜超极化,而高浓度时能增加细胞膜的钾电导,推测丙戊酸盐可能通过直接作用于膜钾通道发挥作用。丙戊酸钠不抑制癫痫病灶放电,但能阻止病灶异常放电的扩散。

【体内过程】 丙戊酸钠口服吸收迅速而完全,生物利用度在80%以上,1~4小时后血药浓度达高峰,有效血药浓度为(30~100)μg/ml,约有90%与血浆蛋白结合,$t_{1/2}$ 为8~15小时,在体内主要代谢为丙戊二酸并与葡萄糖醛酸结合由肾排泄。

【临床应用】 对各类型癫痫有效,对大发作的疗效虽不及苯妥英钠和苯巴比妥,但当后两药无效时,用本药仍有效。对小发作疗效优于乙琥胺,因其具有肝脏毒性,一般不作首选用药。对精神运动性发作疗效与卡马西平相似。

Notes

【不良反应】　常见恶心、呕吐、食欲缺乏,饭后服用或逐渐加量可减轻上述反应。中枢神经系统反应主要表现为嗜睡、平衡失调、乏力、精神不集中、不安和震颤等,但并不多见,减量即可减轻。严重毒性为肝功能损害,约有25%的患者服药数日后出现肝功能异常,故在用药期间应定期检查肝功能。孕妇慎用。

【药物相互作用】　丙戊酸钠能提高苯妥英钠、苯巴比妥、氯硝西泮和乙琥胺的血药总浓度和抗癫痫作用,而苯妥英钠、苯巴比妥、扑米酮和卡马西平则能降低丙戊酸钠的血药浓度和抗癫痫作用。

卡 马 西 平

卡马西平(carbamazepine),结构类似三环抗抑郁药。

【药理作用与机制】　卡马西平最初用于治疗三叉神经痛,20世纪70年代开始用于治疗癫痫。

卡马西平的作用机制与苯妥英钠相似。治疗浓度时阻滞Na^+和Ca^{2+}的通透性、降低神经元的兴奋性和延长不应期,与增强GABA神经元的突触传递功能有关,抑制癫痫病灶及其周围神经的放电和传播。

【体内过程】　卡马西平口服吸收缓慢、不规则,吸收速率因人而异,2~6小时后血浆浓度达到高峰,有效血药浓度为4~10μg/ml。分布缓慢,表观分布容积大约在1.0L/kg左右,约70%药物与血浆蛋白结合,未发现其他药物可在蛋白结合位点取代该药物。在体内主要代谢为环氧化物,仍有抗癫痫作用。单次给药$t_{1/2}$约为36小时,因卡马西平能诱导肝药酶,加速自身代谢,故连续用药后$t_{1/2}$可缩短。

【临床应用】　卡马西平是广谱抗惊厥药,对于各类型癫痫均有不同程度的疗效,对精神运动性发作疗效较好,对大发作亦有效,对小发作(失神性发作)效果差。卡马西平对三叉神经痛疗效优于苯妥英钠,对舌咽神经痛也有效。卡马西平还有抗躁狂作用,可用于锂盐无效的躁狂症患者,其副作用比锂盐少而疗效好。

【不良反应】　常见的不良反应有眩晕、视力模糊、恶心、呕吐,少数患者可出现共济失调、手指震颤、皮疹、粒细胞及血小板减少。

卡马西平最常见的剂量相关不良反应是复视和共济失调。复视通常最早发生,并且在发作中一般不超过1小时。其他的剂量相关性不良反应包括轻度的胃肠道不适,高剂量引起嗜睡。偶尔会发生低钠血症和水中毒且呈剂量依赖性。

卡马西平的特异质反应为骨髓抑制,包括再生障碍性贫血和粒细胞缺乏症等。偶见轻度和持续的粒细胞减少,需要密切监测。最常见的特异体质反应是红斑皮疹,偶可发生肝功能障碍。

【药物相互作用】　卡马西平可诱导肝药酶。不仅可降低卡马西平的自身水平,还可增强其他药物的代谢速率,如去氧苯比妥、苯妥英钠、乙琥胺、丙戊酸钠和氯硝西泮。丙氧酚、醋竹桃霉素、丙戊酸钠等可降低卡马西平的清除率,使卡马西平的稳态血药浓度升高。然而,其他的抗惊厥药,如苯妥英钠和苯巴比妥可通过诱导肝药酶系统降低卡马西平的稳态血药浓度。

奥 卡 西 平

奥卡西平(oxcarbazepine)治疗癫痫发作的适应证与卡马西平相同。奥卡西平本身$t_{1/2}$仅为1~2小时,在体内迅速转变为10-羟基代谢产物,此代谢产物亦具有抗癫痫作用,其$t_{1/2}$为8~12小时,与卡马西平相似。该药物主要是以10-羟基代谢产物葡萄糖苷酸形式排泄。奥卡西平的临床剂量较卡马西平高50%,但过敏反应少,并且与卡马西平的交叉性反应少见。此外,该药诱导肝药酶的程度低于卡马西平。

Notes

抗　痫　灵

抗痫灵(antiepilepsirine)是桂皮酰胺类药物,系我国合成的新型抗癫痫药,临床应用已有近20年的历史。抗痫灵是广谱抗癫痫药,对各型癫痫均有不同程度的疗效,主要对大发作效果好。其作用机制与升高脑内5-HT含量有关。抗痫灵除促进5-HT合成增加外,也增高纹状体和边缘脑区5-羟吲哚乙酸(5-HIAA)的含量,还能促进5-HT从突触小体释放。

不良反应较少见,主要包括厌食、恶心、头晕和嗜睡等反应。长期应用未见对肝、肾和造血系统毒性作用。

氟　桂　利　嗪

氟桂利嗪(flunarizine)为双氟化哌啶衍化物,是强效Ca^{2+}通道阻滞药,可选择性阻断T-型和L-型Ca^{2+}通道。多年来在欧美各国用于治疗偏头痛和眩晕症,近年发现本药具有较强的抗惊厥作用,对各型癫痫均有效,尤其对局限性发作、大发作效果好。

氟桂利嗪的抗惊厥作用机制除与其阻断Ca^{2+}通道有关外,还能选择性阻断电压依赖性Na^+通道。

氟桂利嗪口服易吸收,2~4小时血中浓度可达高峰,有效血浓度为30~100ng/ml,99%与血浆蛋白结合,而后重新分布于各组织中,其代谢过程目前所知甚少,只有少量药物原形经尿和粪便排出。

氟桂利嗪是一种安全有效的抗癫痫药,毒性小,严重不良反应少,常见不良反应为困倦,其次为镇静和体重增加。

二、应用抗癫痫药的注意事项

癫痫是一种慢性疾病,需长期用药,甚至终生用药。理想的治疗药物应具备疗效高、毒性低、抗癫痫谱广、价格便宜等优点。在应用时须注意如下几点:

1. 若1年内偶发1~2次者,一般不必用药预防。

2. 单纯型癫痫选用一种有效药即可,先从小剂量开始,逐渐增量至获得理想疗效时,维持治疗。若用单一药物难以奏效,或混合型癫痫常需合并用药。

3. 在治疗过程中不宜随意更换药物,必需时,可采用过渡用药方法,即在原药基础上加用新药,待其发挥疗效后将原药减量渐停。即使症状完全控制后,仍需维持2~3年再逐渐停药,否则会导致复发。

4. 对于长期使用抗癫痫药的患者,需注意毒副作用,密切观察和定期进行相关检查。

第二节　抗　惊　厥　药

惊厥是由于中枢神经系统过度兴奋而引起的全身骨骼肌强烈的不自主收缩,呈强直性或阵挛性抽搐,常见于高热、子痫、破伤风、癫痫大发作及某些药物中毒等。常用巴比妥类、地西泮或水合氯醛治疗,也可注射硫酸镁抗惊厥。

硫　酸　镁

【药理作用及应用】　硫酸镁(magnesium sulfate)根据不同给药途径可产生完全不同的药理作用。口服硫酸镁有泻下及利胆作用,注射给药则产生全身作用,引起中枢抑制和骨骼肌松弛。

在体内,Mg^{2+}主要存在于细胞内,细胞外液占5%,血液中Mg^{2+}浓度为(2~3.5)mg/100ml,低于此浓度时,神经及肌肉组织的兴奋性升高。Mg^{2+}是维持体内多种生物酶功能活性不可缺少

Notes

的一种阳离子,对神经冲动的传递和神经肌肉接头兴奋性传递的维持发挥重要作用。运动神经末梢 ACh 的释放过程需要 Ca^{2+} 参与,Mg^{2+} 与 Ca^{2+} 化学性质相似,竞争性拮抗 Ca^{2+} 介导的运动神经末梢 ACh 的释放,阻滞神经肌肉接头的传递,产生箭毒样的肌松作用。当 Mg^{2+} 过量中毒时用 Ca^{2+} 来解救亦出于相同原理。

此外,硫酸镁可引起血管扩张,导致血压下降。由于硫酸镁具有中枢抑制、骨骼肌松弛和降压作用,因此,硫酸镁在临床上主要用于缓解子痫、破伤风等惊厥,也常用于高血压危象的救治,常以肌内注射或静脉滴注给药。

【不良反应与防治】　血镁过高可引起呼吸抑制、血压剧降和心脏骤停而致死。肌腱反射消失是呼吸抑制的先兆,因此在连续用药期间应经常检查腱反射。中毒时应立即进行人工呼吸,并缓慢静脉注射氯化钙或葡萄糖酸钙予以紧急抢救。

推荐阅读文献

1. Mogul DJ, van Drongelen W. Electrical control of epilepsy. *Annu Rev Biomed Eng*. 2014；16：483-504
2. May M. Epilepsy. *Nature*. 2014；511(7508)：S1
3. Verrotti A, Carrozzino D, Milioni M, et al. Epilepsy and its main psychiatric comorbidities in adults and children. *J Neurol Sci*. 2014；343(1-2)：23-29

（艾　静）

Notes

第十三章　抗帕金森病和治疗阿尔茨海默病药

中枢神经系统退行性疾病是一组由慢性进行性的中枢神经组织退行性变性而产生的疾病的总称。主要包括帕金森病（Parkinson disease，PD），阿尔茨海默病（Alzheimer disease，AD），亨廷顿病（Huntington disease，HD）和肌萎缩侧索硬化症（amyotrophic lateral sclerosis，ALS）等。该类疾病的病因及病变的部位各不相同，但病理上均表现为脑和（或）脊髓发生神经元退行性变性、脱失，并伴有神经细胞大量凋亡。迄今为止，该类疾病的发病机制尚不清楚，在众多有关假说中，兴奋毒性（excitotoxicity）、细胞凋亡（apoptosis）和氧化应激（oxidative stress）等假说受到广泛关注。随着社会发展和人口老龄化的出现，该类疾病发病率逐年上升，严重影响人类健康和生活质量。特别是目前，除帕金森病患者通过合理用药可延长寿命和改善生活质量外，该类其他疾病的治疗效果均不理想。本章重点介绍治疗帕金森病和阿尔茨海默病的药物。

第一节　抗帕金森病药

PD 又称震颤麻痹，是锥体外系功能紊乱引起的一种慢性中枢神经系统退行性疾病。该疾病由英国人詹姆斯·帕金森博士（James Parkinson）于 1817 年首次进行了详细描述，因而得名。帕金森病典型临床症状为静止震颤、肌肉僵直、运动迟缓和姿势反射受损，如不及时有效地治疗，病情将会慢性进行性加重，晚期往往全身僵硬，活动障碍，严重患者伴有记忆障碍和痴呆，严重影响生活质量。

目前 PD 的病因尚未完全阐明，其中多巴胺（dopamine，DA）缺失假说得到大多数学者的公认。该假说认为，帕金森病的发生是由于纹状体内 DA 减少所致，而纹状体内 DA 的减少主要是由于黑质受损变性引起的。在纹状体和黑质水平，胆碱能和多巴胺能系统间的平衡对于锥体外系控制运动功能至关重要。黑质 DA 能神经元发出上行纤维到达纹状体，其末梢与尾-壳核神经元形成突触，以 DA 为递质，对脊髓前角运动神经元发挥抑制作用。同时尾核中的胆碱能神经元与尾-壳核神经元所形成的突触以 ACh 为神经递质起兴奋作用。正常时两种递质处于动态平衡状态，共同参与调节机体的运动机能。PD 患者由于黑质病变，DA 合成减少，使纹状体内 DA 含量降低，导致黑质-纹状体通路 DA 能神经功能减弱，胆碱能神经功能相对占优势，引起肌张力增高等症状。该假说不仅能说明以往应用胆碱能受体阻断药治疗 PD 的合理性，而且也提示补充脑内 DA 是治疗 PD 的合理途径。该假说得到以下事实有力的支持：①左旋多巴或 DA 受体激动药可显著缓解帕金森病的症状；②破坏黑质纹状体 DA 神经元的神经毒素 1-甲基-4-苯基-1，2，3，6-四氢吡啶（1-methyl-4-phenyl-1，2，3，6-tetrahydropyridine，MPTP）和长期应用 DA 受体阻断药可致帕金森病。

最近对 PD 的病因提出"氧化应激-自由基假说"，即 DA 氧化代谢过程中产生 H_2O_2 和超氧阴离子（O_2^{-}），在黑质部位 Fe^{3+} 催化下生成 O_2^{+} 和 OH^- 两种自由基，促进神经膜类脂的氧化，破坏 DA 神经细胞膜功能。而此时黑质线粒体中呼吸链的复合物Ⅰ（Complex Ⅰ）活性降低，抗氧化物（尤其是谷胱甘肽）消失，无法清除自由基，自由基通过氧化神经膜类脂、破坏 DA 神经元膜功能或直接破坏细胞 DNA，最终导致神经元变性。该假说提示了新的治疗思路——抗氧化治疗：对早期 PD 患者首选治疗方案是采用单胺氧化酶 B 亚型的抑制药（Monoamine oxidase B inhibitor，

MAO-BI)和维生素 E 等抗氧化药物治疗,以保护神经细胞,延缓 PD 病变进程。采用 MAO-BI、抗氧化药维生素 E 与左旋多巴合用可以减少左旋多巴的用量。这是 PD 治疗上一次较大的进展和传统观念的转变。

现已知,脑内 DA 受体可分为 $D_1 \sim D_5$ 五个亚型,均为 G 蛋白耦联受体,分子结构由 7 个跨膜结构域组成。其中 D_1、D_5 胞内 C 端片段较长,被称为 D_1 类受体,主要起兴奋性作用;D_2、D_3、D_4 这三个受体的胞内片段较长,被称为 D_2 类受体,主要起抑制性作用(表 13-1)。

表 13-1　中枢神经系统的多巴胺受体分类及特性

	亚型	分布	效应
D_1 类受体	D_1	纹状体、新皮质	cAMP↑,PIP2 水解↑
	D_5	海马、下丘脑	$[Ca^{2+}]_i$↑,PKC 激活
D_2 类受体	D_2	纹状体、黑质致密部、垂体	
	D_3	嗅结节、伏隔核、下丘脑	cAMP↓,钾电流↑,钙电流↓
	D_4	额皮质、髓质、中脑	

目前药物治疗并不能完全治愈帕金森病,但合理用药可显著改善患者的生活质量。经典的抗 PD 药物根据其作用机制分为拟 DA 药和抗 ACh 药两类。两类药物治疗作用的基础在于恢复 DA 能和 ACh 能神经系统功能的平衡状态,两类药物合用可增强疗效。研究也发现许多具有神经保护作用的物质,能延缓帕金森病的进程,包括抗氧化药、抗凋亡药、谷氨酸受体阻断药、胶质源性的神经生长因子、辅酶 Q10、抗炎药物等。但根据现有资料,这些药物目前尚不能达到理想的临床治疗效果,仍处于研究阶段,因此不做详细介绍。

一、拟多巴胺药

(一) 左旋多巴及其增效药

左 旋 多 巴

左旋多巴(levodopa)又称 *L*-多巴(*L*-dopa)。

【药理作用与机制】　左旋多巴是儿茶酚胺类神经递质酶促合成过程的中间代谢产物,也是 DA 递质的前体物质,由酪氨酸羟化酶催化左旋酪氨酸生成。多巴胺不能透过血脑屏障,外周给药对帕金森病无效。左旋多巴是多巴胺的代谢前体,通过血脑屏障后代谢为多巴胺而产生作用。

【体内过程】　本药口服后主要在小肠经主动转运系统迅速吸收,0.5~2 小时达血浆浓度高峰,$t_{1/2}$ 为 1~3 小时,但个体差异较大。本药的吸收率与胃排空时间和胃液的 pH 值有关。与抗胆碱药物同服会导致胃排空延缓和胃内酸度增加,可降低其生物利用度。由于 95% 以上的左旋多巴在外周被氨基酸脱羧酶脱羧,加之首过消除,仅有 1%~3% 的原形药物到达脑组织。当与外周多巴脱羧酶抑制药合用时,左旋多巴在外周的代谢减少,血浆中左旋多巴的水平提高,血浆 $t_{1/2}$ 延长,更多的有效成分进入脑内。同时给予外周多巴脱羧酶抑制药可将左旋多巴的用量减少 75%。

左旋多巴在体内代谢后,大部分转变为多巴胺,其主要代谢物为 3-甲氧基-4-羟苯乙酸(高香草酸,HVA)和二羟苯乙酸(DOPAC),迅速经肾排泄。

【临床应用】

1. **治疗 PD**　左旋多巴在脑内转变为 DA,补充了纹状体中 DA 的不足。左旋多巴对大多数 PD 患者具有显著疗效,发病初期用药疗效更为显著。服药后,首先改善运动障碍和肌肉强直,

Notes

然后改善震颤;对步态不协调、面部无表情和流涎者也有效,可使患者精神活动增加,改善情绪,提高对周围事物的兴趣;改善思维表达能力。但因吩噻嗪类药物阻断中枢 DA 受体,使 DA 无法发挥作用,因此左旋多巴对吩噻嗪类抗精神病药引起的锥体外系症状无效。长期服用左旋多巴的疗效有较大的个体差异。连续用药 6 年后,约半数患者失效,只有 25% 患者仍可获得良好效果。据流行病学调查,与未服用左旋多巴的 PD 患者比较,用药患者生存时间明显延长,生活质量提高。

左旋多巴的作用具有以下特点:①奏效慢,用药 2~3 周后出现体征的改善,1~6 个月后才获得最大疗效;②对轻症及年轻患者疗效较好,而对重症及年老患者效果较差。服用左旋多巴应从小量开始,逐渐增加,临床上单独应用已很少,多使用复方制剂(左旋多巴和外周脱羧酶抑制药)。Stalevo 是左旋多巴、卡比多巴和恩他卡朋的复方制剂,目前已获准用于 PD 的治疗。

2. 治疗肝性脑病　左旋多巴能使肝性脑病患者的意识从昏迷转变为清醒,但不能改善肝功能,故不能根治。肝性脑病的伪递质学说认为,正常机体蛋白质代谢产物苯乙胺和酪胺都在肝内被氧化解毒。肝功能障碍时,血中苯乙胺和酪胺升高,在神经细胞内经 β-羟化酶分别生成伪递质苯乙醇胺和羟苯乙胺,取代正常的递质 DA,妨碍神经系统的正常功能。服用左旋多巴,在体内(特别在脑内)转变为 DA,恢复中枢神经系统功能,从而使肝性脑病患者意识苏醒。

【不良反应及注意事项】　左旋多巴的不良反应大多是由于左旋多巴在体内生成的 DA 所引起的。

1. 胃肠道反　治疗早期可出现厌食、恶心、呕吐或上腹部不适,这是由于 DA 刺激延髓催吐化学感受区所致。连续用药或与外周脱羧酶抑制药同服,胃肠道不良反应可明显减少或逐渐消失。偶见消化性溃疡出血和穿孔。

2. 心血管反应　部分患者早期可出现轻度直立性低血压,通常无症状,但部分患者感到头晕,偶见晕厥,继续用药低血压症状减轻。此外,由于 DA 兴奋 β 受体,可引起心律失常。若与 MAO 抑制药、拟交感胺合用或剂量过大,可使血压升高。

3. 异常不随意运动　约有 50% 的患者在治疗 2~4 个月内出现异常的不随意运动,包括面舌抽搐、怪相、摇头及四肢或躯干的摇摆运动,还表现为过度的呼吸运动引起的不规则换气或换气过度。长期服用左旋多巴,部分患者可出现"开-关"现象(on-off phenomena),即患者突然多动不安(开),而后又出现肌强直运动不能(关),两种现象可交替出现,严重妨碍患者的日常活动。

4. 精神障碍　引起幻觉、妄想、躁狂、失眠、焦虑、噩梦和情感抑郁等。

5. 其他不良反应　瞳孔散大,某些患者可发生急性青光眼。偶见血脂异常,使痛风症状恶化。

精神病患者禁用左旋多巴,因为左旋多巴会加重其症状。闭角型青光眼患者禁用,但慢性开角型青光眼患者可在眼压控制良好的状态下应用,须监测眼压。尽管左旋多巴引发心律失常的几率极小,但心血管患者最好联用卡比多巴。伴有消化性溃疡的患者须慎用,因服用左旋多巴偶致胃肠道出血。由于左旋多巴是皮肤黑色素的前体物质,可能会激活体内的恶性黑色素瘤,因此有黑素瘤病史和不明皮肤损伤的患者禁用。

【药物相互作用】

1. 维生素 B_6 是多巴脱羧酶的辅酶,可增强外周组织脱羧酶的活性,使 DA 生成增多,产生外周不良反应。

2. 非选择性 MAO 抑制药如苯乙脱肼和异羧肼,由于阻碍 DA 的失活,可加重 DA 的外周作用,引起高血压危象,故禁止与左旋多巴合用。

3. 与抗精神病药和利舍平可产生类似帕金森病的症状,前者阻断 DA 受体,后者耗竭中枢 DA,使左旋多巴失效,因此不宜合用。

Notes

卡 比 多 巴

卡比多巴(carbidopa)是 α-甲基多巴肼(α-methyldopahydrazine)的左旋体,是左旋多巴增效药。卡比多巴有较强的左旋芳香氨基酸脱羧酶(aromatic L-amino acid decarboxylase, AADC)的抑制作用,不能透过血脑屏障。单独应用卡比多巴无治疗作用,和左旋多巴合用时,可减少左旋多巴在外周组织脱羧,使较多的左旋多巴到达黑质-纹状体而发挥作用,从而提高左旋多巴的疗效。

两药合用的优点如下:①减少左旋多巴剂量;②明显减轻或防止左旋多巴对心脏的毒性作用;③在治疗开始时能更快达到左旋多巴的有效治疗浓度。卡比多巴是左旋多巴治疗 PD 的重要辅助药,与左旋多巴合用的剂量比为 1:4 或 1:10。与左旋多巴合用时可出现呕吐、恶心、失眠等不良反应。此外,苄丝肼(benserazide)的作用与卡比多巴相似。

司 来 吉 兰

司来吉兰(selegiline,又称丙炔苯丙胺),是具有相对选择性的单胺氧化酶(MAO)抑制药。

【药理作用与机制】 体内的 MAO 有两种,即存在于肠道的 MAO-A 型和主要存在于中枢的 MAO-B 型,共同参与酪胺和 DA 的降解。司来吉兰可选择性抑制 MAO-B,抑制纹状体中的 DA 降解,使基底神经节贮存 DA,从而增强左旋多巴的疗效。司来吉兰还是抗氧化剂,阻滞多巴胺氧化应激过程中 OH⁻自由基的形成,从而保护黑质 DA 神经元,延缓 PD 症状的发展。

目前的研究认为 MAO-B 在 1-甲基-4-苯基-1,2,3,6-四氢吡啶(MPTP)诱发 PD 的发病过程中起重要作用。MPTP 可透过血脑屏障,被 MAO-B 转化为毒性物质 MPP⁺,MPP⁺可通过 DA 转运体再摄取功能被黑质 DA 细胞摄入,并抑制细胞内线粒体复合酶 I 的功能,从而抑制其氧化磷酸化过程。这种作用导致黑质-纹状体 DA 神经元死亡、DA 递质耗竭,出现非常类似于 PD 的临床症状。司来吉兰可阻止 MAO-B 将 MPTP 转化为具有神经毒性的 MPP⁺,因而阻止或延缓早期 PD 的进展。

【体内过程】 口服后吸收迅速,易透过血-脑屏障,1 小时血药浓度达峰值,$t_{1/2}$ 为 40 小时,经代谢后转化为苯丙胺和甲基苯丙胺经尿排出。

【临床应用】 司来吉兰的主要治疗作用是增加左旋多巴的作用,减少后者的剂量和毒性,使左旋多巴的"开-关"现象消失。使用高剂量左旋多巴的患者,加用本品时应将本品剂量减少 30%。

【不良反应及注意事项】 与左旋多巴合用偶可出现焦虑、幻觉和运动障碍等。本药在高剂量时其作用失去选择性,由于外周去甲肾上腺素积聚,患者有出现严重高血压的危险。

雷沙吉兰(rasagiline)是另一类 MAO-B 抑制药,对由于 MPTP 导致的帕金森综合征,效果较司来吉兰显著,目前仅作为神经保护药物进行研究。

硝 替 卡 朋

硝替卡朋(nitecapone)是近期发现的儿茶酚胺-O-甲基转移酶(catechol-O-methyl-transferase, COMT)的抑制药。COMT 的功能是清除有生物活性的儿茶酚及其他一些羟基代谢物,在脱羧酶抑制药存在时,COMT 为左旋多巴转化为 3-甲基-4-羟基-L-苯丙氨酸(3-OMD)的主要代谢酶。硝替卡朋为 COMT 抑制药,阻止左旋多巴转变为 3-氧位-甲基多巴(3-O-methydopa,3-OMD)和 DA 的降解,增加纹状体中左旋多巴和 DA 的利用度。服用 150mg 硝替卡朋可抑制红细胞、胃和十二指肠内 50% COMT,增加左旋多巴生物利用度,同时减少 3-氧位甲基多巴代谢物。

COMT 抑制药能够延长血浆中左旋多巴的半衰期,明显改善 PD 患者的运动能力,预防、推迟运动波动和运动障碍的发生。其效应快,可迅速缓解临床症状,解除 PD 患者的痛苦,是一种理想的抗 PD 辅助药物。目前,该药的临床应用使 PD 的治疗有了新的发展,但在长期用药过程

Notes

中,不良反应还有待进一步观察。

其他左旋多巴增效药的药理作用如表13-2所示。

表13-2　其他左旋多巴增效药的药理作用

药物	药理作用与机制	体内过程	临床应用	不良反应及注意事项
托卡朋 (tolcapone)	选择性、可逆性的COMT抑制药与强心苷竞争 Na^+-K^+ ATP 酶,抑制强心苷中毒所致的迟后除极	在 50~400mg 剂量范围内呈线性动力学,且不依赖于左旋多巴/卡比多巴联合用药。托卡朋吸收迅速,达峰时间约 2 小时,清除半衰期为 2~3 小时	用于接受左旋多巴和卡比多巴联合治疗的原发性帕金森病的辅助治疗	主要不良反应有恶心、呕吐、精神错乱、幻觉、焦虑不安、运动障碍、肌肉痛性痉挛、肌张力障碍、低血压 哺乳妇女禁用,儿童不宜使用。严重肾功能损害者、妊娠妇女慎用
恩他卡朋 (entacapone)	新一代高选择性、强效的 COMT 抑制药	口服后吸收迅速、并达到血药峰值,生物利用度为 25%~46%, $t_{1/2}$ 约 30 分钟,主要通过非肾途径排出	用于 PD 的治疗,为左旋多巴的辅助用药,减少外周不良反应的发生	对本品过敏、哺乳者禁用。嗜铬细胞瘤或横纹肌溶解史患者禁用,肝功能受损者禁用 细胞过量可使患者出现惊厥、运动减弱 不可突然停用药物,必须缓慢减量停药;用药期间不可驾车和操作机械

（二）多巴胺受体激动药

与左旋多巴不同,作用于 DA 受体的药物无需通过酶转化为活性代谢物,无潜在的毒性代谢产物,也不会与其他物质竞争进入血液、通过血脑屏障。并且选择性作用于多巴胺受体的药物不良反应比左旋多巴少且轻。早期发现的麦角生物碱类 DA 受体激动药(溴隐亭和培高利特)和新近研发的非麦角生物碱类 DA 受体激动药(普拉克索和罗平尼咯)均具有抗帕金森病的作用,但不能确定何者为优,药物的作用存在个体差异。

DA 受体激动药在帕金森病患者的一线治疗中发挥重要作用,由于多巴胺受体激动药较少出现长期服用左旋多巴治疗引起的病情反复和运动障碍等不良反应。因此,在治疗初期即可给予 DA 受体激动药。但多巴胺受体激动药也可能引起患者厌食、恶心和呕吐等胃肠道反应;情绪不稳、幻觉、妄想及其他精神系统反应,因此注意药物的用量。精神病患者、心肌梗死、活动性消化性溃疡患者禁用多巴胺受体激动药。

治疗初期可使用低剂量的卡比多巴和左旋多巴,然后加用 DA 受体激动药。DA 受体激动药的剂量根据疗效及不良反应程度进行调整。DA 受体激动药也可用于治疗左旋多巴服用后引起的运动不能或"开-关"现象的患者,以及对左旋多巴出现耐受性的患者。用左旋多巴无效的患者应用多巴胺激动药通常疗效亦不显著。

溴　隐　亭

溴隐亭(bromocriptine)为半合成的麦角生物碱,是选择性 D_2 受体激动药。

【药理作用与机制】　选择性激动下丘脑和垂体细胞的 D_2 受体,抑制催乳素分泌和生长激素的释放;对锥体外系黑质-纹状体 DA 通路的 D_2 受体有较强的激动作用。

Notes

【体内过程】　溴隐亭口服易吸收,但吸收不完全,$t_{1/2}$为 3 ~ 8 小时,主要经肝脏代谢。

【临床应用】　主要用于抗帕金森病,疗效与左旋多巴相似。由于其不良反应较多,仅适合不能耐受左旋多巴治疗的 PD 患者。也可用于回乳、催乳素分泌过多症和肢端肥大症等的治疗。

【不良反应及注意事项】　不良反应呈剂量依赖性,而且是可逆的。主要不良反应有恶心、头痛、眩晕、呕吐等。长期服会出现与剂量相关的无痛性指血管痉挛。有高血压、严重精神病病史的、严重缺血性心脏病和周围血管病患者禁用。

培 高 利 特

培高利特(pergolide)又称硫丙麦角林,是 D_2 受体激动药,也是微弱的 α 肾上腺素受体阻断药。通常与左旋多巴合用。该药吸收快,$t_{1/2}$为 5h,作用较左旋多巴平缓。培高利特主要用于对左旋多巴后期效果不佳或不能耐受左旋多巴的患者。此外,培高利特还可用于治疗溢乳和高催乳血症。其不良反应与溴隐亭相似,有不自主运动、幻觉、体位性低血压、困倦和意识模糊等,尤其在用药初期较常见。长期用药疗效减弱,可能与受体下调(down-regulation)有关。

普 拉 克 索

普拉克索(pramipexole)为非麦角生物碱类、新型的选择性的 D_2 受体激动药。可能的机制为清除自由基,加强中脑 DA 能神经细胞的营养。普拉克索吸收快,2 小时后血浆浓度达到峰值,通过肾脏排泄。初始剂量为 0.125mg/次,每日 3 次,一周后加倍。然后根据疗效及患者耐受程度进一步增大到 0.75mg/次。大部分患者需要 0.5 ~ 1.5mg/次,每日 3 次。单独应用可治疗较轻的 PD;与左旋多巴联合用于重症 PD 的治疗,降低左旋多巴的剂量或减轻波动现象等不良反应,并有利于改善患者情绪。肾功能不全时要减量。

罗 平 尼 咯

罗平尼咯(ropinirole,罗匹尼罗)为非麦角生物碱类、新型的选择性的 D_2 受体激动药,单用治疗较轻病例有效,对严重病例可减轻由左旋多巴引起的不良反应。开始剂量为 0.25mg,每日 3 次,每日服用的剂量增加不可超过 0.75mg,每周增加 1 次,四周后增加至 1.5mg。临床常用剂量为 2 ~ 8mg,每日 3 次。罗平尼咯通过 CYP1A2 代谢,若与细胞色素 P450 酶 CYP1A2 底物(如茶碱)或抑制剂(如环丙沙星、氟伏沙明和西咪替丁)合用时,须减少罗平尼咯的用药量。

（三）促多巴胺释放药

金 刚 烷 胺

金刚烷胺(amantadine)原抗病毒药用于预防 A_2 型流感。1972 年意外地发现金刚烷胺能缓解帕金森病患者的症状,与左旋多巴合用有协同作用。

【药理作用与机制】　金刚烷胺缓解帕金森病患者症状的机制可能是促进黑质-纹状体内残存的完整 DA 能神经末梢释放 DA 以及减少神经元的再摄取。此外该药物有直接激动多巴胺受体的作用及较弱的抗胆碱作用,这可能与其具有微弱的 NMDA 谷氨酸受体拮抗作用有关,但确切机制尚不清楚。

【体内过程】　口服易吸收,作用时间较长,主要以原形由肾排泄。

【临床应用】　用于抗帕金森病,虽然疗效不及左旋多巴,但优于胆碱受体阻断药。

【不良反应及注意事项】　金刚烷胺的不良反应较轻,短暂而可逆。长期应用可出现双下肢网状青斑,可能为局部释放儿茶酚胺而引起血管收缩所致。与抗胆碱药合用或有精神病史的患者可出现幻觉、精神错乱和噩梦。偶见失眠、眩晕和昏睡。

Notes

二、中枢抗胆碱药

在左旋多巴问世前的一个多世纪,抗胆碱药一直是治疗 PD 最有效的药物。目前抗胆碱药仅用于轻症或由于副作用、禁忌证不能耐受左旋多巴以及左旋多巴治疗无效的患者。此外,抗胆碱药与左旋多巴合用,可使半数以上的患者病情得到进一步改善。抗胆碱药对抗精神病药引起的 PD 也有效。传统胆碱受体阻断药阿托品、东莨菪碱也对 PD 有治疗作用,但因外周抗胆碱作用引起的副作用大,因此合成中枢性胆碱受体阻断药以供应用,常用者为苯海索。

苯　海　索

苯海索(benzhexol,安坦,artane),口服易从胃肠道吸收,通过阻断胆碱受体而减弱黑质-纹状体通路中 ACh 的作用,抗震颤效果好,亦能改善运动障碍和肌肉强直。对僵直及运动迟缓的疗效较差。对外周抗胆碱作用为阿托品的 1/10 ~ 1/3,不良反应与阿托品相似,但较轻。闭角型青光眼、前列腺肥大者慎用。

苯　扎　托　品

苯扎托品(benzatropine,苄托品,benztropine),作用同阿托品,具有抗胆碱作用。还有抗组胺和局部麻醉作用,对大脑皮层有抑制作用。用于治疗 PD 以及药物引起的 PD 症状,外周不良反应轻。

第二节　治疗阿尔茨海默病药

阿尔茨海默病(Alzheimer disease,AD)是一种以进行性认知障碍和记忆损害为主的中枢神经系统退行性疾病,是老年性痴呆最常见的类型。主要病理特征是脑萎缩,镜下可见神经细胞间以 β-淀粉样蛋白(β-Amyloid peptide,Aβ)为核心的老年斑(senile plaques,SP)、神经元胞体中的神经纤维缠结(neurofibrillary tangles,NFT)、胶质细胞增生活化及神经元丢失等病理改变。

AD 的发病机制尚未阐明,研究认为 AD 发病与遗传、老化、环境和社会心理等多种因素有关,其中胆碱能假说和 β-淀粉样蛋白级联假说是目前 AD 发病机制学说中比较公认、且研究较多的。此外,Tau 蛋白异常磷酸化、兴奋性氨基酸毒性、氧化应激、钙超载、基因突变和免疫炎症等也被认为是 AD 发生的因素。

胆碱能假说认为 AD 患者脑内胆碱能神经元明显减少,造成了脑内胆碱能神经系统功能低下,从而导致 AD 患者发生学习记忆减退和认知障碍,产生痴呆症状。该假说也是目前应用胆碱酯酶(acetylcholinesterase,AChE)抑制药和 M 胆碱能受体激动药治疗 AD 的理论基础。

β-淀粉样蛋白级联假说认为 Aβ 在脑内沉积是 AD 病理改变的中心环节,可引发一系列病理过程,这些病理过程又进一步促进 Aβ 沉积,从而形成一种级联式放大反应。Aβ 是脑内的正常产物,是淀粉样前体蛋白(amyloid precursor protein,APP)经 β 分泌酶和 γ 分泌酶水解形成的。Aβ 主要有 Aβ1 ~ 40、Aβ1 ~ 42 和 Aβ1 ~ 43 三种类型,Aβ42/43 为 β 片层结构,疏水性强,容易沉积,具有神经毒性。正常情况下 90% 为 Aβ40,只有少量 Aβ42/43。

AD 患者的脑内 Aβ42/Aβ40 比例失衡,Aβ42/43 增多。增多的 Aβ42/43 在脑内沉积形成老年斑的核心,可以激活小胶质细胞,引发炎性反应;可以损害线粒体引起能量代谢障碍,氧自由基生成过多,导致氧化应激损害;可以激活细胞凋亡途径,介导细胞凋亡;还可以通过激活蛋白激酶,促进 tau 蛋白异常磷酸化;Aβ 还可以损害胆碱能神经元,引起乙酰胆碱系统的病变。这些病理改变又可促进 Aβ 生成增多和异常沉积,产生正反馈的级联放大效应,最终导致神经元减少,递质异常,引发临床认知和行为症状。但 Aβ 沉积是否是 AD 发病的起始环节目前仍有争

Notes

议,且目前针对 Aβ 沉积的 AD 治疗药物(如 Alzhemed 和抗 β-淀粉样蛋白抗体)也没有在临床试验中取得预期疗效。

　　近年来为改善 AD 患者认知功能,延缓疾病发展,用于改善认知功能、抗 AD 的药物主要有如下几类:

　　1. 胆碱酯酶抑制药　他克林、多奈哌齐、利斯的明、加兰他敏、石杉碱甲等。

　　2. 谷氨酸受体阻断药　美金刚。

　　3. 脑代谢激活药　脑活素等。

　　4. 神经保护药　丙戊茶碱等。

　　5. 抗氧化药　银杏叶提取物。

　　6. 钙通道阻滞药　尼莫地平等。

　　7. 其他处于临床实验阶段的新型抗 AD 药物　①M 胆碱受体激动药:占诺美林、米拉美林、沙可美林等;②抗 β-淀粉样蛋白药:Tramiprosate、巴匹珠单抗等。

一、胆碱酯酶抑制药

他 克 林

　　他克林(tacrine)是第一代的可逆性非选择性胆碱酯酶抑制药,对乙酰胆碱酯酶和丁酰胆碱酯酶皆有抑制活性。1993 年获得美国 FDA 批准用于治疗轻、中度 AD 治疗。他克林可抑制胆碱酯酶,使 ACh 水解减少,从而增加脑内 ACh 量;亦可直接激动 M 受体和 N 受体(对 M 受体的亲和力是 N 受体的 100 倍)。但由于他克林不良反应较多,特别对肝脏毒性较大,已停用。

美 曲 膦 酯

　　美曲膦酯(metrifonate,敌百虫)是第一个问世的 AChE 抑制药。美国的 Bayer 公司于 1952 年开发美曲膦酯作为杀虫药使用,直到 20 世纪 80 年代才被用于治疗 AD。美曲膦酯是目前用于 AD 治疗的唯一以无活性前药形式存在的 AChE 抑制药,服用数小时后转化为活性的代谢产物而发挥持久的疗效。与毒扁豆碱和他克林相比,本药能显著提高大鼠脑内 DA 和 NA 的浓度(不提高 5-HT 的浓度),易化记忆过程,既有益于改善早老性痴呆患者的行为障碍,也可提高患者的认知功能。本药可使人体红细胞 AChE 活性平均下降 52% 左右。高剂量服用能显著提高患者的认知能力,患者的幻觉、抑郁/焦虑、情感淡漠症状亦有明显改善。适用于轻、中度 AD。

多 奈 哌 齐

　　多奈哌齐(donepezil)是第二代的可逆性中枢乙酰胆碱酯酶(AChE)抑制药,增加脑内 ACh 含量,增强脑细胞功能。与他克林相比,多奈哌齐效果更强,选择性更高,且无肝毒性。是唯一一个同时经美国 FDA 和英国 MCA 批准用于轻、中度 AD 治疗的药物。常见的不良反应有恶心、腹泻、疲劳和肌肉痉挛,这些反应轻微、短暂,在 1～2 天内可缓解,连续服药 2～3 周后自行消失。

利 斯 的 明

　　利斯的明(rivastigmine)是第二代可逆性中枢乙酰胆碱酯酶(AChE)抑制药,1997 年底在瑞士上市,2000 年获得美国 FDA 批准,目前已获准在欧洲、亚洲以及南美洲的一些国家使用。能选择性抑制大脑皮层和海马中的 AChE 活性,而对纹状体、脑桥/髓质以及心脏中的 AChE 活性抑制效应很弱。本药具有安全、耐受性好、几无毒性等优点,且无外周作用,对伴有心脏、肝脏以及肾脏等疾病的 AD 患者具有独特的疗效。利斯的明改善认知能力的效果显著,如记忆力、注意

Notes

力和方位感的改善,并可抑制细胞膜内淀粉样前体蛋白(Amyloid Precursor Protein,APP)的形成。因此,本药是目前该类药中唯一对日常生活中的认知行为及综合能力有显著疗效的 AChE 抑制药。不良反应较少且轻微,最常见的是恶心、呕吐、眩晕和腹泻等症状,服药 2 ~ 3 天后大多可自行消失。

加 兰 他 敏

加兰他敏(galantamine)是第二代可逆性中枢乙酰胆碱酯酶(AChE)抑制药。对神经元的 AChE 有高度选择性,抑制神经元 AChE 的能力较抑制血液乙酰胆碱酯酶的能力强 50 倍,是 AChE 的竞争性抑制药。在胆碱能高度不足的区域(如突触后区域)活性最大。本药 2001 年获得美国 FDA 批准,用于轻、中度 AD 的治疗,临床有效率为 60% 左右,其疗效与他克林相当,但无肝毒性。目前在许多国家加兰他敏被推荐为治疗轻、中度 AD 的首选药物。不良反应主要表现为治疗早期(2 ~ 3 周)患者可有恶心、呕吐及腹泻等胃肠道反应,稍后即消失。治疗剂量偶见过敏反应。

石 杉 碱 甲

石杉碱甲(huperzine A)是我国中科院上海药物所唐希灿教授课题组从天然植物中提取的生物碱,是一种高选择性可逆性乙酰胆碱酯酶抑制药,20 世纪 90 年代初被国家食品药品监督管理总局 CFDA 批准为治疗 AD 的药物。石杉碱甲具有显著的改善记忆和认知功能的作用,研究表明,其明显优于国外同类治疗药物,可用于各型 AD 的治疗。常见不良反应为恶心、头晕、多汗、腹痛、视物模糊等,一般可自行缓解,严重者可用阿托品拮抗。偶见腹泻、下肢痉挛、鼻炎等症状,继续治疗会自行消失。由于石杉碱甲具有拟胆碱作用,故禁用于癫痫、心绞痛、机械性肠梗阻,慎用于心动过缓和支气管哮喘。石杉碱甲的清除 $t_{1/2}$ 为 4 小时,以原形或代谢物形式经肾排泄。故肾功能不全患者禁用。

二、谷氨酸受体拮抗药

在老年性痴呆症患者的大脑中,皮质皮层和离皮层途径的锥体细胞发生了神经纤维混乱和退化。这些锥体细胞以谷氨酸为兴奋递质。这些神经元受损,功能丧失时会导致老年性痴呆症。但若功能过强,则会产生兴奋性毒性,引起神经元死亡,造成多种神经退化性疾病。因此调控退化的谷氨酸神经元的突触活性可以治疗老年痴呆症。

研究表明,直接活化突触后受体将有利于谷氨酸的传递,其部分激动药具有这样的优点,即当内源性谷氨酸低于正常水平时起激动作用,而当谷氨酸释放过量时起拮抗作用,因此部分激动药会对兴奋性毒性情况产生神经保护作用,N-甲基-D-天门冬氨酸(N-methyl-D-aspartic acid,NMDA)受体阻断药具有防止由于条件变化而神经元受损伤和死亡的可能性,包括神经性疼痛、阿尔茨海默病、舞蹈病和艾滋病导致的痴呆。

美 金 刚

美金刚(memantine)是一种特异、非竞争性 NMDA 受体阻断药,是第一个 FDA 批准用于治疗中、重度阿尔茨海默病的药物。我国国家食品药品监督管理总局(CFDA)于 2006 年 9 月批准盐酸美金刚片进口,2013 年批准国产盐酸美金刚溶液和盐酸美金刚片用于中度至重度阿尔茨海默型痴呆的治疗。

美金刚可与 NMDA 受体上的苯环己哌啶(phencyclidine)结合位点结合,干扰谷氨酸能兴奋性毒性、影响海马神经元的功能而改善 AD 症状。美金刚可降低谷氨酸所引起的兴奋性毒性,与其他 NMDA 受体拮抗药如金刚烷胺不同,美金刚可以适度结合 NMDA 受体,既可阻断 NMDA 受

Notes

体过度激活所引起的兴奋性毒性,也可保留正常学习和记忆所需要的 NMDA 受体活性。动物实验发现,在治疗剂量尚可提高突触的可塑性和记忆力。已有报道应用美金刚后患者的认知功能显著改善,延缓了日常生活能力的进行性下降。美金刚的不良反应多为一过性,临床安全性高。但该药的临床效果及其不良反应仍须进一步观察。

三、脑代谢激活药

脑 活 素

脑活素(cerebroysin)为脑蛋白水解物,可直接透过血脑屏障进入脑神经细胞,促进神经细胞蛋白质合成,使已损伤但未变性的神经细胞恢复功能;同时可加速葡萄糖通过血脑屏障的运转速度,改善脑能量供应,增加 cAMP 的活性,有利于脑细胞记忆功能的恢复。临床用于脑动脉硬化、脑外伤后遗症、大脑发育不全、早老性痴呆、记忆力减退等。其有效性有待进一步确定。

不良反应可见:①注射过快可有发热感;②偶引起过敏反应,表现为寒战、低热,可见胸闷不适、头痛、气促、呕吐及排便。过敏体质者慎用。一旦出现过敏反应,立即停药;③严重肾功能减退者禁用。

其他改善脑能量代谢的抗 AD 药物如表 13-3 所示。

表 13-3   其他改善脑能量代谢的抗 AD 药物

药物	药理作用	临床应用	体内过程	不良反应及注意事项
尼麦角林 (nicergoline)	为半合成麦角碱衍生物,具有 α 受体阻滞作用和扩血管作用。可加强脑细胞的能量代谢,增加对葡萄糖和氧的利用,增加脑内蛋白质的合成,改善大脑功能	适用于 AD 及脑代谢不良而引起的行动不便、语言障碍、记忆力减退、注意力不集中、抑郁等		主要为轻度的胃肠道不适
吡拉西坦 (piracetam)	为 GABA 的衍生物,可直接作用于大脑皮层,具有激活、保护和修复脑神经细胞的作用,促进学习能力,推迟缺氧性记忆障碍的形成,提高大脑对葡萄糖的利用率和能量储备,改善大脑功能	对中枢作用选择性高,能显著改善轻、中度 AD 患者的认知能力,但对重度患者无效。也可用于治疗脑外伤所致的记忆障碍。对于衰老、脑血管意外、一氧化氮中毒等原因所致的记忆、思维障碍、脑卒中、偏瘫等均有一定的疗效	口服后可分布到全身大部分组织器官,30～40 分钟达血药浓度高峰,蛋白结合率为 30% 左右,$t_{1/2}$ 为 4～6 小时,易通过血脑屏障。经肾排泄,在 26～30h 内给药量的 90%～98% 以原形由尿排出	本药仅限于脑功能的改善,优点是精神兴奋作用弱、无精神药物的毒副作用,久用无依赖性
茴拉西坦 (aniracetam)	GABA 的环化衍生物	可通过血脑屏障,选择性作用于中枢神经系统,可增进记忆力,是较为安全的脑功能改善药	可用于中老年记忆减退、神经衰弱、精神病及其他精神障碍者的记忆减退,可作为 AD 的预防和治疗用药	不良反应少,偶有口干、嗜睡等,停药后消失。肝肾功能不全者禁用。老年人生理机能降低,应减量使用

Notes

续表

药物	药理作用	临床应用	体内过程	不良反应及注意事项
吡硫醇 （pyritinol）	能促进大脑摄取葡萄糖,使紊乱的脑糖代谢恢复正常,增加脑血流量,改善脑电活动及大脑功能	临床可用于治疗早老性痴呆症以及脑功能障碍如脑损伤后意识障碍、儿童学习能力低下等		正常人服用本药后,脑电图显示中枢神经激活,注意力集中,记忆力明显提高
都可喜 （duxil）	每片含烯丙哌三嗪（almitrine,Ⅰ）双甲磺酸盐 30mg 及阿吗碱（ajmalicine,Ⅱ）10mg。能增加大脑组织氧供应,有抗缺氧及改善脑代谢和微循环的作用,可改善皮层电活动及精神运动表现和行为,增强脑细胞功能	用于老年人智能障碍（如记忆力丧失、智能降低、注意力减退）、精神行为障碍（如活动能力减弱、个性改变、情感不稳定）,亦可用于缺血性耳蜗前庭功能障碍。经国内临床试用,认为对脑缺血性头晕、早老年性痴呆有一定疗效		本药偶可引起恶心、昏睡感,大剂量可引起心动过速、低血压、气短等;孕妇禁用

四、神经保护药

丙 戊 茶 碱

丙戊茶碱（propentofylline）是血管和神经保护药,具有确切的改善痴呆症状的作用且有良好的安全性。能抑制神经元腺苷重摄取以及抑制磷酸二酯酶,不仅对痴呆症状有短期改善作用,且有长期的神经保护作用,从而改善和延缓 AD 的进程。常见不良反应有头痛、恶心、腹泻,但持续时间短。

盐 酸 赖 氨 酸

L-赖氨酸是人体 8 种氨基酸之一,能促进人体发育、增强免疫功能,并有提高中枢神经组织功能的作用。盐酸赖氨酸（lysine hydrochloride）临床多用于由于赖氨酸缺乏所致的发育不良、食欲缺乏、低蛋白血症以及脑动脉硬化、早老年性痴呆、记忆力减退、各种颅脑损伤等。高血氯、酸中毒及肾功能不全者慎用。

五、抗 氧 化 药

抗氧化药物可通过消除活性氧或阻止其形成来阻止神经细胞的退化,使用抗氧化药治疗 AD 已被认为是一种有效的途径。

银杏叶提取物

银杏叶提取物（extract of Ginkgo Biloba leaves）,可通过清除体内过多的自由基,抑制脂质过氧化反应,从而防治自由基对机体的一系列伤害,同时具有组织保护作用,并降低全血黏稠度,改善血液循环。主要用于防治动脉硬化,增加脑血管流量,预防（治疗）AD 以及提高认知能力等。该药耐受性良好,罕有胃肠道不适、头痛、血压降低等现象,无需特殊处理即可自行缓解。应避免与小牛血清提取物制剂混合使用。

Notes

处于临床试验阶段的有维生素 E(生育酚)可降低脂质过氧化,在海马细胞中增强细胞对缺血的耐受。

六、钙通道阻滞药

神经细胞内 Ca^{2+} 超载及其所诱发的一系列级联反应,是最终导致神经元的凋亡或发生退行性改变的原因之一,可引发认知功能的降低,进而出现痴呆。钙通道阻滞药可通过抑制细胞内游离 Ca^{2+} 的增加,延缓神经元的死亡,进而可能减慢 AD 进展。目前,应用最多的是尼莫地平和氟桂利嗪等。

尼莫地平(nimodipine),属于双氢吡啶类钙通道阻滞药,易通过血脑屏障而作用于脑血管和神经细胞。可选择性扩张脑血管,缓解血管痉挛,改善脑部氧供应,在增加脑血流量的同时,不影响脑代谢,具有改善学习记忆功能及抗抑郁功能。同时还具有促进损伤神经的再生作用。不良反应偶见面红、头晕、口唇麻木等,一般无需停药。

七、其他处于临床实验阶段的新型抗 AD 药物

1. M 胆碱受体激动药　M_1 受体激动药对神经元具有营养支持作用,可延缓 AD 进展。高剂量 M_1 受体选择性激动药可明显改善 AD 患者认知能力,但存在胃肠及心血管的 M 样副作用。已开发出多种药物如占诺美林、米拉美林、沙可美林等,目前正处于 II 期和 III 期临床试验阶段。

占 诺 美 林

占诺美林(xanomeline)是选择性 M_1 受体激动药,对 M_2,M_3,M_4,M_5 受体作用弱,易通过血脑屏障,且大脑皮质和纹状体的摄取率较高,是目前发现的选择性高的 M_1 受体激动药之一。服用本药后,AD 患者的认知功能和动作行为有明显改善。其胃肠不适以及心血管方面的不良反应是部分患者中断治疗的主要原因。为了减少不良反应,可选择经皮肤给药。

米 拉 美 林

米拉美林(milameline)是非选择性部分 M 胆碱受体激动药。与其他 M 胆碱受体激动药相比,本药对 M_1 和 M_2 受体亲和力几乎相同。临床常用剂量不引起外周胆碱能神经的不良反应,能提高认知能力和中枢胆碱活性。患者口服本药(2mg)后,体内分布广泛,并主要从尿排泄。不良反应有出汗、流涎、恶心、腹泻、低血压、头痛以及尿频。

沙 可 美 林

沙可美林(sabcomeline),属于 M 受体部分激动药,对 M_1 受体选择性比 M_2 受体高 100 倍以上,对心血管系统副作用小,可改善 AD 认知障碍,提高认知能力,具有安全、有效、耐受性好等特点。临床试验显示,AD 患者服药后 4 周以后起效,认知能力可得到显著提高。口服后 1~2 小时血浆药物浓度达峰,$t_{1/2}$ 为 6~10 小时。血药浓度超过 0.3μg/L 易发生不良反应。饭后给药可提高耐受性。常见不良反应有轻微流汗等。目前正在 III 期临床试验中。

2. 抗 β-淀粉样蛋白药　目前国际研究热点集中在减少致病物质 Aβ,通过抑制 Aβ 产生、聚集,以及研发针对 Aβ 的抗体等手段来对抗其对大脑的损伤,但大部分该类药物还处于研发阶段。

tramiprosate

tramiprosate(alzhemed)为 β-淀粉样蛋白肽聚集抑制药,能结合固体 β-淀粉样蛋白肽,抑制其聚集。有报道 tramiprosate 能降低脑脊液中的 β-淀粉样蛋白 42 水平,且轻度 AD 患者比中度 AD

Notes

患者脑脊液中 Aβ-42 下降更多。tramiprosate 使用安全且耐受良好,其作用有剂量依赖性。在Tramiprosate 的Ⅲ期临床实验结果中,虽然用药组与对照组有很大不同,但是这项 18 个月的试验没有获得显著性差异结果。

巴匹珠单抗

巴匹珠单抗(bapineuzumab)是小鼠单克隆抗体 3D6 的人源化 IgG1 抗体,能够识别 Aβ 完整的 N-末端。它具有 Aβ 纳摩尔亲和力,并且能识别可溶性与聚集性 Aβ 类别。临床前数据显示巴匹珠单抗可结合 Aβ 斑块并能活化具有吞噬能力的小神经胶质细胞,从而导致斑块消除。但在用于轻中度老年性痴呆治疗的Ⅲ期临床试验中,巴匹珠单抗未能提供临床裨益。

苏兰珠单抗(solanezumab)是小鼠单克隆抗体 266 的人源化 IgG1 抗体,对 Aβ 中间结构具有皮摩尔级的亲和性并能识别可溶性 Aβ(但不是斑块)。治疗性假说是苏兰珠单抗将捕获周围和中心 Aβ(临床前和临床数据非常多),从而促进可溶形式的平衡,导致 Aβ 斑点的消除(临床前数据少)。在临床前试验中发现可促进其从大脑的清除率。2014 年 1 月 23 日,有关苏兰珠单抗治疗轻度至中度阿尔茨海默病的Ⅲ期试验在线发表于《新英格兰医学杂志》,试验结果是:失败。但整体也有一些数据支持有益的治疗效果。更进一步的Ⅲ期试验(EXPEDITION 3)正在进行,目标人群为轻度阿尔茨海默病患者。

推荐阅读文献

1. Arora A, Fletcher P. Problem based review: A patient with Parkinson's disease. *Acute Med.* 2013;12(4): 239-245
2. Nihon Naika Gakkai Zasshi. New and future treatments for neurological disorders-knowledge essential to daily clinics and future prospects. *Topics:4. Parkinson's disease:progress in the medical treatment.* 2013;10;102(8): 1938-1945
3. Noetzli M, Eap CB. Pharmacodynamic, pharmacokinetic and pharmacogenetic aspects of drugs used in the treatment of Alzheimer's disease. *Clin Pharmacokinet.* 2013;52(4):225-241
4. Romero A, Cacabelos R, Oset-Gasque MJ, et al. Novel tacrine-related drugs as potential candidates for the treatment of Alzheimer's disease. *Bioorg Med Chem Lett.* 2013;23(7):1916-1922
5. Sakai K, Yamada M. Aβ immunotherapy for Alzheimer's disease. *Brain Nerve.* 2013;5(4):461-468

（魏敏杰）

Notes

第十四章 抗精神失常药

精神失常是由多种原因引起的精神活动障碍的一类疾病,包括抑郁症、精神分裂症、躁狂症和焦虑症。治疗这些疾病的药物统称为抗精神失常药(psychotropic drugs),根据其临床用途分为抗抑郁症药(antidepressants)、抗精神病药(antipsychotic drugs)、抗躁狂症药(antimanic drugs)和抗焦虑药(antianxiolytics)。常用的抗焦虑药苯二氮䓬类已在镇静催眠药章节述及。

第一节 抗抑郁症药

抑郁症(depression)是一种以心境低落为主要特征的情感性精神障碍综合征,是由持续的环境应激与多种易感基因相互作用引起的以抑郁为主要症状的情感障碍性疾病,其主要临床表现为情绪低落、精力不足、思维迟钝、意志行为减退、主观能动性降低甚至丧失,患者常有自杀倾向。抑郁症患者是自杀的高危人群,在患者发病后直到康复期间,始终存在自杀的危险。抑郁症已经成为最常见的一类精神疾病,人群发病率为2%～3%,在青少年人群中发病率更高。世界卫生组织预期到2020年,抑郁症将成为危害人类健康的第二大类疾病。尽管抑郁症严重影响人类的健康水平,但通过合理的药物治疗,可使80%左右的抑郁患者病情显著改善,维持治疗可使反复发作的抑郁减少复发。因此,阐明抑郁症的发病机制,研发其有效的治疗药物已成为神经科学领域的研究热点。

一、抑郁症的病理生理机制

1. **单胺类神经递质学说** 迄今为止,单胺类神经递质学说仍然是广泛公认的抑郁症发病机制,该学说认为当多种原因导致脑内单胺类递质去甲肾上腺素(noradrenaline,NA)、5-羟色胺(5-hydroxytryptamine,5-HT)和多巴胺(dopamine,DA)的功能相对或绝对不足时,容易诱发抑郁症等单向或双相情感障碍的发生。研究表明:当脑内5-HT功能低下时,若NA水平也低下则表现为抑郁相;而NA平较高则表现为躁狂相。目前临床治疗抑郁症的有效药物主要是基于单胺类神经递质学说而研发的。

2. **下丘脑-垂体-肾上腺轴亢进学说** 现代医学模式将抑郁症视为一类身心疾病,社会心理应激无疑是促使抑郁症发生的原因之一。应激可以激活下丘脑-垂体-肾上腺轴(hypothalamic pituitary-adrenal axis,HPA),由此诱发的HPA轴亢进很可能参与了抑郁症的发生发展过程。研究发现,抑郁症患者下丘脑中NA神经元抑制下丘脑分泌促皮质激素释放因子(corticotropin releasing factor,CRF),从而控制和调节血浆中皮质醇水平使之增高,同时尿皮质醇及代谢产物17-羟皮质类固醇也排出增多;另一方面,CRF高表达转基因小鼠或者直接注射CRF至脑内均可诱发严重的抑郁样行为。在临床研究和动物实验中,长期应用高糖皮质激素可损伤神经元可塑性,诱导抑郁样行为。

3. **免疫功能异常学说** 抑郁症的发生与免疫系统的激活相关。近年发现,免疫激活剂的应用能使人体肿瘤坏死因子(tumor necrosis factor,TNF-α)及白细胞介素-6(interleukin-6,IL-6)等细胞因子分泌增加,产生抑郁症状,而免疫治疗如γ-干扰素(interferon-γ,IFN-γ)等对恶性肿瘤的治疗能诱发抑郁症产生。谷氨酸系统和5-HT系统在抑郁症的病理生理过程中至关重要,免疫系统激活能导致谷氨酸系统和 5-HT 系统紊乱,从而导致抑郁症状的产生。免疫系统被激活而产生的多种细胞因子在抑郁症病理过程中的调节作用备受重视,也成为新型抗抑郁药的潜在靶点。

4. 神经营养缺陷学说 脑源性神经营养因子(brain-derived neurotrophic factor,BDNF)是脑内最主要的神经营养因子,在中枢神经系统发育过程中,BDNF 对神经元的存活、分化及生长发育起重要作用。越来越多的研究证实 BDNF 的缺乏导致的神经元可塑性改变、神经再生障碍在抑郁症的病理生理过程中发挥重要的作用。临床研究也表明,抑郁症患者的血清 BDNF 水平显著下降,而抗抑郁治疗能够提高血清 BDNF 水平。据此,"神经营养因子的功能异常"已成为阐释抑郁症发生的重要假说。

二、治疗抑郁症的药物

抗抑郁症药(antidepressants)主要通过提高中枢单胺递质功能或降低受体敏感性从而达到治疗目的。根据化学结构及作用机制不同,抗抑郁药可分为 6 类(表 14-1),这些药物大多为基于单胺假说而研发的药物,所以在药理作用、临床应用和不良反应等方面有较多相似之处。其中,三环类抗抑郁药(tricyclic antidepressants,TCAs)属于第一代抗抑郁药,单胺氧化酶抑制剂类(monoamine oxidase inhibitors,MAOI)为第二代抗抑郁药,选择性 5-HT 再摄取抑制剂(selective 5-HT reuptake inhibitors,SSRI)为第三代抗抑郁药,SSRI 以其良好的安全性能已取代 TCAs 而成为目前临床最常用的治疗抑郁症药物。各类药物及作用特点见表 14-1,药物作用位点见图 14-1 所示。

表 14-1 抗抑郁症药物分类及作用特点

分 类	代表药物	作用特点
三环类抗抑郁药(TCAs)	丙米嗪 阿米替林 氯米帕明 多塞平	非选择性单胺摄取抑制剂,主要抑制 NA 和 5-HT 的再摄取,从而增加突触间隙递质的浓度,促进突触传递功能而发挥抗抑郁作用
单胺氧化酶抑制剂(MAOI)	吗氯贝胺 异丙肼 苯乙肼	抑制中枢神经末梢 MAO,使单胺类递质分解减少,从而增强单胺递质功能,发挥抗抑郁作用
NA 再摄取抑制剂(NARI)	地昔帕明 马普替林 普罗替林 阿莫沙平	选择性抑制突触前膜 NA 的再摄取,增强中枢神经系统 NA 的功能而发挥抗抑郁作用,但不影响 5-HT 的再摄取
选择性 5-HT 再摄取抑制剂(SSRI)	氟西汀 帕罗西汀 舍曲林 氟伏沙明	抑制突触前膜 5-HT 的再摄取,增加突触间隙内 5-HT 的浓度,提高 5-HT 能神经的传导
5-HT 及 NA 再摄取抑制剂(SNRI)	文拉法辛 度洛西汀 曲唑酮	同时抑制 5-HT 和 NA 的再摄取,而对肾上腺素能受体、胆碱能受体及组胺受体无亲和力
NA 和特异性 5-HT 能抗抑郁药(NaSSA)	米氮平	阻断突触前 α_2 受体,促使 NA 和 5-HT 的释放

（一）三环类抗抑郁药

三环类抗抑郁药的应用始于 20 世纪 50 年代末,是第一代环类抗抑郁药,因其化学结构中含

Notes

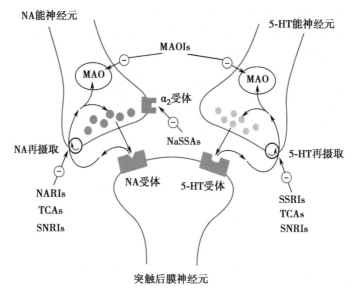

图 14-1   抗抑郁药物作用机制示意图

有由一个中央杂环与 2 个苯环连接构成的三环,故称为三环类(tricyclic antidepressants,TCAs)抗抑郁药。TCAs 包括丙米嗪(imipramine)、阿米替林(amitriptyline)、氯丙米嗪(clomipramine)、多塞平(doxepin)。丙米嗪是首先应用的三环类药。目前临床较常用的是阿米替林。三环类抗抑郁药与兴奋剂不同,对正常人不产生兴奋,只对抑郁患者消除情绪低落产生抗抑郁作用。

【药理作用及作用机制】

1. 对中枢神经系统的作用   本类药物属于非选择性单胺摄取抑制剂,主要阻断 NA 和 5-HT 递质的再摄取,从而使突触间隙的递质浓度增高,促进突触传递功能而发挥抗抑郁作用。TCAs 可阻断 α_1 受体和 H_1 受体,引起过度镇静、嗜睡、体重增加。此外,TCAs 可阻断 D_2 受体,引起锥体外系症状等。

2. 其他   大多数 TCAs 可阻断 M 胆碱受体显现抗胆碱作用,引起口干、便秘、排尿困难等副作用。此外,TCAs 还具有 α-肾上腺素受体和 H_1(组胺) 受体的阻断作用而导致过度镇静。

【体内过程】   多数 TCAs 口服易吸收,2 ~ 8 小时血药浓度达高峰,血浆蛋白结合率约为 90% ~ 95% , V_d 为(10 ~ 15) L/kg。TCAs 在体内分布广泛,以脑、肝、肾及心脏分布较多。主要经肝药酶代谢,转变成去甲基化和羟基化代谢物,并与葡萄糖醛酸结合自肾排泄。

【临床应用】   三环类药物用于各种原因引起的抑郁症,还可用于其他疾病的治疗(表 14-2)。丙米嗪可用于内源性抑郁症、更年期抑郁症、反应性抑郁症,但对精神病的抑郁症状效果较差。此外,丙米嗪可用于遗尿症、焦虑症和惊恐症等。阿米替林可用于伴失眠的抑郁患者,也可用于遗尿症、消化性溃疡等;氯丙米嗪除治疗抑郁症外,适用于焦虑症、惊恐症和遗尿症等,是治疗强迫症的首选药物。多塞平对各类焦虑抑郁状态均有效。

表 14-2   三环类抗抑郁药的其他适应证

	焦虑症/惊恐症	强迫症	睡眠瘫痪	遗尿症	贪食症	偏头痛	神经痛
丙米嗪	+		+	+	+	+	+
阿米替林				+	+	+	+
氯丙米嗪	+	+	+	+			
多塞平	+						+

Notes

【不良反应及禁忌证】　常见的不良反应有口干、扩瞳、视力模糊、便秘、排尿困难和心动过速等抗胆碱作用,还出现多汗、无力、头晕、失眠、皮疹、直立性低血压、反射亢进、共济失调、肝功能异常、粒细胞缺乏症等。因抗抑郁药易致尿潴留、眼内压升高及麻痹性肠梗阻,故前列腺肥大、青光眼和肠麻痹患者禁用。

【药物相互作用】　苯妥英钠、保泰松、阿司匹林、东莨菪碱和吩噻嗪与三环类竞争结合血浆蛋白,从而使三环类血中游离型浓度增加,应适当调整剂量。由于三环类抑制 NA 再摄取,而 MAOI 减少 NA 灭活,故与 MAOI 合用时,NA 浓度增高,可引起血压明显升高、高热和惊厥。三环类还能增强中枢抑制药的作用,如与抗精神病药、抗帕金森病药合用时,其抗胆碱作用增强。此外,三环类阻断 α_2 肾上腺素能受体,对抗可乐定及 α 甲基多巴的降压作用。

（二）单胺氧化酶抑制剂

单胺氧化酶抑制剂如异烟肼、异丙肼是在 20 世纪 50 年代发现的第一代非三环类抗抑郁药。最早用于治疗结核病,后来发现此类药能提高情绪,对抑郁症有明显的疗效。属于此类药的还有苯乙肼、反苯环丙胺、异卡波明及司来吉兰,但因引起严重的肝损伤及高血压危象等毒性反应而被淘汰,直到近年来新的选择性 MAOI 如吗氯贝胺(moclobemide)被研制,临床又重新使用此类药物。

【药理作用及机制】　MAOIs 抑制中枢神经末梢 MAO,使单胺类递质分解减少,从而增强单胺递质功能,发挥抗抑郁作用。MAOI 与拟交感药物或富含酪胺类食物(奶酪、啤酒、酵母)合用,因肠道中的 MAO 被抑制,削弱肠道等组织对酪胺的降解作用,促使酪胺转化为 NA,导致严重的高血压危象。目前认为脑、肝脏及胃肠道 MAO 有 A、B 两型,MAO-A 被抑制起到抗抑郁作用。传统 MAOI 对 A、B 两型均有抑制作用,而新型 MAOI 对 MAO-A 选择性高,对 MAO-B 选择性低,故仍可降解食物中的酪胺,从而减少高血压危象风险。另外,新型 MAOI 对 MAO 抑制作用具有可逆性,8 ~ 10 小时恢复酶的活性,而传统 MAOI 作用时间长达 2 周,因此也降低食物相互作用的危险。

【临床应用】　适用于各种抑郁症,尤其是不典型抑郁和重症抑郁,以及有焦虑惊恐的抑郁等。三环类治疗无效者也可试用 MAOI。新型 MAOI 虽比传统 MAOI 安全,但仍应注意直立性低血压及潜在的食物、药物间相互作用,一般也不作为首选药。

【不良反应】　MAOI 不良反应较其他抗抑郁药严重。常见的有恶心、口干、失眠、便秘、视物模糊、直立性低血压、水肿、排尿不畅等,新型 MAOI 不良反应少见,偶有视物模糊、恶心等。高血压危象及急性重型肝炎是最严重的不良反应。

（三）NA 再摄取抑制药

NA 再摄取抑制药(norepinephrine reuptake inhibitors,NARI)化学结构中有两个苯环一个杂环,故也属于三环类药物。因作用机制是通过选择性抑制突触前膜 NA 的再摄取,增强中枢神经系统 NA 的功能而发挥抗抑郁作用,故将这类药物归为 NA 再摄取抑制药,包括地昔帕明、马普替林、去甲替林、普罗替林、阿莫沙平。NARI 用于脑内以 NA 缺乏为主的抑郁症,尤其适用于尿检甲氧基羟苯乙二醇(methoxy-hydroxyphenylglycol,MH-PG,NA 的代谢物)明显减少的患者。这类药物的特点是起效快,镇静作用、抗胆碱作用和降压作用均比 TCAs 弱。

地　昔　帕　明

【药理作用与机制】　地昔帕明(desipramine,去甲丙米嗪)是强效选择性 NA 摄取抑制剂,其效率为抑制 5-HT 摄取的 100 倍以上,对 DA 的摄取亦有一定的抑制作用,对 H_1 受体有强拮抗作用,对 α 受体和 M 受体拮抗作用较弱。

【体内过程】　口服易吸收,2 ~ 6 小时血药浓度达高峰,血浆蛋白结合率为 90%,经肝脏代谢生成具有活性的代谢物,主要由肾排泄,少量经胆汁排泄,其中原形占 5%。

Notes

【临床应用】   主要用于治疗抑郁症,对轻、中度的抑郁症疗效好,也可用于遗尿症的治疗。治疗抑郁症开始口服剂量为每次 25mg,每日 3 次,逐渐增加到每次 50mg,每日 3～4 次,需要时最大可用到 300mg/d。老年人应适当减量。

【不良反应】   与丙米嗪相比,不良反应较小,但对心脏影响与丙米嗪相似。有轻度镇静作用,缩短 REMS 睡眠,但延长了深睡眠。过量则导致心律失常、震颤、惊厥、口干及便秘等。偶致直立性低血压,可能是由于抑制 NA 再摄取,阻断 α 受体作用的结果。

【药物相互作用】   本药不应和拟交感胺类药物合用,以免增强后者的作用;同样,与 MAOIs 合用亦需慎重;与胍乙啶及作用于肾上腺素能神经末梢的降压药合用因抑制 NA 的再摄取等会明显对抗降压作用。

马 普 替 林

【药理作用与机制】   马普替林(maprotiline)为选择性 NA 再摄取抑制剂,对 5-HT 摄取几乎无影响。抗胆碱作用与丙米嗪相似,远比阿米替林弱。其镇静作用和对血压影响与丙米嗪相似。与其他三环类抗抑郁药相同,用药 2～3 周后才充分发挥作用。可延长 REMS 睡眠时间。对心脏的影响也与三环类抗抑郁药相同,延长 Q-T 间隔,增加心率。

【体内过程】   口服吸收缓慢而完全,血浆药物浓度达峰时间为 9～16 小时,分布广泛,肺、肾、心、脑和肾上腺的药物浓度均高于血液,血浆蛋白结合率约为 88%,$t_{1/2}$ 为 27～58 小时。

【临床应用】   治疗抑郁症。

【不良反应】   治疗剂量可见口干、便秘、眩晕、头痛、心悸等。偶见用药后出现皮炎和皮疹。可增强拟交感胺药物作用,减弱降压药物的降压作用等。

去 甲 替 林

【药理作用与机制】   去甲替林(nortriptyline)的药理作用与阿米替林相似,但本药对 NA 摄取有明显的抑制作用,而对 5-HT 摄取的抑制作用较弱。此药有助于抑郁症患者入睡,但缩短 REM 睡眠时间。

【体内过程】   口服后从胃肠道完全吸收,血浆蛋白结合率为 90%～95%,V_d 值为(14～40)L/kg,$t_{1/2}$ 为 18～60 小时。62% 以代谢物形式从肾排泄,肾衰竭患者也可使用此药。

【临床应用】   治疗内源性抑郁症效果优于反应性抑郁症,去甲替林比其他三环类抗抑郁药显效快。有效的治疗血药浓度为(50～150)ng/ml。亦可用于治疗遗尿症和恐惧症。

【不良反应与注意事项】   与阿米替林相比,镇静、抗胆碱、直立性低血压及对心脏的影响和诱发惊厥等均较弱。阻断 α_1 受体引起直立性低血压,阻断 M 受体引起心率加快,过量可引起心律失常,尤其是心肌梗死的恢复期、传导阻滞或有心律失常的患者,用药不慎可加重病情。双相抑郁症患者可引起躁狂症发作。本药与三环类抗抑郁症药物相同,可降低惊厥发作阈,癫痫患者应慎用。

普 罗 替 林

【药理作用与机制】   普罗替林(protriptyline)选择性抑制中枢和外周 NA 摄取,对 5-HT 系统几无影响,与其他三环类抗抑郁药相比,拮抗 α_1 受体、H_1 受体和 M 受体的作用较弱。镇静作用较弱,可缩短 REM 睡眠,但延长深睡眠。

【体内过程】   口服易吸收,分布广泛,血浆蛋白结合率为 90% 以上,$t_{1/2}$ 为 54～92 小时。

【临床应用】   主要用于治疗抑郁症,发挥疗效需 2～3 周。

【不良反应及注意事项】   与其他三环类抗抑郁药类似,较大剂量时需注意对心脏的影响。禁用于心肌梗死后恢复期、传导阻滞和心律失常的患者,禁与 MAOIs 合用。

Notes

阿 莫 沙 平

【药理作用与机制】　阿莫沙平(amoxapine)药理作用与丙米嗪相似,但对 NA 摄取有选择性抑制作用,其镇静作用、抗胆碱作用比丙米嗪弱;对血压、心脏和诱发惊厥阈值的影响二者类似,此外还有抗多巴胺作用。

阿莫沙平是抗精神病药洛沙平的去甲基衍生物,所以除抗抑郁作用外,还有一定的安定作用。比阿米替林显效快,给药后一周即有效。

【体内过程】　口服易吸收,肝脏代谢,生成两种具有活性的产物,即 8-羟阿莫沙平和 7-羟阿莫沙平,代谢产物与葡萄糖醛酸结合后由肾排泄。$t_{1/2}$ 为 8 小时,8-羟阿莫沙平 $t_{1/2}$ 为 30 小时,7-羟阿莫沙平$t_{1/2}$ 为 6.5 小时。

【临床应用】　治疗抑郁症。

【不良反应及注意事项】　除与其他三环类抗抑郁药具有相似的不良反应外,大剂量时可出现抗精神病药相似的一些不良反应,如运动障碍、泌乳等。

(四) 选择性 5-HT 再摄取抑制药

虽然三环类抗抑郁药疗效确切,但仍有 20% ~30% 的患者无效,毒副作用较多,患者对药物的耐受性差,过量易引起中毒甚至死亡。从 20 世纪 70 年代起开始研制的选择性 5-HT 再摄取抑制剂(selective 5-HT uptake inhibitors,SSRI)与 TCAs 的结构迥然不同,但对 5-HT 再摄取的抑制作用选择性更强,对其他递质和受体作用甚微,既保留了 TCAs 相似的疗效,也克服了 TCAs 的诸多不良反应。此类药物发展较快,已开发 30 多个系列品种,适用于各类抑郁症的治疗,是当前抗抑郁药中最重要的一类。其中氟西汀、帕罗西汀、西酞普兰、氟伏沙明、舍曲林等 5 种药在欧美被称为“五朵金花”。该类药物很少引起镇静作用,也不损害精神运动功能,对心血管和自主神经系统功能影响很小。此类药物还具有抗抑郁和抗焦虑双重作用,其抗抑郁效果需要 2 ~3 周才显现出来。

这类药物多用于由于脑内 5-HT 减少所致的抑郁症,也可用于病因不清但其他药物疗效不佳或不能耐受其他药物的抑郁症患者。临床常用药物如下:

氟 西 汀

【药理作用】　氟西汀(fluoxetine)是一种强效选择性 5-HT 摄取抑制剂,抑制 5-HT 摄取作用比抑制 NA 摄取作用强 200 倍。氟西汀对肾上腺素受体、组胺受体、$GABA_B$ 受体、M 受体、5-HT 受体几乎无亲和力。对抑郁症的疗效与 TCAs 相当,耐受性与安全性优于 TCAs。此外,该药对强迫症、贪食症亦有效。

【体内过程】　口服易吸收,达峰值时间 6 ~8 小时,血浆蛋白结合率 80% ~95% ,$t_{1/2}$ 为 48 ~72 小时,在肝脏代谢生成去甲基代谢产物去甲氟西汀,仍具有活性,其活性与原形相同,但 $t_{1/2}$ 较长。

【临床应用】

1. 治疗抑郁症　常用剂量(20 ~40)mg/d,一次服用,因药物在肝脏代谢,肝功能不全时可采取隔日疗法。该药对伴发心血管症状的抑郁症疗效肯定,耐受性较好。

氟西汀与 MAO 抑制剂合用时需警惕“5-羟色胺综合征”的发生,初期阶段主要表现为不安、激惹、恶心、呕吐或腹泻,随后高热、强直、肌阵挛或震颤、自主神经功能紊乱、心动过速、高血压、意识障碍,最后可引起痉挛和昏迷,严重者可致死,应引起临床重视。心血管疾病、糖尿病患者应慎用。

2. 治疗神经性贪食症。

【不良反应】　偶见恶心、呕吐、头痛、头晕、乏力失眠、厌食、体重下降、震颤、惊厥、性欲降低等。肝病者服用后半衰期延长,需慎用。肾功能不良者,长期用药需减量,延长服药间隔时间。

帕 罗 西 汀

帕罗西汀(paroxetine)为强效 5-HT 再摄取抑制剂,通过增加突触间隙递质浓度而发挥抗抑郁症的作用,其对胆碱能、组胺或肾上腺素受体的亲和力低,无认知功能或精神运动性障碍。该药口服易吸收,$t_{1/2}$ 为 21 小时。其抗抑郁疗效与 TCAs 相当,但起效快,耐受性好,可用于治疗各种类型的抑郁症。对严重抑郁症以及其他抗抑郁药治疗无明显疗效者仍有效。帕罗西汀的抗胆碱作用、体重增加、对心脏的影响及镇静等不良反应均较 TCAs 弱。

常见不良反应为口干、便秘、视物模糊、震颤、头痛、恶心等。禁与 MAO 抑制剂联用,以免显著升高脑内 5-HT 水平而致"血清素综合征"。

舍 曲 林

舍曲林(sertraline)是一种强效选择性突触前膜 5-HT 再摄取抑制剂,对突触后膜 5-HT 受体、肾上腺素受体均无影响。服药后 6～8 小时血药浓度达峰值,$t_{1/2}$ 约为 26 小时。该药可用于各类抑郁症的治疗,并对强迫症有效。对女性(孕妇除外)和老年抑郁症患者比较适宜。主要不良反应为口干、恶心、腹泻、男性射精延迟、震颤、出汗等。

氟 伏 沙 明

氟伏沙明(fluvoxamine)选择性抑制突触前膜对 5-HT 的再摄取,对 NA 及 DA 影响较弱,为目前已知的选择性较高的 5-HT 再摄取抑制剂之一。该药无抗胆碱及抗组胺作用,对 MAO 无影响。氟伏沙明能有效治疗各种类型的抑郁症;也有报道认为该药是较好的抗强迫症药物,并可有效治疗社交焦虑症、惊恐障碍、躯体变形障碍。此外,儿童和少年应用该药安全。

西 酞 普 兰

西酞普兰(citalopram)对 5-HT 再摄取抑制作用强,选择性更高,对其他神经递质及其受体的影响较小,不影响认知和精神运动性行为。西酞普兰的 $t_{1/2}$ 为 33 小时,口服给药,剂量范围为(20～60)mg/d。尤其适用于躯体疾病伴发抑郁且需多种药物合用者,如脑卒中后抑郁。主要不良反应是出汗、嗜睡、口干、恶心等。

（五）5-HT 及 NA 再摄取抑制剂

5-HT 及 NA 再摄取抑制剂(serotonin and norepinephrine reuptake inhibitors,SNRI)是继 SSRI 后,90 年代初开发研制的抗抑郁药。SNRI 可同时抑制 5-HT 和 NA 的再摄取,而对肾上腺素能受体、胆碱能受体及组胺受体无亲和力。故无 TCAs 和 MAOI 常见的不良反应,其安全性及耐受性较好。主要用于抑郁症和广泛性焦虑症,也可用于强迫症和惊恐发作,对 SSRIs 无效的严重抑郁症患者也有效。

文 拉 法 辛

文拉法辛(venlafaxine)是一类新的苯乙胺衍生物,其缓释剂口服吸收好,相对生物利用度在96%～104%,$t_{1/2}$ 约为 15 小时。该药主要抑制突触前膜对 5-HT 及 NA 的再摄取,增强中枢 5-HT 及 NA 神经递质的功能,发挥抗抑郁作用。而与组胺、胆碱及肾上腺素受体几乎无亲和力,不良反应较轻。文拉法辛既是一种有效的抗抑郁药,也是一种有效的抗焦虑药(包括惊恐障碍的治疗)。该药起效快,在治疗剂量范围内不良反应轻,最常见的有恶心、嗜睡、失眠、头痛等,无成瘾性。

Notes

度 洛 西 汀

度洛西汀(duloxetine)药理作用与文拉法辛相似,但抑制 5-HT 和 NA 再摄取作用均强于文拉法辛。目前发现该药不仅可以治疗抑郁症,还可用于治疗压力性尿失禁及疼痛等,尤其适用于女性抑郁症患者。

曲 唑 酮

曲唑酮(trazodone)是一种已在临床应用多年的药物,口服易吸收,血药浓度达峰时间约为 1~2 小时,$t_{1/2}$ 为 5~9 小时,血浆蛋白结合率为 89%~95%。曲唑酮具有抗抑郁及镇静作用,同时还具有抗焦虑作用,对性功能影响小,甚至能治疗男性勃起功能障碍。本品适用于老年患者及伴有焦虑、失眠的患者。

(六) NA 和特异性 5-HT 能抗抑郁药

NA 和特异性 5-HT 能抗抑郁药(noradrenergic and specific serotonergic antidepressants,NaSSA)是近年开发的具有对 NA 和 5-HT 双重作用机制的新型抗抑郁药。代表药物米氮平(mirtazapine),其抗抑郁作用机制与其他类抗抑郁药不同,不是通过阻断泵的再摄取,而是阻断突触前膜 α_2 肾上腺素受体,削弱 NA 和 5-HT 释放的抑制作用,使 NA 和 5-HT 释放增加;同时由于 NA 的释放增加,刺激 5-HT 神经元的 α_1 受体,减弱 5-HT$_1$ 的抑制作用,使 5-HT 释放进一步增加。此外米氮平特异性阻断突触后膜 5-HT$_{2A}$、5-HT$_{2C}$ 和 5-HT$_3$,对组胺受体 H$_1$ 也有一定的阻断作用。本药可抑制 5-HT$_{2C}$ 受体兴奋引起的焦虑不安与烦躁,抑制 5-HT$_3$ 受体兴奋引起的胃肠道反应及性功能障碍。故米氮平具有抗焦虑、镇静作用及避免 SSRI 相关不良反应如焦虑、恶心及性功能障碍等。米氮平起效比 SSRI 快,安全、耐受性好,适用于各种抑郁症,尤其是伴有焦虑、失眠的抑郁症。对其他类抗抑郁药无作用的抑郁症也可试用。最常见的不良反应是体重增加,偶见直立性低血压。

第二节 抗精神病药

精神分裂症(schizophrenia)是一组以思维、情感、行为之间不协调,精神活动与现实脱离为主要特征的最常见的一类精神疾病,是多发于青春期晚期和成年早期的严重精神障碍性疾病,总发病率约为 1%。1980 年,Crow 把精神分裂分为 I 和 II 型,I 型精神分裂症患者脑内多巴胺(dopamine,DA)D$_2$ 受体亢进,以阳性症状为主,包括异常知觉(幻听)和固定、错误和非理性的信念(妄想)。II 型精神分裂症则以阴性症状为主,主要包括精神活动的缺失,如思维贫乏和动机缺乏,伴有脑室扩大,白质减少。抗精神病药主要应用于治疗精神分裂症,尤其对 I 型精神分裂症患者疗效较好,而对 II 型精神分裂症患者治疗效果较差,甚至使病情加重。

【分类】 依据化学结构不同,抗精神病药被分为吩噻嗪类(phenothiazines)、硫杂蒽类(thioxanthenes)、丁酰苯类(butyrophenones)及其他抗精神病药,如五氟利多、舒必利、氯氮平、奥氮平、洛沙平、吗茚酮、利培酮等。

根据效价不同,抗精神病药又可被分为:①低效价或高剂量抗精神病药,包括氯丙嗪、三氟丙嗪、甲硫达嗪、氯普噻吨、氯氮平、洛沙平、吗茚酮等;②高效价或低剂量抗精神病药,包括奋乃静、三氟拉嗪、氟奋乃静、甲砜达嗪、氟哌啶醇、五氟利多、利培酮等。效价是指抗精神病药治疗等效剂量的大小,并非指临床疗效的高低。通常效价低,治疗剂量大,反之效价高,治疗剂量小。在治疗精神病疗效相似的情况下,低效价抗精神病药的镇静作用及自主神经系统的副作用较强,锥体外系副作用较轻;而高效价类则相反。

根据临床用途,将抗精神病药分为典型和非典型抗精神病药两类。典型抗精神病药有氯丙嗪、奋乃静、氟奋乃静、氟哌噻吨、氟哌啶醇等,对阳性症状非常有效。大多非典型抗精神病药对阳性症状和阴性症状均有效,如甲硫达嗪、舒必利、氯氮平、吗茚酮、利培酮等。

【抗精神病作用机制】　研究表明中枢神经系统功能异常可能与精神分裂症有关,并提出相应的学说:DA 系统功能亢进假说、5-HT 和 NA 功能障碍假说、DA/5-HT 平衡失调假说、GABA 神经元的退变假说及最近提出的兴奋性氨基酸系统功能低下的假说。但迄今为止,只有中脑-边缘通路和中脑-皮层通路 DA 系统功能亢进的学说得到了广泛的认可。该假说认为精神分裂症是由于中枢 DA 系统功能亢进所致,许多研究资料均支持该病因学说,如:促进 DA 释放的苯丙胺可致急性或慢性妄想型精神分裂症,加剧精神分裂症的症状;减少 DA 的合成和储存能改善病情;未经治疗的 I 型患者,死后病理检查发现其壳核和伏隔核 DA 受体(尤其是 D_2 样受体)数目显著增加;目前临床使用的高效价抗精神病药物大多是强效 DA 受体阻断药,对 I 型精神分裂症均有较好的疗效。然而 DA 假说不能解释以下问题:①典型的抗精神病药主要缓解患者的阳性症状,而对阴性症状疗效较差;②非典型的抗精神病药对 D_2 受体亲和力较低,但治疗精神分裂症患者的阴性症状疗效较好;③精神分裂症患者脑脊液中 DA 或其代谢产物无增加,为此推论DA 假说不是精神分裂症的唯一病因。目前临床应用的抗精神病药的作用机制主要有以下两方面:

1. **阻断中脑-边缘通路和中脑-皮层通路 DA 受体**　DA 是中枢神经系统内一种重要的神经递质,与脑内 DA 受体结合后参与人类神经精神活动的调节(详见第十章)。目前认为 I 型精神分裂症与中脑-边缘和中脑-皮层 DA 通路功能亢进密切相关,临床应用的抗精神病药大多因阻断中脑-边缘和中脑-皮层通路 D_2 受体而发挥作用。典型抗精神病药对 D_2 受体有较高的亲和力,通过阻断中脑-边缘和中脑-皮层通路 D_2 受体,消除精神病患者的阳性症状,但同时因阻断黑质-纹状体通路 D_2 受体产生锥体外系副作用。非典型抗精神病药选择性阻断边缘系统和皮层 D_2 受体,而对纹状体 D_2 受体亲和力差,或阻断 D_4 亚型受体,此类药物对精神病阴性症状疗效较好,且锥体外系反应轻,几乎无锥体外系副作用。

2. **阻断 5-HT 受体**　一些目前临床常用的非经典抗精神病药物如氯氮平和利培酮主要是通过阻断 5-HT 受体而发挥抗精神病作用。其中,氯氮平是选择性 D_4 亚型受体阻断药,对其他DA 亚型受体几乎无亲和力,亦可阻断 $5-HT_{2A}$ 受体,协调 5-HT 与 DA 系统的相互作用和平衡;利培酮阻断 $5-HT_2$ 亚型受体的作用显著强于其阻断 D_2 亚型受体的作用。因此,即使长期应用氯氮平和利培酮也几乎无锥体外系反应发生。

一、吩噻嗪类

氯丙嗪

氯丙嗪(chlorpromazine)又称冬眠灵(wintermine),是第一个问世的吩噻嗪类抗精神病药,为这类药物的典型代表。氯丙嗪始于 1952 年在法国用于治疗兴奋性躁动患者获得成功,它不仅控制了患者的兴奋,而且对其他精神症状也有效。氯丙嗪因阻断 DA 受体、$5-HT_2$ 受体、α 受体、M 受体、H_1 受体,因此作用广泛,但副作用也多。

【药理作用】

1. 对中枢神经系统的作用

(1) 抗精神病作用:氯丙嗪对中枢神经系统有较强的抑制作用,也称神经安定作用(neuroleptic effect)。氯丙嗪能显著控制活动状态和躁狂状态而又不损伤感觉能力;能显著减少动物自发活动,易诱导入睡,但动物对刺激有良好的觉醒反应;与巴比妥类催眠药不同,加大剂量也不引起麻醉;能减少动物的攻击行为,使之驯服,易于接近。正常人口服治疗量氯丙嗪后,出现安静、活动减少、感情淡漠和注意力下降、对周围事物不感兴趣、答话缓慢,而理智正常,在

Notes

安静环境下易入睡,但易唤醒,醒后神态清楚,随后又易入睡。精神分裂症患者服用氯丙嗪后则显现良好的抗精神病作用,能迅速控制兴奋躁动状态,大剂量连续用药能消除患者的幻觉和妄想等症状,减轻思维障碍,使患者恢复理智,情绪安定,生活自理。对抑郁无效,甚至可使之加剧。

氯丙嗪等吩噻嗪类药物主要是通过拮抗中脑-边缘系统和中脑-皮层系统的 D_2 样受体而发挥疗效的。但是,由于氯丙嗪对这两个通路和黑质-纹状体通路的 D_2 样受体的亲和力几乎无差异,因此,在长期应用氯丙嗪的患者中,锥体外系反应的发生率较高。

(2) 镇吐作用:氯丙嗪具有较强的镇吐作用。小剂量时即可对抗 DA 受体激动剂阿朴吗啡(apomorphine)引起的呕吐反应,这是其拮抗了延髓第四脑室底部的催吐化学感受区的 D_2 受体的结果。大剂量的氯丙嗪直接抑制呕吐中枢。但是,氯丙嗪不能对抗前庭刺激引起的呕吐。对顽固性呃逆有效,其机制是氯丙嗪抑制位于延髓与催吐化学感受区旁呃逆的中枢调节部位。

(3) 对体温调节的作用:氯丙嗪对下丘脑体温调节中枢有很强的抑制作用,与解热镇痛药不同,氯丙嗪不但降低发热机体的体温,也能降低正常体温。氯丙嗪的降温作用随外界环境温度而变化,环境温度愈低其降温作用愈显著,与物理降温同时应用,则有协同降温作用;在炎热天气,氯丙嗪却可使体温升高,这是其干扰了机体正常散热机制的结果。

2. 对自主神经系统的作用 氯丙嗪能拮抗肾上腺素 α 受体和 M 胆碱受体。拮抗 α 受体可致血管扩张、血压下降,但由于连续用药可产生耐受性,且有较多副作用,故不适合于高血压的治疗;拮抗 M 胆碱受体作用较弱,引起口干、便秘、视力模糊。

3. 对内分泌系统的影响 结节-漏斗系统中的 D_2 亚型受体可促使下丘脑分泌多种激素,如催乳素释放抑制因子、促卵泡激素释放因子、黄体生成素释放因子和 ACTH 等。氯丙嗪拮抗 D_2 亚型受体,增加催乳素的分泌,抑制促性腺激素和糖皮质激素的分泌。氯丙嗪也可抑制垂体生长激素的分泌,可适用于巨人症的治疗。

【体内过程】 口服吸收慢而不规则,2～4 小时血药浓度达峰值。食物、抗胆碱药均能明显延缓其吸收。不同个体血药浓度可相差 10 倍,故给药时应注意剂量个体化。肌内注射吸收迅速,15～30 分钟血药浓度达高峰。血浆蛋白结合率为 90% 以上,V_d 约为 (10～20) L/kg,$t_{1/2}$ 约为 6 小时。氯丙嗪在体内分布广泛,脑、肺、肝、脾、肾组织中药物浓度较高,其中脑内浓度可达血浆浓度的 10 倍。主要在肝代谢,代谢产物经肾排泄。因其脂溶性高,易蓄积于脂肪组织,停药后数周乃至半年后,尿中仍可检出其代谢物。氯丙嗪在体内的消除和代谢随年龄而递减,故老年患者须减量。

【临床应用】

1. 精神分裂症 氯丙嗪能够显著缓解阳性症状,如进攻、亢进、妄想、幻觉等。但对冷漠等阴性症状效果不显著。急性期时药物起效较快。氯丙嗪主要用于 Ⅰ 型精神分裂症(精神运动性兴奋和幻觉妄想为主)的治疗,尤其对急性患者效果显著,但不能根治,需长期用药,甚至终生治疗,对慢性精神分裂症患者疗效较差;对 Ⅱ 型精神分裂症患者无效甚至加重病情;氯丙嗪对其他精神病伴有的兴奋、躁动、紧张、幻觉和妄想等症状也有显著疗效;对各种器质性精神病(如脑动脉硬化性精神病、感染中毒性精神病等)和症状性精神病的兴奋、幻觉和妄想症状也有效,但剂量要小,症状控制后须立即停药。

氯丙嗪已在临床使用 50 多年,该药治疗精神病安全有效,至今国内许多精神科医生仍将其列为治疗精神分裂症的首选药。主要用于治疗具有精神病性症状如幻觉、妄想、思维、行为障碍(如紧张症、刻板症等)的各种精神病,特别是急性发作和具有明显阳性症状的精神分裂症患者。由于氯丙嗪具有较强的神经安定作用,对兴奋、激惹、焦虑、攻击、躁狂等症状均有良好疗效。用于临床急诊或急性期治疗,可首先采用 25～50mg 氯丙嗪与等量异丙嗪混合深部肌内注射或静脉滴注,达到快速有效地控制兴奋和急性精神病性症状,然后视病情制订进一步的治疗方案。

2. 呕吐和顽固性呃逆 氯丙嗪可用于药物(如强心苷、吗啡、四环素等)和疾病(如尿毒症、

Notes

恶性肿瘤、放射病、妊娠中毒)所致的呕吐。对顽固性呃逆也有显著疗效。氯丙嗪对晕动症引起的呕吐无效。

3. 低温麻醉与人工冬眠　氯丙嗪配合物理降温(冰袋、冰浴)可用于低温麻醉,以减少心、脑等重要脏器的耗氧量,有利于某些手术。氯丙嗪与其他中枢抑制药(哌替啶、异丙嗪)合用,可使患者深睡,降低体温、基础代谢及组织耗氧量,增强患者对缺氧的耐受力,减轻机体对伤害性刺激的反应,并可使自主神经传导阻滞及中枢神经系统反应性降低,此种状态称为"人工冬眠",有利于机体度过危险的缺氧、缺少能量期,为进行其他有效的对因治疗争得时间。人工冬眠多用于严重创伤、感染性休克、高热惊厥、中枢性高热及甲状腺危象等病症的辅助治疗。

【不良反应及处理】

1. 一般不良反应　包括中枢抑制症状(嗜睡、淡漠、无力等)、M 受体阻断症状(视力模糊、口干、无汗、便秘、眼压升高等)、α 受体阻断症状(鼻塞、血压下降、直立性低血压及反射性心悸等)。本药局部刺激性较强,宜深部肌内注射。静脉注射可致血栓性静脉炎,应以生理盐水或葡萄糖溶液稀释后缓慢注射。为防止直立性低血压,注射用药后静卧 1～2 小时,然后缓慢起立。

2. 锥体外系反应　是长期大量服用抗精神病药后最常见的共同副作用。通常表现以下三种反应。

(1) 帕金森综合征(parkinsonism):多见于中老年人,表现为肌张力增高、面容呆板、动作迟缓、肌肉震颤、流涎等。

(2) 静坐不能(akathisia):青中年人多见,患者出现坐立不安、反复徘徊。

(3) 急性肌张力障碍(acute dystonia):多见于青少年,出现在用药后 1～5 天,由于舌、面、颈及背部肌肉痉挛,患者可出现强迫性张口、伸舌、斜颈、呼吸运动障碍及吞咽困难。

上述反应是由于氯丙嗪阻断了黑质-纹状体通路的 D$_2$ 受体,使纹状体中的 DA 功能减弱、ACh 的功能相对增强引起的。减少药量或停药后,症状可减轻或自行消除,也可用胆碱受体阻断药(苯海索、东莨菪碱)或促 DA 释放药(金刚烷胺)缓解锥体外系反应。

(4) 迟发性运动障碍(tardive dyskinesia,TD):是长期服用氯丙嗪后引起一种特殊而持久的运动障碍。仅见于部分患者,表现为口-舌-颊三联症:吸吮、舔舌、咀嚼不自主的刻板运动及四肢舞蹈样动作。其机制可能是因 DA 受体长期被阻断,受体敏感性增加或反馈性促进突触前膜 DA 释放增加所致。停药后难消失,用抗胆碱药反使症状加重,而不典型抗精神病药氯氮平能使此反应减轻。

3. 神经阻滞药恶性综合征(neuroleptic malignant syndrome)　是抗精神病药的致命反应。多见于服用高效价药物或多种药物合用,表现为高热、高血压、肌强直、意识障碍和自主神经功能紊乱,甚至死亡。一旦发生,立即停用所有抗精神病药物,除一般支持疗法外,可用 DA 受体激动药溴隐亭、促 DA 释放药金刚烷胺及肌松药缓解。

4. 药源性精神异常　表现意识障碍、萎靡、淡漠、兴奋、躁动、消极、抑郁、幻觉、妄想等。目前尚缺乏有效治疗措施,可试用异丙嗪、DA 受体激动药和肌松药,严重时应停药。

5. 惊厥与癫痫　少数患者用药过程中出现局部或全身抽搐,脑电图可见癫痫样放电。有抽搐史的患者应慎用,必要时加用抗癫痫药物。

6. 过敏反应　常见症状有皮疹、接触性皮炎。

7. 心血管和内分泌系统反应　出现房室传导阻滞、室性心律失常。心电图异常,表现为 Q-T 间期延长,ST 段异常及 T 波低平或倒置。多见于老年伴有动脉硬化、高血压患者。冠心病患者易致猝死,应慎用。长期用药还会引起内分泌系统紊乱,如乳腺增大、泌乳,闭经、排卵延迟、男性性欲低下、儿童生长抑制等。

8. 急性中毒　一次吞服大剂量氯丙嗪后,可致急性中毒,患者出现昏睡、血压下降、休克和心肌损害如心动过速、心电图异常(P-R 间期或 Q-T 间期延长,T 波低平或倒置),此时应立即对

Notes

症治疗,早期可用去甲肾上腺素升高血压。

9. 其他　少数患者出现肝损害、黄疸,也可出现粒细胞减少、溶血性贫血和再生障碍性贫血等。应立即停药或换药。

【药物相互作用】　氯丙嗪可以增强镇静催眠药、镇痛药、乙醇、抗组胺药等的中枢抑制作用,特别是当与吗啡、哌替啶等合用时要注意呼吸抑制和降低血压的问题。氯丙嗪减弱 DA 受体激动剂(左旋多巴)作用。氯丙嗪的去甲基代谢物阻止胍乙啶被神经末梢摄入,逆转胍乙啶的降压作用。某些肝药酶诱导剂如苯妥英钠、卡马西平等可加速氯丙嗪的代谢,应注意适当调整氯丙嗪的剂量。

【禁忌证】　严重肝、肾疾病(肾功能不全、急性肾炎);严重心血管疾病(心力衰竭、重症高血压);严重中枢抑制或昏迷;有惊厥与癫痫史;乳腺增生症和乳腺癌患者禁用。

其他吩噻嗪类药物

奋乃静(perphenazine)、氟奋乃静(fluphenazine)及三氟拉嗪(trifluoperazine)是吩噻嗪类中哌嗪衍生物,属于高效价药物。与氯丙嗪比,抗精神病作用及锥体外系副作用强,而镇静作用弱,对心血管系统、肝脏及造血系统的副作用较氯丙嗪轻。奋乃静对慢性精神分裂症的疗效高于氯丙嗪。三氟拉嗪和氟奋乃静对行为退缩、情感淡漠等症状有较好疗效,适用于精神分裂症偏执型和慢性精神分裂症。硫利达嗪(thioridazine,甲硫达嗪)是吩噻嗪类中哌啶衍生物,属于低效价药物。此药抗幻觉、妄想作用不如氯丙嗪,但锥体外系副作用小,镇静作用强,老年人易耐受。

二、硫杂蒽类

氯普噻吨

氯普噻吨(chlorprothixene)是本类药的代表,其结构与三环类抗抑郁药相似,故有较弱的抗抑郁作用。氯普噻吨抗幻觉、妄想作用不如氯丙嗪,但调整情绪、控制焦虑抑郁的作用比氯丙嗪强。由于其抗肾上腺素与抗胆碱作用较弱,故不良反应较少,锥体外系症状也较轻。氯普噻吨主要适用于伴有强迫状态或焦虑抑郁情绪的精神分裂症患者,焦虑性神经症以及更年期抑郁症。

氟哌噻吨

氟哌噻吨(flupentixol)又名三氟噻吨。抗精神病作用与氯丙嗪相似,有一定的抗抑郁焦虑作用,镇静作用弱,锥体外系反应多见,偶有猝死报道。其血浆蛋白结合率大于 95% ,$t_{1/2}$ 为 35 小时,V_d 为 14L/kg。氟哌噻吨适用于抑郁症或伴焦虑的抑郁症,口服 0.5 ~ 3mg,每天最后一次用药不得迟于午餐后 4 小时,用药一周无效时应停止用药。由于氟哌噻吨有特殊的激动效应,禁用于躁狂症患者。

三、丁酰苯类

尽管丁酰苯类的化学结构与吩噻嗪类完全不同,但其药理作用和临床应用与吩噻嗪类相似。

氟哌啶醇

氟哌啶醇(haloperidol)又称氟哌丁苯,是第一个合成的丁酰苯类药物,为这类药物的典型代表,属高效价抗精神病药。能选择性阻断 D_2 样受体,其抗精神病作用和镇吐作用比氯丙嗪强,锥体外系反应也较重。α 和 M 受体阻断作用轻,心血管等副作用小,几乎无镇静作用。氟哌啶

Notes

醇口服易吸收,2~6小时血药浓度达高峰,作用可持续3天。适用于治疗以兴奋、激动、幻觉、妄想为主的精神分裂症,对氯丙嗪无效的患者仍有效,还可用于焦虑性神经症、顽固性呃逆、呕吐等。氟哌啶醇可致畸,孕妇禁用;能引起抑郁症,抑郁症患者禁用;可从乳汁中泌出,哺乳期妇女禁用。

氟　哌　利　多

氟哌利多(droperidol)作用与氟哌啶醇基本相似。临床上主要用于增强镇痛药的作用,如与芬太尼配合使用,使患者处于一种特殊的麻醉状态:痛觉消失、精神恍惚、对环境淡漠,被称为神经阻滞镇痛术(neuroleptanalgesia),而作为一种外科麻醉,可以进行小的手术如烧伤清创、窥镜检查、造影等,其特点是集镇痛、安定、镇吐、抗休克作用于一体。也用于麻醉前给药、镇吐、控制精神患者的攻击行为。

氟哌利多吸收快,肌内注射后起效时间几乎与静脉注射相同,作用维持时间约6小时,在体内代谢快,75%从尿中排出,其余则经肠道排泄。因其作用时间比芬太尼长,所以第二次重复给药一般仅用芬太尼,避免氟哌利多蓄积。

匹　莫　齐　特

匹莫齐特(pimozide)为氟哌利多的双氟苯衍生物,此药有较好的抗幻觉、妄想作用。与氯丙嗪相比,其镇静、降压、抗胆碱等副作用较弱,而锥体外系反应则较强。临床上用于治疗精神分裂症、躁狂症和秽语综合征。因匹莫齐特易引起室性心律失常和心电图异常(如Q-T间期延长、T波改变),伴有心脏病的患者禁用。

四、其他抗精神病药物

氯　氮　平

氯氮平(clozapine)属于苯二氮䓬类,为第一个非典型抗精神病药。目前在我国许多地区已将其作为治疗精神分裂症的首选药。

氯氮平可特异性阻断中脑-边缘通路和中脑-皮质通路的D_4亚型受体,而对黑质-纹状体通路的D_2样受体亲和力弱,故锥体外系反应轻。亦可阻断$5\text{-}HT_{2A}$受体,协调5-HT与DA系统的相互作用和平衡,是广谱神经安定药。氯氮平对精神分裂症的疗效与氯丙嗪相似,具有见效快,作用强等特点,能较快地控制兴奋、躁动、焦虑不安、幻觉、妄想、痴呆等症状,而对情感淡漠和逻辑思维障碍的改善较差。主要用于其他抗精神病药无效或锥体外系反应明显的患者,对Ⅰ型和Ⅱ型精神分裂症患者都有效,慢性患者亦有效。本药也可用于长期给予氯丙嗪等抗精神病药物引起的迟发运动障碍,同时原有的精神疾病也得到控制。几乎无锥体外系反应,亦无内分泌方面的不良反应,但可引起粒细胞减少,严重者可致粒细胞缺乏(女性多于男性),可能由于免疫反应引起,应常规作血相检查。亦有致畸的报道。

五　氟　利　多

五氟利多(penfluridol)属二苯基丁酰哌啶类(diphenylbutyl-piperidiNAs),是较好的口服长效抗精神分裂症药,一次用药疗效可维持一周。长效的原因可能与其贮存于脂肪组织,从而缓慢释放入血有关。五氟利多能阻断D_2样受体,有较强的抗精神病作用,亦可镇吐,镇静作用较弱。对精神分裂症的疗效与氟哌啶醇相似,适用于急、慢性精神分裂症,尤其适用于慢性患者,对幻觉、妄想、退缩均有较好疗效。五氟利多的副作用以锥体外系反应最常见。

舒 必 利

舒必利(sulplride)属苯甲酰胺类,对中脑-边缘通路的 D_2 样受体有高度亲和力,对纹状体的亲和力较低,选择性地阻断中脑-边缘通路 D_2 样受体,因此其锥体外系副作用较少。舒必利起效快,有"药物电休克"之称。对急、慢性精神分裂症疗效较好,减轻幻觉和妄想症状;对情绪低落、忧郁、顽固性恶心呕吐等症状有治疗作用;对长期用其他药物无效的难治性病例也有一定疗效。因使血中儿茶酚胺浓度升高,高血压和嗜铬细胞瘤患者禁用;可诱发躁狂,躁狂患者禁用。

奥 氮 平

奥氮平(olanzapine)为噻嗯类并二氮杂䓬类衍生物。研究表明,奥氮平对 D_2、D_1、胆碱 M、组胺 H_1 肾上腺素 α_1 受体有明显的抑制作用;对 5-HT$_2$ 受体也有较强的拮抗作用;电生理学研究表明,奥氮平对黑质-纹状体和中脑-边缘通路有选择性作用,并能有效抑制 DA 和 5-HT 激动剂所诱发的行为。临床研究表明,对阴性症状的疗效奥氮平优于氟哌啶醇。与经典抗精神病药相比,奥氮平疗效好、有效率高、作用持久、不良反应少,因此能更大程度地改善患者生命质量。

洛 沙 平

洛沙平(loxapine)是二苯并氧氮杂类化合物,能阻断纹状体多巴胺受体而产生抗精神病的药效,洛沙平不仅对精神分裂症患者的阳性症状有效,而且可以改善患者的阴性症状,提示该药物抗精神病作用全面。其作用机制可能是由于洛沙平既能阻断中枢纹状体多巴胺系统 D_2 样受体,又可阻断 5-羟色胺系统 5-HT$_{2A}$ 受体。洛沙平的药理作用类似氯丙嗪,从精神分裂症分型看,洛沙平对偏执型、青春型效果好于氯丙嗪。洛沙平常见不良反应为静坐不能、震颤、便秘,少数患者出现肌强直、扭转性运动、嗜睡、口干等,其锥体外系反应、降压作用比氯丙嗪弱,合并安坦后这些锥体外系症状减轻,患者容易耐受,不影响治疗进程。

吗 茚 酮

吗茚酮(molindone)为吲哚类衍生物,药理学特性类似氯丙嗪,镇静作用较弱,抗精神分裂症作用比氯丙嗪强,因其可产生某些兴奋作用,不能用于治疗兴奋、躁动的精神病患者。主要用于治疗急、慢性精神分裂症。吗茚酮的锥体外系反应比氯丙嗪多,其他的不良反应包括恶心、呕吐、激动、欣快、抑郁、肝功异常、体重增加或减轻,但较少引起血压下降。

利 培 酮

利培酮(risperidone)是新近研制并投入临床使用的第二代非典型抗精神病药物。该药对 D_2 样受体和 5-HT$_2$ 受体有较强的阻断作用,对其他受体作用弱。利培酮对精神分裂症阳性症状及阴性症状均有效。适于治疗首发急性患者和慢性患者。不同于其他药物的是该药对精神分裂症患者的认知功能障碍和继发性抑郁亦具治疗作用。由于利培酮有效剂量小、用药方便、见效快、锥外系反应轻、抗胆碱样作用及镇静作用小,易被患者接受,治疗依从性优于其他抗精神病药。自 20 世纪 90 年代应用于临床以来,很快在全球推广应用,已成为治疗精神分裂症的一线药物。

齐 拉 西 酮

齐拉西酮(ziprasidone)为 5-HT$_{2A}$ 和 D_2 样受体阻断剂,是一种新型抗精神分裂症药物。不仅能快速持久控制精神分裂症患者的阳性和阴性症状,也能有效改善认知功能和抑郁焦虑症状,长期使用可有效防止复发。本药具有良好的安全性和耐受性,极少引起体重增加及糖脂代谢异

Notes

常,锥体外系反应也大为减轻,迄今未见有关帕金森病患者服药后不良反应的报道,也可用于帕金森病者的精神病的治疗。

第三节   抗躁狂症药

抗躁狂症药物(antimania drug)主要用于治疗以情绪高涨、烦躁不安、活动过度和思维、言语不能自制为特征的躁狂症。因其可防止双相情感障碍的复发,即控制躁狂-抑郁循环发作,又将此类药称作情绪稳定药(mood stabilizer agents)。抗躁狂症药物包括锂盐、抗精神病药(氯丙嗪、氟哌啶醇、氯氮平、利培酮)、抗癫痫药(卡马西平、丙戊酸钠)、钙通道阻滞药(维拉帕米),其中碳酸锂是治疗躁狂症最常用的药物。

碳 酸 锂

【药理作用及机制】   碳酸锂(lithium carbonate)治疗剂量对正常人的精神行为无明显的影响,但对躁狂症患者及精神分裂症的躁狂、兴奋症状具有抑制作用。碳酸锂发挥药理作用的成分是锂离子,其作用机制尚未阐明,可能与以下三方面有关。

1. 锂对电解质和离子转运的影响   锂离子理化性质与钠类似,锂离子通过离子通道进入细胞后,置换细胞内钠离子,抑制钠离子产生动作电位,从而使细胞兴奋性降低。治疗浓度碳酸锂抑制 Na^+-Na^+ 交换,对 Na^+-Ca^{2+} 交换和 Na^+-K^+-ATP 酶无明显影响。

2. 锂对神经递质的影响   动物实验表明躁狂症脑内单胺增多或活性增高。锂能显著抑制中枢神经递质 NA 和 DA 释放,促进神经元突触的再摄取,使突触间隙中 NA 和 DA 浓度降低。锂还可降低 NA 和 DA 的更新率发挥抗躁狂作用。此外锂可增加乙酰胆碱的生物合成,增强中枢乙酰胆碱的功能,利于躁狂症的治疗。

3. 锂对第二信使的影响   中枢神经递质与受体结合后,通过第二信使将信号传递给效应器从而调节中枢神经功能。目前认为躁狂症可能与中枢神经细胞第二信使 IP_3(三磷酸肌醇)和 DAG(二酰基甘油)增加有关。IP_3 和 DAG 是 α_1 受体效应细胞内信使。IP_3 促进肌浆网 Ca^{2+} 的释放,DAG 激活 PKC(蛋白激酶 C)使下游蛋白磷酸化,产生生物效应。锂可影响磷酸肌醇代谢途径,通过抑制磷酸酶,阻断 IP_2(二磷酸肌醇)→IP_1(一磷酸肌醇)→PI(肌醇)转变过程,从而使 IP_3 和 DAG 前体物质 PIP_2(磷脂酰肌醇二磷酸)生成减少,进而降低细胞 IP_3 和 DAG 含量,减弱细胞膜 PKC 活性,抑制靶蛋白磷酸化,最终使 NA 激动 α_1 受体后的效应明显减弱,缓解躁狂症状。此外锂还可抑制 AC(环磷酸腺苷酶),使细胞内 cAMP 减少,从而抑制第二信使系统,此作用可能与锂的抗躁狂和抗扰郁的双重作用有关。

【体内过程】   碳酸锂口服吸收快且完全,2~4 小时血药浓度达高峰。锂离子先分布于细胞外液,然后逐渐蓄积于细胞内。不与血浆蛋白结合,$t_{1/2}$ 为 18~36 小时。锂虽吸收快,但通过血脑屏障进入脑组织和神经细胞需要一定时间,因此锂盐起效较慢。碳酸锂主要自肾排泄,约 80% 由肾小球滤过的锂在近曲小管与 Na^+ 竞争重吸收,故增加钠摄入可促进其排泄,而缺钠或肾小球滤过减少时,可导致体内锂蓄积,引起中毒。

【临床应用】   碳酸锂对躁狂症患者有显著疗效,特别是对急性躁狂和轻度躁狂疗效显著,有效率为 80%。锂盐对抑郁症也有一定疗效。长期用碳酸锂可降低双相情感障碍(躁狂和抑郁)的反复发作。锂盐还可治疗强迫症、周期性精神病、经前期紧张症等。锂盐与抗精神病药合用可治疗分裂情感性障碍和精神分裂症。

【不良反应】   早期症状有恶心、腹泻、手细颤、烦渴、多尿、乏力;晚期症状有甲状腺肿大、黏液性水肿、体重增加、心电图非特异性 T 波改变。减量或停药后可恢复,无需特别处理。

锂盐安全范围较窄,最适浓度为(0.8~1.5)mmol/L,超过 1.5mmol/L,即可出现中毒,应随

Notes

时监测。轻度中毒(1.5～2.0)mmol/L症状包括口干、恶心、呕吐、腹痛、腹泻和细微震颤、共济失调;中度中毒(2.0～2.5)mmol/L包括严重胃肠道反应、视力模糊、发音困难、腱反射亢进、肢体阵挛、惊厥、昏迷、脑电图异常、循环衰竭;重度中毒(>2.5mmol/L)表现为全身性不断抽搐、肾衰竭、甚至死亡。一旦发生中毒,应立即停药,并进行血锂浓度、电解质、心电图、肾功能检查。锂盐无特效拮抗剂,主要采取对症处理和支持疗法。

推荐阅读文献

1. Bentley SM, Pagalilauan GL, Simpson SA. Major depression. *Med Clin N Am*, 2014;98:981-1005

2. Correll CU, Kane JM. Schizophrenia; mechanism of action of current and novel treatments. *J Clin Psychiatry*, 2014;75:347-348

3. Can A, Schulze TG, Gould TD. Molecular actions and clinical pharmacogenetics of lithium therapy. *Pharmacol Biochem Behav*, 2014;123C:3-16

（胡　刚）

第十五章 镇 痛 药

疼痛是因组织损伤或潜在的组织损伤产生的痛觉,是许多疾病的伴随症状。剧烈的疼痛不仅可以使患者产生痛苦和紧张不安的情绪反应,还可引起机体生理功能紊乱,甚至诱发休克。药物治疗是临床缓解疼痛的主要措施之一。镇痛药(analgesics)为一类选择性作用于中枢神经系统特定部位、能消除或减轻疼痛、同时可缓解疼痛引起的不愉快情绪的药物,故又被称为中枢性镇痛药物,以阿片类镇痛药为主。事实上,由于导致疼痛的原因复杂,临床上用于"止痛"的药物还可能包括非甾体消炎镇痛药(NSAID)、解痉药(anticonvulsants)或者抗焦虑药(antidepressants)等不同种类的药物。

一、阿片类镇痛药

阿片(opium)是罂粟科植物罂粟(papaer somniferam)未成熟蒴果浆汁的干燥物,含有 20 多种生物碱。根据化学结构,可将其分为菲类和异喹啉两大类。前者如吗啡,有镇痛作用;后者如罂粟碱,有松弛平滑肌扩张血管的作用。按照通常的分类法,所谓阿片类镇痛药是指从阿片中提取的天然有镇痛作用的生物碱、部分合成的此类生物碱衍生物、以及全合成的与之有类似作用的药物,如吗啡(morphine)、美沙酮(methadone)、哌替啶(meperidine)、芬太尼(fentanyl)、可待因(codeine)、纳布啡(nalbuphine)、喷他佐辛(pentazocine,镇痛新)等。

【化学结构】 图 15-1 列出了常见的一些阿片受体激动剂、部分激动剂和拮抗剂的结构。

其特点见表 15-1。从表中可见,结构上很小的改变有可能造成药理作用的很大变化,甚至可能从激动剂变成拮抗剂。以甲基取代酚羟基上的氢原子,使吗啡变成可待因,其镇痛作用明显降低;而用较大的丙烯基取代 N 原子上的甲基,则吗啡转化为拮抗剂纳洛酮(naloxone)。除了作用强度和性质的改变之外,结构变化对药物的吸收、分布及排泄均会产生影响。例如 C_3 位的 -OH 被 -OCH$_3$ 取代,则药物不易被首过消除,因此口服的生物利用度提高。如果吗啡的两个羟基都被乙酰化,则生成海洛因(heroin),它通过血脑屏障的速度远大于吗啡。

表 15-1 常用阿片类镇痛药的特点

名称	常用剂量(mg)	口服:注射药效比	镇痛时效(h)	镇痛效力	成瘾性
吗啡	10	低	4~5	高	高
美沙酮	10	高	4~6	高	高
哌替啶	60~100	中等	2~4	高	高
芬太尼	0.1	注射给药	1~1.5	高	高
可待因	30~60	高	3~4	低	中等
纳布啡	0.5~1	注射给药	3~6	高	低
喷他佐辛	0.3	注射给药	4~8	高	低

【镇痛作用机制】 阿片类镇痛药物与机体各部位特异性受体结合产生多种药理作用。脑内与痛觉传递有关的部位和对痛性伤害性刺激产生反应的部位都是此类药物的作用位点,并由此产生中枢镇痛作用。但镇痛并非阿片类的唯一作用,中枢和外周尚存在一些阿片类药物的其

图 15-1　阿片类镇痛药及其拮抗药的化学结构

他作用位点,如肠道神经丛等。研究发现,凡是外源性阿片类药物高亲和力结合位点附近,往往存在若干种较高浓度的具有阿片类活性的内源性肽类物质,他们被称为阿片肽(opioid peptides)。尽管种类繁多的阿片肽在化学结构和药理性质上有许多相似之处,但他们无论在生化特性还是神经通路的分布上,都有明确的区别。

（一）阿片肽

阿片肽的分子量大小相差悬殊,脑啡肽只有 5 个氨基酸残基(酪氨酸-甘氨酸-甘氨酸-苯丙氨酸-甲硫氨酸或亮氨酸),即甲硫脑啡肽(methionine encephalin, ME)及亮脑啡肽(leucine-en-kephalin, LE)。β-内啡肽(β-endorphin)则有 31 个氨基酸残基。但脑啡肽的 5 个氨基酸序列是所有阿片肽共有的关键性序列。这一序列是阿片肽家族的标志,也是与阿片受体结合及产生阿片样药理作用的必需序列,其他阿片肽 N-末端均以这个序列开始。各种阿片肽 C-末端的长度和氨基酸组成决定着他们对不同阿片受体的选择性。

已知的阿片肽可分为四大类,每一类都由一种特定的巨型前体分子衍化而来。前阿片黑皮素(proopiomelanocortin, POMC)是 β-内啡肽的前体;前脑啡肽(proenkephalin)是甲硫脑啡肽及亮脑啡肽的前体;前强啡肽(prodynorphin)是各种强啡肽的前体;而前孤啡肽(proorphanin)则是孤啡肽的前体。上述每一种前体分子都有特定的编码基因,在脑中也各有其确定的分布区域,但各前体的分布有很大的重叠。

阿片肽前体蛋白合成后,被特殊的酶在毗邻的两个碱性氨基酸之间切断,降解为较小的肽。根据这种特点,可从前体蛋白的一级结构推断其水解产物。

不同的阿片肽对不同阿片受体的亲和力各异,而各种受体又介导不同的生物活性。因此,细胞可以通过调节各种前体蛋白的降解速率和比例改变各种阿片肽或其他相关肽(ACTH、MSH

Notes

等)的生成,从而调节其功能。

（二）阿片受体

人们很早就发现阿片类药物的作用有以下特点:①高效性和选择性;②严格的立体结构特异性,只有左旋体才有镇痛作用;③有特异的拮抗剂。因此认为阿片类药物很可能通过特异性的受体产生作用,并且一直在寻找这种受体,并试图确定其分子结构。1973 年,Snyder 及其同事利用放射受体结合技术确定了哺乳动物脑中阿片类药物的特异性结合位点,并证明其与药物作用相关。

阿片受体存在于中枢神经系统(脑和脊髓),在脑内的分布广泛而且不均一。与痛觉传入、整合及感受有关的神经结构(脊髓胶质区、丘脑内侧、中脑导水管周围灰质等)中阿片受体的密度较高;与情绪及精神活动较为密切的边缘系统及蓝斑核中阿片受体的密度最高。阿片类药物除了具有镇痛作用之外,尚有镇静和解除恐惧和焦虑的作用。阿片受体激活可直接抑制上述区域的神经元,减少谷氨酸、P 物质等神经递质的释放,间接抑制痛觉传导的中间神经元,达到抑制痛觉传导,产生镇痛等作用。此外,在中枢神经系统以外也有阿片受体存在。如激活肠黏膜下神经丛中的阿片受体,可对胃肠道平滑肌产生作用,心肌中存在的 δ 阿片受体与心肌缺血预适应有关。阿片受体可能有多种亚型,每种亚型受体与某些特定类型的阿片样物质有更高的亲和力,而且不同亚型的受体介导不同的效应群。对某一亚型受体的激动剂敏感性下降后,对另一亚型受体的激动剂仍然敏感,说明不同亚型之间并无交叉耐受性。

在神经和其他组织中,已经确定三种阿片受体:μ 受体、δ 受体和 κ 受体。阿片类药物对这三种受体的作用见表 15-2。所有这三种受体都已经通过分子克隆技术确定了其蛋白质的一级结构,并对其结构与功能的关系进行了深入的研究。药理学研究提示,可能这三种受体还有更多的亚型,例如 $μ_1$ 和 $μ_2$ 受体、$δ_1$ 和 $δ_2$ 受体以及 $κ_1$、$κ_2$、$κ_3$ 受体等,但这些亚型尚未得到分子克隆的证实。所有已经克隆的受体都属于 G 蛋白耦联受体家族,其氨基酸序列同源性很高。某种阿片类物质对不同亚型受体可能是完全激动剂或部分激动剂,甚至可能是拮抗剂,而且对不同受体的亲和力也有所不同。因此,各种阿片类物质就表现出各不相同的药理学特性。除了上述三种阿片受体之外,孤啡肽受体也已经被药理学界接纳为第四种阿片受体。它与其他阿片受体一样,也是 G 蛋白耦联受体。通过对此种受体的深入研究,有可能研究出新型镇痛药物。

镇痛、欣快感、呼吸抑制及身体依赖等吗啡类药物的典型作用主要是由于其对 μ 受体的作用,目前使用的大部分阿片类镇痛药物都属于此类。药理学根据一系列阿片类药物镇痛作用的强弱,确定了 μ 受体亚型的存在。使用基因敲除技术敲除小鼠的 μ 受体后,δ 受体激动剂仍然可以对这种小鼠发挥镇痛作用,这说明激活 δ 受体也能导致镇痛效应。目前已经有一些 δ 受体激动剂用于镇痛。典型的 μ 受体激动剂吗啡也作用于 δ 和 κ 受体,但目前尚不清楚这与吗啡的镇痛作用相关的程度。喷他佐辛虽然主要作用于 κ 受体,但也对 μ 受体有一定的部分激动剂的作用,因此在它的镇痛作用中,两种受体所起的作用如何评价,尚待阐明。最近的临床资料表明,喷他佐辛、纳布啡(nalbuphine)和布托诺啡(butorphanol)等 κ 受体激动剂对女性的镇痛作用强于男性,其机制尚待研究。

内源性阿片肽与 δ 和 κ 受体的亲和力明显不同于阿片类生物碱。特定的阿片肽对特定的受体有很高的选择性,主要表现为他们对特定受体的亲和力有很大差异。比如,亮氨酸脑啡肽与 δ 受体有很高的亲和力;而强啡肽则对 κ 受体有很高的亲和力。

（三）阿片类药物作用的细胞和分子机制

在分子水平上,阿片受体与 G 蛋白耦联,发挥对细胞膜离子通道、细胞内钙离子浓度以及蛋白磷酸化的调节作用。阿片类药物对神经细胞主要有两条直接的调节通路:①关闭突触前膜电压敏感钙离子通道,减少神经递质的释放。因此种机制而受抑制的神经递质包括:乙酰胆碱、去甲肾上腺素、谷氨酸、5-羟色胺以及 P 物质。②开放突触后膜内向整流钾离子通道(GIRK or Kir3

Notes

channels），使突触后膜处于超极化状态，从而抑制冲动传导。

使用高亲和力放射性同位素标记的配基进行放射自显影试验的结果表明，所有三种亚型的阿片受体都大量存在于脊髓背角。这些受体不仅存在于脊髓痛觉传导神经元，也存在于初级传入神经元。阿片受体激动剂抑制初级传入神经元释放兴奋性神经递质，从而直接抑制背角痛觉传导神经元，在脊髓水平发挥有力的镇痛作用。临床可以在脊髓特定部位给予阿片受体激动剂，利用阿片在脊髓的直接作用取得局部的镇痛作用。其最明显的益处是作用局限于脊髓的特定部位，因此可以减少药物对脊髓以上水平的作用，如呼吸抑制、恶心、呕吐以及镇静等全身用药时常见的不良反应。

但在大多数情况下，阿片类药物常规给药途径均产生全身作用，因此除上述对脊髓的作用之外，也会影响脊髓以上水平与痛觉传导有关的部位。在脊髓以上的痛觉传导和痛觉整合下行通路各部位都广泛存在阿片受体，例如腹侧喙状髓质、蓝斑、中脑导水管周围灰质区域等。阿片类药物在这些区域的作用机制一致，通过激活阿片受体，发挥抑制痛觉传导的作用。

外源性阿片类药物的作用部位与内源性阿片肽释放相关。例如吗啡可能直接作用于 μ 受体，而这种作用可能激发释放内源性阿片肽，这些阿片肽可能激活 δ 和 κ 受体。因此，即使是选择性的受体激动剂也可能影响多种突触，导致复杂的作用。

通常认为阿片类药物和内源性阿片肽是中枢作用药物，但实际上他们也能在中枢神经系统之外介导镇痛作用。临床和动物实验研究均发现炎性疼痛对阿片类药物尤为敏感。

表 15-2 阿片类药物和内源性阿片肽与受体作用的选择性

	受 体 类 型		
	μ	δ	κ
阿片受体激动药			
吗啡	+++		+
美沙酮	+++	+++	+++
芬太尼	+++	+	+
部分激动药			
纳布啡	--		++
喷他佐辛	部分激动剂		++
阿片受体阻断药			
纳洛酮	--	--	--
纳曲酮	---	--	--
内源性阿片肽			
甲硫脑啡肽	++	+++	
亮脑啡肽	++	+++	
β-内啡肽	+++	+++	
强啡肽 β	+	+	+++
α-新内啡肽	+	+	+++

注：+代表激动剂，- 代表拮抗剂

【**药理作用**】　阿片类镇痛药对中枢及外周神经系统均具有广泛的药理作用。

（一）中枢神经系统

1. 镇痛　任何痛觉都包括两方面，即伤害性刺激的传入和机体对之发生的反应。阿片类对两方面都有影响,能有效地提高痛阈,产生强大的镇痛作用,同时可以减轻患者对疼痛的恐惧感。因此,使用阿片类镇痛药物之后,即使仍然感到疼痛,患者的恐惧和焦虑等情绪反应可明显减轻,对疼痛的耐受明显提高,但这种基于个人感受的效果常存在个体差异。

2. **欣快感**　疼痛患者或成瘾者给予阿片类药物之后,常有欣快感。但并非每个疼痛患者或正常人使用阿片类药物之后都感到欣快舒适,一些患者或正常人可能感到烦躁不安。

3. **镇静**　阿片类药物常使患者嗜睡、意识模糊,一些正常的行动可能受影响,但并不造成记忆丧失。阿片类药物的催眠作用对老年人较明显,引起的睡眠易被唤醒。如与其他镇静药物合用,则会产生协同作用。天然阿片的衍生物,如吗啡等的镇静作用较为明显;而人工合成的药物,如芬太尼等的镇静作用较弱。

4. **呼吸抑制**　所有的阿片类药物都可能抑制脑干的呼吸中枢,造成严重的呼吸抑制,使肺泡内的 CO_2 分压升高。更为严重的是,阿片类药物抑制中枢对血中 CO_2 的敏感性。大多数研究表明,这种抑制是通过 μ 受体产生。呼吸抑制的程度与剂量相关,剂量愈大,抑制作用就愈显著,而且同时受传入的其他感官刺激的影响。因此,可用各种不同的刺激克服呼吸抑制,这种刺激一旦消失,呼吸抑制可能加重。例如存在严重的疼痛时,大剂量的吗啡并不引起呼吸抑制,一旦疼痛缓解,同样剂量的吗啡就可能导致严重的呼吸抑制。呼吸系统健全的患者能耐受吗啡引起的中等呼吸抑制,但呼吸功能不全的患者就会出现严重后果。此外,由于阿片类药物使血中 CO_2 分压升高,造成脑血管扩张,升高颅内压。因此,颅内压升高的患者禁用阿片类药物。阿片类药物亦禁用于哮喘、慢性呼吸道阻塞性疾病患者。

5. **镇咳**　阿片类药物抑制咳嗽反射,常用于病理性咳嗽,其中可待因使用最为广泛,但可能因止咳而造成分泌物潴留,阻塞呼吸道,故仅用于无痰干咳。阿片类的镇咳作用也会产生耐受性。

6. **缩瞳**　阿片类药物使瞳孔缩小,针尖样瞳孔是阿片类药物中毒的特殊表现。这是中脑盖前核部位的阿片受体被激活的结果。这一作用无耐受性,即使是严重依赖阿片类药物的个体用药后仍然会有缩瞳表现。因此这一现象对本类药物中毒均有鉴别诊断的意义。

7. **增强肌张力**　一些阿片类药物可造成躯体的大肌肉张力增加。这可能是药物在脊髓水平上作用的结果。有时由于肌张力增加,可使胸廓活动受限,影响呼吸。这种现象可见于大剂量静脉注射高脂溶性的阿片类药物芬太尼。

8. **恶心呕吐**　阿片类药物激活延髓极后区的阿片受体,导致恶心和呕吐。

（二）外周作用

1. **对心血管的作用**　大多数阿片类药物对心脏没有直接作用,一般对血压、心脏的频率及节律无明显影响。由于阿片类药物对中枢血管运动-稳定机制的抑制以及组胺释放的作用,使外周血管扩张,在一些心血管系统处于应激状态的患者,可能发生低血压,最常见的是直立性低血压。对血容量降低的患者,使用阿片类药物也会促使或加重血压降低。

2. **对胃肠道的作用**　阿片类药物抑制胃肠道运动,造成便秘,这是药物对外周和中枢的阿片受体共同作用的结果。胃肠道黏膜下神经丛有高浓度的阿片受体,这些受体被激动使胃肠道的张力增加,蠕动减弱,可致胃肠道内容物排空减慢,尤其是在结肠内停留时间延长,水分被大量吸收,引起便秘。不同的阿片类药物用后发生便秘的程度可能不同,喷他佐辛(pentazocine)则很少引起便秘。

阿片类药物使胆道平滑肌收缩,尤其是 Oddi's 括约肌收缩,可能引起胆绞痛。影响胆汁和胰液分泌同时,可使淀粉酶和脂肪酶升高。

3. **泌尿生殖系统**　阿片类药物减少肾血流量,抑制肾功能。动物实验研究发现阿片类药物减低肾功能的原因是使抗利尿激素分泌增加。治疗剂量的阿片类药物可使膀胱和输尿管的张力增加,提高膀胱括约肌的张力,可能导致手术后患者发生尿潴留。偶尔可加重肾结石所致的

Notes

肾绞痛。阿片类药物的外周和中枢作用可能降低子宫平滑肌张力,延长产程。

4. 神经内分泌系统 阿片类药物可使抗利尿激素、催乳素、促生长素分泌增加,使促黄体生成素分泌减少。这些结果反映出内源性阿片类物质对这一系统的调节作用。

（三）部分激动剂的作用特点

部分激动剂的特点是对某些亚型的阿片受体可能是激动剂,而对另外的某些亚型的阿片受体则是拮抗剂。如喷他佐辛激动 κ 受体和 δ 受体,但拮抗吗啡对 μ 受体的激动作用,除镇痛作用之外,还有较明显的镇静作用,大剂量时,常见眩晕、恶心、呕吐等副作用,但较少产生严重的呼吸抑制。然而一旦发生呼吸抑制,只能应用完全拮抗剂（纳洛酮）来对抗,而不能使用部分拮抗剂纳洛芬（nalorphine）对抗。

【体内过程】 大部分阿片类镇痛药口服易吸收。但由于它们多在肝脏与葡萄糖醛酸结合而失效,所以口服的生物利用度较低,欲达到有效治疗浓度需加大剂量。肝脏代谢的速率存在个体差异,所以口服的剂量很难控制。皮下注射、肌内注射、鼻黏膜和口腔黏膜给药吸收较好。有的药物首过消除不明显（如可待因）,故其口服的生物利用度较好。

阿片类镇痛药在体内的分布取决于其理化性质。他们在血液中与血浆蛋白结合的程度有所不同,但均可迅速游离,进入组织。组织中的药物浓度往往与该组织的血流量相关,故肝、肾、肺和脾脏中的药物浓度最高。肌肉中药物浓度虽不很高,但肌肉总量大,故其成为体内储存此类药物的主要部位。高亲脂性的阿片类药物（如芬太尼）较多地蓄积在脂肪内。由于血脑屏障的存在,阿片类药物在脑中的浓度较其他组织低,但海洛因和可待因等在 C_3 位上加入甲酰基或乙酰基后的化合物较易通过血脑屏障,因而脑中浓度会较高。吗啡为两性化合物,少量通过血脑屏障。阿片类能通过胎盘进入胎儿体内,胎儿的血脑屏障发育不完全,故产科使用时应予注意,以免引起新生儿呼吸抑制。

阿片类的极性代谢产物大多经肾脏排出,少量原形药物也可以经此途径排出。胆汁可排出少量与葡萄糖醛酸结合的代谢物。

【临床应用】 疼痛是个非常复杂的问题。首先,必须明确诊断,确定使用何种药物,选择适当的剂量。不适当地使用镇痛药物可能影响病史的采集以及体检的正确性,贻误诊断。

1. 疼痛 阿片类对各种疼痛均有效,由于易引起成瘾性和耐受性,所以一般仅用于其他镇痛药物无效的急性锐痛和严重创伤、烧伤等引起的疼痛。心肌梗死引起的剧痛如果患者的血压正常,亦可用吗啡镇痛。

晚期癌症患者常伴有严重的持续性疼痛,为提高其生存质量,应常规给予止痛药物。给药方法影响缓解疼痛的效果。一些研究表明,定量定时给予药物,保持血中一定的药物浓度,产生的镇痛作用往往优于疼痛发作时给药,为此国外已有缓释剂型上市。

2. 急性肺水肿 静脉注射吗啡对于左心衰竭突发急性肺水肿而引起的呼吸困难有良好的效果。确切作用机制尚不清楚。可能是由于吗啡扩张外周血管,降低外周阻力;同时,吗啡的中枢镇静作用减轻了患者的焦虑和恐惧,使心脏的负担减轻从而使症状缓解。应该注意的是应与支气管哮喘急性发作相鉴别,因后者为该类药物的禁忌证。

3. 咳嗽 阿片类药物有强大的镇咳作用,用于镇咳时所用剂量小于镇痛。但由于目前已有许多新型镇咳药物,阿片类药物已经较少用于镇咳。

4. 腹泻 阿片类药物可用于各种类型的腹泻。如腹泻由感染引起,则应联合使用有效控制感染的药物。此外,由于目前已有特异性作用于胃肠道的止泻药物,又无中枢作用及阿片的其他副作用,故本类药物已少用。

5. 复合麻醉 由于阿片类药物的镇静、止痛和抗焦虑作用,常作手术前用药。有时也在术中配合其他麻醉药物,以提高麻醉效果。为了降低某些高危手术（如冠状动脉搭桥术等）造成心血管抑制的危险性,有时会以大剂量阿片类药物为主进行麻醉 [（1～3）mg/kg 吗啡,（0.02～

0.075)mg/kg 芬太尼],但此时必须使用呼吸机辅助,预防呼吸抑制所造成的后果。由于阿片类药物能直接作用于脊髓,因此可以将其注入蛛网膜下腔或硬脊膜外腔进行局部麻醉。采用这种方法的优点是吗啡仅发挥止痛作用,而并不影响运动、自主神经功能以及痛觉之外的其他感觉。缺点是也会发生呼吸抑制,可用纳洛酮拮抗。近年来,由于其副作用较少,吗啡硬脊膜外腔局部麻醉越来越多地被采用。

【不良反应与注意事项】　阿片类药物的直接毒性和不良反应主要来自其本身的一些药理作用,如呼吸抑制、恶心、呕吐以及便秘等。最值得注意的是其耐受性及依赖性。

1. 耐受性与依赖性　多次反复使用阿片类药物会产生耐受性,其机制可能是长期激动阿片受体,导致细胞内 Ca^{2+} 升高(急性给药通常使细胞内 Ca^{2+} 降低)、受体与 G 蛋白的相互作用方式发生改变以及细胞内 cAMP 升高。由于细胞对阿片受体的内吞作用增强,并且受体的生成速度降低,或受体虽然数量没有明显变化,但其敏感性降低,出现所谓脱敏伴有依赖现象。

阿片类药物的依赖有其自身的特点。突出表现为耐受性、相对特异地反映生理依赖(physical dependent)的戒断综合征以及十分严重的精神依赖症状。不同的阿片类药物,戒断症状出现的可能性及症状的严重程度也有所不同。强激动剂依赖者的戒断症状和体征较弱激动剂依赖者更为明显。同样,完全激动剂导致依赖性的可能性明显高于部分激动剂,而且一旦形成依赖性,其戒断症状也相当严重。

阿片类药物耐受性的形成与用药剂量、给药间隔以及用药时程等因素都有密切的关系。大剂量短间隔连续给药方法会使所用的阿片类药物产生耐受性;小剂量长间隔给药产生耐受性的速度缓慢。一般的阿片类药物按常规剂量间隔使用,往往在 2～3 周之后才会产生明显的耐受性。严重的耐受能使患者用药的剂量提高数倍乃至数十倍。

阿片类药物之间存在交叉耐受性,即对某种阿片类药物产生耐受性之后,对其他的多种阿片类药物也产生耐受性。而且交叉耐受性表现在所有的药理作用中,即不仅镇痛作用下降,而且致欣快作用、呼吸抑制、镇静作用等均减弱。

部分激动剂也会产生耐受性,但其程度较完全激动剂轻,而且一般不与完全激动剂的耐受性发生交叉。一般拮抗剂并不产生耐受现象。

重复给予 μ 受体激动剂,在导致耐受性的同时,会产生身体依赖。此时如果停止给药,就会产生一系列戒断症状,包括兴奋、失眠、流泪、流涕、出汗、震颤、呕吐、腹泻,甚至虚脱、意识丧失等,给药后上述症状立即消失。症状的多少和严重程度与药物依赖的程度相关。戒断症状出现的时间及其持续的长短与药物的种类及其生物 $t_{1/2}$ 有关。以吗啡为例,其戒断症状往往出现于上次给药后的 6～10 小时左右,36～48 小时达到高峰,随后即逐渐减弱,5 天左右大部分症状消失,但也有迁延数月者。美沙酮则需数日后才达到戒断症状的高峰,而戒断症状消退则需 2 周以上,但其症状明显低于其他阿片类药物。因此常用美沙酮作为辅助性戒除阿片成瘾的药物。一旦戒断症状消失,对药物的耐受性也随之消失。值得重视的是,尽管戒断症状已经消失,但成瘾者对药物的精神依赖仍然会持续数月之久。

给予成瘾者纳洛酮或其他拮抗剂,可在注射后 3 分钟内诱导出典型的戒断症状,这些症状10～20 分钟之内达到高峰,1 小时左右消失。这样诱导产生的戒断症状往往十分严重。

部分激动剂同样可以造成身体依赖,但其戒断症状与激动剂有所不同,常包括焦虑、食欲缺乏、体重减轻、心律失常、体温升高以及腹部绞痛等。

由于阿片类药物能产生欣快感等精神方面的作用以及成瘾性,因而使其成瘾者产生不择手段的觅药行为,对社会及其家庭危害极大,故本类药物的生产、销售及使用必须遵守国家的有关法律、法规,严格进行管理。

2. 阿片类药物中毒及其治疗　阿片过量中毒的诊断难易不同。例如已知患者吸毒,或在其身体上发现大量注射痕迹,结合临床症状,如呼吸抑制和针尖样瞳孔等,就很容易诊断。但如果

Notes

面对一个病史不清的昏迷患者,其诊断就非常困难。静脉注射 0.2 ~ 0.4mg 纳洛酮(naloxone)能使阿片过量的昏迷患者清醒,但对其他中枢神经系统疾病造成的昏迷无效。明确诊断的阿片过量中毒亦使用纳洛酮进行治疗,常用 0.4 ~ 0.8mg 静脉注射,必要时可重复一次,同时应及时采用各种对症治疗,尤其是针对呼吸抑制的各种治疗措施。

二、常用阿片类镇痛药

阿片类药物是目前已知最有效的镇痛药物,但由于易产生耐受性和成瘾性,使其临床应用受到很大限制。百余年来,药理学家一直致力于寻找不产生耐受性和成瘾性的镇痛药物。临床常用的阿片类药物根据其镇痛效力、结构特点以及对受体产生的作用进行分类。

(一)强效激动药

1. 菲类化合物 属于菲类化合物的强效激动剂包括吗啡(morphine)、氢化吗啡(hydromorphine)等。有关此类药物在上文已经作了详细的介绍。另一个属于此类的强效激动剂是海洛因(heroin),但一般临床上很少使用它来治疗疼痛。事实上,海洛因是一种常见的被滥用的成瘾性药物。

2. 二苯甲烷类药物 此类药物的代表是美沙酮(methadone)。美沙酮的药效学特点与吗啡非常相似,其镇痛强度和效果与吗啡几乎相同,但其作用时间较吗啡长。美沙酮可以口服,且耐受性和依赖性的发生较吗啡更为缓慢。而且,对美沙酮成瘾的患者突然停药所产生的戒断症状明显轻于吗啡,但持续的时间较长,因此美沙酮可以作为吗啡或海洛因的替代品,用来进行戒毒治疗。对海洛因成瘾的患者进行戒毒治疗时,可给予小剂量的美沙酮(5 ~ 10mg,每日 2 ~ 3 次口服)2 ~ 3 天,随即停用美沙酮,虽然患者仍然有一定程度的戒断症状,但远比海洛因的戒断症状轻,一般能够耐受。

3. 苯基哌啶类药物 此类药物的代表是哌替啶(pethidine)和芬太尼(fentanyl)。哌替啶有明显的抗 M 胆碱受体作用,因此,心动过速的患者不宜应用,同时文献报道哌替啶有负性肌力作用。此外,大剂量使用哌替啶产生的代谢产物去甲哌替啶有中枢兴奋作用,可能导致惊厥或癫痫发作,临床应用时须引起注意。

(二)中等强度的激动药

可待因(codeine)属菲类化合物,镇痛效果低于吗啡。常常将它作为镇咳药使用,与阿司匹林等非甾体类镇痛抗炎药物配伍,制成复方制剂使用。

其他属于二苯甲烷类的 propoxyphene(美沙酮的类似物)、属于苯基哌啶类的地芬诺酯(diphenoxylate)及其代谢产物地芬诺辛(difenoxin)等都是中等程度的阿片受体激动剂。但前者由于作用强度低,而且毒副作用较多,故在国外已很少使用,国内尚无此种药物。

地芬诺酯可直接作用于肠平滑肌,并抑制肠黏膜感受器,消除局部黏膜的蠕动反射,从而抑制肠的节段性收缩,使肠内容物的通过减慢,有利于肠内水分的重吸收。但大剂量服用也可能产生类似吗啡的欣快感,长期应用可成瘾。常与阿托品联合用药,一方面可以增强其抗腹泻作用,同时可以延缓其产生耐受性和成瘾性。

(三)混合性激动药——拮抗药和部分激动药

1. 纳布啡(nalbuphine) 本品属菲类化合物,是 μ 受体的拮抗剂、κ 受体的强激动剂。化学结构与烯丙吗啡相似。其成瘾性较低,精神症状较轻,产生呼吸抑制作用的可能性也较小。但一旦产生呼吸抑制作用,拮抗剂纳洛酮的作用并不显著。

2. 喷他佐辛(pentazocine,镇痛新) 本品是苯并吗啡烷类衍生物,其哌啶环上的 N-甲基被异戊烯基团取代,是 κ 受体和 σ 受体的激动剂,又是 μ 受体的部分激动剂。因此,本药能减弱吗啡的镇痛作用,而且对吗啡成瘾的患者,可促进戒断症状的产生。但它对吗啡抑制呼吸的作用无明显拮抗作用。按等效剂量计算,它的镇痛效力为吗啡的 1/3,即皮下或肌内注射 30mg 的

Notes

镇痛效果与吗啡10mg相当。其呼吸抑制作用低于吗啡,大约是吗啡的1/2,而且加大剂量并不按比例增加其呼吸抑制作用。大剂量60~90mg产生的精神症状,可用大剂量的纳洛酮拮抗。本药可减慢胃排空,延长肠内容物在肠道中的滞留时间。但对胆道括约肌的兴奋作用较弱,胆道内压力上升不明显。对心血管系统的作用与吗啡不同,大剂量不仅不会降低血压,反而加快心率,升高血压。冠心病患者静脉注射本药能提高平均主动脉压、左室舒张末压以及平均肺动脉压,因而增加心脏做功。上述心血管作用可能是因为本药能提高血浆中去甲肾上腺素水平所致。由于本药对μ受体有一定的拮抗作用,因而成瘾性很小,已列入非麻醉药品,目前临床应用广泛。但据文献报道,长期服用本药亦有成瘾性,故不可滥用。

喷他佐辛适用于各种慢性疼痛,口服及注射给药均吸收良好,肌内注射后15分钟到1小时达血药浓度峰值,$t_{1/2}$约2小时。口服后在肝中的首过消除显著,进入体循环的喷他佐辛不到20%,故口服后需1~3小时达血药浓度峰值,作用可持续5小时以上。喷他佐辛用药效果的个体差异较大,这可能与本药在肝内代谢速率的个体差异有关。

喷他佐辛的主要不良反应有:困倦、眩晕、恶心、出汗。剂量增大能引起呼吸抑制、血压升高、心率加快,有时可引起焦虑、噩梦、幻觉等。纳洛酮能对抗其呼吸抑制的毒性。

(四) 阿片受体阻断药

纳洛酮(naloxone)和纳曲酮(naltrexone)都是阿片受体的完全拮抗剂。其化学结构与吗啡很相似,只是其6位-OH基被羰基取代,而且叔氮上的甲基分别被较大的烯丙基(纳洛酮)或环丙异丁烷基(纳曲酮)取代。纳洛酮对四种阿片受体亚型均有拮抗作用,对μ受体的亲和力最高,对其他受体的亲和力则较低。

单独使用一定剂量的纳洛酮或纳曲酮无明显的药理作用,但对使用吗啡的患者,可以在1~2分钟消除几乎吗啡所有的药理作用。对吗啡过量中毒的患者,拮抗剂可以有效地消除诸如呼吸抑制、意识模糊、瞳孔缩小、肠蠕动减弱等中毒症状。对成瘾的患者,尽管其在服用了阿片类药物后可表现正常,但给予拮抗剂后可以迅速诱导出戒断症状。这种作用可以用来确定特定的个体是否对阿片成瘾。对拮抗剂不产生耐受性和成瘾性。

纳洛酮口服无效,注射给药后药效维持时间较短,约1~4小时。主要通过肝脏的葡萄糖苷化而失活。纳曲酮口服吸收良好,但大部分在经肝脏首过消除而失效。其作用时间较长,$t_{1/2}$为10小时左右,口服100mg纳曲酮可以在48小时内有效地对抗海洛因的作用。

纳洛酮主要用于治疗阿片类药物过量中毒。但使用时应注意,纳洛酮的作用时间很短,可能用药后很快对抗了阿片类的中毒症状,患者从昏迷中清醒,但如未及时补充维持剂量,可能1~2小时之后患者再度陷入昏迷。一般纳洛酮的剂量是0.1~0.4mg静脉注射,必要时可重复给药。

近年来的一些结果表明纳洛酮可能对休克的治疗有一定的意义。在失血性休克、细菌内毒素性休克和脊髓损伤性休克的实验动物中,给予纳洛酮都能使血压升高,并提高生存率。其作用机制尚不清楚,但有人发现实验动物血中的阿片肽含量提高。纳洛酮也试用于脑血管疾病,以改善区域性缺血。

三、其他镇痛药

曲　马　朵

曲马朵(tramadol)为中枢性镇痛药,镇痛效力与喷他佐辛相当,镇咳效力为可待因的1/2,呼吸抑制作用弱,对胃肠道无影响,亦无明显的心血管作用。镇痛作用机制尚未明了,本药的代谢物O-去甲基曲马朵对阿片μ受体的亲和力比原形药高200倍,但其镇痛效应不被纳洛酮完全拮抗,提示其镇痛作用可能有其他机制参与。现认为,本品有较弱的μ受体激动作用,并能抑制

Notes

NA 和 5-HT 再摄取。本品适用于中度以上的急、慢性疼痛,如手术、创伤、分娩及晚期肿瘤疼痛等。不良反应和其他镇痛药相似,偶有多汗、头晕、恶心、呕吐、口干、疲劳等。静脉注射过快可有颜面潮红、一过性心动过速。长期应用也可成瘾。抗癫痫药卡马西平可降低曲马朵血药浓度,减弱其镇痛作用。地西泮可增强其镇痛作用,合用时应调整剂量。

布 桂 嗪

布桂嗪(bucinnazine,强痛定,fortanodyn),其镇痛效力约为吗啡的 1/3。口服 10~30 分钟后或皮下注射 10 分钟后起效,持续 3~6 小时。呼吸抑制和胃肠道作用较轻。临床多用于偏头痛、三叉神经痛、炎症性及外伤性疼痛、关节痛、痛经及晚期癌痛。偶有恶心、头晕、困倦等神经系统反应,停药后即消失。有一定的成瘾性。

延胡索乙素及罗通定

延胡索乙素(消旋四氢巴马汀 tetrahydropalmatine)为中药延胡所含生物碱,有效部分为左旋体,即罗通定(rotundine)。本类药物有镇静、安定、镇痛和中枢性肌肉松弛作用。镇痛作用较哌替啶弱,但较解热镇痛药作用强。镇痛作用与脑内阿片受体及前列腺素无关,无明显成瘾性。罗通定口服后,10~30 分钟起效,维持 2~5 小时。对慢性持续性钝痛效果较好,对创伤或手术后疼痛或晚期癌症的止痛效果较差。可用于治疗胃肠及肝胆系统等引起的钝痛、一般性头痛以及脑震荡后头痛,也可用于痛经及分娩止痛。本类药物对产程及胎儿均无不良影响。

推荐阅读文献

1. Lin AP., Ko MC. The therapeutic potential of nociceptin/orphanin FQ receptor agonists as analgesics without abuse liability. *ACS Chem Neurosci*. 2013;20;4(2):214.
2. Nagi K., Pineyro G. Kir3 channel signaling complexes;focus on opioid receptor signanling. *Front Cell Neurosci*. 2014;8:186.
3. Pasternak GW. Opiate pharmacology and relief of pain. *J Clin Oncol*. 2014;32(16):1655
4. Pasternak GW, Pan YX. Mu opioids and their receptors:evolution of a concept. *Pharmacol Rev*. 2013;65(4):1257

(张德昌)

第十六章 解热镇痛抗炎药

解热镇痛抗炎药具有解热、镇痛和抗炎作用。基于抗炎作用，为区别于肾上腺皮质激素及其衍生物，称其为非甾体类抗炎药（non-steroidal anti-inflammatory drugs，以下简称 NSAIDs）。虽然他们的化学结构不同，却有相同的作用和类似的不良反应。研究认为，此类药物的主要作用机制是抑制花生四烯酸环氧酶，从而抑制二十碳烯酸衍生物的合成。

早在几个世纪前，欧洲一些国家的人们就使用柳树皮治疗发热性疾病。1829 年 Lerous 从柳树皮中提取出一种有效的糖苷类物质，并证实其具有解热作用。这种糖苷水解生成葡萄糖和水杨醇，后者无论通过体内代谢还是化学处理，都能转化为水杨酸。1875 年水杨酸钠首次被用于治疗风湿病，并很快发现了其对痛风的治疗作用。随后，Hoffman 合成了乙酰水杨酸钠，并于 1899 年以阿司匹林的名称用于临床。后来又发现了一些与阿司匹林有类似作用的药物。20 世纪 60 年代以来，各种 NSAIDs 被广泛应用于治疗各种原因导致的发热、疼痛和炎症。但出于增加药物疗效以及减少药物副作用的目的，新型的 NSAIDs 的研发始终未曾停止。

由于炎症与免疫，炎症与肿瘤等机制研究的重要进展，药理学家发现了一些新抗炎药物作用靶标，例如 cAMP 磷酸二酯酶，多种与炎症相关的细胞因子等。其中肿瘤坏死因子（tumor necrosis factor-α）的抗体等已经在临床上用于治疗多种与之相关的慢性炎性疾病。

痛风是一种尿酸代谢异常导致的常见病。NSAIDs 减轻痛风造成的疼痛和炎症。同时本章也将介绍影响尿酸代谢及其排泄的治疗痛风的药物。

第一节 解热镇痛抗炎药分类及其作用机制

一、药 物 分 类

根据化学结构（图 16-1）可将解热镇痛抗炎药分为如下几类：

1. 水杨酸类 阿司匹林（aspirin，乙酰水杨酸，acetylsalicylic acid）、水杨酸钠（sodium salicylate）、三水杨酸胆碱镁（choline magnesium trisalicylate）、双水杨酸酯（salsalate）、二氟苯尼酸（diflunisal）、柳氮磺吡啶（sulfasalazine）、偶氮水杨酸（olsalazine）。

2. 苯胺类 对乙酰氨基酚（acetaminophen）。

3. 吲哚类和茚乙酸类 吲哚美辛（indomethacin）、舒林酸（sulindac）、依托度酸（etodolac）。

4. 杂环芳基乙酸类 托美汀（tolmetin）、双氯酚酸（diclofenac）等。

5. 芳基丙酸类 布洛芬（ibuprofen）、萘普生（naproxen）、氟吡洛芬（flurbiprofen）、酮基布洛芬（ketoprofen）、非诺洛芬（fenoprofen）等。

6. 灭酸类 甲灭酸（mefenamic acid）、甲氯灭酸（meclofenamic acid）。

7. 烯醇酸和其他类（enolicacids） 吡罗昔康（piroxicam）、氧昔康（oxicams）、替诺昔康（tenoxicam）、萘丁美酮（nabumetone）。

二、作 用 机 制

尽管阿司匹林在临床已使用 100 多年，但其作用机制尚不完全清楚。1971 年 Vane 及其助

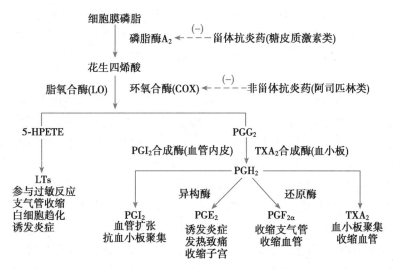

图 16-1 常用 NSAIDs 的化学结构

手以及 Smith 和 Willis 等证明阿司匹林抑制产生前列腺素的环氧酶;此后的大量研究表明, NSAIDs 能抑制所有细胞产生和释放前列腺素。因此认为,抑制前列腺素合成是 NSAIDs 的主要作用机制(图 16-2)。

图 16-2 花生四烯酸代谢途径、主要代谢物的生物活性及药物作用环节

5-HPETE:5-过氧化氢廿碳四烯酸;LTs:白三烯类;PGG$_2$:前列腺素 G$_2$;PGI$_2$:前列腺素 I$_2$;TXA$_2$:血酸素 A$_2$;PGE$_2$:前列腺素 E$_2$;PGF$_{2\alpha}$:前列腺素 F$_{2\alpha}$

花生四烯酸环氧酶(cyclooxygenase)有两种同工酶,即环氧酶-1(cyclooxygenase-1,COX-1)和环氧酶-2(cyclooxygenase-2,COX-2)。COX-1 存在于血管、肾脏和胃,具有生理保护作用,如维持胃肠道黏膜的完整性,调节肾血流量和血小板功能;COX-2 又称诱导型环氧酶。炎症时,细胞因子和其他炎症介质诱导激活炎症部位的 COX-2,由此产生 PGG$_2$/PGH$_2$,随后的代谢取决于其所在组织细胞的种类及相关代谢酶的活性。花生四烯酸还可通过 12-脂氧合酶生成 12-羟过氧化二十碳四烯酸(12-hydroperoxyeicosatetraenoic acid,12-HPETE)和 12-羟基二十碳四烯酸(12-hydroxyeicosatetraenoic acid,12-HETE);或者通过 5-脂氧合酶生成各种白三烯。NSAIDs 抑制

Notes

环氧酶,但不抑制5-脂氧合酶和12-脂氧合酶,因此只能阻断前列腺素的生物合成,而不阻断后两种代谢通路。

与其他 NSAIDs 不同,阿司匹林使 COX-1 分子的一个丝氨酸残基(serine530)不可逆地乙酰化,从而阻止花生四烯酸与 COX-1 的活性部位结合,阻断前列腺素的合成。由于阿司匹林对 COX-1 的乙酰化不可逆,所以需有新表达的 COX-1 才能重新合成前列腺素。因此阿司匹林在各组织的有效作用时间与该组织的 COX-1 更新速率有关。由于血小板无法自身更新 COX-1,因此其对阿司匹林的不可逆抑制作用最为敏感。一次给予阿司匹林40mg 即可长时间抑制血小板的功能(8~11 天)。阿司匹林在肝脏代谢,脱去乙酰基生成水杨酸盐。虽然水杨酸盐仍可抑制环氧酶,但不能使 COX 乙酰化,因此阿司匹林抑制血小板作用的强弱与肝脏脱乙酰化的能力有关。阿司匹林使 COX-2 的一个丝氨酸残基(serine516)不可逆地乙酰化,COX-2 不再催化合成前列腺素的前体,转而催化花生四烯酸生成 15-羟二十碳四烯酸(15-hydroxyeicosatetraenoic acid, 15-HETE)。

其他 NSAIDs 均是 COX 的可逆竞争性抑制剂,对 COX-1 和 COX-2 的选择性不高。因此,在治疗作用之外,常有阿司匹林类药物的致溃疡作用。近年来,药理学家努力寻找更特异的COX-2抑制剂,以减少不良反应。选择性 COX-2 抑制剂塞来昔布(celecoxib)的确可以减少药物对胃黏膜的损伤,但长期用药有可能增加心肌梗死或脑卒中的危险。因此在大多数国家都已经停止使用该药物。这说明前列腺素及其代谢产物的病理生理作用极其复杂,除了与炎症和疼痛的关系之外,对血液系统、心血管系统以及其他系统的影响亦非常重要。COX-2 抑制剂类药物临床应用的时间尚短,其临床作用及不良反应还有待于进一步观察。

由于炎症的病理过程非常复杂,抑制前列腺素的生成显然不能涵盖 NSAIDs 作用的全部抗炎机制。大量研究证明,NSAIDs 对参与炎症的血管内皮细胞的状态、白细胞黏附因子的表达、白细胞趋化因子(如补体因子 C_5a、血小板激活因子、白三烯 B_4 等)、白介素-1(IL-1)、肿瘤坏死因子(tumor necrosis factor,TNF)等,都有不同方式和程度的影响,其抗炎作用可能是上述各种作用的综合。

炎症或损伤造成的疼痛是由于局部刺激痛觉纤维以及机体对痛觉的敏感性增加所致,痛觉敏感性的增加与脊髓神经元激动性增加(中枢致敏)有关。近年来有证据表明,NSAIDs 可能通过对外周以及中枢神经元的直接作用而产生镇痛效应。NSAIDs 对炎症造成的疼痛有较好的镇痛作用。对某些手术后疼痛,NSAIDs 的镇痛作用可能优于阿片类药物。

感染时,IL-1β、IL-6、干扰素 α、干扰素 β 以及 TNF 等多种细胞因子增加,使下丘脑视前区附近细胞的 PGE_2 合成与释放增加,激动细胞表面受体,细胞内 cAMP 升高,促使下丘脑体温调定点升高,机体产热增加,散热减少,体温升高。NSAIDs 抑制前列腺素合成,使升高的体温调定点回归正常,产生解热作用,而对体温调定点正常时发生的体温变化(如剧烈运动以及炎热环境造成的体温升高)无影响。

第二节　解热镇痛抗炎药的治疗作用及其不良反应

一、治疗作用

NSAIDs 均具有解热镇痛抗炎作用,但各药的作用差异明显。例如,对乙酰氨基酚的解热和镇痛作用明显,但抗炎作用极弱。可能与药物对机体不同酶的敏感性差异有关。

NSAIDs 适用于轻、中度疼痛,对炎症引起的疼痛尤为有效;对中空脏器的疼痛效果不佳;对手术后的慢性疼痛有效。尽管其镇痛作用弱于阿片类镇痛药物,但不产生呼吸抑制、耐受性及成瘾性等中枢不良反应。

Notes

此类药物为临床常用解热药物,可使发热者体温降至正常,对正常体温无影响。

NSAIDs 亦是临床治疗肌肉和骨关节的炎症性疾病的主要药物,能减轻风湿性和类风湿关节炎等疾病的炎症和疼痛,对炎症造成的组织损伤无影响。

NSAIDs 还可用于治疗新生儿动脉导管未闭。由于痛经与子宫内膜前列腺素分泌过多有关,NSAIDs 也可用于治疗痛经。

二、不 良 反 应

NSAIDs 的不良反应发生率较高。以阿司匹林为例,很多患者因不能耐受而中断使用。目前,许多新 NSAIDs 的疗效并不优于老药,但不良反应有所减少。

1. 消化系统不良反应 胃肠道刺激和组织损害是最常见的不良反应,主要表现为消化不良、上腹不适、腹痛、腹泻、恶心、呕吐、溃疡和出血。最近的临床统计表明,长期服用 NSAIDs 的患者发生严重胃肠道毒副作用的危险比不用此药的患者高 3 倍。

胃肠道不良反应的发生主要有两种机制。

(1) 口服后药物对胃黏膜的直接刺激:NSAIDs 本身是弱酸性物质,在胃酸条件下多呈非解离状态,易穿过细胞膜进入胃黏膜细胞。细胞内液的 pH 较高,弱酸性药物呈解离型,不易跨越细胞膜,在细胞内积聚,使黏膜细胞受损。水杨酸阴离子在黏膜细胞内的浓度是胃内浓度的15~20 倍。肠黏膜细胞内外 pH 梯度较小,不易引起 NSAIDs 在细胞内积聚,因此肠黏膜细胞很少受损。阿司匹林还侵袭黏膜细胞间的紧密连接,使胃酸从这些缺损的连接处穿透黏膜而损伤毛细血管和细静脉。

(2) 抑制 COX-1,引起胃黏膜损伤:胃黏膜存在的 COX-1 催化 PGE_2 形成,后者可减少胃酸分泌、促进胃黏液分泌、增加胃黏膜血管的血流量,起到保护黏膜的作用。NSAIDs 抑制前列腺素合成,因此对胃黏膜有损伤作用。

2. 神经系统不良反应 大多数 NSAIDs 可产生神经系统不良反应。其发生率因药而异,阿司匹林不超过 5%,吲哚美辛可达 10%~25%。常见症状有头痛、头晕、耳鸣、耳聋、弱视、嗜睡、失眠、感觉异常、麻木等,偶见多动、兴奋、肌阵挛、震颤、共济失调、帕金森步态、幻觉等。中毒时可出现谵妄、惊厥、木僵、昏迷、反射消失等症状。

3. 泌尿系统不良反应 前列腺素对正常肾脏的血管扩张作用很小,但充血性心力衰竭、肝硬化、慢性肾脏疾病以及某些低血容量性疾病患者,对前列腺素的血管扩张作用和肾上腺素的血管收缩作用较正常人敏感。此时,NSAIDs 容易影响肾脏的血液灌流。前列腺素可减轻 Cl^- 潴留,减弱抗利尿激素的作用,表现一定的利尿排钠作用,NSAIDs 抑制前列腺素生成,可能造成一定程度的水肿。此外,NSAIDs 促进 K^+ 重吸收,减少肾素分泌,可能造成高血钾。

尽管长期使用单一 NSAIDs 产生严重肾脏损伤的病例不多见,但滥用复方药物能产生严重的肾脏不良反应,包括肾乳头坏死、坏死性间质性肾炎等。这些不良反应往往在隐匿中加重,开始多影响肾小管功能和肾脏的浓缩功能,若未及时发现并停止使用 NSAIDs,则可能造成永久性的肾脏损伤。

非诺洛芬的肾毒性较高,其病变可从轻度肾小球肾炎到特征性间质性肾炎、多发性病灶,以至肾乳头坏死和肾衰竭,服用量在 30g/d 以上时可导致急性肾脏衰竭。此外,还有非诺洛芬引起膀胱炎和排尿困难的报告。吲哚美辛、布洛芬、萘普生、保泰松、吡罗昔康等也有肾毒性的报告。

4. 血液系统不良反应 NSAIDs 可引起多种血液系统损害,包括各种血细胞减少和凝血系统障碍,其发生率因药而异。粒细胞减少和再生障碍性贫血是较常见的血液系统毒性,甲氟芬那酸可引起血红蛋白和红细胞比积下降,阿司匹林可引起血红蛋白减少;萘普生可引起溶血性贫血。

Notes

也有报告血小板减少和过敏性血小板减少性紫癜。较大剂量的水杨酸类药物抑制血小板聚集、降低血小板黏附力、延长血小板存活时间和出血时间。阿司匹林或水杨酸钠用量过大可引起低凝血酶原血症。治疗剂量的阿司匹林以及其他水杨酸制剂引起严重出血者罕见，但如并存血管损伤病灶时可引起致死性出血。脑出血、肝损伤、低凝血酶原血症、维生素 K 缺乏和手术前的患者应慎用阿司匹林等水杨酸类药物；与抗凝血药合用时后者应减量。

第三节   常用的解热镇痛抗炎药

一、水杨酸类药物

水杨酸是最早被发现的药物，由于其刺激性大，患者很难耐受，因此只能外用。其衍生物分为两类：①在其羧基上发生取代，生成水杨酰酯（esters of salicylic acid）；②羧基不变，羟基与其他有机酸形成水杨酸酯。如阿司匹林（aspirin，acetyl salicylic acid，乙酰水杨酸）。此外，还包括一些水杨酸类药物。

水杨酸类药物的主要活性来自其水杨酸基团，羟基与羧基的邻位结构对其活性非常关键。改变水杨酸分子的羟基或羧基可改变其作用强度或毒性。

【药理作用】 水杨酸类药物的药理作用复杂。

1. 镇痛 水杨酸类药物适用于轻、中度疼痛，对内脏病变导致的疼痛无效。此类药物是应用最广泛的镇痛药物，长期使用不产生耐受性和依赖性，其他不良反应也较阿片类药物少。阿司匹林的镇痛作用主要在外周，但不排除与某些中枢作用有关。

2. 解热 阿司匹林能迅速使发热者体温降至正常。中等剂量的阿司匹林在降温的同时，使机体的耗氧量和代谢水平升高，中毒剂量的阿司匹林会造成发热者大汗乃至脱水。

3. 对风湿病、炎症、免疫以及胶原代谢的影响 水杨酸类药物从发现至今，一直作为抗风湿病的主要药物。尽管能有效控制风湿病的症状，但其对风湿病造成的组织（包括心脏和其他组织）损伤并无影响。目前认为，除抑制前列腺素合成之外，水杨酸类可能还有其他作用机制。

近年来特别重视免疫机制与风湿病的关系。发现水杨酸类对一些抗原-抗体反应有抑制作用。其中包括抗体的生成过程、抗原-抗体的结合、抗原诱导的组胺释放。同时发现它能非特异性地抑制免疫反应发生时的血管通透性增加。但这些作用所需的水杨酸浓度很高，因此不能确定其是否能反映水杨酸类的抗风湿病机制。

近年来的研究发现，水杨酸类药物能影响结缔组织的代谢。黏多糖可防止感染和炎症的扩散。水杨酸对黏多糖的合成、代谢以及其在结缔组织基质中的构成等都有影响，可能通过这些机制发挥抗炎作用。

【体内过程】 口服水杨酸类药物吸收迅速，少部分在胃、大部分在小肠上部吸收。单次口服 30 分钟即可达到有效的血药浓度，2 小时达到血药浓度高峰，以后逐渐降低。吸收速率受多种因素的影响，主要有药物的溶解速度、胃黏膜表面的 pH，胃排空时间等。水杨酸类药物以非解离的形式经被动转运吸收，胃中的 pH 对吸收有很大影响。水杨酸类药物吸收的差别不大，食物能延缓药物的吸收。直肠给药较之口服吸收慢且不完全。水杨酸能迅速经完整的皮肤吸收，尤其是油膏的吸收更好。经皮肤给药可达到中毒水平的血药浓度。

水杨酸类药物吸收后分布到机体的所有组织和几乎所有的细胞间液。其分布主要依赖各组织的 pH 进行被动扩散。水杨酸也能被一种低亲和力可饱和的主动转运体系从脑脊液中排出。本类药物能通过胎盘屏障。

常用剂量的阿司匹林在正常人的分布容积大约为 170ml/kg。大剂量治疗时，由于血浆中的

Notes

结合蛋白饱和,分布容积升高至 500ml/kg。阿司匹林在吸收过程中和被组织吸收后,很快被黏膜、红细胞、肝细胞以及血浆中的水解酶水解,生成水杨酸,并以水杨酸盐的形式迅速分布到全身各处。因此血浆中阿司匹林本身的半衰期短,浓度低。

服用临床常用剂量的水杨酸类药物后,大约 80% ~ 90% 的水杨酸盐与血浆蛋白,尤其是白蛋白结合。血浆药物浓度升高时,结合的比例可能降低。血浆白蛋白浓度降低时,游离的药物浓度增加,见于类风湿关节炎。此外,与阿司匹林竞争血浆蛋白结合位点的物质很多,包括甲状腺激素、青霉素、苯妥英钠、尿酸、其他种类的 NSAIDs 等。

水杨酸类的生物转化可发生在许多组织,但主要在肝脏网状内皮细胞的线粒体中进行。其主要代谢产物有甘氨酸结合的水杨酰尿酸、酚基葡萄糖醛酸结合物和其他酰基葡萄糖醛酸结合物。此外有少量龙胆酸和龙胆尿酸(图 16-3)。

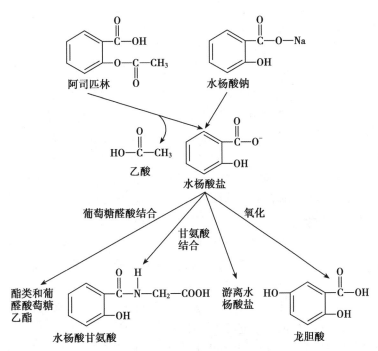

图 16-3 水杨酸类药物的生物代谢

水杨酸类药物的代谢产物主要以水杨酰尿酸、甘氨酸结合水杨酸、葡萄糖醛酸结合的水杨酸从尿排出,也有一部分以水杨酸盐的形式排出。尿液碱化时,以水杨酸形式排出的比例增加;尿液酸化时,以水杨酸形式排出的药物减少。

阿司匹林在血浆中的 $t_{1/2}$ 很短,大约 15 分钟。小剂量水杨酸盐在血浆中的 $t_{1/2}$ 大约为 2 ~ 3 小时。大剂量服用阿司匹林后水杨酸血浆 $t_{1/2}$ 可达 15 ~ 30 小时,少量增加药物剂量与其造成的血浆水杨酸浓度增加之间往往不成比例,这是因为肝脏对水杨酸的代谢能力有限。口服小剂量阿司匹林(1g 以下)时水解生成的水杨酸盐较少,按一级动力学消除,半衰期短;大剂量口服阿司匹林(>1g)后,产生大量水杨酸,则以零级动力学消除,半衰期显著延长,再增加剂量,血浆水杨酸浓度急剧升高。

血浆水杨酸类药物浓度与其疗效和毒性有密切关系。肾脏疾病造成的肾小球滤过降低、肾小管分泌减少、尿液酸化等都可能使其排出减少,血药浓度升高。

【临床应用】 临床最常用的水杨酸类药物是水杨酸钠(sodium salicylate)和阿司匹林,其他药物根据疾病及症状选用。

1. 发热 解热是此类药物的常见用途,但应充分考虑解热的必要性之后方可使用。通常口服,婴幼儿可考虑直肠给药。水杨酸钠成人解热剂量为 325 ~ 650mg,每 4 小时一次。儿童每日

Notes

(50～75)mg/kg,分成4～6次给予,每日总剂量不超过3.6g。

2. **疼痛**　镇痛剂量与解热剂量相同。一般轻、中度的头痛、关节痛、肌肉痛等均可使用。

3. **风湿及类风湿关节炎**　水杨酸类药物是治疗类风湿关节炎的首选药物。但由于不良反应,尤其是胃肠道反应,使其应用受到限制。剂量一般为每日4～6g。大多数类风湿关节炎患者能在使用水杨酸类或其他 NSAIDs 后获得较好的疗效。但有些病例需要使用"二线药物"进行治疗,包括金制剂、氯喹、青霉胺、肾上腺皮质激素或免疫抑制剂等。

4. **防止血栓形成**　由于阿司匹林能抑制血小板聚集而起到抗凝作用,近年来临床使用小剂量阿司匹林预防心肌梗死和深静脉栓塞等疾病。此种用途的剂量尚不确定,一般在(40～325)mg/d;剂量过大可能抑制血管内皮细胞 PGI_2 的生成,促进血栓形成。

5. **防止妊娠高血压**　有妊娠高血压倾向的孕妇每日口服60～100mg 阿司匹林,可以减少血栓素 TXA_2 的生成,减少高血压的发生。

6. **局部应用**　5-氨基水杨酸是治疗炎性肠道疾病的药物。但此药口服不能吸收,需经直肠给药。

【**不良反应**】

1. **胃肠道作用**　胃肠道反应最常见。口服可直接刺激胃黏膜,引起上腹不适、恶心、呕吐,水杨酸钠尤易发生。大剂量长期服用(如抗风湿治疗)可引起胃溃疡或胃出血。水杨酸类引起的胃出血有时是无痛性的,不易察觉。研究表明,每日口服阿司匹林4～5g,可导致每日从粪便中失血3～8ml。

2. **免疫系统作用**　少数患者可出现荨麻疹、血管神经性水肿、过敏性休克等过敏反应。某些哮喘患者服用阿司匹林或其他解热镇痛药后可诱发哮喘,称为"阿司匹林哮喘"。其发病机制尚未明确,可能与白三烯类物质合成增加有关。故哮喘、鼻息肉等患者禁用阿司匹林。

3. **神经系统作用**　大剂量水杨酸类药物对中枢神经系统有毒性作用。一般是先兴奋(甚至发生惊厥)后抑制。早期表现为头痛、眩晕、恶心、呕吐、耳鸣、听力减退等,总称为水杨酸反应。严重者可出现过度换气、酸碱平衡失调,甚至精神紊乱乃至昏迷。

4. **呼吸系统作用**　水杨酸可直接刺激呼吸中枢,导致明显的过度通气,呼吸深度和频率都增加,患者每分通气量明显增加,可引起呼吸性碱中毒。

5. **心血管系统作用**　使用大剂量水杨酸钠或阿司匹林治疗风湿热时,由于心排血量增加,循环血量可增加20%,对于心肌炎患者可能造成充血性心力衰竭或肺水肿,长期使用水杨酸类药物的老年患者危险性更高。

6. **肝肾作用**　大剂量应用水杨酸类药物治疗的风湿病患者中,大约有5%左右会出现与转氨酶活性升高等肝损伤表现。另外使用水杨酸类药物治疗儿童水痘病毒感染或其他病毒(包括流感病毒)感染时,可能发生表现为严重肝损伤和脑病的 Reye 综合征。尽管水杨酸与 Reye 综合征的关系尚不清楚,但流行病学证据表明两者有相关性。因此,儿童和青春期水痘和流感病毒感染是水杨酸类药物的禁忌证。

二、苯　胺　类

对乙酰氨基酚(acetaminophen,醋氨酚,扑热息痛)、非那西丁(phenacetin)均为苯胺衍生物。后者因毒性大,不单独应用。该类药物具有良好的解热镇痛作用,但抗炎作用弱,毒副作用少,较易耐受,应用广泛。常与其他药物组成复方非处方药。

【**药理作用**】　此类药物的解热镇痛作用与阿司匹林相似,但抗炎作用弱。可能是因为对乙酰氨基酚是环氧酶的弱抑制剂,且对中性粒细胞的激活无抑制作用。单次或反复使用此类药物对心血管系统和呼吸无影响,对胃肠道无刺激。

【**体内过程**】　口服对乙酰氨基酚和非那西丁几乎完全在胃肠道吸收,30～60分钟血药浓度达高峰,在各种体液中均匀分布。药物与血浆蛋白结合的比率不固定。服用治疗剂量的药物,90% ~100% 于第一天随尿排出。80% 的非那西丁在肝内迅速去乙基,成为对乙酰氨基酚,其余部分去乙酰基,成为对氨基苯乙醚。对乙酰氨基酚 60% 与葡萄糖醛酸结合,35% 与硫酸结合失活后经肾排泄。极少部分对乙酰氨基酚进一步经细胞色素 P450 代谢为对肝有毒性的羟化物。治疗剂量时,药物与肝脏谷胱甘肽的巯基反应,不产生明显的毒性;大剂量服用后,毒性代谢产物可耗竭肝脏的谷胱甘肽,进而与肝细胞中某些蛋白的巯基反应,造成肝细胞坏死。对氨基苯乙醚通过羟化,产生可使血红蛋白氧化为高铁血红蛋白及引起溶血的毒性代谢物。

【临床应用】 对乙酰氨基酚和非那西汀的解热镇痛作用缓和持久,强度类似阿司匹林,且毒副作用小于阿司匹林,故作为解热镇痛药优于阿司匹林。成人剂量为 325 ~1000mg,每日总剂量不超过 4g。儿童单次剂量 40 ~480mg,每日不超过 5 次,亦有按 10mg/kg 给药者。对乙酰氨基酚可单独应用,非那西丁则与其他解热镇痛药配成复方(如 APC)应用,由于其对肾脏及血红蛋白的毒性,近年来逐渐被对乙酰氨基酚取代。

【不良反应与注意事项】 治疗剂量时,对乙酰氨基酚不良反应少,偶见皮疹或其他过敏反应,严重者伴有药热。对乙酰氨基酚过量急性中毒[成人单次剂量 10 ~15g,或(150 ~250)mg/kg]可致肝坏死。此类药物长期服用可能导致药物依赖性及肾损害。

三、吲哚类和茚乙酸类

吲哚美辛是有效的治疗类风湿关节炎及相关疾病的药物,由于毒副作用多,临床上已限制其应用,后来合成的舒林酸和依托度酸是其类似物,毒副作用减少。

吲 哚 美 辛

吲哚美辛(indomethacin)是较强的 PG 合成酶抑制药,有显著的抗炎及解热作用,对炎性疼痛有明显镇痛效果。动物实验证明,吲哚美辛抗风湿性和类风湿关节炎以及痛风性关节炎作用强于阿司匹林。但其不良反应明显,在患者耐受的剂量范围内,疗效并不优于阿司匹林。吲哚美辛的镇痛作用与其中枢和外周机制均有关。

口服吸收迅速完全,空腹服药 2 小时血药浓度达峰值,食物可延迟达峰时间。抗炎作用所需的血药浓度为 1μg/ml,长期口服的稳态浓度为 0.5μg/ml。药物吸收后 90% 与血浆蛋白结合。关节滑液中的浓度在口服 5h 后可与血浆浓度相同。本品主要在肝脏代谢,代谢物从尿、胆汁、粪便排出。

由于其严重的毒性反应,该药只在特殊情况下使用,如其他药物不能解热的 Hodgkin 病,或对其他药物不能耐受或疗效不佳的病例。

临床试验表明其抗炎作用是阿司匹林的 10 ~40 倍。一般每日 3 次,每次 25mg 即可达到明显的抗炎作用,若(75 ~100)mg/d 试用 2 ~4 周仍不见效,应改用其他药物。因夜间服用较易被患者耐受,常在临睡前服用(100mg),白天服用其他易被耐受的 NSAIDs。

吲哚美辛治疗强直性脊椎炎和骨性关节炎的疗效高于阿司匹林。虽然不影响尿酸代谢,但其治疗急性痛风有较好疗效。

与其他抑制前列腺素生成的药物一样,吲哚美辛可用于治疗 Bartter's 综合征,疗效显著,但停药后很快复发。

吲哚美辛可抑制先兆流产的子宫收缩。对导管未闭的新生儿动脉,可静脉注射吲哚美辛(0.1 ~0.2)mg/kg,每 12 小时一次,注射 3 次可使 70% 的患儿动脉导管关闭,尤其对于体重 500 ~1750g 的早产儿更适用。吲哚美辛还可降低低体重新生儿颅内出血的发病率,或减少其严重程度。新生儿使用此药应注意其肾毒性,尿量降低到每小时 0.6ml/kg 以下时,应

Notes

停药。

30%～50%的患者服用治疗剂量的吲哚美辛即可出现不良反应,约20%的患者因此停药。

(1) 胃肠道反应:食欲缺乏、恶心、腹泻、腹痛、上消化道溃疡(偶见穿孔或出血);偶见急性胰腺炎。

(2) 中枢神经系统不良反应:头痛、眩晕等,偶见精神失常。

(3) 造血系统不良作用:粒细胞减少、血小板减少、再生障碍性贫血等。

(4) 过敏反应:皮疹等,严重者可发生哮喘。由于本药强烈抑制花生四烯酸环氧酶,可通过增加白三烯的生成产生类似阿司匹林哮喘的作用。

孕妇、儿童、机械操作人员、精神失常、溃疡病、癫痫、帕金森病及肾病患者禁用。

舒　林　酸

舒林酸(sulindac)的化学结构与吲哚美辛相似,是一种硫氧化合物。实验室结果表明,舒林酸的作用强度是吲哚美辛的50%,但其硫化代谢产物抑制 PG 合成的能力是药物本身的500倍。口服后胃肠道黏膜仅接触对黏膜 PG 合成抑制较弱的原药,因而胃肠道不良反应相对较少。舒林酸不改变尿中的 PG 含量,不影响肾功能,可能是由于肾脏使活性较高的硫化代谢产物转化成活性较低的硫氧化合物。但用于肾功能不良的患者时,仍应引起注意。

口服90%吸收,1 小时后原药达血浆浓度高峰,2 小时后出现高活性的硫化代谢产物。在体内除与葡萄糖醛酸结合外,还有两条代谢途径,一是被氧化成砜类化合物,二是在此基础上再被可逆地还原成硫化物,上述三种代谢产物并存于体内。药物本身的 $t_{1/2}$ 为 7 小时,活性代谢产物的 $t_{1/2}$ 则长达 18 小时。药物及其代谢产物都与血浆蛋白结合。

20%的药物以原形及结合产物、30%以砜类化合物及结合产物的形式从尿中排出,25%随粪便排出。

舒林酸主要用于类风湿关节炎、骨性关节炎、强直性脊椎炎。也可用于治疗急性痛风。400mg/d 舒林酸的抗炎疗效分别相当于 4g/d 阿司匹林、1200mg/d 布洛芬和125mg/d 吲哚美辛。剂量视患者反应而定,常用剂量为(150～200)mg/次,每日 2 次。药物与食物同服用,可减少胃肠道刺激,但干扰药物的吸收,使血药浓度下降。

不良反应低于吲哚美辛,20%的患者可见轻、中度的腹痛、恶心等胃肠道反应,10%的患者可有头痛、眩晕等神经系统症状,5%的患者有皮疹等过敏反应。少数患者可有一过性肝功能异常。

依 托 度 酸

依托度酸(etodolac)对胃黏膜细胞前列腺素合成的抑制作用较低,因此胃肠道刺激较轻。

口服后吸收迅速完全,血浆中药物90%以上与蛋白结合,在肝脏代谢。经肝肠循环,$t_{1/2}$ 延长为 7 小时。

本品单剂(200～400mg)用于手术后止痛,作用可维持 6～8 小时。亦可用于类风湿关节炎和骨性关节炎。其缓释制剂可每日 1 次使用。

胃肠道刺激比其他 NSAIDs 发生率低。皮疹和中枢神经系统副作用仅有少量报道。

四、灭　酸　类

灭酸类 NSAIDs 中常用的药物有甲灭酸(mefenamic acid)和甲氯灭酸(meclofenamic acid)。

早在 20 世纪 50 年代药理学家就发现了灭酸类药物。但由于其抗炎镇痛作用不优于其他NSAIDs,且毒副作用明显,因此不作为首选的治疗药物。临床主要用作类风湿关节炎、骨性关节炎的二线药物。孕妇和儿童不宜使用。

Notes

甲灭酸的镇痛作用与外周和中枢作用都有关。除抑制前列腺素产生,甲灭酸本身能在一定程度上对抗前列腺素的作用。

最常见的不良反应是胃肠道反应,发生率大约为25%。轻者表现为胃纳不佳,上腹部不适,严重者可发生伴有肠炎的腹泻。皮疹等过敏症状亦有报道。偶见溶血性贫血,可能与自身免疫机制有关。

有胃肠道疾病者不宜服用本品。服药中发现皮疹或腹泻应及时停药。注意检查血象,预防溶血性贫血的发生。

五、杂环芳基乙酸类

杂环芳基乙酸类NSAIDs有托美汀、双氯酚酸等。

托　美　汀

托美汀(tolmetin)有良好的抗炎作用和一定的解热镇痛作用。主要用于治疗骨性关节炎、类风湿关节炎、幼年性类风湿关节炎、强直性脊椎炎等。临床研究表明,托美汀(0.8~1.6)g/d、阿司匹林(4.0~4.5)g/d和吲哚美辛(100~150)mg/d的疗效基本相当。且这个剂量的托美汀副作用较少,较易被患者接受。

口服吸收完全迅速,20~60分钟达血浆浓度高峰。血浆$t_{1/2}$为5小时,关节液中2小时后开始出现,维持8小时。血浆中的药物几乎全部与蛋白结合。药物以原形、结合产物形式从尿中排出。

不良反应发生率在25%~40%之间,大约5%~10%因此而停药。主要是胃肠道反应,如厌食、恶心、呕吐等,胃及十二指肠溃疡等也有发生。神经系统症状类似吲哚美辛,但发生率较低,程度较轻。

双　氯　酚　酸

双氯酚酸(diclofenac)是较强的解热镇痛抗炎药物。其抑制环氧酶的活性较吲哚美辛、萘普生等强。且可通过抑制脂肪酸进入白细胞,减少细胞中花生四烯酸的浓度。

口服吸收迅速完全,2~3小时达血浆浓度高峰,与食物同服可使吸收减慢,但不减少。首过效应明显,血中药物只有总用量的50%。药物几乎全部与血浆蛋白结合,$t_{1/2}$为1~2小时。药物在关节液中集聚,其关节镇痛作用时间长于血浆$t_{1/2}$。在肝脏代谢,经尿(65%)和胆汁(35%)排泄。

临床常使用其钠盐。(100~200)mg/d,分数次服用,用于长期治疗类风湿关节炎、骨性关节炎、强直性脊椎炎等。亦可短期用药用于急性肌肉及关节损伤、关节疼痛、痛经以及手术后镇痛等。可将本品与PGE_1衍生物一起制成肠溶糖衣片,保持其治疗作用,减少其副作用。

副作用的发生率在20%左右,2%因不能耐受停药。胃肠道反应最常见,可见肠黏膜溃疡、出血乃至肠穿孔。15%的患者出现肝转氨酶升高,此种升高是可逆的,很少伴有肝脏疾病的临床表现。若转氨酶升高持续8周以上,并出现其他肝脏损伤的表现应停药。神经症状、过敏反应、钠水潴留等亦有报道。儿童、哺乳期妇女、孕妇不宜使用。

六、芳基丙酸类

芳基丙酸类药物不良反应少,临床应用广泛。他们有NSAIDs的所有药理作用,临床应用于类风湿关节炎、骨性关节炎、脊椎强直、急性痛风性关节炎、肌腱和腱鞘炎的对症治疗,以及痛经。其常用剂量见表16-1。

表 16-1 常用芳基丙酸类抗炎药物的剂量

药物	常用抗炎剂量
布洛芬（ibuprofen）	每日 3 ~ 4 次，每次 400mg
萘普生（naproxen）	每日 2 次，每次 250 ~ 500mg
非诺洛芬（fenoprofen）	每日 3 ~ 4 次，每次 300 ~ 600mg
酮洛芬（ketoprofen）	每日 3 ~ 4 次，每次 150 ~ 300mg
氟比洛芬（flurbiprofen）	每日 2 ~ 4 次，每次 50 ~ 75mg

临床研究表明此类药物治疗类风湿关节炎的疗效与阿司匹林相当。能使关节肿胀和疼痛减轻，晨僵时间缩短，改善肌肉力量、运动功能。副作用比吲哚美辛和大剂量阿司匹林轻。但阿司匹林的价格比上述大多数药物低。除了表 16-1 中提到的药物之外，还有不少属于此类的药物在国外使用。如芬布芬（fenbufen）、卡洛芬（carprofen）、吡洛芬（pirprofen）、吲哚布芬（indobufen）、噻洛芬酸（tiaprofenic acid）等。布洛芬是最早使用的此类药物。

本类药物是环氧酶抑制剂，但各药作用强度不同。如萘普生对酶的抑制强度是阿司匹林的 20 倍，而布洛芬等则与阿司匹林相当。此类药物抑制血小板功能，延长出血时间。萘普生对白细胞功能有明显的抑制作用，但临床意义不大。由于目前临床资料尚少，很难比较此类药物的优劣。但有研究表明萘普生对类风湿关节炎的镇痛和改善晨僵作用较好，其次是布洛芬和非诺洛芬。但个体对药物的反应不同，所以很难预测药物的优劣。

此类药物竞争血浆蛋白的结合位点，但并不影响口服降糖药和华法林的作用。由于此类药物影响血小板功能，因此与华法林合用时，须调整剂量。

布 洛 芬

布洛芬（ibuprofen）应用最普遍，治疗类风湿关节炎的剂量为（1200 ~ 1800）mg/d，最大可达 3200mg/d。用于维持疗效时，剂量可适当减小。对轻度或中等程度的疼痛，如原发痛经，可口服 400mg/6h。与食物同服，可减轻其胃肠道刺激。

本品口服吸收迅速完全，1 ~ 2 小时达血药浓度高峰，$t_{1/2}$ 为 2 小时。几乎全部与血浆蛋白结合，通常剂量下，只占据蛋白结合位点的一小部分。布洛芬缓慢向关节液转运，血药浓度下降时，关节液中药物浓度仍可保持较长时间。易通过胎盘，90% 从尿排出。

由于布洛芬的半衰期短，每日需用药多次，因此临床常使用其控释剂型，如芬必得等。

布洛芬的胃肠道副作用发生率在 5% ~ 15%，表现为上腹部疼痛、恶心以及饱胀感等，有 10% ~ 15% 的患者因不能耐受而停药。禁用于孕妇和哺乳期妇女。

七、吡罗昔康及其衍生物

吡罗昔康及其衍生物包括吡罗昔康（piroxicam）、氧昔康（oxicams）、替诺昔康（tenoxicam），属于烯醇酸类化合物，具有解热、镇痛和抗炎作用。治疗剂量的吡罗昔康长期治疗类风湿关节炎和骨性关节炎的作用与阿司匹林、吲哚美辛或萘普生相当，但副作用小，易被患者接受。其半衰期长，可每日给药 1 次。除抑制前列腺素合成外，吡罗昔康对白细胞有抑制作用，且能抑制软骨中的胶原酶。

口服吸收迅速完全，2 ~ 4 小时后达到血药浓度高峰。食物和抗酸药不影响其吸收，有肝肠循环，半衰期变化较大，平均为 50 小时。吸收后的药物几乎全部与血浆蛋白结合。大部分以代谢物形式经尿和粪便排出。正是由于此类药物有较长的血药半衰期，所以在临床上作为长效制剂使用，可以每日服用 1 次。

吡罗昔康主要用于骨性关节炎和风湿性、类风湿关节炎。口服 20mg/d。需 12 天才达稳态

Notes

血药浓度,因此在给药的前12天,可加倍给药。

主要副作用是胃肠道反应,发生率在20%左右,5%的患者因此停药。少数患者服药后发生消化性溃疡。

第四节 肿瘤坏死因子抑制剂

在各种炎症反应中,多种细胞因子是关键的信息调控因子。值得指出的是,细胞因子的作用往往是多向性的。在不同的靶细胞或者不同的细胞因子组合环境下,其作用往往有所不同。因此使用特定的细胞因子治疗疾病的研究,尚处于初级试验阶段。但是,一些细胞因子在特定的疾病中有关键的致炎作用,阻断这些细胞因子可以达到治疗这些疾病的目的。其中最成功的是肿瘤坏死因子拮抗剂在治疗类风湿关节炎中的应用。

肿瘤坏死因子(Tumor necrosis factor-α, TNF-α)由巨噬细胞、肥大细胞和被激活的 T_H 细胞分泌,它在多种炎症的发生和发展中处于核心地位(图16-4)。它刺激巨噬细胞产生细胞毒性代谢产物从而增加吞噬细胞的杀灭活性。同时 TNF-α 还刺激产生具有热原性的蛋白质,并且促进炎症的局部化。这些效应虽然并不全由 TNF-α 直接导致,但直接与之相关的其他细胞因子也是由 TNF-α 诱导生成的。

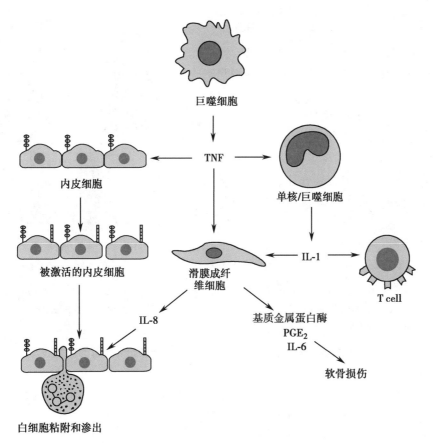

图16-4 TNF-α 在类风湿关节炎发病机理中的地位

患病关节中被激活的巨噬细胞分泌的 TNF-α 具有多种致炎作用。它激活内皮细胞并促使其细胞表面黏附因子表达上调及其他表型改变,促使白细胞黏附和渗出。另一方面,TNF-α 启动周边的单核细胞和白细胞分泌细胞因子的正反馈作用,大量分泌 IL-1 等细胞因子,后者激活T 淋巴细胞。IL-1 和 TNF-α 共同刺激滑膜成纤维细胞,促其分泌基质蛋白酶、前列腺素和 IL-6 等细胞因子,促使关节软骨退化。此外,滑膜成纤维细胞还分泌 IL-8,促使中性粒细胞渗出。

Notes

现已证明，类风湿关节炎、银屑病、克罗恩病（Crohn disease）这三种自身免疫性疾病与 TNF-α 密切相关。以类风湿关节炎为例，虽然关节炎症的初始动因尚未确定，但可以肯定：在患病的关节，巨噬细胞分泌的 TNF-α 激活内皮细胞和其他单核细胞，以及滑膜成纤维细胞。被激活的内皮细胞上调黏附分子的表达，从而募集炎症细胞到关节中。单核细胞激活导致 T 细胞和滑膜激活的正反馈启动。而被激活的滑膜成纤维细胞则分泌多种白介素，进一步募集炎症细胞。随着病理的发展，滑膜会增厚并且形成一层血管翳，进而逐渐导致骨和关节软骨的损伤。产生疼痛和关节变形等关节炎症状。

目前已经有三种用生物工程技术生产的药品用于治疗类风湿关节炎。他们分别是：依那西普（etanercept），一种可溶性 TNF 受体二聚体蛋白；英夫利昔单抗（infliximab），一种人源化的小鼠抗人 TNF-α 单克隆抗体（图 16-5）；阿达木单抗（adalimumab），一种完全人源化的抗 TNF-α 的 IgG1 抗体。

虽然上述三种药物都以 TNF-α 为靶点，但作用略有不同。依那西普既能结合 TNF-α，也能结合 TNF-β，所以其特异性较低。英夫利昔单抗和阿达木单抗只结合 TNF-α，所以作用的特异性较高。并且这两种单抗的 Fc 段可能与效应细胞的补体结合。

依那西普用于治疗类风湿关节炎、斑块状银屑病、银屑病所致关节炎和强直性脊柱炎。英夫利昔单抗用于治疗类风湿关节炎、克罗恩氏病、溃疡性结肠炎和强直性脊柱炎。阿达木单抗则被批准用于类风湿关节炎和银屑病关节炎。

TNF-α 水平升高可能是某些疾病病理生理进程的标志。TNF-α 抑制药可改善病情，但并不能逆转病理过程。因此，此类治疗的长期疗效有待进一步研究。另外，此类药物属蛋白质成分，必须注射而不能口服，也增加了长期用药的困难。有报道指出，长期使用此类药物，可能会提高肿瘤尤其是淋巴瘤的发病率；也可能激活潜伏的结核病复发，对此类患者应慎用。

以 TNF-α 为治疗靶点的药物是抗炎药物的重要发展方向。除了上述重组蛋白药物之外，很多小分子化学合成抗 TNF-α 的药物也在研究之中。

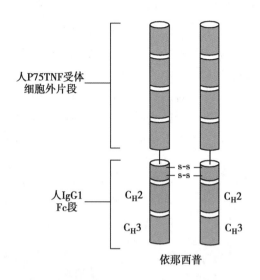

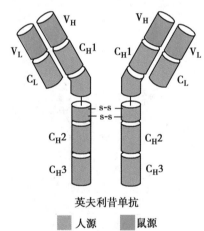

图 16-5　依那西普和英夫利昔单抗的结构示意图

第五节　抗 痛 风 药

痛风是由于体内嘌呤代谢紊乱所引起的一种疾病。其特征为高尿酸血症，并由此导致尿酸结晶在关节、结缔组织和肾脏沉淀。尿酸盐结晶激活单核细胞/巨噬细胞，促使细胞分泌多种细胞因子，其中包括 IL-1β 和 TNF-α；激活内皮细胞；吸引中性粒细胞向炎症部位迁徙，以致产生红肿热痛等炎症表现。中性粒细胞分泌物使炎症部位环境酸化，进一步促进尿酸结晶沉淀。痛风

Notes

的急性发作主要表现为单个远端关节炎或皮下痛风结节。痛风的病理机制尚未完全清楚。但尿酸生成与尿酸排出失衡,血中尿酸浓度升高是基本表现。与尿酸生成增多相比,尿酸排出的减少在痛风发病中可能更为重要。痛风的治疗目标包括:减轻急性发作时的症状;减少再次发作的风险;降低血中尿酸浓度。为达上述目标,可以使用的药物包括 NSAIDs、秋水仙碱和糖皮质激素(必要时)以抗炎和止痛。使用别嘌呤醇(allopurinol)和非布索坦(febuxostat)减少尿酸生成,或者使用丙磺舒(probenecid)以促进尿酸排泄。

一、黄嘌呤氧化酶抑制药

别 嘌 呤 醇

别嘌呤醇(allopurinol)是体内正常代谢物次黄嘌呤的异构体。次黄嘌呤及黄嘌呤可以被次黄嘌呤氧化酶催化生成尿酸。而别嘌呤醇与黄嘌呤竞争次黄嘌呤氧化酶,生成别黄嘌呤,不能进一步生成尿酸,减少了尿酸生成。防止高尿酸血症形成。有利于避免尿酸结晶在组织中的沉积。此外,本品与抗癌药物合用,可以防止由于大量癌细胞被破坏而形成的高尿酸血症。但不可与 6-巯基嘌呤合用。因为它与 6-巯基嘌呤竞争黄嘌呤氧化酶,减少其代谢,增加 6-巯基嘌呤的毒性。

本品可以降低血中尿酸浓度。主要用于治疗慢性原发性、继发性痛风和痛风性肾病。

别嘌呤醇主要不良反应是过敏性皮疹。通常是瘙痒性红斑。但应注意,个别过敏体质的患者甚至可能出现 Steven-Johnson 综合征。这是一种累及皮肤和黏膜的急性水疱病变。表现为服药后出现多形性红斑或是皮肤的轻度水疱性病变,多形性红斑进一步发展形成毒性表皮坏死溶解。最严重者可能致命。因此过敏体质患者服用别嘌呤醇时,可以考虑从小剂量开始逐渐增加剂量的脱敏法。其他不良反应包括腹泻腹痛、低热、暂时性转氨酶升高或粒细胞减少。一般停药后会恢复。

服药期间应保持尿液中性或碱性,以利药物从肾脏排出。此外,肝肾功能损伤或老年患者应慎用。

非 布 坦 索

非布索坦(febuxostat)是非嘌呤类黄嘌呤氧化酶抑制剂。它紧密结合钼蝶呤活性位点并使氧化态和还原态的黄嘌呤氧化酶均被抑制,减少尿酸生成。

非布坦索用于治疗伴有痛风发作的高尿酸血症,但不用于没有痛风发作的单纯高尿酸血症患者。开始可以使用较低剂量,如果血中尿酸浓度在 2 周内没有降低到预期水平,可以逐渐加量。通常非布坦索降低高尿酸血症的作用强于别嘌呤醇。

临床使用非布坦索主要不良反应是肝功能损伤、恶心呕吐、皮疹等。因此应在用药期间监测肝功能。同时,由于非布坦索明显降低血尿酸浓度,使组织中沉积的尿酸被动员移动,所以可能导致痛风发作。所以本品经常与 NSAIDs 或秋水仙碱联合用药,以减少诱发痛风的可能性。

本品抑制通过黄嘌呤氧化酶代谢的药物(如茶碱、巯基嘌呤、巯唑嘌呤)降解。不可合用。

二、秋 水 仙 碱

秋水仙碱(colchicine)是一种古老的抗痛风药物。它是一种抗有丝分裂物质。它能与中性粒细胞微管蛋白结合,改变细胞的趋化性、黏附性和吞噬性。它还能抑制中性粒细胞和单核细胞的磷脂酶 A2,从而使其释放的前列腺素和白三烯减少。秋水仙碱还抑制局部细胞释放 IL-6等致炎细胞因子。上述作用都有利于控制局部的炎症,缓解红肿热痛等反应。秋水仙碱并不影响尿酸的代谢,因此不能降低血中尿酸浓度。但它能迅速有效的缓解急性痛风的发作。如果在

Notes

发作的 24 小时之内给药,秋水仙碱可以使 2/3 的患者红肿痛的症状在 12 小时之内缓解。48 ~ 72小时之内完全缓解。有文献表明,小剂量秋水仙碱可以用于预防痛风的急性发作。

秋水仙碱不良反应较多,并且较常见。早期常见胃肠道反应,发生率可达80%,严重者可致脱水及电解质紊乱等。长期服用可致严重出血性胃肠炎。神经系统毒性常表现为肌肉和周围神经病变。静脉用药可导致造血功能异常,甚至再生障碍性贫血。肾脏功能受损常见。其他不良反应有静脉炎、皮疹、脱发和发热等。由于其较严重的不良反应,所以并非治疗痛风的首选药物,选择使用时一定要慎重。

三、丙　磺　舒

丙磺舒(Probenecid)抑制尿酸盐在肾小管的主动重吸收,增加尿酸盐的排泄,从而降低血中尿酸盐的浓度,可以缓解或抑制关节尿酸结晶的形成,达到治疗痛风的作用。但本品并不具有抗炎和镇痛作用。

除了影响尿酸的排泄外,丙磺舒还减少多种药物通过肾脏的排泄,从而影响其药代动力学特点。例如青霉素类、头孢菌素类、一些 NSAIDs、甲氨蝶呤及口服降糖药等。这在相应药物的章节均有所介绍。在此值得指出的是,丙磺舒作为抗痛风药物使用时,不宜与上述药物合用。

本品的不良反应较少。偶有胃肠道刺激症状或过敏反应。但在急性痛风发作初期用药时,由于肾脏排出尿酸增加,动员了沉积在关节组织中的尿酸向血液中转移,可能引起部分患者的症状加剧。故本品不宜用于急性痛风。此外,大量尿酸有可能造成尿路结石。因此应大量饮水或加服碳酸氢钠,使尿液碱化,以利尿酸排出。

推荐阅读文献

1. Ehrin J. Armstrong and Lloyd B. Klickstein Pharmacology of Immunosuppression. I Principles of Pharmacology, The Pathophysiologic Basis of Drug Therapy. David E. Golan et al. eds. Wolters Kluwer/Lippincott Williams & Wilkins. 2008

2. Kangwan N, Park JM, Hahm KB. Development of GI-safe NSAID; progression from the bark of willow tree to modern pharmacology. *Curr Opin Pharmacol*. 2014;19C;17-23

3. Armuzzi A, Lionetti P, Blandizzi C, et al. Anti-TNF agents as therapeutic choice in immune-mediated inflammatory diseases;focus on adalimumab. *Int J Immunopathol Pharmacol*. (1 Suppl)2014;11-32

4. Khanna PP, Gladue HS, Singh MK, et al. Treatment of acute gout;A systematic review. *Semin Arthritis Rheum*. 2014(1);31-38

（张德昌）

Notes

第十七章 麻 醉 药

麻醉(anesthesia)是指用药物或其他方法使患者整体或局部暂时失去感觉,以达到无痛状态便于进行手术治疗的过程。麻醉学(anesthesiology)则是运用有关麻醉的基础理论、临床知识和技术以消除患者手术疼痛,保证患者安全,为手术创造良好条件的一门科学。人类应用麻醉方法治疗疾病历史悠久。中国在东汉三国时期(公元二世纪)就已经对麻醉学问有研究。相传华佗就是第一位采用麻醉技术的医师,他继承了先秦用酒作为止痛药的经验和应用"毒酒"进行麻醉的传统,用酒冲服麻沸散来减轻患者的痛觉,然后为患者进行外科手术。现代医学首次运用麻醉技术是 1842 年美国格鲁吉亚州的乡村医生 C. W. Long,他采用了乙醚吸入麻醉,但当时还不为人知。有确切文字记载的是 1846 年,波士顿牙医 W. T. G. Morton 第一次将乙醚正式成功地用于外科手术麻醉。

麻醉的目的主要是消除手术疼痛,使手术顺利进行,并保证患者的安全。按照麻醉方法的不同可将麻醉分为全身麻醉和局部麻醉。其中,将麻醉药通过吸入、静脉注射、肌内注射或直肠灌注等方式进入体内,使中枢神经系统抑制称为全身麻醉;将麻醉药通过注射使脊神经、神经丛或神经干以及更细的周围神经末梢阻滞称为局部麻醉。对应的药物分别称之为全身麻醉药和局部麻醉药。

第一节 局部麻醉药

局部麻醉药(local anaesthetics)简称局麻药,是一类以适当浓度应用于局部神经末梢或神经干周围,暂时、完全、可逆性地阻断神经动作电位的产生和传导,在意识清醒的状态下,使局部痛觉暂时消失的药物。局麻药与钠通道呈可逆性结合,阻止离子流的通过。在临床使用浓度下,局麻药只能够可逆性地阻滞神经功能,而对神经纤维或神经细胞无损伤性影响。

一、构效关系与分类

典型的局麻药由三部分组成:亲脂基团、中间链和亲水基团(表 17-1)。亲脂基团即疏水性基团,主要结构为芳香苯环;亲水基团即疏脂性基团,大多为叔胺基,少数为仲胺基,因此局麻药具有亲脂疏水和亲水疏脂的双重性。中间链的性质决定了局麻药的某些药理特性。通常根据中间链组成的不同将局麻药分为两大类,即中间链为酯键的酯类局麻药和中间链为酰胺键的酰胺类局麻药,前者的常用药物有普鲁卡因、丁卡因等,后者的常用药物有利多卡因、布比卡因等。酯类局麻药通过血浆胆碱酯酶水解失活,也能通过肝药酶水解,酰胺类局麻药则一般通过肝药酶降解。一般认为,酯类局麻药所含的对氨基化合物可形成半抗原,易引起过敏反应,酰胺类则不能形成半抗原,过敏反应很少见。

二、药理作用与机制

(一)局麻作用

局麻药能使神经纤维兴奋阈升高、传导速度减慢、动作电位幅度降低,完全丧失产生动作电位的能力。低浓度时仅阻断感觉神经冲动的发生和传导,较高浓度时对神经系统的任何部分和各类神经纤维,包括外周神经、中枢神经、自主神经和运动神经等都有阻断作用。各类神经纤维对局麻药的敏感性不同,其中自主神经纤维、直径小的无髓鞘 C 型纤维(介导痛觉)和有髓鞘的 Aδ 纤维(介导痛觉、温度觉)对局麻药的作用敏感,首先被阻滞;而直径大的有髓鞘 Aγ,Aβ 和 Aα 纤维(分别介导本体感觉,触觉,压觉,运动)敏感性较前者差(表 17-2)。因此,局麻药首先引起痛觉消失,其次是温度觉、触觉和深部压觉,最后才是运动功能消失,而神经冲动传导的恢复则按相反的顺序进行。

表 17-1　几种常用局麻药的比较

分类	化学结构			pKa	相对强度（比值）	相对毒性（比值）	作用持续时间(h)	一次极量(mg)
	亲脂基团	中间链	亲水基团					
酯类								
普鲁卡因	H₂N—		COCH₂CH₂N(C₂H₅)₂	8.90	1	1	1	1000
丁卡因	H₉C₄HN—		COCH₂CH₂N(CH₃)₂	8.45	10	10	2~3	100
酰胺类								
利多卡因			NHCCH₂N(C₂H₅)₂	7.90	2	2	1~1.5	500
布比卡因			NHC	8.20	6.5	>4		150

表 17-2　各类神经纤维对局麻药阻滞作用的敏感性

神经纤维类型	解剖学定位	髓鞘	直径(μm)	传导速度(m/s)	功能	阻滞敏感性
A 型						
α	肌肉和关节的传入纤维和传出纤维	丰富	6~22	10~85	运动	+
β		丰富	5~12	30~70	本体感觉	++
γ	肌梭的传出纤维	丰富	3~6	15~35	肌张力	++
δ	感觉神经和外周神经的传入纤维	丰富	1~4	5~25	痛觉 温度觉 触觉	+++
B 型	交感神经节前纤维	少	<3	3~15	血管舒缩 内脏运动 汗腺分泌 竖毛	++++
C 型						
交感神经	交感神经节后纤维	无	0.3~1.3	0.7~1.3		++++
背根	感觉神经和外周神经传入纤维	无	0.4~1.2	0.1~2	痛觉	++++

Notes

关于局麻药的作用机制,目前公认的学说认为局麻药主要是通过神经细胞膜 Na^+ 通道上一个或多个特殊的结合位点而发挥作用。正常情况下神经细胞膜的去极化有赖于 Na^+ 内流,局麻药可直接与电压门控的 Na^+ 通道相互作用而抑制 Na^+ 内流,阻止动作电位的产生和神经冲动的传导,产生局麻作用。

近年来,随着对 Na^+ 通道的结构和功能的分子生物学研究证实,电压门控 Na^+ 通道是一个大分子糖蛋白的杂三聚复合物,由 α、β_1、β_2 三个亚单位组成。最大的 α 亚单位是其主要的功能单位,包括四个重复的同源结构域（Ⅰ～Ⅳ）,而每个结构域又由六个螺旋结构的跨膜片段组成（S_1～S_6）,S_4 跨膜片段为电压感受器。实验中发现,局麻药的类似物作用于乌贼的巨轴索内侧时,可产生阻滞作用,而作用于轴索外侧时则基本不起作用,表明局麻药的作用部位位于细胞膜的内侧面。进一步的研究表明,局麻药的主要作用点位于 Na^+ 通道细胞膜内侧的 α 亚单位第Ⅳ区 S_6 节段上的氨基酸残基,因此在神经细胞膜外使用局麻药时必须要先透过细胞膜才能发挥阻滞作用。

局麻药阻滞 Na^+ 内流的作用具有频率依赖性和电压依赖性,刺激频率越高,膜电位差越大,则开放的通道数目越多,局麻药的阻滞作用也越强。因此,局麻药的作用与神经的状态有关,处于兴奋状态的神经因其开放的 Na^+ 通道数目较多而比静息状态的神经对局麻药的敏感性强,因此也能产生更明显的效应。

（二）毒性作用

局麻药的剂量或浓度过高时,除阻滞外周神经系统的神经冲动传导外,还会对所有存在冲动传导的组织器官产生影响,易出现毒性反应。这些毒性反应主要包括中枢神经系统和心血管系统反应。

1. **中枢神经系统** 局麻药对中枢神经系统的作用是先兴奋后抑制,应用初期表现为眩晕、烦躁不安、肌肉震颤、焦虑甚至阵挛性惊厥等,随着吸收量过大,中枢神经系统转为抑制,出现昏迷、呼吸麻痹,多因呼吸衰竭而死亡。局麻药对中枢神经系统的兴奋作用是因为中枢抑制性神经元脱抑制所致,该类神经元对局麻药比较敏感,首先被局麻药抑制。惊厥的产生是因边缘系统兴奋性扩散所致,一般认为,局麻作用越强引起惊厥的可能性越大。苯二氮䓬类药物和速效巴比妥类药物能加强边缘系统 GABA 能神经元的抑制作用,故能对抗局麻药中毒引起的惊厥。普鲁卡因和利多卡因中毒都可导致患者的意识消失,可卡因对患者的行为和情绪有显著影响。

2. **心血管系统** 局麻药吸收入血后可降低心脏的兴奋性、减慢传导速度、减弱收缩力,多数局麻药还能使小动脉扩张,引起血压下降。这些心血管系统的毒性反应一般在血药浓度较高,并已出现中枢神经系统不良反应后才发生,但也有极少数人在使用低浓度局麻药时即可导致心血管虚脱,甚至死亡,这可能与药物导致的突发性心室纤颤有关。非中毒剂量的局麻药有不同程度的抗心律失常作用,以利多卡因抗室性心律失常作用最为明显。

三、临床应用

局部麻醉是指患者在不伴有意识消失或重要生命体征损害的情况下使部分身体失去感觉的一种麻醉方法。正确选择局麻药种类和局麻方法,是避免药物毒性反应的主要手段。这里介绍几种临床常用的局麻方法。

（一）表面麻醉(surface anaesthesia)

指将穿透性较强的局麻药涂于黏膜表面,使黏膜下神经末梢麻醉。适用于鼻、口腔、喉、气管、支气管、食管、生殖泌尿道等黏膜部位的浅表手术。常用药物为丁卡因（2%）、利多卡因（2%～10%）和可卡因（1%～4%）。可卡因仅用于鼻部、鼻咽部、口腔、喉部和耳部的麻醉,其优点是既有麻醉作用又有收缩血管作用,可以减少手术出血,改善手术视野。其余的局麻药则需

Notes

要加入低浓度血管收缩药来加以辅助。由于局麻药黏膜吸收的速度不亚于静脉注射,因此用药过程中要分次给药,用量不得超过常用量。70kg 的成年人表面麻醉的最大安全剂量为:利多卡因 300mg,可卡因 150mg,丁卡因 50mg。

（二）浸润麻醉(infiltration anaesthesia)

指将局麻药注入皮下或手术切口部位,使局部的神经末梢麻醉。常用药物为利多卡因(0.5%～1.0%)、普鲁卡因(0.5%～1.0%)和布比卡因(0.125%～0.25%)。在溶液中加少量肾上腺素可延长浸润麻醉的时间。不合用肾上腺素时,成人浸润麻醉的最大剂量为:利多卡因 4.5mg/kg,普鲁卡因 7mg/kg,布比卡因 2mg/kg,合用肾上腺素时,上述剂量可增加三分之一。浸润麻醉的优点是麻醉效果好,对机体的正常功能无影响。缺点是较小的麻醉区域也需较大的用量。

（三）传导麻醉(conduction anaesthesia)

指将局麻药注射到外周神经干附近,阻断神经冲动传导,使该神经分布的区域麻醉。阻断神经干所需的局麻药浓度较麻醉神经末梢所需的浓度高,但用量较后者少,麻醉区域大。常用药物为普鲁卡因(0.5%～2%)、利多卡因(1%～2%)或布比卡因(0.25%～0.5%)。

（四）蛛网膜下腔麻醉(subarachnoidal anaesthesia)

又称脊髓麻醉或腰麻(spinal anaesthesia),指将局麻药注入腰椎蛛网膜下腔,麻醉该部位的脊神经根,是最常用的麻醉方法之一,多见于下腹部、下肢和会阴部手术。麻醉过程中首先被阻断的是交感神经纤维,其次是感觉纤维,最后才是运动纤维。常用药物为利多卡因、丁卡因和布比卡因,利多卡因多用于短时手术,丁卡因用于长时手术,布比卡因介于其中。药物在脊髓腔内的扩散受患者体位、姿势、药物剂量、比重和注射速度的影响。为了控制药物扩散,通常将药物配成高比重或低比重溶液。普鲁卡因溶液通常比脑脊液比重大,如将其溶解在脑脊液或 10% 的葡萄糖溶液中,其比重就高于脑脊液,如用蒸馏水溶解其比重就低于脑脊液。患者取坐位或头高位时,高比重溶液可扩散到硬脊膜腔的最低部位,相反,低比重溶液有扩散到颅腔的危险。

蛛网膜下腔麻醉安全有效,主要危险是呼吸麻痹和血压下降,后者主要是由于静脉和小静脉失去神经支配后显著扩张所致,其扩张的程度由管腔的静脉压决定。静脉血容量增大时会引起心排血量和血压的显著下降,因此维持足够的静脉血回流心脏至关重要。可采取轻度的头低位(10°～15°)或事前应用麻黄碱预防。

（五）硬膜外麻醉(epidural anesthesia)

指将药液注入硬膜外腔,麻醉药沿着神经鞘扩散,穿过椎间孔阻断神经根。硬膜外腔位于黄韧带后方,椎管骨膜之间和硬脊膜前方,止于枕骨大孔,不与颅腔相通,故药液不扩散至脑组织,无腰麻时头痛或脑脊膜刺激现象。临床上最常用的方法是插入硬膜外导管,以便持续或反复多次给药。硬膜外麻醉可通过骶裂孔(骶管麻醉)、腰段、胸段或颈段脊髓完成。对于肌松要求高的腹部手术,常用浓度较高的丁卡因(0.3%)和布比卡因(0.5%～0.75%),此时可以产生交感、躯体感觉和躯体运动神经的阻滞。对于肌松要求不高的下肢、腰部手术,可用中等浓度丁卡因(0.2%)、利多卡因(1.6%)和布比卡因(0.375%),此时主要产生躯体感觉神经的阻滞。硬膜外麻醉和蛛网膜下腔麻醉的不同之处在于,两者所用的药物剂量相差较大,硬膜外腔给予局麻药的剂量较蛛网膜下腔大 5～10 倍。如将硬膜外腔的药物误入蛛网膜下腔,可引起全脊髓麻醉,很快引起呼吸、心跳停止,故应十分谨慎。此外,硬膜外腔给予局麻药后,由于血供丰富,血浆中局麻药浓度会明显升高而易产生毒性症状。局麻药中加入微量的肾上腺素后,会使硬膜外麻醉的时间延长,减轻全身毒性反应。一般加入的肾上腺素的浓度为 1:20 000(5μg/ml),总量不超过 0.3～0.5mg。

Notes

四、影响局麻药作用的因素

（一）药物剂量

药物剂量的大小是影响局麻药作用的潜伏期、阻滞深度和持续时间的重要因素,增加药物浓度和容量都可增加药物总量,故临床常采用增加局麻药浓度的方法来达到适当的阻滞程度。但局麻药按照一级消除动力学消除,$t_{1/2}$保持不变,增加药物浓度与延长局麻药时间不成正比,故单纯的剂量增加容易导致毒性反应的发生,临床常采用分次注入法延长局麻时间。此外,局麻药的给药部位不同,在体内的吸收速度也不一样,主要与给药部位的血供成正比。按照吸收速度由快到慢的顺序依次为:气管内、肋间神经、骶丛、硬膜外、臂丛、坐骨神经、蛛网膜下腔。

（二）体液 pH

局麻药为弱碱性(pKa 多在 8 ~ 9 之间),在非解离状态下为微溶于水的胺类,故临床多应用其水溶性盐,即盐酸盐。局麻药水溶液存在非解离型的碱基(B)和解离型的阳离子(BH^+)两种形式,只有非解离碱基的亲脂性高,易透过细胞膜进入神经细胞而发挥局麻作用。当体液 pH 值偏高时,非解离型较多,局麻作用较强;相反,体液 pH 值降低时,非解离型减少,局麻作用减弱。炎症区域和坏死组织的 pH 值降低,局麻药的作用减弱,所以在切开脓肿手术前,如将局麻药直接注入脓腔就不易取得局麻效果,必须在脓腔周围做环行浸润才能生效。

（三）血管收缩药的使用

局麻药液中加入适量肾上腺素(1/100 000 ~ 1/200 000)可收缩用药局部的血管,减慢药物吸收,既能延长局麻药作用时间,又不至于使局麻药发生累积,降低局麻药的全身毒性反应。但在侧支循环较差的解剖部位,如手指、足趾及阴茎等,将血管收缩药与局麻药配伍使用,可能产生局部组织坏死和坏疽,应禁用肾上腺素。

（四）局麻药混用

混合应用局麻药的目的是利用不同药物的优缺点相互补偿,以期获得较好的临床效果。一般将起效较快的短效局麻药与起效慢的长效局麻药合用。临床上多采用顺序注药法,即按照先后顺序先注入显效快的药物,再在适当时机给予长效药物。例如将利多卡因与丁卡因合用进行硬膜外麻醉。

五、不 良 反 应

（一）毒性反应

局麻药在一定时间内超剂量误注入血管,血中达到一定浓度时可引起毒性反应,主要表现为中枢神经系统和心血管系统的毒性。毒性反应的处理以预防为主,应掌握药物浓度和一次允许的最大剂量,并采用分次小剂量注射的方法,同时应防止或尽量减少局麻药吸收入血。如用量已达最大但局麻效果不理想,应间隔一定时间再次给药,此时的给药量应减至常用量的一半。小儿、孕妇、肝肾功能不全等患者应适当减量。

（二）过敏反应（变态反应）

少数患者对局麻药存在过敏反应,轻者仅见皮疹、荨麻疹或局部水肿,重者表现为支气管痉挛、哮喘发作、呼吸困难、血压下降、心律失常甚至循环衰竭。产生的原因主要是局麻药本身或其代谢产物与血浆蛋白结合后形成抗原,抗原-抗体结合从而引起了变态反应。一般认为酯类局麻药比酰胺类更易发生过敏反应,如普鲁卡因。

过敏反应的防治:①询问过敏反应史和家族史,麻醉前过敏反应试验可采用皮内注射法观察皮丘和皮疹,滴鼻法观察表面黏膜,喷雾或涂敷法观察全身反应。以上试验阳性者并不一定

Notes

会过敏而阴性者仍有可能发生过敏,故目前仍无可以信赖的预测方法;②局麻药过敏反应的严重程度与药物引起组胺和其他自体活性物质释放的量有关,故用药时应先给予小剂量,若患者无特殊的主诉和异常才能追加至适量;③一旦发生过敏反应,应立即停药、吸氧、补液,并适当应用肾上腺皮质激素、肾上腺素、抗组胺药等。

六、常用局麻药

(一) 酯类局麻药

普 鲁 卡 因

普鲁卡因(procaine),其盐酸盐又称奴佛卡因(novocaine),是最早合成的局麻药,起效慢,作用时间短,属短效局麻药。对黏膜的穿透力弱,需注射给药方可产生局麻作用。一般不用于表面麻醉,常局部注射用于浸润麻醉、传导麻醉、腰麻和硬膜外麻醉,注射给药后约 1～3 分钟起效,作用维持时间 30～45 分钟,溶液中加入少量肾上腺素能使局麻作用延长 20% 至 1～2 小时。普鲁卡因在血浆中被酯酶水解,生成对氨苯甲酸和二乙氨基乙醇,前者能对抗磺胺类药物的抗菌作用,故应避免与磺胺类药物同时应用。过量应用能引起中枢神经系统及心血管反应,还可出现过敏反应。

丁 卡 因

丁卡因(tetracaine,地卡因,dicaine,潘妥卡因,pontocaine),属长效局麻药。化学结构与普鲁卡因相似,作用时间和麻醉强度为普鲁卡因的 10 倍,因代谢缓慢,毒性反应比普鲁卡因高。该药脂溶性高,穿透性强,常用于表面麻醉。与神经组织结合快而牢固,且作用迅速,1～3 分钟显效,持续 2 小时以上,故广泛用于长时间的腰麻,也可用于传导麻醉和硬膜外麻醉。但因毒性大,一般不用于浸润麻醉。

(二) 酰胺类局麻药

利 多 卡 因

利多卡因(lidocaine,塞罗卡因,xylocaine)是酰胺类局麻药的原形药,也是目前应用最多的局麻药,属中效局麻药。其盐酸盐水溶液稳定,长时间贮存不分解。与相同浓度的普鲁卡因相比,利多卡因起效快,经胃肠外途径给药后迅速吸收,也能经胃肠道和呼吸道吸收。同时,该药作用强而持久,能穿透黏膜,穿透力强,安全范围较大。再加上本药对组织无刺激性,局部血管扩张作用不明显,故可用于各种局麻方法,有全能局麻药之称。主要用于传导麻醉和硬膜外麻醉,是酯类局麻药过敏患者的替代选择。利多卡因的局麻时效与药液浓度有关,一般维持 1.5 小时左右,加入血管收缩药如肾上腺素后可延缓吸收,延长其作用时间,产生良好的麻醉效果。但其毒性也会随浓度的增加而增加,应注意合理用药。

布 比 卡 因

布比卡因(bupivacaine,麻卡因,marcaine)属长效局麻药,麻醉作用比利多卡因强 3～4 倍,持续时间也更长,可达 5～10 小时。常用于浸润麻醉、传导麻醉和硬膜外麻醉,也是产科或术后镇痛的常用药物。本药的毒性大于利多卡因,大剂量布比卡因误入血管后可造成严重的室性心律失常和心肌抑制。

其他常用的局麻药还有罗哌卡因、辛可卡因、依替卡因、甲哌卡因、丙胺卡因等,临床应用的比较见表 17-3。

表 17-3　其他常用局麻药临床应用比较

局麻药	表面麻醉	浸润麻醉	神经阻滞	腰麻	硬膜外麻醉
罗哌卡因		√	√		√
辛可卡因	√			√	
依替卡因			√		√
丙胺卡因		√	√		√
甲哌卡因		√	√	√	√

第二节　全身麻醉药

全身麻醉药(general anesthetics)简称全麻药,是指能可逆性地引起不同程度的感觉和意识丧失,充分抑制中枢神经系统,从而保证手术实施和其他令人不适的伤害性操作顺利进行的药物。理想的全麻药除具备上述作用外,还应具有以下特点:①理化性质稳定,无明显局部刺激;②麻醉深度易于控制,有麻醉诱导期,苏醒迅速、平稳、舒适;③有良好的镇痛、肌松、安定、遗忘作用;④安全范围大,毒性低,不良反应少;⑤所需设备简单,使用方便,价格低廉。

全身麻醉药分为吸入麻醉药和静脉麻醉药两类。目前临床使用的全身麻醉药治疗指数低,安全范围小,很难达到理想的要求。因此,应根据药物的药代动力学特性及不良反应来选择不同的麻醉药物和给药途径,同时还应考虑采取的诊断性检查和外科手术的具体情况,以及患者的年龄、相关病史和用药史等。为了获得满意的麻醉效果,通常将吸入麻醉药和静脉麻醉药联合使用,此外,常根据患者情况和手术要求加入一定剂量的麻醉辅助药,如阿片类镇痛药、M胆碱受体阻断药、镇静催眠药、骨骼肌松弛药。

全麻药的作用机制还未完全阐明,大体而言,不同的麻醉效应是药物作用于中枢神经系统不同部位的结果。全身麻醉药在细胞水平使神经元超极化,抑制兴奋性突触,增强抑制性突触,从而导致神经递质释放明显减少。在分子水平,配体门控离子通道是麻醉药物的重要作用靶点,这些通道包括抑制性 $GABA_A$ 配体门控性氯离子通道、甘氨酸门控氯离子通道,烟碱样乙酰胆碱受体,N-甲基-D-门冬氨酸(NMDA)受体,其他分子靶点还有具双孔结构域的 K^+ 通道,与神经递质释放有关的分子结构等。

一、吸入性麻醉药

麻醉药经呼吸道吸入,产生中枢神经系统抑制,使患者意识消失而不感到周身疼痛,称为吸入麻醉。吸入麻醉是全身麻醉的主要方法,其麻醉深浅与药物在脑组织中的分压有关,当麻醉药从体内排出或在体内代谢后,患者逐渐恢复清醒,且不留任何后遗症。吸入麻醉容易控制,比较安全、有效,是麻醉中常用的一种方法。

吸入性麻醉药(inhalational anesthetics,inhaled anesthetics)是一类挥发性液体或气体药物,主要通过呼吸道吸入而达到麻醉效果,也可由气管滴入或注射给药。气体类吸入麻醉药主要是氧化亚氮,因麻醉效价低现多为含氟的液体麻醉药所代替,如氟烷、异氟烷、恩氟烷、地氟烷、七氟烷、甲氧氟烷、乙醚等。

中枢神经系统的不同部位对全麻药的敏感性不同,为了便于掌握临床麻醉的深度和避免危险,常以乙醚麻醉过程中的意识、感觉、呼吸、血压、脉搏、眼球活动、神经反射和肌张力的变化为指征,将吸入麻醉药对患者的麻醉深度人为地分为四个期,即镇痛期、兴奋期、外科麻醉期和麻醉中毒期。由于实际临床麻醉大多为静脉麻醉药和吸入麻醉药联合使用,患者的呼吸受呼吸机控制,术前和术中使用多种麻醉辅助药等原因,使得上述四个麻醉分期界限模糊。目前临床主

Notes

要依据患者血压的变化、呼吸的形式、对疼痛刺激的反应、反射情况、瞳孔变化及肌肉张力等把麻醉分为浅、中和深度麻醉。

由于达到麻醉稳定状态时脑内麻醉药浓度相当于肺泡内药物浓度,因此,吸入性全身麻醉药的强度单位是最小肺泡浓度(minimum alveolar concentration,MAC)。1MAC 是指在一个大气压下,50% 的患者或动物对手术刺激不再产生体动反应(逃避反射)时的最低肺泡气体浓度,单位是 Vol%。在肺泡麻醉气体分压达到 MAC 后很快即可产生麻醉作用。MAC 越小,麻醉药的效价越高。

【药理作用】

1. 中枢神经系统作用　吸入麻醉药对中枢神经系统具有抑制作用,其抑制作用与吸入麻醉药的剂量相关(取决于脑内药物浓度)。不同种类神经元和神经通路对药物的敏感性有较大差异。其中对药物最敏感的是脊髓背角胶质细胞,麻醉时该区域脊髓丘脑束首先出现感觉传递阻断,导致痛刺激反射减弱或消失;较高浓度时许多脑区小的抑制性神经元受到抑制,导致受其控制的其他神经元释放兴奋性神经递质,产生所谓"去抑制效应",网状激活系统升支通路的进行性抑制使脊髓反射活动减弱或消失;延髓呼吸中枢和血管运动中枢对全麻药最不敏感,故高浓度才能导致呼吸和循环衰竭。除氧化亚氮外,各药均不同程度地降低脑代谢,扩张脑血管,增加脑血流量和升高颅内压。

2. 心血管系统作用　吸入麻醉药除氧化亚氮外,含氟麻醉药均能不同程度地抑制心肌收缩力、扩张外周血管、降低血压和心肌耗氧量;并降低压力感受器的敏感性,使内脏血流量减少。以上作用导致全身动脉血压下降,而手术前的精神状况、手术刺激、麻醉深度、麻醉辅助药的使用以及患者血氧等因素也会干扰上述心血管作用。氟烷和氧化亚氮可增加心肌对儿茶酚胺的敏感性,而七氟烷、恩氟烷、异氟烷和地氟烷等影响相对较小。

3. 呼吸系统作用　吸入麻醉药均有扩张支气管和降低呼吸中枢对 CO_2 敏感性的作用,以恩氟烷最强。除氧化亚氮外,吸入麻醉药均降低潮气量、增加呼吸频率,降低每分通气量,并抑制缺氧所致代偿性换气。含氟吸入麻醉药在麻醉诱导期对呼吸道均有不同程度的刺激作用,其中地氟烷的刺激性最大,七氟烷最小,进一步引起咳嗽甚至支气管平滑肌痉挛。

4. 骨骼肌松弛作用　除氧化亚氮外,含氟吸入麻醉药因有中枢神经系统抑制而产生不同程度的骨骼肌松弛作用。此作用也可能与使神经肌肉接头对肌肉松弛剂敏感性增加有关,与非去极化型骨骼肌松弛药(筒箭毒碱)有协同作用。

5. 子宫松弛作用　吸入麻醉药除氧化亚氮外,均能明显松弛子宫平滑肌,使产程延长,产后出血增多。

【体内过程】

1. 吸收　吸入麻醉药都是挥发性液体或气体,脂溶性高,易透过生物膜,经肺泡扩散吸收入血。其吸收受多种因素影响,包括:①肺血流量和血/气分配系数,后者指血中药物浓度与吸入气体中药物浓度达到平衡时的比值;②吸入体内的药物浓度,即吸入麻醉药在吸入混合气体中的浓度;③肺通气量。血/气分配系数越大,血中溶解度越高,则药物在动脉血中的分压上升越慢,与吸入气之间不易达到平衡,麻醉诱导速度因此受限。

2. 分布　吸入麻醉药吸收入血后在各组织中的分布快慢主要取决于该组织的血流速度,中枢神经系统(脑组织)因为血流快且血供丰富而使药物分布快,有利于全麻药进入。当中枢神经系统的吸入麻醉药达到一定的分压(浓度)时,即产生临床的全麻状态,浓度越高,全麻状态越深。药物进入脑组织的速度与脑/血分配系数有关,后者指脑中药物浓度与血中药物浓度达平衡时的比值。脑/血分配系数越大,药物越容易进入脑组织,麻醉作用发挥越快。

3. 消除　吸入麻醉药主要经肺呼出而消除,因此,影响药物吸收的因素也影响药物消除,包括肺通气量、肺血流量、血/气分配系数和脑/血分配系数。血/气和脑/血分配系数越小,药物消除越快,患者从麻醉状态苏醒的时间越短;反之,消除越慢,苏醒的时间越长。各药的特点见表17-4。

表 17-4 吸入性麻醉药特性

麻醉药	MAC (vol%)	无记忆时 EC$_{50}$ (vol%)	蒸气压 (mmHg,20℃)	37℃时分配系数			转化率(以代谢产物计算)(%)
				血/气	脑/血	脂/血	
氟烷	0.75	—	243	2.3	2.9	51	20
异氟烷	1.2	0.24	250	1.4	2.6	45	0.2
恩氟烷	1.6	—	175	0.8	1.4	36	2.4
七氟烷	2.0	—	160	0.65	1.7	48	3.0
地氟烷	6.0	—	664	0.45	1.3	27	0.02
氧化亚氮	105	52.5	气体	0.47	1.1	2.3	0.004
乙醚	1.92	—	233	12.0	2.0	1.3	>10

【不良反应】

1. 呼吸和心脏抑制 几乎所有的全身麻醉药均明显抑制或阻断呼吸功能,全身动脉血压下降,严重者可导致死亡。全麻时使用气管插管是减少患者窒息死亡的主要手段。

2. 胃内容物被吸入肺 麻醉时呕吐反射消失,咳嗽反射减弱,食管下段括约肌张力降低,食管反流并被吸入至肺的危险增加,导致支气管痉挛和手术后肺部炎症。

3. 恶性高热(malignant hyperthermia) 恶性高热是麻醉期极为罕见的严重并发症,除氧化亚氮外,所有吸入麻醉药和很多肌松药均可引起,以氟烷和琥珀胆碱合用引起最多。表现为心动过速、血压升高、酸中毒、高血钾、肌肉僵直和体温异常升高(可达43℃,严重者可引起心力衰竭和死亡)。恶性高热的发病可能与先天因素有关,有家族遗传性,因此难以预防。处理方法是立即停用麻醉药物并使用丹曲林(dantrolene)进行对症处理,同时降低体温以及纠正电解质和酸碱平衡紊乱。

4. 肝、肾损害 氟烷减少肝脏及其他内脏的血流,在少数患者可导致爆发性肝坏死,称氟烷性肝炎(halothane hepatitis),发生率在1/10 000左右,可能是氟烷代谢造成肝内蛋白发生氟酰化后引发免疫反应所致。重症典型患者在氟烷全麻后2~5天出现发热、食欲缺乏、恶心、呕吐,有时伴有皮疹和外周嗜酸性细胞增多。病情快速进展导致爆发性肝坏死,肝功能衰竭,病死率高达50%以上。最近认为所有含氟麻醉药都可致肝损害。对肾损害仅见于甲氧氟烷,表现为多尿、尿渗透压降低和尿比重低、尿素清除率低,升压素一般难以纠正。七氟烷在CO$_2$吸附器内部分降解形成的烯烃化物(五氟异丙烯氟甲醚)可能有潜在肾毒性,但对此一直存在争议。大量的临床研究表明,七氟烷不会导致肾功能不全。

5. 局部刺激性 麻醉乙醚的局部刺激性很强,可引起呛咳、喉头痉挛和反射性呼吸停止,并引起呼吸道分泌增加。开放性麻醉时,可引起结膜炎。

6. 心律失常 氟烷麻醉时,常见窦性心动过缓和房室交界心律,但通常转归良好。还可引起室性心律失常,尤其在缺氧和呼吸性酸中毒时更易发生。

7. 对手术室工作人员的影响 手术室工作人员长期吸入全麻醉药有可能致头痛、警觉性降低和孕妇流产。

【临床应用】 主要用于全身吸入麻醉。但各药具有自身特点,现分述如下:

氧 化 亚 氮

氧化亚氮(nitrous oxide,N$_2$O),又称笑气,为第一个用于临床的吸入麻醉药。1772年由

Notes

Priestley 合成,1844 年 Wells 用于拔牙麻醉,至今仍被广泛应用。室温下为无色、带有甜味、无刺激性的气体,性质稳定、不易燃易爆,也不在体内代谢。麻醉诱导迅速,停药后清醒也快。麻醉作用弱,只有在高压下才可产生满意的麻醉效果,但镇痛作用较强。吸入含 20% 氧化亚氮气体即有镇痛作用。氧化亚氮主要作为其他麻醉药物的辅助用药,可显著降低其他吸入性麻醉药的用量 50% 以上,从而减轻其他吸入麻醉药对呼吸和心脏的抑制效应及其他不良反应。

氟　　烷

氟烷(fluothane,halothane)为临床最早使用的含氟吸入麻醉药,室温下为无色透明液体,略带水果香味,无刺激性,耐受性好,临床使用浓度不燃不爆。化学性质不稳定,对光敏感,易自行降解。本药麻醉效能高,诱导迅速、舒适、平稳、苏醒快,最常用于儿童及术前难以静脉置管者。麻醉深度较易调节,但分期不够明显,安全范围较小。本药镇痛和肌肉松弛作用都较弱,常难以满足手术要求,因此一般需加用阿片类镇痛药或肌肉松弛药。本药还能扩张脑血管,升高颅内压;增加心脏对肾上腺素的敏感性,当与拟肾上腺素药合用而患者又处于酸血症或缺氧状态时,易诱发心律失常。

恩氟烷和异氟烷

恩氟烷(enflurane,安氟醚)和异氟烷(isoflurane,异氟醚)互为同分异构体,是目前广泛使用的吸入麻醉药。与氟烷相比,化学性质稳定,虽然麻醉效价稍低于氟烷,但麻醉诱导和恢复迅速平稳,麻醉深度也易于调整,主要用于麻醉维持。对心血管系统抑制作用比氟烷弱,不增加心肌对儿茶酚胺的敏感性;肌肉松弛作用大于氟烷,但要达满意肌松效果仍需加用肌肉松弛药;均具有中等程度的镇痛作用。两药肝毒性罕见,偶可引起恶心呕吐。异氟烷在麻醉诱导期对呼吸道刺激较大,可致咳嗽、分泌物增加和喉头痉挛。恩氟烷浓度过高或有明显低碳酸血症时,可致患者出现癫痫样发作性电活动,有癫痫史者应避免使用。

地　氟　烷

地氟烷(desflurane,地氟醚、脱氟醚)化学结构与异氟烷相似,仅异氟烷分子中的 Cl 被 F 取代,但化学性质非常稳定,超过异氟烷。地氟烷有刺激性气味,难溶于血、脂肪和其他外周组织,麻醉效价强度低。其血/气分配系数仅为 0.42,为现有吸入麻醉药中的最低者,故麻醉诱导作用和苏醒均非常迅速,广泛用于门诊手术。地氟烷对清醒患者的气道有一定的刺激性,可引起咳嗽、流涎、喉头痉挛,但对心血管功能影响小。本药适合于成人及儿童的麻醉维持,尤其是需要较长时间的麻醉。也可用于成人诱导麻醉。

七　氟　烷

七氟烷(sevoflurane,七氟醚)为澄清、无色透明液体,无恶臭味,临床使用浓度不燃不爆,化学性质不够稳定。麻醉效价强度高于地氟烷,血/气分配系数与地氟烷相当,但无明显呼吸道刺激。本药麻醉诱导期短、苏醒迅速,诱导过程舒适、平稳,很少有兴奋现象,苏醒期亦平稳。麻醉深度可随吸入浓度而快速改变,易于控制,对心脏影响小。应用广泛,特别适用于门诊患者的麻醉。对呼吸道无刺激,适用于儿童及成人诱导麻醉和维持麻醉。对严重缺血性心脏病而施行高危心脏手术者尤为适合。

麻　醉　乙　醚

麻醉乙醚(anesthetic ether)1540 年由 Valreius 合成,1846 年 Morton 应用于临床。为无色澄清液体,极易挥发,有刺激性臭味,易燃易爆,化学性质不稳定,遇光、热、空气易氧化生成过氧化

Notes

物及乙醛。乙醚全麻效能高,血/气分配系数12.0,麻醉诱导和苏醒均较慢。诱导期易出现兴奋、挣扎、燥动、喉头痉挛和呼吸不规则等反应。乙醚的镇痛作用强,但麻醉操作不易掌握。对呼吸的抑制比其他吸入麻醉药轻,对血压几无影响,对心、肝、肾的毒性小,但易引起恶心、呕吐。可用于各种大、小手术的全麻,既可单独使用,也可与其他药物合用,组成复合麻醉。但由于易发生意外,现已少用。

【药物相互作用】 阿片类镇痛药、镇静催眠药均能增强本类药的麻醉作用,合用时麻醉药用量应适当减少。骨骼肌松弛药亦可增强本类药的肌松效果,合用时肌松药剂量宜减半。氧化亚氮和氟烷可增加心肌对儿茶酚胺的敏感性,而β受体阻断剂能增强含氟麻醉药对心脏的抑制作用。

二、静脉麻醉药

将药物经静脉注入,通过血液循环作用于中枢神经系统而产生全身麻醉的方法称为静脉全身麻醉。凡经静脉途径给予的全身麻醉药,统称为静脉麻醉药(intravenous anaesthetics)。主要包括以硫喷妥钠为代表的超短效巴比妥类、氯胺酮、依托咪酯、丙泊酚等。静脉全身麻醉药具有以下优点:①操作方便,不需要特殊设备;②对呼吸道无刺激性,患者舒适;③不燃烧、不爆炸;④不污染手术室空气;⑤起效快,患者苏醒较快;因此是临床上常用的麻醉方法。但由于静脉麻醉的主要缺点是:①麻醉作用不完善,肌松作用差,大部分药物镇痛效果欠佳;②消除有赖于肺外器官,剂量过大难以迅速排除;③麻醉分期不明显,麻醉深度不易控制;使其临床应用受到限制,单独应用仅适合于短时间的体表手术。临床主要与吸入性麻醉药配合使用,以增加后者的适应性和确保催眠、镇痛、肌松、控制内脏反射作用和减少吸入麻醉药的用量。

硫 喷 妥 钠

硫喷妥钠(thiopental sodium)为超短效巴比妥类静脉麻醉药,脂溶性高,与中枢神经系统有特殊的亲和力。自1934年应用以来已有80年历史,但仍是全麻诱导中使用最普遍的静脉麻醉药。

常规诱导剂量[(3~5)mg/kg]下使患者在10~30秒内意识丧失,1分钟达峰值效应,麻醉作用持续5~8分钟。由于本药能迅速从脑组织和血流丰富的组织再分布到脂肪和肌肉等组织,5分钟后脑内浓度即降至峰浓度的一半,因此终止给药后患者在10分钟内苏醒,要维持麻醉状态需持续给药或改用吸入麻醉药。本药主要在肝脏进行代谢,代谢速度慢,单剂给药后每小时仅代谢14%左右,经肾脏排出无活性的代谢产物。体内多次或持续给药后,患者苏醒期伴随的躁动、朦胧、谵妄等精神症状持续时间延长。本药的优点是麻醉作用迅速,无兴奋期,能降低脑代谢和脑耗氧量,脑血流量和颅内压也随之下降。但麻醉时各种反射依然存在,镇痛效果差,肌松作用不完全,故临床主要用于诱导麻醉和基础麻醉,单独应用仅适用于小手术或抗惊厥,对癫痫持续状态具有良好的疗效。不良反应主要有抑制呼吸,在大剂量或合用其他呼吸抑制药时可致呼吸暂停,新生儿、婴幼儿易受影响,故禁用。还可导致喉痉挛和支气管痉挛,故用药前宜皮下注射硫酸阿托品以预防喉头痉挛,同时支气管哮喘患者禁用。

氯 胺 酮

氯胺酮(ketamine)是唯一具有确切镇痛作用的静脉麻醉药。单独注射后该药可迅速产生一种与其他麻醉药截然不同的催眠状态,即患者产生显著的镇痛作用,对指令无反应并出现记忆缺失,但患者可能出现睁眼、眼球震颤、角膜反射、对光反射、咳嗽反射、吞咽反射、肢体不自觉运动和自主呼吸,这一木僵状态被称为分离麻醉(dissociative anesthesia)。

该药分子量小,且脂溶性较高,故能很快透过血-脑脊液屏障。(1~3)mg/kg静脉注射或

Notes

6.5mg/kg 肌内注射均可产生诱导麻醉。起效快,维持时间短,注射药物后 15 秒内出现感觉分离,45 秒内出现明显意识丧失、镇痛和记忆缺失。单剂给药意识丧失长达 10 ～ 15 分钟,镇痛达 40 分钟,记忆缺失达 1 ～ 2 小时;数小时后患者才从麻醉状态下完全恢复。该药与巴比妥类不同,麻醉作用的主要机制是与大脑皮层和边缘系统的 NMDA 受体的苯环己哌啶结合而阻断 NMDA 受体,是一种高亲和、非竞争的 NMDA 受体阻断药。该药既能选择性阻断脊髓网状结构束对痛觉信号的传入,阻断疼痛向丘脑和大脑皮质的传播,产生镇痛作用;同时又兴奋网状结构和大脑边缘系统,使患者在恢复期常有精神方面的不良反应,如幻觉和怪梦、谵妄或兴奋,前者有时可持续数天或数周。儿童精神反应发生率相对较低。氯胺酮对心脏的作用既可通过兴奋中枢交感神经,使内源性儿茶酚胺释放增加,又对心肌有直接的抑制作用。因此,对交感神经系统活性正常的患者,主要表现为心率加快、心排血量增加、血压升高、脑血流、脑代谢和颅内压也增加;而对危重患者和交感神经活性减弱的患者,则主要表现为心血管系统抑制作用,心肌收缩力减弱、心排血量降低、血压下降。氯胺酮镇痛作用强,主要表现为体表镇痛效果明显,且对呼吸和循环系统影响较轻。因此临床主要用作麻醉诱导剂或与地西泮合用,为各种特殊操作,如创伤、急诊手术、换药、心脏手术等提供安全麻醉。

因氯胺酮还可以产生愉悦的幻觉、浮漂感和分离感等而被作为一种娱乐性新型毒品在世界范围内广泛滥用(俗称 K 粉),2004 年 7 月,国家食品药品监督管理局将氯胺酮制剂列入第一类精神药品管理。但是,近年的研究发现,小剂量的氯胺酮有强大的快速抗抑郁作用,特别是重度抑郁症或治疗抵抗抑郁症患者,能明显降低患者的自杀和自残的风险,这一新发现受到医学界的高度关注,有关临床试验正在进行中。

依 托 咪 酯

依托咪酯(etomidate)为强效超短时非巴比妥类催眠药。静脉注射后很快进入脑和其他血流丰富的器官,约 1 分钟脑内浓度达峰值,3 分钟后达最大效应。可抑制大脑皮层及脑干网状结构,无明显镇痛作用,相反,注射时发生疼痛和肌阵挛的概率较高。主要优点是对心血管和呼吸系统影响很小,诱导后患者心血管功能稳定,在所有用于麻醉诱导的药物中,依托咪酯是心血管疾病,尤其是冠心病、心瓣膜病和其他心脏储备功能差的患者的最佳选择,也适用于脑血管、呼吸系统疾病、颅内高压以及不宜采用硫喷妥钠的患者。该药起效迅速、维持时间短、苏醒迅速,成人静脉给药后几秒钟内意识丧失,诱导睡眠达 5 分钟,常伴有肌肉频繁活动。一次静脉注射可用于全麻的诱导,全麻维持则需静脉滴注。作诱导麻醉时,常需加用镇痛药、肌松药和(或)吸入麻醉药。主要缺点为:①引起恶心、呕吐,发生率高达 50%;②抑制肾上腺皮质激素合成和应激反应,单剂给药后血浆可的松水平持续降低长达 6 小时。较大剂量可引起呼吸暂停,还可致肌肉痉挛。

丙 泊 酚

丙泊酚(propofol,异丙酚或二异丙酚)室温下呈油状,不溶于水,制剂为 1% 的乳剂,仅用于静脉注射。本药脂溶性高,2mg/kg 静脉注射与硫喷妥钠相似,诱导麻醉迅速,有良好的镇静、催眠效应,作用时间短,苏醒迅速,无蓄积作用,无呼吸道刺激作用,醒后精神错乱发生率低,恶心和呕吐发生率低于硫喷妥钠。丙泊酚的作用机制尚未阐明,目前认为主要是通过增强 γ-氨基丁酸的作用产生镇静、催眠与遗忘。临床广泛用于诱导麻醉、镇静及麻醉维持,镇静剂量为全麻用量的 20% ～50%,镇痛作用弱。不良反应主要有循环系统的抑制,表现为血压呈剂量依赖性的下降,心肌耗氧量下降以及外周阻力降低。呼吸系统也有明显的抑制,麻醉时应密切监测,以免发生气道梗阻和呼吸暂停。在注射部位可引起疼痛,选择提前注射利多卡因或使用手臂及肘前大静脉给药可减轻。

Notes

三、复合麻醉

复合麻醉是指同时或先后应用两种以上麻醉药物或其他辅助药物,以达到满意的术中和术后镇痛效果以及满意的手术条件。目前临床上使用的全麻药单独应用都不够理想,为了克服全麻药的不足,减少其不良反应和增加麻醉的安全性,常采用联合用药,称为复合麻醉(表17-5)。

表 17-5　复合麻醉药

常用药物	用药目的
巴比妥类、地西泮	镇静、解除精神紧张
苯二氮䓬类、氯胺酮、东莨菪碱	短暂性记忆缺失
巴比妥类、水合氯醛	基础麻醉
硫喷妥钠、氧化亚氮	诱导麻醉
阿片类	镇痛
琥珀胆碱、筒箭毒碱类	骨骼肌松弛
阿托品类	抑制迷走神经反射
氯丙嗪	降温
硝普钠、钙通道阻滞药	控制性降压

常用的复合麻醉有以下几种:

1. **麻醉前给药**(premedication)　手术前为了消除患者的紧张情绪以及弥补麻醉药的缺点所应用的药物。如手术前夜常用镇静催眠药如:巴比妥类、地西泮消除患者紧张情绪。手术前服用地西泮使患者产生短时记忆缺失。用阿托品或东莨菪碱抑制唾液和呼吸道分泌物增加,保持呼吸道通畅,防止术后吸入性肺炎,并防止反射性心律失常。同时注射阿片类镇痛药增强麻醉效果或减少麻醉药的用量。

2. **诱导麻醉**(induction of anaesthesia)　应用诱导期短的全麻药如硫喷妥钠或氧化亚氮等,可以缩短乙醚等全麻药的诱导期,使患者迅速进入外科麻醉期,避免诱导期的不良反应,然后再改用其他药维持麻醉。

3. **基础麻醉**(basal anaesthesia)　常用于小儿麻醉。对于这类患者,为了使麻醉顺利进行,可在进入手术室前给予大剂量催眠药,如巴比妥类等,使患者达深睡状态,称为基础麻醉。在此基础上进行麻醉,可使麻醉药量减少,使麻醉平稳。

4. **合用肌松药**　在麻醉的同时,合用琥珀胆碱或筒箭毒碱类骨骼肌松弛药,以满足手术时肌肉松弛的要求。

5. **神经安定镇痛术和神经安定麻醉**　神经安定镇痛术(neuroleptanalgesia,NLA)是一种复合镇痛方法,常用安定药氟哌利多(droperidol)和镇痛药芬太尼(fentanyl)按50∶1组成依诺伐(innovar,氟芬合剂)作静脉注射,使患者达到意识模糊、自主动作停止、痛觉消失状态,适用于外科小手术。如在NLA基础上合用全麻药(如氧化亚氮)和肌松药(如琥珀胆碱)则可达到满意的外科麻醉效果,称为神经安定麻醉(neuroleptanaesthesia,NLAN)。

6. **控制性降压**(controlled hypotension)　加用短效血管扩张药硝普钠或钙拮抗药使血压适度适时下降,并抬高手术部位,以减少出血。常用于止血难度大的脑科手术。

Notes

■ 推荐阅读文献

1. Robinson DH, Toledo AH. Historical development of modern anesthesia. *J Invest Surg*. 2012；Jun；25（3）：141-149

2. Forman SA, Miller KW. Anesthetic sites and allosteric mechanisms of action on Cys-loop ligand-gated ion channels. *Can J Anaesth*. 2011；Feb；58（2）：191-205

3. Mercado P, Weinberg GL. Local anesthetic systemic toxicity：prevention and treatment. *Anesthesiol Clin*. 2011；Jun；29（2）：233-242

4. Browne CA, Lucki I. Antidepressant effects of ketamine：mechanisms underlying fast-acting novel antidepressants. *Front Pharmacol*. 2013；Dec 27；4：161

（陈建国）

Notes

第十八章 作用于心血管系统离子通道的药物

离子通道(ion channels)是细胞膜上的一种特殊的整合蛋白,对某些离子能选择性通透,是细胞生物电活动的基础。研究膜离子通道的通透机制及各种药物的选择性作用机制,对阐明细胞生物电现象、疾病发生机制和疾病防治策略具有重要意义。本章主要介绍几种与心血管系统相关的重要离子通道及作用于这些通道的具有临床意义的药物。

第一节 心血管系统离子通道

一、离子通道的分类和特性

(一) 离子通道分类

根据离子通道门控特性的不同,离子通道可分为非门控离子通道和门控离子通道。非门控离子通道的特征是离子通道始终处于开放状态,离子可随时进出细胞,并不受外界信号的干扰。门控离子通道又根据控制通道启闭的信号不同分为电压门控离子通道、化学门控离子通道和机械门控离子通道。

1. 电压门控离子通道(voltage gated ion channels) 又称电压依赖性离子通道(voltage-dependent ion channels)。电压门控离子通道的开启或关闭受膜电位变化的影响,在决定细胞兴奋性、不应期、传导性以及维持细胞正常体积等方面发挥重要作用。电压门控离子通道一般以最容易通过的离子命名,如钠通道、钙通道及钾通道等。

2. 化学门控离子通道(chemically gated ion channels) 又称配体门控离子通道(ligand gated ion channels),是指某一特定的神经递质与通道蛋白分子上的特异位点相结合后,使通道开放或关闭。配体门控通道以递质或受体命名。

3. 机械门控离子通道(mechanically gated ion channels) 是指对机械牵拉敏感进而被激活的离子通道,主要见于触觉和听觉感受器,如机械刺激作用于牵张感受器引起通道开放,出现Na^+内流和K^+外流,产生感受器电位;声波传入内耳后,引起内耳毛细胞顶端纤毛发生弯曲或偏斜,从而使毛细胞顶端机械门控通道开放,阳离子内流产生听觉的感受电位。

(二) 离子通道特性

离子通道具有两大基本特性,即离子选择性及门控。

1. 离子选择性 离子选择性包括通道对离子大小的选择性及电荷的选择性。在一定条件下,某一种离子只能通过相应的通道跨膜扩散。各离子通道在不同状态下,对相应离子的通透性不同。如静息状态下,神经细胞膜离子通道对K^+的通透性比Na^+大100倍;而神经兴奋时,对Na^+通透性又比K^+大10~20倍。

2. 离子的门控特性 离子通道一般都具有相应的闸门,通道闸门的开启和关闭过程称为门控(gating)。正常情况下,通道的闸门大多处于关闭状态。只有在特定的条件下,通道的闸门才能开启,引起离子的跨膜转运。一般认为,通道蛋白在不同信号作用下发生构象变化而使通道不断转换于静息状态(resting state)、开放状态(open state)和失活状态(inactive state)。通道的激活(activation)是指在外界因素作用下,通道允许某种或某些离子顺浓度梯度和电位梯度通过膜,相当于通道开放。通道的失活(inactivation)是与通道关闭不完全相同的功能状态,此时通道不仅是处于关闭状态,而且即使有外来刺激也不能使之进入开放状态。失活状态的通道无法直接进入开放状态而处于一种不应期,只有在经过一个额外刺激使通道从失活关闭状态进入静息关闭状态后,通道才能再度接受外界刺激而激活开放,这一过程称为通道的复活(recovery)。如图 18-1 所示,以钠通道为例,显示了离子通道的三种功能状态。

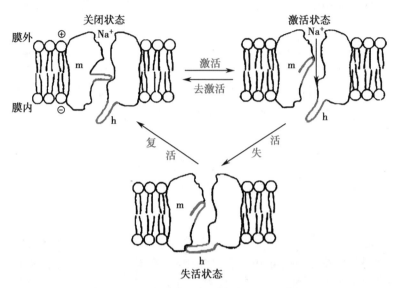

图 18-1　钠通道的 Hodgkin-Huxley 工作模型

离子通道最基本的功能是产生细胞生物电现象,与细胞兴奋性直接相关,同时参与神经递质释放、腺体分泌、肌肉运动,甚至学习和记忆等重要的高级神经活动。此外,还具有维持细胞正常形态和功能的完整性的作用。膜离子通道的基因变异及功能障碍与许多疾病有关。某些先天性与后天获得性疾病是离子通道基因缺陷与功能改变的结果,这些疾病又称为离子通道病(ionchannelpathies)。目前发现很多防治心血管疾病的药物是通过纠正某种离子通道功能异常而发挥作用的。

二、电压门控离子通道

(一) 电压门控钠通道

钠通道(sodium channels)是选择性允许 Na^+ 跨膜通过的离子通道,广泛分布于可兴奋细胞中。现已克隆出 9 种人类钠通道基因。其中 SCN1A、SCN3A、SCN5A、SCN7A 和 SCN8A 是分布在心肌细胞上的钠通道基因。心血管系统的钠通道主要存在于心房肌、心室肌和希普系统,所产生的内向钠电流使心肌细胞产生快速除极,引发动作电位(action potential,AP)的 0 相除极。其主要功能是维持细胞膜的兴奋性及传导性。

1. 钠通道特性

(1) 电压依赖性:当细胞膜电位去极化达到一定阈值时,通道开始被激活开放产生内向钠电流(I_{Na})。当 I_{Na} 达到最大效应后,通道逐渐失活直至完全失活而关闭。

(2) 激活和失活速度快:钠通道激活和失活时间可分别为 1ms 和 10ms 内完成。通常激活钠通道所需的膜电位阈值较低,在弱极化时即可使其激活。因而当细胞受损、膜电位升高时,往往先引起细胞膜对 Na^+ 的通透性增加,使细胞内 Na^+ 浓度升高,并进一步通过 Na^+-Ca^{2+} 交换机制引起钙通道继发性开放并刺激细胞内钙释放,细胞内 Ca^{2+} 浓度升高,导致细胞钙超载而加重细胞损伤。

(3) 有特异性激动剂和阻断剂:激动剂为树蛙毒素(batrachotoxin,BTX)和木藜芦毒素

Notes

（grayanotoxin，GTX）；阻断剂为河豚毒素（tetrodotoxin，TTX）和蛤蚌毒素（saxitoxin，STX）等。

2. 钠通道分类 心肌钠通道根据其电压依赖性和河豚毒素（TTX）敏感性不同，可分为慢钠通道和快钠通道。慢钠通道激活所需要的电压较低，失活较慢，参与维持心肌细胞动作电位 2 相平台期，对低浓度的 TTX 和奎尼丁敏感；快钠通道激活所需要的电压高，失活速度快，可引起心肌细胞去极化，发挥传播动作电位的作用。当心肌细胞受到一定刺激时（如细胞膜去极化），将引起钠通道开放并引发动作电位 0 相除极。

（二）电压门控钾通道

钾通道（potassium channels）是选择性允许 K^+ 跨膜通过的离子通道，是目前发现的亚型最多、作用最复杂的一类离子通道，广泛分布于骨骼肌、神经、心脏、血管、气管、胃肠道、血液及腺体等组织器官中。自 1987 年成功地克隆出第一个钾通道基因后，现已克隆出几十种亚型。不同亚型的钾通道具有其特定的通道特性，决定了 K^+ 通过细胞膜的动力学特征。在可兴奋细胞，它起复极、终止动作电位及维持静息膜电位的作用。在非兴奋性细胞，它起跨膜转运、维持细胞体积、信号转导及维持静息膜电位的作用。因此，钾通道是决定静息膜电位、细胞兴奋性、膜复极以及心律失常产生的重要因素。目前根据钾通道电流的特性，主要将其分为以下 4 类：

1. 瞬时外向钾通道电流（transient outward K^+ channel current，I_{to}） 瞬时外向钾通道（transient outward potassium channels）又称 A 型钾通道（K_A），是快速被激活又迅速失活的一类电压依赖性钾通道，此通道介导的电流为 I_{to}。I_{to} 出现在动作电位早期激活时，参与动作电位复极 1 相，可以引起心肌细胞动作电位早期快速复极化，使动作电位达到平台期水平。I_{to} 包括两种成分：I_{to1} 表现为非钙依赖性的钾离子电流，生理条件下是复极 1 期的主要参与电流，对阻断剂 4-氨基吡啶（4-AP）敏感。I_{to2} 为钙依赖性钾电流，对阻断剂 4-AP 不敏感。细胞钙超载时，I_{to2} 被激活，动作电位时程缩短，间接缩短钙内流的时间，导致钙内流减少。因此，细胞内钙激活 I_{to2} 是减少钙超载的一种负反馈机制。

瞬时外向钾电流 I_{to} 的变化与心律失常发生有着潜在的联系。I_{to} 在房颤的发生过程中扮演着重要角色。研究表明，房颤时 I_{to} 通道的功能和表达均上调，推测 I_{to} 的上调在房颤时有效不应期和动作电位时程缩短的过程中起重要作用。而 I_{to} 在心肌缺血时下调。目前，关于 I_{to} 引起的复极化异常与心律失常、心脏猝死的关系的研究仍十分有限，有待进一步的研究以明确其电生理机制。

2. 内向整流钾通道电流（inward rectifier K^+ channel current，I_{k1}） 内向整流钾通道所介导的电流在心脏中被称为 I_{K1}，属于背景钾电流。当膜电位相对于钾平衡电位（EK）超极化时，I_{K1} 呈非时间依赖性的内向整流特性；一旦膜电位相对于 EK 去极化时，I_{K1} 即表现为较弱的外向整流特性。I_{K1} 电流密度影响动作电位时程，电流密度越大，动作电位时程越短，细胞复极化的速率越快。因此，I_{K1} 主要参与动作电位 3 相复极晚期及 4 相静息膜电位的维持。Ba^{2+}，Cs^+ 和四乙胺（TEA）均为此通道的阻断剂。心房肌、心室肌和普肯野细胞均有内向整流钾通道，但以心室肌细胞最为丰富。

内向整流钾通道异常可导致心律失常的发生。编码内向整流钾通道 Kir2.1 的 KCNJ2 基因突变可使钾通道功能缺失，I_{K1} 被抑制，QT 间期延长，诱发心律失常。过度表达 Kir2.1，使 I_{K1} 增加并导致 QT 间期缩短。研究表明，I_{K1} 也参与室颤的发生，抑制 I_{K1} 可以终止折返和室颤。目前研究发现，在心肌缺血和心力衰竭时，舒张期细胞内钙水平增高可抑制 I_{K1} 电流，引起心律失常。

3. 延迟整流钾通道电流（delayed rectifier K^+ channel current，I_K） 延迟整流钾通道电流是心肌细胞去极化激活的外向钾电流，随除极延续而逐渐活化，具有电压和时间依赖性，基本上无自动失活。该通道仅在膜电位为 –50mV 时被激活，主要功能是启动复极过程，但并不参与整个复极过程。该通道在复极后缓慢失活的特征是形成窦房结、房室结的自律性及工作细胞异常兴奋性的重要基础。I_K 主要包括三种电流成分：缓慢成分（I_{ks}），快速成分（I_{kr}）和超快速成分

Notes

(I_{kur})。I_{ks}和I_{kr}不同程度地存在于所有心脏组织。I_{kur}主要存在于心房肌细胞。

快速延迟整流钾电流(rapidly activating delayed rectifier K^+ current,I_{kr})具有电压依赖性激活和失活的特性。其失活电压低于激活电压,激活无明显延迟。在电压≥0mV时完全激活,此后电流逐渐减小。Ⅲ类抗心律失常药物,如 E-4031 和 Sotalol 可特异性阻断 I_{kr}。

缓慢激活延迟整流钾电流(slowly activating delayed rectifier K^+ current,I_{ks})只有时间依赖性的激活过程,而无任何失活趋势,为药物不敏感钾电流。由于 I_{ks} 的电流大于 I_{kr},所以在心肌复极化过程中更为重要。目前认为其特异性阻断剂为 Chromol 293B。另外,克隆基因 MinK 及 Kv-LQT1 共同表达产生的电流具有 I_{ks} 的特性,I_{ks} 和 I_{kr} 是动作电位 2、3 相复极的主要电流。

I_{kur} 是一超快速激活而无失活的延迟整流钾电流,对心房肌复极有重要作用,同时与房性心律失常的发生密切相关。

4. 起搏电流(pacemaker current,I_f) I_f 是非特异性阳离子电流,即由一种以上单价阳离子,如 K^+ 和 Na^+ 共同组成的离子电流。I_f 在膜电位低于 -50mV 时即被激活,是窦房结、房室结和希普系统的起搏电流之一。I_f 受神经递质的调节:肾上腺素(Adr)可促进 I_f 激活,使 I_f 电流增加,这是交感神经使心率加快的离子基础之一;乙酰胆碱(ACh)可抑制 I_f,使心率减慢,故作为副交感神经或迷走神经减慢心率的机制。

(三) 电压门控钙通道

钙通道(calcium channels)在正常情况下为细胞外 Ca^{2+} 内流的离子通道。它存在于机体的各种组织细胞,是调节细胞内 Ca^{2+} 浓度($[Ca^{2+}]_i$)的主要途径。

1. 钙通道特性

(1) 电压依赖性:去极化时,不同亚型钙通道开放所需电压值不同。

(2) 激活速度缓慢:钙通道的激活速度缓慢(20~30ms),且失活速度慢于激活速度(100~300ms)。故心肌细胞中钙通道尚未激活时,钠通道便已经失活,因而心肌细胞动作电位的上升相取决于钠通道,而其后的平台期则取决于钙通道。

(3) 对离子的选择性较低:在正常状态下,能选择性通透 Ca^{2+},但在细胞外 Ca^{2+} 浓度($[Ca^{2+}]_o$)下降时,也允许 Na^+ 通过。

2. 钙通道分类 目前已克隆出 L、N、T、P、Q 和 R 6 种亚型的电压依赖性钙通道。心血管系统电压门控性钙通道主要有 L-型和 T-型。

(1) L-型(long-lasting type)钙通道也称为长程型慢通道,是细胞兴奋时外钙内流的最主要途径,分布于各种可兴奋细胞。由于二氢吡啶类(DHPs)钙通道阻断药选择性地阻断此类钙通道,因而又称为 DHPs 敏感的钙通道,受 G 蛋白、钙调蛋白等调节。L-型钙电流是影响心脏兴奋收缩-耦联及血管舒缩的关键环节。L-型钙通道是心室肌细胞动作电位 2 相平台期形成的重要离子通道。如果 L-型钙通道开放异常,细胞内钙升高,则会导致动作电位时程延长,产生早后除极或迟后除极。同时有报道认为,肌浆网释放的 Ca^{2+} 导致短暂地内向电流增大同样与早后除极、迟后除极及扭转型室性心动过速的产生有关。抑制 L-型钙通道,可通过阻断细胞外钙内流及其介导的"以钙释钙"过程,降低细胞内钙含量,降低心肌收缩力及心脏耗氧,发挥其对心肌缺血的保护作用。

(2) T-型(transient type)钙通道:激活电位较低,电导较小,在细胞生长和增殖中发挥重要作用。其相对特异的阻断剂为咪拉地尔(Mibefradil)。T-型钙通道多见于心脏传导组织,对调节心脏的自律性和血管张力有一定的作用。此外,心肌肥厚时,T-型钙通道密度显著增加。长期使用 Mibefradil 可阻止高血压性心肌肥厚的发生,提示 T-型钙通道在心肌肥厚的发生和发展过程中起重要作用。

三、配体门控离子通道

Notes

配体门控离子通道的门控行为主要受其相应配体的控制。配体是指包括神经递质、激素等各种激动剂和阻断剂在内的多种化学物质。配体与配体门控离子通道结合可引起通道蛋白构型变化,导致通道开放,产生离子电流。配体门控离子通道种类很多,在心血管系统主要有乙酰胆碱激活钾通道(K_{ACh})、钙激活钾通道(K_{Ca})、钠激活钾通道(K_{Na})和 ATP 敏感钾通道(K_{ATP})。这些通道都具有内向整流特性。

1. 乙酰胆碱激活的钾通道(acetylcholine-activated K^+ channels,K_{ACh})　K_{ACh} 是一种电导大、门控过程快的钾通道。在窦房结、房室结和心房肌细胞的分布密度很高。K_{ACh} 具有电压依赖性,主要影响心肌动作电位时程和静息膜电位,可增加舒张电位而产生负性频率作用,是心肌缺血、缺氧时的一种保护机制。ACh 的浓度升高可增加其开放概率,但不影响其开放时间。

2. 钙激活钾通道(Ca^{2+}-activated K^+ channels,K_{Ca})　根据电导和药物敏感性,K_{Ca} 分为三类:大电导钙激活钾通道(large-conductance Ca^{2+}-activated K^+ channels,BK_{Ca}),对 charybdotoxin(ChTX)和 iberiotoxin IBTX 敏感;中电导钙激活钾通道(intermediate-conductance Ca^{2+}-activated K^+ channels,IK_{Ca}),可被 ChTX 和克霉唑抑制;小电导钙激活钾通道(small-conductance Ca^{2+}-activated K^+ channels,S_{KCa}),对 apamin 敏感。去极化和提高$[Ca^{2+}]_i$浓度均可使其激活而开放,引起 K^+ 外流而使膜复极化或超极化。其中最为重要的是 BK_{Ca},因其电导最大,广泛分布于血管平滑肌,直接参与血管张力的调节,具有较大的生理意义。

3. 钠激活的钾通道(sodium activated K^+ channels,K_{Na})　K_{Na} 是一种对细胞内钠($[Na^+]_i$)敏感的钾离子通道,在心肌、神经元中均有表达,具有内向整流性质。心肌缺血时$[Na^+]_i$升高,激活 K_{Na} 通道,增加细胞抵抗力,保护心肌。但也有研究质疑缺血时$[Na^+]_i$增加是否可以达到激活 K_{Na} 的水平。

4. ATP 敏感钾通道(ATP-sensitive K^+ channels,K_{ATP})　K_{ATP} 为代谢性调节 K^+ 外流的通道,受细胞内 ATP/ADP 比率、Mg^{2+} 和 G 蛋白的调控。生理条件下该通道处于关闭状态。在心肌缺血、缺氧、能量耗竭或代谢抑制时,细胞内 ATP/ADP 比率降低,K_{ATP} 通道开放。其在平台期可产生强大的外向电流,使动作电位时程缩短。K_{ATP} 广泛分布于骨骼肌、心脏、血管平滑肌、胰岛 β细胞、神经元、内分泌细胞及肾上腺皮质细胞等,调节血管的舒缩、神经和骨骼肌的兴奋性以及离子的传递等。心肌缺血时动作电位时程缩短,Ca^{2+} 内流减少,降低心肌收缩力,减少缺血区能量消耗及细胞内钙超载,从而保护心肌。

第二节　作用于心血管系统离子通道的药物

一、作用于钠通道的药物

作用于钠通道的药物主要是钠通道阻断药,临床常用的有局部麻醉药、抗癫痫药和 I 类抗心律失常药。有关作用于钠通道的药物参见相关各章。

二、作用于钾通道的药物

作用于钾通道的药物常被称为钾通道调节剂(potassium channel modulator),包括钾通道阻断药和钾通道开放药。它们通过阻断或促进细胞内 K^+ 外流而产生作用。通常情况下,细胞外的 K^+ 浓度为 4mmol/L,明显低于细胞内 150mmol/L 的水平。因此,钾通道开放时,细胞内 K^+ 外流,膜超极化,动作电位时程缩短,继而降低钠通道和钙通道的开放频率,降低膜的兴奋性。钾通道阻断时,K^+ 外流停止或减少,动作电位时程和有效不应期延长。

(一)钾通道阻断药

钾通道阻断药(potassium channel blockers,PCBs)是一类可抑制 K^+ 通过细胞膜的化合物。

Notes

PCBs 可分为：①非选择性 PCBs，主要是四乙基铵（tetraethylammonium，TEA）和 4-氨基吡啶（4-aminopyridine，4-AP）；②选择性 PCBs，如蝎毒、蛇毒、蜂毒等毒素。目前临床治疗用药物有选择性阻断 K_{ATP} 敏感钾通道的磺酰脲类降糖药和选择性阻断 I_{kr} 的新型Ⅲ类抗心律失常药物。具有临床治疗作用的钾通道阻断药在本书的相应章节中有详细论述。

（二）钾通道开放药

钾通道开放药（potassium channel openers，PCOs）是选择性作用于钾通道、增加细胞膜对钾离子的通透性、促进钾离子外流的一类药物。PCOs 是近年来发现的一类具有新药理作用的药物。目前合成的均作用于 K_{ATP}。

Edwards 和 Weston 按化学结构将 PCOs 分为 7 类：①苯并吡喃类，如克罗卡林（cromakalim）、吡马卡林（bimakalim）等；②吡啶类，如尼可地尔（nicorandil）等；③嘧啶类，如米诺地尔（minoxidil）；④氰胍类，如吡那地尔（pinacidil）；⑤苯并噻二嗪类，如二氮嗪（diazoxide）；⑥硫代甲酰胺类，如 RP25891；⑦1,4 二氢吡啶类，如尼古地平（niguldipine）。

【药理作用】　钾通道开放可产生下列影响：①细胞膜超极化，电压依赖性钙通道不易开放，因而阻止细胞外 Ca^{2+} 内流及外 Ca^{2+} 内流介导的细胞内 Ca^{2+} 释放过程，降低细胞内 Ca^{2+} 的浓度；②K^+ 持续外流，可对抗神经递质及激素所致去极化；③促进 Na^+-Ca^{2+} 交换，排出 Ca^{2+}，从而使细胞内 Ca^{2+} 下降。

【临床应用】

（1）高血压：PCOs 可使血管平滑肌细胞钾通道开放，使细胞膜超极化，因而可高选择性地舒张阻力血管而具有抗高血压作用。PCOs 对正常和高血压动物的降压作用较钙通道阻断药强，增加肾血流量作用也较强。吡那地尔和米诺地尔均为临床有效的抗高血压药，两者均能有效地扩张小动脉，与其他药物合用可减少不良反应，提高疗效。

（2）心绞痛和心肌梗死：PCOs 具有扩张冠状动脉血管、防止心肌顿抑、缩小梗死面积、模拟缺血预处理等作用。PCOs 能直接激活缺血心肌 K_{ATP} 通道，使膜超极化，恢复紊乱的电解质（主要是 K^+）及电生理平衡，降低能耗，减轻 Ca^{2+} 超载和自由基损伤而具有心肌保护作用。在 PCOs 对心肌保护和抗心绞痛作用中，研究最多的药物为尼可地尔。尼可地尔为一强效抗心绞痛药，不抑制心肌。尼可地尔具有促进 K_{ATP} 通道开放和增加细胞内 cGMP 的双重作用，可同时降低前、后负荷，高选择性地扩张正常及有病变的冠状动脉，改善冠状动脉血供。

（3）充血性心力衰竭：口服或舌下含服尼可地尔 10～60mg，可降低安静及运动时的左、右心室负荷，增加充血性心力衰竭患者的心排血量。在治疗剂量范围（10～20mg，2 次/天）内，其对外周动脉压的影响较小，可使心率轻度增加，并可改善缺血区室壁运动。

三、作用于钙通道的药物

作用于钙通道的药物即为钙通道阻断药（calcium channel blockers），又称钙拮抗药（calcium antagonists）。它是一类选择性阻断钙通道，抑制细胞外 Ca^{2+} 内流，降低细胞内 Ca^{2+} 浓度的药物。在 20 世纪 60 年代初，Fleckenstein 和 Godfraind 在离体豚鼠乳头状肌实验中发现普尼拉明（prenylamine）和维拉帕米（verapamil）可降低心肌收缩力而不影响其动作电位，类似心肌细胞脱钙现象，使兴奋-收缩脱耦联。这种抑制作用可被 Ca^{2+} 逆转，从而首先提出钙拮抗药的概念。

（一）钙通道阻断药分类

钙通道阻断药因其化学性质和结构不同以及对组织器官的选择性不同，曾具有多种分类方法。1992 年国际药理学联合会（IUPHAR）按照电压依赖性钙通道的亚型（L、T、N、P、R、Q）将钙通道阻断药分为三类：

Ⅰ类　选择性作用于 L-型钙通道的药物。根据其化学结构特点，又分为 4 亚类：

I_a 类　二氢吡啶类（dihydropyridines，DHPs）：硝苯地平（nifedipine）、尼卡地平（nicardipine）、

Notes

尼群地平（nitrendipine）、氨氯地平（amlodipine）、尼莫地平（nimodipine）等。

Ⅰ_b 类　苯并噻氮䓬类（benzothiazepines BTZs），也称地尔硫䓬类：地尔硫䓬（diltiazem）、克仑硫䓬（clentiazem）、二氯呋利（diclofurine）等。

Ⅰ_c 类　苯烷胺类（phenylalkylamines，PAAs）：维拉帕米（verapamil）、加洛帕米（gallopamil）、噻帕米（tiapamil）等。

Ⅰ_d 类　粉防己碱（tetrandrine）。

Ⅱ类　选择性地作用于其他电压依赖性钙通道的药物

（1）作用于 T-型钙通道：米贝地尔（mibefradil）、苯妥英钠（phenytoin）。

（2）作用于 N-型钙通道：芋螺毒素（conotoxins）。

（3）作用于 P-型钙通道：蜘蛛毒素。

Ⅲ类　非选择性钙通道调节药

主要有普尼拉明（prenylamine）、苄普地尔（bepridil）、卡罗维林（caroverine）和氟桂利嗪（flunarizine）等。

（二）钙通道阻断药的药理作用及临床应用

【药理作用】

1. 对心脏的作用

（1）负性肌力作用：钙通道阻断药使心肌细胞内 Ca^{2+} 减少，因而呈现负性肌力作用。在不影响兴奋除极的情况下，明显降低心肌收缩性，使心肌兴奋-收缩脱耦联，降低心肌耗氧量。

钙通道阻断药还可通过舒张血管平滑肌降低血压，从而使整体动物交感神经活性反射性增高，抵消部分负性肌力作用。硝苯地平的这一作用明显，可能超过其负性肌力作用而表现为轻微的正性肌力作用。

（2）负性频率和负性传导作用：窦房结和房室结等慢反应细胞的 0 相除极和 4 相缓慢除极均是由 Ca^{2+} 内流所引起，其传导速度和自律性也由 Ca^{2+} 内流所决定。因而钙通道阻断药能减慢房室结的传导速度，降低窦房结自律性而减慢心率，此作用是钙通道阻断药治疗室上性心动过速的理论基础。负性频率和负性传导作用以维拉帕米和地尔硫䓬的作用最强；而硝苯地平扩张血管作用强，能反射性加快心率，而对窦房结和房室结的作用弱。

2. 对平滑肌的作用

（1）血管平滑肌：因血管平滑肌的肌浆网发育较差，血管收缩时所需要的 Ca^{2+} 主要来自细胞外，故血管平滑肌对钙通道阻断药的作用很敏感。该类药物能明显舒张血管，主要舒张动脉，对静脉影响较小。动脉中又以冠状动脉较为敏感，能舒张输送血管和阻力血管，增加冠状动脉流量及侧支循环量，有效治疗心绞痛。尼莫地平舒张脑血管作用较强，能增加脑血流量。钙通道阻断药也可舒张外周血管，解除其痉挛，用于治疗外周血管痉挛性疾病。

（2）其他平滑肌：钙通道阻断药对支气管平滑肌的松弛作用较为明显，较大剂量时也能松弛胃肠道、输尿管及子宫平滑肌。

3. 抗动脉粥样硬化作用　Ca^{2+} 参与动脉粥样硬化的病理过程，如平滑肌增生、脂质沉积和纤维化。钙通道阻断药可干扰这些过程的发生和发展，包括以下几点：①减少 Ca^{2+} 内流，减轻了 Ca^{2+} 超载所造成的动脉壁损害；②抑制平滑肌增殖和动脉基质蛋白质合成，增加血管壁顺应性；③抑制脂质过氧化，保护内皮细胞；④硝苯地平可增加细胞内 cAMP 含量，提高溶酶体酶和胆固醇酯的水解活性，因而有助于动脉壁脂蛋白的代谢，从而降低细胞内胆固醇水平。

4. 对红细胞和血小板结构与功能的影响

（1）对红细胞的影响：与其他组织细胞一样，红细胞具有完整的钙转运系统。现已证实，红细胞膜有受体调控的钙通道和电压调控的钙通道，二者被激活后，通道开放，Ca^{2+} 进入细胞内。红细胞膜的稳定性与 Ca^{2+} 有密切关系，Ca^{2+} 增加，膜的脆性增加，在外界因素作用下容易发生溶血。由于红细胞膜含磷脂成分,Ca^{2+}能激活磷脂酶使磷脂降解,破坏膜的结构。钙通道阻断药抑制 Ca^{2+} 内流,并保护 Na^{+}-Ca^{2+} 交换体的活性,减轻 Ca^{2+} 超载对红细胞的损伤。

(2) 对血小板活化的抑制作用:血小板膜表面含有受体调控的钙通道和电压调控的钙通道,可调节 Ca^{2+} 的内流,并受 Ca^{2+}-Mg^{2+}-ATP 酶与 Na^{+}-Ca^{2+} 交换泵的调节。血小板被激活后,钙通道开放使细胞内 Ca^{2+} 浓度升高,并介导肌动蛋白收缩使膜受体暴露,血小板发生聚集。钙通道阻断药阻断钙通道,减少 Ca^{2+} 内流,抑制血小板聚集及活性产物的合成和释放并促进膜磷脂的合成,稳定血小板膜。实验证明,地尔硫草能抑制血栓素 A_2(TXA$_2$)的产生和由 ADP、肾上腺素以及 5-HT 等所引起的血小板聚集。

5. 对肾脏功能的影响　钙通道阻断药的舒张血管和降低血压的作用,与已知的舒张血管药物不同,较少伴有水钠潴留的作用。在高血压患者,二氢吡啶类药物,如尼卡地平和非洛地平,在降低血压的同时能明显增加肾血流,但对肾小球滤过作用影响小。现研究证实,钙通道阻断药有排钠利尿作用,这种作用与肾小管对电解质的转运有关。钙通道阻断药对肾脏的保护作用,在伴有肾功能障碍的高血压和心功能不全的治疗中具有重要意义。

【临床应用】　钙通道阻断药的临床应用主要是防治心血管系统疾病,近年也试用于其他系统疾病。

1. 高血压　钙通道阻断药是临床上广泛使用的用于高血压治疗的一类药物。其中二氢吡啶类药物如硝苯地平、尼卡地平、尼莫地平等扩张外周血管作用较强,用于治疗严重高血压患者。长期用药后,外周阻力下降30%～40%,肺循环阻力也下降。后一作用特别适合于并发心源性哮喘的高血压危象患者。维拉帕米和地尔硫草可用于治疗轻度及中度高血压。

临床应用时应根据具体病情选用适当的药物,如对伴有冠心病的患者,宜选用硝苯地平;伴有脑血管病者宜用尼莫地平;伴有快速型心律失常者最好选用维拉帕米。这些药物可以单用,也可以与其他药物合用,如与 β 受体阻断药普萘洛尔合用,可消除硝苯地平因扩血管作用所产生的反射性心动过速;与利尿药合用,以消除扩血管药可能引起的水钠潴留,并加强其降压效果。

2. 心绞痛　钙通道阻断药对各型心绞痛都有不同程度的疗效。

(1) 变异型心绞痛:常在休息时如夜间或早晨发作,由冠状动脉痉挛所引起。硝苯地平疗效最佳。

(2) 稳定型(劳累性)心绞痛:钙通道阻断药通过舒张冠状动脉、减慢心率、降低血压及心肌收缩力而发挥治疗作用。三代钙通道阻断药均可使用。

(3) 不稳定型心绞痛:较为严重,由动脉粥样硬化斑块形成或破裂及冠状动脉张力增高所引起,昼夜均可发作。维拉帕米和地尔硫草疗效较好,硝苯地平宜与 β 受体阻断药合用。

3. 心律失常　钙通道阻断药对室上性心动过速及后除极触发活动所致的心律失常有良好效果。

三代钙通道阻断药减慢心率的作用程度存在差异,维拉帕米和地尔硫草减慢心率作用较明显,硝苯地平较差,甚至反射性加快心率,故不用于治疗心律失常。

4. 脑血管疾病　尼莫地平、氟桂嗪等钙通道阻断药能显著舒张脑血管,增加脑血流量,治疗短暂性脑缺血发作、脑血栓形成及脑栓塞等。

5. 其他　钙通道阻断药还可用于外周血管痉挛性疾病,预防动脉粥样硬化的发生。此外,钙通道阻断药还可用于支气管哮喘、偏头痛等。

【不良反应】　钙通道阻断药相对比较安全,但由于这类药物作用广泛,选择性相对较低。不良反应与其阻断钙通道导致的血管扩张、心肌抑制等作用有关。其不良反应一般有:颜面潮红、头痛、眩晕、恶心、便秘等。严重不良反应有:低血压、心动过缓、房室传导阻滞以及心功能抑制等。

Notes

推荐阅读文献

1. Obeyesekere MN, Klein GJ, Nattel S, et al. A clinical approach to early repolarization. *Circulation*. 2013；127（15）：1620-1629

2. Roubille F, Tardif JC. New therapeutic targets in cardiology：heart failure and arrhythmia；HCN channels. *Circulation*. 2013；127（19）：1986-1996

3. Iwasaki YK, Nishida K, Kato T, et al. Atrial fibrillation pathophysiology：implications for management. *Circulation*. 2011；124（20）：2264-2274

（杨宝峰）

第十九章　抗心律失常药

心律失常(arrhythmia)指心脏冲动频率、节律、起源部位、传导速度、兴奋次序异常。心律失常为临床常见症状,80%以上的急性心肌梗死患者都会发生心律失常。按照发生原因,心律失常可分为冲动形成异常(如室性心动过速、心房扑动、心室颤动等)和冲动传导异常(如房室传导阻滞)。心率过快或过慢时,都会影响心脏排血量,某些类型的心律失常(如心室颤动)还可危及生命。心律失常的治疗方式有药物治疗和非药物治疗(如起搏器、电复律、导管消融和手术等)两种。对于窦性心动过缓或窦性停搏,可用阿托品、异丙肾上腺素或起搏器治疗;对于窦房阻滞和病态窦房结综合征,可用起搏器治疗。而各型快速性心律失常的发病机制和药物治疗都较复杂,本章主要介绍快速性心律失常及其治疗药物。药物治疗在抗心律失常方面发挥了重要作用,特别要注意的是抗心律失常药又存在致心律失常(pro-arrhythmia)的毒副作用。

第一节　心律失常的电生理学基础

一、正常心脏电生理学基础

（一）心肌细胞动作电位及其形成机制

心脏正常电生理活动的基础是组成心脏的每一个心肌细胞动作电位活动的整体协调平衡,而每一个心肌细胞的动作电位又取决于细胞的各种跨膜电流。根据心肌细胞动作电位去极化速度的快慢及产生动作电位机制的不同,可将心肌细胞分为两大类:快反应细胞和慢反应细胞。两类细胞动作电位时程(action potential duration,APD)中参与的电流不同,导致动作电位特征也不同。

1. 快反应细胞　快反应细胞包括心房肌细胞、心室肌细胞和希-普细胞。其动作电位 0 相去极化由钠电流(I_{Na})介导,去极速度快、振幅大。快反应细胞的动作电位时程中有多种内向电流和外向电流参与。以普肯耶细胞为代表的快反应细胞的 APD 中参与电流(图 19-1)。

2. 慢反应细胞　慢反应细胞包括窦房结和房室结细胞,其动作电位 0 相去极化由 L 型钙电流[$I_{Ca(L)}$]介导,去极速度慢、振幅小。慢反应细胞的动作电位是内向电流和外向电流相互消长的结果,静息膜电位不稳定、容易产生自动去极化,因此自律性高。以窦房结细胞为代表的慢反应细胞的 APD 中参与电流(图 19-2)。

（二）心肌细胞动作电位与心肌的电生理特性

无论快反应细胞还是慢反应细胞,其动作电位时程中均有多种内向电流和外向电流参与,这些电流的变化都会导致细胞动作电位特征的改变,也会改变与心律失常发生密切相关的心脏电生理特性:自律性、传导性和有效不应期。目前与抗心律失常药物治疗作用相关的电流主要有 I_{Na}、$I_{Ca(L)}$、I_f、I_{kr}、I_{ks}、I_{kur}。药物通过影响这些电流而改变心脏的自律性、传导性和有效不应期,发挥抗心律失常作用。

1. 自律性(automaticity)　是指心脏自律细胞能够在没有外来刺激的条件下,自动地发生节律性兴奋的特性。心脏的自律细胞主要有希-普细胞、窦房结和房室结细胞。自律性的产生源于动作电位 4 相自动去极,快反应自律细胞 4 相自动去极化主要由 I_f 决定,慢反应自律细胞 4 相

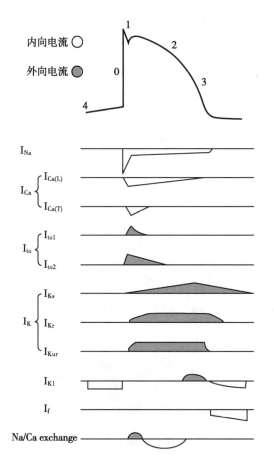

图 19-1 普肯耶细胞动作电位时程中的主要参与电流

内向电流使细胞膜去极化,外向电流使细胞膜复极化。每一时刻的细胞膜电位都是内向电流和外向电流的共同作用结果,影响任何一种电流都将影响细胞的动作电位

自动去极化是由 I_k 逐渐减小,而 I_f、$I_{Ca(T)}$、$I_{Ca(L)}$ 逐渐增强所致(图 19-2)。影响自律性的因素主要有动作电位 4 相去极斜率、动作电位的发生阈值、静息膜电位绝对值和动作电位时程。

2. **传导性(conductivity)** 是指心肌细胞膜的任何部位产生的兴奋不但可以沿细胞膜扩布且可通过细胞间通道传到另一个心肌细胞的特性。动作电位 0 相去极化速率决定传导性,因此 I_{Na}、$I_{Ca(L)}$ 对快反应细胞和慢反应细胞的传导性起决定作用,抑制 I_{Na} 可抑制快反应细胞的传导性,抑制 $I_{Ca(L)}$ 可抑制慢反应细胞的传导性。

3. **有效不应期(effective refractory period,ERP)** I_{Na}(或 $I_{Ca(L)}$)在动作电位 0 相开放后进入失活状态。必须有足够的 I_{Na}(或 $I_{Ca(L)}$)由失活状态恢复到可开放状态时,细胞才能接受刺激再一次产生可扩布的动作电位,此过程称为通道的复活(recovery)。从 0 相开始到心肌能够接受刺激产生可扩布动作电位的时间称为有效不应期,以反映 I_{Na}(或 $I_{Ca(L)}$)的复活时间。抑制 I_{Na}(或 $I_{Ca(L)}$)的复活过程可延长快反应细胞(或慢反应细胞)的有效不应期,从而抑制心脏的异常兴奋传导。适当延长有效不应期是抗心律失常药物作用的重要机制之一。有效不应期受 I_{Na}(或 $I_{Ca(L)}$)的复活过程以及动作电位时程变化的影响,减慢 I_{Na}(或 $I_{Ca(L)}$)复活或延长动作电位时程都能延长快反应细胞(或慢反应细胞)的有效不应期。

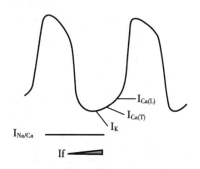

图 19-2 窦房结细胞动作电位时程中的参与电流

复极过程中,内向 Na^+/Ca^{2+} 交换电流逐渐减小,平台期激活的延迟整流钾电流至舒张期也逐渐减小,而起搏电流激活,膜除极至 -50mV 时,T-型钙电流激活,至舒张末期时 L-型钙电流激活,进而引起动作电位

Notes

二、心律失常的发生机制

1. **折返（reentry）** 是指一次冲动下传后，又可顺着另一环形通路折回，再次兴奋原已兴奋过的心肌，是引发快速型心律失常的重要机制之一，其形成过程如图19-3所示。病理条件下，心肌细胞传导功能障碍是诱发折返的重要原因。在折返环路中通常存在单向传导阻滞而能够反向导通的区域。当心房中存在多个折返环路时可诱发心房颤动，当心室中存在多个折返环路时可诱发心室颤动（图19-4）。而且在心房、房室结和心室间也能够形成折返，如预激综合征（Wolff-Parkinson-White syndrome，WPW syndrome）（图19-5）。

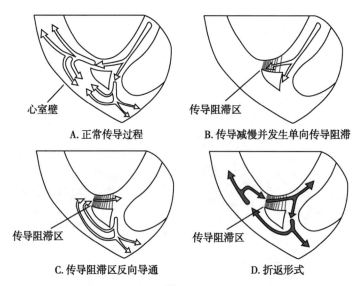

图 19-3　折返形成机制

正常情况下，心脏相对方向的电兴奋在传导过程中相遇，可消失在对方的不应期中（A）；病理情况下，心脏某部位出现单向传导阻滞，而另一通路的电兴奋可以继续传导（B）；并在单向传导阻滞区反向导通（C）；继续传导，形成折返环路（D）

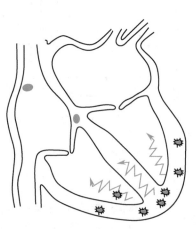

图 19-4　折返与心室颤动

病理条件下，心室内存在多个折返环路时，将发生心室颤动

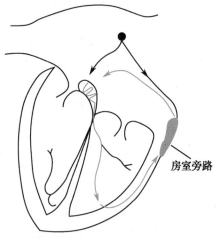

图 19-5　预激综合征中房室折返环路的形成

2. **自律性升高** 窦房结、房室结和希-普细胞都具有自律性，当交感神经活性增高、低血钾、心肌细胞受到机械牵张时，心肌细胞自动去极化的电流如 I_f、$I_{Ca(L)}$ 及 $I_{Ca(T)}$ 增强，动作电位 4 相斜

率增加,自动除极加快,自律性升高。非自律性心肌细胞,如心室肌细胞,在缺血缺氧条件下也会出现异常自律性,这种异常自律性向周围组织扩布也会发生心律失常。

3. **后除极(afterdepolarization)** 某些情况下,心肌细胞在一个动作电位后产生一个提前的除极化,称为后除极,后除极的扩布可诱发心律失常。后除极有两种类型:

(1)**早后除极(early afterdepolarization,EAD)**:是一种发生在完全复极之前的后除极,常发生在2、3相复极中,动作电位时程过度延长时易于发生(图19-6)。延长动作电位时程的因素如药物、胞外低钾等都存在诱发早后除极的危险。早后除极所触发的心律失常以尖端扭转型心动过速(torsades de pointes)常见。

(2)**迟后除极(delayed afterdepolarization,DAD)**:是细胞内钙超载时发生在动作电位完全或接近完全复极时的一种短暂的振荡性除极(图19-6)。细胞内钙超载时,激活钠-钙交换电流(Na^+-Ca^{2+} exchanger),泵出 1 个 Ca^{2+},泵入 3 个 Na^+,表现为内向电流。此内向电流引起膜去极化,当达到钠通道激活电位时,产生可扩布的动作电位。诱发迟后除极的因素有强心苷中毒、心肌缺血、细胞外高钙等。

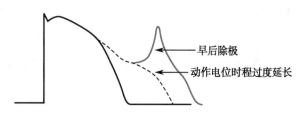

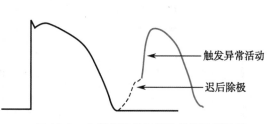

图 19-6 心肌细胞的早后除极和迟后除极

4. **长 Q-T 间期综合征(long Q-T syndrome,LQTS)** LQTS 表现为心电图 Q-T 间期延长,出现尖端扭转型心动过速并发生晕厥及猝死。LQTS 分为遗传性 LQTS(congenital LQTS)和获得性 LQTS(acquired LQTS)两类。遗传性 LQTS 是由基因缺陷引起的心肌复极异常疾病,现已鉴定出与 LQTS 有关的 10 个突变基因:KCNQ1(编码 KvLQT1 蛋白,对应 I_{ks}),KCNH2(编码 hERG 蛋白,对应 I_{kr}),SCN5A(编码 Nav1.5 蛋白,对应 I_{Na}),ANK2(编码 Ankyrin-B 蛋白),KCNE1(编码 MinK 蛋白,对应 I_{ks}),KCNE2(编码 MiRP1 蛋白,对应 I_{kr}),KCNJ2(编码 Kir2.1 蛋白,对应 I_{k1}),CACNA1C(编码 Cav1.2 蛋白,对应 I_{Ca}),CAV3(编码 Caveolin-3 蛋白,附属于钠通道),SCN4β(编码 Navβ4 蛋白,钠通道的 β 亚基)。获得性 LQTS 产生于某些药物的副作用或体内电解质失衡。临床上大多数获得性 LQTS 是由于使用了延长 QT 间期的药物,而这些药物主要是直接或间接抑制了 hERG 通道,即 I_{kr}。

5. **心律失常发生的离子靶点假说** 心肌细胞膜上存在多种离子通道,如 I_{Na}、I_{Ca}、I_{kr}/hERG、I_{ks}、I_{kur}、I_{k1}、I_{KM3} 等,这些通道表达和功能的彼此平衡是心脏正常功能的基础。当某种通道的功能或表达异常时,通道间平衡被打破,将出现心律失常。如上述编码 I_{Na}、I_{kr}、I_{ks} 通道的基因发生突变或微小核苷酸(microRNAs)异常调节,可引起 Na^+ 内流增加或 K^+ 外流减少,使心肌复极减慢,产生 LQTS。对 I_{Na} 抑制过强,易出现传导阻滞。I_{kur} 主要存在于心房,与房性心律失常(如房颤)发生密切相关。I_{Na}、I_{Ca}、I_{kr}/hERG、I_{ks}、I_{kur}、I_{k1} 等与心律失常发生、发展及消除关系密切,是抗心律失常药物作用的最佳靶点。一个理想的抗心律失常药物应对上述靶点有调控作用,应使失衡的通道恢复平衡,使过度延长或缩短的动作电位时程趋近正常。

第二节 抗心律失常药的基本作用机制和分类

一、抗心律失常药的基本作用机制

心律失常发生的原因是冲动形成异常或冲动传导异常或二者兼有,因此,心律失常的治疗

Notes

目的是减少异位起搏活动(异常自律性增高或后除极)、调节折返环路的传导性或有效不应期以消除折返。目前能够达到以上目的而治疗心律失常的手段主要是有:①阻滞 I_{Na};②拮抗心脏的交感效应;③阻滞 I_K;④阻滞 I_{Ca}。因此,目前抗心律失常药主要分为四大类:Ⅰ 类 I_{Na} 阻滞药;Ⅱ 类 β 肾上腺素受体阻断药;Ⅲ 类延长动作电位时程药(I_K 阻滞药);Ⅳ 类 I_{Ca} 阻滞药。抗心律失常药通过直接或间接影响心脏的多种离子通道而发挥抗心律失常作用,同时,这些药物也具有潜在的致心律失常作用。当酸中毒、高血钾、心肌缺血或心动过速时,即使治疗浓度的抗心律失常药,也可能诱发心律失常。

抗心律失常药物的基本作用机制如下:

（一）降低自律性

抗心律失常药物可通过降低动作电位 4 相斜率、提高动作电位的发生阈值、增加静息膜电位绝对值、延长动作电位时程等方式降低异常自律性(图 19-7)。

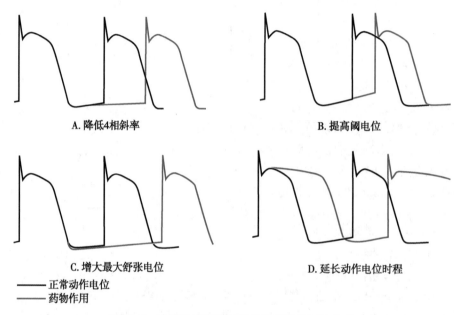

A. 降低4相斜率

B. 提高阈电位

C. 增大最大舒张电位

D. 延长动作电位时程

——— 正常动作电位
——— 药物作用

图 19-7   降低自律组织异常自发冲动的四种方式

1. 降低动作电位 4 相斜率   自律细胞 4 相自动去极斜率主要由 I_f 决定,I_f 受细胞内 cAMP 水平的影响。cAMP 水平升高,I_f 增大,自动去极速度加快。β 肾上腺素受体阻断药通过拮抗 β 受体,降低细胞内 cAMP 水平而减小 I_f,从而降低动作电位 4 相斜率。

2. 提高动作电位的发生阈值 I_{Na} 阻滞药通过阻滞 I_{Na} 提高快反应细胞动作电位的发生阈值;I_{Ca} 阻滞药通过阻滞 I_{Ca} 提高慢反应细胞动作电位的发生阈值。

3. 增加静息膜电位绝对值   腺苷和乙酰胆碱通过 G 蛋白耦联的腺苷受体和乙酰胆碱受体,激活 I_{KACh},促进钾外流,增加静息膜电位绝对值。

4. 延长动作电位时程   由于动作电位平台期主要由钾外流介导,I_K 阻滞药通过阻滞钾外流而延长动作电位时程。

（二）减少后除极

1. 减少早后除极   早后除极的发生与动作电位时程过度延长有关,缩短动作电位时程的药物可减少早后除极。

2. 减少迟后除极   迟后除极的发生与细胞内 Ca^{2+} 超载有关,I_{Ca} 阻滞药通过抑制细胞内 Ca^{2+} 超载而减少迟后除极,I_{Na} 阻滞药可抑制迟后除极的 0 相去极化。

（三）消除折返

抗心律失常药物主要通过抑制传导或延长有效不应期消除折返。

1. 抑制传导 I_{Ca} 阻滞药和 β 肾上腺素受体阻断药可减慢房室结的传导性,消除房室结折返所致的室上性心动过速。

2. 延长有效不应期 I_{Na} 阻滞药和 I_K 阻滞药可延长快反应细胞的有效不应期,I_{Ca} 阻滞药(维拉帕米)和 I_K 阻滞药可延长慢反应细胞的有效不应期。

二、抗心律失常药的分类

Vaughan Williams 分类法根据药物的主要作用通道和电生理特点,将众多化学结构不同的抗心律失常药归纳为四大类:Ⅰ类——钠通道阻滞药;Ⅱ类——β 肾上腺素受体阻断药;Ⅲ类——延长动作电位时程药(钾通道阻滞药);Ⅳ类——钙通道阻滞药。

(一)Ⅰ类——钠通道阻滞药

从药物对通道产生阻滞作用到阻滞作用解除的时间用复活时间常数($\tau_{recovery}$)表示。复活时间常数可反映 I_{Na} 阻滞药的作用强度,复活时间常数越大,阻滞作用越强。根据复活时间常数的大小,本类药物又分为三个亚类,即Ⅰa、Ⅰb、Ⅰc。

1. Ⅰa 类 $\tau_{recovery}$ 1~10秒,适度阻滞 I_{Na},降低动作电位0相上升速率,减慢传导,不同程度抑制心肌细胞膜 K^+、Ca^{2+} 通透性,延长复极过程,且以延长有效不应期更为显著。本类药有奎尼丁、普鲁卡因胺等。

2. Ⅰb 类 $\tau_{recovery}$<1秒,轻度阻滞 I_{Na},轻度降低动作电位0相上升速率,降低自律性,缩短或不影响动作电位时程。本类药有利多卡因、苯妥英等。

3. Ⅰc 类 $\tau_{recovery}$>10秒,明显阻滞 I_{Na},显著降低动作电位0相上升速率和幅度,减慢传导性的作用最为明显。本类药有普罗帕酮、氟卡尼等。

(二)Ⅱ类——β 肾上腺素受体阻断药

阻断心脏 β 受体,抑制交感神经兴奋所致的 I_f、I_{Na} 和 $I_{Ca(L)}$ 增加,表现为减慢4相舒张期去极速率而降低自律性,降低动作电位0相上升速率而减慢传导。本类药有普萘洛尔等。

(三)Ⅲ类——延长动作电位时程药

抑制多种 I_K,延长动作电位时程和有效不应期,对动作电位幅度和去极化速率影响小。本类药有胺碘酮等。

(四)Ⅳ类——钙通道阻滞药

抑制 $I_{Ca(L)}$,降低窦房结自律性,减慢房室结传导性,减少心肌细胞 Ca^{2+} 超载。本类药物有维拉帕米和地尔硫䓬。

第三节 常用抗心律失常药

一、Ⅰ类—钠通道阻滞药

(一)Ⅰa 类

奎 尼 丁

【药理作用】 奎尼丁(quinidine)为金鸡纳树的提取物,能够阻滞 I_{Na} 和多种 I_K。奎尼丁低浓度(1μmol/L)时即可阻滞 I_{Na}、I_{kr},较高浓度尚具有阻滞 I_{ks}、I_{k1}、I_{to} 及 $I_{Ca(L)}$ 作用。表现为:①奎尼丁阻滞激活状态的 I_{Na},并使通道复活减慢,因此显著抑制异位起搏活动和除极化组织的传导性、兴奋性,并延长除极化组织的不应期,同时也使大部分心肌组织的不应期延长;②奎尼丁能阻滞多种 I_k,延长心房、心室和普肯耶细胞的动作电位时程。在心率减慢和细胞外低钾时,奎尼丁的这

Notes

种作用容易诱发早后除极;③奎尼丁可减少 Ca^{2+} 内流,具有负性肌力作用;④奎尼丁还具有明显的抗胆碱作用和阻断外周血管 α 受体作用。

【体内过程】　口服后几乎全部被胃肠道吸收,经 1~2 小时血药浓度达高峰,生物利用度为 70%~80%。血浆蛋白结合率约 80%,组织中药物浓度较血药浓度高 10~20 倍,心肌浓度尤高。$t_{1/2}$ 为 5~7 小时。主要经过 CYP450 氧化代谢,其羟化代谢物仍有药理活性,20% 以原形随尿液排出。

【临床应用】　奎尼丁为广谱抗心律失常药,适用于心房纤颤、心房扑动、室上性和室性心动过速的转复和预防,以及频发室上性和室性期前收缩的治疗。对心房纤颤、心房扑动目前虽多采用电转律法,但奎尼丁仍有应用价值,用于转律后防止复发。

【不良反应】　①腹泻是奎尼丁的最常见副作用,30%~50% 的患者使用后发生腹泻。腹泻引起的低血钾可加重奎尼丁的尖端扭转型心动过速的副作用;②奎尼丁可引起"金鸡纳反应(chichonic reaction)",表现为头痛、头晕、耳鸣、腹泻、恶心和视力模糊等症状。"金鸡纳反应"的发生与血浆奎尼丁水平过高有关,可通过降低剂量减少发生;③奎尼丁心脏毒性较为严重,中毒浓度可致房室及室内传导阻滞。应用奎尼丁的患者 2%~8% 可出现 Q-T 间期延长和尖端扭转型心动过速;④奎尼丁的 α 受体阻断作用使血管扩张、心肌收缩力减弱、血压下降;⑤奎尼丁抗胆碱作用可增加窦性频率,加快房室传导,治疗心房扑动时能加快心室率,因此应先给予钙通道阻滞药、β 肾上腺素受体阻断药或地高辛以减慢房室传导,降低心室率。

【药物合用】　奎尼丁与地高辛合用,使后者肾清除率降低而增加其血药浓度;与双香豆素、华法林合用,可竞争与血浆蛋白的结合,使后者抗凝血作用增强;肝药酶诱导剂苯巴比妥能加速奎尼丁在肝中的代谢。

普鲁卡因胺

【药理作用】　普鲁卡因胺(procainamide)的心脏电生理作用与奎尼丁相似,但无明显阻断胆碱或 α 肾上腺素受体作用。普鲁卡因胺阻滞开放状态的 I_{Na},降低自律性,减慢传导,延长大部分心脏组织的动作电位时程和有效不应期。

【体内过程】　口服吸收迅速而完全,1h 血药浓度达高峰。肌内注射 0.5~1 小时、静脉注射 4 分钟血药浓度即达峰值。生物利用度约 80%,$t_{1/2}$ 为 3~4 小时。本药在肝代谢为仍具活性的 N-乙酰普鲁卡因胺。N-乙酰普鲁卡因胺也具有抗心律失常作用,但其药理学特性与母药不同,几乎没有 I_{Na} 阻滞作用,但延长动作电位时程的作用与普鲁卡因胺相当。

【临床应用】　应用及禁忌证与奎尼丁相同,对房性、室性心律失常均有效。静脉注射或静脉滴注用于室上性和室性心律失常的急性治疗,但对于急性心肌梗死所致的持续性室性心律失常,普鲁卡因胺不作首选。

【不良反应】　①口服可有胃肠道反应;②静脉给药(血药浓度>10μg/ml)可引起低血压和传导减慢。N-乙酰普鲁卡因胺的血浆药物浓度大于 30μg/ml 时可发生尖端扭转型心动过速;③过敏反应较常见,如出现皮疹、药热、白细胞减少、肌痛等;④中枢不良反应为幻觉、精神失常等;⑤长期应用,少数患者出现红斑狼疮综合征。

（二）Ｉb 类

利多卡因

【药理作用】　利多卡因(lidocaine)药理作用表现为:①对激活和失活状态的 I_{Na} 都有阻滞作用,当通道恢复至静息态时,阻滞作用迅速解除,因此利多卡因对除极化组织(如缺血区)作用强;心房肌细胞动作电位时程短,I_{Na} 处于失活状态的时间短,利多卡因的阻滞作用也弱,因此对房性心律失常疗效差;利多卡因对正常心肌组织的电生理特性影响小,对除极化组织的 I_{Na}(处于失活态)阻滞作用强,因此对于缺血或强心苷中毒所致的除极化型心律失常有较强抑制作用;②利多卡因抑制参与动作电位复极 2 相的少量钠内流,缩短或不影响普肯耶纤维和心室肌的动作电位时程;③利多卡因能减小动作电位 4 相去极斜率,提高兴奋阈值,降低自律性。

【体内过程】　首过消除明显,生物利用度低,只能非肠道用药。本药在血液中有约 70% 与血浆蛋白结合,体内分布广泛。本药几乎全部在肝中代谢,$t_{1/2}$ 为 2 小时。

【临床应用】　利多卡因的心脏毒性低,主要用于室性心律失常,如心脏手术、心导管术、急性心肌梗死或强心苷中毒所致的室性心动过速或心室纤颤。

【不良反应及注意事项】　肝功不良患者静脉注射过快,可出现头昏、嗜睡或激动不安、感觉异常等;剂量过大可引起心率减慢、房室传导阻滞和低血压;Ⅱ、Ⅲ度房室传导阻滞患者禁用。眼球震颤是利多卡因毒性的早期信号。心力衰竭、肝功不全者长期滴注后可产生药物蓄积,儿童或老年人应适当减量。

本类药物尚有苯妥英钠、美西律,见表 19-1 所示。

（三）Ⅰc 类

普 罗 帕 酮

【药理作用】　①普罗帕酮(propafenone)能明显阻滞 I_{Na},对开放状态和失活状态都有作用;②减慢心房、心室和普肯耶纤维的传导;③抑制 I_K,延长心肌细胞动作电位时程和有效不应期,但对复极过程的影响弱于奎尼丁;④化学结构与普萘洛尔相似,具有弱的 β 肾上腺素受体拮抗作用。

【体内过程】　普罗帕酮口服吸收良好,经肝脏和肾脏消除,经肝脏首过消除后的代谢产物 5-羟基普罗帕酮的 I_{Na} 阻滞作用与普罗帕酮相近,但 β 受体拮抗作用减弱。

【临床应用】　普罗帕酮长期口服用于维持室上性心动过速(包括心房颤动)的窦性心律,也用于室性心律失常。

【不良反应及注意事项】

1. 心血管系统不良反应,常见的不良反应为加重折返性室性心动过速,加重充血性心力衰竭。

2. 其 β 肾上腺素受体拮抗作用可导致窦性心动过缓和支气管痉挛。

3. 肝肾功能不全时应减量。

4. 心电图 QRS 延长超过 20% 以上或 Q-T 间期明显延长者,宜减量或停药。

5. 本药一般不宜与其他抗心律失常药合用,以避免心脏抑制。

6. 消化道不良反应常见恶心、呕吐、味觉改变等。

本类药物尚有氟卡尼、恩卡尼等。

二、Ⅱ类—β 肾上腺素受体阻断药

用于抗心律失常的主要有普萘洛尔(propranolol)、美托洛尔(metoprolol)、阿替洛尔(atenolol)、纳多洛尔(nadolol)、醋丁洛尔(acebutolol)、噻吗洛尔(timolol)、阿普洛尔(alprenolol)、艾司洛尔(esmolol)等。这些药物的药理作用及药代动力学特征不尽相同,但 β 肾上腺素受体拮抗作用和直接细胞膜作用是其抗心律失常的基本机制。

β 肾上腺素受体激动可增加 $I_{Ca(L)}$ 和 I_f,病理条件下可触发早后除极和迟后除极诱导的心律失常。因此,β 肾上腺素受体阻断药可通过减慢心率、减少细胞内钙超载、抑制后除极诱发的自律性增高等发挥抗心律失常作用。

Notes

普 萘 洛 尔

【药理作用】　普萘洛尔(propranolol)能降低窦房结、心房和普肯耶纤维自律性,在运动及情绪激动时作用明显;能减少儿茶酚胺所致的迟后除极发生,减慢房室结传导,延长房室结有效不应期。

【体内过程】　口服吸收完全,首过效应强,生物利用度为30%,口服后2小时血药浓度达峰值,但个体差异大。血浆蛋白结合率达93%。本药主要在肝脏代谢,$t_{1/2}$为3～4小时,肝功受损时明显延长。90%以上经肾排泄,尿中原形药不到1%。

【临床应用】　①主要用于室上性心律失常,对于交感神经兴奋性过高、甲状腺功能亢进及嗜铬细胞瘤等引起的窦性心动过速效果良好;②与强心苷或地尔硫䓬合用,控制心房扑动、心房颤动及阵发性室上性心动过速时的室性频率过快效果较好;③心肌梗死患者应用本品,可减少心律失常的发生,缩小心肌梗死范围,降低病死率;④普萘洛尔还可用于运动或情绪变动所引发的室性心律失常,减少肥厚型心肌病所致的心律失常。

【不良反应】　本药可致窦性心动过缓、房室传导阻滞,并可诱发心力衰竭和哮喘、低血压、精神压抑、记忆力减退等。长期应用对脂质代谢和糖代谢有不良影响,故血脂异常、糖尿病患者应慎用。突然停药可产生反跳现象。

本类药物尚有阿替洛尔、艾司洛尔,见表19-1。

三、Ⅲ类—延长动作电位时程药

胺 碘 酮

【药理作用】　胺碘酮(amiodarone)对心脏多种离子通道均有抑制作用,如:I_{Na}、$I_{Ca(L)}$、I_k、I_{k1}、I_{to}等,降低窦房结、普肯耶纤维的自律性和传导性,明显延长动作电位时程和有效不应期,延长Q-T间期和QRS波,且胺碘酮延长动作电位时程的作用不依赖于心率的快慢,无翻转使用依赖性(reverse use-dependence)。翻转使用依赖性是指心率快时,药物延长动作电位时程的作用不明显,而当心率慢时,却使动作电位时程明显延长,此作用易诱发尖端扭转型室性心动过速;胺碘酮尚有非竞争性拮抗α、β肾上腺素能受体作用和扩张血管平滑肌作用,能扩张冠状动脉,增加冠状动脉流量,减少心肌耗氧量。

【体内过程】　胺碘酮脂溶性高,口服、静脉注射给药均可。生物利用度约35%～65%,本药在肝脏代谢,主要代谢物去乙胺碘酮仍具有生物活性。消除半衰期较为复杂,快速消除相约3～10天(消除50%药物),缓慢消除相要数周。停药后作用可维持1～3个月。

【临床应用】　胺碘酮为广谱抗心律失常药,对心房扑动、心房颤动、室上性心动过速和室性心动过速都有效。

【不良反应及注意事项】　静脉给药常见低血压。窦房结和房室结病变患者会产生明显的心动过缓和传导阻滞。常见心血管反应为窦性心动过缓、房室传导阻滞及Q-T间期延长,偶见尖端扭转型室性心动过速。有房室传导阻滞及Q-T间期延长者禁用。

本品长期应用可见角膜褐色微粒沉着,不影响视力,停药后微粒可逐渐消失。少数患者发生甲状腺功能亢进或减退及肝坏死。胺碘酮由于具有类似甲状腺素作用而抑制外周T_4向T_3转化。个别患者出现间质性肺炎或肺纤维化,长期应用必须定期监测肺功能、进行肺部X线检查和监测血清T_3、T_4。

胺碘酮为肝药酶CYP3A4的代谢底物,西咪替丁抑制CYP3A4,增加胺碘酮的血药水平;利福平诱导CYP3A4,降低胺碘酮的血药水平;胺碘酮本身也抑制其他的肝脏代谢酶,因此能够增加这些酶的底物(如地高辛、华法林)血药浓度。

索 他 洛 尔

索他洛尔(sotalol)是非选择性 β 肾上腺素受体阻断药,并通过阻断 I_K 延长心房、心室及普肯耶纤维的动作电位时程和有效不应期,降低自律性,减慢房室结传导。索他洛尔口服吸收快,无首过消除,生物利用度达 90%～100%。本药与血浆蛋白结合少,在心、肝、肾浓度高。在体内不被代谢,几乎全部以原形经肾排出,$t_{1/2}$ 为 12～15 小时,老年人、肾功能不全者 $t_{1/2}$ 明显延长。临床用于各种严重室性心律失常,维持心房颤动患者的窦性心律。对小儿室上性和室性心律失常也有效。不良反应较少,少数 Q-T 间期延长者偶可出现尖端扭转型室性心动过速。

目前临床上常用的具有延长动作电位时程作用的药物尚有决奈达隆和多非利特,见表 19-1 所示。

四、Ⅳ类—钙通道阻滞药

维 拉 帕 米

【药理作用】 维拉帕米(verapamil)对激活态和失活态的 $I_{Ca(L)}$ 均有抑制作用,对 $I_{k,7}$ 亦有抑制作用,表现为:①降低窦房结自律性,降低缺血时心房、心室和普肯耶纤维的异常自律性,减少或取消后除极所引发的触发活动;②减慢房室结传导性,此作用除可终止房室结折返,尚能防止心房扑动、心房颤动引起的心室率加快;③延长窦房结、房室结的有效不应期。

【体内过程】 口服吸收迅速而完全,2～3 小时血药浓度达峰值。由于首过效应,生物利用度仅 10%～30%,因此肝脏功能异常患者应慎用。维拉帕米在肝脏代谢,其代谢物去甲维拉帕米仍有活性,$t_{1/2}$ 为 3～7 小时。

【临床应用】 治疗室上性和房室结折返引起的心律失常效果好,为阵发性室上性心动过速首选药。

【不良反应】 口服安全,可出现便秘、腹胀、腹泻、头痛、瘙痒等。静脉给药可引起血压降低、暂时窦性停搏。Ⅱ、Ⅲ度房室传导阻滞、心功能不全、心源性休克患者禁用此药,老年人、肾功能低下者慎用。

本类药物尚有地尔硫䓬。

五、其 他 类

腺 苷

【药理作用】 腺苷(adenosine)为内源性嘌呤核苷酸,其作用为:①作用于 G 蛋白耦联的腺苷受体,激活心房、窦房结、房室结的 I_{kACh},导致动作电位时程缩短、超极化和自律性降低;②抑制 $I_{Ca(L)}$,此作用可延长房室结有效不应期,抑制交感神经兴奋所致的迟后除极,静脉注射后迅速减慢窦性频率和房室结传导,延长房室结有效不应期。

【体内过程】 腺苷可被体内大多数组织细胞所摄取,并被腺苷脱氨酶灭活,$t_{1/2}$ 仅为数秒,使用时需静脉快速注射给药,否则在药物到达心脏前即被灭活。

【临床应用】 临床主要用于迅速终止折返性室上性心律失常。

【不良反应】 静脉注射速度过快可致短暂心脏停搏。治疗剂量,多数患者会出现胸闷、呼吸困难。

其他抗心律失常药见表 19-1 所示。

Notes

表 19-1　其他抗心律失常药的药理作用

药物	分类	药理作用	临床应用	体内过程	不良反应及注意事项
苯妥英钠 (phenytoin)	Ⅰb类 钠通道阻滞药	①抑制失活状态的 I_{Na}，降低部分除极的普肯野纤维 4 相自发除极速率，降低其自律性 ②与强心苷竞争 Na^+-K^+ ATP 酶，抑制强心苷中毒所致的迟后除极	强心苷中毒、心肌梗死、心脏手术、心导管术等所引发的室性心律失常	口服吸收不规则。6～10 天达有效血药浓度 生物利用度 85%～90% 在肝脏代谢，原形由尿排出	①快速静注容易引起低血压，高浓度可引起心动过缓 ②中枢不良反应有头昏、眩晕、震颤、共济失调等，严重者出现呼吸抑制 ③低血压时慎用，窦性心动过缓及Ⅱ度房、Ⅲ度房室传导阻滞者禁用 ④苯妥英能加速奎尼丁、美西律、地高辛、雌激素、茶碱和维生素 D 的肝脏代谢。有致畸作用，孕妇禁用
美西律 (mexiletine)	Ⅰb类 钠通道阻滞药	同利多卡因	心肌梗死后急性室性心律失常	口服吸收迅速、完全，3 小时血药浓度达峰值，作用维持 8 小时，生物利用度为 90%，$t_{1/2}$ 约 12 小时	①不良反应与剂量相关，可出现胃肠道不适，长期口服可出现神经症状，如震颤、共济失调，复视，精神失常等 ②房室传导阻滞、窦房结功能不全、心室内传导阻滞，有癫痫史、低血压或肝病者慎用
阿替洛尔 (atenolol)	Ⅱ类 长效 β肾上腺素受体阻断药	选择性作用于 β_1 受体，抑制窦房结、房室结自律性及希-普系统，减慢房室结传导	室上性、室性心律失常	口服 2～3 小时达峰浓度，$t_{1/2}$ 为 7 小时	①与普萘洛尔相似 ②可用于糖尿病和哮喘患者，但须注意剂量不宜过大
艾司洛尔 (esmolol)	Ⅱ类 短效 β肾上腺素受体阻断药	抑制窦房结及房室结的自律性、传导性，减慢心房扑动、心房颤动时的心室率	室上性心律失常	静脉注射后数秒钟起效，$t_{1/2}$ 为 9 分钟	低血压，轻度抑制心肌收缩
决奈达隆 (dronedarone)	Ⅲ类 延长动作电位时程药	心房颤动和心房扑动患者维持窦性节律	心房颤动和心房扑动患者维持窦性节律	脂溶性较低，消除 $t_{1/2}$ 为 24 小时	增加严重心力衰竭和左心收缩功能不全患者死亡风险
多非利特 (dofetilide)	Ⅲ类 延长动作电位时程药	阻滞 I_{Kr}，维持或恢复心房颤动患者的窦性心律	心房纤颤	口服吸收良好，生物利用度约 100%，主要以原形经肾排泄	①诱发尖端扭转型室性心动过速 ②肾功能不全者宜减量，肾衰竭患者禁用

Notes

第四节　常用抗心律失常药的药理学特征比较

常用抗心律失常药药理特征比较见表19-2、表19-3所示。

表19-2　常用抗心律失常药的药理作用

药物	钠通道阻滞作用		不应期		钙通道阻滞作用	异位起搏活动	抗交感作用
	正常细胞	除极细胞	正常细胞	除极细胞			
奎尼丁	+	++	↑	↑↑	+	↓↓	+
普鲁卡因胺	+	+++	↑	↑↑↑	0	↓	+
利多卡因	0	+++	↓	↑↑	0	↓↓	0
普罗帕酮	+	++	↑	↑↑	+	↓↓	+
普萘洛尔	0	+	↓	↑↑	0*	↓↓	+++
胺碘酮	+	+++	↑↑	↑↑	+	↓↓	+
索他洛尔	0	0	↑↑	↑↑↑	0	↓↓	++
维拉帕米	0	+	0	↑	+++	↓↓	+
腺苷	0	0	0	0	0	0	+

*普萘洛尔无直接阻滞钙通道的作用,但抑制交感神经兴奋所致的钙电流增加

表19-3　常用抗心律失常药的临床药理特征

药物	窦房结自律性	房室结不应期	PR间期	QRS时程	QT间期	心律失常的治疗	
						室上性	室性
奎尼丁	↑↓[1,2]	↑↓[2]	↑↓[2]	↑↑	↑↑	+	+++
普鲁卡因胺	↓[1]	↑↓[2]	↑↓[2]	↑↑	↑↑	+	+++
利多卡因	无[1]	无	0	0	0	0[3]	+++
普罗帕酮	0	↑	↑	↑↑↑	0	+	+++
普萘洛尔	↓↓	↑↑	↑↑	0	0	+	+
胺碘酮	↓↓[1]	↑	可变	↑	↑↑↑↑	+++	+++
索他洛尔	↓↓	↑↑	↑↑	0	↑↑↑	+++	+++
维拉帕米	↓↓	↑↑	↑↑	0	0	+++	0[4]
腺苷	↓↑	↑↑↑	↑↑↑	0	0	++++	未定

[1]抑制病窦;[2]抗胆碱作用和直接抑制作用;[3]对地高辛引起的房性心律失常有作用;[4]交感神经兴奋所致的迟后除极

Notes

推荐阅读文献

1. Woods CE, Olgin J. Atrial fibrillation therapy now and in the future: drugs, biologicals, and ablation. *Circ Res*. 2014:114(9):1532-1546

2. Iwasaki YK, Nishida K, Kato T, et al. Atrial fibrillation pathophysiology: implications for management. *Circulation*. 2011:124(20):2264-2274

3. Pan Z, Sun X, Shan H, et al. MicroRNA-101 inhibited postinfarct cardiac fibrosis and improved left ventricular compliance via the FBJ osteosarcoma oncogene/transforming growth factor-β1 pathway. *Circulation*. 2012:126(7):840-850

（杨宝峰）

Notes

第二十章 抗高血压药

高血压是严重危害人类健康的常见病,2000年世界各国成年人群高血压的发病率高达26.4%,到2025年将高达29.2%。2002年全国居民营养和健康状况调查结果显示,我国成人高血压患病率达18.8%,按2006年我国人口的数量与结构估算,目前我国约有2亿高血压患者,每10个成年人中就有2人患高血压,约占全球高血压总人数的1/5。高血压最大的危害是导致心、脑、肾等重要器官的严重病变,包括脑血管意外、心肌梗死、心功能不全、肾功能不全及外周血管供血不足等。2010年中国高血压联盟规定未应用降压药者的情况下,非同日3次测量血压,收缩压≥140mmHg(18.7kPa)和(或)舒张压≥90mmHg(12kPa)即可诊断为高血压。收缩压≥140mmHg和舒张压<90mmHg为单纯性收缩期高血压;收缩压<140mmHg和舒张压≥90mmHg为单纯性舒张期高血压。高血压患者中,绝大多数原因未明,称为原发性高血压;继发性高血压仅占10%左右。抗高血压药能有效地控制血压,防止或减少心、脑、肾等重要器官损伤,从而提高患者的生活质量,延长寿命。

高血压是不同原因或疾病所引起的临床表现,其发病机制尚未完全明了。高血压病发生发展的病理生理过程涉及多种因素包括神经功能紊乱、自身调节功能减弱、激素或局部活性物质异常以及电解质失衡等。其中交感神经活动的增强导致心排血量增加,阻力血管收缩增强,血管壁肥厚及管腔狭窄,在高血压的发生与维持中起重要作用。肾素-血管紧张素系统是维持血压稳定的重要体液机制,循环与组织的肾素-血管紧张素系统共同参与血压调节。血管紧张素Ⅱ具有收缩血管,增强心肌收缩力,促进醛固酮分泌,促进去甲肾上腺素、内皮素分泌,诱发心肌与血管肥厚等作用,促进高血压的发生发展。辣椒素敏感的感觉神经在高血压的发生、发展中也起重要调节作用。降钙素基因相关肽(CGRP)是感觉神经的主要递质之一,是目前已知最强的内源性舒血管物质。此外,多种舒缩血管的生物活性多肽及局部活性物质也参与了血压变化的调节。神经体液在血压的短期与长期调节中起重要作用,因此调整神经体液因素变化一直是寻找抗高血压药物的主要途径。

高血压的药物治疗始于20世纪40年代,应用硫氰酸盐类治疗高血压,但降压作用短暂且不稳定。20世纪50年代开始应用神经节阻断药如六甲溴胺(hexamethonium bromide)、樟磺咪芬(trimetaphan camsilate)、美卡拉明(mecamylamine)等,这类药物选择性阻断神经节突触后膜上的N_1受体,阻断交感神经活性而降低外周血管阻力,虽然降压作用强大,但同时阻断副交感神经节,不良反应较多,目前主要用于高血压危象和外科手术中的控制性降压。此时期发现的另外几类重要降压药物:肼屈嗪为血管扩张药,降压作用强大;噻嗪类药物排钠利尿,降低心排血量和外周血管阻力,单用或与其他抗高血压药物联合应用,目前仍为治疗高血压的基础药物;胍乙啶(guanethidine)与利舍平(reserpine)同属交感神经末梢阻滞药,其作用机制是通过影响儿茶酚胺的储存和释放,导致去甲肾上腺素能神经末梢囊泡内递质耗竭而降压,但因神经系统与消化系统不良反应较多,很快被随后问世的不良反应较少的药物替代,目前作为研究交感神经活动的重要工具药。60年代研制的抗高血压药物包括中枢降压药(甲基多巴、可乐定)、扩张血管药(二氮嗪)、β受体阻断药(普萘洛尔等)和钙通道阻滞药(硝苯地平、维拉帕米、地尔硫䓬等)。此后,选择性α_1受体阻断药(哌唑嗪等)、钾通道开放药(米诺地尔等)以及选择性咪唑啉受体激动药(莫索尼定、利美尼定)相继问世,极大地丰富了抗高血压药物。血管紧张素Ⅰ转化酶

（ACE）抑制药与血管紧张素Ⅱ受体阻断药（氯沙坦等）的出现使高血压的药物治疗进入一个新时代，这类药物不仅能有效地降低血压，且能防止和逆转高血压所致心血管构型重塑。

抗高血压新药开发研究向高效、长效、高选择性、多器官保护、低副作用的方向发展。除了α₁ 受体阻断药、钙通道阻滞药、血管紧张素Ⅰ转化酶抑制药和血管紧张素Ⅱ受体阻断药等抗高血压药中每年有新品应用于临床外，近年又研发了许多新型抗高血压药。例如，肾素抑制药依那克林（enalkiren）、雷米克林（remikiren）、阿利克林（aliskiren）等能抑制肾素的活性，减少血管紧张素的生成，产生降压作用；中性内肽酶和血管紧张素转化酶的双重抑制药奥马曲拉（omapatrilat）、法西多曲（fasidotrilat）以及山帕曲拉（sampatrilat）等，能同时抑制 ACE 和中性内肽酶活性，降低肾素-血管紧张素系统活性，提高缓激肽和心房钠尿肽水平，从而产生降压作用；前列腺素合成促进药沙克太宁（cicletamine）能促进前列腺素的合成而降压；5-羟色胺（5-HT）受体激动药乌拉地尔（urapidil）激动中枢 5-HT$_{1A}$ 受体，降低外周交感神经活性而降压；5-HT 受体阻断药酮色林（ketanserin）能阻断 5-HT$_{2A}$ 受体，降低外周血管阻力而产生降压作用；内皮素受体阻断药波生坦（bosentan）、塞塔生坦（sitaxsentan）、恩拉生坦（enrasentan）等阻断内皮素与内皮素受体结合表现出强效降压作用。

随着对高血压发病机制的深入认识，高血压疫苗可能是未来抗高血压药物研发的新方向。Ⅱ期临床试验初步证实，高血压疫苗 CYT006-AngQb 安全、有效，其作用机制是刺激机体免疫系统生成血管紧张素抗体，抑制血管紧张素作用，从而产生降压作用。疫苗的有效时间可以持续几个月，患者一年只需注射几次，有望大大提高患者用药的依从性。

第一节　抗高血压药物的分类

血压形成的基本因素为心排血量和外周血管阻力，参与血压调节的器官主要为脑、心、血管、肾，而心血管活动的调节涉及神经、体液等因素。抗高血压药物通过作用于上述器官，调整神经、体液紊乱，减少心排血量和（或）降低外周血管阻力而发挥作用（表 20-1）。

表 20-1　抗高血压药作用部位及机制

药　物	器　官	机　制
中枢性降压药 β 受体阻断药	脑	减少交感神经放电活动 （减少心排血量） （降低外周阻力）
β 受体阻断药	心	减慢心率和减弱收缩力 （减少心排血量）
α 受体阻断药 钙通道阻滞药 血管扩张药 肾素-血管紧张素系统抑制药	血管平滑肌	舒张血管平滑肌 （降低外周阻力）
利尿药 肾素-血管紧张素系统抑制药 β 受体阻断药	肾	降低血容量 （减少心排血量）

根据抗高血压药物的作用部位或机制，可将其分为以下几类：

（一）利尿药

1. 噻嗪类利尿药（氢氯噻嗪、氯噻酮等）

2. 袢利尿药（呋塞米、依他尼酸等）

Notes

3. 保钾利尿药(螺内酯、氨苯蝶啶等)

（二）钙通道阻滞药(硝苯地平、维拉帕米、地尔硫䓬等)

（三）肾素-血管紧张素系统抑制药

1. 血管紧张素Ⅰ转化酶抑制药(卡托普利、依那普利、雷米普利等)

2. 血管紧张素Ⅱ受体阻断药(氯沙坦、替米沙坦、缬沙坦等)

3. 肾素抑制药(雷米克林等)

（四）交感神经抑制药

1. 中枢性降压药(甲基多巴、可乐定等)

2. 神经节阻断药(樟磺咪芬等)

3. 去甲肾上腺素能神经末梢阻滞药(利舍平、胍乙啶等)

4. 肾上腺素受体阻断药

（1）β受体阻断药(普萘洛尔、美托洛尔等)

（2）α受体阻断药(哌唑嗪等)

（3）α及β受体阻断药(拉贝洛尔、卡维地洛)

（五）血管扩张药

1. 直接舒张血管平滑肌药(肼屈嗪、硝普钠等)

2. 钾通道开放药(二氮嗪、米诺地尔等)

　　目前我国临床常用的抗高血压药包括利尿药、β受体阻断药、钙通道阻滞药、血管紧张素Ⅰ转化酶抑制药和血管紧张素Ⅱ受体阻断药等5类，以及由上述药物组成的固定配比复方制剂。此外，α_1受体阻断药或其他种类抗血压药(中枢性降压药和血管扩张药)有时亦可用于某些高血压人群。中枢性降压药和血管扩张药已较少单独应用，但在联合用药和复方制剂中仍经常使用。

第二节　常用的抗高血压药

一、利　尿　药

　　血液容量能显著影响心排血量与总外周阻力，在血压的长期调节中起重要作用。神经体液因素(肾素-血管紧张素-醛固酮系统、心房钠尿肽等)调节水盐的摄入与排出，保持正常的体液容量而维持循环稳定。限制 Na^+ 摄入能预防高血压。因此，利尿药通过改变体内 Na^+ 平衡，是早期治疗高血压的措施之一。

　　各类利尿药单用即有降压作用，并可增强其他降压药的作用。利尿降压药包括高效、中效和低效利尿药，临床治疗高血压以噻嗪类利尿药为主，其中氢氯噻嗪(hydrochlorothiazide)最为常用。

　　【药理作用与机制】　噻嗪类利尿药降压作用温和、持久，对立位和卧位均有降压作用，长期用药无明显耐受性，大多数患者一般用药2～4周就可以达到最大疗效。大规模临床研究证明高血压患者长期应用小剂量噻嗪类药物能较好地控制血压，降低心、脑血管并发症的发生率和病死率，显著提高患者的生活质量。噻嗪类利尿药与扩血管药以及某些交感神经抑制药合用，产生协同或相加作用，并可对抗这些药物所致的水、钠潴留。高效利尿药(如呋塞米)的排钠利尿作用显著，代偿性激活肾素-血管紧张素系统的作用也较强，因此该类药物虽能显著减少血容量和心排血量，但长期用药其降压作用并不明显。

　　噻嗪类利尿药降低动脉血压的确切机制尚不清楚。初期降压作用可能是通过排钠利尿，减少细胞外液和血容量，导致心排血量降低。长期应用噻嗪类利尿药，虽然血容量和心排血量可逐渐恢复至用药前水平,但外周血管阻力和血压仍持续降低。噻嗪类利尿药长期使用降低外周血管阻力并非直接作用,因为肾切除的患者及动物不产生降压作用,体外实验证明对血管平滑肌也无作用。其长期降压作用可能因排钠而降低血管平滑肌内 Na^+ 的浓度,进而通过 Na^+-Ca^{2+} 交换机制,使胞内 Ca^{2+} 减少,从而降低血管平滑肌细胞表面受体对血管收缩物质的亲和力与反应性,增强对舒张血管物质的敏感性;降低动脉血管壁钠、水含量,从而减轻因细胞内液过度积聚所致的管腔狭窄,也可诱导血管壁产生扩血管物质,如激肽、前列腺素。

【临床应用】　噻嗪类利尿药是治疗高血压的基础药物,安全、有效、价廉,可单用或与其他抗高血压药联合应用治疗各类高血压;单用适用于轻、中度高血压。在老年高血压患者,因肾单位减少,水钠容量增加,血浆肾素活性降低,这类药物疗效更佳。长期大剂量噻嗪类利尿药应用常致电解质、糖、脂质代谢改变,并可增高血浆肾素活性,患者适度限钠或与留钾利尿药、β 受体阻断药、血管紧张素 I 转化酶抑制药、血管紧张素 II 受体阻断药合用可避免或减少不良反应。留钾利尿药作用温和,螺内酯适用于低血钾症、高尿酸血症患者或原发性醛固酮增多症;氨苯蝶啶与噻嗪类或袢利尿药合用,可增强疗效,并可对抗这些利尿药排钾、排镁作用。肾功能不良或少尿者禁用留钾利尿药。高效利尿药不作为轻、中度高血压的一线药,而用于高血压危象及伴有慢性肾功能不良的高血压患者,因其增加肾血流量,并有较强的排钠利尿作用。吲哒帕胺(indapamide)属非噻嗪类利尿药,具有轻度利尿和钙拮抗作用,降压作用温和,疗效确切,且有心脏保护作用,可明显降低脑卒中再发危险;不良反应少,不引起血脂改变,对伴有高脂血症患者可用吲哒帕胺替代噻嗪类利尿药。

二、肾上腺素受体阻断药

肾上腺素受体(α 和 β 受体)广泛分布于中枢神经与心血管组织,在血压的调节中起重要作用。用于治疗高血压的肾上腺素受体阻断药有 β 受体阻断药、α 受体阻断药及兼有 α 与 β 受体阻断作用的药物。

(一) β 受体阻断药

β 受体阻断药最初用于治疗心绞痛,临床应用中偶然发现该类药物能使心绞痛合并高血压患者的血压降低,随后的研究证实普萘洛尔和其他 β 受体阻断药均能有效地降低血压,现在是治疗高血压的常用药物。用于治疗高血压的 β 受体阻断药有普萘洛尔(propranolol)、纳多洛尔(nadolol)、美托洛尔(metoprolol)、阿替洛尔(atenolol)等。

【药理作用与机制】　β 受体阻断药虽在脂溶性、β1 受体的选择性、内在拟交感活性以及膜稳定作用等方面差异很大,但均具有抗高血压作用。无内在拟交感活性的 β 受体阻断药初用可致心排血量降低,引起外周阻力血管反射性增高,但持续用药使心排血量保持低水平,并降低总外周阻力,从而产生降压效应;有内在拟交感活性的药物对心率和心排血量影响较小,可激活骨骼肌血管 β2 受体,舒张血管,使外周阻力降低,血压即时下降。短期应用 β 受体阻断药大多可致肾血流量减少,非选择性 β 受体阻断药可致肾血流量和肾小球滤过率持续轻度降低,但长期用药很少引起肾功能受损。此外,对血脂的影响也存在差异,无内在拟交感活性的 β 受体阻断药可升高血浆甘油三酯浓度,降低 HDL-胆固醇,而有内在拟交感活性的药物对血脂影响较少。该类药物起效较缓慢,连续用药数周后才出现显著疗效。

β 受体阻断药的降压作用可能与下述机制有关:①阻断心脏 β1 受体,降低心排血量。然而不少证据不支持此学说,如口服与静脉给予普萘洛尔均可降低心排血量,但仅口服给药方能降低血压;服用这类药物不论是否降压但患者心排血量降低程度是一致的;具有内在拟交感活性的 β 受体阻断药不降低心排血量,仍能降低外周阻力和血压;②阻断肾小球旁器的 β1 受体,减少肾素分泌,从而抑制肾素-血管紧张素系统活性。但具有较强内在拟交感活性的药物在降压时并不影响肾素分泌;③β 受体阻断药能通过血脑屏障进入中枢,阻断中枢 β 受体,使外周交感神

Notes

经活性降低。但索他洛尔、阿替洛尔等难以通过血脑屏障却仍有确切降压作用;④阻断外周去甲肾上腺素能神经末梢突触前膜 β_2 受体,抑制正反馈调节作用,减少去甲肾上腺素的释放;⑤促进前列环素的生成。

【临床应用】 β 受体阻断药是安全、有效、价廉的降压药,可用于各型高血压,以高肾素活性、高血流动力学的青年高血压患者更为适宜。β 受体阻断药每日用药 2 次均可维持满意的降压效果,但老年人一般效果较差。吸烟者服用普萘洛尔效果差,但不影响选择性 β_1 受体阻断药美托洛尔的降压效果。一般不引起水钠潴留,与利尿药合用可加强降压作用。β 受体阻断药、利尿药与扩血管药联合应用能有效治疗重度或顽固性高血压。

荟萃分析表明,虽然 β 受体阻滞药的降压作用与其他 4 大类药物相似,但其减少心血管终点事件(特别是脑卒中)的效果较弱。欧美人群高血压患者 RCT 研究发现,β 受体阻滞药治疗组主要复合终点事件发生率显著高于氯沙坦治疗组(主要由脑卒中事件增高所驱动)。因此,2014 年美国预防、检测、评估与治疗高血压全国联合委员会(JNC)第 8 次报告将 β 受体阻滞药从一线降压药物剔除,不建议将其用于高血压患者的初始治疗。2013 版欧洲高血压指南虽认为 β 受体阻滞药可用于高血压的初始与维持治疗,但仅推荐 β 受体阻滞药与利尿剂联合应用,除此之外不建议与其他任何类别降压药物联用。目前,我国 β 受体阻滞药的应用非常广泛,特别是在高血压合并冠心病、心绞痛、心肌梗死、慢性心力衰竭以及心房颤动的患者中,β 受体阻滞药均具有重要的应用价值。

【不良反应与注意事项】 普萘洛尔等非选择性 β 受体阻断药可升高甘油三酯水平,降低 HDL-胆固醇,其机制尚不十分清楚。非选择性 β 受体阻断药能延缓用胰岛素后血糖水平的恢复,不稳定型糖尿病和经常低血糖反应患者使用 β 受体阻断药应十分慎重。慢性阻塞型肺病、运动员、周围血管病或糖耐量异常者慎用。糖脂代谢异常时一般不首选 β 受体阻滞药,必要时也可慎重选用高选择性 β 受体阻滞药。禁用于严重左心室功能不全、窦性心动过缓、房室传导阻滞及支气管哮喘患者。长期应用该类药物突然停药,可加重冠心病症状,并可使血压反跳性升高超过治疗前水平,停药前 10 ~ 14 天宜逐步减量。

(二) α 受体阻断药

绝大多数高血压患者存在外周阻力增高,α 受体阻断药能阻断儿茶酚胺对血管平滑肌的收缩作用,使收缩状态的小动脉舒张,产生降压效应。非选择性 α 受体阻断药(如酚妥拉明)可反射性激活交感神经和肾素-血管紧张素系统,不良反应较多,长期降压效果差,除用于控制嗜铬细胞瘤患者的高血压危象外,不作为抗高血压药常规应用。选择性 α_1 受体阻断药使用初期,因降低动脉阻力和静脉容量,使交感神经活性反射性增高,引起心率加快和血浆肾素活性增高;长期使用时,产生持久的扩血管作用,心排血量、心率和血浆肾素活性可能恢复正常。这可能是该类药物对 α_2 受体阻断作用较弱,可避免负反馈减弱促神经递质释放作用,因而降低血压时不易引起反射性心率加快与血浆肾素活性增高。现用于临床的该类药物有哌唑嗪(prazosin)、特拉唑嗪(terazosin)、多沙唑嗪(doxazosin)等。

【药理作用与机制】 α_1 受体阻断药舒张小动脉和静脉,对立位和卧位血压均有降低作用。大规模临床试验证明 α_1 受体阻断药治疗高血压安全有效。这类药物降压时不影响心率及肾素分泌,其原因除不阻断 α_2 受体外,可能与其负性频率作用有关。α_1 受体阻断药对肾血流量及肾小球滤过率均无明显影响。长期治疗还可降低血浆甘油三酯、总胆固醇、LDL-胆固醇的浓度,升高 HDL-胆固醇浓度。

【体内过程】 哌唑嗪口服易吸收,2 小时血药浓度达峰值,生物利用度为 60%,$t_{1/2}$ 为 2.5 ~ 4 小时,但降压作用可持续 10 小时,血浆蛋白结合率约 90%,主要在肝脏代谢,10% 的原形经肾排泄。特拉唑嗪、多沙唑嗪的生物利用度分别为 90% 和 65%,$t_{1/2}$ 分别为 12 小时和 19 ~ 22 小时。

Notes

【临床应用】　适用于各型高血压,单用治疗轻、中度高血压,重度高血压合用利尿药和 β 受体阻断药可增强降压效果。可阻断膀胱颈、前列腺包膜和腺体、尿道等处 α_1 受体,改善前列腺肥大患者排尿困难症状,因此适宜用于高血压合并前列腺肥大者。ALLHAT 研究发现,单用多沙唑嗪增加心力衰竭的发生率,因此不推荐 α_1 受体阻断药作为一般高血压的首选药。

【不良反应与注意事项】　哌唑嗪首次给药可致严重的体位性低血压、晕厥、心悸等,称"首剂现象",多见于首次用药 90 分钟内,发生率高达 50%,尤其已用利尿药或 β 受体阻断药者更易发生。其原因可能是阻断交感神经的收缩血管效应,扩张容量血管,减少回心血量所致。将哌唑嗪首次剂量减为 0.5mg,睡前服用,可避免发生首剂现象。长期用药可致水钠潴留,加服利尿药可维持其降压效果。特拉唑嗪首次应用时晕厥很少见。

（三）α 及 β 受体阻断药

拉贝洛尔(labetalol)能阻断 α 和 β 受体,其阻断 β 受体的作用比阻断 α_1 受体的作用强,对 α_2 受体无作用。本药通过阻断 α_1、β 受体,降低外周血管阻力而产生降压作用。降压作用温和,对心排血量与心率影响较小,适用于各型高血压,静脉注射可治疗高血压危象。无严重不良反应。

卡维地洛(carvedilol)能选择性阻断 α_1 受体和非选择性阻断 β 受体,降低外周阻力。可舒张冠状动脉和肾血管,具有抗氧化和钙拮抗作用。此外,还可降低空腹血糖,升高胰岛素敏感性。用于治疗舒张期血压升高为主的轻中度高血压或伴有肾功能不全、糖尿病的高血压以及充血性心力衰竭。该药口服首过消除明显,生物利用度仅为 22%,但药效可维持 24 小时。大部分经肝脏代谢,肝功能损害患者血药浓度显著升高,故严重肝功能损伤的患者不宜使用。不良反应与普萘洛尔相似,但不影响血脂代谢。

三、钙通道阻滞药

钙通道阻滞药临床用于治疗心律失常、高血压、心绞痛、慢性心功能不全等疾病。钙通道阻滞药能选择性地阻断电压门控性 Ca^{2+} 通道,抑制细胞外 Ca^{2+} 内流,松弛血管平滑肌,降低外周血管阻力,使血压下降。二氢吡啶类(硝苯地平等)、苯烷胺类(维拉帕米等)和苯硫氮䓬类(地尔硫䓬)均具有一定的降压作用。各类钙通道阻滞药对心脏和血管的选择性不同,以苯烷胺类对心脏作用最强,二氢吡啶类对血管作用较强,苯硫氮䓬类介于两者之间。

硝 苯 地 平

【药理作用】　硝苯地平(nifedipine)对各型高血压均有降压作用,降压作用快而强,但对正常血压者影响不明显。降压时能反射性引起心率加快,心排血量增加,血浆肾素活性增高,但较直接扩血管药作用弱,加用 β 受体阻断药可避免这些作用并能增强降压效应。对糖、脂质代谢无不良影响。

【体内过程】　口服易吸收,经肝脏代谢后约 45% ~68% 进入体循环,血药浓度达峰时间有较大个体差异,$t_{1/2}$ 为 3 ~4 小时,药物主要在肝脏代谢,少量以原形药经肾脏排出。

【临床应用】　用于轻、中、重度高血压,尤其适用低肾素性高血压,可单用或与利尿药、β 受体阻断药、血管紧张素 I 转化酶抑制药合用。普通制剂血药浓度波动大,且易引起交感神经反射性兴奋,已不常用;缓释与控释剂型使用方便,不良反应较少,适应于高血压病长期治疗。

【不良反应与注意事项】　常见不良反应有头痛、颜面潮红、眩晕、心悸、踝部水肿等。踝部水肿为毛细血管前血管扩张而非水钠潴留所致。能引起交感神经反射性兴奋,故对伴有缺血性心脏病患者慎用,以免加剧缺血症状。

尼 群 地 平

尼群地平(nitrendipine)的药理作用与硝苯地平相似,但舒张血管与降压作用较硝苯地平

Notes

强,维持时间较长。反射性心率加快等不良反应较少。适用于各型高血压。每日口服 1～2 次。不良反应与硝苯地平相似,肝功能不良者慎用或减量。与地高辛合用可增加地高辛血药浓度。

拉 西 地 平

拉西地平(lacidipine)对血管的选择性高,降压作用起效缓慢,维持时间较长,不易引起反射性心率加快和心排血量增加,用于轻、中度高血压。每日口服 1 次。不良反应有心悸、头痛、面红、水肿等。

氨 氯 地 平

氨氯地平(amlodipine)作用与硝苯地平相似,降压作用较硝苯地平温和,$t_{1/2}$ 长达 40～50 小时,作用维持时间长,不易引起交感神经反射性兴奋。每日口服 1 次。不良反应同硝苯地平。

四、肾素-血管紧张素系统抑制药

肾素-血管紧张素系统(renin-angiotensin system,RAS)是由肾素、血管紧张素及其受体构成的重要体液系统,在心血管活动和水电解质平衡调节中起十分重要的作用。RAS 不仅存在于循环系统,而且还存在于心脏、肾脏、脑及血管局部。循环系统与局部 RAS 活性变化以及高血压、充血性心力衰竭等心血管疾病的发生、发展密切相关。血管紧张素原在肾素(蛋白水解酶)的作用下转变为血管紧张素 I(angiotensin I,Ang I),后者在血管紧张素 I 转化酶(ACE)的作用下转变为血管紧张素 II(Ang II)。Ang II 生成除了 ACE 途径外,还可通过糜酶(chymase)途径生成(图 20-1)。Ang II 或 Ang I 可直接转化为 Ang III。Ang III 的生物学效应与 Ang II 相似,其缩血管效应弱于 Ang II,但其促醛固酮分泌作用较强。

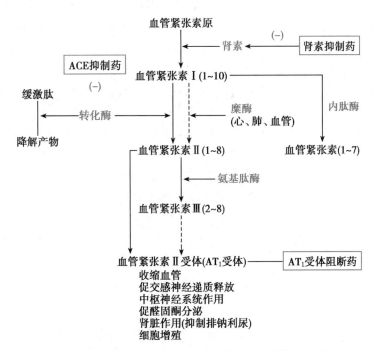

图 20-1　肾素-血管紧张素系统及其抑制药的作用环节

Ang II 具有广泛的心血管作用:

(1)对血管的作用:Ang II 直接或间接作用于血管,增加外周阻力。Ang II 直接激活血管平滑肌细胞的血管紧张素 II 受体(AT₁ 受体),引起血管收缩。同时可通过促进外周交感神经末梢释放去甲肾上腺素和增加中枢交感神经放电活动,从而导致外周交感神经张力增高。Ang II 作

Notes

为一种血管生长刺激因子能促原癌基因（*c-fos*、*c-myc*、*c-jun*）的表达，增加血小板衍生生长因子、转化生长因子-β、碱性成纤维细胞生长因子的生成，促进细胞外基质蛋白合成，引起血管平滑肌的增生和血管构型重建，血管重构在高血压的长期维持中起重要作用。

（2）对心脏的作用：循环系统与局部的 Ang Ⅱ 可直接作用于心肌细胞和非心肌细胞，也可作用于心脏交感神经末梢突触前膜 AT 受体，促进去甲肾上腺素释放，表现为正性肌力和正性频率作用。Ang Ⅱ 收缩冠状动脉，并能促进内皮素分泌，后者具有正性肌力和正性频率作用，可激活酪氨酸激酶和丝裂原激活蛋白激酶，促进成纤维细胞增生与心肌细胞肥大，引起心脏构型重建。

（3）对肾脏的作用：Ang Ⅱ 可直接收缩肾血管以及通过增加肾交感神经张力，降低肾血流量；减少肾髓质血流可减少 Na$^+$ 排泄；作用肾皮质的球状带促进醛固酮的合成与分泌，增加水钠潴留。此外，高浓度的 Ang Ⅱ 可抑制远曲小管 Na$^+$ 转运，降低 Na$^+$ 排泄。

作用于 RAS 的抗高血压药有血管紧张素 Ⅰ 转化酶抑制药、血管紧张素 Ⅱ 受体阻断药和肾素抑制药。

（一）血管紧张素转化酶抑制药

卡托普利（captopril）为第一个口服有效的 ACE 抑制药（angiotensin converting enzyme inhibitor）。随后，开发研制了高效、长效、不良反应少的一系列 ACE 抑制药。根据化学结构分为三类：含巯基（—SH）的如卡托普利、阿拉普利（alacepril）；含羧基（—COOH）的如依那普利（enalapril）、赖诺普利（lisinopril）、喹那普利（quinapril）、培哚普利（perindopril）等；含次磷酸基（—POOR）的如福辛普利（fosinopril）。目前临床应用的 ACE 抑制药有二十余种，这类药物能有效地降低血压，对心功能不全及缺血性心脏病等也有效。

【药理作用与机制】　体外实验证明，ACE 抑制药对 ACE 具有直接抑制作用。在体实验证明，该类药物显著降低血浆中 Ang Ⅱ 浓度，并能抑制外源性 Ang Ⅰ 的升压作用。ACE 抑制药具有较强的降压作用，对肾性及原发性高血压均有效，不仅可治疗高肾素活性高血压，也能降低正常或低肾素活性高血压患者的血压。ACE 抑制药治疗老年性高血压、高血压合并脑或外周血管疾病以及高血压合并肾衰竭，具有其他抗高血压药物所没有的优点。ACE 抑制药与其他降压药比较，具有以下特点：①降压时不伴有反射性心率加快，对心排血量无明显影响；②可预防和逆转心肌与血管构型重建；③增加肾血流量，保护肾脏；④能改善胰岛素抵抗，预防和逆转肾小球基底膜的糖化，不引起电解质紊乱和脂质代谢改变。

ACE 是一大分子含锌酸性糖蛋白，ACE 抑制药与 Ang Ⅰ 或缓激肽竞争 ACE。以卡托普利为例说明这类药物与 ACE 结合方式，卡托普利有三个基团能与 ACE 的活性部位相结合：①脯氨酸的末端羧基与酶的正电荷部位（精氨酸）呈离子键结合；②肽键的羰基与酶的供氢部位呈氢键结合；③巯基与酶中锌离子结合（图 20-2）。ACE 抑制药与 ACE 结合后使其失去活性。

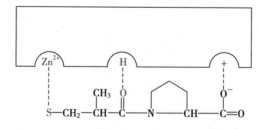

图 20-2　ACE 活性部位与卡托普利结合的示意图

ACE 抑制药的降压机制是通过抑制 ACE，降低循环系统与血管组织 RAS 活性，减少 Ang Ⅱ 的生成和升高缓激肽水平而发挥作用。

1. 抑制血浆与组织中 ACE，减少 Ang Ⅱ 的生成，降低循环系统与组织中 Ang Ⅱ，减弱 Ang Ⅱ 的缩血管作用，降低外周阻力。

Notes

2. 减慢缓激肽降解,升高缓激肽水平,继而促进一氧化氮(NO)、前列腺素、CGRP 生成,产生舒血管效应。

3. 减弱 Ang Ⅱ 对交感神经末梢突触前膜 AT 受体的作用,减少去甲肾上腺素释放,并能抑制中枢 RAS,降低中枢交感神经活性,使外周交感神经活性降低,降低外周阻力。

4. 抑制心肌与血管组织 ACE 活性,阻止 Ang Ⅱ 促平滑肌细胞、成纤维细胞增殖与心肌细胞肥大。在心脏,ACE 抑制药预防与逆转心肌肥厚,对缺血的心肌具有保护作用,从而改善心脏的收缩与舒张功能;在血管,抑制血管肥厚,可降低血管僵硬度,改善动脉顺应性。

5. 减少肾脏组织中 Ang Ⅱ,减弱 Ang Ⅱ 的抗利尿作用以及减少醛固酮分泌,促进水钠排泄,减轻水钠潴留。

6. 改善血管内皮功能。高血压常伴有血管内皮功能不全,而血管内皮功能不全是促进高血压发展和并发症发生的重要原因。

【体内过程】　不同 ACE 抑制药因化学结构不同,药物体内过程存在较大差异(表 20-2)。食物能影响卡托普利的吸收,宜在餐前 1 小时服用。大多数 ACE 抑制药如依那普利、喹那普利、培哚普利等为前体药,需在体内转化后才能发挥作用。除福辛普利和司派普利通过肝、肾清除外,ACE 抑制药主要通过肾脏清除;肾功能显著降低时,大多数 ACE 抑制药血浆清除率降低,应减少用量。

表 20-2　ACE 抑制药的体内过程

药物	前体药	血药峰浓度时间(h)	血浆半衰期(h)	作用持续时间(h)	代谢脏器	蛋白结合率(%)	绝对生物利用度(%)
卡托普利	非	1	2.3	6~12	肝脏	30	70
依那普利	是	1	11	12~24	肝	50	40
赖诺普利	非	2~4	12~24	24~36	肾	少	25
喹那普利	是	2	1	24	肾	97	10~12
培哚普利	是	1	24	40	肾	30	65~70
雷米普利	是	1	9~18	>24	肾	36	50~60
福辛普利	是	1	11.5	>24	肝肾	95	36

【临床应用】　适用于各型高血压,对肾性及原发性高血压均有效。轻、中度高血压患者单用 ACE 抑制药常可以控制血压,与利尿药及 β 受体阻断药合用能增强疗效,用于治疗重度或顽固性高血压。ACE 抑制药对缺血心肌与肾脏具有保护作用,可增加胰岛素抵抗患者的胰岛素敏感性,尤其适用于伴有慢性心功能不全、缺血性心脏病、糖尿病肾病的高血压患者,可延缓病情的发展,显著改善生活质量。

【不良反应与注意事项】　主要的不良反应有高血钾、肾功能损害、咳嗽、血管神经性水肿等。RAS 高度激活的患者,可能出现"首剂现象"而致低血压,宜从小剂量开始使用,并密切监测。肾功能正常者服用 ACE 抑制药,一般较少见高血钾;肾功能受损时,或与留钾利尿药、非甾体抗炎药、β 受体阻断药合用易致高血钾。正常人应用 ACE 抑制药可使肾灌注压降低,肾血流量增加,因此肾小球滤过率一般无明显影响。肾动脉狭窄、硬化或肾异体移植时,ACE 抑制药引起可逆性肾功能受损,其原因是 Ang Ⅱ 可通过收缩出球小动脉维持肾灌注压,ACE 抑制药舒张出球小动脉,降低肾灌注压,导致肾滤过率和肾功能降低。咳嗽为刺激性干咳,多见于用药开始几周内。咳嗽与支气管痉挛的原因可能是由于这类药物抑制缓激肽和 P 物质代谢,导致这些物质在肺血管床积蓄。依那普利与赖诺普利诱发咳嗽的发生率比卡托普利高,而福辛普利较低。血管神经性水肿多见于颜面。卡托普利可出现青霉胺样反应如皮疹、瘙痒、嗜酸细胞增多、白细胞

Notes

减少、淋巴结肿大、发热、胃痛、口腔溃疡、味觉减退、肝功能损害等,可能与含-SH 有关。在妊娠早期,ACE 抑制药无致畸胎作用,但妊娠中后期长期应用可引起胎儿畸形、胎儿发育不全甚至死胎,故孕妇禁用。亲脂性的 ACE 抑制药如雷米普利与福辛普利在乳汁中分泌,故哺乳期妇女忌服。

(二) 血管紧张素 Ⅱ 受体阻断药

Ang Ⅱ 与 Ang Ⅱ 受体(AT 受体)相互作用产生药理效应。目前发现 AT 受体有四种亚型,即 AT_1、AT_2、AT_3 和 AT_4 受体。AT_1 受体主要分布于心脏、血管和肾脏。AT_2 受体主要分布于肾上腺髓质和脑。Ang Ⅱ 的心血管作用主要由 AT_1 受体介导,AT_2 受体的生理作用尚未完全清楚,可能与抑制生长和抗增殖作用有关。

Ang Ⅱ 的生成除通过 ACE 代谢途径外,大部分的 Ang Ⅱ 是通过非 ACE 途径(糜酶途径)形成。循环系统中 RAS 以 ACE 途径为主,而组织中的 RAS 则以糜酶为主,如在心脏左心室有80%、血管有70%的 Ang Ⅱ 为糜酶催化形成。ACE 抑制药不能抑制糜酶途径,而 AT_1 受体阻断药能特异性与 AT_1 受体结合,阻断不同代谢途径生成的 Ang Ⅱ 作用于 AT_1 受体,从而抑制 Ang Ⅱ 的心血管作用。此外,ACE 抑制药可导致缓激肽、P 物质堆积,引起咳嗽等不良反应。AT_1 受体阻断药无咳嗽、血管神经性水肿等不良反应。

最初发现的 AT 受体阻断药为沙拉新(saralasin),因其属肽类不能口服,且作用时间短以及部分激动效应,限制了其临床应用。非肽类 AT_1 受体阻断药包括氯沙坦(losartan)、厄贝沙坦(irbesartan)、缬沙坦(valsartan)、坎替沙坦(candesartan)、替米沙坦(telmisartan)等,具有受体亲和力高、选择性强、口服有效、作用时间长、无激动效应等优点。

【药理作用与机制】　氯沙坦为第一个用于临床的 AT_1 受体阻断药,在体内转化为活性产物E3174,后者与 AT_1 受体结合更牢固,拮抗 AT_1 受体的作用强于母药 15～30 倍。氯沙坦的效应是它与其代谢物 E3174 的共同作用,以后者为主。选择性地阻断 AT_1 受体后,Ang Ⅱ 的缩血管作用及增强交感神经活性作用受到抑制,导致血压降低。长期降压作用可能还与调节水、盐平衡,抑制心血管肥厚有关。AT_1 受体阻断药抑制心血管重构与其阻止 Ang Ⅱ 的促心血管细胞增殖肥大有关。此外,当 AT_1 受体被阻断后,反馈性增加肾素活性,导致 Ang Ⅱ 浓度升高,Ang Ⅱ 仅能激活 AT_2 受体,产生抗增殖作用。氯沙坦对肾功能具有保护作用,在患有高血压的肾病患者,该药降压的同时能保持正常肾小球滤过率,增加肾血流量与排钠,减少蛋白尿。大规模临床试验证明,氯沙坦能降低心血管疾病的病死率。

【体内过程】　氯沙坦口服吸收迅速,首过消除明显,生物利用度约为33%,$t_{1/2}$ 约 2 小时,血浆蛋白结合率>98%。在肝脏由 CYP2C9 与 CYP3A4 代谢为活性更强的 E3174,E3174 的 $t_{1/2}$ 为6～9 小时。大部分随胆汁排泄,部分随尿排出,动物实验发现可经乳汁排泄。每日服药 1 次,降压作用可维持 24 小时。不同血管紧张素 Ⅱ 受体阻断药的体内过程存在一定差异(表 20-3)。

表 20-3　血管紧张素 Ⅱ 受体阻断药的体内过程

	氯沙坦	缬沙坦	替米沙坦	坎替沙坦	厄贝沙坦
生物利用度(%)	33	25	42～57	42	60～80
起效时间(h)	1	2	1	2～4	2
达峰时间(h)	6	4～6	3～9	6～8	3～6
作用持续时间(h)	24	24	≥24	≥24	24
蛋白结合率(%)	>98	96	99.5	99.6	96
分布容积(L)	34	17	53～96	10	500
清除 $t_{1/2}$(h)	2	6～8	18～24	9～13	11～15
排泄(尿/粪%)	35/60	13/83	1/97	33/67	20/80

Notes

【临床应用】 本品用于轻、中度高血压，适用于不同年龄的高血压患者，对伴有糖尿病、肾病和慢性心功能不全患者有良好疗效。与利尿药或钙通道阻滞药合用，可增强降压疗效。

【不良反应与注意事项】 不良反应较 ACE 抑制药少，不引起咳嗽，可引起低血压、肾功能障碍、高血钾等。肝功能不全或循环不足时，应减少初始剂量。

第三节 其他抗高血压药

一、中枢降压药

中枢降压药有甲基多巴、可乐定、利美尼定、莫索尼定等。其中甲基多巴通过激动孤束核（nucleus tractus solitarii，NTS）α_2 肾上腺素受体产生降压作用；可乐定的降压作用除 α_2 肾上腺素受体介导以外，还与激动延髓嘴端腹外侧区（rostral ventrolateral medulla，RVLM）咪唑啉 I_1 受体有关；利美尼定、莫索尼定主要作用于咪唑啉 I_1 受体。甲基多巴（methyldopa）进入中枢在 L-芳香氨基酸脱羧酶催化下转变为 α-甲基多巴胺，进一步在多巴胺 β 氧化酶催化下转变为 α-甲基去甲肾上腺素，后者代替去甲肾上腺素贮存在肾上腺素能神经末梢。α-甲基去甲肾上腺素激动孤束核的 α_2 肾上腺素受体，使交感神经传出冲动减少，降低外周阻力而降压。甲基多巴不良反应较重，现已少用。

可 乐 定

【药理作用与机制】 可乐定（clonidine）抑制交感神经活性，减少心排血量和降低外周阻力而降压，作用中等偏强。对肾血流量和肾小球滤过率无显著影响。可抑制肾素分泌，但其降压作用与血浆肾素活性无关。可乐定减弱交感反射，但不完全抑制，故较少引起直立性低血压。具有中枢镇静作用，还能抑制胃肠道的分泌和运动。对血脂代谢无明显影响。

动物实验证明，静脉给予可乐定先出现短暂的血压升高，随后产生持久的血压下降。微量可乐定注入椎动脉或小脑延髓池可产生显著降压作用，但等量静脉给药并无降压效应。这表明可乐定作用部位在中枢。分层切除脑组织发现，在脑桥下横断脑干后，可乐定仍产生降压作用，而在延髓下横断则不再引起降压。据此推测，可乐定降压作用部位在延髓。可乐定的降压作用可被 α_2 受体阻断药育亨宾所取消，而不被 α_1 受体阻断药哌唑嗪或破坏去甲肾上腺素能神经末梢突触前膜药物 6-羟多巴胺所影响；体外实验证明，^{3}H-可乐定能与中枢 α_2 受体结合；在缺乏 α_2 受体的基因敲除小鼠，可乐定无降压作用。这些结果表明可乐定作用于血管运动中枢交感神经突触后膜的 α_2 受体。可乐定主要的降压机制是激动延髓孤束核次一级神经元（抑制性神经元）α_{2A} 肾上腺素受体，减少血管运动中枢交感冲动，使外周交感神经活性降低。近年研究证明，可乐定作用与激动延髓嘴端腹外侧区咪唑啉-I_1 受体有关。这两种核团的两种受体之间有协同作用，可乐定的降压效应是作用两种受体的共同结果（图 20-3）。

大剂量可乐定可激活外周血管平滑肌上的 α_{2B} 受体，收缩血管，减弱降压效应。

【体内过程】 口服易吸收，口服 30 分钟后起效，2~4 小时作用达高峰，持续约 6~8 小时。生物利用度约 75%，$t_{1/2}$ 为 7~13 小时。脂溶性高，易透过血脑屏障，也可经皮肤吸收。约 50% 在肝脏代谢，原形和代谢产物主要经肾排泄。

【临床应用】 适用于中度高血压。本药不影响肾血流量和肾小球滤过率，能抑制胃肠道腺体分泌和平滑肌运动，故适用于肾性高血压或兼患消化性溃疡的高血压患者。可乐定与利尿药合用有协同作用。口服也可用于预防偏头痛或作为治疗吗啡类镇痛药成瘾者的戒毒药。其溶液剂滴眼用于治疗开角型青光眼。

【不良反应与注意事项】 该药激动蓝斑核和外周唾液腺 α_2 肾上腺素受体可引起嗜睡、口

Notes

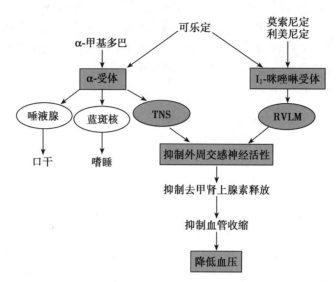

图 20-3　中枢性降压药作用机制示意图

干等副作用,发生率约为 50% ,绝大部分患者几周后可消失。其他不良反应有阳痿、恶心、眩晕、鼻黏膜干燥、腮腺痛等。长期应用可致水钠潴留,与利尿药合用能避免。突然停药可出现短时的交感神经亢进现象,表现为心悸、出汗、血压突然升高等。停药反应的发生可能与长期服用可乐定后,突触前膜 α_2 受体的敏感性下降,负反馈作用减弱,突然停药而引起去甲肾上腺素大量释放,导致血压升高有关。逐渐减量可以避免血压反跳。出现停药反应时可恢复应用可乐定或用 α 受体阻断药酚妥拉明治疗。可乐定不宜用于高空作业或驾驶机动车辆的人员,以免因精神不集中、嗜睡而导致事故发生。

利美尼定与莫索尼定

咪唑啉-I_1 受体激动药(如利美尼定、莫索尼定)为新一代的中枢降压药物,能选择性作用于延髓嘴端腹外侧区咪唑啉-I_1 受体,通过降低交感神经活性和增强迷走神经活性,降低外周血管阻力和心排血量从而产生降压作用。咪唑啉受体分为咪唑啉-I_1 受体和咪唑啉-I_2 受体,咪唑啉-I_1 受体主要分布于延髓嘴端腹外侧区,也存在于海马、下丘脑和纹状体,属 G 蛋白耦联受体,三磷酸肌醇(IP_3)和二酰甘油(DAG)可能是信号转导的第二信使,在血压的调节中起重要作用,不产生镇静。咪唑啉-I_2 受体分布于脑组织和外周组织细胞如肝、肾、血小板、脂肪细胞等。

利美尼定(rilmenidine)为第二代中枢抗高血压药,对咪唑啉-I_1 受体的亲和力高于 α_2 受体。利美尼定单用降压作用与 β 受体阻断药、ACE 抑制药以及其他中枢降压药相当,与利尿药合用可增强降压作用。长期应用能减轻左室肥厚和改善动脉顺应性。利美尼定口服吸收完全,1 ~ 2 小时起效,$t_{1/2}$ 为 8 小时,作用维持 14 ~ 17 小时,60% 的药物以原形经肾脏排泄。不良反应有口干、嗜睡、便秘,约 2% 的患者出现性功能障碍。该药无停药反应。

莫索尼定(moxonidine)降压作用机制及药理特性与利美尼定相似。临床研究证明,治疗轻、中度高血压的效应与 ACE 抑制药、钙通道阻滞药、β 受体阻断药以及可乐定相当。该药口服吸收不受食物影响,生物利用度为 88% ,$t_{1/2}$ 为 2 ~ 3 小时,但降压作用可维持 24 小时。60% 的药物以原形经肾排泄。不良反应有口干、嗜睡、头晕等,无直立性低血压和停药反跳现象。

二、血管扩张药

血管扩张药包括直接舒张血管平滑肌药和钾通道开放药。根据对动、静脉选择性差异,分为主要扩张小动脉药(肼屈嗪、米诺地尔、二氮嗪等)和对动脉、静脉均有舒张作用药物

Notes

(硝普钠)。本类药通过松弛血管平滑肌,降低外周血管阻力,产生降压作用。长期应用,因反射性神经-体液变化而减弱其降压作用,主要表现为:①交感神经活性增高,增加心肌收缩力和心排血量;②增强肾素活性,使循环中血管紧张素浓度升高,导致外周阻力增加和水钠潴留。因此,不宜单独应用,常与利尿药和β受体阻断药等合用,以提高疗效、减少不良反应。

肼 屈 嗪

【药理作用与机制】 肼屈嗪(hydralazine,肼苯哒嗪)通过直接松弛小动脉平滑肌,降低外周阻力而降压。该药松弛血管平滑肌的分子机制尚不清楚。对静脉的作用较弱,一般不引起直立性低血压。降压同时能反射性地兴奋交感神经,增高血浆肾素活性。由于反射性交感神经兴奋而增加心肌耗氧量,以及扩张冠状动脉可能引起血液从缺血区流向非缺血区即血液"窃流"现象,对有严重冠状动脉功能不全或心脏储备能力差者则易诱发心绞痛。

【体内过程】 口服吸收好,但生物利用度低(16%～35%),主要在肝脏代谢,生成无活性的乙酰化代谢产物,慢乙酰化者降压作用更明显。$t_{1/2}$为1～2小时,作用维持6～12小时。

【临床应用】 适用于中、重度高血压,常与其他降压药合用。老年人或伴有冠心病的高血压患者慎用,以免诱发或加重心绞痛。

【不良反应与注意事项】 常见不良反应有头痛、眩晕、恶心、颜面潮红、低血压、心悸等,与扩血管作用有关。长期大剂量应用可引起全身性红斑狼疮样综合征,多见于慢乙酰化的女性患者,停药后可自行痊愈,少数严重者也可致死。

硝 普 钠

【药理作用与机制】 硝普钠(nitroprusside sodium)扩张动脉和静脉,降低外周血管阻力和心排血量而降压。口服不吸收,需静脉滴注给药,30秒内起效,2分钟内可获最大降压效应,停药3分钟内血压回升。硝普钠属硝基扩血管药,作用机制与硝酸酯类相似,通过释放NO,激活鸟苷酸环化酶,增加血管平滑肌细胞内cGMP水平而起作用。硝普钠释放NO的机制不同于硝酸甘油,这可解释两者在不同部位的血管表现出的差异效应,以及硝酸甘油可产生耐受性而硝普钠则无。

【临床应用】 主要用于高血压危象,伴有心力衰竭的高血压患者,也用于外科手术麻醉时控制性降压以及难治性慢性心功能不全。

【不良反应与注意事项】 呕吐、出汗、头痛、心悸等不良反应,均为过度降压所引起。连续大剂量应用,可因血中的代谢产物硫氰酸盐过高而发生中毒。易引起甲状腺功能减退。肝肾功能不全者禁用。

米 诺 地 尔

米诺地尔(minoxidil)为K$^+$通道开放药,主要开放ATP敏感性K$^+$通道,促进K$^+$外流,使细胞膜超极化,电压依赖性钙通道难以激活,阻止Ca^{2+}内流,导致血管舒张而降压(图20-4)。同类药物还有二氮嗪(diazoxide)、尼可地尔(nicorandil)、吡那地尔(pinacidil)、克洛卡林(chromakalim)等。

【药理作用与机制】 米诺地尔对离体血管平滑肌无松弛作用,需经肝脏磺基转移酶代谢为硫酸米诺地尔而活化。该药增加心排血量可能与其反射性兴奋交感神经增强心肌收缩力以及增加静脉回心血流量有关。

【体内过程】 口服吸收好,生物利用度为90%,给药1小时后血药浓度达峰值,但降压作用出现较晚,可能是由于活性代谢物生成需要一定时间。在肝脏代谢,主要以代谢产物从尿中排泄,$t_{1/2}$为4小时。

Notes

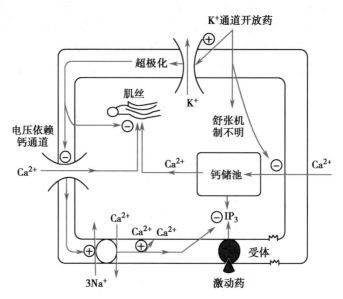

图 20-4　K⁺通道开放药作用机制示意图

【临床应用】　主要用于难治性的严重高血压,不宜单用,与利尿药和 β 受体阻断药合用,可避免水钠潴留和交感神经反射性兴奋。

【不良反应】　主要不良反应有水钠潴留、心悸、多毛症。

二　氮　嗪

二氮嗪(diazoxide)的降压机制同米诺地尔,通过激活 ATP 敏感性 K⁺通道,松弛小动脉平滑肌而降低血压。该药静脉注射降压作用强而快,30 秒内起效,3 ~ 5 分钟降压达峰值。主要用于高血压危象及高血压脑病。该药能抑制胰腺β细胞分泌胰岛素而引起高血糖。其他不良反应少见。

第四节　抗高血压药的合理应用

高血压病因未明,不能根治,需要终生治疗。高血压药物治疗的目的不仅是降低血压,更重要的是改善靶器官的功能和形态,降低并发症的发生率和病死率。高血压人群如不经合理治疗平均寿命较正常人缩短 15 ~ 20 年。必须告知患者建立确切降压与终生治疗的概念。降压目标:普通高血压患者的血压降至 140/90mmHg 以下,老年人的收缩压至 150mmHg 以下,有糖尿病或肾病的高血压患者的血压降至 130/80mmHg 以下。抗高血压药物种类繁多、各有特点,疗效存在很大个体差异,因此应根据病情并结合药物特点合理用药。

1. 根据高血压程度选用药物　轻、中度高血压开始采用单药治疗,中国高血压治疗指南推荐五大类第一线降压药物是利尿药、β 受体阻断药、ACE 抑制药、血管紧张素 Ⅱ 受体阻断药、钙通道阻滞药。长效抗高血压药物优于短效制剂,降压持续、平稳并有可能保护靶器官。单药治疗效果不好,可采用二联用药,如以利尿药为基础,加用上述其他一线药。若仍无效,则三联用药,即在二联用药的基础上加用中枢降压药或直接扩血管药。

2. 根据病情特点选用药物　①高血压合并心功能不全或支气管哮喘者,宜用利尿药、ACE 抑制药、血管紧张素 Ⅱ 受体阻断药等,不宜用 β 受体阻断药;②高血压合并肾功能不良者,宜用 ACE 抑制药、钙通道阻滞药;③高血压合并窦性心动过速,年龄在 50 岁以下者,宜用 β 受体阻断药;④高血压合并消化性溃疡者,宜用可乐定;⑤高血压伴潜在性糖尿病或痛风者,宜用 ACE 抑

Notes

制药、血管紧张素Ⅱ受体阻断药、α₁受体阻断药和钙通道阻滞药,不宜用噻嗪类利尿药;⑥高血压危象及脑病时,宜静脉给药以迅速降低血压,可选用硝普钠、二氮嗪,也可用高效利尿药如呋塞米等;⑦老年高血压,上述第一线药物均可应用,避免使用能引起体位性低血压的药物(大剂量利尿药、α₁受体阻断药等)和影响认知能力的药物(如可乐定等);⑧舒张期高血压,可选用卡维地洛。

3. **抗高血压药物的联合应用**　抗高血压药物联合应用的目的是增加降压疗效,加强对靶器官的保护,减少不良反应。当一种抗高血压药物无效时,可改用作用机制不同的另一种抗高血压药。单一药物有较好反应,但降压未达到目标,可采用联合用药。联合用药应从小剂量开始,并应采用作用机制不同的药物,以提高疗效、减少不良反应。如氢氯噻嗪与ACE抑制药或β受体阻断药合用,后两者可消除氢氯噻嗪激活RAS的作用。又如β受体阻断药与肼屈嗪合用,β受体阻断药减慢心率、抑制肾素分泌,可取消肼屈嗪加快心率与促进肾素分泌作用。

4. **平稳降压**　药物一般宜从小剂量开始,逐步增量,达到满意效果后改维持量以巩固疗效,避免降压过快、过剧,以免造成重要器官灌流不足等。血压不稳定可导致器官损伤。因此,必须在降低血压的同时使血压平稳,提倡使用长效降压药物以减小血压波动性,保证药物的降压谷/峰值大于50%。此外,高血压治疗应需长期系统用药,不宜中途随意停药,更换药物时亦应逐步替代。

5. **个体化治疗**　高血压治疗应个体化,主要根据患者的年龄、性别、种族、病情程度、并发症等情况制订治疗方案,维持和改善患者的生存质量,延长寿命。高血压的发生发展具有不同类型和个体特征,作用靶点(受体或酶)受遗传因素影响存在多态性,使得个体对药物的反应千差万别。因此,需要依赖疾病基因组和药物基因组分析,揭示不同人群(个体)的分子和表型特征,制订不同类型高血压患者的个体化选药方案。在选药个体化的同时,剂量的个体化也非常重要,因不同患者或同一患者在不同病程时期,所需剂量不同,或由于药物可能存在遗传代谢、转运多态性,不同患者病情相似,但所需剂量不同,宜根据"最好疗效最少不良反应"的原则,对每一患者选择最适宜剂量。

推荐阅读文献

1. Krakoff LR, Gillespie RL, Ferdinand KC, et al. 2014 hypertension recommendations from the eighth joint national committee panel members raise concerns for elderly black and female populations. *J Am Coll Cardiol*. 2014;64 (4):394-402

2. Tobe SW. β-adrenergic receptor blockers in hypertension. *Can J Cardiol*. 2014;30(5 Suppl):S1-2

3. James PA, Oparil S, Carter BL, et al. 2014 evidence-based guideline for the management of high blood pressure in adults:report from the panel members appointed to the Eighth Joint National Committee (JNC 8). *JAMA*. 2014;311(5):507-520

4. Bauchner H, Fontanarosa PB, Golub RM. Updated guidelines for management of high blood pressure:recommendations, review, and responsibility. *JAMA*. 2014;311(5):477-478

(胡长平)

第二十一章 抗慢性充血性心力衰竭药

慢性充血性心力衰竭(chronic congestive heart failure,CHF)是多种病因所致的各类心脏疾病的终末阶段,既是一种超负荷心肌病(cardiomyopathy of overload),也是心功能异常状态下的病理生理反映。绝大多数情况下,心肌收缩力减弱使心排血量不能满足机体代谢的需要,器官、组织血液灌流不足,同时出现肺循环和(或)体循环淤血的表现;少数情况下心肌收缩力尚可使心排血量维持正常,但由于异常增高的左室充盈压,使肺静脉回流受阻,而导致肺循环淤血。临床上CHF是以组织血液灌流不足及肺循环和(或)体循环淤血为主要特征的一种综合征,其症状复杂,预后严峻,是当今心血管疾病治疗中的顽症。目前,药物治疗仍是治疗CHF的主要手段。

第一节 CHF 的病理生理学及治疗药物的分类

一、CHF 时心肌功能和结构变化

(一)功能变化

心功能受多种生理因素的影响,如心肌收缩力,心率,前、后负荷及心肌耗氧量等。CHF 时心肌收缩力减弱,心率加快,前、后负荷及心肌耗氧量均增加,同时收缩功能和舒张功能发生障碍。

1. **收缩功能障碍** 表现为心肌收缩力减弱,伴有收缩成分减少;心肌细胞对能量的利用发生障碍。扩张型心肌病、心肌炎、心肌梗死、冠心病等所致的收缩功能障碍可用正性肌力作用药,如地高辛等治疗,也可用其他类抗 CHF 药改善收缩功能。

2. **舒张功能障碍** 主要是心室充盈异常,心室舒张受限、不协调,心室顺应性(compliance)降低。顺应性急剧下降见于急性心肌梗死时,微小的左室舒张末容积(left ventricular end-diastolic volume,LVEDV)增加会显著增高左室舒张末压(left ventricular end-diastolic pressure,LVEDP),从而使肺循环淤血,引起呼吸困难甚至肺水肿,此即"舒张性心力衰竭"。高血压性心脏病、肥厚型心肌病、主动脉瓣狭窄及冠心病所致的舒张功能障碍可用 β 受体阻断药、血管紧张素转化酶(angiotensin-converting enzyme,ACE)抑制药及钙通道阻滞药如氨氯地平等治疗,它们能抑制心肌肥厚,提高心室顺应性而改善心室舒张功能。

3. **血流动力学参数的变化** CHF 时血流动力学多项参数均有改变,如心排血量(cardiac output,CO)、射血分数(ejection fraction,EF)、心脏指数(cardiac index,CI)和心室 $\pm dp/dt_{max}$ 均降低,同时 LVEDP、右房压(right atrial pressure,RAP)和右室舒张末压(right ventricular end-diastolic pressure,RVEDP)升高,且与病情严重程度相关。

(二)结构变化

1. **心肌细胞的变化** CHF 时,心肌细胞发生凋亡和(或)坏死,致心肌细胞数量减少。此外,心肌细胞能量的生成发生障碍,进而加剧心肌细胞的减少。

2. **心肌细胞外基质**(extracellular matrix,ECM)**的变化** ECM 由胶原、纤维粘连蛋白等组成。CHF 时,ECM 各成分增多、堆积,胶原量增加,胶原网受到破坏,心肌组织纤维化,导致心脏的收缩功能和舒张功能障碍。引起 ECM 堆积的因素有许多,其中转化生长因子 $β_1$(transforming

growth factor-β_1,TGFβ_1)基因表达上调是 ECM 堆积的始动因素。此外,血管紧张素 Ⅱ(angiotensin Ⅱ,Ang Ⅱ)、去甲肾上腺素(norepinephrine,NE)、内皮素(endothelin,ET)等也有促进作用。

3. 心肌肥厚与心室重构　CHF 是一种超负荷心肌病,在心肌超负荷反应的早、中期即出现心肌肥厚,是心室对压力负荷过重或缺氧的一种适应性反应,表现为心肌细胞肥大,细胞内收缩成分增多等。CHF 晚期为进行性恶化过程,心肌细胞继续肥大以致凋亡,成纤维细胞增殖,胶原增多,心肌组织纤维化,血管壁细胞增殖。同时伴有左心室形态结构的改变和心脏机械效能的减退而加剧心脏收缩及舒张功能障碍,是 CHF 不断恶化的形态学变化的基础,又称心脏构型重建(remodeling)。

二、CHF 时神经内分泌变化

CHF 发病过程中,心脏的神经内分泌调节机制均发生明显变化,这在早期有适应或代偿意义,但到后期反使病情恶化,起到适应不良或代偿失效的作用。

1. 交感神经系统的激活　这是 CHF 最敏感的调节与代偿机制。CHF 时,心肌收缩力减弱,心排血量下降,交感神经系统活性反射性增高,这些变化在 CHF 早期可起到一定的代偿作用。但长期的交感神经系统的激活可使心肌后负荷及耗氧量增加,促进心肌肥厚,诱发心律失常甚至猝死。此外,在 CHF 发病早期交感神经活性就已增高,血中 NE 浓度已增加 2～3 倍,且与预后相关。血中 NE 浓度升高可使胞内 Ca^{2+} 过多而引发毒性作用,使组织坏死;血管收缩可使心脏负荷加重;心率加快,心肌耗氧量增加,对 CHF 的预后极为不利。

2. 肾素-血管紧张素-醛固酮系统(renin-angiotensin-aldosterone system,RAAS)的激活　RAAS 的激活在一定时间内对 CHF 患者的心功能有代偿作用,久之也因增加心脏负荷而使 CHF 恶化。已明确,在中、重度 CHF 时血浆肾素活性升高,血及心肌中 Ang Ⅱ 含量也明显升高。Ang Ⅱ 参与心脏及血管收缩性的调节,可直接收缩血管,增加外周阻力和提高肾小球滤过压,增加 NE 的释放并减少其再摄取,促肾上腺髓质释放儿茶酚胺;促肾上腺皮质释放醛固酮而促进水钠潴留、增加 K^+ 的排出;还有增加生长因子的产生、促生长、促原癌基因表达及增加细胞外基质合成等作用,从而引起心肌肥厚、心室重构,最终导致 CHF。

3. 精氨酸升压素(arginine vasopressin,AVP)增多　AVP 通过与其特异受体(V_1)结合,经磷脂酶 C(phospholipase C,PLC)信号转导通路增加细胞内 Ca^{2+} 而收缩血管。重度 CHF 患者血中 AVP 浓度明显增加。

4. 内皮素(endothelin,ET)增多　CHF 时,多种刺激因素如切变力、低氧、氧自由基、Ang Ⅱ等都能促使心内膜下心肌以自分泌、旁分泌方式产生 ET,通过 G 蛋白激活 PLC,产生三磷酸肌醇(inositol triphosphate,IP_3)和二酰甘油(diacylglycerol,DAG),发挥强烈的收缩血管作用和正性肌力作用。此外,ET 具有明显的促生长作用而引起心室重构。

5. 肿瘤坏死因子(tumor necrosis factor-α,TNF-α)增多　TNF-α 是一种由单核巨噬细胞及心肌自分泌所产生的,具有促进炎症反应的细胞因子。心肌血液灌流不足、心室重构均可引起 TNF-α 的产生。晚期 CHF 患者血中 TNF-α 浓度上升。高浓度 TNF-α 可引起发热、恶病质、左心室功能不良及负性肌力作用,使 CHF 恶化。

6. 利钠肽类分泌增多　即心房钠尿肽(atrial natriuretic peptide,ANP)、脑利钠肽(brain natriuretic peptide,BNP)及 C 型利钠肽(type C natriuretic peptide,CNP),它们有较强的排钠利尿,扩张血管,抗有丝分裂(抗生长增殖)以及抑制 NE、肾素、醛固酮、ET 等作用,均能被中性内肽酶(neutral endopeptidase,NEP)降解,在调控心室肌舒张过程中起松弛作用(lusitropic action)。其中 BNP 的利钠作用最强,研究显示,血浆 BNP 水平在充血性心力衰竭患者中增高,且其含量与心力衰竭心功能分级呈正相关,因此它可作为心力衰竭的血浆标记物,用于心力衰竭的早期诊

Notes

断和筛查、界定危险程度,指导治疗与判断预后,对于客观评价患者的病情进展情况,针对不同程度病情进行相应治疗等具有指导意义。

7. 内皮细胞松弛因子(endothelium derived relaxing factor,EDRF,即一氧化氮,nitric oxide,NO)减少　EDRF 由 L-精氨酸经 NO 合酶催化而成,具有舒张血管,抗细胞生长,逆转心肌与血管壁重构,抑制心肌收缩,抗血小板聚集等作用。CHF 时,体内 NO 生成减少,其扩血管作用降低,患者的运动耐力下降。

8. 前列环素 I_2(prostacyclin I_2,PGI_2)增多　PGI_2 能舒张冠状动脉和外周血管如肾、肺、脑血管,对肾血管的舒张作用明显,能有效地排钠利尿,减轻 CHF 患者前、后负荷,改善心脏泵血功能。

9. 肾上腺髓质素(adrenomedullin,AM)和肾上腺紧张素(ATD)增加　AM 是一种具有强大且持续的血管扩张活性与轻度利钠作用的内源性多肽,能抑制 NE 和醛固酮分泌,抑制 Ang Ⅱ、ET 的释放,有抗生长、抑制血管平滑肌细胞增殖等作用。CHF 患者血浆中 AM 浓度上升,且与 CHF 严重程度相关。ATD 是一种缩血管多肽,为同一肾上腺髓质素前体上的两个不同基因产物。AM 与 ATD 调节紊乱以及 AM 代偿缓慢、ATD 过度释放,可能与 CHF 恶化有关,并促进 CHF 的发展。

10. 降钙素基因相关肽(calcitonin gene-related peptide,CGRP)减少　CGRP 是一种由降钙素基因表达的生物活性多肽,是目前所知作用最强的血管扩张剂,具有正性肌力与正性频率作用,舒张血管,保护细胞,降低血液黏度及拮抗 ET 的缩血管作用,拮抗 ET 所致的平滑肌增殖及心肌损伤作用,并降低血浆 ET 的含量。CHF 时,CGRP 降低,且与 CHF 严重程度相关。

三、CHF 时心肌肾上腺素 β 受体信号转导的变化

CHF 时最早且最常见的变化是交感神经系统的激活,交感神经长期激活可致心肌 β 受体信号转导发生下列变化:

1. β_1 受体下调　CHF 时 β_1 受体密度降低,数目减少,β_1 : β_2 受体由 80:20 变为 60:40,以减轻 NE 对心肌的损害。

2. β_1 受体与兴奋性 G_s 蛋白脱耦联　CHF 时 G_s 蛋白数量减少,活性下降,而抑制性 G_i 蛋白数量增多,G_s/G_i 比值下降,使心脏对 β_1 受体激动药的反应性降低。同时,腺苷酸环化酶(adenylate cyclase,AC)活性下降,环腺苷酸(cyclic adenosine monophosphate,cAMP)量减少,细胞内 Ca^{2+} 减少,心肌收缩功能发生障碍。

3. G 蛋白耦联受体激酶(G-protein-coupled receptor kinase,GRKs)活性增加　β 受体为 G 蛋白耦联受体,经信号转导激活蛋白激酶 PKC、PKA 后,β 受体本身被磷酸化,之后与 G 蛋白脱耦联而脱敏。此外,GRKs 能使已被激动药占领并与 G 蛋白耦联的 β 受体磷酸化,然后抑制蛋白-阻碍素(arrestin)结合到磷酸化受体上,使受体与 G 蛋白脱耦联而脱敏。这种由 GRKs 所引起的脱敏,常在几秒到几分钟内发生。已发现 CHF 时心肌中 GRKs 活性增加 1 倍,其 mRNA 量增加 2~3 倍。CHF 时 β_1 受体下调与 GRKs 和阻碍素调节有关。

四、CHF 药物治疗的演变

1785 年英国医师 W. Withering 首次报道了洋地黄用于水肿的治疗,20 世纪 20 年代强心苷发展为治疗 CHF 的主要药物,由此进入了具有正性肌力作用的强心苷类药物治疗 CHF 的年代,即单纯应用强心苷的时代。

20 世纪 50 年代噻嗪类利尿药问世,并与强心苷合用,这是 CHF 治疗史上的一次重大进展。

20 世纪 70 年代初,合用血管扩张药治疗 CHF,用以减轻心脏前、后负荷,改善血流动力学的变化。但血管扩张药不能降低病死率,久用疗效降低。

Notes

20 世纪 70 年代后期 β 受体激动药、多巴酚丁胺及磷酸二酯酶抑制药（phosphodiesterase inhibitor，PDEI）因具有正性肌力作用及一定程度的血管扩张作用，用于急性心肌梗死后的 CHF，具有较好的治疗效果，但目前已少用或仅短期用于 CHF 的治疗。

20 世纪 80 年代以来，ACE 抑制药成功的用于治疗 CHF，该应用改变了以往认为 CHF 的发病与发展难以预防、预后不佳的观念，为寻找具有防治心肌重构的抗 CHF 药带来了新的启示，是近 20 多年来 CHF 治疗史上的又一重要进展。同时，自了解神经内分泌系统在 CHF 的发生、发展中的重要作用后，将原视为禁忌的 β 受体阻断药转变为治疗 CHF 的标准用药。

近年来，AVP 受体阻断药、ET 受体阻断药、TNF-α 拮抗药和血管肽酶抑制药等正在进行动物实验或临床试验，是 CHF 治疗的新作用靶点。分子生物学及基因工程学理论和实验技术在心血管疾病中的应用，正在解释 CHF 的发生与心肌的基因表达异常的关系，其中微小 RNA（microRNA，miRNA）是目前关注的热点。研究表明，miRNA 对心力衰竭的多个病理过程具有重要的调节作用，包括心肌肥厚、心肌细胞凋亡、心肌纤维化和心脏能量代谢异常等，对这些 miRNA 进行干预可使上述功能得到改善。最新的研究发现，抑制 miR-25 可以增强心肌收缩力，从而解救心力衰竭，因此基因治疗将有望用于治疗 CHF。

五、治疗 CHF 药物的分类

根据药物的作用及作用机制，治疗 CHF 的药物可分为以下几类：

1. **肾素-血管紧张素-醛固酮系统（RAAS）抑制药**

（1）血管紧张素 I 转化酶抑制药（ACE 抑制药）：卡托普利、依那普利等。

（2）血管紧张素 II 受体（AT_1）阻断药：氯沙坦等。

（3）醛固酮受体阻断药：螺内酯。

2. **利尿药**　氢氯噻嗪、呋塞米、螺内酯等。

3. **β 受体阻断药**　美托洛尔、卡维地洛等。

4. **强心苷类药**　地高辛等。

5. **其他治疗 CHF 的药物**

（1）血管扩张药：硝普钠、硝酸异山梨酯、肼屈嗪、哌唑嗪等。

（2）非苷类正性肌力药：米力农、维司力农等。

（3）钙通道阻滞药：氨氯地平等。

第二节　肾素-血管紧张素-醛固酮系统（RAAS）抑制药

一、血管紧张素 I 转化酶（ACE）抑制药

自 20 世纪 80 年代初开始，ACE 抑制药卡托普利等用于高血压的治疗。后来发现 ACE 抑制药除具有扩张血管作用外，还可缓解 CHF 患者的症状，是近 20 多年来 CHF 药物治疗最重要的进展之一。许多大型临床试验已证明，ACE 抑制药不仅能缓解 CHF 患者的症状，提高患者生活质量，且能降低 CHF 的病死率并改善预后。基础研究亦证实，ACE 抑制药能逆转左室肥厚，在相当程度上逆转 CHF 的病理过程而防止心室重构。常用的治疗 CHF 的 ACE 抑制药有卡托普利（captopril）、依那普利（enalapril）、福辛普利（fosinopril）、赖诺普利（lisinopril）、喹那普利（quinapril）、雷米普利（ramipril）、群多普利（trandolapril）等。

【作用机制】

1. **抑制 ACE 的活性**　ACE 抑制药可抑制循环及局部组织中 Ang I 向 Ang II 的转化，明显减少自分泌和旁分泌的 Ang II 量，使血液及组织（如心血管、血管内皮、肾、脑、小肠、子宫、睾丸

Notes

等)中 Ang Ⅱ量降低,亦减少 Ang Ⅱ引起的醛固酮释放,减轻水钠潴留。它还能减少缓激肽的降解,提高血中缓激肽含量,后者通过 B₂受体(缓激肽受体)产生 NO 而拮抗 Ang Ⅱ的收缩血管作用,并发挥抗平滑肌增生和抗细胞有丝分裂的作用。

2. 对血流动力学的影响　ACE 抑制药能降低全身血管阻力、平均动脉压、肺楔压、RAP,增加心排血量,但此作用易受血容量及血钠水平的影响。它能降低左室充盈压、LVEDP,降低室壁张力,改善心脏舒张功能。ACE 抑制药亦可扩张冠状血管,增加冠状动脉血流量,保护缺血心肌,减轻缺血再灌注损伤,同时可减少心律失常的发生,有利于缓解 CHF 及急性心肌梗死症状,增加运动耐量,提高生活质量。此外,ACE 抑制药可降低肾血管阻力,增加肾血流量,增加肾小球滤过率,使尿量增加,达到缓解 CHF 症状的目的。与其他血管扩张药的不同在于其久用仍有效。

3. 抑制和逆转心肌肥厚及血管重构　长期应用(治疗时间不少于半年)ACE 抑制药即使在血压未降的情况下,已出现抗重构效应,能有效地阻止和逆转心室重构、心肌肥厚和心肌纤维化,也能逆转已出现的纤维组织和肌层内冠状动脉壁的增厚,提高血管顺应性。

迄今为止,其逆转心肌肥厚的机制尚未完全阐明,以下资料可供参考。

(1) Ang Ⅱ的致肥厚作用:Ang Ⅱ升高血压的剂量即可引起心肌肥厚,增加细胞内 DNA 和 RNA 的含量,增加细胞内蛋白质合成而导致心肌细胞肥厚,这是一种原发的直接作用,即 Ang Ⅱ的促生长作用。

(2) Ang Ⅱ促肥厚作用的主要信号转导通路:Ang Ⅱ的促肥厚作用起始于它和 G 蛋白(Gq)耦联受体 AT₁结合,Gq 激活 PLC,使 PIP₂分解,生成 IP₃和 DAG;IP₃促使肌浆网(SR)释放 Ca²⁺,后者使 PKC 由胞质移至胞膜时被 DAG 激活,PKC 通过激活原癌基因 *c-fos*、*c-myc* 而促进细胞生长等(图 21-1)。Ang Ⅱ能激活丝裂原激活的蛋白激酶(mitogen-activated protein kinases,MAPK)和酪氨酸蛋白激酶(tyrosine protein kinase,PTK)通路,促进和调节细胞生长、增殖和分化。

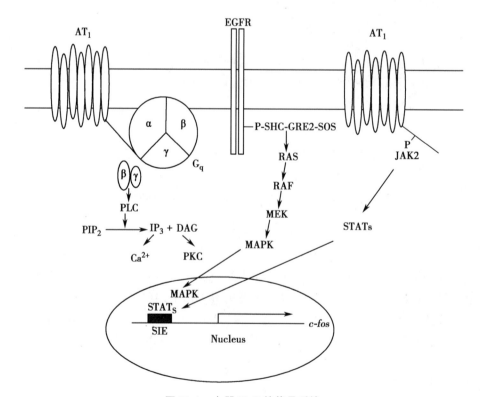

图 21-1　心肌 PLC 的信号系统
AT₁、α₁、ET 受体与 Gq 蛋白耦联,PLC 裂解 PIP₂生成 IP₃、DAG

Notes

（3）AngⅡ与原癌基因：原癌基因也见于心肌、血管平滑肌中，它们参与细胞生长与调控。若在心肌细胞培养液中加入 AngⅡ，能快速诱导 *c-fos*、*c-myc*、*c-jun* 等原癌基因的表达，继而促进细胞生长、增殖及心肌肥厚。以上结果提示，AngⅡ本身及通过原癌基因促进心肌细胞生长、增殖，对心肌肥厚起主要介导作用。

ACE 抑制药能减少 AngⅡ的生成，可防止和逆转 AngⅡ的致肥厚、促生长及诱导相关原癌基因表达的作用。另外通过增加缓激肽含量，可促进 NO 和 PGI_2 生成，有助于逆转心肌肥厚作用，因而对 CHF 的治疗取得较好的效果。

4. **抑制交感神经活性** AngⅡ通过作用于交感神经末梢突触前膜 AT_1 受体，促进 NE 释放，并可促进交感神经节的神经传递功能。AngⅡ尚可作用于中枢神经系统的 AT_1 受体，促进中枢交感神经的冲动传递，进一步加重心肌负荷及心肌损伤。ACE 抑制药通过其抗交感作用进一步改善心功能，它能恢复下调的 β 受体的数量，并增加 Gs 蛋白量而增强 AC 活性，直接或间接降低血中儿茶酚胺和 AVP、ET 含量，提高副交感神经张力。

5. **保护血管内皮细胞** ACE 抑制药能逆转血管内皮细胞的功能损伤，抗氧自由基损伤，改善血管的舒张功能，发挥抗心肌缺血，防止心肌梗死和保护心肌的作用，也有利于治疗 CHF。多数 ACE 抑制药还有抗动脉粥样硬化的作用，改变动脉粥样硬化的斑块结构，这一作用可能与其抗氧化作用有关。

【临床应用】 ACE 抑制药是治疗 CHF 的基础药物。常与利尿药合用，广泛用于 CHF 的治疗，亦是治疗和预防急性心肌梗死或有显著左室功能异常的 CHF 最好的策略。凡无禁忌证者均需应用，包括无症状 CHF。

各种 ACE 抑制药治疗 CHF 的疗效并无显著差别，多种药物曾用于临床，仅存在剂量差别（表 21-1）。

表 21-1 常用 ACE 抑制药治疗 CHF 的剂量

药名	开始量（mg）	治疗量（mg）	最高量（mg）	达峰时间（h）
卡托普利	6.25～12.5	50×3 次/天	100×3 次/天	1～2
依那普利	2.5～5	10×2 次/天	20×2 次/天	4～6
雷米普利	1.25～2.5	5×2 次/天	10×2 次/天	4～6
福辛普利	5～10	20 次/天	40 次/天	2～6
赖诺普利	2.5～5	10～20 次/天	40 次/天	4～6

二、血管紧张素Ⅱ受体（AT_1）阻断药

ACE 抑制药是治疗 CHF 的重要基础药物，然而也有不足之处，如引起干咳、血管神经性水肿等不良反应，并且对糜酶（chymase）催化 Ang Ⅰ形成 Ang Ⅱ的途径无效。而 AT_1 受体阻断药则可较完全地阻止 Ang Ⅱ的作用，如沙坦（sartan）类药物包括氯沙坦（losartan）、缬沙坦（valsartan）、坎地沙坦（candesartan）、厄贝沙坦（irbesartan）、依普沙坦（eprosartan）、替米沙坦（telmisartan）等，使 CHF 的治疗又增添了一类有效的药物。

【作用机制】 沙坦类药物直接阻断 AngⅡ与其受体（AT_1）结合，对 ACE 途径及非 ACE 途径产生的 AngⅡ均有拮抗作用，能预防及逆转心血管重构，降低 CHF 患者的再住院率和病死率。其抗 CHF 作用与 ACE 抑制药相似。因其对缓激肽途径无影响，故使用后不引起咳嗽、血管神经性水肿等不良反应。长期应用对心率无明显影响，不产生耐受性。

【临床应用】 适用于治疗血浆肾素活性高，AngⅡ增多所致的心肌肥厚以及纤维化的 CHF。多数研究者认为该类药物当前还不宜作为治疗 CHF 常规用药，但可作为 ACE 抑制药无效或不

Notes

能耐受 ACE 抑制药不良反应者的替补用药。

三、醛固酮受体阻断药

近年来对醛固酮在 CHF 发病中的重要性有了进一步认识,发现长期应用 ACE 抑制药及 AT_1 受体阻断药治疗 CHF 时,患者常出现醛固酮"逃逸"现象(escape phenomenon),即血中醛固酮浓度反有升高,产生多种效应。除由肾小管的盐皮质激素受体(mineralocorticoid receptors,MRs)介导而发挥保 Na^+、排 K^+、排 Mg^{2+} 作用外,还通过其他靶组织如心脏、血管、脑中的 MRs 介导使 CHF 恶化。醛固酮受体阻断药如螺内酯(spironolactone),依普利酮(eplerenone)是 CHF 药物治疗的又一进步。

【作用机制】　醛固酮浓度过高有促进 CHF 恶化的作用,主要表现在:

1. 引起心肌间质 ECM 纤维化,这是 CHF 时心肌组织结构的主要变化,即重构的表现。其原因是醛固酮刺激蛋白质合成,包括胶原蛋白,后者增多将使心肌组织僵硬度增高,顺应性降低,导致心功能不良。大量醛固酮还有促生长作用,特别是促进成纤维细胞增殖,引起心房、心室、大血管的重构和血管周围组织纤维化,加速 CHF 恶化。

2. 增加血管平滑肌细胞内 Ca^{2+} 浓度,增加外周阻力,升高血压,加强其他缩血管药如儿茶酚胺类的作用。可促进成年兔心肌细胞的 Na^+ 内流,也增加成年大鼠心肌细胞的 Ca^{2+} 内流,继而导致室性心律失常及猝死。

3. 引起血管内皮细胞功能不良。醛固酮能调控纤溶酶原激活剂抑制物-1(plasminogen activator inhibitor-1,PAI-1)的表达,PAI-1 是凝血系统的平衡调节者,后者的浓度与醛固酮相平行,因而醛固酮有致血栓作用。

4. 内源性醛固酮激活脑组织 MRs 而引起中枢性高血压。

5. 醛固酮是一种炎症介质,可引起致炎效应,拮抗醛固酮有明显的抗炎效应。醛固酮也能产生氧自由基,与肾脏的损害以及 CHF 等心血管疾病有关。

醛固酮受体阻断药通过拮抗醛固酮促进 CHF 恶化的多种作用,有助于 CHF 的治疗。

【临床应用】　虽然非选择性醛固酮受体阻断药螺内酯能降低 CHF 患者的病死率,但是男性乳腺增生症等与性激素相关的副作用限制了螺内酯在 CHF 治疗方面的应用。

依普利酮是新型的选择性醛固酮受体阻断药,因其对醛固酮受体具有高度选择性,且避免了与性激素相关的副作用,是治疗 CHF 安全有效的药物。EPHESUS(Eplerenone Post-myocardial Infarction Heart Failure Efficacy and Survival Study)研究提示,在最佳治疗基础上(ACE 抑制药/ AT_1 受体阻断药或 β 受体阻断药),加用依普利酮有助于进一步提高心肌梗死合并左室功能低下的 CHF 患者的生存率,降低住院率,且能降低室性心律失常的发生率。

第三节　利　尿　药

【治疗 CHF 的作用机制】　利尿药是 CHF 传统治疗用药之一。在 CHF 时,血管壁内 Na^+ 含量增加,通过 Na^+-Ca^{2+} 交换,使血管平滑肌细胞内 Ca^{2+} 增加,促进血管收缩,并增加血管壁对升压物质的反应性。利尿药通过排 Na^+,减少血管壁 Ca^{2+} 的含量,使血管壁的张力下降,外周阻力降低,因而可降低心脏的后负荷,改善心功能,减轻心功能不全症状。它促进 Na^+、水排泄,减少体液量,降低心脏前、后负荷,亦能有效消除或缓解静脉淤血及其所致的肺水肿和外周水肿,降低房室舒张压,从而降低室壁肌张力,并改善心内膜下血液灌流,阻止左室功能不良的恶化而改善左室功能。

临床 RALES(Randomized Aldactone Evaluation Study)及 TORIC(Torasemide in Congestive Heart Failure)试验证明,利尿药治疗 CHF 除发挥其利尿作用外,还对神经内分泌有干预作用,如

螺内酯可减轻严重 CHF 患者的症状、降低病死率及猝死率。然而利尿药并不影响 CHF 的自然进程,它对 CHF 患者生存率的影响也未经可靠的临床试验研究。

【临床应用】　利尿药对 CHF 有容量超负荷征象如水肿或有明显充血和淤血者尤为适用。如无症状或无静脉充血征象时,应用利尿药并无意义。因大剂量利尿药可减少有效循环血量,进而降低心排血量,反因激活神经内分泌功能,兴奋 RAAS,增加血浆 NE 水平,减少肾血流量,加重组织器官血液灌流不足,加重肝、肾功能障碍,导致 CHF 恶化。

利尿药引起的电解质平衡紊乱,尤其是排钾利尿药引起的低钾血症,是 CHF 时诱发心律失常的常见原因之一。因此应根据病情合理选用利尿药,避免滥用,以免造成电解质平衡紊乱和酸碱平衡失调。特别是噻嗪类与高效利尿药可增加钾的排出,在使用时除配合低盐膳食外,必要时应补充钾盐或合用留钾利尿药。长期大量应用利尿药还可导致糖代谢紊乱、高脂血症。

利尿药必须与 ACE 抑制药合用,因 ACE 抑制药可抑制利尿药引起的神经内分泌激活,而利尿药可加强 ACE 抑制药缓解 CHF 症状的作用。虽然单用利尿药不能延长寿命,但至今仍是 CHF 基础治疗不可缺少的标准辅助用药。目前推荐的利尿药使用方法为小剂量给药,同时合用小剂量地高辛、ACE 抑制药及 β 受体阻断药。

常用治疗 CHF 的利尿药有以下几类:

1. **中效利尿药**　包括噻嗪类及其类似利尿药,前者如氢氯噻嗪(hydrochlorothiazide),后者如氯酞酮(chlorthalidone)、吲达帕胺(indapamide)、美托拉宗(metolazone)等。用于治疗轻度 CHF,单独应用噻嗪类,每周 2 ~ 4 次,能减轻水肿,维持正常血容量。也可连服数日,症状缓解后,再间歇给药。氯酞酮作用时间较久,可隔日服用 1 次。

2. **高效利尿药**　包括呋塞米(furosemide)、托拉塞米(torasemide)、吡咯他尼(piretanide)等。它们利尿作用较强、较快。对肾小球滤过率低于 20 ~ 30ml/min 者仍有利尿作用,并能舒张静脉,降低心脏前负荷,改善心功能。对中度 CHF,可口服高效利尿药或与噻嗪类和留钾利尿药合用。对严重 CHF、慢性 CHF 急性发作、急性肺水肿或全身水肿者,肾小球滤过率低于 30ml/min 时,宜静脉注射呋塞米,可明显降低血容量与细胞外液,进而减少回心血量,降低左室充盈压及肺楔压,消除肺水肿,改善心功能。一般出现颈静脉压升高或肝颈反流(hepatojugular reflux)阳性提示需用高效利尿药治疗。各种高效利尿药作用的强度不同,它们静脉注射的等效剂量约为:呋塞米 40mg = 布美他尼 1mg = 吡咯他尼 6mg = 托拉塞米 20mg。

托拉塞米作用于髓袢升支粗段,迅速促进水、Na^+、Cl^- 的排出,与其他高效利尿药相比其优点是:$t_{1/2}$ 较长,生物利用度较高为 76% ~ 96%,且吸收不受其他药物的影响。其利钠、利尿活性是呋塞米的 8 倍,而排钾作用却弱于呋塞米;还有抑制 Ang Ⅱ 的收缩血管和促生长作用。其抗醛固酮的作用可能是其降低严重心力衰竭患者病死率的原因。与呋塞米及其他利尿药相比,托拉塞米对 CHF 的治疗是安全有效的,其降低 CHF 患者的病死率、改善心功能及低血 K^+ 的发生率等均优于呋塞米。

3. **低效利尿药**　包括螺内酯(spironolactone)、阿米洛利(amiloride)等。它们较少单独应用,常与前两类药合用。螺内酯常用于严重 CHF 伴腹水者,其在受体部位与醛固酮竞争,能有效拮抗 RAAS 激活所致的醛固酮水平的升高,增强利尿药作用及防止 K^+ 流失,还可抑制胶原增生和防止纤维化等,对预防强心苷中毒引起的心律失常有一定的意义。

第四节　β 受体阻断药

β 受体阻断药治疗 CHF 由禁忌到提倡使用是近年来 CHF 治疗的重要进展之一。传统观念认为 β 受体阻断药具有负性肌力作用,应禁用于 CHF。然而交感神经系统长期激活,对心脏的有害效应远超过其短期激活的有利效应,这一病理生理机制为 β 受体阻断药治疗 CHF 奠定了可靠的理论基础。自 1975 年 Waagstein 首次报道 β 受体阻断药用于治疗 CHF 以来,经细胞分子生物学和药理学的基础研究,直至一系列的临床试验,这种治疗方法已逐渐被人们承认和接受,并获得较高的评价,使 CHF 的治疗史发生了重大变化。

常用的 β 受体阻断药约有 5 ~ 6 种,分属于三代,第一代以普萘洛尔(propranolol)为代表,其对 β 受体的阻断无选择性;第二代为选择性 $β_1$ 受体阻断药,如美托洛尔(metoprolol)、比索洛尔(bisoprolol),前者对 $β_1$ 与 $β_2$ 受体的亲和力之比为 75 : 1,后者为 120 : 1;第三代如卡维地洛(carvedilol,达力全)、布新洛尔(bucindolol)、奈必洛尔(nebivolol)等,它们是 β 受体兼 α 受体阻断药,具有扩张血管和全面拮抗交感神经等作用。

【作用机制】 已知 CHF 时,交感神经的活性明显增高、RAAS 被激活,其长期增高可造成心肌细胞内 Ca^{2+} 超负荷而致心肌受损;可使冠状动脉血流减少和心肌耗氧量增加;可致触发活动、心肌自律性增高和折返激动而诱发心律失常。同时心肌细胞表面的 β 受体下调,β 受体对正性肌力药物的反应逐渐减弱。β 受体阻断药通过抗交感神经及 RAAS 而治疗 CHF,但其真正的机制尚未完全阐明,其治疗作用的可能机制见图 21-2 所示。

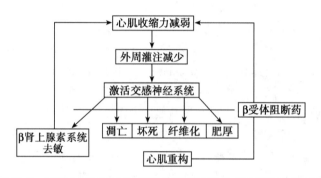

图 21-2　CHF 时交感神经激活的恶性循环及 β 受体阻断药的干预

1. 对心功能与血流动力学的作用　β 受体阻断药对心功能的影响是双向的,短期效应表现为血压下降,心率减慢,充盈压上升,心排血量下降,心功能恶化。这种对心脏的立即抑制效应就是传统认为 CHF 时禁用 β 受体阻断药的依据。但长期用药后,可通过减慢心率,延长左室充盈时间,增加心肌血流灌注,减少心肌耗氧量,明显改善心功能与血流动力学变化。这种长期用药后心功能的改善说明其治疗 CHF 作用由其他机制所介导。

2. 抑制交感神经过度兴奋和 β 受体上调　交感神经系统激活是 CHF 时神经体液变化的最重要因素。β 受体阻断药通过阻断心脏 β 受体,拮抗交感神经对心脏的作用,防止高浓度 NE 对心脏的损害;防止过量儿茶酚胺所致的大量 Ca^{2+} 内流,并由此导致的大量能量消耗与线粒体损伤,避免心肌细胞坏死;通过上调衰竭心肌 β 受体的数量及恢复其信号转导能力,改善其对儿茶酚胺的敏感性等作用来治疗 CHF。需要注意的是,以往认为上调心肌 β 受体是 β 受体阻断药用于治疗 CHF 的主要机制,但卡维地洛并无上调 β 受体的作用,对 CHF 的疗效同样显著,说明上调 β 受体并不是 β 受体阻断药治疗 CHF 的唯一机制。卡维地洛兼有阻断 $α_1$ 受体、抗氧化等作用,表现出较全面的抗交感神经作用。

3. 抑制 RAAS 的激活　β 受体阻断药通过抑制 RAAS 的激活,减少肾素、血管紧张素的释放,使血管扩张,减少水钠潴留,减轻心脏的前、后负荷;还可减慢心率和减少心肌耗氧量,从而改善心肌缺血和心室的舒张功能,对 CHF 的病理生理机制和血流动力学效应产生良好的影响;降低 ET_1、TNF-α、IL-6 等细胞因子水平及抗氧化性损伤而改善心功能、延缓 CHF 进程。

4. 抗心律失常与抗心肌缺血作用　β 受体阻断药具有明显的抗心肌缺血及抗恶性心律失常作用,后者也是其降低 CHF 患者病死率和猝死率的重要机制,因而能减少急性心血管事件及猝死的发生,改善 CHF 患者的预后。

Notes

然而,β受体阻断药品种繁多,它们的药理特性不完全相同,对CHF的疗效也不同,如布新洛尔不影响CHF患者的病死率,而扎莫特罗(xamoterol)则增加病死率。目前只有美托洛尔、比索洛尔与卡维地洛不仅能改善CHF患者的左室功能,也能改善预后,反映出β受体阻断药不同的药理特性,对CHF的预后有重要的影响。最近发现β受体阻断药具有反激动剂(inverse agonist activity)活性,即它们降低基础β受体活性的能力。这一特性与治疗CHF的疗效有一定的关系。具有反激动剂活性的β受体阻断药由强到弱依次为美托洛尔>比索洛尔=奈必洛尔>卡维地洛。

【临床应用】 β受体阻断药的应用以NYHA(New York Heart Association)心功能分类Ⅱ~Ⅲ级者,基础病因为扩张型心肌病者尤为适宜。某些常规治疗CHF药物无效时亦可试用。对扩张型心肌病及缺血性CHF,可阻止临床症状恶化,改善心功能,降低猝死及心律失常的发生率。其中卡维地洛治疗效果较为显著,美国FDA已批准将卡维地洛作为正式治疗CHF的药物。但β受体阻断药在CHF中的应用尚需不断总结经验。

应用β受体阻断药治疗CHF时,应注意下列情况:

1. 观察时间应较长,一般心功能改善的平均奏效时间为3个月(心功能改善与治疗时间呈正相关),即其慢性效果显著。

2. 应从小剂量开始,逐渐增加至使患者既能够耐受又不致引起CHF的剂量,若开始剂量偏大将导致CHF加重。

3. 在充分使用利尿药、ACE抑制药和地高辛基础上,使用β受体阻断药。此外,还应正确选择病种,对扩张型心肌病CHF的疗效最好。

4. 对严重心动过缓、左室功能衰竭、重度房室传导阻滞、低血压及支气管哮喘者慎用或禁用。应定期检查血尿素氮、肌酐。

卡 维 地 洛

卡维地洛为非选择性兼有血管扩张作用的β受体阻断药,其药理作用多样,在治疗CHF时较选择性β$_1$受体阻断药具有更多优点,其主要作用是:

1. **肾上腺素受体阻断作用** 卡维地洛阻断β$_1$、β$_2$和α$_1$受体。拮抗β受体,抑制心肌收缩力,减慢心率,降低心肌耗氧量,抗心肌缺血,抗心律失常,防止和逆转心肌重构,改善CHF患者的心功能,减少猝死的发生。拮抗α$_1$受体,扩张血管,增加冠状动脉供血,降低心肌耗氧量,抑制α$_1$受体兴奋所致的后除极和触发活动,其对多种受体的阻断能更有效地防止儿茶酚胺的毒性作用,发挥理想的临床疗效。

2. **抗氧化作用** 此特点是其他β受体阻断药所不具有的。卡维地洛有极强的亲脂性,可蓄积在血清的脂质部分发挥强大的抗氧化作用,抑制缺血心肌线粒体脂质过氧化,保护线粒体功能免受氧化应激的损害。此外,它能直接抑制巨噬细胞、内皮细胞产生氧自由基,抑制激活的中性粒细胞释放氧自由基;拮抗氧自由基诱导的心律失常、细胞凋亡、促进原癌基因表达及心肌重构等细胞毒性作用,抑制心肌梗死区胶原含量的增加和心室重构,保护心肌,延缓CHF进程。

卡维地洛与美托洛尔、比索洛尔的不同还在于:

1. 进展性CHF患者一般能较好的耐受卡维地洛,在用药早期及用药开始8周剂量逐渐递增阶段,未见严重不良反应的发生及CHF症状的恶化,亦未见因CHF症状加重而停药的情况。

2. 卡维地洛与美托洛尔和比索洛尔相比,其反激动剂活性较弱。美托洛尔与受体结合后,使受体处于失活态;此态抑制受体的磷酸化,恢复CHF患者β受体的敏感性,使β受体密度上调。卡维地洛无此特性。

3. 美托洛尔可剂量依赖性的减慢静息或运动时的心率,抑制夜间褪黑素的释放。而卡维地洛对静息时的心率影响较小（可能与其阻断 α 受体后反射性兴奋交感神经有关）。而在交感张力较高时如运动及 CHF 患者，它能剂量依赖性的减慢心率，对夜间褪黑素的释放也无影响，故不良反应相对较小。

4. 卡维地洛可防止长期单用 ACE 抑制药后所产生的 ACE"逃逸"现象（表现为血中 ACE 水平的升高）；也可进一步增强 ACE 抑制药对 RAAS 上游部位的抑制作用。

第五节　强心苷类

强心苷（cardiac glycosides）是一类历史悠久的具有强心作用的苷类化合物，迄今其临床应用已逾 200 多年，临床主要用于 CHF 的治疗，也可用于治疗某些心律失常。它们均来源于植物，天然存在于植物中的为一级强心苷，经化学处理分离后的为二级强心苷。临床最常用的为地高辛（digoxin），其他尚有洋地黄毒苷（digitoxin）、毛花苷丙（cedilanide）、毒毛花苷 K（strophanthin K）等。

【药理作用】

（一）对心脏的作用

1. 正性肌力作用（positive inotropic action）　即强心苷对心脏具有高度的选择性，能显著加强衰竭心肌的收缩力，表现为心肌收缩时最高张力、左室内压最大上升速度 dp/dt_{max} 和最大缩短速率 V_{max} 的提高，使心肌收缩有力而敏捷。其正性肌力作用有以下特点：①加快心肌纤维缩短速度，使心肌收缩敏捷，因此舒张期相对延长；②加强衰竭心肌收缩力的同时，并不增加心肌耗氧量，甚至使心肌耗氧量有所降低；③增加 CHF 患者心排血量；④强心苷不增加正常人心排血量，因强心苷收缩血管而增加外周阻力，限制了心排血量的增加。而在 CHF 状态下，因强心苷可通过间接反射作用，抑制正处于兴奋状态的交感神经活性，从而使外周阻力并不增加，得以保持心排血量增加。

心肌收缩过程由三方面的因素决定，它们是收缩蛋白及其调节蛋白；物质代谢与能量供应；兴奋-收缩耦联的关键物质 Ca^{2+}。已证明强心苷对前二者无直接影响，却能增加兴奋时心肌细胞内 Ca^{2+} 量，这是强心苷正性肌力作用的基本机制：

（1）对 Na^+-K^+-ATP 酶的抑制效应：强心苷可与心肌细胞膜上 Na^+-K^+-ATP 酶结合并抑制其活性。现认为 Na^+-K^+-ATP 酶是强心苷的受体。治疗剂量的地高辛抑制 Na^+-K^+-ATP 酶活性约 20%～40%，结果使细胞内 Na^+ 增加约 2～5mmol/L，而 K^+ 减少。胞内 Na^+ 增多后，又通过 Na^+-Ca^{2+} 双向交换机制，使 Na^+ 外流增加，Ca^{2+} 内流增加；或使 Na^+ 内流减少，Ca^{2+} 外流减少，最终导致细胞内 Na^+ 浓度下降，Ca^{2+} 浓度上升，后者又使肌浆网摄取 Ca^{2+} 增多，储存 Ca^{2+} 增多。另也证实，细胞内 Ca^{2+} 少量增加时，还能增加 Ca^{2+} 内流，使动作电位 2 相内流的 Ca^{2+} 增多，此 Ca^{2+} 通过"以钙释钙"的方式促使肌浆网释出更多 Ca^{2+}。生理剂量的强心苷可改变 Na^+ 通道的选择性，允许 Ca^{2+} 经"滑动"模式而内流。这样，在强心苷作用下，心肌细胞内可利用的 Ca^{2+} 量增加，使心肌收缩力加强（图 21-3）。

（2）对 Na^+-K^+-ATP 酶的分子效应：此酶是由 α 及 β 亚单位组成的二聚体，α 亚单位是催化亚单位，贯穿膜内外两侧，分子量 112kD，约含 1021 个氨基酸残基。β 亚单位是分子量约为 35kD 的糖蛋白，可能与 α 亚单位的稳定性有关（图 21-4）。现知 α 亚单位有 8 个疏水性跨膜 α 螺旋段，即 H_1～H_8。强心苷的结合点可能在 H_1-H_2 和 H_3-H_4 之间的胞外小祥上。生理状态中，酶构象有周期性变化，强心苷与构象稳定的 E_2P（磷酸 Na^+-K^+-ATP 酶$_2$）相结合，阻止构象周期性变化，从而抑制酶活性。

在多种条件下，强心苷的正性肌力作用与 Na^+-K^+-ATP 酶的抑制间显示了一定的相关性。但是当 Na^+-K^+-ATP 酶活性被抑制率大于 30% 时，可能出现毒性反应，当达到或超过 60%～80% 时可产生明显的毒性反应。心肌细胞内的 Ca^{2+} 超载，使强心苷缺乏心肌正性松弛作用，并进一

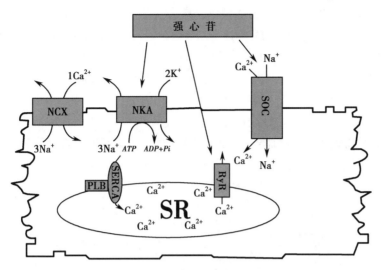

图 21-3　强心苷作用机制示意图

（NKA：Na$^+$-K$^+$-ATP 酶；NCX：Na$^+$-Ca^{2+}交换蛋白；SOC：钠通道；SR：肌浆网；
SERCA：肌浆网 Ca^{2+}-ATP 酶；RyR：ryanodine 受体；PLB：磷脂酶 B）

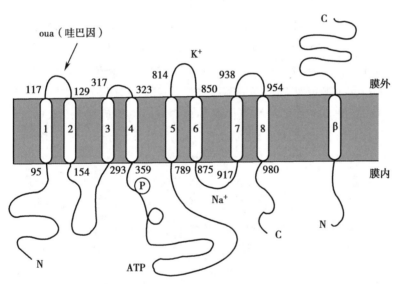

图 21-4　Na$^+$-K$^+$-ATP 酶结构模式图

（1～8：H1～H8 螺旋段；oua：哇巴因结合位；ATP：ATP 结合位；P：磷酸化位；
Na$^+$：胞内 Na$^+$结合点；K$^+$：胞外 K$^+$结合点）

步加重。另外心肌细胞内明显低 K$^+$，提高心肌细胞的自律性，产生各种心律失常。

2. **负性频率作用**（negative chronotropic action）　治疗剂量的强心苷对正常心率影响小，但对心率加快及伴有房颤的 CHF 患者则可显著减慢心率。这一作用主要是继发于强心苷的正性肌力作用，使心排血量增加，敏化颈动脉窦、主动脉弓，提高迷走神经的兴奋性而使心率减慢。此外，强心苷还可增敏窦弓感受器，直接兴奋迷走神经与结状神经节，增加窦房结对乙酰胆碱的反应性。

CHF 时，交感神经活性增高，压力感受器的敏感性明显下降，这与该部位的 Na$^+$-K$^+$-ATP 酶活性有关，由于该酶活性增高，压力感受器细胞内 K$^+$增多，使细胞膜超极化，兴奋性被阻抑，敏感性下降。强心苷可抑制 Na$^+$-K$^+$-ATP 酶，逆转上述作用，避免超极化，从而恢复压力感受器的正常敏感性和反射机制，参与了 CHF 的治疗作用。

负性频率作用对解除 CHF 的症状是有利的，因心率减慢有利于心脏休息，同时又可使舒张

Notes

期延长,静脉回心血量增多,得以保证心排血量提高,与此同时冠状动脉血液灌流量增加,从而有益于心肌的营养供应。但该作用并非评价疗效的必要条件,临床应用发现在心率减慢之前或在心率未见明显减慢的情况下,CHF 的一些症状,如呼吸急促、水肿等已有所改善。

3. 对心肌耗氧量的影响   决定心肌耗氧量的主要因素是室壁张力、每分钟射血时间及心肌收缩力和收缩速度。虽然强心苷可使 CHF 的心肌收缩力增强,心肌耗氧量增加,但基于正性肌力作用,使射血时间缩短,心室内残余血量减少,心室容积缩小,室壁张力下降以及负性频率的综合作用,心肌总耗氧量并不增加。这是强心苷类有别于儿茶酚胺类药物的显著特点。这一特点提示对正常人或心室容积未见扩大的冠心病、心绞痛患者,可增加心肌耗氧量,并无益处。

4. 对传导组织和心肌电生理特性的影响   地高辛对心肌电生理的作用见表 21-2 所示。

表 21-2   地高辛对心肌电生理的作用

电生理特性	窦房结	心房	房室结	普肯耶纤维
自律性	↓			↑
传导性			↓	
有效不应期		↓		↓

治疗剂量的强心苷增强迷走神经活性,其神经末梢释放的 ACh 抑制起搏电流(pacemaker current, I_f),并使乙酰胆碱敏感的钾通道(K_{ACh})开放频率增加,加速 K^+ 外流,增加最大舒张电位(MDP 绝对值增加),与阈电位距离加大,自律性下降,减慢窦性频率。ACh 使 K_{ACh} 开放是直接通过百日咳毒素(pertussis toxin, PTX)敏感的 G 蛋白,而非第二信使。

相反,强心苷能提高普肯耶纤维自律性并缩短其有效不应期(effective refractory period, ERP),通过直接抑制 Na^+-K^+-ATP 酶,使细胞内失 K^+,降低最大舒张电位(MDP 负值减少),而接近阈电位,从而提高自律性;同时由于最大舒张电位的减小,除极发生在较小膜电位,除极速率降低,动作电位振幅缩小,故 ERP 缩短,这是强心苷中毒时出现室颤或室性心动过速的机制。

减慢房室结传导是其加强迷走神经活性,减慢 Ca^{2+} 内流的结果。缩短心房 ERP 也由迷走神经活性增强,促 K^+ 外流所介导,这是强心苷使房扑转为房颤的原因。

5. 对心电图(electrocardiogram, ECG)的影响   治疗剂量的强心苷最早可使 T 波低平,甚至倒置,S-T 段呈鱼钩状,这与动作电位 2 相缩短有关,也是临床判断是否应用强心苷的依据;随即引起 P-R 间期延长,反映房室传导减慢;Q-T 间期缩短,提示普肯耶纤维和心室肌 ERP 及 APD 缩短;P-P 间期延长,反映窦性频率减慢。中毒剂量的强心苷可引起各种类型心律失常,ECG 发生相应变化。

(二) 对神经-内分泌系统的作用

CHF 时交感神经活性增高,血中 NE 浓度增加(与 CHF 的严重程度及预后密切相关);迷走神经活性及窦弓压力感受器敏感性降低。强心苷通过直接和间接改善 CHF 时神经内分泌异常而发挥治疗 CHF 的作用。

1. 直接抑制交感神经活性   CHF 患者静脉滴注强心苷后,能增加心室前壁血流量及心脏指数,减慢心率,降低骨骼肌交感神经活性,且此作用发生在血流动力学改善之前,提示强心苷直接降低交感神经活性,并非是其改善血流动力学效应后的继发作用。可能是通过:①直接作用于肾脏,降低血浆肾素活性并使之释放减少。可见 NYHA 心功能分类 Ⅲ、Ⅳ 级 CHF 患者静脉注射地高辛后,血浆肾素活性明显被抑制;②抑制 RAAS,从而降低交感神经的紧张度,但也有反射性降低交感神经活性的因素参与。

2. 增强迷走神经的活性   强心苷直接增强迷走神经的活性,是其作用于多个部位的结果,

Notes

如敏化窦弓及心内压力感受器,恢复压力感受器的正常敏感性和反射机制,兴奋迷走神经中枢而增强迷走神经传出冲动,增强心肌对 ACh 的敏感性等。这是其减慢心率和治疗室上性心律失常的主要依据。

3. 改善神经内分泌失调　强心苷可抑制 RAAS 系统,降低血浆肾素活性,进而减少 Ang Ⅱ及醛固酮的分泌,产生对心脏的保护作用。它能促进 ANP 的分泌,恢复 ANP 受体的敏感性,对抗 RAAS,产生利尿作用。但长期应用强心苷能否对 CHF 患者的神经内分泌失调发挥持续而有效的调节,有待进一步的临床研究。

中毒量强心苷增强交感神经的活性,同时重度抑制 Na^+-K^+-ATP 酶,使胞内 Na^+、Ca^{2+} 大量增加,K^+ 明显减少而引起各种心律失常。中毒量强心苷亦兴奋延髓催吐化学感受区(chemoreceptor trigger zone,CTZ)引起呕吐,此作用由多巴胺受体(D_2)所介导,可被氯丙嗪阻抑。

(三) 对肾脏的作用

地高辛对 CHF 患者有明显的利尿作用,是正性肌力作用后肾血流量增加所致,部分也与其直接抑制肾小管 Na^+-K^+-ATP 酶,减少肾小管对 Na^+ 的重吸收,促进 Na^+ 和水排出有关。

(四) 对血管的作用

强心苷能直接收缩血管,增加外周阻力,升高血压,减少局部血流,这一作用与交感神经系统及心排血量的变化无关。但强心苷不升高或仅略升高血压,这是因为它可直接或间接抑制交感神经活性,超过其缩血管效应,使外周阻力有所下降,局部血流增加。

【体内过程】　每一种强心苷都有各自不同的体内过程及药代动力学参数,这与它们化学结构中羟基等极性基团的多寡有关。

洋地黄毒苷脂溶性高、吸收好,大多经肝脏代谢后经肾脏排出,也有一部分经胆道排出而形成肝肠循环,$t_{1/2}$ 长达 5～7 天,故作用维持时间较长,属长效强心苷。

中效类的地高辛口服生物利用度约为 60%～80%,且与地高辛颗粒大小、溶出度的高低有关。约 25% 与血浆蛋白结合,随血流分布至全身各组织中,以地高辛在组织中分布浓度计(地高辛 μg/g 组织),则肾中浓度最高,其余依次为心 > 胰 > 肝 > 骨骼肌 > 脑。地高辛代谢转化较少,主要氢化为二氢地高辛后再被水解成不同产物。二氢地高辛的生成,有赖于肠道细菌迟缓真杆菌(Eubacterium Lentum)的存在,红霉素、四环素等抗菌药物抑制肠道细菌生长,将减少二氢地高辛的生成,故可提高地高辛的血药浓度。地高辛每日以原形(60%～90%)经肾脏排出,小部分经胆道排泄,约为口服量的 7%。$t_{1/2}$ 为 36 小时。

毛花苷丙及毒毛花苷 K 口服吸收甚少,需静脉给药,绝大部分以原形经肾脏排出,显效快,作用维持时间短,属短效类。

【临床应用】　主要用于治疗 CHF 与房颤、房扑。

1. CHF　各种原因所致的 CHF,凡有收缩功能障碍,均可用强心苷治疗,无脱敏及快速耐受性,其缺点为缺乏心肌正性松弛作用,不能纠正舒张功能障碍,对供氧及能量代谢无影响,故对不同病因的 CHF 疗效有差异。其中伴房颤或心室率快的 CHF 是强心苷的最佳适应证,能产生良好对症疗效,增加心排血量,降低 LVEDP 与 LVEDV,减轻水肿,缓解呼吸困难。对高血压、瓣膜病、先天性心脏病所致低排血量的 CHF 疗效良好;对贫血、甲状腺功能亢进及维生素 B_1 缺乏所致能量产生障碍的 CHF 疗效较差。对肺源性心脏病、心肌炎或风湿活动期的 CHF 因心肌缺氧和能量产生障碍而疗效差。对心肌外机械因素影响所致的 CHF,如严重二尖瓣狭窄及缩窄性心包炎者无效。

2. 心律失常

(1) 心房纤颤:指心房肌快速而不规则的纤维颤动,每分钟达 400～600 次,此时可有过多

Notes

的冲动下传到心室,引起心室频率过快,妨碍心室排血而致循环障碍。对此可用强心苷,用药目的不在于中止房颤,而在于抑制房室传导,使过多冲动隐匿在房室结中不能通过房室结下传到心室,保护心室免受来自心房过多冲动的影响,减慢心室频率,用药后多数患者房颤并未停止,而循环障碍却得到纠正。

(2) 心房扑动:与心房纤颤相比,心房的异位节律相对较规则,但冲动较强,容易传入心室,引起心室频率过快而致循环障碍。强心苷是治疗心房扑动最常用的药物,能不均一地缩短心房不应期而引起折返激动,使房扑转为房颤,然后发挥其治疗房颤的作用而获得疗效。某些患者在房扑转为房颤后,停用强心苷,常可恢复窦性节律。这是停用强心苷,取消其缩短心房不应期的缘故,也就是相对延长不应期,使折返冲动较多的落入较长的不应期中而停止折返,恢复窦性节律。

(3) 阵发性室上性心动过速:常用增强迷走神经活性的措施来终止。强心苷兴奋迷走神经活性,对阵发性室上性心动过速有效,但少用。此外,强心苷中毒时也会出现阵发性室上性心动过速,因此用药前应先鉴别其发病原因。

【不良反应及防治】　强心苷治疗安全范围小,治疗量已接近中毒剂量的60%。如用药剂量偏大,中毒反应发生率可高达20%。

较为常见的胃肠道反应有厌食、恶心、呕吐、腹泻、腹痛。剧烈呕吐可导致失钾而加重强心苷中毒,应减量或停药,并注意补钾,但应注意区别这是否是由于强心苷用量不足,CHF 未被控制所致。中枢神经系统症状可见头痛、疲乏、眩晕、噩梦、谵妄、幻觉,偶见惊厥,还有黄、绿视症及视力模糊等视觉障碍。最严重的是心脏毒性反应,常见室上性或室性心律失常及房室传导阻滞,其中以室性期前收缩为多见早见,约占心脏反应的33%,其他依次为房室传导阻滞,房室结性心动过速,房性过速兼房室传导阻滞,室性过速,窦性停搏等。

防治上首先应注意诱发因素,如低血钾、低血镁、高血钙、心肌缺血,还应警惕中毒先兆症状,如色视障碍、室性期前收缩、窦性过缓<(50~60)次/分钟。及时停药,测定强心苷血药浓度有助于及早发现。一般地高辛血药浓度在3ng/ml,洋地黄毒苷在45ng/ml 即可诊断为中毒。

对快速性心律失常者可静脉滴注钾盐,轻者口服。因细胞外 K^+ 可阻止强心苷与心肌细胞膜 Na^+-K^+-ATP 酶结合,故能阻止中毒反应的发展。K^+ 与心肌的结合比强心苷与心肌的结合疏松,强心苷中毒后补钾只能阻止其继续与心肌细胞结合,而不能将已与心肌细胞结合的强心苷置换出来,故防止低血钾比治疗补钾更重要。补钾时不可过量,同时还要注意患者的肾功能,以防止高血钾的发生。对并发传导阻滞的强心苷中毒不能补钾,否则可致心脏停搏。

对严重者,还需用苯妥英钠,它与强心苷竞争 Na^+-K^+-ATP 酶,恢复其活性,具有解毒效应,能抑制期前收缩、心动过速,并不减慢房室传导。也可用利多卡因解救室性心动过速及心室纤颤。对危及生命的极严重中毒者,宜用地高辛抗体 Fab 片段作静脉注射,它能迅速结合并中和地高辛,使后者脱离 Na^+-K^+-ATP 酶而解除毒性,静脉注射 Fab 20 分钟内见效,80 分钟效应最高,每 80mg Fab 片段能拮抗 1mg 地高辛。

对强心苷中毒时的心动过缓或 Ⅱ、Ⅲ 度房室传导阻滞等缓慢型心律失常,不宜补钾,宜用阿托品解救,无效时采用快速起搏。

【药物相互作用】　奎尼丁自组织结合处置换地高辛,能使90%患者的地高辛血药浓度提高一倍,提高的程度与奎尼丁用量相关,合用时应酌情减少地高辛用量的 1/3~1/2。其他抗心律失常药胺碘酮、钙通道阻滞药、普罗帕酮使地高辛血药浓度升高70%,引起缓慢型心律失常,故与上述药物合用时宜酌减地高辛用量。苯妥英钠因能增加地高辛的清除而降低地高辛血药浓度。甲氧氯普胺因促进肠蠕动而减少地高辛的生物利用度约25%,丙胺太林因抑制肠运动而提高其生物利用度约25%。拟肾上腺素药可提高心肌自律性,使心肌对强心苷的敏感性增高,而导致强心苷中毒。排钾利尿药可致低血钾而加重强心苷毒性,呋塞米还能促进心肌细胞K^+外流,所以合用时,应根据患者肾功能状况适量补钾。

【用法】

1. **经典给药方法** 分两步:第一步,短期内给予能充分发挥最大疗效的剂量,即全效量,称为"洋地黄化";第二步,逐日给予维持量以补充每日消除的剂量。全效量:首次口服0.25~0.5mg,以后每隔6~8小时给予0.25mg至总量为1.0~1.5mg。每日维持量为0.125~0.5mg。此法显效快,但易致强心苷中毒,现临床已少用。

2. **每日维持量疗法** 一般采用无负荷量(no-loading dose)的维持量法,按一级消除动力学的规律,每日给予维持量,经4~5个$t_{1/2}$,能使血药浓度达到稳态而发挥疗效,可减少中毒发生率。如地高辛每日0.25mg(0.25~0.375mg),6~7天达到稳定有效的血药浓度而发挥良好的治疗作用。对病情不紧急者用这种给药方法,既有效又安全,现多采用。肾功能减退者、老人宜减量。心肌缺血、缺氧是地高辛中毒的诱发因素,因而基本病因为缺血性心脏病、心肌病及肺源性心脏病等也应酌减剂量。

第六节 其他治疗慢性充血性心力衰竭的药物

一、血管扩张药

【作用机制】 20世纪70年代中、后期,血管扩张药用于治疗CHF,除ACE抑制药疗效突出外,其他一些抗高血压及抗心绞痛药物也可用于治疗CHF。血管扩张药治疗CHF的机制为:扩张静脉(容量血管)可减少静脉回心血量,降低前负荷,进而降低肺楔压、LVEDP等,缓解肺部淤血症状。扩张小动脉(阻力血管)可降低外周阻力,降低后负荷,进而改善心功能,增加心排血量,增加动脉供血,缓解组织缺血症状,并可弥补或抵消因小动脉扩张而可能发生的血压下降和冠状动脉供血不足等不利影响。

【临床应用】 应根据患者血流动力学效应来选用血管扩张药治疗CHF,如前负荷升高,肺静脉压明显升高,肺淤血症状明显者,宜用扩张静脉为主的硝酸酯类;若后负荷升高,心排血量明显减少而外周阻力升高者,宜用扩张动脉为主的肼屈嗪等;对前、后负荷均升高,心排血量低而肺静脉压高者,则应兼顾用药,选用硝普钠或联合应用肼屈嗪和硝酸酯类。

所用剂量应参考血压及肺楔压而定,一般以维持血压于(90~100)mmHg/(50~60)mmHg、维持肺楔压在(15~18)mmHg为宜,否则会因动脉压下降,冠状动脉灌注压降低,对心肌供血不利。另外,在左室充盈压无异常增加时,也不要过度降低前负荷,否则会使左室充盈不足,影响体循环及冠状动脉供血。

血管扩张药短期的血流动力学效应和中期的运动耐力的改善是肯定的,但它不能防止CHF的进展,可迅速产生耐受性和反射性激活神经-内分泌机制等。多数血管扩张药未能降低病死率,是治疗CHF的一种辅助用药。

血管扩张药减轻心脏负荷,可导致体液潴留而产生耐受性,因此应联合应用利尿药。

硝酸酯类

硝酸甘油(nitroglycerin)、硝酸异山梨酯(isosorbide dinitrate)主要扩张静脉,降低前负荷,略降后负荷。它们在体内转化为NO,对CHF的血流动力学产生良好效应。因使静脉容量增加而降低右房压,明显减轻肺淤血及呼吸困难等症状,还选择性扩张心外膜下的冠状血管,增加冠状动脉流量,提高心室收缩及舒张功能。尤适用于冠心病、肺楔压增高的 CHF 患者。但这类药物应用时易产生耐受性。

肼 屈 嗪

肼屈嗪(hydralazine)扩张小动脉,降低后负荷,增加心排血量,也较明显增加肾血流量。因能反射性激活交感神经及 RAAS,故长期单独应用难以维持疗效。主要用于肾功能不全或对 ACE 抑制药不能耐受的 CHF 患者。

硝 普 钠

硝普钠(nitroprusside sodium)能扩张小静脉降低左室充盈压,增加静脉顺应性;扩张动脉,降低后负荷,增加心排血量。作用快,静脉给药后 2～5 分钟起效,故可快速控制危急的 CHF。适用于需迅速降低血压和肺楔压的急性肺水肿、高血压危象等危急病例。仅用于静脉滴注给药。

哌 唑 嗪

哌唑嗪(prazosin)是选择性的 α_1 受体阻断药,能扩张动、静脉,降低前、后负荷,增加心排血量。久用(2.5 年)效果差,易引起体位性低血压。

二、非苷类正性肌力作用药

21 世纪 70 年代以来,当强心苷治疗 CHF 的地位受到挑战时,相继出现一些非苷类正性肌力药,经临床试用证明其短期内应用可获得一定的疗效,长期应用时不良反应多,可增加病死率,甚至缩短生存时间,故不宜作常规治疗用药。因此近年对其研究减少,仅在低剂量及合用 β-受体阻断药两方面进行了新的探讨。药物的正性肌力作用在 CHF 治疗中的意义与地位正受到挑战,但正性肌力作用药治疗 CHF 至少到目前为止尚不宜完全摒弃。

(一) 儿茶酚胺类

1. **β 受体激动药**　由于 CHF 时,β_2 受体有所上调,曾用 β_2 受体激动药沙丁胺醇(salbutamol)口服治疗 CHF。但因此时 β_2 受体反应性降低,疗效不显著,又易产生耐受性,随后即停用。非特异性 β 受体激动药普瑞特罗(prenalterol)、吡布特罗(pirbuterol)治疗 CHF,取得一定疗效,但因其下调 β_1 受体而限制其疗效,且易致心律失常,现已不用。

鉴于 CHF 全过程中,交感神经处于激活状态,心脏的 β_1 受体下调,β 受体与 Gs 蛋白脱耦联;心肌细胞中 Gs 与 Gi 蛋白平衡失调,对儿茶酚胺类药物及 β 受体激动药的敏感性下降,在后期更是病情恶化的主要因素之一。因此 β 受体激动药的作用难以奏效,反而可因心率加快,心肌耗氧量增多而对 CHF 不利,故 β 受体激动药不宜用于 CHF 的常规治疗,主要用于强心苷疗效不佳或禁忌者,更适用于伴有心率减慢或传导阻滞的患者。

2. **β 受体部分激动药**　扎莫特罗(xamoterol)有双向作用,对交感神经活性较低的轻度 CHF 患者或休克状态时,发挥激动药的作用;对交感神经活性较高的重症患者或处于激烈运动状态时,则发挥阻断药的作用。据报道用其治疗严重 CHF 时患者病死率较对照组高,故已不用。

3. **多巴胺(dopamine)**　选择性作用于 D_1、D_2 受体,扩张肾、肠系膜及冠状血管,剂量 <2μg/(kg·min)时能增加肾血流量和肾小球滤过率,促进排钠。稍大剂量激动 β 受体,并促使 NE 释放,抑制其摄取。剂量为(2～10)μg/(kg·min)时能增加外周血管阻力,加强心肌收缩力。大剂量时激动 α 受体,收缩血管,增加心脏后负荷。多用于急性心力衰竭,常采用静脉滴注给药。

Notes

4. **多巴酚丁胺**(dobutamine) 对心肌的 β_1 受体有相对选择性,对多巴胺受体无作用,适用于治疗中度 CHF,静脉滴注$(2.5 \sim 10)\mu g/(kg \cdot min)$,能明显增强心肌收缩力,降低血管阻力,减轻心脏前、后负荷,增加心排血量。其缺点是降低肺动脉压作用不强,久用易脱敏失效。近有报道与对照组相比,病死率较高,不宜作为常规治疗 CHF 的药物。

5. **异波帕明**(ibopamine) 作用与多巴胺相似,激动 D_1、D_2、β 和 α_1 受体。可口服,加强心肌收缩力,增加心排血量,扩张血管,降低外周阻力,改善肾功能。临床证明其可改善 CHF 症状,提高运动耐力,早期应用可减缓病情恶化。近有报道对 NYHA 心功能分类Ⅲ、Ⅳ级 CHF 患者,其病死率高于对照组,亦不宜作常规治疗 CHF 用药。

(二)磷酸二酯酶抑制药(phosphodiesterase inhibitor,PDEI)

磷酸二酯酶(PDE)广泛分布于心肌、平滑肌、血小板及肺组织,至少有 7 种亚型。PDE Ⅲ型是心肌中降解 cAMP 为 AMP 的主要亚型。PDEI 通过抑制 PDE Ⅲ 而明显增加心肌细胞内 cAMP 含量,后者在心肌细胞内通过激活蛋白激酶 A(PKA)使 Ca^{2+} 通道磷酸化,促进 Ca^{2+} 内流而增加细胞内 Ca^{2+} 浓度,增加心肌收缩性,发挥正性肌力作用。此外,cAMP 扩张动、静脉,特别对静脉与肺血管床扩张较明显,使心脏负荷降低,心肌耗氧量下降,是一类正性肌力扩血管药(inodilating drugs)或强心扩管药(inodilator)。其代表药有米力农(milrinone,甲氰吡酮)、依诺昔酮(enoximone)和维司力农(vesnarinone)等。

1. **米力农** 双吡啶类衍生物,能选择性抑制 PDE Ⅲ 活性而提高细胞内 cAMP 含量,具有增加心肌收缩力和扩张血管的作用。其抑制 PDE Ⅲ 的作用与正性肌力作用呈正相关。可作为严重 CHF 者短期静脉给药的首选正性肌力药,明显改善心脏收缩功能和舒张功能,缓解症状,提高运动耐力。但有报道给予米力农后,病死率较对照组增加约 28%,心功能Ⅳ级患者病死率增加约 53%,故仅作短期静脉给药治疗急性心力衰竭。不良反应较氨力农少,但仍可引起室上性及室性心律失常、低血压、心绞痛样疼痛及头痛等。但消化道症状、发热及血小板缺乏症均低于氨力农。

2. **依诺昔酮** 为抑制 PDE Ⅲ 的正性肌力扩血管药,长期口服可增加病死率,建议短期静脉注射用,开始用量$(0.25 \sim 0.75)mg/kg$,继以静脉滴注$(1.25 \sim 7.5)\mu g/(kg \cdot min)$。

3. **维司力农** 是一种口服有效的 PDE Ⅲ 抑制药,有强效的正性肌力作用和适度的血管扩张作用,能提高心脏 $\pm dp/dt_{max}$,增加心排血量,降低 LVEDP,肺楔压及前、后负荷,缓解 CHF 症状,提高患者生活质量。其作用机制较复杂,除抑制 PDE Ⅲ 外,还能激活 Na^+ 通道,促 Na^+ 内流;抑制 K^+ 通道,延长动作电位时程,从而增加细胞内 Ca^{2+} 量;还可增加心肌收缩成分对 Ca^{2+} 的敏感性,抑制 TNF-α 和干扰素-γ 等细胞因子的产生和释放。临床报道称维司力农能降低 CHF 者的病死率。将 NYHA 心功能Ⅲ级已接受药物治疗的 CHF 患者,分为对照组及治疗组(口服维司力农 60mg/d 或 120mg/d),共 12 周,结果见 120mg/d 组病死率增多,提前结束试验。而 60mg/d 组病死率较对照组低 50% 或更多。现正随访研究以明确此结果能否重复并探索适应证及最适的剂量范围。

(三)钙增敏药(calcium sensitizers)

这是近年研究发现的新一代用于 CHF 的药物,可作用于收缩蛋白水平,增加肌钙蛋白 C(troponin C,TnC)对 Ca^{2+} 的亲和力;这一作用能在不增加细胞内 Ca^{2+} 浓度的条件下,加强心肌收缩力。因此就可避免细胞内过高 Ca^{2+} 浓度所引起的不良后果,如损伤、坏死,也可节约部分供 Ca^{2+} 转运所消耗的能量,是开发正性肌力药物的新方向,但具有舒张延缓和提高舒张期张力的副作用。

大多数钙增敏药还兼具对 PDE Ⅲ 的抑制作用,可部分抵消钙增敏药的副作用。钙增敏药可能通过多种机制调节肌丝对 Ca^{2+} 的反应。一是作用于 TnC 水平,增加 Ca^{2+} 与 TnC 的结合,以增

Notes

加肌丝对 Ca^{2+} 的反应,如匹莫苯(pimobendan)对肌丝的 Ca^{2+} 敏感性具有立体选择性的作用。二是改变钙结合信息传递的机制,左西孟旦(levosimendan)的作用在于停靠在 TnC 的氨基末端接近调节钙结合的区域,该区域被认为是 TnC 与肌钙蛋白Ⅰ(troponin Ⅰ,TnⅠ)以钙依赖方式起反应的区域。左西孟旦占领该区域与钙结合的构型稳定相关,此位点的稳定性被认为能增加细肌丝激活的水平。此钙增敏作用相当于信息的传递。三是作用于肌动蛋白-肌球蛋白之间的机制。如噻唑嗪酮(thiadizinone)可直接促进肌动蛋白-肌球蛋白之间的反应,增加肌丝对 Ca^{2+} 的敏感性,与细肌丝横桥钙依赖的激活有关。

此外,钙增敏药激活 ATP 敏感的钾通道,使血管扩张,改善心脏的供血供氧,减轻心脏负荷,降低心肌耗氧量,在 CHF 的治疗中具有正性肌力作用和血管扩张作用,可增加 CHF 患者的运动耐量并改善 CHF 症状。然而这些药物和米力农一样,可降低 CHF 患者的生存率。该类药物均缺乏心肌舒张期的松弛作用,其作用机制尚有待进一步探讨,疗效有待于大规模的临床研究。

三、钙通道阻滞药

钙通道阻滞药用于 CHF 的机制为:①扩张外周动脉作用强,可降低总外周阻力,减轻心脏的后负荷,改善 CHF 的血流动力学障碍;②具有降压和扩张冠状动脉的作用,可对抗心肌缺血;③改善舒张期功能障碍,可缓解钙超载,改善心室的松弛性和僵硬度。但临床报道,短效钙通道阻滞药如硝苯地平(nifedipine)、地尔硫䓬(diltiazem)等可使 CHF 症状恶化,增加 CHF 患者的病死率,其原因不明,可能与其负性肌力作用及反射性激活神经-内分泌系统等有关。因此短效钙通道阻滞药不适用于 CHF 的治疗。

钙通道阻滞药的最佳适应证是继发于冠心病、高血压病以及舒张功能障碍的 CHF,尤其是其他药物无效的病例。但对于 CHF 伴有房室传导阻滞、低血压、左室功能低下伴后负荷低以及有严重收缩功能障碍的患者,不宜使用钙通道阻滞药。

长效钙通道阻滞药如氨氯地平(amlodipine)和非洛地平(felodipine)是 20 世纪 90 年代开发的新一代二氢吡啶类钙通道阻滞药,其作用出现较慢、维持时间较长,舒张血管作用强而负性肌力作用则弱于第一代,且反射性神经-内分泌方面的不利作用较弱,降低左室肥厚的作用与 ACE 抑制药相当,可用于 CHF 的治疗。在多种动物实验和临床研究中业已证实氨氯地平尚有抗动脉粥样硬化、抗 TNF-α 及 IL 等作用,后者也参与其抗 CHF 的作用。长期应用可治疗左室功能障碍伴有心绞痛、高血压的患者,也可降低非缺血者的病死率。T 型钙通道阻滞药米贝地尔(mibefradil)增加病死率,为药物相互作用所致。

第七节　药物治疗慢性充血性心力衰竭的预期目标

传统的 CHF 药物治疗目标仅限于缓解症状,改善血流动力学变化,如提高心排血量、心脏指数,降低 LVEDP 等。而现代治疗 CHF 的目标还应致力于防止并逆转心肌肥厚,延长患者生存期,减少再住院率,提高生活质量及降低 CHF 者的病死率和改善预后。因此新的抗 CHF 的药物开发及临床应用有待进一步发展。

当前治疗 CHF 的标准药物是 ACE 抑制药或 β 受体阻断药合用利尿药。前二者能降低病死率,利尿药则有辅助效果。CHF 患者如有收缩功能障碍者,可加用地高辛,它能缓解症状,改善生活质量,但并不影响病死率。醛固酮受体阻断药加用于标准药物时,能进一步降低病死率,也值得应用。

此外采用各种非药物治疗手段,包括外科手术、干细胞移植及基因工程等技术,以达到抗心肌重构的目的,将能进一步提高 CHF 的防治工作,取得更为令人满意的防治效果。

Notes

推荐阅读文献

1. Wahlquist,C.,et al. Inhibition of miR-25 improves cardiac contractility in the failing heart. *Nature*. 2014;508: 531-535
2. Christenson RH,Azzazy HM,Duh SH,et al. Impact of increased body mass index on accuracy of B-type natriuretic peptide(BNP)and N-terminal proBNP for diagnosis of decompensated heart failure and prediction of all-cause mortality. *Clin Chem*,2010;56(4);633-641
3. Oni-Orisan A,Lanfear DE. Pharmacogenomics in heart failure:where are we now and how can we reach clinical application? *Cardiol Rev*. 2014;22(5);193-198
4. Sayer G,Bhat G. The renin-angiotensin-aldosterone system and heart failure. *Cardiol Clin*. 2014;32(1);21-32
5. Cruickshank JM. Beta-blockers and heart failure. *Indian_Heart J*. 2010;62(2);101-110

（陈建国）

Notes

第二十二章　抗动脉粥样硬化药

动脉粥样硬化(atherosclerosis,AS)是环境因素与遗传因素相互作用的多因素、多基因表达异常所致的常见的心血管系统疾病。动脉粥样硬化主要表现为受累动脉的内膜脂质沉积、单核细胞和淋巴细胞浸润以及血管平滑肌细胞的迁移和增生等,形成泡沫细胞、脂纹和纤维斑块,进而引起血管壁硬化、管腔狭窄和血栓形成。近年来还发现多数急性心肌梗死的发生与粥样硬化斑块破裂有关,稳定斑块可以减少恶性心血管事件的发生。长期应用调血脂药及抗动脉粥样硬化治疗可以稳定斑块。

一般早期动脉粥样硬化或轻症患者可通过改善生活方式等措施进行防治,如食用低热量、低脂肪、低胆固醇类食品,加强体育锻炼及克服吸烟等,无效或较重者则应给予药物治疗。凡能使 LDL、VLDL、TC、TG、apoB 降低,或使 HDL、apoA 升高的药物,都具有抗动脉粥样硬化作用。目前临床常用的抗动脉粥样硬化药(antiatherosclerotic drug),根据其作用机制的不同主要包括:调血脂药、抗氧化药、多烯脂肪酸类、保护动脉内皮药等。

另外,有效的治疗高血压和糖尿病可以降低动脉粥样硬化性疾病的发生率,抗血栓药物可以减少动脉血栓的形成。血管紧张素转化酶抑制药和血管紧张素受体阻断药可以改善血管内皮细胞功能、延长动脉粥样硬化患者的寿命。

近年来还发现血浆同型半胱氨酸(homocystine)水平升高,不仅能引起动、静脉血栓,还能促进动脉粥样硬化的形成和发展。因此,治疗还应该考虑降低患者过高的同型半胱氨酸水平,如采用叶酸(folic acid)、维生素 B_{12}(vitamin B_{12})、维生素 B_6(vitamin B_6)等药物治疗。

此外,治疗动脉粥样硬化也可采用介入疗法、外科手术和基因治疗等。

第一节　调 血 脂 药

血脂是血浆中所含脂类的总称,包括游离胆固醇(free cholesterol,FC),胆固醇酯(cholesterol ester,CE)、甘油三酯(triglyceride,TG)及磷脂(phospholipid,PL)等,它们在血浆中与载脂蛋白(apolipoprotein,apoprotein,apo)结合形成脂蛋白,即血浆脂蛋白在血液中转运。

血浆脂蛋白经密度梯度超速离心技术可以分为乳糜微粒(chylomicron,CM)、极低密度脂蛋白(very low density lipoprotein,VLDL)、中间密度脂蛋白(intermediate density lipoprotein,IDL)、低密度脂蛋白(1ow density lipoprotein,LDL)和高密度脂蛋白(high density lipoprotein,HDL)以及脂蛋白(a)(lipoprotein(a),LP(a))等。

脂蛋白的代谢与血浆脂蛋白的水平以及动脉粥样硬化的形成密切相关,血浆脂蛋白的代谢分为内源性和外源性代谢途径(图22-1)。

在外源性代谢途径,饮食中摄入的胆固醇和 TG 在血浆中以 CM 的形式转运到肌肉和脂肪组织,TG 被组织表面结合的脂蛋白脂肪酶(lipoprotein lipase,LPL)水解,产生的游离脂肪酸被组织摄取,而 CM 残粒(remnant)运载胆固醇酯至肝脏,与肝细胞上的脂蛋白受体结合,内吞进入肝细胞。胆固醇在肝细胞中释放、贮存、或被氧化成为胆汁酸,或仍以原形分泌进入胆汁,或以在肝脏合成的 VLDL 形式进入内源性代谢途径。

在内源性代谢途径中,胆固醇和新合成的 TG 以 VLDL 的形式转运到肌肉和脂肪组织。在

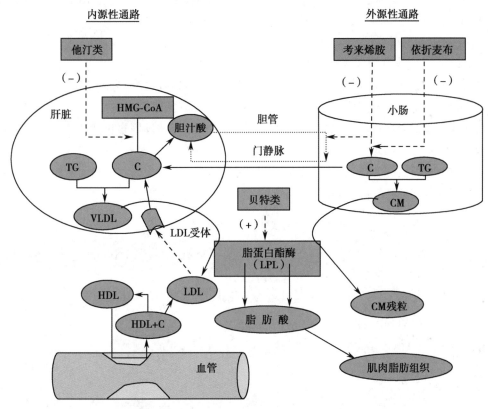

图 22-1　血浆脂蛋白代谢和药物的作用部位

HMG-CoA:羟甲基戊二酸甲酰辅酶 A;TG:甘油三酯;C:胆固醇。他汀类药物的作用机制:竞争性抑制胆固醇合成途径中的 HMG-CoA 还原酶。考来烯胺为阴离子交换树脂,吸附肠内胆酸,阻断胆酸肝肠循环;依折麦布通过阻断小肠上皮刷状缘上的 NPC1L1 受体而特异地抑制胆固醇的吸收。贝特类作用于过氧化物酶增殖激活受体,增加脂蛋白脂肪酶活性,促进 TG 的降解

这些组织,TG 被脂蛋白脂肪酶水解成脂肪酸然后被组织摄取。经过此过程,脂蛋白颗粒变得更小,并转变为 LDL,为构成细胞膜、合成类固醇和胆汁酸提供原料。细胞通过 LDL 受体识别载脂蛋白,然后内吞摄取 LDL。他汀类(statins)药物通过促进肝细胞合成 LDL 受体,降低血 LDL 水平。胆固醇也可以在 HDL 中从组织回到血浆中。在 HDL 中胆固醇被长链脂肪酸酯化成胆固醇酯,随后通过血浆中的转运蛋白转运进入 VLDL 和 LDL。

血浆脂蛋白水平与动脉粥样硬化的形成有着密切的关系。血浆总胆固醇(total cholesterol,TC)、低密度脂蛋白胆固醇(LDL-C)和极低密度脂蛋白胆固醇(VLDL-C)水平的升高,氧化型低密度脂蛋白(Ox-LDL)的形成,LDL 受体活性的降低或数量的减少,血浆 HDL 或高密度脂蛋白胆固醇(HDL-C)水平的降低均可能导致动脉粥样硬化发生。另外,血浆 TG 浓度的升高可通过升高 LDL 和降低 HDL 的水平,以及抑制纤溶系统的功能等间接促进动脉粥样硬化的形成和发展,故 TG 可能也是致动脉粥样硬化的危险因素之一。

载脂蛋白(apolipoprotein,apo)其有如下三种作用:①与血浆脂质结合,构成脂蛋白;②作为脂蛋白-受体相互作用的配体;③作为调节脂蛋白代谢酶的辅因子。动脉粥样硬化的发生、发展和一些药物的作用机制与载脂蛋白的功能密切相关。如血 apoB 的浓度上升会明显增加冠状动脉粥样硬化性心脏病的危险,临床上常以 apoB/apoA-I 的比值来评估动脉粥样硬化性心脏病。apoB-100 和 apoE 是肝细胞表面和外周细胞表面 LDL 受体的配体,通过与受体结合,细胞将循环系统中的脂蛋白摄入组织。apoC 是脂蛋白脂酶的辅因子,缺乏 apoC 将影响 TG 代谢,产生高甘油三酯血症。apoC-Ⅲ升高可作为动脉粥样硬化进展、严重性及需强化治疗的指标。apoA-I 活

Notes

化卵磷脂胆固醇酰基转移酶(lecithin cholesterol acyltransferase, LCAT),催化 HDL 颗粒中游离胆固醇的酯化,与动脉粥样硬化的发展成反比关系,只含 apoA-I 的 HDL 较含 apoA-I 和 apoA-II 的 HDL 有更强的抗动脉粥样硬化作用。

血浆脂质尤其是 TC 和(或)TG 水平升高达一定程度时即为高脂血症(hyperlipemia)或高脂蛋白血症(hyperlipoproteinemia)。按血浆脂蛋白异常,可将高脂血症分为以 TC 升高为主、TG 升高为主和混合型。高脂血症按病因分为原发性和继发性,原发性者为遗传性脂代谢紊乱疾病,在排除了继发性高脂血症后,可初步诊断为原发性高脂血症(诱发因素包括遗传、饮食、生活方式不良等)。WHO 按脂蛋白升高的类型不同将其分为 6 种类型(表 22-1)。继发性者常见于糖尿病、酒精中毒、肾病综合征、慢性肾衰竭、甲状腺功能低下、肝脏疾病和药物因素如应用 β 肾上腺素受体阻断药、噻嗪类利尿药等。

表 22-1　原发性高脂蛋白血症和治疗药物

类型	升高的脂蛋白	Ch	TG	动脉粥样硬化的危险	治疗药物
I	CM	+	+++	-	无
IIa	LDL	++	-	高度	他汀类±树脂
IIb	LDL+VLDL	++	++	高度	他汀类,贝特类,烟酸
III	βVLDL	++	++	中度	贝特类
IV	VLDL	+	++	中度	贝特类(±鱼油)
V	CM+VLDL	+	++	-	无(±鱼油)

Ch:Cholesterol;TG:triglyceride;+:浓度增加;-:无变化

如前所述,对血浆脂质的代谢紊乱,首先要采用饮食控制以及避免和纠正其他的心血管危险因子。如血脂水平仍不正常,或有动脉粥样硬化的症状,或患者有其他心血管疾病危险因素存在,则可采用调血脂药(lipid-regulators)。它们可通过调整血浆脂质或脂蛋白的紊乱治疗高脂蛋白血症,或通过抗炎、改善内皮功能、抗血栓、稳定斑块及抗氧化作用等对动脉粥样硬化的治疗带来益处。

调血脂药包括:他汀类(羟甲基戊二酸单酰辅酶 A 还原酶抑制剂)、抑制胆固醇吸收的药、烟酸、贝特类(苯氧酸类),鱼油可用于严重的高甘油三酯血症,但可能增加血浆胆固醇。

一、他汀类(羟甲基戊二酸单酰辅酶 A 还原酶抑制剂)

他汀类(statins)药物即羟甲基戊二酸单酰辅酶 A 还原酶抑制剂(HMG-CoA reductase inhibitor),早在 1976 年从真菌中提取,1978 年认识到它们是该酶的强效抑制剂。洛伐他汀(lovastatin)是从红曲霉中提取的霉菌代谢产物,也是第一个应用于临床的 HMG-CoA 还原酶抑制剂。继而又分离、合成了一系列的他汀类药物。现在临床常用的药物包括:洛伐他汀(lovastatin)、辛伐他汀(simvastatin)、普伐他汀(pravastatin)、氟伐他汀(fluvastatin)、阿伐他汀(atorvastatin)和瑞舒伐他汀(rosuvastatin)等。辛伐他汀和普伐他汀是洛伐他汀的化学修饰衍生物,氟伐他汀、阿伐他汀、瑞舒伐他汀则是完全的化学合成品。洛伐他汀、辛伐他汀、氟伐他汀、匹伐他汀属于脂溶性他汀,普伐他汀、瑞舒伐他汀为水溶性他汀,其中水脂兼溶的阿伐他汀具有最好的肌肉安全性。现在有更多的他汀类药物在临床研究阶段。

【药理作用与作用机制】　肝脏是合成内源性胆固醇的主要场所(约占总量的 70%)。在肝细胞质中,胆固醇合成的限速酶是 HMG-CoA 还原酶,它催化具有开环羟酸结构的 HMG-CoA 转化成为甲羟戊酸(mevalonic acid, MVA),进一步生成鲨烯合成胆固醇。

他汀类因其本身或其代谢物的结构与 HMG-CoA 相似,可在胆固醇合成的早期阶段竞争

Notes

性地抑制 HMG-CoA 还原酶活性(本类药物对此酶的亲和力较 HMG-CoA 强 10 000 倍),使甲羟戊酸形成障碍,阻碍肝脏内源性胆固醇的合成,而代偿性地增加了肝细胞膜上 LDL 受体的合成,使血浆中大量的 LDL 被摄取,经 LDL 受体途径代谢为胆汁酸而排出体外,降低血浆 LDL 水平。该药大剂量也能轻度降低血浆 TG 水平;并且由于肝细胞合成胆固醇减少而阻碍了 VLDL 的合成和释放。另外由于增加了肝细胞膜上 LDL 受体的合成,它可以识别 apoB-100 和 apoE,也加强了 LDL 前体 VLDL 的清除。该药也能轻度增加 HDL-C 的水平。其他作用机制还涉及升高 apoA-I 等。

此外,他汀类的几种其他作用更多地介入其作用机制,这些称作他汀类的多效性作用 (pleiotropic effects),包括:改善内皮功能、抗血栓作用、斑块稳定作用、抑制血管的炎症过程以及抗氧化作用等。最近也有研究认为他汀类可以降低骨质疏松患者骨折的危险,并可能延缓 Alzheimer 病的病理过程等。也有临床研究提示他汀类的免疫调节作用可能抑制移植的免疫排斥反应等。他汀类的更多作用仍在研究中。

近年来,越来越多的证据显示,他汀类在动脉粥样硬化的血管性疾病的一级和二级预防以及预防心血管事件的发生方面,都显示了良好的作用。

【体内过程】　洛伐他汀和辛伐他汀是无活性的内酯环前药,口服后代谢成为有活性的开环羟基衍生物。而普伐他汀具有开环内酯结构。氟伐他汀、阿伐他汀为含氟的活性物质。口服后氟伐他汀几乎全部被吸收,其余他汀类的口服吸收率介于 40% ~75% 之间。所有的他汀类均有较高的肝脏首过效应。多数药物从胆汁中排泄,约 5% ~20% 在尿中排泄。阿伐他汀和瑞舒伐他汀的血浆 $t_{1/2}$ 较长,分别为 24 小时和 19 小时,其余的他汀类 $t_{1/2}$ 为 1 ~3 小时。

【临床应用】　适用于有症状的动脉粥样硬化疾病患者的心肌梗死和脑卒中的二级预防。胆固醇升高等高风险患者,特别是有其他的动脉粥样硬化危险因素患者的一级预防,以及糖尿病性和肾性高脂血症。也用于原发性高胆固醇血症、杂合子家族性高胆固醇血症、Ⅲ型高脂蛋白血症。

阿伐他汀和瑞舒伐他汀也可降低纯合子家族性高胆固醇血症患者的血浆胆固醇。严重药物抵抗的血脂障碍患者(例如:纯合子家族性高胆固醇血症患者),可采用依折麦布与他汀类药物联合应用。

【不良反应】　不良反应轻微,部分患者可有胃肠道反应、失眠和皮疹。严重的不良反应少见,包括横纹肌溶解症(表现为肌痛、无力、肌酸磷酸激酶升高等症状)、肝炎以及血管神经性水肿等。与贝特类、烟酸、红霉素、环孢素合用可增加横纹肌溶解症的发生率或使其加重。也容易发生在体重较轻的患者和甲状腺功能低下患者。肝脏疾病者慎用,亦不宜用于孕妇和哺乳期妇女。

二、抑制胆固醇吸收的药

(一) 胆汁酸结合树脂

常用的胆汁酸结合树脂(bile acid binding resin)主要包括考来烯胺(cholestyramine,消胆胺)和考来替泊(colestipol,降胆宁),它们均为碱性阴离子交换树脂,不溶于水,不易被消化酶所破坏。

【药理作用与机制】　该类药可减少胆固醇的吸收。胆汁酸作为胆固醇在体内代谢的主要产物,正常情况下,95% 可在空肠和回肠被重吸收。药物口服胆汁酸结合树脂后,它们在肠道中螯合胆汁酸,阻止其重吸收而中断肝肠循环,减少外源性胆固醇的吸收,促进内源性胆固醇在肝脏代谢成为胆汁酸。用药后可使胆固醇的排泄量增加 10 倍之多。

胆固醇生成胆汁酸的过程由 7α 羟化酶催化,胆汁酸能反馈性抑制此酶活性。本类药物阻

Notes

碍了胆汁酸的重吸收,促其排出,于是解除了胆汁酸对7α羟化酶的抑制作用,加速胆固醇向胆汁酸的转化,降低血浆和肝脏中胆固醇的含量。外源性胆固醇吸收减少和内源性胆固醇代谢产物胆汁酸增加导致了肝内 LDL 受体代偿性表达增加,从而降低血浆中 LDL-C 的浓度。本类药不影响血浆 HDL-C。但可能增加 TG 水平。

另外,该类药可以反馈性地增强 HMG-CoA 还原酶的活性,使胆固醇的合成增多,因此,本类药与他汀类合用,可增强其降脂作用。

【临床应用】　主要用于治疗以 TC 和 LDL-C 升高为主,而 TG 水平正常不能使用他汀类的高胆固醇血症患者,如杂合子家族性Ⅱa型高脂血症。但对纯合子家族性高脂血症无效。

临床上主要与其他调血脂药联合应用,如与他汀类,可起到协同作用;考来烯胺与普罗布考(probucol)合用,既有协同降脂作用,又可减少不良反应。

【不良反应】　本类药物不良反应较多,常见胃肠道不适、便秘等。血浆 TG 水平增加。长期应用,可能干扰脂溶性维生素以及一些药物的吸收,如干扰氯噻嗪、地高辛和华法林等吸收,应在给予本类药物1小时前或4~6小时后用上述药物。高剂量会发生脂肪痢等。考来烯胺因以氯化物形式应用,长期用药可引起高氯性酸血症。

(二)依折麦布

依折麦布(依泽替米贝,ezetimibe)是另一类胆固醇吸收抑制药。与胆汁酸结合树脂不同,它通过阻断小肠上皮刷状缘上的 NPC1L1(Niemann-Pick C1-like 1 protein)受体而特异地抑制胆固醇的吸收,它不影响胆汁酸的吸收。

该药口服给药后吸收进入小肠表皮细胞,并集中到刷状缘发挥其作用。代谢后约80%成为有药理活性的依折麦布-葡萄糖醛酸苷结合产物。总依折麦布(原形加上与葡萄糖醛酸结合型)浓度在用药后1~2小时达到高峰,$t_{1/2}$接近22小时。与树脂不同,它可以随乳汁分泌,禁用于哺乳期妇女。

依折麦布通常耐受性比较好,但也有报道引起腹泻、腹痛或头痛;皮疹和血管性水肿。

该药所用剂量远远低于胆汁酸结合树脂,作为胆汁酸结合树脂的替代品使用,用于对他汀类药物反应性下降及禁用他汀类药物的高胆固醇血症患者。也可与他汀类药物联用,若与他汀类药物联用时需密切监测谷氨酸转氨酶(ALT)变化,当 ALT 升至正常上限3倍时停用依折麦布。

三、烟　酸

烟酸(nicotinic acid)是一种维生素,在大剂量如克级浓度应用时,则为一种广谱调血脂药,对多种高脂血症有效。

【药理作用】　大剂量应用烟酸可以通过抑制肝脏合成 TG 以及抑制 VLDL 的分泌,而间接降低 LDL 水平,同时增高 HDL 水平。长期用药可以降低死亡率,但由于不良反应较多,故临床应用受限,特别是近年来出现了许多更有效、更易于耐受的调血脂药。

最近的研究显示,烟酸与他汀类合用,可能使粥样斑块消退。单用他汀类药物降低升高的 LDL 浓度似乎不足以降低心血管事件发生的风险。对于那些用他汀类药物治疗后仍需进一步降低 TG 和(或)升高 HDL 的患者,加用烟酸可加强对血脂的控制。

烟酸的作用机制还不清楚,认为其主要是通过 HM74A 的 G 蛋白偶联的孤儿受体发挥脂解作用。

可以通过多种途径影响脂蛋白代谢:

1. 抑制脂肪组织水解 TG,减少游离脂肪酸转运到肝脏,从而减少了肝脏合成 TG 的原料。

2. 在肝脏,通过影响脂肪酸的脂化以及增加 apoB 的降解减少 TG 的合成。TG 合成减少也

Notes

降低了 VLDL 的水平,并因而减少了 LDL 的浓度。

3. 增加 LPL 的活性,促进 CM 和 VLDL 中 TG 的清除。

4. 升高 HDL-C 和 apoA-Ⅰ 的水平,apoA-Ⅰ 是 HDL 的主要载脂蛋白,烟酸通过降低 apoA-Ⅰ 的代谢而使其浓度增加。

【体内过程】　烟酸为水溶性维生素之一,口服吸收迅速而完全。口服常用剂量 1g 后,约 30~60 分钟达血药浓度高峰,血浆 $t_{1/2}$ 为 60 分钟。低剂量多被肝脏摄取而代谢,而高剂量应用,则原形经肾脏排泄的量增多。缓释型烟酸片常用量为 1~2g,1 次/天。

【临床应用】　作为他汀类的辅助治疗药物,特别用于低 HDL-C 和高 TG 及他汀类药物禁用的患者。广谱调血脂,除Ⅰ型以外的各型原发性高脂血症均可应用。与胆汁酸结合树脂或贝特类药物合用,可提高疗效。

【不良反应】　最常见的不良反应为面部皮肤潮红、心悸和胃肠道反应如恶心、呕吐、腹泻等。面红可能是前列腺素引起的皮肤血管扩张所致,用药前 30 分钟给予前列腺素合成酶抑制剂阿司匹林可减轻。大剂量尚可引起血糖和血尿酸浓度增高、肝功能异常和过敏反应等。禁忌证为 2 型糖尿病、痛风、溃疡病、活动型肝病及孕妇等。烟酸的长效制剂研制成功使患者对其不良反应的耐受性有所提高。

阿西莫司(acipimox)是 1980 年发现的烟酸的异构体,其 $t_{1/2}$ 较长约为 2 小时,不易导致血糖和血尿酸的升高,可用于治疗伴有 2 型糖尿病或伴有痛风的高脂血症患者。

四、贝特类(苯氧酸类)

贝特类(fibrates)又称苯氧酸类(fibric acid)。氯贝丁酯(clofibrate)是最早应用于临床的贝特类衍生物,降脂作用明显,但不良反应较多。新开发的贝特类如吉非贝齐(gemfibrozil)、苯扎贝特(benzafibrate)、非诺贝特(fenofibrate)和环丙贝特(ciprofibrate)等,作用强、毒性低。

【药理作用】　贝特类能明显降低血浆 VLDL,并因而降低 TG,伴有 LDL 水平的中度降低(降低 10% 左右),一定程度的增加 HDL 水平。实验证实吉非贝齐可减少冠心病的发生率,与安慰剂相比能使中年男性的冠心病发生率减少约 1/3,但不改善总的生存率。

【作用机制】　贝特类的作用机制尚未完全阐明。可能与它们激活 LPL 有关,从而使 CM 和 VLDL 中的 TG 水解增加,进而释放脂肪酸在脂肪中储存,或在横纹肌中代谢。它们也减少肝脏中的 VLDL 的产生并增加肝脏 LDL 的摄取。

近年来证实贝特类通过作用于过氧化物酶体增殖物激活的受体(peroxisome proliferator activated receptor,PPARs)而发挥降脂作用,该受体家族已鉴定出 α、β/δ、γ 三种亚型。PPARα 增高 HDL,降低 TG;PPARγ 降低 TG,改善胰岛素抵抗;PPARδ 可能增高 HDL,降低 TG,改善胰岛素抵抗。

其中 PPARα 是第一个经鉴定的 PPARs 家族成员,主要在肝脏和脂肪组织中表达,在肾、心脏和骨骼肌也有少量表达。贝特类是 PPARα 的配体,通过 PPARα 的介导激活脂肪酸氧化、增加 LPL 的合成,减少 apoC-Ⅲ 的表达而降低 TG,增加 VLDL 的清除。贝特类亦可通过 PPARα 刺激 apoA-Ⅰ 和 apoA-Ⅱ 的表达,进而提高 HDL-C 的水平。而格列酮类(glitazones)是 PPARγ 的高亲和性配体,已广泛地应用于 2 型糖尿病的治疗。PPARs 已经成为调节与代谢综合征有关的心血管危险因素的靶点,针对该靶点的药物开发非常活跃。

除了对脂蛋白的作用以外,贝特类药物还可以减少血浆 C 反应蛋白和纤维蛋白原,提高葡萄糖耐量,通过抑制转录因子 NF-κB 的表达抑制血管平滑肌的炎症。

此外,本药也具有抗凝血和降低血浆黏度、加强纤维蛋白溶解过程等作用。这些与降脂无关的作用也有益于心血管疾病的防治。

【体内过程】 本类药物口服吸收迅速而完全,2～4小时即达血药浓度高峰,血浆蛋白结合率为92%～96%。$t_{1/2}$不完全相同,吉非贝齐和苯扎贝特为1～2小时,非诺贝特为20小时,环丙贝特为17～42小时。大部分以葡萄糖醛酸结合形式经尿排出。

【临床应用】 用于治疗混合型血脂障碍(如血浆TG和胆固醇升高)及低HDL和高动脉粥样硬化性疾病风险的患者(常见于2型糖尿病患者),或以TG或VLDL升高为主的原发性高脂血症,如Ⅱb、Ⅲ、Ⅳ型高脂血症,但对家族性高乳糜微粒血症、LDL升高的患者无效。一般血清TG水平在(2.26～5.65)mmol/L时,可应用贝特类药物,若血清TG水平升高在(1.70～2.25)mmol/L可采用非药物治疗(如饮食控制、减轻体重、减少饮酒等)。

尚无如他汀类那样明显改善心脏病的发病率和死亡率的报道。

【不良反应】 肌炎不常见,但一旦发生则可能非常严重,可致横纹肌溶解症,引起肌红蛋白尿症和肾衰竭,尤见于已有肾损伤的患者及易患高甘油三酯血症的酒精中毒患者。由于他汀类偶尔也能造成横纹肌溶解,故一般不建议将本类药物与他汀类合用。

此外,贝特类可致腹痛、腹泻、恶心等胃肠道反应,多数耐受性良好。少数患者出现过敏反应。可见轻度一过性肝脏转氨酶升高,用药早期应监测肝功能。

由于氯贝丁酯有导致胆结石的作用,故它的使用应限定在已实施了胆囊切除术的患者。

肝或肾功能不良者、孕妇、哺乳期妇女和胆石症者禁用,小儿慎用。

本药与口服抗凝血药合用,应适当减少抗凝血药的剂量。

第二节 抗氧化药

过度氧化和氧自由基可以使内皮细胞损伤,对LDL修饰,可促进动脉粥样硬化的形成和发展,维生素C、维生素E、β-胡萝卜素及黄酮类化合物等有抗氧化作用。一些研究证实,应用抗氧化药物(antioxidants)有抗动脉粥样硬化的作用。近年来发现普罗布考降脂作用较弱,而抗氧化作用较强。

普 罗 布 考

【药理作用与机制】 普罗布考(probucol)能降低TC水平,并同时降低人的血浆LDL-C浓度和HDL-C浓度。该药虽使HDL-C降低,但可使黄色瘤减轻或消退,动脉粥样硬化病变减轻,其确切作用机制未明。此外,其具有抗氧化特性,也产生一定的抗动脉粥样硬化的作用。但有一项临床研究证实该药不能明显改善血管狭窄。

普罗布考降血脂和抗动脉粥样硬化作用的机制有以下几个方面。

1. 作为强效的脂溶性抗氧化剂,本药可分布于LDL,阻止LDL的氧化修饰,防止Ox-LDL的形成及其致动脉粥样硬化作用,已知Ox-LDL能损伤血管内皮细胞,造成平滑肌细胞的移行和增殖。

2. 发现普罗布考可在治疗数月至数年后降低血浆C反应蛋白水平,具有一定的抗炎作用,有利于稳定动脉粥样硬化斑块。贝特类降脂药及其他PPARα激动剂也有类似的降低C反应蛋白的作用。

3. 有研究认为普罗布考虽可能使HDL-C降低,但可以改变HDL的结构和代谢功能,提高了HDL把胆固醇运载到肝脏进行代谢的能力,因此更有利于HDL发挥抗动脉粥样硬化的作用。

【体内过程】 口服吸收不完全(<10%),餐后服用吸收增加。有显著的亲脂性,吸收后主

Notes

要分布于脂肪组织,脂肪组织中的药物浓度为血药浓度的 100 倍。循环中的药物多与 LDL 结合。$t_{1/2}$ 为 47 天,长期用药后停药,药物仍可在脂肪组织中保留数月。主要经肠道排出。

【临床应用】　主要与其他调血脂药合用治疗高胆固醇血症,可使家族性高胆固醇血症者的肌腱等部位的黄色瘤消退。

【不良反应】　约 10% 的患者可发生胃肠道反应。因本药能延长 Q-T 间期,故禁用于心电图 Q-T 间期延长者,也禁忌与能使 Q-T 间期延长的药物合用,如奎尼丁、胺碘酮、索他洛尔、特非那定等,即使在数月内曾用过普罗布考而现在停药的患者也要忌用,以免引起尖端扭转型室性心律失常。

第三节　多不饱和脂肪酸

多不饱和脂肪酸(polyunsaturated fatty acids,PUFAs)又称为多烯脂肪酸,根据其不饱和键位置的不同,可分为 ω-6 和 ω-3 两类。

ω-6 型 PUFAs 包括亚油酸、γ-亚麻油酸,主要存在于玉米油、葵花籽油、红花油、亚麻籽油及大豆油等植物油中。其降脂作用弱,临床疗效不确切。实验发现 ω-6 型 PUFAs 可刺激内皮细胞产生 ICAM-I 和 IL-8,可促进动脉粥样硬化的形成。

ω-3 型 PUFAs 包括 α-亚麻油酸、二十碳五烯酸(eicosapentaenoic acid,EPA)和二十碳六烯酸(docosahexenoic acid,DHA)等,主要存在于藻、鱼及贝壳类海洋生物中。长期服用能预防动脉粥样硬化的形成,并使斑块消退。ω-3 型 PUFAs 的主要药理作用是:

1. 降低 TG　实验表明,口服 EPA、DHA 和富含这两种物质的鱼油后,可明显降低血浆 TG 和轻度升高 HDL-C,对 TC 和 LDL 水平无影响或可能升高。

2. 改善血液流变学　本类药能抑制血小板聚集,增加红细胞的变形性,降低血液黏滞度。

3. 抑制血管平滑肌细胞的增殖,预防再狭窄　本类药抑制血小板衍生生长因子和血小板活化因子的产生,因而抑制血管重构。

4. 稳定斑块　增加斑块中的 EPA 和 DHA 含量,可减轻斑块的炎症反应,使斑块不易发生自发性破裂,从而减少患者非致死性和致死性心血管事件的发生。

5. 其他　能延长出血时间、降低血浆纤维蛋白原水平及抗心律失常等。

主要用于高甘油三酯血症;可以与贝特类合用治疗严重高甘油三酯血症,也可与他汀类药物合用治疗混合型高脂血症。

禁用于 Ⅱa 型高脂蛋白血症,因其可能增加 LDL-C。

第四节　动脉内皮保护药

在动脉粥样硬化的发病过程中,血管内皮损伤是重要的因素之一。机械、化学、细菌毒素等因素都可损伤血管内皮,改变其通透性,引起白细胞和血小板黏附,并释放各种活性因子,导致内皮进一步损伤,最终促使动脉粥样硬化斑块形成。所以保护血管内皮免受各种因子损伤,是抗动脉粥样硬化的重要措施之一。

目前应用的保护动脉内皮药(Agents Used to Protect Arterial Endothelium)主要为硫酸多糖,包括从动物脏器内和藻类中提取或半合成的肝素(heparin)、硫酸软骨素 A(chondroitin)和硫酸葡聚糖(dextran sulfate)等。它们带有大量负电荷,结合在血管内皮表面,防止白细胞、血小板以及有害因子的黏附,使血管内皮免受损伤,并抑制血管平滑肌细胞增殖,防止再狭窄。

Notes

推荐阅读文献

1. Stone NJ,Robinson JG,Lichtenstein AH,et al. 2013 ACC/AHA Guideline on the Treatment of Blood Cholesterol to Reduce Atherosclerotic Cardiovascular Risk in Adults. *JACC* Vol. 63,No. 25,2014 Stoneet al. July 1,2014: 2889-2934

2. Wong BW,Meredith A,Lin D,et al. The biological role of inflammation in atherosclerosis. *Can J Cardiol.* 2012: Nov-Dec;28(6):631-641

3. Remaley AT,Norata GD,Catapano AL. Novel concepts in HDL pharmacology. *Cardiovasc Res.* 2014:Aug 1;103 (3):423-428. Epub 2014:Jun 20

（李学军）

Notes

第二十三章　抗心绞痛药

心绞痛(angina pectoris)是缺血性心脏病的常见症状,是冠状动脉供血不足引起的心肌短暂急剧缺血、缺氧综合征,其典型临床表现为阵发性、突发性胸骨后紧缩性或压榨性疼痛,并向心前区或左上肢放射。心绞痛持续发作如不及时治疗则可发展为心肌梗死(myocardial infarction)。

参照世界卫生组织(WHO)"缺血性心脏病的命名及诊断标准",临床将心绞痛分为以下几种类型:

1. 劳累性心绞痛　包括:①稳定型心绞痛(stable angina pectoris);②初发型心绞痛(initial onset angina pectoris);③恶化型心绞痛(accelerated angina pectoris)。

2. 自发性心绞痛　包括:①卧位型心绞痛(angina decubitus)休息或熟睡时发生;②变异型心绞痛(variant angina pectoris)为冠状动脉痉挛所致;③急性冠状动脉功能不全(acute coronary insufficiency);④梗死后心绞痛(postinfarction angina pectoris)。

3. 混合性心绞痛　近年"不稳定型心绞痛"(unstable angina pectoris)一词在临床被广泛应用,并被认为是稳定型心绞痛和心肌梗死之间的中间状态。

心绞痛的病理生理基础是动脉粥样硬化,即心肌对氧的供需失去平衡,需求大于供给的结果,冠状动脉血流量不能满足心肌的代谢需要,引起心绞痛发作。心肌氧的供应来自冠状动脉血流,受心肌摄氧率、动脉血氧含量及冠状动脉血流量(coronary blood flow)的影响。正常情况下心肌的摄氧率和动脉血氧含量已处于较高水平,因此难以从提高心肌摄氧率和增加动脉血氧含量来增加对心肌的供氧。在心肌需氧量增加时,能改善心肌供氧的主要途径是增加冠状动脉血流量。

药物可通过降低心肌耗氧量产生抗心肌缺血作用,硝酸酯类药物可扩张容量血管、减少回心血量,使左室舒张末期压力降低,增加左室舒张期顺应性,改善心肌缺血。β受体阻断药普萘洛尔等能够降低心脏前负荷或减慢心率,改善冠状动脉的血流量及影响心肌代谢等。钙通道阻滞药维拉帕米等可通过减慢心率、降低心肌收缩力而减少耗氧量。

另外药物还可干预心肌缺血的自身保护机制。如:可利用药物诱导心肌在一定时期内处于心肌缺血预适应(ischemic preconditioning,IP)状态,从而达到保护心肌的作用,称为药理性预适应(pharmacologic preconditioning);应用钙通道阻滞药、氧自由基清除剂等可改善心肌顿抑(myocardial stunning)状态;应用β受体阻断药、钙通道阻滞药和血管紧张素Ⅰ转化酶抑制药可通过降低心肌收缩力而减少耗氧量,改善心肌冬眠(hibernating myocardium)状态。近年研究发现血管紧张素Ⅰ转化酶抑制药可通过血管保护作用及改善心肌张力等环节,在抗心绞痛治疗中起到较好的作用。尼可地尔(nicorandil)通过促进K^+通道开放,扩张血管而产生抗心绞痛作用。冠心病的外科治疗,如冠心病介入治疗——经皮冠状动脉成形术(percutaneous transluminal coronary angioplasty,PTCA)、冠状动脉支架和冠状动脉搭桥术(coronary artery bypass graft surgery,CABG)等,通过改善心肌的供血也取得较好的疗效。分子生物学的发展,给冠心病的治疗带来了新的希望,如寻找与冠心病发病密切相关的高脂血症的基因,进行针对性的治疗,以及在心脏中直接注入血管内皮生长因子的基因,刺激血管的生长等基因疗法,已见成效。

本章主要介绍目前临床常用的三类药物:硝酸酯类、β受体阻断药及钙通道阻滞药。

第一节　常用抗心绞痛药物

一、硝 酸 酯 类

硝酸酯类(nitrate esters)药物包括:硝酸甘油(nitroglycerin)、硝酸异山梨酯(isosorbide dinitrate,消心痛)、单硝酸异山梨酯(isosorbide mononitrate)、戊四硝酯(pentaerithrityl tetranitrate)。此类药物均有硝酸多元酯结构,分子中-O-NO$_2$是发挥疗效的关键结构,故作用相似,只是显效快慢和维持时间有所不同,其中以硝酸甘油最为常用。硝酸甘油最先由意大利化学家 A. Sobrero 在 1847 年首次合成,但由于其化学性质不稳定,易于爆炸,瑞典科学家 A. Nobel 在 1864 年进行该物质稳定性的开发利用研究。W. Murrell 博士在 1877 年开始研究硝酸甘油的药用价值并发现硝酸甘油在动物体可降低血压和缓解心绞痛症状,并在患者中进行实验性治疗证实有效。该研究结果于 1879 年在 *Lancet* 杂志发表后,硝酸甘油作为抗心绞痛药物在全球范围应用。由于硝酸甘油生物利用度低,最初只能静脉和舌下给药。1955 年硝酸甘油膏剂问世,这也是医学史上第一种经皮给药的治疗药物。随着细胞生物学、生理学和药理学的发展,对硝酸酯类药物的作用机制研究不断深入,20 世纪 80 年代发现该类药物的作用与其在机体内转化为 NO 密切相关,后者使全身小静脉和小动脉一过性扩张而缓解心绞痛症状。此后,随着可抑制心脏和扩张血管的钙通道阻滞药和 β-受体阻断剂等的问世,对心绞痛的治疗可根据不同的病情和类型有更多的药物选择。但是在各类型心绞痛的急性发作,尤其是稳定性心绞痛急性发作,硝酸甘油仍是有效而价廉、使用方便及速效的常用治疗药物。

硝酸甘油　　戊四硝酯　　硝酸异山梨酯　　单硝酸异山梨酯

【药理作用】　硝酸酯类药物具有起效快、疗效确切、经济和方便等优点,至今仍是治疗心绞痛的最常用药物。对血管平滑肌的直接松弛作用,是其主要的作用基础。

1. 改变血流动力学,减少心肌耗氧量　本类药物通过对血管平滑肌的直接作用而扩张血管,效应与药物剂量有关。硝酸甘油小剂量即可舒张静脉(容量血管),增加静脉贮备量,使回心血量减少,减轻心脏前负荷,缩小心室容积,降低心室壁张力,从而减少心肌耗氧量。硝酸甘油缓解立位、坐位(因重力所致回心血量减少)的心绞痛较卧位效果好。较大剂量可舒张较大的动脉,对小动脉、毛细血管前括约肌作用较小。外周血管扩张,降低心脏的射血阻力,减少左心室后负荷和左心室做功,因而降低心肌耗氧量。虽然扩张血管后由于血压降低,反射性地引起心率加快可增加心肌耗氧量,但上述作用的综合结果可使心脏的总耗氧量降低,缓解心绞痛。硝酸甘油静脉注射后,在尚未增加冠状动脉流量的情况下,可选择性地增加心内膜下的动脉氧分压(arterial oxygen pressure,PO$_2$),提高心内膜/心外膜氧分压比值,有利于减缓心内膜的缺氧。

2. 改变心肌血液的分布,增加缺血区血液供应

(1) 增加心内膜下区域的血液供应:冠状动脉循环的特点是心内膜下区域的血液灌注易受心室壁张力及室内压的影响,故心绞痛急性发作时,左心室舒张末期压力增高,使心内膜下区域缺血最为严重。由于硝酸酯类药物能扩张静脉和动脉,使左室舒张末期的压力降低,改善心肌顺应性,降低对心内膜下血管的压力,因而增加心内膜下区域的血液供应。

(2) 选择性舒张心外膜下较大的输送血管,增加缺血区的血流量:硝酸甘油可选择性的舒

Notes

张心外膜较大的输送血管,而对小阻力血管舒张作用较弱。心肌缺血区的阻力血管因缺血缺氧,代谢产物堆积而处于高度扩张状态,硝酸甘油降低较大血管阻力,有利于血液向缺血区流动,增加灌注与供氧;同时硝酸甘油舒张非缺血区较大输送血管,有利于血液经侧支更多地分流到缺血区,改善缺血区的缺血状态。但如药物的作用仅能扩张冠状动脉阻力血管,对输送血管无明显作用,处于缺血区的阻力血管由于缺氧正处于代偿性扩张状态,此时反而使缺血区血流量减少,造成"窃血"现象,如双嘧达莫。

（3）开放侧支循环,增加缺血区血流灌注:硝酸甘油可刺激侧支生成或开放已有的侧支循环以及通过冠状动脉的自身调节机制,非缺血区的血管阻力增加,而缺血区的血管因缺氧呈被动扩张状态,阻力降低,由此通过侧支循环增加了缺血区血流的灌注,见图23-1所示。

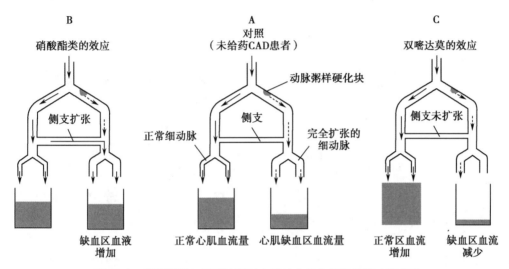

图 23-1　硝酸酯类与双嘧达莫对心肌缺血区血流量的影响模式图

3. **保护心肌细胞,减轻缺血性损伤**　硝酸甘油释放 NO,促进内源性的 PGI_2、降钙素基因相关肽(calcitonin gene-related peptide,CGRP)等物质生成与释放,这些物质对心肌细胞具有直接保护作用。硝酸甘油不仅能产生早期保护作用,也能产生延迟心肌保护作用(诱导药理性预适应),防止心肌遭受严重损害。

4. **抑制血小板聚集**　硝酸甘油释放 NO,抑制血小板中鸟苷酸环化酶(GC),使 cGMP 生成增多,降低血小板聚集性。

【作用机制】　本类药物进入机体部分经肝脏代谢后,在血管平滑肌内经谷胱甘肽转移酶的催化释放出一氧化氮(NO),NO 与巯基(-SH)相互作用生成亚硝基硫醇(nitrosothiols),与 NO 受体——可溶性鸟苷酸环化酶(guanylyl cyclase,GC)活性中心的 Fe^{2+} 结合,使之结构改变而活化,促进血管平滑肌细胞内 cGMP 的生成增多。cGMP 可激活 cGMP 依赖性蛋白激酶(cGMP dependent protein kinase),抑制 Ca^{2+} 内流、减少细胞内 Ca^{2+} 释放和增加细胞内 Ca^{2+} 排出而降低细胞内 Ca^{2+} 浓度,使肌球蛋白轻链(myosin light chain,MLC)去磷酸化,阻止肌球蛋白(myosin)与肌动蛋白(actin)相互作用,血管平滑肌松弛,血管舒张,见图23-2所示。

硝酸酯类的作用机制与血管内皮细胞释放的扩血管物质——血管内皮舒张因子(endothelium-derived relaxing factor,EDRF)相同,但硝酸酯类药物本身即是 NO 的供体,无需借助于有功能的血管内皮细胞即可产生扩血管作用,故对病变血管仍可产生扩张作用。研究发现,硝酸甘油的生物转化主要发生在线粒体,线粒体醛脱氢酶(ALDH)催化硝酸甘油转化为亚硝酸盐是生成具有生物活性 NO 的必要环节。线粒体 ALDH 是一组 $NAD(P)^+$ 依赖性酶,广泛参与体内脂肪族及芳香族醛类的代谢。ALDH 分为胞质型(ALDH-1)和线粒体型(ALDH-2),其中 ALDH-2 与硝酸酯类的生物转化密切相关。近年研究表明,硝酸甘油舒张血管作用与促进 CGRP

Notes

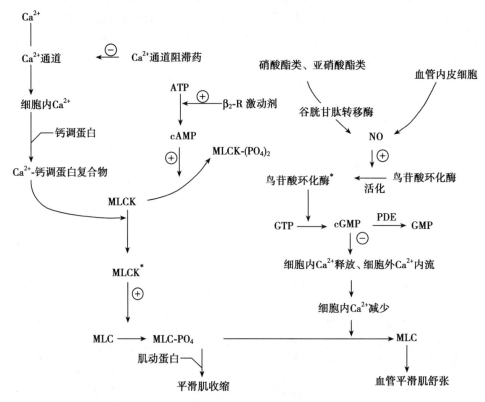

图 23-2 硝酸酯类和钙通道阻滞药调节血管平滑肌舒缩作用机制示意图

的合成与释放有关,CGRP 是感觉神经的主要递质,广泛分布于心血管组织中,被认为是一种重要的内源性心血管保护性物质。CGRP 可使肌凝蛋白轻链激酶(myosin light chain kinase,MLCK)磷酸化而抑制其活化,进而抑制了肌球蛋白与肌动蛋白的相互作用产生舒血管效应;CGRP 还可激活 ATP 敏感性钾通道,使平滑肌细胞膜超极化,产生强烈的扩血管效应;另外 CGRP 也可通过激活诱导型一氧化氮合酶(inducible nitric oxide synthase,iNOS),产生更多的 NO,通过 NO-cGMP 途径发挥舒张血管作用。此外,硝酸甘油通过产生 NO 而抑制血小板聚集、黏附,也有利于冠心病的治疗。

【体内过程】 硝酸甘油因首过消除强,生物利用度低(10% ~20%),故不宜口服。因其脂溶性高,舌下含服,经口腔黏膜吸收,避免了首过消除,可迅速达到有效血药浓度,硝酸甘油舌下含服后,1 ~2 分钟即可起效,疗效持续 20 ~30 分钟,$t_{1/2}$ 为 2 ~4 分钟。为避免舌下含服时血药浓度过高,应注意用药剂量不宜过大。硝酸甘油也可经皮肤吸收,用 2% 硝酸甘油软膏或贴膜剂睡前涂抹在前臂或贴在胸部皮肤,有效浓度可保持较长时间。硝酸甘油在肝和肝外组织被代谢生成水溶性较高的二硝酸代谢物,少量为一硝酸代谢物及无机亚硝酸盐,最后与葡萄糖醛酸结合由肾脏排出。其中二硝酸代谢物具有较弱的血管舒张作用,仅为硝酸甘油的 1/10。

根据药动学的特点,不同类型的心绞痛可选择不同的硝酸酯类药物制剂,如缓解急性发作,多采用硝酸甘油舌下含服、气雾吸入或口颊片;对发作频繁的重症心绞痛患者,首选硝酸甘油静脉滴注,症状减轻后改为口服给药;预防发作时,则选用硝酸异山梨酯或单硝酸异山梨酯口服,也可选用硝酸甘油贴剂、戊四硝酯含片等。

【临床应用】 硝酸酯类是缓解心绞痛最常用的药物,适用于各种类型心绞痛的治疗。既可用于缓解急性发作,又能作为预防用药,也可用作诊断性的治疗。对稳定型心绞痛者为首选药,控制急性发作时,应舌下含服或气雾吸入,如需多次含服可采用口服制剂,选用硝酸异山梨酯口服、单硝酸异山梨酯缓释片以及透皮制剂;对于发作频繁的心绞痛,宜采用静脉给药的方式,也

Notes

可采用口服硝酸酯类作为预防性抗心绞痛,其剂量必须达到在首过效应肝脏降解后的有效血药浓度;对由于长期冠状动脉痉挛引起的心肌梗死,硝酸酯类有一定疗效,但很少降低心肌梗死的死亡率,对曾用血栓溶解剂并未再灌注损伤的患者可能有很大帮助,并可阻止心肌重构。此外,尚可用于急性和慢性充血性心力衰竭的治疗,能增加外周静脉容量,降低前负荷,进而降低心室充盈压;也可降低肺部及全身血管阻力从而降低后负荷。急性左心衰时,采用静脉给药;慢性心力衰竭时可采用长效制剂,需与强心药物合用。

本类药物与β受体阻断药比较,无加重心力衰竭和诱发哮喘的危险;与钙通道阻滞药比较,无心脏抑制作用。

【不良反应与注意事项】　硝酸酯类药物不良反应轻,临床应用安全。主要不良反应是由血管扩张所继发引起,常见面、颈部皮肤潮红及搏动性头痛,后者是由于脑膜血管扩张、颅内压增高所引起,因此颅脑外伤、颅内出血者禁用。对眼内压影响不大,但青光眼患者仍应慎用。有时可出现直立性低血压,伴反射性心动过速,因此用药时应采取坐位,出现直立性低血压时应采取头低位,以利于静脉回流。严重贫血、低血压及低血容量者禁用。偶见过敏反应,以皮疹多见,主要见于戊四硝酯。过大剂量还会引起高铁血红蛋白血症,表现为呕吐、发绀等。

持续用硝酸酯类易产生耐受性,影响其疗效。连续透皮给药或静脉滴注超过24小时,或连续口服1~4周,即可发生耐受性,但停药后又能迅速恢复。其耐受机制尚未完全阐明,可能与细胞内生成NO过程中需-SH,使细胞内的-SH氧化,造成-SH耗竭有关。补充含-SH的N-乙酰半胱氨酸或蛋氨酸可减轻耐受性。另外,硝酸酯类扩张血管反馈性引起儿茶酚胺与肾素等缩血管物质的释放,可抵消NO的扩血管作用,产生耐受性。新近研究表明,硝酸酯类的耐受性与其促感觉神经递质CGRP释放作用减弱有关。近年研究认为自由基生成也参与了耐受性的发生。为减少耐受性的产生,可采取下列办法:①治疗从小剂量开始;②采用间歇疗法:每天用药作用持续时间不超过12~16小时,有8~12小时的间歇,使细胞内的硝酸酯代谢和-SH得以恢复;③补充-SH供体:如N-乙酰半胱氨酸或蛋氨酸可减轻耐受性;④基于神经内分泌的激活,可联合应用ACEI(如卡托普利)及利尿药;⑤补充维生素C等毒副作用小的抗氧化剂;⑥静脉给药或经皮给药应尽量减小剂量,选用大剂量时,要减少给药次数,多次给药时应选用短效制剂、缓释片或贴剂;⑦注意膳食结构:肉类、蛋白含大量巯基,而水果、蔬菜、奶制品则不含巯基。

【药物相互作用】　本类药物与抗高血压药物合用,由于其扩张血管作用可使降压作用增强,易发生直立性低血压,合用时宜减量;与肝素同时应用可减弱肝素抗凝作用,合用时应增加肝素用量,而停用硝酸酯类药物时因肝素剂量过大,易致凝血障碍导致出血症状,故停用硝酸酯类药物时应减少肝素用量;与阿司匹林同时应用,可减少硝酸甘油在肝脏的消除,使硝酸甘油血药浓度升高;与乙酰半胱氨酸合用时,因其可提供巯基,能减缓硝酸酯类药物的耐受性产生;与苯巴比妥合用,因其是肝药酶诱导剂,能降低硝酸甘油的血药浓度;乙醇能抑制肝药酶,能增强硝酸甘油的作用和不良反应;与伟哥(viagra,sildenafil)合用,因增强NO的血管舒张作用,加剧降压,并可因诱发心力衰竭、心肌梗死或脑卒中而致死。

二、β受体阻断药

β受体阻断药(β-adrenoceptor blockers)于20世纪60年代开始用于心绞痛的治疗,这类药物可使心绞痛发作次数减少,减少心肌耗氧量,改善缺血性心电图,增加患者运动耐量,缩小心肌梗死范围,是继硝酸酯类药物之后又一类治疗缺血性心脏病的药物。临床可用于心绞痛治疗的药物有十余种,包括普萘洛尔(propranolol)、吲哚洛尔(pindolol)、噻吗洛尔(timolol)及选择性β₁受体阻断药阿普洛尔(alprenolol)、美托洛尔(metoprolol)、醋丁洛尔(acebutolol)等。其中普萘洛尔、美托洛尔、阿替洛尔是临床最为常用的抗心绞痛药物。

【药理作用与机制】　β受体阻断药因其对β₁、β₂受体的阻断作用而用于心绞痛、高血压和

Notes

心律失常等多种疾病的治疗(参见第十九章、第二十章),本章仅介绍其抗心绞痛作用。其机制如下:

1. **降低心肌耗氧量** 心绞痛发作时,交感神经兴奋,心肌局部和血液中儿茶酚胺水平增高,激动 β 受体,增强心肌收缩力,加快心率及收缩血管,使左心室后负荷增加,从而使心肌耗氧量增加。同时因心率加快,心室舒张期相对缩短,冠状动脉血流量减少,因而加重心肌缺氧。应用 β 受体阻断药后,其 $β_1$ 受体的阻断作用可使心率减慢,心脏舒张期延长;抑制心肌收缩力,降低血压,减少心脏做功,降低心肌耗氧量,这是此类药物抗心绞痛作用的主要机制。但 β 受体阻断药所致的心肌收缩力减弱,使射血时间延长,心排血不完全,心室容积扩大,又增加了心肌耗氧量,但总体效应仍是减少心肌耗氧量,缓解心绞痛。临床常将本类药物与硝酸酯类药物合用,以减少其副作用,并产生协同作用。

2. **改善缺血区血液供应** β 受体阻断药能增加总冠状动脉阻力,减少冠状动脉总血流量,这是由于应用 β 受体阻断药后,阻断 β 受体,使冠状动脉血管 α 受体相对占优势。但 β 受体阻断药却可使冠状动脉血流重新分布,使缺血区血流增多。由于此类药阻断 β 受体后,心肌耗氧量降低,通过冠状动脉血管的自身调节机制,非缺血区阻力血管收缩,而缺血区血管则由于缺氧呈代偿性舒张状态,促使血液从非缺血区流向缺血区。此外 β 受体阻断药通过减慢心率而延长心脏舒张期,增加心脏灌注时间,有利于血液流向易缺血的心内膜下区域。β 受体阻断药还可增加缺血区域侧支循环,增加缺血区血液供应。

3. **改善心肌代谢** 心肌缺血时,肾上腺素分泌增加,使游离脂肪酸(free fatty acid,FFA)增多。FFA 本身代谢时需消耗大量的氧,加重心肌缺血、缺氧的程度。应用 β 受体阻断药后,阻断 β 受体,抑制脂肪分解酶活性,减少心肌 FFA 的含量,并能改善缺血区心肌对葡萄糖的摄取和利用,改善糖代谢,使心肌耗氧量降低。

4. **增加组织供氧** 应用 β 受体阻断药可促进氧合血红蛋白解离,从而增加全身组织包括心脏的供氧。

5. **抗氧化作用** 卡维地洛具有抗氧化作用,它能与氧自由基相互作用,消除体内产生的过量氧自由基,抑制氧自由基诱发的脂质过氧化,保护细胞免受氧自由基的损害,从而增进冠心病患者内皮细胞依赖性舒张功能。

此外,本类药物尚能抑制缺血时由 ADP、肾上腺素、胶原和凝血酶诱导的血小板聚集,改善心肌血液循环。

【临床应用】

(1) 稳定型心绞痛:主要用于对硝酸酯类不敏感或疗效差的稳定型心绞痛患者,疗效肯定。选择性和非选择性 β 受体阻断药对心绞痛的疗效差别不大,可减少心绞痛发作的次数和程度,缩短心肌缺血持续时间,提高运动耐量,改善生活质量。由于其具有减慢心率和降低血压的作用,特别适用于伴有心率快和高血压的心绞痛患者。与硝酸酯类药物合用可减少硝酸酯类药物的用量,从而减缓硝酸酯类耐受性的产生。

(2) 不稳定型心绞痛:其发病机制是冠状动脉器质性狭窄和痉挛,应用 β 受体阻断药可减少心肌耗氧量,改善冠状动脉血流量,增加缺血心肌供血,尤其是交感神经张力高的患者,能降低疼痛阈值,预防缺血复发和猝死。联合用药可提高疗效。而对于变异型心绞痛,因本类药物阻断 β 受体后,使 α 受体作用占优势,易致冠状动脉痉挛,从而加重心肌缺血症状,不宜应用。

【不良反应与注意事项】 与心脏有关的不良反应为心功能抑制,心率减慢,窦房结功能不全者可致心动过缓、房室传导阻滞,心功能不全者可加重心脏抑制,低血压者可使其症状加重。具有内在拟交感活性的药物,对心功能影响较小,但过量也会导致心功能的严重抑制。心动过缓、低血压、严重心功能不全者禁用。本类药物可诱发和加重哮喘,特别是非选择性的 β 受体阻断药更为严重,选择性的 $β_1$ 受体阻断药以及具有内在拟交感活性的药物相对安全,但较大剂量时仍有诱发哮喘的可能。哮喘或慢性阻塞性肺疾病患者禁用。长期应用 β 受体阻断药受体向上调节，如果突然停药，可出现反跳现象，使心动过速、心绞痛加重，甚至出现室性心律失常、心肌梗死或猝死。故长期应用 β 受体阻断药，应逐渐减量停药。

【药物相互作用】　本类药物与维拉帕米合用，可加重对心脏的抑制作用和增强降压作用；与地高辛合用，可使心率明显减慢，而致心动过缓；吲哚美辛和水杨酸可减弱 β 受体阻断药的降压作用；西咪替丁使 β 受体阻断药在肝内代谢减少，半衰期延长；能抑制胰高血糖素升高血糖的作用，可使胰岛素的降低血糖作用增强及延长，合用时可掩盖低血糖的症状，必须引起注意。

三、钙通道阻滞药

钙通道阻滞药（calcium channel blockers）是 20 世纪 70 年代以来防治缺血性心脏疾病的一类主要药物，可单独应用，也可与硝酸酯类或 β 受体阻断药合用。可用于治疗心绞痛的钙通道阻滞药主要有维拉帕米（verapamil）、硝苯地平（nifedipine）、地尔硫䓬（diltiazem）、氨氯地平（amlodipine）、普尼拉明（prenylamine）及哌克昔林（perhexiline）等。

【药理作用与机制】　细胞内 Ca^{2+} 浓度的升高可引起一系列反应，如使心肌和血管平滑肌的收缩加强、心脏做功增加等。导致心肌细胞收缩的 Ca^{2+} 来源于细胞外，通过 Ca^{2+} 通道内流而起作用。血管平滑肌细胞的收缩依靠细胞内储存 Ca^{2+} 的释放，同时血管平滑肌细胞外 Ca^{2+} 内流也能促使细胞内储存的 Ca^{2+} 释放。因此，Ca^{2+} 通道开放所致的 Ca^{2+} 内流在心肌和血管平滑肌的收缩过程中具有重要作用。钙通道阻滞药抗心绞痛作用机制如下：

1. 降低心肌耗氧量

（1）扩张血管，减轻心脏负荷：钙通道阻滞药作用于血管平滑肌，阻滞 Ca^{2+} 内流，使血管平滑肌松弛。此类药物主要舒张动脉，其中以冠状动脉和脑动脉平滑肌最为敏感，能舒张大的输送血管和小的阻力血管，同时也能扩张外周血管，使外周阻力降低，减轻心脏后负荷，从而减少心肌耗氧量。硝苯地平扩张血管作用较强，应用后可出现反射性心率加快，使心肌耗氧量增加，维拉帕米、地尔硫䓬此作用较弱。

（2）抑制心肌收缩力，减慢心率：钙通道阻滞药作用于心肌细胞，阻滞 Ca^{2+} 内流，使胞质内 Ca^{2+} 浓度降低，心肌收缩力减弱；作用于窦房结、房室结慢反应细胞，减少 Ca^{2+} 内流，既降低自律性、减慢心率，又减慢房室传导、延长有效不应期，从而降低心肌的耗氧量。对心脏的抑制作用以维拉帕米最强，地尔硫䓬次之，硝苯地平较弱。

（3）拮抗交感神经活性：交感神经末梢释放递质的过程中需要 Ca^{2+} 参与，钙通道阻滞药阻滞 Ca^{2+} 进入神经末梢，抑制递质释放，从而对抗交感神经活性增高所致的心肌耗氧量增加，其中维拉帕米的作用较强。

2. 增加心肌的血液供应

（1）扩张冠状动脉：钙通道阻滞药是目前作用最强的冠状动脉扩张药。其机制除直接松弛血管平滑肌外，还可刺激血管内皮细胞合成和释放 NO，故应用钙通道阻滞药可扩张冠状动脉，解除冠状动脉痉挛，降低冠状动脉阻力，以增加心肌血液供应。

（2）促进侧支循环开放：钙通道阻滞药通过开放侧支循环，可增加对缺血区的血液灌注。

（3）抑制血小板聚集：钙通道阻滞药可阻滞血小板膜表面的钙通道，拮抗心肌缺血时儿茶酚胺诱导的血小板聚集和活性产物的合成、释放，有利于保持冠状动脉血流通畅，增加缺血心肌的血液供应。

3. 保护缺血的心肌细胞　心肌缺血或再灌注时细胞内"钙超载"可造成心肌细胞，尤其是线粒体功能严重受损。钙通道阻滞药可阻滞 Ca^{2+} 内流而减轻"钙超载"，保护线粒体氧化磷酸化的功能，特别是在心肌缺血或再灌注早期给予，可起到保护心肌细胞的作用；其次，钙通道阻滞药能减少组织 ATP 的分解，抑制黄嘌呤氧化酶的激活和继发性的氧自由基产生，进而对缺血心

Notes

肌产生保护作用;钙通道阻滞药还可抑制心肌缺血时 cAMP 的堆积,因而可对抗 cAMP 过量所诱发的正性肌力作用和心律失常,如在心肌梗死后应用可有效地减少猝死的发生。

【临床应用】　钙通道阻滞药对各型心绞痛均有效,尤其对冠状动脉痉挛所致的变异型心绞痛者最为有效。与 β 受体阻断药比较,有如下优点:①钙通道阻滞药有强大的扩张冠状动脉作用,尤其适用于由冠状动脉痉挛引起的变异型心绞痛的治疗;②钙通道阻滞药对支气管平滑肌不但无收缩作用,且具有一定程度的扩张作用,故对伴有哮喘和阻塞性肺疾病患者更为适用;③钙通道阻滞药抑制心肌作用较弱,特别是硝苯地平具有较强的扩张外周血管、降低外周阻力作用,而且血压下降后反射性加强心肌收缩力,可部分抵消对心肌的抑制作用,因而较少诱发心力衰竭;④钙通道阻滞药能扩张外周血管,故可用于伴有外周血管痉挛性疾病的心绞痛者。但各种钙通道阻滞药又具有不同的特点及不良反应(表 23-1),因此临床选药时应予注意。

表 23-1　常用钙通道阻滞药的临床应用、不良反应和药物相互作用

药物	临床应用	不良反应	药物相互作用
硝苯地平 (nifedipine)	对变异型心绞痛的效果好	可使低血压进一步恶化。本药可能因反射性心动过速而增加心肌梗死的发生	能降低地高辛的清除率,使地高辛血药浓度升高约 70%,$t_{1/2}$ 延长,增加中毒发生率,两者合用时,地高辛应减半,或根据血药浓度调整剂量
维拉帕米 (verapamil)	可用于稳定型和不稳定型心绞痛及伴有心律失常的心绞痛患者	扩张外周血管作用弱于硝苯地平,较少引起低血压	可提高地高辛的血药浓度,故洋地黄化患者合用维拉帕米时易中毒
地尔硫䓬 (diltiazem)	用于冠状动脉痉挛引起的变异型心绞痛的治疗	较少引起低血压	可使地高辛血药浓度增加 20%~30%,合用时也应减少地高辛剂量
氨氯地平 (amlodipine)	适合治疗伴有高血压及运动时心率加快的心绞痛。与硝酸酯类及 β 受体阻断药合用,可有效治疗不稳定型心绞痛	较少引起反射性心率加快及血压波动	不影响地高辛的血浆蛋白结合率,不改变地高辛的血药浓度

第二节　其他抗心绞痛药

血管紧张素 I 转化酶抑制药

血管紧张素 I 转化酶抑制药(angiotensin I converting enzyme inhibitors, ACEI)包括卡托普利(captopril)、赖诺普利(lisinopril)、雷米普利(ramipril)等,不仅用于高血压的治疗,也用于降低有症状和无症状充血性心力衰竭的发生率和病死率(参见第二十章、第二十一章),ACE 通过舒张动脉和静脉,降低心脏前、后负荷,从而降低心肌耗氧量;降低左室充盈压及心室壁张力,改善心脏舒张功能;扩张冠状动脉血管,增加冠状动脉血流量,保护缺血心肌;减少冠状血管对血管紧张素 II 的反应,并可阻止有害的心室重构。同时,ACE 还能抑制缓激肽(bradykinin)的降解,使血中缓激肽含量增加,缓激肽可促进 NO 和 PGI_2 生成,二者均可舒张血管,抑制血小板聚集,防止心肌细胞损伤,改善心肌缺血。ACE 还可清除自由基,减轻自由基引起的心功能损伤。但是,如果冠状动脉的灌注压降低,ACE 对心绞痛具有不利作用,ACE 不能增加缺血区供血,可能出现

Notes

"窃血"现象,使其作为抗心肌缺血药受到限制。

尼 可 地 尔

尼可地尔(nicorandil)是一新型血管扩张药。研究表明其对冠状小动脉的松弛作用可被 ATP 敏感性钾通道(K_{ATP})阻断剂格列本脲(glibenclamide)抑制,故此药可能通过激活 K_{ATP} 通道从而使血管平滑肌细胞超极化;K_{ATP} 与缺血预适应有关,尼可地尔可诱导药理性预适应,产生心肌细胞保护作用。同时本药也发挥硝酸酯类样效应,通过释放 NO,兴奋鸟苷酸环化酶,增加细胞内 cGMP 的生成,降低细胞内 Ca^{2+},较强地扩张冠状动脉的输送血管,而且持续时间长,对冠状动脉阻力血管影响弱,无"窃血"现象,并可减轻 Ca^{2+} 对缺血心肌细胞的损伤。在较小样本的研究中尼可地尔抗心绞痛效能与硝酸酯类、β 受体阻断药以及 Ca^{2+} 通道阻滞药相似。对不稳定型心绞痛能减轻心肌缺血程度和心律失常的发生。

其他抗心绞痛药的药理作用、临床应用和特点如表 23-2 所示。

表 23-2 其他抗心绞痛药的药理作用、临床应用和特点

药物	药理作用	临床应用	特点
吗多明 (molsidomine)	作用与硝酸酯类相似	可作为硝酸酯类的替代药	起效慢,作用持久,不易产生耐受
双嘧达莫 (dipyridamole)	增强腺苷摄取,扩张冠状动脉小阻力血管;抑制血小板聚集	多用于心绞痛的诊断用药	减少缺血区血供
地拉革 (dilazep)	发挥腺苷作用增加侧支循环;抗血小板	用于心绞痛的治疗,与强心苷合用可增强对慢性心功能不全的治疗效果	选择性扩张冠状动脉;作用明显、持久;新近心肌梗死者禁用
曲美他嗪 (trimetazidine)	降低冠状动脉阻力,加强缺血心肌对糖的利用	用于心绞痛的治疗	可改善慢性冠状动脉疾病者的左室功能
伊莫拉明 (imolamine)	舒张冠状动脉血管,促进侧支循环,增加冠状动脉血流量	用于心绞痛治疗	降低心房和心室传导,但对心率和血压无影响

第三节 心绞痛的联合用药

联合用药是心绞痛治疗的重要措施,以下联合用药的方案可供参考。

1. β 受体阻断药和硝酸酯类合用 多选用作用时间相近的药物,通常以普萘洛尔与硝酸异山梨酯合用,两药能协同降低心肌耗氧量;同时 β 受体阻断药可降低硝酸酯类所致的反射性心率加快,而硝酸酯类缩小 β 受体阻断药引起的心室容积增大和心室射血时间延长,互相取长补短(表 23-3);合用时各自用量减少,副作用也减少。但应注意,此两药均可降压,如血压下降过多,冠状动脉流量减少,对心绞痛不利。故一般应选择口服给药,从小剂量开始逐渐增加剂量,注意剂量的个体差异;同时,停用 β 受体阻断药时应逐渐减量,防止突然停用导致心绞痛加剧和(或)诱发心肌梗死。严重心功能不全、支气管哮喘及心动过缓者不宜应用 β 受体阻断药。

2. 硝酸酯类和钙通道阻滞药合用 硝酸酯类主要作用于静脉,钙通道阻滞药主要扩张小动脉并有较强的扩张冠状动脉作用,二者可联合应用。但硝苯地平与一般硝酸酯类合用时应慎重,因其可导致反射性心动过速、头痛和皮肤潮红。此种联合用药最好选择作用缓和的钙通道阻滞药或新型钙通道阻滞药,如氨氯地平,可取得良好疗效。有报道氨氯地平与硝酸酯类合用

可显著增加患者的运动耐受性和减轻 S-T 段的降低。

3. **钙通道阻滞药与 β 受体阻断药合用**　其中硝苯地平与 β 受体阻断药合用较为安全,二者对降低心肌耗氧量起协同作用,β 受体阻断药可消除钙通道阻滞药引起的反射性心动过速,后者可对抗前者收缩血管作用,临床证明对心绞痛伴高血压及运动时心率加快者最适宜。由于维拉帕米和地尔硫䓬具有抑制心功能作用,与 β 受体阻断药合用可明显抑制心肌收缩力和传导速度,应慎用。因两药的药动学作用方式互补,早期应用这种疗法可减少血管再造术和血管成形术的需要。

表 23-3　硝酸酯类、β 受体阻断药、钙通道阻滞药单用和合用治疗心绞痛的效应

作用	硝酸酯类	β 受体阻断药	钙通道阻滞药	硝酸酯类与 β 受体阻断药或钙通道阻滞药合用
心率	↑(反射性)	↓	↓ *	↓
动脉压	↓	↓	↓	↓↓
左室舒张末期容积	↓	↑	↑	不变或降低
心肌收缩力	↑(反射性)	↓	↓ *	不变或降低
射血时间	↓	↑	↑	不变

* 硝苯地平可引起反射性的心率加快和心肌收缩力增强

推荐阅读文献

1. Francis SH,Busch JL,Corbin,JD. cGMP-Dependent Protein Kinases and cGMP Phosphodiesterases in Nitric Oxide and cGMP Action. *Pharmacology reviews*,2010:62(3):525-563

2. Vanhoutte,Paul M,Gao YS. Beta blockers,nitric oxide,and cardiovascular disease. *Current opinion in pharmacology*,2013:13(2):265-273

3. Muenzel,Thomas,Daiber,et al. Nitrate Therapy New Aspects Concerning Molecular Action and Tolerance. *Circulation*,2011:123(19):2132-2144

4. Nossaman,Vaughn E,Nossaman,et al. Nitrates and Nitrites in the Treatment of Ischemic Cardiac Disease. *Cardiology in Review*,2010:18(4):190-197

（杨世杰）

Notes

第二十四章 影响血液及造血系统的药物

生理状态下机体内血液凝固、抗凝血和纤维蛋白溶解过程维持动态平衡,保持循环系统中的血液处于流动状态。一旦这种平衡被打破,就会出现血栓性或出血性疾病。此外,各类血细胞数量或功能出现改变亦可导致血液系统功能障碍,如贫血、粒细胞减少症和再生障碍性贫血等。

血液凝固是由多种凝血因子参与的一系列蛋白质的有限水解活化过程(图24-1)。已知的凝血因子共12个国际通用命名(表24-1),均为蛋白质,多数在肝脏合成。其中,凝血因子 II、VII、IX、X的合成需要维生素K的参与。

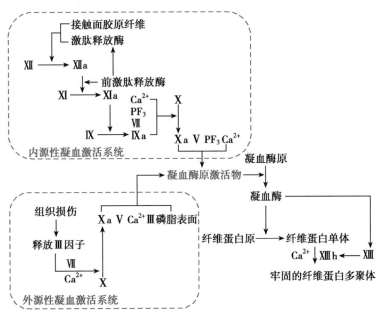

图24-1 血液凝固过程示意图

表24-1 凝血因子国际通用命名及其同义名

因子	同义名	因子	同义名
I	纤维蛋白原(fibrinogen)	IX	血浆凝血激酶(plasma thromboplastin Christmas,PTC)
II	凝血酶原(prothrombin)		
III	组织凝血激酶(tissue thromboplastin)	X	struart-prower 因子
IV	Ca^{2+}	XI	血浆凝血激酶前质(plasma thromboplastin antecedent,PTA)
V	前加速素(proaccelerin)		
VII	前转变素(proconvertin)	XII	接触因子(hageman factor)
VIII	抗血友病因子(AHF)	XIII	纤维蛋白稳定因子(fibrin-stabilizing factor)

抗凝系统是由存在于血浆中具有抑制血液凝固功能的物质组成。血浆中存在的抗凝血物质最重要的是抗凝血酶Ⅲ（antithrombinⅢ，AT-Ⅲ）和肝素。此外，还有十余种抗凝蛋白质，如蛋白 C（protein C）、蛋白 S、肝素辅助因子（heparin cofactorⅡ，HCⅡ）、组织因子通路抑制剂（tissue factor pathway inhibitor，TFPI）、内皮表面辅助因子凝血酶调解素（thrombomodulin，TM）、富含组氨酸的糖蛋白等。这些抗凝蛋白质缺乏，容易发生静脉血栓形成性疾病。

纤维蛋白溶解过程是指在一系列水解酶作用下将血液凝固过程中生成的难溶性纤维蛋白（fibrin polymer）降解为可溶性纤维蛋白（fibrin monomer）降解产物的过程。这种血块重新液化的过程称为纤维蛋白溶解（fibrinolysis），简称纤溶。纤溶系统激活过程如下：①纤溶酶原（plasminogen）在纤溶酶原激活物作用下，转化为纤溶酶（plasmin）；②纤维蛋白原及纤维蛋白在纤溶酶参与下转化为纤维蛋白降解产物，导致血栓溶解。

第一节　抗凝血药

抗凝血药（anticoagulants）是指能通过干扰机体生理性凝血的某些环节而阻止血液凝固的药物，临床主要用于防止血栓的形成和（或）已形成血栓的进一步发展。

一、凝血酶间接抑制药

肝　　素

肝素（heparin）是一种硫酸化的葡萄糖胺聚糖（glycosaminoglycan，GAGs）的混合物，分子量为 3～15kD。因与大量硫酸基和羧基共价结合而带有大量负电荷，呈酸性。肝素存在于血浆、肥大细胞和血管内皮细胞中。药用肝素是从猪肠黏膜或牛肺脏中获得。

【药理作用与机制】　肝素在体内和体外均有强大的抗凝作用。静脉注射后，抗凝作用立即发生。肝素的抗凝机制有以下几方面：

1. **增强抗凝血酶Ⅲ活性**　AT-Ⅲ是 α_2-球蛋白，含有精氨酸-丝氨酸（Arg-Ser）肽活性部位，能与凝血酶（Ⅱa）、凝血因子Ⅸa、Ⅹa、Ⅺa 和Ⅻa 发生缓慢的化学结合，形成稳定复合物，抑制这些因子的活性，发挥抗凝血作用。肝素可与 AT-Ⅲ赖氨酸残基形成可逆性复合物，使 AT-Ⅲ构象改变，暴露出精氨酸活性位点，增强 AT-Ⅲ与凝血酶及凝血因子Ⅸa、Ⅹa、Ⅺa、Ⅻa 丝氨酸活性中心结合，与凝血酶形成肝素-ATⅢ-Ⅱa 三元复合物，"封闭"凝血因子活性中心，使其灭活，发挥强大的抗凝作用。肝素能使 ATⅢ-Ⅱa 反应速率加快 1000 倍，加速凝血酶灭活。

2. **激活肝素辅助因子Ⅱ（HCⅡ）**　高浓度肝素与肝素辅助因子Ⅱ（HCⅡ）结合使其激活。活化的 HCⅡ可提高对凝血酶的抑制速率达 100 倍以上。但肝素与 HCⅡ的亲和力要比与 AT-Ⅲ亲和力小得多，故需高浓度肝素才能充分发挥 HCⅡ的抗凝作用。

3. **促进纤溶系统激活**　肝素可还促进血管内皮细胞释放组织型纤溶酶原激活物（tissue plasminogen activator，t-PA）和内源性组织因子通路抑制物（tissue factor pathway inhibitor，TFPI）。t-PA 可激活纤溶系统；TFPI 可抑制组织因子（tissue factor，TF）。TF 是血管内皮细胞的一种整合蛋白，是因子Ⅶ对其底物因子Ⅸ和Ⅹ的重要辅助因子。TF 引起的凝血可能涉及动脉血栓形成和动脉粥样硬化。肝素促进细胞内释放 t-PA 和 TFPI 发挥抗血栓作用。

4. **降血脂**　肝素可使内皮细胞释放脂蛋白酶，将血中乳糜微粒和极低密度脂蛋白的甘油三酯水解为甘油和游离脂肪酸。但停用肝素此作用立即消失，故无重要临床意义。

【体内过程】　肝素是极性很强的大分子物质，不易通过生物膜，故口服和直肠给药不吸收，不能发挥抗凝作用。肌内注射因吸收速率不易预测，易引起局部出血和刺激症状，不予使用。临床上肝素采取静脉注射，注射后肝素与血浆蛋白结合率为 80%。主要在肝脏中经肝素酶分解

Notes

代谢;低剂量肝素被单核-巨噬细胞系统清除和降解。肝素 $t_{1/2}$ 因剂量而异,个体差异较大,例如静脉注射 100、400、800U/kg,其 $t_{1/2}$ 分别为 1、2、5 小时左右。肺气肿、肺栓塞患者 $t_{1/2}$ 缩短,肝、肾功能严重障碍者则 $t_{1/2}$ 明显延长,对肝素敏感性也提高。

【临床应用】

1. 血栓栓塞性疾病 主要用于防止血栓形成和扩大。如深部静脉血栓、肺栓塞、脑梗死、心肌梗死、心血管手术及外周静脉术后血栓形成等。在治疗急性动、静脉血栓形成的药物中,肝素是最好的快速抗凝剂。

2. 弥散性血管内凝血(DIC) 这是肝素的主要适应证,应早期应用,防止纤维蛋白原及其他凝血因子耗竭而发生继发性出血。

3. 心血管手术、心导管检查、血液透析及体外循环等体外抗凝。

【不良反应】

1. 出血 是肝素主要的不良反应,表现为各种关节腔积血、伤口和各种黏膜出血等。严重者可引起致命性出血(4.6%)。对轻度出血患者停药即可,严重者可静脉缓慢注射硫酸鱼精蛋白(protamine sulfate),每 1mg 鱼精蛋白可中和 100U 肝素。用药期间应监测部分凝血激酶时间(partial thromboplastin time,APTT)。

2. 血小板减少症 发生率高达 5%~6%。若发生在用药后 1~4 天,程度多较轻,不需中断治疗即可恢复,一般认为是肝素引起一过性的血小板聚集作用所致;多数发生在给药后 7~10 天,与免疫反应有关。可能因肝素促进血小板因子 4(PF4)释放并与之结合,形成肝素-PF$_4$ 复合物,后者再与特异抗体形成 PF$_4$-肝素-IgG 复合物,引起病理反应所致。停药后约 4 天可恢复。

3. 其他 肝素可引起皮疹、发热等过敏反应,长期使用可引起骨质疏松和自发性骨折。

【禁忌证】 对肝素过敏,有出血倾向、血友病、血小板功能不全和血小板减少症、紫癜、严重高血压、细菌性心内膜炎、肝肾功能不全、消化性溃疡、颅内出血、活动性肺结核、孕妇、先兆性流产、产后、内脏肿瘤、外伤及术后等患者禁用。

【药物相互作用】 肝素为弱酸性药物,不能与弱碱性药物合用;与阿司匹林等非甾体类抗炎药、右旋糖酐、双嘧达莫合用,可增加出血的危险;与肾上腺皮质激素类、依他尼酸合用,可致胃肠道出血;与胰岛素或磺酰脲类药物合用,能导致低血糖;静脉同时给予肝素和硝酸甘油,可降低肝素活性;与血管紧张素 I 转化酶抑制剂合用,可能引起高血钾。

低分子量肝素

低分子量肝素(low molecular weight heparin,LMWH)是指分子量小于 7kD 的肝素。LMWH 是从普通肝素中分离或由普通肝素降解后再分离而得。由于其药理学和药动学的特性优于普通肝素,近年来发展很快。LMWH 因分子量小,不能与 AT-Ⅲ 和凝血酶结合形成复合物,因此对凝血酶及其他凝血因子无作用。LMWH 具有选择性抗凝血因子 X 活性的作用,与普通肝素比较具有以下特点:①抗凝血因子 Ⅹa/Ⅱa 活性比值明显增加。LMWH 抗因子 Ⅹa/Ⅱa 活性比值为 1.5~4.0,而普通肝素为 1.0 左右,分子量越低,抗凝血因子 Ⅹa 活性越强,降低了出血的危险;②生物利用度高,半衰期较长,体内不易被消除;③LMWH 由于分子量小,较少受 PF$_4$ 的抑制,不易引起血小板减少。LMWH 将逐渐取代普通肝素用于临床,但各制剂选用时仍应小心注意出血的不良反应。

伊 诺 肝 素

【药理作用】 伊诺肝素(enoxaparin)为第一个上市的 LMWH,分子量约 3.5~5.0kD,对抗凝血因子 Ⅹa 与因子 Ⅱ 活性比值为 4.0 以上,具有强大而持久的抗血栓形成作用。

【体内过程】 皮下注射后吸收迅速、完全。注射后 3 小时出现血浆最高活性,而血浆中抗凝血因子Ⅹa活性可持续24小时。不易通过胎盘屏障,部分经肾排泄。$t_{1/2}$为4.4小时。

【临床应用】　主要用于防治深部静脉血栓、外科手术和整形外科(如膝、髋人工关节更换手术)后静脉血栓的形成,防止血液透析时体外循环凝血发生。与普通肝素比较,本品抗凝剂量较易掌握,毒性小,安全,且作用持续时间较长。常规给药途径为皮下注射。

【不良反应】　较少发生出血,如意外静脉注射或大剂量皮下注射,可引起出血加重,可用鱼精蛋白对抗;鱼精蛋白1mg可中和1mg本品的抗因子Ⅱa及部分(最多60%)抗因子Ⅹa的活性。偶见血小板减少和严重出血。对本品过敏患者,严重肝、肾功能障碍患者应禁用。

硫酸皮肤素

硫酸皮肤素(dermatan sulfate),属于糖胺聚糖类,是依赖HCⅡ的凝血酶间接抑制剂。该药通过激活HCⅡ通路而灭活凝血酶。HCⅡ在硫酸皮肤素存在时,其抑制凝血酶活性速率可提高1000倍。因此,本品与肝素或LMWH合用,可大大增强后两类药的抗凝作用。硫酸皮肤素静脉注射(也可肌内注射)后在体内不被代谢,以原形从肾排泄。临床试用于抗血栓治疗,无明显出血等不良反应。口服可吸收,有望成为口服抗凝血药。

几种天然的或人工合成的多聚阴离子,如硫酸戊聚糖、硫酸软骨素E等均可通过激活HCⅡ通路而抑制凝血酶活性,产生抗凝作用。

合成肝素衍生物

磺达肝素(fondaparinux)是一种以抗凝血酶肝素结合位点结构为基础合成的戊多糖,经抗凝血酶介导对因子Ⅹa有抑制作用。由于其聚合体短而不抑制凝血酶,与肝素和低分子肝素相比,该药发生血小板减少症的风险要小得多。

二、凝血酶直接抑制药

凝血酶是最强的血小板激活物。根据药物对凝血酶的作用位点可分为:①双功能凝血酶抑制药,如水蛭素可与凝血酶的催化位点和阴离子外位点结合。②阴离子外位点凝血酶抑制药,仅通过催化位点或阴离子外位点与凝血酶结合发挥抗凝血酶作用。

重组水蛭素

基因重组水蛭素(lepirudin)是水蛭唾液的有效成份水蛭素(hirudin)经由基因重组技术制成,分子量为7kD。

【药理作用与机制】　水蛭素对凝血酶具有高度亲和力,是目前所知最强的凝血酶特异性抑制剂。可抑制凝血酶所有的蛋白水解作用,如裂解纤维蛋白、血纤肽和纤维蛋白原。水蛭素与凝血酶以1:1结合成复合物,使凝血酶灭活。该药不仅阻断纤维蛋白原转化为纤维蛋白凝块,而且对激活凝血酶的因子Ⅴ、Ⅷ、Ⅻ,以及凝血酶诱导的血小板聚集均有抑制作用,具有强大而持久的抗血栓作用。

【体内过程】　本品口服不被吸收,静脉注射后进入细胞间隙,不易通过血脑屏障。主要以原形(90%~95%)经肾脏排泄。$t_{1/2}$约1小时。

【临床应用】　用于防治冠状动脉形成术后再狭窄、不稳定型心绞痛、急性心肌梗死后溶栓的辅助治疗、DIC、血液透析中血栓形成,临床疗效优于肝素。大剂量可引起出血。

【注意事项】　肾衰竭患者慎用。由于患者用药期间体内通常可形成抗水蛭素的抗体从而延长APTT,建议每日监测APTT。目前尚无有效的水蛭素解毒剂。

三、维生素K拮抗药

维生素K是凝血因子Ⅱ、Ⅶ、Ⅸ、Ⅹ活化必须的辅助因子。具有拮抗维生素K作用的药物为

Notes

香豆素(coumarin)类,是一类含有4-羟基香豆素基本结构的物质。常用华法林(苄丙酮香豆素,warfarin)、双香豆素(dicoumarol)、苯丙香豆素(phenprocoumon)、醋硝香豆素(新抗凝,acenocoumarol)等。香豆素类药物为口服抗凝血药。

双香豆素口服吸收慢且不规则,吸收后几乎全部与血浆蛋白结合,因此与其他血浆蛋白结合率高的药物同服时,可增加双香豆素的游离药物浓度,使抗凝作用大大增强,甚至诱发出血。双香豆素分布于肺、肝、脾及肾,经肝药酶羟基化失活后由肾排泄。醋硝香豆素大部分以原形经肾排出。其主要药动学参数见表24-2所示。

表24-2　口服抗凝药半衰期与作用时间

药物	每日量(mg)	$t_{1/2}$(h)	T_{peak}(h)	持续时间(h)
华法林	5~15	10~60	24~48	3~5
醋硝香豆素	4~12	8	34~48	2~4
双香豆素	25~150	10~30	36~72	4~7

华　法　林

【药理作用与机制】　华法林无体外抗凝作用,体内抗凝作用缓慢而持久。口服后一般需12~24小时发挥作用,1~3天作用达高峰,停药后作用可持续数天。华法林的抗凝作用主要是竞争性抑制维生素K依赖的凝血因子Ⅱ、Ⅶ、Ⅸ、Ⅹ前体的功能活性。这些凝血因子前体的第10个谷氨酸残基(Glu)在γ-羧化酶的催化作用下,经羧基化生成γ-羧基谷氨酸。由于γ-羧基谷氨酸具有很强的螯合Ca^{2+}的能力,从而实现了这些凝血因子由无活性型向活性型的转变。其中,维生素K是γ-羧化酶的辅酶。在羧化反应中,在Ca^{2+}、CO_2、O_2参与下,氢醌型维生素K氧化为环氧化型维生素K,后者在维生素K环氧化物还原酶,或维生素K循环中相关的还原酶系作用下,转为维生素K原形,再被还原为氢醌型维生素K,继续参与华法林因抑制维生素K循环中相关的还原酶系,阻断维生素K以辅因子形式参与羧化酶的催化反应,抑制凝血因子Ⅱ、Ⅶ、Ⅸ、Ⅹ的功能活性,从而产生抗凝作用。

【体内过程】　华法林口服吸收完全,生物利用度达100%,吸收后97%与血浆蛋白结合,表观分布容积小,能通过胎盘。华法林(消旋混合物)的R-和S-同分异构体,均在肝脏代谢,可经胆汁排入肠道再吸收,最终从肾排泄。$t_{1/2}$约40~50小时。

【临床应用】

1. 心房纤颤和心脏瓣膜病所致血栓栓塞　华法林的常规应用;此外,接受心脏瓣膜修复术的患者,需长期服用华法林。

2. 髋关节手术患者　可降低静脉血栓发病率。

3. 预防复发性血栓栓塞性疾病　如肺栓塞、深部静脉血栓形成患者,用肝素或溶栓药后,常规用华法林维持3~6个月。

【不良反应】　主要是出血,如血肿、关节出血和胃肠道出血等。在服药期间应密切监测凝血酶原时间(PT)。一旦出血严重,应立即停药,给予维生素K 10mg静注,一般在给药24小时后,PT可恢复正常。罕见有"华法林诱导的皮肤坏死",通常发生在用药后2~7天内。也可引起胆汁淤滞性肝损害,停药后可消失。可致畸胎,孕妇禁用。

【药物相互作用】　甲硝唑、西咪替丁、水杨酸等肝药酶抑制剂以及非甾体抗炎药、胺碘酮、依他尼酸、氯贝丁酯等可增强本类药物的抗凝血作用;巴比妥类、苯妥英钠等肝药酶诱导剂可减弱本类药物的抗凝作用。

第二节　抗血小板药

血小板在血栓栓塞性疾病,特别是在动脉血栓疾病的形成中具有重要病理生理学意义。抗血小板药是指对血小板功能有抑制作用的药物,临床较常用的是阿司匹林和氯吡格雷。

一、血小板代谢酶抑制药

(一) 环氧酶抑制药

阿 司 匹 林

阿司匹林(aspirin)是花生四烯酸代谢过程中的环氧酶抑制药。75～150mg 阿司匹林可使血小板中环氧酶活性中心丝氨酸残基乙酰化而灭活,从而抑制血栓素 A_2 TXA$_2$ 的生成。一次服药,对该酶抑制达 90%,且不可逆。但是,阿司匹林对血管内皮细胞中环氧酶的抑制作用弱而可逆,故对 PGI$_2$ 的形成影响小。因此,此剂量阿司匹林防治血栓性疾病收效较佳,不良反应较少。

【药理作用】　抑制血小板聚集,阻止血栓形成。生理情况下,血小板产生的血栓素 A_2(TXA$_2$)是强大的血小板释放及聚集的诱导物,它可直接诱发血小板释放 ADP,加速血小板的聚集过程。阿司匹林可抑制 TXA$_2$ 的合成,抑制血小板聚集引起的血液凝固,延长出血时间。

【临床应用】　常用于冠状动脉硬化性疾病、心肌梗死、脑梗死、深静脉血栓形成和肺梗死等。作为溶栓疗法的辅助抗栓治疗,能减少缺血性心脏病发作和复发的风险,也可使一过性脑缺血发作患者的脑卒中发生率和病死率降低。

(二) 血栓素 A_2 合成酶抑制药

利 多 格 雷

利多格雷(ridogrel)是强大的 TXA$_2$ 合成酶抑制药兼中度 TXA$_2$ 受体阻滞药。本品可直接抑制 TXA$_2$ 的合成,拮抗 TXA$_2$ 的作用。对血小板血栓和冠状动脉血栓的作用较水蛭素及阿司匹林更有效。据临床试验报道,本品在急性心肌梗死、心绞痛及缺血性脑卒中的治疗中,在血栓发生率和再栓塞率方面均较阿司匹林明显降低,且预防新的缺血性病变更为有效。有轻度胃肠反应,不良反应较轻。

同类药物尚有吡考他胺(picotamide),其作用比利多格雷弱,不良反应轻。

(三) 前列腺素类

依 前 列 醇

依前列醇(epoprostanol,PGI$_2$)为人工合成的前列腺素类 PGI$_2$,是迄今为止发现的活性最强的血小板聚集内源性抑制剂。内源性 PGI$_2$ 由血管内皮细胞合成,具有强大的抗血小板聚集及松弛血管平滑肌作用。依前列醇能抑制 ADP、胶原纤维、花生四烯酸等诱导的血小板聚集和释放。对体外旁路循环中形成的血小板聚集体具有解聚作用。还能抑制血小板在血管内皮细胞上的黏附。PGI$_2$ 的作用机制是通过激活血小板腺苷酸环化酶,使血小板内 cAMP 水平升高,促进胞质内 Ca^{2+} 再摄取进入 Ca^{2+} 库,降低胞质内游离 Ca^{2+} 浓度,使血小板处于静止状态,失去对各种刺激物的反应。

本品 $t_{1/2}$ 很短,仅 3 分钟,作用短暂,性质不稳定。在体内迅速转为稳定的代谢产物 6-酮-PGF$_1$。在肺内不被灭活是 PGI$_2$ 的特点。PGI$_2$ 性质不稳定,作用短暂。

依前列醇用于如心肺分流术、血液透析等体外循环时,防止高凝状态和微血栓形成。也用于严重外周血管性疾病如雷诺病、缺血性心脏病、原发性肺动脉高压和血小板消耗性疾病。

Notes

本品静脉滴注过程中常见血压下降、心率加速、头痛、眩晕、潮红等现象,减少剂量或暂停给药可以缓解;此外对消化道刺激症状也较常见。禁用于有出血倾向、严重左室收缩功能障碍所致的充血性心力衰竭患者。

（四）磷酸二酯酶抑制药

双 嘧 达 莫

双嘧达莫(潘生丁,dipyridamole),为环核苷酸磷酸二酯酶抑制药。主要抑制血小板的聚集,发挥抗栓作用。

【药理作用与机制】

1. 抑制血小板黏附,防止其黏附于血管壁的损伤部位。

2. 通过以下途径增加 cAMP 含量,抑制血小板聚集　①抑制磷酸二酯酶活性,减少 cAMP 水解为 5′-AMP;②抑制血液中的腺苷脱氢酶,减少腺苷的分解;③抑制腺苷再摄取,增加血浆中腺苷含量,通过腺苷,再激活腺苷酸环化酶,增加血小板中 cAMP 浓度,而协同抗血小板聚集作用。

3. 抑制血小板生成 TXA_2,降低其促进血小板聚集的作用,并可直接刺激血管内皮细胞产生 PGI_2,增强其活性。

此外,本品尚有扩张冠状动脉阻力血管、增加冠状动脉血流量的作用,但不能增加缺血区的血液供应。

【体内过程】　双嘧达莫口服吸收缓慢,个体差异大,生物利用度为 27% ~ 59%。口服后 1 ~ 3 小时血药浓度达峰值,与蛋白结合率高(91% ~ 99%)。主要在肝脏转化为葡萄醛酸耦联物。自胆汁排泄,可因肝肠循环而延缓消除,少量自尿排出。$t_{1/2}$ 为 10 ~ 12 小时。

【临床应用】　与阿司匹林相似,但不常应用。一般与口服抗凝血药香豆素合用,治疗血栓栓塞性疾病,可增强疗效。如安装人工瓣膜者、口服香豆素类仍有血栓栓塞者或同服阿司匹林不能耐受者等。

【不良反应】　较常见不良反应为胃肠道刺激。由于血管扩张,血压下降,导致头痛、眩晕、潮红、晕厥等。少数心绞痛患者用药后可出现"窃血"现象,诱发心绞痛发作,应慎用。

二、血小板活化抑制药

氯 吡 格 雷

氯吡格雷(clopidogrel)为一种前体药物,通过氧化作用形成2-氧基-氯吡格雷,然后再经过水解形成活性代谢物(一种硫醇衍生物)发挥作用。与阿司匹林相比,氯吡格雷可显著降低新的缺血性事件(包括心肌梗死,缺血性脑卒中和其他血管疾病死亡)的发生率。

【药理作用与机制】　氯吡格雷是血小板聚集抑制剂,选择性地抑制 ADP 与血小板受体的结合及抑制 ADP 介导的糖蛋白 GP II_b/III_a 复合物的活化,发挥抑制血小板的聚集的功能。氯吡格雷也可以抑制非 ADP 引起的血小板聚集,并不可逆抑制 ADP 受体的功能。

【体内过程】　氯吡格雷吸收迅速,母体化合物的血浆浓度很低。血浆蛋白结合率为98%。氯吡格雷进入肝脏后在细胞色素 P_{450} 同功酶2B6 和3A4 调节的调节下生成无抗血小板作用的羧酸盐衍生物。约50%由尿液排出,46%由粪便排出。一次和重复给药后,血浆中主要代谢产物的消除半衰期为8 小时。

【临床应用】　用于预防和治疗因血小板高聚集引起的心、脑及其他动脉循环障碍疾病。如防治心肌梗死,缺血性脑血栓,闭塞性脉管炎和动脉粥样硬化及血栓栓塞引起的并发症。应用于有过近期发生的脑卒中、心肌梗死或确诊外周动脉疾病的患者,治疗后可减少动脉粥样硬化

Notes

事件的发生(心肌梗死、脑卒中和血管性死亡)。

【不良反应及注意事项】　常见不良反应为消化道出血,中性粒细胞减少、腹痛、食欲缺乏、胃炎、便秘和皮疹。患有急性心肌梗死的患者,在急性心肌梗死最初几天不推荐进行氯吡格雷治疗。对于有伤口(特别是在胃肠道和眼内)易出血的患者应慎用。对肝肾功能不好的患者慎用。

三、血小板 GP Ⅱ$_b$/Ⅲ$_a$ 受体阻断药

阿 昔 单 抗

阿昔单抗(abciximab,c7E3Fab,ReoPro)是血小板 GP Ⅱ$_b$/Ⅲ$_a$ 的人/鼠嵌合单克隆抗体,可竞争性、特异性地阻断纤维蛋白原与 GP Ⅱ$_b$/Ⅲ$_a$ 结合,产生抗血小板聚集作用。临床试用于不稳定型心绞痛的治疗,可降低心肌梗死发生率。有出血危险,应严格控制剂量。

精氨酸-甘氨酸-天冬氨酸多肽

血小板 GP Ⅱ$_b$/Ⅲ$_a$ 受体含有能与精氨酸-甘氨酸-天冬氨酸(RGD)三肽结合的位点。用天然或化学合成含有 RGD 三肽序列的多肽,均能抑制纤维蛋白原与 GP Ⅱ$_b$/Ⅲ$_a$ 受体结合,而具有抗血小板聚集作用。现已试用于血栓栓塞性疾病的治疗。

依 替 巴 肽

依替巴肽(eptifibatide)属于环状多肽,是 RGD 三肽在 αⅡb β$_3$ 结合位点的阻断剂。静脉注射可在体内阻止血小板聚集。临床用于不稳定型心绞痛和冠状动脉成形术。

随后相继开发出非肽类的 GP Ⅱ$_b$/Ⅲ$_a$ 受体阻断药拉米非班(lamifiban)、替罗非班(tirofiban)和可供口服的珍米洛非班(xemilofiban)、夫雷非班(fradafiban)和西拉非班(sibrafiban)等。抑制血小板聚集作用强,应用方便,不良反应较少。适用于急性心肌梗死、溶栓治疗、不稳定型心绞痛和血管成形术后再梗死。

第三节　纤维蛋白溶解药

在生理情况下,各种因素引起小血管内形成血凝块时,将激活纤溶系统,使之溶解,阻止血栓形成,保证血流畅通。当某些病理因素导致机体形成血栓时,可以给予外源性的纤溶酶原激活剂,大量激活纤溶系统,使纤溶酶原转为纤溶酶,将已形成的血栓溶解。因此,将此类药物称为纤维蛋白溶解剂(fibrinolytics),又名溶栓药。纤维蛋白溶解系统及药物作用部位如图 24-2 所示。

链　激　酶

链激酶(streptokinase,SK)为第一代天然溶栓药,是从 β-溶血性链球菌培养液中提取的一种非酶性单链蛋白,分子量为 47kD,链激酶 1U 相当于 0.01g 蛋白质。现用基因工程技术制成重组链激酶(recombinant streptokinase,rSK)。

【药理作用】　链激酶激活纤溶酶原为纤溶酶的作用是间接的,即链激酶先与纤溶酶原形成 SK-纤溶酶原复合物,使其中的纤溶酶原构象发生变化,转为 SK-纤溶酶复合物,后者激活结合或游离于纤维蛋白表面的纤溶酶原为纤溶酶,使血栓溶解。因此,SK 的活性不需要纤维蛋白存在,SK-纤溶酶原复合物也不受血液中 α$_2$-抗纤溶酶(α$_2$-AP)的抑制。

【临床应用】　主要用于血栓栓塞性疾病,如急性心肌梗死、静脉血栓形成、肺栓塞、动脉血

Notes

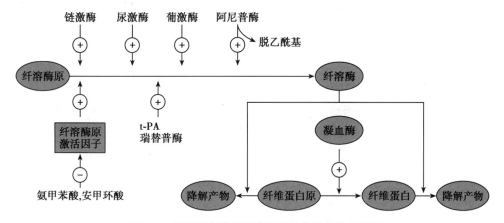

图 24-2 纤维蛋白溶解系统及药物作用部位示意图

栓栓塞、透析通道栓塞、人工瓣膜栓塞等。在血栓形成不超过 6 小时内用药,其疗效最佳。

【不良反应】 易引起出血,严重者可注射氨甲苯酸(或类似药),也可补充纤维蛋白原或全血。本品具有抗原性,可引起过敏反应。

尿 激 酶

尿激酶(urokinase,UK),由人尿或肾细胞组织培养液提取的第一代天然溶栓药。尿激酶为体内纤溶系统的成员,可直接激活纤溶酶原为纤溶酶。纤溶酶裂解凝血块表面上的纤维蛋白,也可裂解血液中游离的纤维蛋白原,故本品对纤维蛋白无选择性。进入血液中的 UK 可被循环中纤溶酶原激活剂的抑制物(plasminogen activator inhibitor,PAI)所中和,但连续用药后,PAI 很快耗竭。产生的纤溶酶可被血液中 α_2-AP 灭活,故治疗量效果不佳,需大量 UK 使 PAI 和 α_2-AP 耗竭,才能发挥溶栓作用。UK 的 $t_{1/2}$ 约 16 分钟,作用短暂。

主要用于心肌梗死和其他血栓栓塞性疾病,是目前国内应用最广泛的溶栓药。出血是其主要不良反应,但较链激酶轻,无过敏反应。

阿 尼 普 酶

阿尼普酶(anistreplase),又称茴香酰化纤溶酶原/链激酶激活剂复合物(anisoylated plasminogen/streptokinase activator complex,APSAC),属第二代溶栓药。本品为链激酶与赖氨酸纤溶酶原以 1∶1 的比例形成的复合物,分子量 131kD。赖氨酸纤溶酶原的活性中心被茴香酰基所封闭。进入血液中的 APSAC 弥散到血栓含纤维蛋白表面,通过复合物的赖氨酸纤溶酶原活性中心与纤维蛋白结合,被封闭的乙酰基缓慢去乙酰基,激活血栓上纤维蛋白表面的纤溶酶原为纤溶酶,溶解血栓。本品具有以下特点:①一次静脉注射即可,不必静脉滴注(缓慢去乙酰基);不受 α_2-AP 抑制(茴香酰化);②本品是赖氨酸纤溶酶原的复合物,较易进入血液凝块处与纤维蛋白结合;③本品是选择性纤维蛋白溶栓药,很少引起全身性纤溶活性增强,故出血少。具有抗原性,可致过敏反应。本品血浆 $t_{1/2}$ 为 90~105 分钟。临床应用同尿激酶。

同属第二代溶栓药的还有:阿替普酶(alteplase),又称组织型纤溶酶原激活剂(tissue type plasminogen activator,t-PA)、西替普酶(silteplase)和那替普酶(nateplase)。后两者为基因重组的 t-PA。

葡 萄 球 菌 激 酶

葡萄球菌激酶(staphylokinase,SAK,葡激酶)是从某些金葡菌菌株的培养液中获得,现为基因工程重组产品。作用与链激酶相似,无酶活性。SAK 先与纤溶酶原形成复合物,后者裂解纤溶酶原为纤溶酶。葡激酶对纤维蛋白的溶解作用和对富含血小板血栓的溶栓作用均较链激酶强。已试用于急性心肌梗死患者,疗效较链激酶佳,出血较少。

瑞替普酶

瑞替普酶(reteplase)属第三代溶栓药,通过基因重组技术改良天然溶栓药的结构,提高选择性溶栓效果,延长 $t_{1/2}$,减少用药剂量和不良反应。瑞替普酶具有以下优点:溶栓疗效高(血栓溶解快,防止血栓再形成,提高血流量),见效快,耐受性较好,不需要按体重调整,只能静脉给药。一般在发病6小时内使用治疗效果更好。本品适用于急性心肌梗死的溶栓疗法。常见不良反应为出血、血小板减少症。有出血倾向患者慎用。

第四节 促凝血药

维生素 K

维生素 K(vitamin K,VitK)广泛存在于自然界,基本结构为甲萘醌。维生素 K_1 存在于绿色植物中,K_2 是人体肠道细菌的代谢产物,以上二者均为脂溶性,其吸收需要胆汁参与。K_3、K_4 均为人工合成,是水溶性,直接可以吸收。

【药理作用】 维生素 K 是 γ-羧化酶的辅酶,参与凝血因子 Ⅱ、Ⅶ、Ⅸ、Ⅹ 前体的功能活化过程。使这些凝血因子前体的第10个谷氨酸残基,在羧化酶参与下,羧化为 γ-羧基谷氨酸,从而使这些因子具有活性,产生凝血作用。羧化酶的活化需要还原的氢醌型 VitK 氧化为 VitK 环氧化物,以及环氧化型 VitK 的再还原才能完成上述羧化反应(详见华法林)。

【临床应用】 用于 VitK 缺乏引起的出血:①阻塞性黄疸、胆瘘、慢性腹泻和广泛胃肠切除后,继发于吸收或利用障碍所致的低凝血酶原血症;②新生儿出血(缺乏合成维生素 K 的细菌)和预防长期应用广谱抗生素继发的维生素 K 缺乏症(细菌合成维生素 K 减少);③口服过量华法林香豆素类抗凝药、水杨酸等所致出血。

【不良反应】 维生素 K_1(甚至大剂量)不良反应较少,但注射速度过快可出现面部潮红、出汗、胸闷和血压骤降等。一般以肌内注射为宜。较大剂量维生素 K_3 可引发新生儿、早产儿或缺乏葡萄糖-6-磷酸脱氢酶的特异质者发生溶血和高铁血红蛋白血症。

凝血因子制剂

凝血因子制剂是从健康人体或动物血液中提取、经分离提纯、冻干后制备的含不同凝血因子的制剂,主要用于凝血因子缺乏时的替代或补充疗法。

凝血酶原复合物(人因子Ⅸ复合物,prothrombin complex concentrate)是由健康人静脉血分离而得的含有凝血因子 Ⅱ、Ⅶ、Ⅸ、Ⅹ 的混合制剂。上述四种凝血因子的凝血作用均依赖维生素 K 的存在。临床主要用于治疗乙型血友病(先天性凝血因子Ⅸ缺乏)、严重肝脏疾病、香豆素类抗凝剂过量和维生素 K 依赖性凝血因子缺乏所致的出血。

抗血友病球蛋白(抗甲种血友病因子,antihemophilic globulin)含凝血因子Ⅷ及少量纤维蛋白原。临床主要用于甲型血友病(先天性因子Ⅷ缺乏症)的治疗。还可用于治疗溶血性血友病、抗因子Ⅷc 抗体所致严重出血。静脉滴注过速能引起头痛、发热、荨麻疹等症状。

氨甲环酸及氨甲苯酸

氨甲环酸(tranexamic acid)及氨甲苯酸(aminomethylbenzoic acid,PAMBA)为抗纤维蛋白溶解药,化学结构与赖氨酸类似,低剂量时竞争性阻断纤溶酶原与纤维蛋白结合,防止纤溶酶原的

Notes

激活。高剂量时能直接抑制纤溶酶的活性,从而抑制纤维蛋白溶解,引起凝血作用。

【临床应用】　用于纤溶系统亢进引起的各种出血,如前列腺、尿道、肺、肝、胰、脑、子宫、肾上腺、甲状腺等富含纤溶酶原激活物的脏器外伤或手术后出血,对一般慢性渗血效果较好。氨甲环酸的疗效最佳,其抗纤溶活性为氨甲苯酸的 7 ~ 10 倍,为临床最常用的制剂。

【不良反应】　本品常见有胃肠道反应。过量可引起血栓或诱发心肌梗死。合用避孕药或雌激素妇女,更易出现血栓倾向。肾功能不全者慎用。

第五节　抗 贫 血 药

贫血是指循环血液中红细胞数量或血红蛋白含量低于正常。按照病因及发病机制的不同可分为缺铁性贫血、巨幼红细胞性贫血和再生障碍性贫血。缺铁性贫血由铁缺乏引起,可通过补充铁剂进行治疗;巨幼红细胞性贫血由叶酸或维生素 B_{12} 缺乏所致,采用补充叶酸或维生素 B_{12} 的治疗方法。

铁 剂

铁是人体必需的元素,是构成血红蛋白、肌红蛋白、组织酶系,如过氧化酶、细胞色素 C 等所必需。人体每日至少需要 15mg 铁,所需的铁有两个来源:①外源性铁:从食物中获得,每天摄取 10 ~ 15mg 即可;②内源性铁:由红细胞破坏后释放出来,每天约 25mg,是机体重要的铁来源。当机体铁的摄入量不足,或胃肠道吸收障碍,或慢性失血造成机体铁缺乏时,可影响血红蛋白的合成而引起贫血,应及时补充铁剂。

常见的铁剂如下:口服铁剂有硫酸亚铁(ferrous sulfate)、柠檬酸铁铵(ferric ammonium citrate)、富马酸亚铁(ferrous fumarate)、注射铁剂有山梨醇铁(iron sorbitex)和右旋糖酐铁(iron dextran)。

【药理作用】　铁是红细胞成熟阶段合成血红素必需物质。吸收到骨髓的铁,吸附在有核红细胞膜上并进入细胞内的线粒体,与原卟啉结合后所形成的血红素再与珠蛋白结合,即形成血红蛋白。

【体内过程】　食物中的铁以 Fe^{2+} 形式吸收,而 Fe^{3+} 则很难吸收,只有经胃酸、维生素 C 或食物中还原物质(如果糖、半胱氨酸等)作用下,转为还原型 Fe^{2+},才能在十二指肠和空肠上段吸收。吸收入肠黏膜细胞中的 Fe^{2+},部分转为 Fe^{3+},与去铁蛋白结合为铁蛋白(ferritin)后进行贮存;另一部分则进入血浆,立刻被氧化为 Fe^{3+},并与转铁蛋白(transferrin, Tf)的 $β_1$ 球蛋白的两个铁结合位点进行结合形成复合物。该复合物与胞质膜上的转铁蛋白受体结合,通过胞饮作用进入细胞。铁分离后,转铁蛋白被释放出细胞外循环使用。铁主要通过肠道、皮肤等含铁细胞脱落而排出体外。

【临床应用】　治疗缺铁性贫血,如慢性失血性贫血(月经过多、痔疮出血和子宫肌瘤等)、营养不良、妊娠、儿童生长发育期引起的缺铁性贫血,疗效甚佳。铁剂治疗 4 ~ 5 天血液中网织红细胞数即可上升,7 ~ 12 天达高峰,4 ~ 10 周血红蛋白恢复正常。为使体内铁贮存恢复正常,待血红蛋白正常后需减半继续服药 2 ~ 3 个月。

【不良反应】　口服铁剂最常见的不良反应是胃肠道刺激症状,如恶心、呕吐、上腹痛、腹泻等,Fe^{3+} 比 Fe^{2+} 多见。此外,铁与肠腔中硫化氢结合,减少后者对肠壁刺激可引起便秘、黑便。注射用铁剂可有局部刺激症状,产生皮肤潮红、头昏、荨麻疹、发热和关节痛等过敏反应,严重者可发生心悸、胸闷和血压下降。小儿误服 1g 以上铁剂可引起急性中毒,表现为头痛、头晕、恶心、呕吐、腹泻、惊厥,甚至死亡。急救措施为用 1% ~ 2% 碳酸氢钠洗胃,并以特殊解毒剂去铁胺(deferoxamine)灌胃,以结合残存的铁。

Notes

叶 酸 类

叶酸(folic acid),又称蝶酰谷氨酸,是由蝶啶、对氨苯甲酸、谷氨酸三部分组成,在动、植物食品中广泛分布。动物细胞自身不能合成叶酸,因此,人体所需叶酸只能直接从食物中摄取。

【药理作用】 叶酸进入体内后,在二氢叶酸还原酶的作用下,转化为四氢叶酸,作为一碳单位移位酶的辅酶,参与机体多种物质的合成,如嘌呤、胸嘧啶核苷酸等。一旦叶酸缺乏,DNA 合成受阻,骨髓幼红细胞内 DNA 合成减少,细胞分裂速度减慢。

【体内过程】 口服叶酸经肠黏膜主动吸收后,少部分经还原及甲基化转化为甲基四氢叶酸,大部分以原形经血液循环进入肝脏等组织,与细胞膜受体结合后进入细胞内,其中有80%以 N_5-甲基四氢叶酸形式贮存于肝内。叶酸及其代谢产物主要经肾排泄,少部分由胆汁经粪便排泄,部分经重吸收形成肝肠循环。

【临床应用】

1. 各种巨幼红细胞性贫血、妊娠期、婴儿期因对叶酸的需要量增加所致的营养性巨幼红细胞性贫血,以叶酸治疗为主,辅以维生素 B_{12}。

2. 巨幼红细胞性贫血 用于二氢叶酸还原酶抑制剂,如甲氨蝶呤、乙氨嘧啶、甲氧苄啶等所致的巨幼红细胞性贫血。因四氢叶酸生成障碍,必须用甲酰四氢叶酸钙治疗。

3. 单用叶酸或与维生素 B_{12} 联合使用治疗高同型半胱氨酸血症。

4. 对缺乏维生素 B_{12} 所致的恶性贫血,大剂量叶酸仅能纠正血象,但不能改善神经损害症状。故治疗时以维生素 B_{12} 为主,叶酸为辅。

维生素 B_{12}

维生素 B_{12}(Vitamin B_{12},钴胺素)是一类含钴的水溶性 B 族维生素。由于钴原子所带基团不同,维生素 B_{12} 以多种形式存在,如氰钴胺素、羟钴胺素、甲钴胺素和5′-脱氧腺苷胺素,后两者是 B_{12} 的活化型,也是血液中存在的主要形式。药用的维生素 B_{12} 为性质稳定的氰钴胺素和羟钴胺素。

【药理作用】 维生素 B_{12} 是细胞分裂和维持神经组织髓鞘完整所必需的。体内维生素 B_{12} 主要参与下列两种代谢过程:

1. 同型半胱氨酸甲基化生成蛋氨酸反应,催化这一反应的蛋氨酸合成酶(或称甲基转移酶)的辅基为维生素 B_{12},它参与甲基的转移。B_{12} 缺乏时,N_5-甲基四氢叶酸上的甲基不能转移,导致蛋氨酸生成受阻,一方面影响四氢叶酸的再循环,使得叶酸代谢循环受阻,导致叶酸缺乏症。另一方面导致同型半胱氨酸堆积,产生高同型半胱氨酸血症。

2. 5′-脱氧腺苷钴胺素是甲基丙二酰 CoA 变位酶的辅酶,能催化甲基丙二酰 CoA 转变为琥珀酰 CoA,后者可进入三羧酸循环。当 B_{12} 缺乏时,甲基丙二酰 CoA 大量堆积,后者结构与脂肪酸合成的中间产物丙二酰 CoA 相似,结果合成了异常脂肪酸,并进入中枢神经系统,引起神经损害症状。

【体内过程】 口服维生素 B_{12} 必须与胃黏膜分泌的糖蛋白即"内因子"结合,进入空肠吸收,在通过小肠黏膜时,B_{12} 与蛋白解离,再与转钴胺素Ⅱ(transcobalamin Ⅱ,TC Ⅱ)结合存于血液中,转运至肝脏后,90%的 B_{12} 与转钴胺素Ⅰ(TC Ⅰ)结合,贮存于肝内,其余则主要经胆汁从肠道排出,可形成肠肝循环。注射时则大部分经肾排出。

【临床应用】 主要用于恶性贫血和巨幼红细胞性贫血。也可作为神经系统疾病(如神经炎、神经萎缩等)及肝脏疾病等辅助治疗,或与叶酸联合使用治疗高同型半胱氨酸血症。

促红细胞生成素

红细胞生成素(erythropoietin,EPO)是由肾脏近曲小管管周间质细胞生成的糖蛋白,分子量

Notes

为34kD。现临床应用的为基因重组的产物。EPO主要有以下作用：①促使骨髓内红系祖细胞加速分化为原红细胞；②加速红细胞分裂增殖和血红蛋白的合成；③促进骨髓内网织红细胞和成熟红细胞释放入血；④通过位于肾脏感受器对血液中氧含量的变化起调节作用，即在失血、贫血、肺心病所致缺氧情况下，促进体内产生EPO，从而加速红细胞的生成。

临床主要用于肾衰竭需施行血液透析的贫血患者。也用于慢性肾功能不全、恶性肿瘤化疗和艾滋病药物治疗引起的贫血。不良反应有高血压、头痛、癫痫发作，由于慢性肾功能不全患者血细胞比容增加过快所致，某些患者可有血栓形成。

第六节　促白细胞增生药

非 格 司 亭

非格司亭（filgrastim），又称重组人粒细胞集落刺激因子，是粒细胞集落刺激因子（G-CSF）基因重组产物。G-CSF是由血管内皮细胞、单核细胞、成纤维细胞合成的糖蛋白。主要通过受体机制促进中性粒细胞成熟；促进骨髓释放成熟粒细胞；增强中性粒细胞趋化及吞噬功能。用于：①肿瘤放、化疗引起的中性粒细胞缺乏症；②自体骨髓移植时，促进中性粒细胞数增加；③伴有骨髓发育不良综合征、再生障碍性贫血引起的粒细胞缺乏症。但大剂量长期使用，可产生轻、中度骨痛。皮下注射可有局部反应。

莫拉司亭和沙格司亭

人体粒细胞/巨噬细胞集落刺激因子（GM-CSF）由T-淋巴细胞、单核细胞、成纤维细胞和内皮细胞合成。有以下作用：①刺激造血前体细胞增殖、分化；②刺激中性粒细胞、单核细胞和T淋巴细胞的生长，诱导形成粒细胞、巨噬细胞集落形成单位及粒细胞/巨噬细胞集落形成单位；③促进巨噬细胞和单核细胞对肿瘤细胞的裂解作用。

此类产品有莫拉司亭（molgramostim）和沙格司亭（sargramostim），系用基因重组技术获得，与天然GM-CSF相同。用于防治骨髓抑制疗法引起的白细胞减少症；骨髓衰竭患者白细胞低下；预防白细胞减少引发感染并发症。常见不良反应有发热、皮疹、骨痛等。首次静滴时可出现潮红、低血压、呕吐和呼吸急促等症状。

第七节　血容量扩充药

本类药物主要用于大量失血或血浆减少导致的血容量降低、休克等紧急情况，以扩充血容量，维持重要器官的灌注。其特点是：具有一定的胶体渗透压、体内消除慢、不具有抗原性等。

右 旋 糖 酐

右旋糖酐（dextran）为高分子葡萄糖聚合物。由于聚合分子数目的不同，分为不同分子量的产品。临床常用的制剂有右旋糖酐70（中分子量，平均为70kD）、右旋糖酐40（低分子量，平均为40kD）、右旋糖酐10（小分子量，平均为10kD）等。

【药理作用】

1. 扩充血容量作用　右旋糖酐静注后可提高血浆胶体渗透压，扩充血容量，其作用强度与持续时间依中、低、小分子右旋糖酐而逐渐降低。

2. 抗血栓和改善微循环作用　右旋糖酐通过稀释血液，以及覆盖红细胞、血小板和胶原纤维，减少血小板的黏附和聚集，降低血液的黏稠度；抑制凝血因子Ⅱ的激活，使因子Ⅰ和Ⅷ的活

Notes

性降低,从而发挥抗血栓和改善微循环作用。小分子右旋糖酐较低分子右旋糖酐疗效好。

3. 渗透性利尿作用　小分子右旋糖酐是从肾脏排出,产生强大渗透性利尿作用,低分子右旋糖酐次之,中分子右旋糖酐则无利尿作用。

临床上主要用于低血容量性休克,中分子量与低、小分子量右旋糖酐相比,前者对血浆扩容作用影响小,持续时间较长。对于 DIC 及预防手术后血栓栓塞性疾病,小分子右旋糖酐最为合适,低分子右旋糖酐次之,中分子右旋糖酐疗效差或无效。

少数患者使用右旋糖酐后可出现过敏反应,极少数发生过敏性休克。输注药量过大可因凝血因子被稀释和血小板功能受干扰而引起出血倾向。心功能不全、肾脏疾患伴有少尿、血小板减少者禁用。

■ 推荐阅读文献

1. Halvorsen S, Andreotti F, Ten Berg JM, et al. Aspirin Therapy in Primary Cardiovascular Disease Prevention: A Position Paper of the European Society of Cardiology Working Group on Thrombosis. *J Am Coll Cardiol*. 2014;64 (3):319-327

2. Akl EA, Kahale L, Sperati F, et al. Low molecular weight heparin versus unfractionated heparin for perioperative thromboprophylaxis in patients with cancer. *Cochrane Database Syst Rev*. 2014;6:CD009447

3. van der Stoep M, Korporaal SJ, Van Eck M. High-density lipoprotein as a modulator of platelet and coagulation responses. *Cardiovasc Res*. 2014;103(3):362-371

（艾　静）

Notes

第二十五章　利尿药与脱水药

利尿药(diuretics)是一类作用于肾脏,增加 Na^+、Cl^- 等离子及水分的排出,产生利尿作用的药物。临床主要用于治疗心、肾、肝脏疾病所引起的水肿,亦用于高血压、肾结石和高钙血症等非水肿性疾病的治疗。脱水药是一类通过增加血浆和尿液的渗透压,促进水和部分离子排出,产生渗透性利尿作用的药物,临床上主要用于各种水肿的对症治疗。

第一节　肾脏排泄功能与利尿药作用的生理学基础

肾脏排泄功能是维持机体新陈代谢稳定的重要机制。经肾脏排泄的物质包括无机离子(电解质)、有机离子(有机酸和有机碱)和水等。因此,肾脏排泄功能在保持机体水、电解质、酸碱平衡及排出机体代谢产物(包括药物、毒物及其代谢产物)的过程中起着非常重要的作用。了解这些功能特点,有助于理解利尿药作用及药物与肾脏功能之间的关系。

一、肾脏的排泄功能

(一)无机离子的排泄

体内各种细胞与细胞外环境经常进行物质交换,其中溶质(大部分为无机离子)在细胞内外有浓度差,可通过不同机制进行跨膜移动,这是细胞电生理、肾脏排泄和液体分泌等生理活动的基础。溶质通过细胞膜的基本方式可归纳成 7 种(图 25-1):

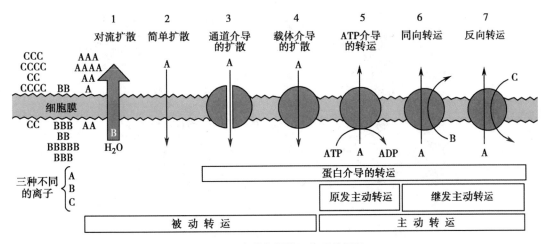

图 25-1　跨膜离子转运体系的概况

体内各种细胞通过 7 种基本方式进行细胞内外离子交换。1:对流扩散;2:简单扩散;3:通道介导的扩散;4:载体介导的扩散;5:ATP 介导的转运;6:同向转运;7:反向转运

1. 对流扩散　溶于水中的离子借助于水流自由进出细胞。

2. 简单扩散　脂溶性物质依靠其在脂质双层膜两侧形成的梯度,通过被动扩散转运。

3. 离子通道介导的扩散　离子通过蛋白构成的孔道(通道)顺电化学梯度进出细胞,通道开闭受电压、化学物质和机械力等门控。在肾脏排泄中,K^+、Na^+、Cl^- 等通道起重要作用。其中,末段远曲小管及集合管细胞管腔膜上的 Na^+ 通道,可被利尿药氨苯蝶啶和阿米洛利阻断。

4. 载体介导的扩散(carrier-mediated transport)   离子在载体蛋白的帮助下,顺膜内外电化学梯度进行转运,又称易化扩散(facilitated diffusion)。载体蛋白本质就是各种特异的转运体(transporter)。

5. ATP 介导的主动转运(ATP-mediated transport)   以 ATP 水解提供能量,离子逆膜内外电化学梯度进行转运,是一种原发性主动转运(primary active transport),造成相关离子在膜内外不均衡分布,这种离子浓度梯度形成的势能是其他离子转运的动力来源。在肾脏排泄中,肾小管基膜的 Na^+-K^+-ATP 酶(Na^+泵)为最主要的原发性主动转运形式,可为继发性主动转运(secondary active transport,即同向或反向转运)提供驱动力。此外,还有 Ca^{2+}-ATP 酶和H^+-ATP酶,与转运特殊离子有关。

6. 同向转运(symport,cotransport)   在主动转运一种离子的同时,带动另一种离子作同方向转运。在肾脏尿液排泄中,有两个主要的同向转运体(symporter,cotransporter):Na^+-K^+-2Cl^-同向转运体(袢利尿药的作用靶点)与 Na^+-Cl^-同向转运体(噻嗪类利尿药的作用靶点)。

7. 反向转运(antiport,countertransport)   在主动转运一种离子的同时,带动另一种离子作反方向转运。肾脏排泄无机离子就是通过这些方式而完成的。带相同电荷的离子,可通过反向转运体(antiporter,countertransporter),作相反方向的转运,如 Na^+-H^+、Ca^{2+}-Na^+ 交换体。近曲小管的碳酸酐酶(carbonic anhydrase)可催化 CO_2 和水结合成 H_2CO_3,并解离成 H^+ 和 HCO_3^-,以 H^+-Na^+ 交换方式重吸收 Na^+。

(二)有机离子的排泄

肾脏排泄有机化合物(包括机体代谢产物、药物及其代谢产物)的方式之一,是通过近曲小管细胞的分泌。这种分泌方式,首先由 Na^+-K^+-ATP 酶提供转运驱动力(原发性主动转运);然后由反向或同向转运体作用,分两次(继发性和三次主动转运)分别转运 H^+ 或内源性有机酸(α-酮戊二酸或其他二羧酸);最后,有机酸通过转运体(载体)进行易化扩散(有机碱先通过转运体进入细胞,最后通过反向转运排出细胞),最终将有机化合物排到肾小管管腔内(图 25-2)。

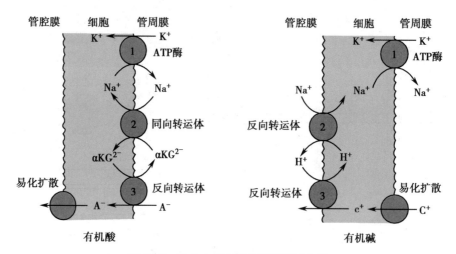

图 25-2   近曲小管有机酸和有机碱分泌
1:原发性主动转运;2:继发性主动转运;3:三次主动转运;A:有机酸;C:有机碱;
αKG^{2-}:α-酮戊二酸或其他二羧酸

介导肾脏有机化合物分泌的转运体,分为介导有机酸分泌的阴离子转运系统(anionic transport system)和介导有机碱分泌的阳离子转运系统(cationic transport system)两类。多种有机酸(或有机碱)可通过同一类转运系统分泌,相互间可产生竞争作用。

通过阴离子转运系统分泌的,包括机体代谢产物,如尿酸等,还有弱酸性药物中的头孢菌素

Notes

类(大部分)、祥利尿药、甲氨蝶呤、非甾体抗炎药、青霉素类(大部分)、丙磺舒、磺胺类(大部分)、噻嗪类利尿药等。通过阳离子转运系统分泌的,包括机体代谢产物,如胆碱等,还有弱碱性药物中的阿米洛利(利尿药)、麻黄碱和伪麻黄碱、H_2受体阻断药(西咪替丁、法莫替丁、雷尼替丁等)、吗啡、奎宁等。

(三) 水的排泄

水的跨膜转运或排泄,一直认为是一种简单的过程。但是,近年来发现细胞膜上一类特殊通道蛋白介导水的跨膜转运,称为水通道(water channel)或水孔蛋白(aquaporins,AQPs)。目前发现的水通道有 13 个亚型(AQP0 ~ AQP12)。

水通道在体内水平衡的调节中起着至关重要的作用,参与肾脏水排泄的有 AQP1、2、3、4、6、7、8、11。其中,AQP1、7 分布在近曲小管及髓祥降支;AQP2、3、4 分布在集合管,分别介导这些部位的水吸收;髓祥升支及远曲小管没有 AQPs 分布,该部位对水不通透。AQPs 对水有通透作用,转运方向需依据渗透压的高低。在肾髓质有高渗区,因此,水可从髓祥降支转移到肾髓质,也可从集合管吸收到肾髓质。AQPs 不同的分布可决定水的流向,例如,集合管细胞管腔侧的 AQP2 可通透管腔内的水分子;管周侧的 AQP3 和 APQ4 可通透管周组织(如毛细血管、肾间质等)的水分子(图 25-3)。因此,在 AQP2 与 AQP3、4 的协同作用下,水分子可定向从集合管吸收到肾髓质血管或间质组织。

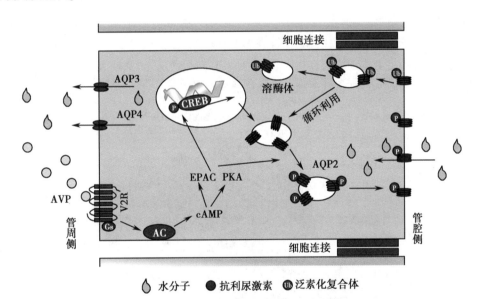

图 25-3　抗利尿激素调节集合管水通道分子(AQP2)细胞内分布

AVP:抗利尿激素;V2R:精氨酸血管升压素 V2 受体;Gs:激活型 G 蛋白 α 亚单位;AC:腺苷酸环化酶;PKA:蛋白激酶 A;EPAC:cAMP 激活的交换因子;CREB:环磷腺苷反应元件结合蛋白

AQPs 受体受内外生理及病理因素调节,其表达及细胞内分布的改变可直接影响到水的吸收和排泄。例如,抗利尿激素(精氨酸血管升压素)可激活集合管细胞 V2 受体,通过 G 蛋白 α 亚单位激活腺苷酸环化酶,产生 cAMP,进而激活蛋白激酶 A(PKA),PKA 在 Ser256 位点磷酸化 AQP2,促进 AQP2 通过胞吐方式插入细胞膜,使得水分子通过细胞而吸收。细胞膜上的 AQP2 还可通过胞饮方式进入细胞内,供再次循环利用(图 25-3)。在多种生理或病理因素作用下,AQP2 表达量及其细胞定位发生变化,导致水平衡状态改变。减少或减弱 AQP2 而导致多尿的因素有:遗传性肾源性尿崩症(与 AQP2 或 V2 受体变异有关)、锂盐、低蛋白饮食、水超载(过量饮水)、慢性肾衰竭、肾病综合征、肾缺血、顺铂、钙通道阻滞药等;增加或增强 AQP2 而导致水潴留的因素有:血管升压素、充血性心力衰竭、肝硬化、妊娠等。

Notes

去甲金霉素是四环素类抗生素,其部分作用是通过抑制 AQP2 的表达而减少尿量,目前用于治疗持续性少尿的抗利尿激素分泌异常综合征。研究调控 AQPs 表达和分布的药物,有助于研制新型的水平衡调节药。

(四) 肾单位各部位的尿液排泄功能

尿液生成过程包括肾小球滤过、肾小管和集合管的重吸收、肾小管和集合管的分泌三个环节。

1. **肾小球滤过**　正常成人每天由肾小球滤过产生的原尿达 180L,含钠约 600g。但 24 小时排出的尿量只有 1~2L,含钠 3~5g。说明原尿中 99% 的水和钠在肾小管和集合管中被重吸收。因此,单纯增加肾小球滤过率的药物(如氨茶碱、多巴胺等),只能产生很弱的利尿作用。仅对肾小球滤过功能严重降低的患者,方考虑通过增加滤过率来利尿。

2. **肾小管的重吸收和分泌**　原尿在经由近曲小管、髓袢、远曲小管及集合管的过程中,99% 的水、钠被重吸收。如抑制肾小管、集合管上皮细胞对 Na^+、水的重吸收功能,排出的 Na^+ 和尿量就会明显增加。各段肾小管和集合管对水和电解质的重吸收效能各异,所以其利尿作用有明显差异(图 25-4、图 25-5)。

(1) **近曲小管**:是 Na^+ 重吸收的主要部位,原尿中的 65%~70% 的 Na^+ 在近曲小管被重吸收。除了以弥散方式通过 Na^+ 通道外,Na^+ 还受碳酸酐酶(carbonic anhydrase,CA)的调节。碳酸酐酶在近曲小管上皮细胞中催化 CO_2 和 H_2O 结合成 H_2CO_3,并解离成 H^+ 和 HCO_3^-,H^+ 和原尿中的 Na^+ 在载体蛋白的参与下,以 H^+-Na^+ 交换方式重吸收 Na^+。该处对 Cl^-、Ca^{2+}、K^+ 和 Mg^{2+} 都有重吸收。并且,近曲小管上皮细胞上存在水通道,对水有高度通透性,从而在大量重吸收 Na^+ 的同时,大量被动地重吸收水以维持近曲小管液体渗透压的稳定。

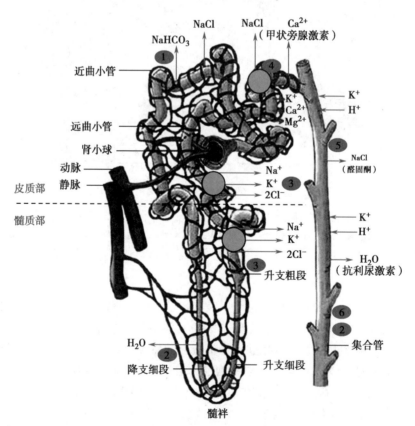

图 25-4　肾小管转运系统及利尿药和脱水药作用部位
①碳酸酐酶抑制剂;②渗透性利尿药(脱水药);③袢利尿药;④噻嗪类利尿药;⑤醛固酮拮抗药;⑥抗利尿激素拮抗药

Notes

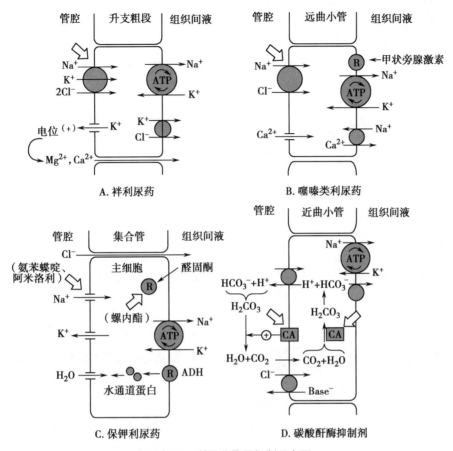

图 25-5 利尿药作用机制示意图

（2）髓袢升支粗段：原尿中约 25% 的 Na^+ 在肾小管髓袢升支粗段被重吸收，其特点有：①上皮细胞管腔膜 Na^+-K^+-$2Cl^-$ 同向转运体是 Na^+ 重吸收的主要因素，在转运一个 Na^+ 的同时，转运一个 K^+ 和两个 Cl^-；②上皮细胞管周膜 Na^+-K^+-ATP 酶是 Na^+-K^+-$2Cl^-$ 同向转运的驱动力，该酶首先把肾小管上皮细胞中的 Na^+ 泵出至肾小管外侧间隙，降低细胞内 Na^+ 浓度，使上皮细胞与肾小管管腔液间形成 Na^+ 的浓度差，启动 Na^+-K^+-$2Cl^-$ 同向转运体将 Na^+ 转运进入上皮细胞；③进入细胞的 Na^+ 再被管周膜的 Na^+ 泵泵出，进入细胞的 K^+ 则通过管腔膜上 K^+ 通道再循环，回到管腔内原尿中；在上皮细胞中的 Cl^- 浓度增高时，Cl^- 经管周膜 Cl^- 通道进入周围间隙；因此，最终效应是吸收 NaCl；④管周膜上还有 Ca^{2+}-ATP 酶和 H^+-ATP 酶，与转运 Ca^{2+} 和 H^+ 有关；⑤缺乏水通道，对水的通透性非常低，水几乎不被重吸收。

由于管腔尿液中的 Na^+、Cl^- 被重吸收到间质，水未被重吸收，造成管腔内尿液稀释成低渗状态（即肾脏的稀释功能）；肾髓质液则因 Na^+、Cl^- 等物质的重吸收而呈高渗状态，成为集合管浓缩尿液的基础。

（3）远曲小管：约 10% 的 Na^+ 在远曲小管被重吸收。按功能差异，远曲小管分为始段远曲小管（early distal tubule）和末段远曲小管（late distal tubule），后者包含了连结小管和始段集合管，其部分功能与集合管相同。远曲小管对于 Na^+ 的重吸收主要通过始段远曲小管 Na^+-Cl^- 共同转运体，将小管液中的 Na^+ 主动重吸收。远曲小管对水亦不通透，NaCl 的重吸收进一步稀释了尿液。此外，Ca^{2+} 经 Ca^{2+} 通道和 Ca^{2+}-Na^+ 交换方式而被重吸收，甲状旁腺激素（parathyroid hormone，PTH）可调节 Ca^{2+} 的重吸收。末段远曲小管也有 Na^+ 通道，Na^+ 也可由此通道从小管液中进入到细胞内。

（4）集合管：集合管重吸收大约 2% ~ 5% 的 Na^+，重吸收机制与其他部位不同。主细胞通

Notes

过 Na^+、K^+ 通道吸收 Na^+ 和排出 K^+,进入细胞的 Na^+ 通过管周膜 Na^+-K^+-ATP 酶转运到间质而被吸收到血液。由于 Na^+ 进入细胞的驱动力超过分泌 K^+,因而 Na^+ 的重吸收超过 K^+ 分泌,形成管腔负电荷,促进 Cl^- 吸收。

醛固酮(aldosterone)在集合管的重吸收中起重要作用。醛固酮通过激活集合管主细胞内的受体,促进基因转录,增加 Na^+ 通道、K^+ 通道及 Na^+-K^+-ATP 酶活性,进而促进 Na^+ 的重吸收和 K^+ 的分泌。

集合管有水通道蛋白分布(AQP2、3、4),是重吸收水的主要部位,受抗利尿激素(也称升压素,vassopressin)的调节。当集合管腔内低渗尿液流经高渗性的髓质区域时,稀释的尿液与高渗区之间的渗透压差驱使水分子通过水通道从管腔流向间质。在抗利尿激素作用下,AQP2 转位到细胞的管腔膜,与管周膜上的 AQP3 和 AQP4 协同,完成水的重吸收。在此过程中,尿液被浓缩,称为肾脏的浓缩功能。

二、利尿药作用部位及分类

利尿药的分类尚未统一,可以根据作用部位、化学结构或作用机制分类。按其利尿作用的部位和效能可分为以下五类(表25-1):

表25-1　各类利尿药(包括脱水药)的特点比较

类别(主要作用部位)	代表药物	作用机制	利尿应用	非利尿应用
袢利尿药(髓袢升支粗段)	呋塞米	抑制 Na^+-K^+-$2Cl^-$ 同向转运	各种严重水肿,急性肾衰竭	高钙血症,加速毒物排出
噻嗪类利尿药(远曲小管)	氢氯噻嗪	抑制 Na^+-Cl^- 同向转运	各种水肿	高血压,高尿钙症,尿崩症
保钾利尿药(末段远曲小管、集合管)	螺内酯氨苯蝶啶	拮抗醛固酮作用抑制上皮细胞 Na^+ 通道	水肿(尤其对伴有醛固酮增高者,如肝硬化患者)	失钾和(或)失镁
碳酸酐酶抑制药(近曲小管)	乙酰唑胺	抑制碳酸酐酶	利尿药耐受的患者,与袢利尿药合用	青光眼,高山病,代谢性碱中毒
渗透性利尿药(髓袢及其他部位)	甘露醇	增加尿液渗透压	急性肾衰竭	脑水肿,青光眼

1. **袢利尿药**(loop diuretics)　又称为高效能利尿药(high efficacy diuretics)或 Na^+-K^+-$2Cl^-$ 同向转运体抑制药(inhibitors of Na^+-K^+-$2Cl^-$ cotransporter, inhibitors of Na^+-K^+-$2Cl^-$ symporter)。主要作用于髓袢升支粗段(图25-5A),既可影响尿液稀释过程,也能影响尿液浓缩过程,利尿作用强大。本类的代表药有呋塞米。

2. **噻嗪类利尿药**(thiazide diuretics)　又称为中效能利尿药(moderate efficacy diuretics)或 Na^+-Cl^- 同向转运体抑制药(inhibitors of Na^+-Cl^- cotransporter, inhibitors of Na^+-Cl^- symporter)。主要作用于远曲小管(图25-5B),影响尿液稀释过程,利尿作用中等。本类的代表药有氢氯噻嗪。

3. **保钾利尿药**(potassium-retaining diuretics)　又称为低效能利尿药(low efficacy diuretics)。主要作用于末段远曲小管和集合管(图25-5C)。通过拮抗醛固酮的作用或抑制上皮细胞 Na^+ 通道来发挥效应,影响药物的浓缩功能,利尿作用弱,有减少 K^+ 排出的作用。代表药物有螺内酯和氨苯蝶啶、阿米洛利。

4. **碳酸酐酶抑制药**(carbonic anhydrase inhibitors)　主要作用于近曲小管,抑制碳酸酐酶活性,进而减少 H^+-Na^+ 交换及 HCO_3^- 的重吸收(图25-5D),利尿作用弱。本类的代表药为乙酰

Notes

唑胺。

5. **渗透性利尿药**(osmotic diuretics)　常称为脱水药(dehydrant agents)。主要作用于髓袢及肾小管其他部位。增高血浆及原尿渗透压,稀释血液,增加肾小球滤过,减少肾小管水分重吸收。本类的代表药为甘露醇。

第二节　常用利尿药

一、袢利尿药

本类药物利尿作用快速而强大,即使肾小球滤过率低于10ml/min、其他利尿药难以奏效的情况下,仍能产生利尿作用。同时,本类药物不易导致酸中毒,是目前最有效的利尿药。常用药物有呋塞米、布美他尼、托拉塞米、依他尼酸、阿佐塞米及吡咯他尼等。

呋　塞　米

呋塞米(速尿,呋喃苯胺酸,furosemide)属于氨磺酰类化合物,是邻氨基苯甲酸衍生物(anthranilic acid derivative)。

【药理作用与机制】

1. **利尿作用**　呋塞米可与髓袢升支粗段 Na^+-K^+-$2Cl^-$ 同向转运体的 Cl^- 结合位点可逆性结合,抑制其转运能力,减少 NaCl 重吸收,降低肾脏的稀释功能;同时,降低髓质间隙渗透压,使集合管水分不能充分再吸收,从而减弱肾脏的浓缩功能。这两种作用,使得其利尿作用强大、迅速而短暂。

同时,由于呋塞米导致 K^+ 的重吸收减少,降低了 K^+ 的再循环,减少了 Ca^{2+}、Mg^{2+} 重吸收的驱动力,使得他们的重吸收减少,排泄增加。大剂量的呋塞米还可以抑制近曲小管的碳酸酐酶活性,使 HCO_3^- 排泄也增加。长期应用呋塞米可引起低血钾、低血镁及低氯性碱中毒,虽然 Ca^{2+} 的重吸收也减少,但当尿液流经远曲小管时,Ca^{2+} 仍可被重吸收,所以较少发生低血钙。

2. **扩张血管**　呋塞米可扩张肾血管,降低肾血管阻力,增加肾血流量;改变肾血流的分布,增加肾皮质血流量;扩张小静脉,减轻心脏负荷,降低左室充盈压,减轻肺水肿。其作用机制为抑制前列腺素分解酶的活性,使前列腺素 E_2 含量增高。扩血管作用发生在尿量增加之前,与利尿作用无明显关系,吲哚美辛可减弱这种扩血管作用,可能与增加前列腺素合成有关。

【体内过程】　本药口服易吸收,生物利用度为50%～70%,血浆蛋白结合率为95%～99%,分布容积为100ml/kg,主要分布于细胞外液。用药后起效快,口服给药30分钟起效,静脉给药5分钟起效,作用分别维持6～8小时和2～3小时。药物大部分以原形经近曲小管阴离子转运系统分泌,并随尿排出。正常人的血浆消除 $t_{1/2}$ 约为1.5小时,肾功能不全时可延长到10小时。

【临床应用】

1. **急性肺水肿和脑水肿**　静脉注射呋塞米20～40mg,是治疗急性肺水肿的快捷、有效的急救措施。对伴有左心衰竭的肺水肿患者也有效。同时,由于大量排尿使血液浓缩,血浆渗透压增高,也有利于消除脑水肿。对于脑水肿合并左心衰竭患者,效果尤佳。

2. **其他严重水肿**　对治疗心、肝、肾等病变引起的各类水肿均有效。因利尿作用强大,易引起电解质紊乱,一般不作首选,多用于其他利尿药无效的顽固性水肿和严重水肿。

3. **急性肾衰竭**　急性少尿性肾衰竭静注呋塞米有较好的防治作用。呋塞米扩张肾血管,增加肾血流量和肾小球滤过率,促进排钠利尿,维持一定尿量;其利尿作用强而快,可使阻塞的肾小管得到冲洗,减少肾小管萎缩坏死和细胞水肿。但禁用于无尿的肾衰竭患者。

Notes

4. **高钙血症**　呋塞米一定程度抑制 Ca^{2+} 再吸收,可降低血钙。高钙血症危象时,可静脉注射呋塞米 40~80mg。

5. **加速某些毒物的排泄**　应用呋塞米的同时配合输液,使 24 小时尿量达 5L 以上,可加速毒物排出,这一作用仅对以原形从肾排出的药物或毒物中毒有效,如长效巴比妥类、水杨酸类、碘化物等。

【不良反应与注意事项】

1. **水与电解质平衡失调**　常在过度利尿时产生,表现为低血容量、低血钾、低血钠、低血镁、低氯性碱中毒等。其中以低血钾最为常见,一般在用药后 1~4 周出现,其症状为恶心、呕吐、腹胀、无力及心律失常等。低血钾可增加强心苷的心脏毒性以及在肝硬化患者诱发肝性脑病。应严密监测血钾浓度,如血钾浓度低于 3.0mmol/L,应及时补充钾盐。合用保钾利尿药有一定的预防作用。当低血钾、低血镁同时存在时,应纠正低血镁。因为 Mg^{2+} 有稳定细胞内 K^+ 的作用,单纯补钾不易纠正低血钾。心功能不全、肝硬化、肾病综合征或老年人,用药期间可能发生低血钾反应,此反应与低钠饮食和大量饮水有关。发生低血钠时,应停药,适当补充钠、钾离子。

2. **耳毒性**　静脉注射大剂量呋塞米可引起眩晕、耳鸣、听力下降,或出现暂时性耳聋等毒性。这可能与内耳淋巴液电解质成分的改变而导致的耳蜗基底膜毛细胞损伤有关,呈剂量依赖性。应避免与其他有耳毒性的药物(氨基糖苷类抗生素)合用。

3. **高尿酸血症**　长期用药后可出现高尿酸血症,但痛风少见。其机制是呋塞米和尿酸均通过近曲小管的阴离子转运系统分泌排泄,两者有竞争性抑制作用,同时由于利尿后血容量降低、细胞外液溶剂减少,导致尿酸经近曲小管的重吸收增加。

4. **其他**　可见恶心、呕吐、上腹部不适等症状,大剂量可引起胃肠道出血。少数患者可出现白细胞、血小板减少,血糖升高,低密度脂蛋白和甘油三酯升高,高密度脂蛋白降低。亦可发生过敏反应,但少见。

【药物相互作用】　不能与氨基糖苷类抗生素合用,以免加重耳毒性反应。本药注射液的碱性较强,应以生理盐水稀释后缓慢静脉注射。不宜与肾上腺糖皮质激素、盐皮质激素及雌激素配伍。丙磺舒可减弱呋塞米的利尿作用,吲哚美辛可抑制本药的排钠作用。

其他袢利尿药

布美他尼(bumetanide)是间氨苯磺氨基衍生物,其利尿作用、作用机制以及临床用途与呋塞米相同。布美他尼作用具有高效、速效、短效和低毒的特点,利尿作用强度为呋塞米的 40~60 倍。口服后生物利用度为 80%~95%,95% 与血浆蛋白结合,表观分布容积 12~35L。不良反应与呋塞米相似但较轻,耳毒性亦低。大剂量时可出现肌疼痛和疼挛。

托拉塞米(torasemide)的化学结构、作用机制与呋塞米相似,利尿作用较强而持久,尿钾、钙离子的排出作用较呋塞米弱。

依他尼酸(利尿酸,etacrynic acid)的化学结构不同于呋塞米,但利尿作用和机制相似。利尿作用弱于呋塞米,不良反应较严重,如胃肠道反应较严重,耳毒性的发生率高于其他袢利尿药,目前临床上较少使用。

阿佐塞米(azosemide)和吡咯他尼(piretanide)利尿作用的部位、作用机制、临床应用和不良反应等均与呋塞米相似。

二、噻嗪类利尿药

本类药物是临床上广泛应用的口服中效能利尿药和降压药。它们的基本结构相同,在肾小管的作用部位及作用机制相同,利尿效能基本一致,仅起效快慢、维持时间及所需的剂量各不相同。

Notes

根据作用维持时间不同,噻嗪类药物又分为:①短效类:有氢氯噻嗪(hydrochlorothiazide)和氯噻嗪(chlorothiazide),作用时间短于 12 小时;②中效类:有苄噻嗪(benzthiazide)、氢氟噻嗪(hydroflumethiazide)、环噻嗪(cyclothiazide)、三氯噻嗪(trichlormethiazide)等,作用时间介于12~24 小时;③长效类:有苄氟噻嗪(bendrofluazide)、甲氯噻嗪(methyclothiazide)、环戊噻嗪(cyclopenthiazide)、泊利噻嗪(polythiazide)等,作用时间长于 24 小时。氢氯噻嗪(双氢克尿噻,hydrochlorothiazide)是此类药中最常用的药物。

还有一类利尿作用与噻嗪类相似的非噻嗪类药物,其药理作用与临床应用均与噻嗪类相同。包括氯噻酮(chlortalidone)、吲达帕胺(indapamide)、美托拉宗(metolazone)、喹乙宗(quinethazone)、希帕胺(xipamide)等。研究认为氯噻酮较氢氯噻嗪能延长高血压患者的寿命,以及减少高血压患者的心血管事件发生(低 20%);并且氯噻酮在减少脑卒中的发生较 ACEI 和 β 受体阻断剂都要好。

【药理作用及临床应用】

1. 利尿作用　噻嗪类药物抑制始段远曲小管 Na^+-Cl^- 同向转运体,使 NaCl 重吸收减少,可降低肾脏的稀释功能,但对浓缩功能没有影响。本类药对碳酸酐酶有轻度抑制作用,使 HCO_3^- 排出略有增加;也可增加 K^+ 的分泌。因此,服用此类药后,尿中 Na^+、Cl^-、K^+、Mg^{2+}、HCO_3^- 排出均有增加,久用可致低血钾、低血镁。

本类药可促进远曲小管 PTH 调节的 Ca^{2+} 再吸收,减少尿液中 Ca^{2+} 浓度,减少钙在肾小管腔内沉积,抑制因高尿钙所致的肾结石形成,可用于治疗高尿钙症。

噻嗪类利尿药用药后,一般在 1~2 小时内出现利尿作用,但作用维持时间不同,有短、中、长效之分。适用于轻、中度心源性水肿;对肾性水肿疗效与肾功能损害程度有关,受损较轻者效果较好;肝性水肿慎用,以避免低血钾诱发肝性脑病。

2. 降压作用　噻嗪类利尿药是常用的抗高血压药物,用药早期通过利尿作用,可降低血容量而降压;长期用药则通过扩张血管而降压(参见第二十章)。

3. 抗利尿作用　氢氯噻嗪能明显减少尿崩症患者的尿量及口渴等症状,其机制尚未阐明,临床主要用于肾性尿崩症及升压素无效的垂体性尿崩症。

【体内过程】　氢氯噻嗪口服约 70% 被吸收,其他噻嗪类药脂溶性高,口服后 80% 以上被吸收,噻嗪类药物主要以原形从肾小管分泌排出,$t_{1/2}$ 约为 2.5 小时。脂溶性高的苄氟噻嗪等进入肾小管管腔后,部分可被肾小管再吸收,故作用维持时间超过 24 小时。

【不良反应与注意事项】

1. 电解质紊乱

(1) 低血钾:较多见,长期用药者或伴有腹泻、呕吐的患者更易产生。为避免发生低血钾症,给药应从小剂量开始,视情况逐渐增加剂量,并宜间歇用药,同时让患者多食含钾丰富的食物。必要时与保钾利尿药合用。

(2) 低血镁:多与低血钾共存,机制不明。

(3) 低血钠:低钠饮食、大量饮水、心功能不全、肝硬化及肾病综合征伴有严重水肿者,在服用噻嗪类利尿药后易发生低血钠。

2. 代谢性障碍　长期应用噻嗪类可引起高血糖、高脂血症、高尿酸血症、肾功能减退患者的血尿素氮升高等。这些不良反应与用药剂量有关,为减少不良反应,宜用小剂量。糖尿病和痛风患者慎用,肾功能不全的患者禁用。

3. 变态反应　可见皮疹、血小板减少、光敏性皮炎等。此类药物与磺胺药有交叉变态反应。

注意事项:①应从最小有效剂量开始用药,以减少副作用的发生。采用间歇给药,以减少电解质紊乱的发生。长期服用时适当补充钾盐或与保钾利尿药合用,与强心苷合用时更应注意补钾,以免增加强心苷的心脏毒性;②痛风患者应慎用,以免诱发痛风;糖尿病患者应慎用,因本类

Notes

药物直接抑制胰岛 B 细胞的功能,引起血糖升高;③凡严重肝、肾功能不全,高钙血症、胰腺炎、孕妇、哺乳期妇女等应慎用。

三、保钾利尿药

本类药物作用于末段远曲小管和集合管,轻度抑制 Na^+ 的再吸收,减少 K^+ 的分泌,具有保钾排钠的利尿作用;利尿作用弱,单用效果差,常与其他利尿药合用,可增加利尿效果,减少 K^+、Mg^{2+} 的排泄。

螺 内 酯

螺内酯(spironolactone,安体舒通,antisterone)的化学结构与醛固酮相似,具有竞争性拮抗醛固酮的作用。

【药理作用与机制】   本药及其代谢产物坎利酮(canrenone)结构与醛固酮相似,在远曲小管远段和集合管与醛固酮竞争受体,阻止醛固酮-受体复合物的形成,从而干扰醛固酮的作用,抑制 Na^+ 的重吸收和减少 K^+ 的分泌,表现为排钠保钾的利尿作用。

【体内过程】   口服易吸收,因原形药无明显药理活性,需经肝代谢为有活性的坎利酮后才能发挥作用,所以起效缓慢,口服后 1 天左右起效,2 ~ 4 天出现最大利尿效应。因坎利酮的 $t_{1/2}$ 约 18 小时,所以作用时间长,停药后作用可持续 2 ~ 3 天。

【临床应用】   螺内酯利尿作用弱,缓慢而持久,其利尿作用与体内醛固酮的水平有关,对醛固酮增高的水肿患者作用较好;反之,醛固酮浓度不高时,作用较弱。因抑制 Na^+ 再吸收量不到 3%,利尿作用较弱,因而临床上较少单用,常与其他利尿药合用,治疗伴有醛固酮升高的顽固性水肿,如肝硬化、心力衰竭等引起的水肿。

【不良反应与注意事项】

1. 高血钾   久用可引起高血钾,肾功能不全的患者尤易发生,常表现为嗜睡、极度疲乏、心率减慢及心律失常等。

2. 性激素样作用   男性乳腺发育,女性多毛,月经不调等,停药后可消失。

3. 胃肠道反应   可见恶心、呕吐、腹痛、便秘、腹泻及胃溃疡、胃出血,溃疡病患者禁用。

4. 中枢神经系统反应   可见头痛、倦怠、步态不稳及精神错乱。

5. 其他   口渴、皮疹、粒细胞缺乏及肌痉挛。

氨苯蝶啶和阿米洛利

氨苯蝶啶(triamterene)和阿米洛利(amiloride)化学结构虽不同,却有相同的药理作用,均作用于末段远曲小管和集合小管,阻滞 Na^+ 通道,减少 Na^+ 再吸收。因为 Na^+ 再吸收与 K^+ 向管腔分泌相偶联,Na^+ 再吸收减少,管腔中的负电位变小,继而使 K^+ 向管腔分泌的驱动力减少,因而产生排钠、保钾、利尿作用。起效较快,服药后 2 小时即出现。

氨苯蝶啶利尿作用可维持 16 小时,阿米洛利利尿作用可维持 22 ~ 24 小时。临床上常与排钾利尿药合用,治疗顽固性水肿。

两药长期服用,可引起高血钾症,肾功能不全,糖尿病患者及老年人较易发生。常见有恶心、呕吐、腹泻等消化系统症状。氨苯蝶啶抑制二氢叶酸还原酶,可引起叶酸缺乏。肝硬化患者服用此药,可发生巨幼红细胞性贫血。

用药注意事项:在氨苯蝶啶和阿米洛利用药期间,尿液可为淡蓝色荧光尿。高血压病、充血性心力衰竭、糖尿病及严重肝肾损害、痛风、低钠血症患者及孕妇慎用。

四、碳酸酐酶抑制药

乙酰唑胺(acetazolamide,醋唑磺胺,diamox)是磺胺类药物的衍生物。

Notes

【药理作用与机制】 抑制碳酸酐酶活性,抑制近曲小管85%的HCO_3^-的重吸收,由于Na^+在近曲小管与HCO_3^-结合而排出,因此,可减少近曲小管内Na^+的重吸收。但是,集合管内Na^+重吸收机会增加,相应增加K^+分泌(Na^+-K^+交换增多)。因此,本药使尿中HCO_3^-、K^+和水的排出增加。乙酰唑胺还抑制眼睫状体碳酸酐酶活性,减少HCO_3^-及房水生成,能降低眼内压;还能作用于脉络丛,减少脑脊液生成。

【临床应用】

1. 治疗青光眼 青光眼患者睫状体上皮细胞碳酸酐酶活性增高,本药可抑制其活性,因而减少房水生成和降低眼内压,口服可用于治疗多种类型的青光眼。同类药物多佐胺(dorzolamide)和布林唑胺(brinzolamide)眼局部用药治疗青光眼。

2. 急性高山病 24小时前预防性口服本药,可减轻高山反应中的脑水肿。

3. 碱化尿液 可增加尿中HCO_3^-排出而碱化尿液,促进尿酸及弱酸性药物(如阿司匹林)的排泄,但只在用药早期有效。长期服用应注意补充碳酸氢盐。

4. 纠正代谢性碱中毒 用于心力衰竭患者过多使用利尿药造成的代谢性碱中毒,或呼吸性酸中毒继发的代谢性碱中毒。

【不良反应】

1. 变态反应 与其他磺胺类药物一样,可引起骨髓抑制、皮肤反应、肾损伤,对磺胺类药物过敏的患者可产生多种变态反应。

2. 代谢性酸中毒 由于消耗体内贮存的HCO_3^-,可导致高氯性酸中毒。

3. 尿结石 增加尿中HCO_3^-排出的作用可引起磷酸盐尿和高尿钙症,长期用药会减弱肾脏排泄可溶性物质(如柠檬酸盐)的能力,且钙盐在碱性尿中相对难溶,易形成肾结石。

4. 低钾 注意在用药的同时补钾。

5. 其他 可引起四肢及面部麻木感、嗜睡和感觉异常,肾衰竭患者可因药物蓄积而造成中枢毒性。

第三节 脱 水 药

脱水药(dehydrant agents)在静脉注射给药后,根据其物理性质,提高血浆渗透压,产生组织脱水作用。通过肾脏排出体外时,可增加尿液渗透压,促进水和部分离子排出,产生渗透性利尿作用。这类药物具有以下特征:大剂量静脉注射后,能提高血浆渗透压;对机体无明显毒性作用和变态反应;在体内不易被代谢,属低分子量的非盐类物质,能通过肾小球滤过,但不被肾小管重吸收,可迅速排出体外。

甘 露 醇

甘露醇(mannitol)为一种白色结晶粉末,可溶于水,一般配成20%高渗水溶液静脉注射或静脉滴注。

【药理作用及临床应用】

1. 脱水作用 甘露醇水溶性很高,静脉注射后不易通过毛细血管渗入组织,在体内不被代谢,因此,可迅速提高血浆渗透压,促使组织间液向血液内转移。对脑、眼前房等具有屏障功能的组织,脱水作用更明显。静脉注射后20分钟,颅内压显著下降,2～3小时达最低水平,作用维持6小时以上。本药是治疗脑水肿、降低颅内压的首选药;青光眼患者急性发作时及术前应用,可降低眼内压。

2. 利尿作用 本药可经肾小球滤过,但几乎不被肾小管重吸收,使肾小管中尿液呈高渗状态,滞留足够的水分,因而增加水和电解质经肾排出;此外,可降低髓质高渗区渗透压,增加肾小

Notes

球滤过率,也有助于利尿。早期应用可预防和治疗急性肾衰竭。

【不良反应与注意事项】 静脉注射过快可产生一过性头痛、视力模糊、眩晕、畏寒及注射部位疼痛等。心功能不全及活动性颅内出血者禁用。

使用时应注意:①静脉注射切勿漏出血管外,否则可引起局部组织肿胀,严重时可致组织坏死,一旦外漏应及时给予热敷;②注意患者血压、呼吸、脉搏情况,预防循环血量增加而引起的急性肺水肿;③气温较低时,易析出结晶,可用热水浴(80℃)加温,振摇溶解后使用。不能与其他药物混合静脉滴注。

山 梨 醇

山梨醇(sorbitol)是甘露醇的同分异构体。作用较弱,易溶于水,价廉。用途、不良反应及注意事项同甘露醇。

高渗葡萄糖

50%高渗葡萄糖(glucose)也有脱水和渗透性利尿作用,但因易被代谢,部分葡萄糖能从血管弥散到组织中,故作用不持久,停药后可出现颅内压回升而引起反跳现象,临床上可与甘露醇或山梨醇合用,治疗脑水肿。

第四节　利尿和脱水药的临床选用

利尿和脱水药广泛应用于各种病理条件下的水肿,如脑水肿、心源性水肿、肺水肿;腹水,如肝硬化腹水;高血压;慢性心功能不全、肾脏疾病;尿崩症;青光眼等。不同病理条件下,选择不同的利尿药有助于疾病的治疗。

1. 水肿　常起源于心、肝、肾、脑和肺疾病,消除水肿是利尿药的主要药理作用。在治疗原发疾病和减少钠盐的摄入基础上,利用利尿药对症治疗,并定期检查水和电解质。

(1) 心源性水肿:对于中度水肿,噻嗪类利尿药加用钾盐治疗,利尿药能减少或消除水肿并降低心负荷、改善心功能;对一般利尿药无效的严重水肿,可合用高效利尿药和保钾利尿药;利尿药的用量不宜过大,否则尿液排泄速度超过水肿液进入血浆的速度,会引起继发性醛固酮增多而降低利尿作用。

(2) 肾性水肿:一般不用利尿药,必要时用氢氯噻嗪。肾病综合征时,水肿的形成与大量蛋白尿引起血浆白蛋白减少及血浆胶体渗透压下降有关。又因循环血量减少可继发性导致醛固酮分泌增加,导致钠及水再吸收的增加而加重水肿。故应限水、限钠,并给予白蛋白以提高胶体渗透压。对高度水肿者可用噻嗪类药物加保钾利尿药。效果不明显时可用高效利尿药加保钾利尿药。

(3) 肝性水肿:肝性水肿多伴有继发性醛固酮增多症,开始治疗时不宜采用高效利尿药,否则将会引起严重的电解质紊乱,甚至因严重低血钾症而诱发肝性脑病。一般宜先用保钾利尿药,或保钾利尿药加噻嗪类利尿药,如疗效不显著,可合用保钾及高效利尿药。

(4) 急性肺水肿及脑水肿:静脉注射呋塞米等高效利尿药可对此发挥良好效果。它们能使血容量及细胞外液明显减少,进而减少回心血量,降低左室充盈压及降低肺楔压。还可通过舒张血管、增加静脉容量、降低左室舒张末压而消除肺水肿;对脑水肿合并左心室功能不全者也有良效。

2. 肝硬化腹水　限制钠盐摄入的同时,腹水伴水肿者,可利用高效利尿药迅速大量利尿;但水肿一旦消失或仅有腹水而无水肿时,用利尿药剂量要缓慢,防止低血容量,电解质紊乱及氮质血症的发生。腹水不伴有水肿的患者,螺内酯为首选药物,如果螺内酯利尿不理想可利用呋塞

Notes

米或氢氯噻嗪,并与螺内酯配合使用有利于减少钾的丢失。

3. **高血压和慢性心功能不全** 分别详见第二十章和第二十一章。

4. **肾功能不全** 对于急、慢性肾衰,高效利尿药可预防急性肾衰竭和治疗急性肾衰早期的少尿,能增加尿量及尿流速度,防止肾小管萎缩、坏死及急性肾衰时的无尿。呋塞米还可治疗慢性肾衰竭,但需大剂量,用药后可使尿量明显增加;当肾小球滤过率降至2ml/min时,或当其他利尿药无效时,仍可有效。

5. **尿崩症** 肾性尿崩症最常用噻嗪类利尿药,用药2天排出大量钠后见效。垂体性尿崩症,常用升压素治疗,而利尿药可作为辅助治疗,通过降低胞外容量,促进远曲小管再吸收而使尿量减少。

6. **特发性高尿钙症和钙结石** 治疗量的噻嗪类利尿药可使正常人、原发性甲状旁腺功能亢进及高尿钙患者尿钙的排出显著降低,用于防止钙结石的形成,是因本类药物能增强远曲小管对 Ca^{2+} 的再吸收。

7. **高血钙症** 强效利尿药抑制髓袢升支粗段对钙的再吸收,增加钙排出而降低血钙。

8. **青光眼** 乙酰唑胺已较少作为利尿药使用,但可用于治疗青光眼,因它可使眼房水生成减少而降低眼内压。

9. **加速毒物排泄或药物和毒物急性中毒** 可选用高效利尿药强迫利尿,同时配合输液,使尿量在一天内达5L以上,可加速毒物排出,但这一作用仅对以原型自尿排出的药物或毒物有效。

推荐阅读文献

1. Day RE,Kitchen P,Owen DS,Bland C,Marshall L,Conner AC,Bill RM,Conner MT. Human aquaporins:regulators of transcellular water flow. *Biochim Biophys Acta.* 2014 :(1840):1492-1506

2. Kortenoeven ML, Fenton RA. Renal aquaporins and water balance disorders. *Biochim Biophys Acta.* 2014:(1840):1533-1549

3. Roush GC, Kaur R, Ernst ME. Diuretics:a review and update. *J Cardiovasc Pharmacol Ther.* 2014:(19):5-13

4. Kolkhof P,Borden SA. Molecular pharmacology of the mineralocorticoid receptor:prospects for novel therapeutics. *Mol Cell Endocrinol.* 2012:(350):310-317

(吴希美)

第二十六章 作用于呼吸系统药物

咳、痰、喘是呼吸系统疾病最常见的症状,常起因于各种原发疾病,如上呼吸道感染、支气管炎、肺炎、支气管哮喘、慢性阻塞性肺病、肺源性心脏病、肺纤维化、支气管扩张、肺肿瘤、肺寄生虫病等。呼吸系统疾病的药物治疗中,在治疗原发疾病的基础上,常应用镇咳、祛痰、抗炎和支气管扩张药物消除或缓解呼吸道症状。

第一节 镇 咳 药

咳嗽实质上是机体对呼吸道各种刺激的防御性反射,有益的咳嗽可促进呼吸道内的痰液和异物排除,保持呼吸道畅通。因此,痰液较多和痰液黏稠的病例一般不宜应用镇咳药,以免痰液滞留造成支气管阻塞,甚至窒息。剧烈而频繁的无益咳嗽严重影响生活和休息,可能引起手术创口裂开、腹直肌撕裂、气胸、尿失禁和晕厥等并发症,故应谨慎使用镇咳药。无痰或少痰的无益咳嗽是应用镇咳药的主要指征。

镇咳药(antitussives)按其作用机制可分为两类(图 26-1):抑制延髓咳嗽中枢的中枢性镇咳药(central antitussives),包括成瘾性镇咳药(narcotic antitussives)和非成瘾性(non-narcotic antitussives)镇咳药;抑制咳嗽反射感受器、传入或传出神经任一环节的外周性镇咳药(peripheral antitussives)。

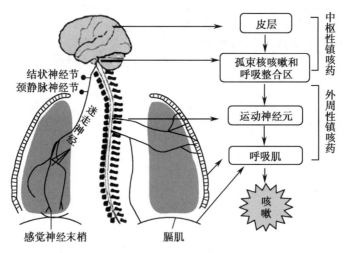

图 26-1 咳嗽及镇咳药作用示意图

气管、支气管以及细支气管上皮等处的感受器受到各种刺激后,感觉神经通过迷走神经向中枢(延髓孤束核)传递冲动,经过脑干的咳嗽和呼吸整合区调节吸气和呼气运动神经元,再经传出神经调节呼吸肌运动(肋间肌和膈肌等),产生咳嗽反应。中枢性镇咳药作用位点为皮层和咳嗽中枢,可抑制中枢的咳嗽调节反应;外周性镇咳药作用于感受器、传入或传出神经任一环节而抑制咳嗽反应。

一、中枢性镇咳药

（一）成瘾性中枢镇咳药

成瘾性镇咳药中，作用最强的是吗啡，但由于严重的成瘾性、呼吸抑制等不良反应，仅用于晚期支气管癌或主动脉瘤引起的剧烈咳嗽；或急性肺梗死、急性左心衰竭伴有的剧烈咳嗽。

可　待　因

【药理作用】　可待因（codeine）是阿片生物碱的一种，是吗啡的 3 位甲基化产物，又称甲基吗啡。可待因经代谢脱甲基形成吗啡而起治疗作用。本品选择性抑制延髓的咳嗽中枢，镇咳作用强而迅速，疗效可靠，镇咳强度约为吗啡的 1/10。亦具中等程度的镇痛作用，镇痛强度约为吗啡的 1/10 ~ 1/7，但强于解热镇痛药。其成瘾性、呼吸抑制、便秘、耐受性等均较吗啡弱。目前在筛选镇咳新药时，常以可待因作为标准镇咳药进行对比评价。

【体内过程】　口服和注射均能吸收，口服后的生物利用度为 40% ~ 70%，达峰时间约为 1 小时；约 15% 经肝 CYP2D6 脱甲基转化为吗啡；在肝脏与葡萄糖醛酸结合，代谢产物经尿液排泄；$t_{1/2}$ 约为 3 ~ 4 小时。

【临床应用】　适用于各种原因引起的剧烈干咳，对胸膜炎干咳伴胸痛者尤为适用。不宜反复应用，以免成瘾。不宜用于痰液黏稠、痰量多者，以免影响痰液排出。

【不良反应】　主要不良反应是成瘾性。治疗量时不良反应少见，偶有恶心、呕吐、便秘及眩晕；大剂量可抑制呼吸中枢，并可发生烦躁不安等兴奋症状。过量可引起小儿惊厥。

可待因的同类药物有福尔可定（吗啉吗啡，pholcodine），本品与可待因有相似的中枢镇咳作用，也有镇静、镇痛作用，成瘾性较可待因弱。用于治疗剧烈干咳和中度疼痛。由于其呼吸抑制作用相对较弱，可用于新生儿及儿童，且不易引起便秘和消化功能紊乱。

（二）非成瘾性中枢镇咳药

由于成瘾性镇咳药存在成瘾、呼吸抑制等问题，近年已研制较多的非成瘾性中枢镇咳药，用于替代可待因等药物。但是，仍需避免用于痰多、痰液黏稠的咳嗽患者。

右美沙芬（dextromethorphan）　本品为吗啡类左吗喃甲基醚的右旋异构体。镇咳作用与可待因相等或稍强，无镇痛作用，亦无成瘾性和耐受性，治疗量对呼吸中枢无抑制作用，不良反应少见。口服后 15 ~ 30 分钟起效，作用持续 3 ~ 6 小时。主要用于干咳。除了单独应用，还常用于多种复方制剂治疗感冒咳嗽。本品安全范围大，偶有头晕、轻度嗜睡、口干、便秘、恶心和食欲缺乏。痰多患者慎用，妊娠 3 个月内妇女禁用。

喷托维林（咳必清，pentoxyverine）为人工合成镇咳药。镇咳作用约为可待因的 1/3。对咳嗽中枢具有直接抑制作用，并有轻度阿托品样作用和局部麻醉作用。可轻度抑制支气管内感受器及传入神经末梢，使痉挛的支气管平滑肌松弛，减轻气道阻力，因此兼有末梢性镇咳作用。用于各种原因引起的干咳。偶有轻度头痛、头晕、口干、恶心和腹泻不良反应。青光眼、前列腺肥大和心功能不全者慎用，痰多者宜与祛痰药并用。

其他的非成瘾性中枢镇咳药还有：氯哌斯汀（氯哌啶，cloperastine）除了具有镇咳效应以外，因兼有 H_1 受体阻断作用，能轻度缓解支气管平滑肌痉挛、支气管黏膜充血水肿。普罗吗酯（promolate）兼有镇静和支气管平滑肌解痉作用，镇咳作用比可待因弱。福米诺苯（fominoben）兼有呼吸中枢兴奋作用，可用于慢性咳嗽及呼吸困难者。齐培丙醇（zipeprol）兼有局麻、平滑肌解痉及黏痰溶解作用。

近年关于 H_1 受体阻断剂（H_1-receptor antagonist）镇咳效应受到关注，小规模的临床试验表明一些 H_1 受体阻断剂具有良好的镇咳效应。众多学者认为 H_1 受体阻断剂的镇咳效应可能不是通

Notes

过直接阻断 H_1 受体起效的,因为有些 H_1 受体阻断剂并无明显的镇咳效应。有效的 H_1 受体阻断剂,如苯海拉明(diphenhydramine)、依匹斯汀(epinastine)和氮䓬斯汀(azelastine)均具有镇咳效应。

二、外周性镇咳药

苯佐那酯(benzonatate)具有较强的局部麻醉作用,选择性抑制肺牵张感受器,阻断迷走神经反射,抑制咳嗽冲动的传导,产生镇咳作用。疗效较可待因差,主要用于呼吸系统疾患如支气管炎、胸膜炎等引起的咳嗽。常见不良反应有轻度嗜睡、头痛、鼻塞及眩晕等。

苯丙哌林(benproperin)　主要阻断肺-胸膜的牵张感受器而抑制肺迷走神经反射,有支气管平滑肌解痉作用,无呼吸抑制和致便秘作用。口服后 15~60 分钟内发挥镇咳作用,维持 4~7 小时,镇咳作用较可待因强 2~4 倍,用于多种原因引起的咳嗽。可有疲乏、眩晕、嗜睡、食欲缺乏及胸闷等不良反应。

左羟丙哌嗪(levodropropizine)本品为外周性镇咳药,通过对气管、支气管 C-纤维外周选择性抑制作用而发挥镇咳作用。镇咳效应可能较右美沙芬强,维持时间长。口服后血药浓度达峰时间为 40~60 分钟。临床用于各种原因引起的咳嗽,是一种高效安全的镇咳药物。不良反应表现为:消化系统症状表现为恶心、胃灼烧、消化不良、腹泻等;中枢神经系统症状表现为乏力、嗜睡、头疼、昏眩等;心血管方面有心悸;偶有皮疹。

其他外周性镇咳药包括:二氧丙嗪(双氧异丙嗪,dioxopromethazine)兼有抗组胺、平滑肌解痉、抗炎和局麻作用,并有中枢抑制作用;临床用于治疗咳嗽及过敏性疾病。那可丁(narcotine)可用于阵发性咳嗽。普诺地嗪(prenoxdiazin)有局麻及平滑肌解痉作用。依普拉酮(eprazinone)兼有中枢性镇咳作用,并有镇静、局麻、抗组胺、抗胆碱和黏痰溶解作用。

第二节　祛　痰　药

祛痰药(expectorants)是一类能使痰液黏稠度降低,易于咳出的药物。祛痰药可排除呼吸道内积痰,减少对呼吸道黏膜的刺激,间接起到镇咳、平喘和减少继发感染的作用。祛痰药主要分为两大类:①痰液稀释药,增加痰液中水分含量,稀释痰液,包括恶心性祛痰药和刺激性祛痰药;②黏痰溶解药,通过降低痰液黏稠度,或调节黏液成分,使痰液容易排除,包括黏痰溶解剂及黏液调节剂。

一、痰液稀释药

(一)恶心祛痰药

本类药物口服后,因刺激胃黏膜,通过迷走神经反射,促进支气管腺体分泌;同时,少量药物可分泌至呼吸道,提高管腔内渗透压,保留水分而稀释痰液。结果使呼吸道液体分泌增加,痰液稀释,易于咳出(图 26-2A 右上)。祛痰作用温和,对急、慢性呼吸道炎症较好。

氯化铵(ammonium chloride)是本类药物的代表药,治疗量祛痰作用不强,大剂量可引起恶心、呕吐,主要用作祛痰合剂的组成成分。溃疡病、肝肾功能不全者慎用。

此外,碘化钾(potassium iodide)和愈创木酚甘油醚(glyceryl guaiacolate)也有恶心祛痰作用。

(二)刺激性祛痰药

本类药物可刺激支气管分泌,促进痰液稀释,易于咳出。

愈创木酚甘油醚除了有祛痰作用外,还有较弱的抗菌防腐作用,可减轻痰液的恶臭味,主要用做祛痰合剂的组成成分。不良反应有恶心、胃肠不适。

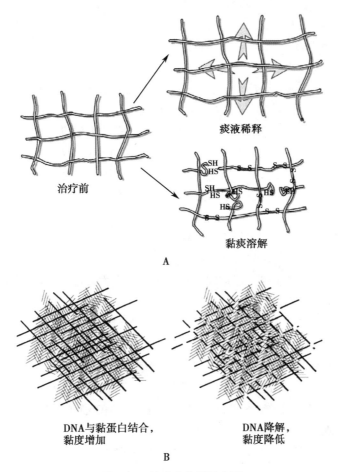

图 26-2 祛痰药作用示意图

A:祛痰药通过两种基本方式促进痰液排出,一是增加痰液中的水分含量,使痰液稀释;二是促进黏痰中黏蛋白裂解,使痰液黏度降低而容易排出;

B:如痰液中含有大量 DNA,DNA 可与黏蛋白结合而使痰液更黏稠,降解 DNA 则使痰液黏度降低(实线:DNA;虚线:DNA 降解、断裂)

二、黏痰溶解药

(一)黏痰溶解药

痰液难于排出的主要原因是痰液黏度过高。痰液黏性主要来自分泌物中黏蛋白和 DNA。由气管、支气管腺体及杯状细胞分泌的酸性黏蛋白是白色黏痰的主要成分,可由不同的化学键(二硫键、氢键等)交叉连接,构成凝胶网而增加痰液黏度。因此,破坏黏蛋白中的二硫键,即可降低痰液黏度(图 26-2A 右下)。此外,呼吸道感染时,大量炎症细胞破坏,释放出的 DNA 与黏蛋白结合形成网格结构,能进一步增加痰液的黏度,形成脓性痰,难以排出。因此,降解痰液中的 DNA 能溶解脓性黏痰(图 26-2B)。

乙酰半胱氨酸(acetylcysteine)为巯基化合物,可使黏性痰液中的二硫键(—S—S—)裂解,从而降低痰液黏稠度,使痰液容易咳出,对黏稠的脓性及非脓性痰液均有良好效果;对脓性痰中的 DNA 也有裂解作用。可用雾化吸入或气管内滴入给药,也可口服,用于防治手术后咳痰困难,以及各种疾病引起的痰液黏稠和咳痰困难。本品有特殊的臭味,对呼吸道有刺激性,哮喘患者及呼吸功能不全的老年人慎用。N-乙酰半胱氨酸除了作为祛痰药外,还是强大的抗氧化剂,是还原型谷胱甘肽的前体。由于慢性阻塞性肺疾病(COPD)的发生与氧化应激密切相关,乙酰半胱

Notes

氨酸成为 COPD 标准化治疗的辅助剂之一,可缓解 COPD 的加重以及改善小气道功能,这种作用可能与其调控气道炎症的效应有关。

裂解二硫键的药物还有羧甲司坦(carbocisteine)、厄多司坦(erdosteine)、美司钠(mesna)、半胱甲酯(mecysteine)。

脱氧核糖核酸酶(deoxyribonuclease,DNAase)是从哺乳动物胰腺提取的核酸内切酶,可使脓性痰中的 DNA 迅速水解成平均为 4 个核苷酸的片段,使原来与 DNA 结合的黏蛋白失去保护,进而产生继发性蛋白溶解,降低痰液黏度,易于咳出。与抗菌药合用,可使抗菌药易于到达感染灶,充分发挥抗菌作用。雾化吸入本品 5 万～10 万单位,可治疗有大量脓性痰的呼吸道感染。用药后有咽部疼痛,每次雾化吸入后应立即漱口。长期应用可有变态反应(皮疹、发热等)。急性化脓性蜂窝织炎、有支气管胸腔瘘管的活动性结核病患者禁用。

(二) 黏液调节药

本类药物主要作用于气管、支气管的黏液产生细胞,促使其分泌黏滞性低的分泌物,使呼吸道分泌液的流变性恢复正常,痰液由黏变稀,易于咳出。

溴己新(bromhexine)能抑制呼吸道腺体和杯状细胞合成酸性黏多糖,使之分泌黏滞性较低的小分子黏蛋白,黏度降低,易于咳出。还有促进呼吸道黏膜的纤毛运动及恶心、祛痰作用。本品可口服、肌内注射或雾化吸入给药,口服后 1 小时起效,3～5 小时达到作用高峰,可维持 6～8 小时。用于支气管炎、肺气肿、硅沉着病、慢性肺部炎症、支气管扩张等有白色黏痰又不易咳出者。偶有恶心、胃部不适,少数患者有转氨酶增高,溃疡病患者慎用。

氨溴索(ambroxol)本品为溴己新的活性代谢产物,作用强于溴己新,且毒性小,口服或雾化吸入后 1 小时内起效,可维持 3～6 小时;也可静脉注射。用于各种呼吸道疾病引起的白色黏痰不易咳出者。本品通常能很好耐受,曾有轻度的胃肠道不良反应报道,主要为胃部灼热,消化不良和偶尔出现恶心,呕吐。过敏反应较少出现,主要为皮疹。快速静注可引起头痛,腿痛和疲惫感。

溴己新的活性代谢产物还有溴凡克新(brovanexine)。溴凡克新可使痰液中酸性黏多糖纤维断裂,使黏痰液化而易于咳出。

第三节　呼吸系统抗炎药

支气管哮喘(asthma,简称哮喘)和慢性阻塞性肺疾病(chronic obstructive pulmonary disease,COPD,简称慢阻肺)是主要的呼吸系统炎症性疾病,但它们的发病机制不同。

哮喘主要表现为发作性或持续性喘息,由免疫(过敏性)或非免疫刺激引起炎症细胞(嗜酸性粒细胞为主)浸润并释放多种炎症介质、支气管痉挛和气道高反应性、以及慢性患者中表现为平滑肌、腺体、基底膜增生的气道重构。其病理变化有:①嗜酸性粒细胞浸润为主的慢性支气管炎症,即使在轻度的、间歇性哮喘患者也存在炎症的表现;②可逆性支气管狭窄,主要由于发作性支气管平滑肌痉挛性收缩,并涉及支气管黏膜充血水肿与腺体分泌亢进等多个环节;③气管高反应性,即对支气管收缩因素(如某些化学物质、冷空气、运动等)的敏感性增高,这与支气管黏膜上皮细胞脱落,感觉神经末梢暴露,从而对外界刺激敏感化有关;④气道重构,慢性患者的支气管平滑肌增生、基膜增厚、腺体增生,表现为持续性支气管阻塞(图 26-3)。

支气管哮喘病变中,炎症细胞激活并释放多种炎症介质,进而诱导炎症细胞(嗜酸性粒细胞为主)浸润、支气管平滑肌痉挛、上皮细胞脱落和感觉神经末梢暴露、微血管渗漏、黏液分泌,导致支气管狭窄及喘息症状;慢性患者有支气管平滑肌、腺体、基底膜增生等气道重构变化。

COPD 是一种具有气流阻塞特征的慢性支气管炎症并伴有肺气肿,可进一步发展为肺心病和呼吸衰竭的常见慢性疾病,与吸烟或者吸入有害气体及有害颗粒有关。吸入的香烟和有害颗

Notes

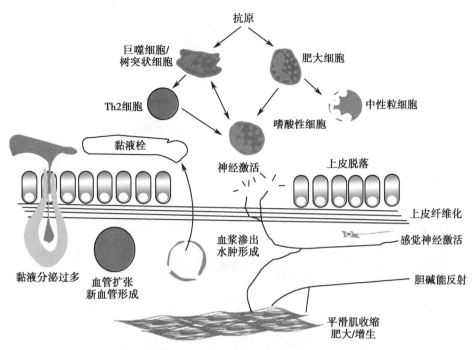

图 26-3　支气管哮喘发病机制示意图

粒通过 Toll-样受体和氧化应激而激活气道巨噬细胞和上皮细胞,释放多种趋化因子招募中性粒细胞、单核细胞和 T 淋巴细胞,如 T 辅助细胞(Th)、细胞毒 T 淋巴细胞(CTL)和 Th17 细胞。激活的炎症细胞和结构细胞释放多种炎症介质,刺激气道上皮细胞的杯状细胞化生和黏液高分泌以及气道平滑肌的增生和肥大,激活成纤维细胞导致小气道的纤维化;同时,中性粒细胞和巨噬细胞等释放多种蛋白酶破坏肺泡壁并降解肺间质形成肺气肿(图 26-4)。COPD 的主要临床表现为慢性咳嗽、咳痰(白色黏痰,伴感染可有脓痰);气短或呼吸困难,早期在劳力时出现,严重者甚至休息时也感到气短;喘息和胸闷,重度患者或急性加重时常见。

香烟等有害刺激通过 Toll-样受体和氧化应激激活气道上皮细胞和巨噬细胞而招募各种炎症细胞浸润并释放炎症介质,从而激活成纤维细胞而导致小气道的纤维化,激活中性粒细胞等释放蛋白酶而破坏肺泡壁和肺间质产生肺气肿,刺激气道平滑肌增生、肥大、以及上皮化生而导致黏液高分泌。

无论是哮喘还是 COPD,气道炎症都是这些疾病发病的根本原因。因此,抗炎治疗是哮喘和 COPD 急性发作以及慢性支气管炎症治疗的首要任务。目前临床主要用于哮喘和 COPD 治疗的主要抗炎药有:①糖皮质激素类抗炎药,主要应用吸入糖皮质激素制剂;②磷酸二酯酶 4 抑制剂,用于 COPD 慢性炎症的防治,改善病死率和生活质量;③抗过敏药物预防哮喘发作,或用炎症介质白三烯的受体阻断药减轻炎症病变。在抗炎治疗的基础上,同时合用支气管扩张药,缓解支气管平滑肌痉挛以控制喘息症状。由于抗炎治疗也能部分有效地缓解喘息症状,因此,用于哮喘治疗的抗炎药物也称为抗炎性平喘药。

一、糖皮质激素类药物

糖皮质激素具有强大的抗炎作用,通过抑制气道炎症反应,可以达到长期防止哮喘发作的效果,已成为平喘药中的一线药物。同时,本类药物对中度以上 COPD 有一定的疗效,可减缓病程恶化并减少、减轻急性加重发作;但糖皮质激素在不同的 COPD 患者中的疗效差异较大,而且对 COPD 的病死率和病程进展没有裨益。全身应用本类药物(如氢化可的松、泼尼松和地塞米松)作用广泛,不良反应多(见第三十章)。近年来,本类药物主要以吸入制剂在呼吸道局部应

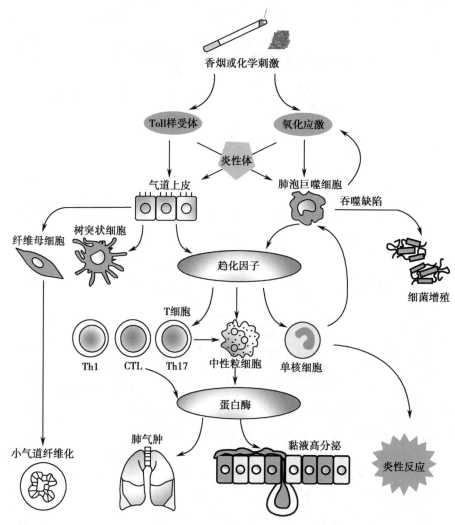

图 26-4 慢性阻塞性肺疾病发病机制示意图

用,可发挥强大的局部抗炎作用,而全身性不良反应轻微。

倍 氯 米 松

【药理作用】 倍氯米松(beclomethasone)为地塞米松的衍生物,其局部抗炎作用比地塞米松强数百倍。吸入给药后,能良好地控制哮喘病情,而全身作用轻微,对下丘脑-垂体-肾上腺皮质轴无明显抑制作用。糖皮质激素抑制哮喘和COPD炎症的多个发病环节,主要有以下方面:

1. **抑制多种参与哮喘和COPD发病的炎症细胞及免疫细胞** 可抑制血液吞噬细胞、中性粒细胞、T淋巴细胞及肺巨噬细胞的功能;减少肺肥大细胞数量;减少嗜酸性粒细胞在支气管的聚集和介质释放;减少支气管上皮中树突状细胞数量;抑制炎症细胞与内皮细胞的相互作用,并降低微血管通透性;减少免疫球蛋白(包括IgE)的产生等。

2. **抑制细胞因子与炎症介质的产生** 抑制多种细胞因子、趋化因子、黏附分子的产生;诱导生成抑制性蛋白——脂皮素(lipocortin),进而抑制磷脂酶 A_2 的活性,从而抑制由花生四烯酸分解而产生的炎症介质,如白三烯类、前列腺素类、血栓烷 A_2、血小板激活因子等;稳定溶酶体膜,抑制溶酶体蛋白水解酶类的释放。

3. **抑制气管高反应性** 由于抑制炎症反应,可降低哮喘患者吸入抗原、胆碱受体激动剂、SO_2、冷空气以及运动后的支气管收缩反应,也有利于支气管黏膜损伤上皮的修复。

Notes

4. 增强支气管以及血管平滑肌对儿茶酚胺的敏感性 使体内儿茶酚胺类物质的支气管扩张及血管收缩作用加强,有利于缓解支气管痉挛和黏膜肿胀。

【作用机制】 糖皮质激素能进入靶细胞内与受体结合成复合物,然后进入细胞核内,调节炎症相关基因的转录,抑制某些炎症相关蛋白(如细胞因子类、诱生型一氧化氮合酶、磷脂酶 A_2、环氧合酶等)的表达,还可增强某些抗炎症蛋白(脂皮素、β_2 受体等)的表达,进而表现抗炎效应。

【体内过程】 吸入本药后,仅 10% ~20% 进入肺内产生治疗作用,约 80% ~90% 药物沉积在咽部而被吞咽。吞咽后大部分药物在肝脏被代谢,生物利用度<20%,$t_{1/2}$ 约 15 小时。其代谢产物 70% 经胆汁排泄,10% ~25% 经尿排泄。

【临床应用】

1. 哮喘慢性炎症的治疗 用于支气管扩张药不能有效控制病情的慢性哮喘患者,反复应用本药可减少或终止发作,减轻病情严重程度,但不能缓解急性症状。气雾吸入后,一般在 10 天后支气管阻力降低作用达高峰,每日吸入本品 0.4mg 约与口服泼尼松 7.5mg 的疗效相等。需口服较大剂量糖皮质激素的病例,气雾吸入本品后,可减少口服激素用量或逐步替代口服激素。对于哮喘持续状态,因气道狭窄不能吸入足够的气雾量,往往不能发挥作用,故不宜应用。常与支气管扩张药联合应用。

2. 伴有严重气流受阻,反复发作而急性加重的 COPD 糖皮质激素常与支气管扩张药联合应用,广泛应用于 COPD 治疗。可减少 COPD 气道炎症,改善肺功能,并在一定程度上能减少急性发作次数。但糖皮质激素对 COPD 疗效尚有较大的争论,而且一部分 COPD 患者由于组蛋白脱乙酰化酶活性降低或表达下降等原因而对糖皮质激素耐受。目前国际上公认糖皮质激素对 COPD 的病死率和病程进展并无显著的贡献。

【不良反应】 局部反应在少数患者中可发生,表现为口腔霉菌感染(鹅口疮)与声音嘶哑。建议用药后漱口,可减少咽喉部药物残留,降低其发生率。吸入大剂量(>0.8mg/d)本品后可发生全身反应,表现对下丘脑-垂体-肾上腺皮质轴功能的抑制作用。

布地奈德(budesonide,BUD)是不含卤素的糖皮质激素类药物,与倍氯米松有相似的局部抗炎作用,全身不良反应轻;吸入后也有 10% ~20% 进入肺内,其余被吞咽药物的生物利用度约 11%。

除上述两药外,本类药物还有曲安奈德(triamcinolone acetonide,TAA)、丙酸氟替卡松(fluticasone propionate)及氟尼缩松(flunisolide,FNS)。

二、磷酸二酯酶 4 抑制剂

磷酸二酯酶 4 抑制剂具有广泛的抗炎作用,用于呼吸系统炎症性疾病的治疗。罗氟司特(roflumilast)是第一个被欧盟和美国批准上市用于 COPD 治疗的药物,也是第一个用于临床的选择性磷酸二酯酶 4(phosphodiesterase 4,PDE4)抑制剂。

【药理作用】 PDE4 主要分布于炎症细胞,包括肥大细胞、巨噬细胞、淋巴细胞和嗜酸细胞,以及气道上皮细胞和平滑肌细胞,抑制 PDE4 的活性,产生抗炎和扩张支气管的药理效应。

1. 抑制炎症细胞聚集和活化 罗氟司特抑制 PDE4 活性而减轻气道内上皮细胞、中性粒细胞、CD8$^{(+)}$ T 细胞、巨噬细胞和嗜酸性粒细胞等炎症细胞的聚集和活化,减少前炎症因子包括 TNFα、IL-1 等释放,PDE4 抑制剂具有强大的抗炎作用而缓解气道炎症。

2. 扩张气道平滑肌 本品具有轻度的扩张气道平滑肌的作用,从而缓解气道高反应性。

3. 缓解气道重塑 本品除了能降低气道高反应外,还能减少上皮细胞基底的胶原沉着、气道平滑肌细胞增厚、杯状细胞增生和黏蛋白的分泌;促进气道上皮纤毛运动而促进排痰。

【作用机制】 PDE4 是细胞内特异性的 cAMP 水解酶,PDE4 抑制剂抑制 PDE4 活性,增加细胞内 cAMP 水平而发挥治疗作用。

Notes

【体内过程】　罗氟司特口服生物利用度为 80%，达峰时间为 1 小时，血浆蛋白结合率约 99%，单剂 0.5mg 口服 Vd 约为 2.9L/kg。罗氟司特主要在肝脏代谢，通过Ⅰ相（CYP1A2 和 CYP3A4）和Ⅱ相（结合）反应被代谢成氮氧化物，氮氧代物是在人类血浆中唯一观察到的主要代谢物。$t_{1/2}$ 为 17 小时，肝功能受损者作用时间明显延长，70% 以上经肾脏排泄。

【临床应用】　由于糖皮质激素治疗不能明显阻止 COPD 病程进展和肺功能丧失，也没有降低 COPD 的病死率和改善患者的生活质量，罗氟司特被批准用于治疗反复发作并加重的成人重症 COPD，常与长效支气管扩张药联合应用。对于慢性喘息型支气管炎和 COPD 伴有喘息患者具有较好的疗效。哮喘不是罗氟司特的适应证，但临床试验表明其治疗轻至中度哮喘安全而有效，但不能作为缓解急性支气管痉挛的用药。

【不良反应】　罗氟司特不用于 18 岁以下的患者，其最常见的不良反应是腹泻、体重减轻、恶心、头痛、背痛、头晕和食欲缺乏，这些不良反应主要发生在治疗开始后的第一周，且大部分随着持续治疗而消失。少数患者出现精神事件包括失眠、焦虑、抑郁、情绪变化及自杀倾向，需加以监测。对于有中、重度肝功能损害的患者禁用罗氟司特，由于罗氟司特经肝 CYP450 代谢，因此，CYP450 诱导剂降低罗氟司特的疗效，而 CYP3A4 和 CYP1A2 抑制剂以及口服避孕药则通过减少罗氟司特的代谢而增强其作用。

三、抗过敏药

本类药物主要抑制变态反应时炎症介质的释放，并抑制非特异性刺激引起的支气管痉挛，部分药物还能拮抗组胺受体。临床用于预防或治疗哮喘，还可用于皮肤过敏症等。

色甘酸钠

【药理作用】　色甘酸钠（disodium cromoglycate）无直接扩张支气管作用，但可抑制特异性抗原以及非特异性刺激引起的支气管痉挛，其作用主要有两方面：

1. 抑制抗原引起的肺肥大细胞释放炎症介质　可抑制抗原激发诱导的速发反应和迟发反应。稳定肥大细胞膜，阻止抗原诱导的脱颗粒与其抑制钙内流有关。

2. 抑制非特异性支气管痉挛　抑制 SO_2、冷空气、运动等非特异性刺激引起的支气管痉挛。这与其抑制感觉神经肽释放，从而降低气管高反应性有关。

【体内过程】　本品极性很高，口服仅 1% 被吸收。静脉注射后迅速从血浆消除，$t_{1/2}$ 约 3～4 分钟。粉雾吸入 20mg 后，5%～10% 由肺吸收，15 分钟内血浆浓度可达 9ng/ml，$t_{1/2}$ 约 80 分钟。

【临床应用】　本品为预防哮喘发作药物，须在接触哮喘诱因前 7～10 天用药。对外源性（过敏性）哮喘疗效较好，特别对抗原已明确的年轻患者；亦可预防运动性哮喘；但对内源性（感染性）哮喘疗效较差。常年发作的慢性哮喘（不论外源性或内源性），长期应用本品后，半数以上病例有不同程度好转；糖皮质激素依赖型哮喘患者，用本品可以减少激素用量。粉雾剂吸入给药，一般用药 1 个月起效，8 周无效者可放弃。

本品还可用于过敏性鼻炎、溃疡性结肠炎和直肠炎。

【不良反应】　少数患者吸入药物后有咽喉和气管刺激症状，出现胸部紧迫感，甚至诱发哮喘。必要时可同时吸入 β_2 受体激动药加以预防。

其他的抗过敏性平喘药尚有，曲尼司特（tranilast）药理作用与色甘酸钠相似。对支气管哮喘、过敏性鼻炎及过敏性皮炎疗效较好，对荨麻疹及过敏性结膜炎也有效。主要副作用为胃肠道反应，如恶心、腹痛、胃部不适等。酮替芬（噻哌酮，ketotifen）药理作用和临床应用与色甘酸钠相同，本品另外还有 H_1 组胺受体阻断作用。口服给药，部分患者可见镇静、疲倦、头晕、口干等副作用，连续用药几天可自行减轻。驾驶员、精密机器操纵者慎用。奈多罗米钠（nedocromil sodium）本品有较强的抗炎作用，能抑制炎症细胞功能并抑制呼吸道感觉神经末梢释放 P 物质。

Notes

吸入方式给药,与支气管扩张药合用可提高本品疗效。不良反应轻微,约10%患者有异常味觉,偶见恶心、呕吐、咽部刺激、咳嗽、头痛等。

四、半胱氨酰白三烯受体1拮抗药

哮喘发病中,许多炎症介质参与气管炎症变化,但仅有白三烯类调节药物有较好的抗哮喘作用。白三烯类(leukotrienes,LTs)是花生四烯酸经5-脂氧合酶(5-LOX)代谢后的产物,其中,LTB_4与炎症细胞趋化有关;半胱氨酰白三烯类(cysteinyl leukotrienes,CysLTs,包括LTC_4、LTD_4、LTE_4)与产生炎症效应(如平滑肌痉挛、微血管渗漏、促进黏液分泌等)有关。目前,用于临床的白三烯类调节药物有半胱氨酰白三烯受体1($CysLT_1$受体)拮抗药和5-LOX抑制剂,后者已停用。

扎 鲁 司 特

【药理作用】 扎鲁司特(zafirlukast)是选择性$CysLT_1$受体竞争性拮抗药,可拮抗LTC_4、LTD_4、LTE_4的炎症效应。本品可拮抗LTD_4、抗原、运动、冷空气、SO_2、血小板激活因子诱导的支气管痉挛;还能抑制气管炎症及抗原诱导的迟发性支气管收缩反应。可减少哮喘患者糖皮质激素及β_2受体激动药的用量。

【体内过程】 口服20mg或40mg后3小时血浆浓度达到高峰,血浆蛋白结合率>99%。每日2次,口服3天可达到稳态血浆浓度,$t_{1/2}$为8~16小时。在肝脏内主要经CYP2C9代谢,代谢产物活性很弱,主要从粪便排泄,经尿液排泄的量<10%。本品在合用红霉素、特非那定和茶碱时,其血浆浓度降低;在合用阿司匹林时,其血浆浓度可增高。

【临床应用】

1. **轻度至中度慢性哮喘的预防和治疗** 在轻、中度哮喘患者,本品可单用,或作为糖皮质激素的替换用药;在长效β_2受体激动药与糖皮质激素合用的病例中,可作为β_2受体激动药的替代用药。尤其适用于阿司匹林哮喘,还可用于伴有鼻息肉、过敏性鼻炎的患者;但单用不能用于哮喘急性发作。

2. **严重哮喘患者的辅助治疗** 在糖皮质激素抵抗型哮喘患者,或吸入糖皮质激素和β_2受体激动药的严重病例,本品可作为辅助用药增强疗效,或减少激素用量。

【不良反应】 可有轻度头痛、咽炎、鼻炎、胃肠道反应及转氨酶增高,停药后可消失。妊娠期及哺乳期妇女慎用。

少数服用本品的糖皮质激素依赖型患者,激素减量或停用后,可发生以全身血管炎为特征的Chung-Strauss综合征(变应性脉管炎和肉芽肿病),可有哮喘、嗜酸性粒细胞增多、肺浸润、多发性神经病变、鼻窦炎、血管外嗜酸性粒细胞浸润等表现,这可能是由于激素掩盖了血管炎性病变,撤停激素后表现出这些症状,与拮抗$CysLT_1$受体无直接关系。

临床应用的$CysLT_1$受体阻断药,还有孟鲁司特(montelukast)和普仑司特(pranlukast),其药理作用及临床应用与扎鲁司特相似。

第四节 支气管扩张药

支气管扩张药是解除哮喘症状,以及COPD伴喘息或者喘息型慢性支气管炎的有效手段,也是哮喘急性发作的首选药物。常用的支气管扩张药,包括β肾上腺素受体激动药、茶碱类和抗胆碱药。

一、β肾上腺素受体激动药

本类药物主要的作用机制是兴奋支气管平滑肌β_2受体,激活腺苷酸环化酶,增加细胞内

cAMP 合成,进而激活 cAMP 依赖的蛋白激酶,引起平滑肌松弛,支气管口径扩大。本类药物还有一定程度抑制肥大细胞释放炎症介质,抑制毛细血管通透性增高,促进黏液-纤毛系统清除功能的作用,这些都可加强平喘作用。

本类药物收效较快,用于控制哮喘症状及减轻喘息性支气管炎症状。用于平喘的 β 肾上腺素受体激动药分为非选择性和选择性 β₂ 受体激动药两类,前者包括肾上腺素、异丙肾上腺素,这些药物除了平喘作用外,对心血管有较强作用,应慎用;后者对呼吸道的选择性高,疗效较好而不良反应少,是控制哮喘症状的首选药。

沙 丁 胺 醇

【药理作用】　沙丁胺醇(salbutamol)的主要特点是对呼吸道有高选择性,对支气管平滑肌 β₂ 受体的作用远大于对心脏 β₁ 受体的作用,对 α 受体基本无作用。其支气管扩张作用与异丙肾上腺素相近,但作用更持久,对心脏兴奋作用轻微。对慢性顽固性哮喘病例,由于不能有效抑制炎症基本过程,仅能控制症状而不能根治,需要配合其他有效的抗炎治疗。

【体内过程】　口服后 65% ~ 84% 被吸收,血浆浓度的达峰时间为 1 ~ 3 小时。本品经肝脏生物转化成无活性代谢物,最后从尿液和粪便中排泄,$t_{1/2}$ 为 2.7 ~ 5 小时。气雾吸入后约 10 ~ 15 分钟作用达高峰,维持 3 ~ 4 小时,$t_{1/2}$ 为 1.7 ~ 7.1 小时,但大部分药物被吞咽,从消化道吸收。

【临床应用】　各种类型的哮喘。气雾吸入的药物直接作用于支气管平滑肌,小部分吸收入支气管静脉到右心室,然后进入肺循环。吸入给药起效快,而心脏和其他全身作用小,可迅速缓解哮喘症状。使用时应掌握正确吸入方法,喷药后即作深而慢的吸气,然后屏气片刻,以利气雾在呼吸道内充分沉积。口服制剂在给药后约 30 分钟起效,2 ~ 3 小时作用达高峰,作用持续 4 ~ 6 小时,心脏和其他不良反应较气雾吸入多见,用于频发性或慢性哮喘的症状控制和预防发作。

【不良反应】

1. **心脏反应**　一般治疗量时少见,如超过治疗量数倍至数十倍,可见窦性心动过速,甲状腺功能亢进患者应慎用。

2. **骨骼肌震颤**　好发于四肢和面颈部,可随用药时间延长而逐渐减轻或消失。这是由于兴奋了骨骼肌慢收缩纤维的 β₂ 受体,使之收缩加快,干扰快慢收缩纤维之间的融合。

3. **血钾降低**　过量应用或与糖皮质激素合用时,可降低血钾,必要时补充钾盐。

4. **低敏感性**　长期应用由于受体下调可使部分病例疗效降低,停药 1 ~ 2 周后可恢复敏感性。可以有计划地与其他类型平喘药交替应用,但不应盲目频繁地使用大剂量本品。

沙丁胺醇的同类药物,包括以下几种:特布他林(terbutaline)基本作用与沙丁胺醇相似,但作用强度较沙丁胺醇弱;可口服、气雾吸入给药,皮下注射给药可替代肾上腺素控制哮喘急性发作。克仑特罗(clenbuterol)本品为强效制品,用微量即有明显平喘作用,在治疗量时不良反应较轻。可气雾吸入、口服、直肠内给药。氯丙那林(clorprenaline)化学结构与异丙肾上腺素相似,对 β₂ 受体的选择性及作用强度较弱,可口服或气雾吸入给药。

长效选择性 β₂ 受体激动药

福莫特罗(formoterol)本品为长效选择性 β₂ 受体激动药,作用强而持久,一次吸入给药后,作用可持续 12h。除了支气管平滑肌扩张作用外,本品还有明显的抗炎作用。用于慢性哮喘与 COPD 的维持治疗与预防发作。不良反应与其他 β₂ 受体激动药相似。

沙美特罗(salmeterol)本品是另一个长效选择性 β₂ 受体激动药,起效比福莫特罗慢,但作用持续时间更长,其他特点与福莫特罗相似。

非选择性 β 受体激动药

肾上腺素(adrenaline)对 α、β 受体均有强大的激动作用,激动 β₂ 受体可扩张支气管平滑肌,

Notes

激动黏膜血管的 α 受体可收缩血管、减轻黏膜充血水肿,有利于改善通气功能。口服无效,皮下注射可迅速缓解症状,只适用于哮喘急性发作。本品可引起心动过速、心律失常、血压升高,还有不安、头痛、面色苍白、手指震颤等反应。

异丙肾上腺素(isoprenaline)对 β_1、β_2 受体均有明显激动作用,气雾吸入或注射给药,口服无效,主要用于控制哮喘急性症状。有明显的心脏兴奋作用,可诱发心动过速、心律失常和心绞痛,因此,已逐渐被 β_2 受体选择性激动药取代。

伴有多种心血管疾病、甲状腺功能亢进、糖尿病等的患者应慎用或禁用本药物。

二、茶碱类药物

【药理作用】　茶碱类(theophylline)是甲基黄嘌呤类衍生物,具有平喘、强心、利尿、扩张血管和中枢兴奋等作用,其平喘作用机制较复杂,主要包括:

1. 扩张支气管平滑肌　其作用机制与下述因素有关:

(1) 抑制磷酸二酯酶:茶碱为非选择性 PDE 抑制剂,使细胞内 cAMP 水平升高而舒张支气管平滑肌。然而茶碱在体内有效浓度低,对酶活性的抑制作用不明显,因此,茶碱的扩张支气管效应可能有其他的作用机制。

(2) 促进内源性肾上腺素释放:使肾上腺髓质释放儿茶酚,间接导致支气管扩张。

(3) 阻断腺苷受体:茶碱在治疗浓度时阻断腺苷受体,减轻内源性腺苷所致的气道收缩作用。

2. 抗炎作用　近年发现长期应用小剂量茶碱类药物,可抑制肥大细胞、巨噬细胞、嗜酸性粒细胞等炎症细胞的功能,减少呼吸道 T 细胞,降低微血管通透性,抑制支气管炎症,降低气管反应性。

3. 增强呼吸肌(主要是膈肌)收缩力　减轻呼吸道阻塞、呼吸负荷增加造成的呼吸肌疲劳,这一作用对慢性患者尤为重要。

【体内过程】　本类药物口服吸收快而完全,T_{max} 为 1 ~ 3 小时,茶碱的有效血浓度为 10 ~ 20μg/ml,表观分布容积为 0.45L/kg,血浆蛋白结合率约 60%。成人消除 $t_{1/2}$ 约 5 ~ 6 小时,儿童约 3.7 小时。90% 在肝内代谢,经脱甲基和氧化而失活,10% 以原形由尿排出。

【临床应用】

1. 支气管哮喘　β_2 受体激动药不能控制的急性哮喘病例,氨茶碱静脉注射可收到满意疗效。慢性哮喘病例可口服茶碱制剂防止其发作,如能掌握适宜的剂量,可获满意疗效;氨茶碱还可以直肠给药;对夜间哮喘发作者还可用茶碱的缓释制剂。

2. 慢性阻塞性肺病　对于 COPD 伴有喘息、COPD 伴有右心功能不全的心源性哮喘的患者有明显的疗效,这是由于茶碱除了具有上述的作用外,茶碱还能扩张肺动脉及降低肺动脉压、强心和利尿作用。

3. 中枢型睡眠呼吸暂停综合征　茶碱具有中枢兴奋作用,对于脑部疾病或原发性呼吸中枢病变导致通气不足患者,使通气功能明显增强,改善症状。

【不良反应】　茶碱类的不良反应发生度与其血浓度密切相关,血浓度超过 20μg/ml 时,易发生不良反应。严格掌握用药量,及时调整剂量是避免茶碱中毒的主要措施。

1. 胃肠反应　有些制剂口服后有较强的刺激作用,引起恶心、呕吐、食欲缺乏。

2. 中枢兴奋　多见不安、失眠、易激动等反应,必要时可用镇静药对抗。

3. 急性毒性　静脉注射过快或浓度过高,可引起心动过速、心律失常、血压骤降、谵妄、惊厥、昏迷等,甚至呼吸、心跳停止而死亡。静脉注射氨茶碱时应充分稀释,并且缓慢注射,防止急性毒性的发生,儿童更应谨慎。

常用茶碱类药物有:氨茶碱(aminophylline)为茶碱与二乙胺的复盐,水溶解度较茶碱大 20

倍,可做成注射剂。本品碱性较强,口服后易引起胃肠道刺激症状。重症患者常静脉注射本品以迅速控制症状。二羟丙茶碱(diprophylline)又称甘油茶碱,水溶性较高,作用较弱,对胃肠刺激性小,适用于因胃肠道刺激症状明显而不能耐受氨茶碱的患者。胆茶碱(cholinophylline)为茶碱与胆碱的复盐,水溶性更大。胃肠道刺激反应较轻,患者易耐受。多索茶碱(doxofylline)本品无腺苷受体阻断作用,对心血管、中枢神经系统的作用轻,还具有一定的镇咳作用。

三、抗 胆 碱 药

异丙托溴铵

异丙托溴铵(ipratropium)是阿托品的异丙基衍生物,为季铵盐,口服不易吸收,采用气雾吸入给药。本品对支气管平滑肌具有较高的选择性作用,对心血管系统的作用不明显,也不影响痰液分泌和痰液黏稠度。本品对伴有迷走神经功能亢进的哮喘和喘息性支气管炎患者有较好疗效,对其他类型哮喘的疗效不如 β_2 受体激动药。一般用作 β_2 受体激动药疗效不满意时的替代药,或与 β_2 受体激动药联合应用。不良反应少见,少数患者有口干、口苦感。

本类药物还有氧托溴铵(oxitropium)和异丙东莨菪碱(isopropylscopolamine),作用与应用与异丙托溴铵相似。

▌ 推荐阅读文献 ─────────────

1. Dicpinigaitis PV, Morice AH, Birring SS, et al. Antitussive drugs—past, present, and future. *Pharmacol Rev.* 2014;(66):468-512

2. Barnes PJ. New anti-inflammatory targets for chronic obstructive pulmonary disease. *Nat Rev Drug Discov.* 2013;(12):543-559

3. Santus P, Corsico A, Solidoro P, et al. Oxidative Stress and Respiratory System:Pharmacological and Clinical Reappraisal of N-Acetylcysteine. *COPD.* 2014;Dec;11(6):705-717

4. Page C, Cazzola M. Bifunctional drugs for the treatment of asthma and chronic obstructive pulmonary disease. *Eur Respir J.* 2014;(44):475-482

5. Pelaia G, Vatrella A, Maselli R. The potential of biologics for the treatment of asthma. *Nat Rev Drug Discov.* 2012;(11):958-972

（吴希美）

Notes

第二十七章 抗消化性溃疡药及消化功能调节药

随着对胃肠疾病病因及发病机制研究的深入,新的治疗药物亦不断发展。20 世纪 70 年代 H_2 受体阻断药问世,80 年代后期开发了 H^+-K^+-ATP 酶抑制药,以及新的胃黏膜保护药、促进或抑制胃肠动力药、止吐药、胃肠道激素类药物等,使药物治疗消化系统疾病的疗效不断提高。

第一节 抗消化性溃疡药

消化性溃疡(peptic ulcer)泛指胃肠道黏膜在某种情况下被胃消化液消化而造成的表面组织局限性缺损、溃烂,可见于食管、胃及十二指肠,也可发生于胃-空肠吻合口附近,以及含有胃黏膜的 Meckel 憩室,其发病机制尚未完全阐明。目前认为,溃疡病的发生是由于对胃、十二指肠黏膜有损害作用的侵袭因素(攻击因子)与黏膜自身防御/修复因素(防御因子)之间失平衡的结果。药物通过:①降低胃液中胃酸浓度或抗幽门螺杆菌(Helicobacter pylori,Hp)感染而减少"攻击因子"的作用;②提高胃肠黏膜的保护及修复功能而增强"防御因子"的作用。最终达到去除病因、控制症状、促进溃疡愈合,预防复发和避免并发症的目标。

抗消化性溃疡药按药物的作用机制可分为以下三类:

(一)制酸药

1. 碱性抗酸药　如氢氧化镁、氢氧化铝、碳酸氢钠等。

2. 抑制胃酸分泌药　①H_2 受体阻断药,如西咪替丁、法莫替丁、雷尼替丁等;②H^+-K^+-ATP 酶抑制药,如奥美拉唑、兰索拉唑、雷贝拉唑、泮托拉唑等;③M 胆碱受体阻断药,如阿托品、哌仑西平等。

(二)增强胃黏膜屏障功能药

①前列腺素衍生物,如米索前列醇;②硫糖铝、胶体次柠檬酸铋等。

(三)抗幽门螺杆菌药

如阿莫西林、克拉霉素、甲硝唑、呋喃唑酮、四环素等抗菌药物。

一、碱性抗酸药

抗酸药(antiacids)为弱碱性物质,口服后在胃内直接中和胃酸,升高胃液 pH 使胃蛋白酶活性降低。当 pH=4 时,胃蛋白酶失活,从而减轻其对胃黏膜的侵袭作用,缓解溃疡病的疼痛症状。氢氧化铝、三硅酸镁等抗酸药中和胃酸,并覆盖于溃疡面和胃黏膜,形成胶状保护层,防止胃酸、胃蛋白酶的再度侵袭,有利于溃疡面愈合。

常用的碱性抗酸药有:

碳酸氢钠(sodium bicarbonate)俗称小苏打,抗酸作用强,起效快但作用维持时间短。中和胃酸时产生 CO_2,可引起嗳气、腹胀、继发性胃酸分泌增加。口服后被肠道吸收,可导致碱血症。肾功能不全者易引起体液潴留。禁用于严重溃疡病患者。由于作用迅速,目前主要用于复方制剂。

氢氧化铝(aluminum hydroxide)难溶于水,不易吸收。起效缓慢,抗酸作用较强而持久。氢氧化铝凝胶在胃内形成保护膜,使溃疡面与胃酸隔离,有利于溃疡愈合。适用于胃及十二指肠溃疡、反流性食管炎、上消化道出血的治疗；与钙剂和维生素 D 合用时，可治疗新生儿低钙血症（手足搐搦症）。氢氧化铝中和胃酸产生的氧化铝有收敛、止血和致便秘作用。长期服用影响肠道对磷酸盐的吸收。

碳酸钙（calcium carbonate）抗酸作用较强、起效快。中和胃酸后产生氯化钙和 CO_2。氯化钙在碱性肠液中生成碳酸钙、磷酸钙，二者沉积于肠黏膜表面，使肠黏膜对刺激的敏感性降低，导致便秘。高血钙可促进 G 细胞分泌大量的胃泌素，引起继发性胃酸分泌增加。长期应用可引起肾功能不全、肾结石。

三硅酸镁（magnesium trisilicate）本药不溶于水，口服难吸收，故不引起碱血症。起效慢，抗酸作用较弱而持久，中和胃酸后生成胶状二氧化硅对溃疡面有保护作用。大剂量应用可致轻度腹泻。肾功能不良者长期服可致高血镁症，表现为中枢抑制、低血压和肌无力。连续应用不超过 7 天。

目前，碱性抗酸药物作用时间短，较少单药应用，大多组成复方制剂以增强治疗效果，减少不良反应，例如氢氧化镁和氢氧化铝组成铝镁合剂。

二、抑制胃酸分泌药

胃酸的分泌与调节胃酸由壁细胞分泌，并受神经分泌（ACh）、内分泌（胃泌素）、旁分泌（组胺、生长抑素和前列腺素）等体内多种内源性因素调节，他们作用于壁细胞的特异性受体，通过两种细胞机制（图 27-1），增加 cAMP 及 Ca^{2+} 浓度，最终影响壁细胞顶端分泌小管膜内的质子泵（H^+-K^+-ATP 酶）而影响胃酸分泌。常用抑制胃酸分泌的药物主要分三类。

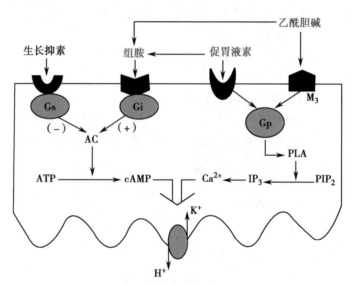

图 27-1　影响胃酸分泌的因素及作用机制

（一）H_2 受体阻断药

H_2 受体阻断药（H_2-receptor antagonists）通过阻断壁细胞的 H_2 受体，抑制基础胃酸和夜间胃酸分泌，对胃泌素及 M 受体激动药引起的胃酸分泌也有抑制作用。

H_2 受体阻断药抑制胃酸分泌作用较抗胆碱药强而持久，治疗溃疡病疗程短，溃疡愈合率较高，不良反应较少。常用的药物有西咪替丁（cimetidine）、雷尼替丁（ranitidine）、法莫替丁（famotidine）、尼扎替丁（nizatidine）和罗沙替丁（roxatidine）以及新近上市的乙溴替丁（ebrotidine）、米吩替丁（mifentidine）等。

西 咪 替 丁

Notes

西咪替丁（cimetidine）

【体内过程】　口服易吸收,生物利用度约为75%,T_{max}为1~2小时,血浆$t_{1/2}$为2小时。单次给予治疗量作用约维持4小时。体内分布广,可经胎盘到达胎儿体内,亦可透过血脑屏障,血浆蛋白结合率约19%。部分在体内代谢,代谢物及原形药经肾排出,肾功能不全时$t_{1/2}$延长。

【药理作用与机制】

1. 抑制胃酸分泌　西咪替丁阻断胃壁细胞H_2受体,对人和动物胃酸分泌具有强大的抑制作用,对食物、五肽胃泌素、组胺、拟胆碱药、胰岛素和茶碱等引起的胃酸分泌均有效,既可减少胃酸分泌量,又能降低H^+浓度。对消化性溃疡病患者,可抑制基础和夜间胃酸分泌,减轻疼痛和减少抗酸药用量。单次口服西咪替丁300mg,使胃液pH升至5.0,并保持2小时。服药4~6周后,明显促进胃和十二指肠溃疡的愈合。同时抑制胃蛋白酶的分泌,并显著抑制应激性溃疡的形成。

2. 免疫功能调节作用　组胺对免疫系统有抑制作用,细胞免疫和体液免疫均有所降低。组胺作用于免疫活性细胞(特别是T细胞)的H_2受体,使之产生一种组胺诱生的抑制因子(histamine induced suppresser factor,HSF),产生免疫抑制作用。西咪替丁由于阻断T细胞的H_2受体,可减少HSF的产生,活化T淋巴细胞,促进IL-2的生成,增强NK细胞的活性,从而拮抗组胺的免疫抑制作用。

3. 其他　西咪替丁能对抗组胺对离体心脏的正性肌力作用和正性频率作用。在整体可部分对抗组胺的扩张血管和降压作用。但在抑制胃酸分泌的剂量,对心血管系统影响很小。

【临床应用】

1. 胃和十二指肠溃疡　能减轻疼痛,促进溃疡愈合。十二指肠溃疡,每次400mg,每日3次,或800mg晚餐后1次口服,连用4~8周,治愈率为70%~80%;胃溃疡以同样剂量治疗,治愈率66%~73%。停药后复发率较高,6个月后复发率高达90%,可考虑在溃疡愈合后进行长期维持治疗。

2. 胃肠道出血　特别是胃肠黏膜糜烂引起的出血,常发生于应激状态之后,西咪替丁对此有效。多采用静脉滴注给药。

3. 胃酸分泌过多症(卓-艾综合征,Zolinger-Ellison syndrome,ZES)和反流性食管炎。

4. 各种原因引起免疫功能低下以及抗肿瘤的辅助治疗。

【不良反应】

1. 胃肠道反应　可有恶心、呕吐、腹泻和便秘。

2. 中枢神经系统　有头痛、眩晕、语言不清和幻觉等。肾功能不良的老年患者应用较大剂量时,可出现精神紊乱或谵妄,甚至昏迷。

3. 血液系统　少数患者有粒细胞缺乏和再生障碍性贫血。

4. 其他　男性患者有乳腺增生,女性患者可发生溢乳症,因西咪替丁有抗雄性激素作用。长期应用,停药可能出现反跳性胃酸分泌增加,甚至发生穿孔。

严重肝功能不全者服用常规剂量后,其脑脊液的药物浓度为正常人的两倍,故容易出现神经毒性。因此西咪替丁避免与中枢抗胆碱药同时使用,以防加重中枢神经毒性反应。

【药物相互作用】　西咪替丁通过抑制细胞色素P450酶活性,并减少肝脏血流量,使药物代谢减慢。受其影响的药物有:华法林、苯妥英钠、普萘洛尔、拉贝洛尔、奎尼丁、咖啡因、利多卡因、钙通道阻滞药、苯二氮䓬类、磺酰脲类、三环类抗抑郁药和乙醇等。含镁和氢氧化铝等的抗酸剂可使西咪替丁等组胺H_2受体阻断药的生物利用度降低,因此,这两类溃疡治疗药物不可同时服用。

雷尼替丁

雷尼替丁(ranitidine)为非咪唑类H_2受体阻断药,选择性较西咪替丁高,抑制胃酸分泌作用和胃黏膜保护作用与西咪替丁相似,抗酸作用较强,为西咪替丁的 4～10 倍,对肝药酶的抑制作用较西咪替丁弱。

口服易吸收,生物利用度为 52%,一次服用 150mg 后,有效抑制胃酸达 8～12 小时,血浆蛋白结合率约 15%,表观分布容积为 1.9L/kg,可经胎盘到达胎儿体内,乳汁内浓度高于血药浓度,脑脊液内药物浓度约为血药浓度的 1/30～1/20。体内部分代谢,70% 原形药及代谢产物经肾排出,$t_{1/2}$ 约 1.6～3.1 小时,肾功能不全时,$t_{1/2}$ 延长。

临床用于治疗各种酸相关疾病,可缓解溃疡病症状,促进溃疡愈合、减少溃疡复发。

常见的不良反应有头痛、头晕、幻觉、躁狂等,静脉注射可致心动过缓,偶见白细胞、血小板减少、一过性血清转氨酶升高、男性乳房发育等,停药后恢复。

法 莫 替 丁

法莫替丁(famotidine)作用与西咪替丁相似,但抑制胃酸分泌作用较西咪替丁和雷尼替丁强。

本药口服易吸收,1 小时显效,T_{max} 为 2～3 小时,作用持续时间 12 小时以上,血浆 $t_{1/2}$ 约 3 小时,生物利用度约 50%。吸收后广泛分布于胃肠道及肝、肾等组织,多以原形经肾排泄,对肝药酶无明显影响。

口服用于胃和十二指肠溃疡、应激性溃疡以及反流性食管炎,对溃疡活动期患者,每天晚饭后服 40mg,连用 8 周,可促进溃疡愈合;已治愈者可减至每天 20mg;对严重胃酸分泌亢进的卓-艾综合征以及上消化道出血患者可采用静脉给药。

不良反应发生率约 2.5%,偶见口干、恶心、食欲缺乏、腹泻及血清转氨酶异常;极少数患者可见头痛、心率加快、血压升高和月经不调等。在减量或停药后可恢复正常。对 H_2 受体阻断剂过敏者、肝或肾功能不良患者、孕妇、哺乳期妇女以及 8 岁以下小儿慎用。

尼扎替丁和罗沙替丁

尼扎替丁(nizatidine)和罗沙替丁(roxatidine)作用与雷尼替丁相似,均用于治疗溃疡病。罗沙替丁还可用于麻醉前给药,以预防酸吸入综合征。尼扎替丁抑制胃酸分泌与其他药无明显差别,剂量与雷尼替丁相似,可促进胃的收缩功能,缩短胃排空时间,可能与其抑制胆碱酯酶活性有关。尼扎替丁生物利用度较高,大部分以原形经肾排出。副作用较少,对内分泌和血液系统无影响。

（二）H^+-K^+-ATP 酶抑制药(质子泵抑制药 proton pump-inhibitor,PPI)

胃 H^+-K^+-ATP 酶又称质子泵,是由 a 和 b 两个亚单位组成的异二聚体(图 27-2),贮存于壁细胞,当壁细胞处于相对静止状态时,H^+-K^+-ATP 酶主要存在胞质内的管状囊泡膜上,壁细胞受刺激时,H^+-K^+-ATP 酶转移至壁细胞的分泌小管膜并被激活,催化 ATP 水解,产生能量驱动 H^+ 转移至胞外,同时与胞外 K^+ 结合,驱动 K^+ 转运至胞内。

H^+-K^+-ATP 酶是胃酸分泌过程的最终环节,PPI 将其作为靶标,是一类抑制胃酸特异性高、作用强的新型抗消化性溃疡药。PPI 是弱碱性的苯并咪唑类化合物,pKa 约为 4,在酸性的壁细胞分泌小管中,转化为次磺酸(sulfenic acid)和亚磺酰胺(sulfenamide),后者与 H^+-K^+-ATP 酶 α 亚单位的巯基以共价键结合而使酶失活,进而抑制胃酸分泌,胃蛋白酶的分泌同时减少。此外,PPI 还具有保护胃黏膜和抗幽门螺杆菌的作用。PPI 除了本身直接抗幽门螺杆菌作用外,PPI 在抗生素抗幽门螺杆菌感染中发挥了重要作用,主要由于 PPI 升高胃内 pH,从而使不耐酸的抗生素发挥其最大的杀菌能力,与抗生素有协同作用。临床通常将 PPI 与抗生素合用治疗消化性溃疡及反流性食管炎。

Notes

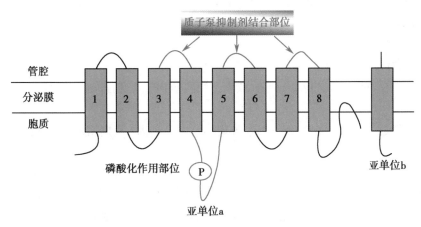

图 27-2　H^+-K^+-ATP 酶结构及药物结合部位

奥美拉唑

奥美拉唑(omeprazole)是 1979 年合成并用于临床的质子泵抑制药,是一种取代的苯并咪唑化合物,左旋体和右旋体各占 50%。

【体内过程】　口服易吸收,首次用药生物利用度约 35%,随着用药次数的增加生物利用度可达 60%,T_{max} 为 1~3 小时。血浆蛋白结合率为 95%,肝、肾、胃及十二指肠含量较高,不易透过血脑屏障。主要经肝脏 CYP2C19 代谢,$t_{1/2}$ 与 pH 有关,平均为 1 小时,80% 代谢产物经肾排泄,少量随粪便排出。

【药理作用与机制】

1. 抑制胃酸分泌作用　奥美拉唑可明显抑制正常人或溃疡病患者的基础胃酸分泌及由组胺、胃泌素等刺激引起的胃酸分泌。作用强而持久,每日口服 20mg,连服 7 天,基础胃液 pH 由 1.4 平均升高至 5.3,一次服用 40mg,3 天后胃酸分泌仍部分受抑制。

奥美拉唑为弱碱性药物,进入壁细胞后,在分泌小管的酸性环境中迅速分解,生成的亚磺酰胺与 H^+-K^+-ATP 酶的巯基结合(图 27-2),使 H^+-K^+-ATP 酶不可逆的失活,壁细胞分泌胃酸的最后环节被抑制,胃液 pH 升高。奥美拉唑既是该酶的底物,又是其抑制剂,剂量依赖性的抑制其活性,大剂量时则呈零级动力学消除。

2. 胃黏膜保护作用　动物实验证明,奥美拉唑对阿司匹林、乙醇、应激所致的胃黏膜损伤有保护作用。机制尚不清楚,奥美拉唑增加胃黏膜 NO_2^--NO_3^- 含量,可能由 NO 通过增加胃黏膜血流量(gastric mucosal blood flow,GMBF)所介导。

3. 抗幽门螺杆菌作用　体内试验证明奥美拉唑能增强抗菌药对幽门螺杆菌的根除率,可能通过抑制细菌 ATP 酶活性而抑制细菌生长。

【临床应用】

1. 胃、十二指肠溃疡　每日 20mg,十二指肠溃疡 2~4 周为一疗程,胃溃疡 4~8 周为一疗程,可缓解溃疡病症状,亦促进溃疡愈合。与抗生素合用根除幽门螺杆菌感染。

2. 胃-食管反流病(gastro-esophageal reflux disease,GERD)　胃食管反流病的基本病因是胃-食管连接区的屏障减弱,导致胃内容物反流到食管腔,食管黏膜暴露于酸性胃液的时间过长,引起食管黏膜的损伤。反流性食管炎的治疗原则有:①抑制胃酸分泌量,使胃液 pH 增高,减轻胃酸对食管黏膜的刺激;②促进胃的排空,减少反流入食管腔的胃内容物;③通过药物或手术方式恢复食管下端抗反流屏障的功能。每日早晨服用奥美拉唑 20mg,4~6 周为一疗程。

3. 卓-艾综合征(zollinger-ellison syndrome)　卓-艾综合征又称胃泌素瘤(gastrinoma),由

位于胰腺或胰腺外的腺瘤分泌大量胃泌素所致。其临床特征是重症消化性溃疡、胃酸分泌过多、血清胃泌素水平显著增高。抑制胃酸分泌是控制卓-艾综合征临床症状的有效方法。每日剂量60mg。

【不良反应】

1. **消化系统**　可见恶心、呕吐、腹胀、腹泻、便秘、腹痛等。可能与用药后胃酸度下降、影响消化功能有关。

2. **神经系统**　头痛、头晕、失眠、嗜睡、外周神经炎等症状。长期用药可使既往存在的焦虑、抑郁症状加重。

3. **血清胃泌素水平升高**　胃灼热、反酸等症状。由于胃窦黏膜中的 G 细胞分泌胃泌素受胃液 pH 的反馈机制调节。凡能使胃酸分泌减少的药物或疾病都可以引起血清胃泌素水平增高，促进泌酸胃黏膜增生，长期服用者，应定期检查胃黏膜有无肿瘤样增生。

4. **其他**　可见皮疹、溶血性贫血、转氨酶增高、男性乳腺发育等。新近有引起特发性水肿的报道，表现为皮肤潮红、荨麻疹，甚至引起剥脱性皮炎。

由于奥美拉唑抑制肝药酶活性，与华法林、地西泮、苯妥英钠等药合用，可使上述药物体内代谢减慢。慢性肝病有肝功能减退者，用量宜酌减。老年人及肾功能不全的患者慎用，防止发生急性肾衰竭。质子泵抑制药奥美拉唑等选择性抑制 CYP2C19 酶，使氯吡格雷不能活化，抗血栓作用被抑制。本类药物提高胃酸 pH，影响黏膜保护剂的作用。

其他常用质子泵抑制药见表 27-1 所示。

表 27-1　其他常用质子泵抑制药

药物名称	体内过程	临床应用	不良反应
兰索拉唑 lansoprazole	口服易吸收，生物利用度约85%，主要经 CYP2C19、CYP3A4 途径代谢	抑制胃酸分泌的药理作用机制与奥美拉唑完全相同，同时亦具有升高胃泌素、保护胃黏膜及抗幽门螺杆菌作用。临床用于酸相关疾病的防治	皮疹、瘙痒等过敏反应；偶有贫血、白细胞减少等血液系统反应；便秘，腹泻，口渴，腹胀等消化系统反应；头痛、嗜睡等神经系统症状
泮托拉唑 pantoprazole	抗酸作用机制与奥美拉唑相同，血浆蛋白结合率为98%，$t_{1/2}$ 为 1 小时，经 CYP2C19 代谢	临床用于消化性溃疡、反流性食管炎、卓-艾综合征等酸相关疾病。还可用于预防大手术或严重外伤引起的应激性溃疡	不良反应轻微。长期应用注意定期检查肝功能
雷贝拉唑 rabeprazole	pKa 为 5.0，在质子泵抑制药中最高。进入胃壁细胞分泌小管内的离子型药物浓度高，可迅速被活化生成亚磺酰胺。在肝代谢，个体差异小，疗效稳定	抑酸作用起效快、作用强而持久，且安全性高	①过敏、休克等；②罕见引起各类血细胞减少、血小板降低、粒细胞缺乏、溶血性贫血等；③视力障碍。一旦发生应立即停药，并对症处理
埃索美拉唑 esomeprazole	较奥美拉唑首过消除低，生物利用度大于64%。血浆蛋白结合率为97%，经 CYP3A4、CTP2C19 代谢。可延缓地西泮、苯妥英钠、华法林、硝苯地平、酮康唑等药物的代谢	抑酸作用起效快、效果强于奥美拉唑，可延缓地西泮、苯妥英钠、华法林、硝苯地平、酮康唑等药物的代谢。抑酸作用起效快、效果强于奥美拉唑	不良反应与奥美拉唑相似

Notes

（三）胆碱受体阻断药

1. 非选择性 M 受体阻断药　阿托品（atropine）。

M 抗胆碱药物阻断胃壁细胞的 M_3 受体，抑制胃酸分泌；阻断神经节的 M_1 受体，抑制胆碱能神经节后纤维对胃肠分泌的影响；阻断乙酰胆碱对胃黏膜中的肠嗜铬样细胞（enterochromaffin-like cell，ECL cell）、G 细胞表面的 M 受体，减少组胺和胃泌素等物质释放，间接减少胃酸的分泌。此外，本药尚有解痉作用，但由于副作用较多，目前临床较少使用，主要与其他药物组成复方。

2. 选择性 M_1 受体阻断药　哌仑西平（pirenzepine）。

选择性阻断 M_1 受体，每天服用 100～150mg 能明显抑制胃酸分泌，缓解溃疡病症状，用于治疗胃、十二指肠溃疡，不良反应较少，主要是口干、视物模糊、头痛等。乙醇和咖啡等可减弱本品的作用。

三、增强胃黏膜屏障作用药物

胃黏膜的自身防御/修复因素主要包括黏膜细胞屏障和黏液-HCO_3^-盐屏障。

细胞屏障由胃黏膜细胞顶部的细胞膜和细胞间的紧密连接组成，有抵抗胃酸和胃蛋白酶的作用。胃黏膜上皮细胞能迅速重建和再生，使受损部位得以迅速修复。

黏液-HCO_3^-盐屏障由黏液和 HCO_3^- 盐组成，主要产生：①润滑作用，防止机械损伤；②阻止胃、十二指肠腔内的 H^+ 向黏膜内弥散，这种屏障作用保护胃黏膜免受胃酸、胃蛋白酶的侵害。

此外，还有多种因素参与保护胃黏膜，如黏膜血流量、前列腺素、表皮生长因子、生长抑素等。通过影响上述因素，增强胃黏膜屏障的药物主要有前列腺素衍生物、硫糖铝、柠檬酸铋钾等。

米索前列醇

米索前列醇（misoprostol）为 PGE_1 的类似物，口服迅速吸收，活性代谢物游离酸仍具有与其等效的抑酸作用。通过影响腺苷酸环化酶（AC）的活性，降低壁细胞 cAMP 含量，对基础胃酸分泌以及组胺、五肽胃泌素等刺激引起的胃酸分泌均有抑制作用，同时抑制胃蛋白酶的分泌。一次给予 200μg，抑酸作用持续 3～5.5 小时。在低于抑制胃酸分泌的剂量时，有促进黏液和 HCO_3^- 盐分泌，增强黏液-HCO_3^- 盐屏障的作用；促进胃黏膜受损上皮细胞的重建和增殖，增强细胞屏障。主要用于预防非甾类抗炎药（NSAIDs）引起的胃、十二指肠溃疡，或与非司酮配伍，终止早孕。

不良反应主要表现为食欲缺乏、恶心、上腹部不适、腹痛、腹泻等胃肠道症状。偶有头痛、眩晕等症状。孕妇及前列腺素类过敏者禁用。

恩前列素

恩前列素（enprostil）为人工合成的 PGE_2 类似物，药理作用、临床应用与米索前列醇相似。其特点是作用持续时间长，一次用药抑制胃酸作用持续 12 小时，同时能明显抑制胃泌素释放，缓解长期服用奥美拉唑引起的高胃泌素血症。临床主要用于消化性溃疡。其疗效与西咪替丁相似而低于雷尼替丁，对缓解溃疡的疼痛作用不及西咪替丁。不良反应主要为腹泻，尚有头痛、恶心、便秘、腹痛等。孕妇禁用或慎用。

硫　糖　铝

硫糖铝（sucralfate）硫糖铝为无臭无味的白色粉末，不溶于水，亦不溶于乙醇等有机溶剂，口服不易吸收，在酸性胃液中形成一种黏稠的多聚体，从而减轻消化性溃疡症状，其机制包括：①黏附于胃、十二指肠黏膜表面，在溃疡面形成保护屏障，有利于上皮细胞的再生，减少 H^+ 向黏

Notes

膜内逆向扩散,促进溃疡愈合;②与胃蛋白酶结合使其活性降低,减少胃黏膜的损伤;③促进胃、十二指肠黏膜合成 PGE_2,从而增强胃、十二指肠黏膜的细胞屏障和黏液-HCO_3^-盐屏障;④增强表皮生长因子、碱性成纤维细胞生长因子的作用,使之聚集于溃疡区,促进溃疡愈合;⑤抑制幽门螺杆菌的繁殖,使黏膜中的幽门螺杆菌密度降低,阻止幽门螺杆菌产生的蛋白酶、脂酶对胃黏膜的破坏。硫糖铝抗幽门螺杆菌的机制尚不清楚,可能通过抑制幽门螺杆菌所含的脂多糖酶、磷脂酶 A、蛋白酶等而产生抑菌作用。体外实验证实:硫糖铝能增强抗菌药物的抑菌作用。临床用于治疗胃及十二指肠溃疡、反流性食管炎、幽门螺杆菌感染以及对抗各种损伤因子对胃黏膜的损害。

注意事项:①本药在酸性环境中起保护胃、十二指肠黏膜作用,故不宜与碱性药物合用;②与苯妥英钠、布洛芬、吲哚美辛、氨茶碱、四环素、地高辛以及脂溶性维生素 A、D、E 和 K 合用,能降低上述药物的生物利用度;③能减少甲状腺素的吸收,服药期间可使 24 小时血 T_4 降低,促甲状腺激素分泌增加;④慎用于肾功能不全的患者。

胶体次柠檬酸铋

胶体次柠檬酸铋(colloidal bismuth subcitrate)口服不易吸收,主要通过以下机制在胃肠道发挥局部治疗作用:

(1) 吸附胃蛋白酶并抑制其活性。

(2) 杀灭幽门螺杆菌:药物的胶体在酸性环境中沉淀并与幽门螺杆菌结合,抑制细菌的氧化磷酸化酶从而干扰其代谢,在菌体形成空泡和凝集,最终导致细菌细胞壁被破坏。

(3) 促进黏膜合成前列腺素:增加黏膜血流量,增加 HCO_3^-盐分泌,刺激黏膜细胞再生,增强胃黏膜屏障能力。

(4) 渗透屏障作用:本药在酸性环境下形成不溶性铋盐,沉积在胃黏膜上,与蛋白质紧密结合形成稳定的螯合物,防止 H^+ 回渗。

胶体次柠檬酸铋在临床主要用于治疗胃及十二指肠溃疡、慢性胃炎、十二指肠炎、功能性消化不良等。不良反应少而轻,重金属铋具有神经毒性,可引起急性可逆性脑病,表现为精神紊乱、肌肉痉挛性收缩、运动失调、步履艰难。用药期间血铋浓度持续在(0.24 ~ 0.48)μmol/L,应考虑停药。禁用于肾功能不全的患者及孕妇。

替普瑞酮

替普瑞酮(teprenone)能增加胃黏液合成、分泌,使黏液层中总的脂类及表面活性磷脂含量增加,以增强疏水性,防止胃液中 H^+ 回渗损伤黏膜细胞;增加胃黏膜 PGE_2 合成,促进黏膜细胞修复和再生,增加胃黏膜血流量。从而发挥抗溃疡病作用。临床主要用于治疗胃溃疡及急性胃炎、慢性胃炎急性加重期。

麦滋林-S

麦滋林-S(marzulene-S)由 99% 的谷氨酰胺(glutamine)和 0.3% 的水溶性奥甘葡环烃(azulene)组成,前者增加胃黏膜葡萄糖胺、氨基己糖、黏蛋白的生物合成,促进黏膜细胞再生,增强黏膜屏障作用;后者可抑制致炎物质的致炎作用,抑制胃蛋白酶活性。本药旨在减轻溃疡病症状,促进溃疡愈合。不良反应发生率低,常见恶心、呕吐、便秘、腹泻、腹痛,少数患者表现面部潮红。

蒙脱石散

蒙脱石散(montmorillonite powder)口服后以细小微粒存在于胃肠道,不易吸收,其八面体氧

Notes

化铝组成的多层结构,与表面带负电荷的黏液糖蛋白通过静电结合,使黏液层的内聚力、粘弹性及存在时间明显增加,对消化道黏膜有很强覆盖能力,增加胃黏液糖蛋白的合成,使胃黏膜中磷脂含量增加,提高黏液层的疏水性,增强黏液屏障作用,促进胃黏膜上皮修复,增加胃黏膜血流量。近年研究证明本药尚有抗幽门螺杆菌作用。临床用于成人及儿童急、慢性腹泻(感染应合用抗菌药物)以及十二指肠溃疡等消化系统疾病。

四、抗幽门螺杆菌药

1983 年,Warren 和 Marshall 从人胃黏膜中分离出幽门螺杆菌,随后发现幽门螺杆菌感染与消化性溃疡密切相关。幽门螺杆菌寄居于胃及十二指肠的黏液层与黏膜细胞之间,对黏膜产生损伤作用,引发溃疡。研究资料表明,十二指肠溃疡病者的幽门螺杆菌阳性率约93% ~97% ,胃溃疡病者幽门螺杆菌阳性率为70% ,且幽门螺杆菌阳性与溃疡病的复发有关。鉴于幽门螺杆菌感染在消化性溃疡发病中的重要作用,在抗酸治疗的同时,必须根除幽门螺杆菌。随后在临床应用过程中使消化性溃疡的复发率从80% 降至5% 。

常用的抗幽门螺杆菌药分为两类,第一类为抗溃疡病药,如铋制剂、PPI、硫糖铝等,抗幽门螺杆菌作用较弱,单用疗效较差。第二类为抗菌药,如阿莫西林、甲硝唑、替硝唑、喹诺酮类抗生素、呋喃唑酮、克拉霉素、四环素等。临床主要采用的治疗方案:

1. 以质子泵抑制药(PPI) 为基础

(1) 标准剂量 PPI+阿莫西林(1500 ~2000) mg/d、甲硝唑 800mg/d 或呋喃唑酮 200mg/d,分 2 次服,疗程 7 ~14 天。

(2) 标准剂量 PPI+克拉霉素(500 ~1000) mg/d、阿莫西林 2000mg/d 或甲硝唑 800mg/d 或呋喃唑酮 200mg/d,分 2 次服,疗程 7 天。

2. 以抗生素为主

(1) 阿莫西林:1g/次　2 次/日+克拉霉素 0.5g/次　2 次/日。

(2) 阿莫西林:1g/次　2 次/日+左氧氟沙星 0.5g/次　1 次/日(或 0.2g/次　2 次/日)。

(3) 阿莫西林:1g/次　2 次/日+呋喃唑酮 0.1g/次　2 次/日。

(4) 四环素:750mg/次　2 次/日+甲硝唑 400mg/次　2 ~3 次/日(呋喃唑酮0.1g/次　2 次/日)。

3. 以铋剂为基础

(1) 胶体次柠檬酸铋 480mg/d+四环素(或阿莫西林) (1000 ~2000) mg/d、甲硝唑 800mg/d (或替硝唑 1000mg/d),分 2 次(或 4 次)服,疗程 14 天。

(2) 胶体次柠檬酸铋 480mg/d+克拉霉素 500mg/d、甲硝唑 800mg/d 或呋喃唑酮 200mg/d,分 2 次服,疗程 7 天。

4. 溃疡四联方案　标准剂量 PPI+标准剂量铋剂(均为 2 次/日,餐前半小时)+2 种抗生素(餐后立即服用)。

第二节　消化功能调节药

一、助 消 化 药

助消化药多为消化液成分或促进消化液分泌的药物,能促进食物消化,有利于增进食欲。

胃 蛋 白 酶

胃蛋白酶(pepsin)通常取自动物胃黏膜。胃蛋白酶常与稀盐酸同服,辅助治疗胃酸、消化酶分泌不足引起的消化不良和其他胃肠疾病。本药不能与碱性药物配伍。

Notes

胰 酶

胰酶（pancreatin）含蛋白酶、淀粉酶、胰脂肪酶。口服用于胰酶分泌不足引起的消化不良，主要在肠液中消化脂肪、碳水化合物及蛋白质，并能促进食欲。为防止胃酸破坏可制成肠溶片。

乳 酶 生

乳酶生（lactasin）系干燥的活乳酸杆菌制剂，能分解糖类产生乳酸，使肠道内酸性提高，抑制肠内腐败菌繁殖，减少发酵和产气。可用于小儿消化不良，腹泻。不宜与抗菌药或吸附药同时服用，以免降低疗效。

卡 尼 汀

卡尼汀（carnitine）系一种氨基酸衍生物，是脂肪酸代谢必需的辅助因子。卡尼汀缺乏时影响线粒体氧化游离脂肪酸，造成脂质蓄积，不仅使脂肪酸不能有效地进入三羧酸循环，而且导致蓄积在线粒体中的酰基辅酶 A 酯产生细胞毒作用。内源性卡尼汀可自饮食获得，也可在肝脏合成。卡尼汀是食欲兴奋药，有调整胃肠功能作用，治疗消化不良、食欲缺乏及慢性胃炎以及高脂血症。长期应用液体制剂有恶心、呕吐、腹泻等胃肠道症状，一些患者可产生体臭。慢性胰腺炎患者服后可加重病情，故禁用。

二、止吐药与增强胃肠动力药

呕吐是一种复杂的反射活动，可由多种因素诱发，同时又是一种保护反应。参与呕吐的中枢调控有两个部位：呕吐中枢和化学催吐感受区。外周性诱发呕吐因素：①胃、十二指肠黏膜等内脏的感觉神经受刺激；②咽部迷走神经的感觉神经末梢受刺激后，通过孤束核兴奋呕吐中枢；③视觉和内耳前庭的位置感觉改变。直接作用于化学催吐感受区。诱发呕吐的因素主要是化学药物，或因放射病、尿毒症等产生的内源性物质。

（一）止吐药

有多种药物具有止吐作用，其作用机制各有不同。临床应根据引起呕吐的病因加以选择。

1. H_1 受体阻断剂（H_1-receptor antagonists） 如苯海拉明（diphenhydramine）、茶苯海明（dimenhydrinate）、美可洛嗪（meclozine）等有中枢镇静作用和止吐作用，可用于预防和治疗晕动病、内耳性眩晕病等（详见第二十九章）。

2. M 胆碱受体阻断剂（M-choliner receptor antagonists） 包括东莨菪碱（scopolamine）、阿托品、苯海索等。通过以下三个途径产生止吐作用：①阻断呕吐反射中的中枢 M 受体；②阻断迷走神经和内脏神经传入的冲动；③抑制前庭小脑通路的传导。东莨菪碱抗晕动病、预防恶心呕吐的作用效果最好（详见第七章）。

3. 多巴胺受体阻断药（dopamine receptor antagonist）

氯丙嗪（chlorpromazine）具有阻断延髓催吐化学感受区（CTZ）的多巴胺（D_2）受体作用，大剂量降低呕吐中枢的神经活动，能有效地减轻化学治疗引起的恶心、呕吐，但不能有效地控制强致吐化疗药物（如顺铂、多柔比星、氮芥等）引起的恶心、呕吐。

硫乙拉嗪（thiethylperazine）属于吩噻嗪类药物，镇静安定作用较弱，不用于治疗精神病。本药能抑制 CTZ 和呕吐中枢，有显著止吐作用，仅作止吐药应用。

4. $5-HT_3$ 受体阻断剂（$5-HT_3$ receptor antagonists）

昂丹司琼（ondansetron）目前认为，肿瘤化疗、放疗过程中，可能引起小肠的嗜铬样细胞释放 $5-HT$，并通过 $5-HT_3$ 受体引起迷走传入神经兴奋而导致呕吐反射。本药选择性阻断中枢及迷走神经传入纤维的5-HT$_3$受体,产生明显止吐作用。对一些强致吐作用的化疗药(如顺铂、环磷酰胺、多柔比星等)引起的呕吐有迅速强大的抑制作用,但对晕动病及去水吗啡引起的呕吐无效。不良反应有头痛、疲劳、便秘或腹泻。长期大量应用可引起静坐不能、急性肌张力障碍、转氨酶升高。

格拉司琼(granisetron)、托烷司琼(tropisetron)、拉莫司琼(ramosetron)、阿扎司琼(azasetron)等选择性5-HT$_3$受体阻断剂,作用类似于昂丹司琼。

(二)增强胃肠动力药

甲氧氯普胺

甲氧氯普胺(metoclopramide)具有如下作用:

1. 中枢神经系统作用　阻断中枢CTZ多巴胺(D$_2$)受体发挥镇吐作用,较大剂量时亦作用于5-HT$_3$受体,产生止吐作用。

2. 胃肠道作用　阻断胃肠多巴胺受体,增加胃肠运动,可引起从食管至近端小肠的平滑肌运动增强,增加贲门括约肌张力,松弛幽门平滑肌,加速胃的正向排空。临床用于治疗各种病因所致恶心、呕吐、嗳气、消化不良、胃部胀满、胃酸过多、胃排空障碍等症状的对症治疗。

治疗剂量时,20%患者可出现中枢不良反应,表现为嗜睡、疲倦等。长期用药可引起锥体外系反应、焦虑、抑郁和男性乳房发育等。不宜与吩噻嗪类抗精神病药合用。

多 潘 立 酮

多潘立酮(domperidone)属于苯并咪唑衍生物,是外周多巴胺受体阻断剂,M胆碱受体阻断药不影响其作用。该药阻断胃肠D$_2$受体,加强胃肠蠕动,促进胃的排空,防止食物反流,对结肠作用不明显。口服后吸收迅速,生物利用度约15%,$t_{1/2}$为7~8小时,主要经肝脏代谢。

治疗功能性消化不良、胃食管反流病、化疗药物引起的恶心、呕吐等。不良反应少而轻,可见口干、头痛、皮疹等,促进催乳素释放导致乳房增大、溢乳、闭经等。本药中枢作用较小,不干扰帕金森病治疗。由于其选择性作用于外周多巴胺受体,可预防多巴胺受体激动剂治疗帕金森病时的胃肠道症状。

三、止泻药与吸附药

(一)止泻药

腹泻是最常见的消化道症状之一,应主要针对病因进行治疗,但对于剧烈而持久的非感染性腹泻患者,可适当给予止泻药物。世界卫生组织(WHO)对腹泻的治疗有六条标准:高效;可口服;可与口服补液合用;不被肠道吸收;不影响肠道吸收功能,尤其是葡萄糖和氨基酸的吸收;可抵御一系列肠道病原体。

阿片类制剂(opium preparation)包括天然的阿片酊(opium tincture)、复方樟脑酊(tincture camphor compound)和合成药地芬诺酯、洛哌丁胺,可用于较严重的非细菌感染性腹泻,其作用和机制参见第十五章。

地 芬 诺 酯

地芬诺酯(diphenoxylate)为人工合成的哌替啶衍生物,在体内的代谢物为地芬诺辛(difenoxin),其止泻作用较母体强5倍。对肠道的作用与阿片类相似,激动μ阿片受体,减少胃肠推进性蠕动。临床用于急、慢性功能性腹泻。不良反应少而轻,可表现为嗜睡、恶心、呕吐、腹胀和腹部不适。大剂量(40~60mg)长期应用可引起依赖性。过量时导致严重中枢抑制甚至昏迷,不宜与巴比妥类、阿片类等中枢抑制药合用。

Notes

洛 哌 丁 胺

洛哌丁胺(loperamide)是氟哌啶醇衍生物,有类似哌啶的结构。约90%经首过消除,几乎不进入全身血液循环。主要作用于胃肠道的μ阿片受体,止泻作用较吗啡强40～50倍。洛哌丁胺与钙调蛋白结合,降低许多钙依赖性酶的活性,还可阻止乙酰胆碱和前列腺素释放,拮抗平滑肌收缩而抑制肠蠕动和分泌,止泻作用快、强、持久,临床用于治疗各种原因引起的非感染性急、慢性腹泻。不良反应较少,除消化道症状外,可见皮疹、头痛等。大剂量对中枢有抑制作用,过量中毒可用纳洛酮治疗。禁用于2岁以下儿童及伴有高热和脓血便的菌痢患者。

（二）收敛药(astringents)

鞣 酸 蛋 白

鞣酸蛋白(tannalbin)含鞣酸50%左右,口服后在肠内分解释放出鞣酸,使肠黏膜表面蛋白质凝固、沉淀,从而减轻刺激,降低炎性渗出物,发挥收敛、止泻作用。临床用于急性肠炎、非细菌性腹泻的治疗。

次 水 杨 酸 铋

次水杨酸铋(bismuth subsalicylate),碱式碳酸铋(bismuth subcarbonate)有收敛作用,用于治疗非特异性腹泻;与抗生素合用可治疗与幽门螺杆菌感染有关的消化性溃疡。服用后可能引起便秘,舌苔和粪便呈灰黑色改变。

（三）吸附药(absorbents)

药用炭(medical charcoal),活性炭 (activated charcoal)、白陶土(kaolin)以及复方的矽炭银(agysical)均为吸附剂。口服不吸收,能吸附肠道内气体、毒物等,具有止泻和阻止毒物吸收的作用。

四、泻　药

泻药是指刺激肠蠕动、润滑肠道、软化粪便、促进排泄的药物,按作用机制可分三类:

（一）刺激性泻药

又称为接触性泻药(contact laxatives),药物或代谢产物通过刺激结肠推进性蠕动产生作用。

酚 酞

酚酞(phenolphthalein)为pH指示剂,口服后酚肽遇胆汁或碱性肠液形成可溶性钠盐,刺激结肠肠壁蠕动,同时具有抑制肠内水分吸收作用。服药后6～8小时排出软便,作用温和,适用于慢性便秘。该药口服后15%被吸收并经肾排泄,可使碱性尿液呈现红色;部分吸收药物随胆汁排泄,并有肝肠循环现象,一次服药可维持3～4天。高敏性患者可发生皮炎等反应,偶致肠绞痛、紫癜、心、肺、肾损害;长期应用可致水、电解质丢失和结肠功能障碍。

比 沙 可 啶

比沙可啶(bisacodyl)与酚酞同属二苯甲烷类刺激性泻药,口服或直肠给药后,转化为有活性的去乙酰基代谢物,对结肠产生较强刺激作用。一般口服6小时内、直肠给药1小时内起效,可排软便。本药有较强刺激性,可致肠痉挛、直肠炎等,连续应用不宜超过10天。

蒽醌类(anthraquinones)包括大黄(rhubarb)、番泻叶(senna)等中药含有蒽醌苷类物质,在肠道内分解产生蒽醌,刺激结肠推进性蠕动,4～8小时可排软便或引起腹泻。丹蒽醌(danthron)是游离的蒽醌,口服6～12小时后出现导泻作用。

Notes

（二）渗透性泻药（osmotic laxatives）

或称容积性泻药，口服后在肠道很少吸收，增加肠内容积而促进肠道推进性蠕动，产生导泻作用。

硫酸镁和硫酸钠

硫酸镁（magnesium sulfate）和硫酸钠（sodium sulfate）又称盐类泻药，大量口服后 SO_4^{2-}、Mg^{2+} 在肠道难以吸收，引起肠内容物高渗而抑制肠内水分的吸收，增加肠内容积，刺激肠壁增加推进性蠕动。此外，硫酸镁注射用药有抗惊厥作用（参见第十八章）、抑制子宫平滑肌作用（参见第二十八章）；口服后亦可产生利胆作用。

主要用于外科术前或结肠镜检查前排空肠内容物及辅助排除一些肠道寄生虫或肠内毒物。通常以 10～15g 硫酸镁加 250ml 温水服用，1～4 小时发生较剧烈的腹泻。大约20% Mg^{2+} 被肠道吸收，肾功能障碍及中枢抑制的患者可能发生毒性反应。妊娠期、月经期妇女、体弱和老年人慎用。

乳果糖（lactulose）口服乳果糖不吸收，在结肠被细菌分解为乳酸，刺激结肠导致局部渗出增加，引起肠内容积增加而使肠蠕动增快，促进排便。乳酸抑制结肠对氨的吸收，所以有降低血氨作用。

甘油（glycerol）和山梨醇（sorbitol）有轻度刺激导泻作用，直肠内给药后起效快，适用于老年、体弱和小儿便秘患者。

纤维素类（celluloses）亦称膨胀性泻药，包括植物纤维素、甲基纤维素（methylcellulose）等，口服后不被肠道吸收，在肠内充分吸收水分，增加肠内容积，保持粪便湿度，产生良好的通便作用。

（三）润滑性泻药（emollient laxatives）

通过局部润滑并软化粪便而发挥导泻作用。如液体石蜡（liquid paraffin）有明显润滑作用，长期应用影响脂溶性维生素及钙、磷的吸收。此外，甘油亦是常用的润滑性泻药。

五、利 胆 药

利胆药是具有促进胆汁分泌或胆囊排空的药物。胆汁的基本成分是胆汁酸，胆汁酸中鹅去氧胆酸和去氧胆酸占95%，其他成分有熊去氧胆酸和石胆酸等。胆汁酸具有多项生理功能，如反馈性抑制胆汁酸合成，引起胆汁流动，调节胆固醇合成与消除，促进脂质和脂溶性维生素吸收等。

熊去氧胆酸

熊去氧胆酸（ursodeoxycholic acid）口服后95%由小肠吸收，在肝内与甘氨酸或牛磺酸结合，经胆汁排入肠腔，形成肠肝循环，仅有少量药物进入体循环，血药浓度很低。

【药理作用】

1. 降低胆汁的胆固醇饱和指数 熊去氧胆酸抑制 3-羟-3-甲基戊二酰辅酶 A（HMG-CoA）还原酶，使胆固醇的合成减少，能降低胆汁中胆固醇含量，降低饱和指数（即胆汁中胆固醇相对于胆汁的浓度），通过在结石表面形成卵磷脂-胆固醇液态层，导致胆固醇从结石表面溶解。

2. 抑制肠道吸收食物和胆汁中的胆固醇 熊去氧胆酸竞争性抑制胆固醇的吸收，减少肠道其他胆盐的肠肝循环，拮抗疏水性胆汁酸的细胞毒作用。

临床用于治疗胆固醇性胆结石、胆汁淤积性疾病、胆汁反流性胃炎。不良反应少而轻，少于5%患者可发生腹泻、便秘、过敏反应及心动过缓等。禁忌证包括急性胆囊炎、胆管炎、胆道阻塞及孕妇。本药不宜与考来烯胺及氢氧化铝合用。

Notes

<h2 style="text-align:center">去 氢 胆 酸</h2>

去氢胆酸(dehydrocholic acid)系半合成的胆酸氧化的衍生物,能增加胆汁中的水分含量,使胆汁稀释,流动性提高,发挥胆道内冲洗作用。可用于急、慢性胆道感染及胆石症,胆囊术后促进引流管清洗。禁用于胆道完全阻塞和严重肝肾功能减退者。

鹅去氧胆酸(chenodeoxycholic acid)为天然的二羟胆汁酸,与熊去氧胆酸互为异构体。可降低胆固醇分泌及合成(抑制 HMG-CoA 还原酶),因而降低胆汁中胆固醇含量和促进胆固醇结石溶解。

治疗剂量时常引起腹泻,可减半量使用,待腹泻减轻后,再加量至原始水平。用药 6 个月期间,部分患者转氨酶活性升高(可逆性)。该药禁用于胆管或肠炎性疾病、梗阻性肝胆疾病。

可能有致畸作用,故妊娠及哺乳期妇女禁用。

硫酸镁(magnesium sulfate)溶液口服后,刺激十二指肠及空肠黏膜,分泌缩胆囊素-促胰酶素,引起胆囊收缩、胆总管括约肌松弛,促进胆囊排空。临床用于治疗胆囊炎、胆石症、十二指肠引流检查。阻塞性黄疸患者禁用。

推荐阅读文献

1. Tack J,Louis E,Persy V,et al. Optimal use of proton pump inhibitors for treating acid peptic diseases in primary care. *Acta Gastroenterol Belg*. 2013;76(4):393-402

2. Olokoba AB,Obateru OA,Bojuwoye MO. Helicobacter pylori eradication therapy:A review of current trends. *Niger Med J*. 2013;54(1):1-4

3. Kwok CS,Jeevanantham V,Dawn B,et al. No consistent evidence of differential cardiovascular risk amongst proton-pump inhibitors when used with clopidogrel:meta-analysis. *Int J Cardiol*. 2013;167(3):965-974

(陈 立)

Notes

第二十八章 作用于子宫平滑肌的药物

作用于子宫平滑肌的药物按其对子宫平滑肌的作用分为子宫平滑肌兴奋药和子宫平滑肌抑制药，前者选择性兴奋子宫平滑肌，包括缩宫素、麦角生物碱和前列腺素；后者可抑制子宫平滑肌收缩，包括 $β_2$ 肾上腺素受体激动药、钙通道阻滞药、硫酸镁和前列腺素合成酶抑制药等。

第一节 子宫兴奋药

缩 宫 素

缩宫素（oxytocin）是由下丘脑室旁核、视上核神经元产生的激素原（前激素）裂解生成的神经垂体激素。激素原沿下丘脑-垂体束以每日 3mm 的速度转运至神经垂体，在转运过程中，前激素转化为两种含有二硫键 9 肽的垂体后叶激素——缩宫素和升压素（抗利尿激素），与同时合成的神经垂体转运蛋白（neurophysin）形成复合物，贮存于神经末梢。在适宜的刺激下，神经激素与其转运蛋白同时释放入血，随血液循环到达靶器官发挥作用。目前临床应用的缩宫素为人工合成品，或从牛、猪的垂体后叶提取分离的制剂，一个国际单位（U）的合成品或制剂相当于 2μg 缩宫素，并含有微量的升压素。

【药理作用与机制】

1. **收缩子宫平滑肌** 人体子宫平滑肌胞质膜存在特异性缩宫素受体，妊娠期不同阶段其受体密度不同。缩宫素受体为 G 蛋白耦联受体，缩宫素与其结合后，激活磷脂酶 C（PLC），使三磷酸肌醇（IP_3）生成增多，Ca^{2+} 向子宫平滑肌细胞内大量转移，细胞内 Ca^{2+} 增加，增强子宫的收缩力，增加收缩频率。其收缩强度取决于剂量及子宫的生理状态。小剂量（2～5U）加强子宫（特别是妊娠末期子宫）的节律性收缩，其收缩性质和正常分娩相似，即对子宫底部产生节律性收缩，对子宫颈产生松弛作用，促使胎儿顺利娩出；大剂量（5～10U）使子宫产生持续性强直收缩，有利于产后止血。子宫平滑肌对缩宫素的敏感性受性激素影响，雌激素能提高子宫平滑肌对缩宫素的敏感性，孕激素则降低其敏感性。在妊娠早期，孕激素水平高，子宫平滑肌收缩较弱，可保证胎儿安全发育；在妊娠后期，雌激素水平高，特别在临产时子宫对缩宫素的反应更敏感，有利于胎儿娩出，故小剂量缩宫素即可达到引产、催产目的。

此外，动物实验证明，缩宫素可促使子宫内膜和蜕膜产生并释放前列腺素，这可能与其子宫收缩效应有关。

2. **乳腺分泌** 乳腺小叶分支被具有收缩性的肌上皮细胞所包绕，其中肌上皮细胞对缩宫素高度敏感，因此缩宫素能收缩乳腺小叶周围的肌上皮细胞，引起射乳反射，促进乳汁排泄。

3. **降压** 大剂量缩宫素能直接扩张血管，引起血压下降，但易产生快速耐受性，催产剂量的缩宫素不引起血压下降。

【体内过程】 缩宫素口服易被消化酶破坏而失效，气雾吸入及含服均易经黏膜吸收；肌内注射 3～5 分钟起效,作用维持 20～30 分钟;静脉注射起效快,维持时间更短,故通常以静脉滴注维持疗效。主要经肝、肾破坏,少部分以结合的形式经肾排泄。在妊娠期间血浆中出现缩宫素酶,能使缩宫素失活,$t_{1/2}$ 约 5～12 分钟。

【临床应用】

1. 催产和引产   对胎位正常、头盆相称、无产道障碍的产妇,由于宫缩乏力难产时,可用小剂量缩宫素催产,以增强子宫节律性收缩,促进分娩。对于死胎、过期妊娠或患有心脏病、肺结核等疾病的孕妇需提前中止妊娠者,可用其引产。用法:由小剂量开始,2.5U 缩宫素以 500ml 5% 葡萄糖稀释,滴速为 8 滴/分(2.5mU/min),在确定无过敏后,根据胎心、血压、子宫收缩情况逐渐增加滴速(宫缩间歇 2～3 分钟,每次宫缩持续 40 秒以上,宫腔压力不超过 60mmHg),用电子泵进行缩宫素静脉滴注,加量间隔 40 分钟,每次浓度以(1～3)mU/min 为宜,最大给药浓度不超过 7.5mU/min。

2. 产后止血   产后出血时,立即皮下或肌内注射较大剂量(5～10)U 缩宫素,迅速引起子宫平滑肌强直性收缩,压迫子宫肌层内血管而止血。由于缩宫素作用时间短,常需加用麦角生物碱制剂维持疗效。

【不良反应】

1. 缩宫素的人工合成品不良反应较少,应用缩宫素的生物制剂,偶见过敏反应。在大量使用缩宫素时,可导致抗利尿作用。如果患者输液过多或过快,可出现水潴留和低血钠体征。

2. 催产和引产时,缩宫素剂量过大可发生胎儿宫内窒息或子宫破裂。对于高敏感产妇可造成子宫强烈收缩、甚至子宫破裂及广泛性软组织撕裂,可引起胎儿窒息死亡。

【禁忌证】   缩宫素禁用于高张力型子宫功能障碍、子宫破裂倾向、产道异常、胎位不正、头盆不称、前置胎盘及三次妊娠以上的经产妇或有剖腹产史的产妇。

垂体后叶素

垂体后叶素(pituitrin)是从牛、猪的垂体后叶中提取的粗制品,内含缩宫素及抗利尿激素二种成分。二者的化学结构及组成基本相似,均为含有二硫键的 9 肽,只是第三位及第八位氨基酸残基有所不同。抗利尿激素较大剂量时,可收缩血管,特别是收缩毛细血管及小动脉,升高血压,故又称升压素,临床用于治疗尿崩症及咯血、食管及胃底静脉曲张破裂出血。垂体后叶素对子宫的选择性不高,兴奋子宫的作用已逐渐被缩宫素取代。不良反应有面色苍白、心悸、胸闷、恶心、腹痛等,出现后应立即停药。少数患者出现过敏反应,包括血管神经性水肿、荨麻疹、支气管哮喘及过敏性休克等。因收缩血管可诱发心绞痛,故冠心病、心力衰竭、妊娠高血压综合征、妊娠后期及肺源性心脏病患者禁用。

麦角生物碱

麦角(ergot)是寄生在黑麦及其他禾本科植物上的一种麦角菌的干燥菌核。早在 2000 多年前因妊娠妇女误服麦角而发现其药理作用。400 年前开始作为子宫兴奋药用于临床。

麦角中含有多种生物活性成分,均为麦角酸的衍生物,按化学结构可分为两类:①胺生物碱类,以麦角新碱(ergometrine)、甲麦角新碱(methylergometrine)为代表,易溶于水,对子宫的兴奋作用强而快,维持时间较短;②肽生物碱类,以麦角胺(exgonvine)及麦角毒(ergotoxine)为代表,难溶于水,对血管作用显著,起效缓慢,但维持时间较久。麦角生物碱除了激动或阻断 5-HT 受体外,还可作用于 α 肾上腺素能受体和 DA 受体,麦角生物碱的分类和作用受体见第二十九章表

29-5 所示。

【药理作用与机制】

1. 兴奋子宫　麦角生物碱类均有选择性兴奋子宫平滑肌的作用,其中以麦角新碱最为显著。其作用强度取决于子宫的生理状态及药物剂量,妊娠子宫较未孕子宫敏感,在临产前后则更敏感。与缩宫素比较,其作用强而持久,较大剂量即引起子宫强直性收缩,且对子宫体和子宫颈的作用无显著差异,因此只适用于产后止血及子宫复原,不用于催产和引产。

2. 收缩血管　麦角胺及麦角毒能收缩末梢血管,损伤血管内皮细胞,大剂量反复应用可引起血栓和肢端坏疽。麦角胺亦能使脑血管收缩,减少脑动脉搏动幅度,从而减轻偏头痛。

3. 阻断 α 受体　氨基酸麦角碱类尚有阻断 α 肾上腺素受体作用,能使肾上腺素的升压作用翻转,具有中枢抑制作用,使血压下降。

【临床应用】

1. 子宫出血　产后或其他原因引起的子宫出血,均可用麦角新碱治疗。利用其对子宫平滑肌持久的强直性收缩作用,机械地压迫肌纤维间血管而止血。可有效治疗产后、刮宫或其他原因引起的子宫出血和子宫复旧不良。

2. 子宫复原　产后子宫复原缓慢时,易引起失血过多或感染,因此需促进子宫收缩,加速子宫复原。

3. 偏头痛　麦角胺能收缩脑血管,减少脑动脉搏动幅度,可用于偏头痛的诊断和治疗。咖啡因也具有收缩脑血管的作用,且能促进麦角胺的吸收,两药合用增强疗效。

4. 人工冬眠　麦角毒的氢化物,如二氢麦角碱(dihydroergotoxine)具有阻断 α 受体及中枢抑制作用,可与异丙嗪、哌替啶组成冬眠合剂,用于人工冬眠疗法。

【不良反应与注意事项】　注射麦角新碱可引起恶心、呕吐及血压升高等,伴有妊娠毒血症的产妇应慎用。偶见过敏反应,严重者出现呼吸困难、血压下降。麦角流浸膏中含有麦角毒和毒角胺,长期应用可损害血管内皮细胞。

麦角制剂禁用于催产及引产;血管硬化及冠心病患者禁用。

前 列 腺 素

前列腺素(prostaglandins,PGs)主要作用于心血管系统、消化系统和生殖系统。有关前列腺素的合成和分类见第二十九章,作为子宫兴奋药应用的 PGs 类药物有:米索前列醇(misoprostol)、地诺前列酮(dinoprostone,PGE_2,前列腺素 E_2)、地诺前列素(dinoprost,$PGF_{2\alpha}$,前列腺素 $F_{2\alpha}$)、硫前列酮(sulprostone)和卡前列素(carboprost,15-甲基前列腺素 $F_{2\alpha}$)等。

【药理作用与机制】　PG 对子宫有收缩作用,其中 PGE_2 和 $PGF_{2\alpha}$ 在分娩中具有重要意义。

1. PGE_2 和 $PGF_{2\alpha}$ 对妊娠各期子宫都有兴奋作用,分娩前的子宫尤为敏感,对妊娠初期和中期效果较缩宫素强。

2. PGE_2 和 $PGF_{2\alpha}$ 引起子宫收缩的特性与生理性的阵痛相似,在增强子宫平滑肌节律性收缩的同时,尚能使子宫颈松弛。

【临床应用】　对子宫平滑肌有兴奋作用的 PGs 可用于终止早期或中期妊娠和足月引产。由于 PGs 对妊娠中期子宫的兴奋作用也较强,故妊娠中期引产效果较好。

PGE_2 在整个孕期可引起子宫收缩,作为阴道栓剂高位送入阴道,应用于 2~3 月妊娠的流产,一般使用剂量是 20mg,每隔 3~5 小时一次,流产预计时间为 17 小时。$PGF_{2\alpha}$ 静脉注射不良反应发生率较高,注射剂羊膜腔内注入,仅用于过期妊娠、葡萄胎和死胎的引产,对妊娠早期引产需用较大剂量,易导致严重不良反应。卡前列腺素活性较 PGF$_{2\alpha}$ 高 10 倍,作用时间长,副作用小,安全而简便,终止妊娠后能很快恢复月经和生育功能,主要用于终止妊娠和宫缩无力导致的产后顽固性出血。卡前列腺素对下丘脑-垂体-卵巢轴几乎无影响,也可用于妊娠中期引产。米索前列醇与米非司酮序贯合并使用,可用于终止 49 天内的早孕。

【不良反应与注意事项】　因同时兴奋胃肠平滑肌,可引起恶心、呕吐、腹痛、腹泻等。PGF$_{2\alpha}$ 能收缩支气管平滑肌,诱发哮喘,不宜用于支气管哮喘患者。PGE$_2$ 能升高眼压,不宜用于青光眼患者。用于引产时的禁忌证和注意事项与缩宫素相同。

第二节　子宫抑制药

子宫抑制药可抑制子宫平滑肌收缩,使其收缩力减弱,收缩节律减慢,临床主要用于防治早产及痛经。

一、β$_2$ 肾上腺素受体激动药

β$_2$ 肾上腺素受体激动药利托君(ritodrine)、特布他林(terbutaline)、沙丁胺醇(salbutamol)、海索那林(hexoprenaline)具有平滑肌松弛作用,主要用于防治支气管哮喘,少数药物同时具有较明显的抑制子宫平滑肌作用,用于防治早产。

利　托　君

【体内过程】　利托君口服易吸收,但首过消除明显,生物利用度为30%左右;血浆蛋白结合率约为32%,能通过胎盘屏障。本药在肝脏代谢后经尿排泄,部分以原形随尿排出。

【药理作用与机制】　利托君为选择性 β$_2$ 肾上腺素受体激动药,可特异性抑制子宫平滑肌。能减弱妊娠和非妊娠子宫的收缩强度,减少频率,并缩短子宫收缩时间。

【临床应用】　早产妇女使用本药后,可延缓分娩,使妊娠时间接近正常,用于防治早产,一般先采用静脉滴注,取得疗效后,口服本药维持疗效。

【不良反应与注意事项】　利托君静脉给药不良反应较严重,多与 β 受体激动有关,表现为心率加快,收缩压升高及舒张压下降等。有些患者可见血红蛋白降低、血糖升高、血钾降低及游离脂肪酸升高。较为严重的不良反应有横纹肌溶解症、肺水肿等。

【药物相互作用】　本药与糖皮质激素合用时可使血糖明显升高。与硫酸镁合用可引起心律失常。

二、其他子宫抑制剂

硫酸镁(magnesium sulfate)可明显抑制子宫平滑肌收缩。妊娠期间应用硫酸镁可以防治早产和妊娠高血压综合征及子痫发作,对于 β$_2$ 受体激动剂禁忌的产妇,可用本药治疗早产,对宫缩药物使用不当,如缩宫素静滴剂量过大、速度过快、肌注以及米索前列醇引产时引起强直性子宫收缩,可用25%硫酸镁 20ml 加入 5% 葡萄糖 20ml 静脉缓慢注射(不少于 5 分钟)。

硝苯地平(nifedipine)等钙通道阻滞剂可松弛离体子宫平滑肌,明显拮抗缩宫素所致的子宫兴奋作用。可作为防治早产的钙通道阻滞剂。

吲哚美辛(indometacin)等前列腺素合成酶抑制药,已被用于早产治疗,但由于前列腺素能维持胎儿的动脉导管开放,故吲哚美辛可使胎儿动脉导管过早关闭,临床应用时应慎重。本药限于妊娠三十四周之内的妇女使用。

Notes

推荐阅读文献

1. Westhoff G, Cotter AM, Tolosa JE. Prophylactic oxytocin for the third stage of labour to prevent postpartum haemorrhage. *Cochrane Database Syst*, Rev. 2013;10;CD001808

2. Eapen V, Dadds M, Barnett B, et al. Separation anxiety, attachment and inter-personal representations; disentangling the role of oxytocin in the perinatal period. *PLoS One*. 2014;9(9);e107745

3. Imanieh MH, Bagheri F, Alizadeh AM, et al. Oxytocin has therapeutic effects on cancer, a hypothesis. *Eur J Pharmacol*. 2014;15(741C);112-123

（陈 立）

Notes

第二十九章 影响自体活性物质的药物

自体活性物质(autacoids),又称局部激素(local hormones),是具有明显和广泛生物活性的内源性物质,广泛存在于体内许多组织。自体活性物质在体内合成后不进入血液循环,而以旁分泌方式到达邻近部位引起特定的生理效应或病理反应。自体活性物质与递质不同,是由靶组织自身产生,而后者则由特定的神经组织释放;自体活性物质也不同于激素,可由许多组织而非特定内分泌腺产生,不需经血液循环运送到远处的靶器官发挥作用。自体活性物质包括:①小分子化学信号物质,包括组胺、5-羟色胺、前列腺素、白三烯等,还包括具有一定神经递质或调质功能的一氧化氮和腺苷;②大分子化学信号物质,包括血管活性肽类(血管紧张素、内皮素、激肽类、利尿钠肽、P物质、血管活性肠肽、降钙素基因相关肽和神经肽 Y 等)、细胞因子和生长因子。本章主要介绍小分子化学信号自体活性物质、部分大分子化学信号自体活性物质以及某些抑制自体活性物质或干扰其与受体相互作用的阻断剂。

第一节 组胺和影响组胺受体药

一、组 胺

组胺(histamine,HA)是由组氨酸经 L-组氨酸脱羧酶催化(脱羧)形成,广泛分布于体内具有多种生理活性的自体活性物质。在哺乳动物体内,组胺合成后与肝素或某些蛋白结合,贮存于肥大细胞和嗜碱性粒细胞的颗粒内,以心肌、皮肤、胃肠道和肺脏含量为多,而在中枢神经系统组胺则由特定的神经细胞合成,作为组胺能神经元的递质。天然组胺以无活性的结合型形式存在,在炎症、组织损伤、某些药物、神经刺激或一些抗原/抗体反应条件下,以游离型的活性形式释放,从而参与炎症和变态反应等生理、病理过程。组胺主要由组胺-N-甲基转移酶和单胺氧化酶代谢为 N-甲基咪唑乙酸。组胺本身无治疗用途,但其拮抗剂广泛用于临床。

【组胺受体】 目前,已经发现四种组胺受体亚型,分别为 H_1、H_2、H_3 和 H_4。H_1、H_2 受体主要分布于突触后膜,H_3 受体主要分布于突触前膜,H_4 受体主要分布于造血干细胞,尤其是在嗜酸性粒细胞、嗜碱性粒细胞和肥大细胞中。研究发现,作为神经递质时,组胺对受体的作用与刺激频率有关。组胺与靶细胞膜上的组胺受体结合,产生相应的生物学效应(表 29-1)。

表 29-1 组胺受体的主要特性

受体	分布	效应	激动剂	拮抗剂
H_1	支气管、胃肠、子宫平滑肌	收缩	2-甲基组胺	苯海拉明
	皮肤血管、毛细血管	扩张血管、增加通透性、水肿		氯苯那敏 异丙嗪
H_2	心房、房室结	增加收缩、减慢传导	英普咪定	西咪替丁
	心室、窦房结	增加收缩、加快心率		雷尼替丁
	中枢	觉醒		
	胃壁细胞	胃酸分泌		
	血管	舒张		

续表

受体	分布	效应	激动剂	拮抗剂
H_3	突触前膜	抑制组胺合成和释放	α-甲基组胺	氨砜拉嗪
	组胺能神经末梢	负反馈调节		
	心耳	负性肌力		
H_4	造血干细胞	促进炎症反应	布立马胺	氨砜拉嗪

(改编自张庆柱主编.分子药理学.北京:高等教育出版社,2007)

【药理作用与机制】

1. 腺体 组胺激动胃壁细胞 H_2 受体,激活腺苷酸环化酶,细胞内 cAMP 增加,使壁细胞顶端囊泡膜上的 H^+-K^+-ATP 酶激活,泵出 H^+,具有强力刺激胃酸分泌作用,尚不能引起心血管反应的小剂量组胺,便可引起胃酸的大量分泌并可引起胃蛋白酶分泌增加。另外,组胺也能促进唾液、泪液、肠液和支气管腺体的分泌,但作用较弱。

2. 平滑肌 组胺激动平滑肌细胞 H_1 受体,使支气管平滑肌收缩,引起呼吸困难,支气管哮喘者更敏感,健康人的支气管敏感性较低。对多种动物胃肠道平滑肌都有兴奋作用,豚鼠回肠最为敏感,可作为组胺生物检定的标本。对子宫平滑肌的作用有种属差异,豚鼠子宫收缩,大鼠子宫松弛,人子宫不敏感。

3. 血管 组胺激动血管平滑肌细胞 H_1、H_2 受体,使小动脉、小静脉扩张,外周阻力降低,回心血量减少,引起血压下降。激动 H_1 受体可使毛细血管扩张,通透性增加,引起局部水肿和全身血液浓缩。静脉注射大剂量组胺,可发生强而持久的血压下降,甚至休克。人类冠状动脉也有 H_1、H_2 受体,两者功能平衡失调可致冠状动脉血管痉挛。

4. 心脏 近年研究发现,组胺可增加窦性心律,提高心室自律性,引起异常自律活动或触发活动,减慢房室传导以及引起冠状动脉痉挛等而致心律失常,其对心脏的作用主要与 H_2 受体有关,部分作用涉及 H_1 受体。

5. 血小板功能 血小板膜上存在 H_1、H_2 两种受体,导致其对血小板聚集存在双重作用。一方面,组胺作用于 H_1 受体,可激活磷脂酶 A_2,促进花生四烯酸的释放,调节血小板内 Ca^{2+} 水平,从而促进血小板聚集;另一方面,组胺作用于 H_2 受体增加血小板中的 cAMP 含量抑制血小板聚集。最终影响取决于两者功能平衡变化。

6. 神经系统 通过 H_1 受体调节食欲、饮水、体温等。对感觉神经末梢有强烈刺激作用,可引起瘙痒和疼痛,这是荨麻疹和昆虫叮咬反应的主要原因。

【临床应用】 主要作为诊断药物。

1. 用于鉴别真假胃酸缺乏症 晨起空腹皮下注射磷酸组胺 0.25～0.5mg,若仍无胃酸分泌,即为真性胃酸缺乏症,见于胃癌和恶性贫血患者。由于五肽胃泌素的应用,组胺的应用日渐减少。

2. 作为哮喘和变应性皮肤病的阳性对照药物。

3. 小剂量组胺皮内注射,可出现"三重反应"(triple response of lesis):毛细血管扩张出现红斑,毛细血管通透性增加,在红斑上形成丘疹,最后通过轴索反射致小动脉扩张,丘疹周围形成红晕。麻风患者由于皮肤神经受损,"三重反应"常不完全,可作为麻风病的辅助诊断。

【不良反应与注意事项】 颜面潮红、头痛、直立性低血压等。支气管哮喘患者禁用。

二、组胺受体激动剂

倍 他 司 汀

倍他司汀(betahistine,盐酸甲氨乙基吡啶)是组胺 H_1 受体激动剂,可扩张血管,但不增加毛

Notes

细血管通透性;可促进脑干和内耳迷路的血液循环,纠正内耳血管痉挛,减轻膜迷路积水;尚有抗血小板聚集及抗血栓形成作用。临床上用于美尼尔氏综合征;血管性头痛及脑动脉硬化。并可用于治疗急性缺血性脑血管疾病,如脑血栓、脑栓塞、一过性脑供血不足等;高血压所致直立性眩晕、耳鸣等亦有效。不良反应较少,偶有恶心、头晕、心悸、胃部不适等症状,溃疡病患者慎用。哮喘、嗜铬细胞瘤患者禁用。

英普咪定(impromidine,甲咪硫胍),培他唑(betazole,氨乙吡唑)均为选择性 H₂受体激动药,能刺激胃酸分泌,用于胃功能检查。英普咪定对 H₂ 受体具有高度选择性,还可增强人心室收缩功能,试用于治疗心力衰竭。

三、组胺受体阻断药

通常根据对组胺受体选择性的不同,将组胺受体阻断剂分为 H₁、H₂、H₃和 H₄受体阻断药四类。自从 Bovet 发现经典的抗组胺药 H₁受体阻断药以来,已有 50 余种 H₁ 受体阻断药应用于临床。而随着西咪替丁的问世,一批疗效高、副作用小的 H₂受体阻断药如雷尼替丁、法莫替丁、尼扎替丁、罗沙替丁和唑替丁等相继被用于治疗消化道溃疡并取得明显的疗效。H₃和 H₄受体阻断药尚处于研究中,目前临床应用较少。

(一) H₁受体阻断药

H₁受体阻断药大多具有组胺分子中的乙基胺结构,组胺为乙基伯胺,而 H₁ 受体阻断药则为乙基叔胺,这是与组胺竞争结合受体的必需结构。第一代 H₁受体阻断药作用持续时间短,受体选择性差,对中枢作用强,常引起明显的镇静和抗胆碱作用。第二代 H₁受体阻断药中的哌啶类无明显中枢镇静作用,消化道不良反应较少,某些药物作用时间较持久。对喷嚏、鼻痒效果好,但对鼻塞效果差。常用 H₁受体阻断药的作用和应用特点如表 29-2 所示。

表 29-2　常用 H₁受体阻断药作用和应用特点的比较

药物	持续(h)	镇静催眠	防晕止吐	主要作用
第一代				
乙胺醇类				
苯海拉明(diphenhydramine)	4～6	+++	++	皮肤黏膜过敏、晕动病
茶苯海明(dimenhydrinate)	4～6	+++	+++	晕动病
吩噻嗪类				
异丙嗪(promethazine)	6～12	+++	++	皮肤黏膜过敏、晕动病
乙二胺类				
曲吡那敏(pyribenzamine)	4～6	++		皮肤黏膜过敏
烷基胺类				
氯苯那敏(chlorpheniramine)	4～6	+		皮肤黏膜过敏
哌嗪类				
布可立嗪(buclizin)	16～18	+	+++	防晕止吐
美可洛嗪(meclizine)	12～24	+	+++	防晕止吐
哌啶类				
赛庚啶(cyproheptadine)	3	++		过敏、偏头痛(抗 5-HT)
苯茚胺(phenindamine)	6～8	±	–	皮肤黏膜过敏

Notes

续表

药物	持续(h)	镇静催眠	防晕止吐	主要作用
第二代				
烷基胺类				
阿伐斯汀(acrivastine)	4~6	-	-	皮肤黏膜过敏
哌嗪类				
西替利嗪(cetirizine)	12~24	±	-	皮肤黏膜过敏、慢性荨麻疹、异位性皮炎(作用强)
哌啶类				
左卡巴斯汀(levocabastine)	6	-	-	过敏性鼻炎、结膜炎
特非那定(terfenadine)	12~24	-	-	过敏性鼻炎、急、慢性荨麻疹
阿司咪唑(astemizole)	>24	-	-	过敏性鼻炎、过敏性结膜炎、慢性荨麻疹
依巴斯汀(ebastine)	12~24	±	-	过敏性鼻炎、特发性慢性荨麻疹
三环二苯氮䓬类				
氮䓬斯汀(azelastine)	12~24	±	-	支气管哮喘、过敏性鼻炎
三环类				
氯雷他定(loratadine)	>24	-	-	过敏性鼻炎、慢性荨麻疹
新一代				
哌啶类				
非索非那定(fexofenadine)	18~24	-	-	季节性过敏性鼻炎和慢性特发性荨麻疹
哌嗪类				
左西替利嗪(levocetirizine)	24	±	±	过敏性鼻炎、慢性特发性荨麻疹
三环类				
地氯雷他定(desloratadine)	>24	-	-	过敏性鼻炎、慢性荨麻疹

+表兴奋　-表抑制

【药理作用与机制】

1. 抗 H_1 受体作用　可对抗组胺引起的支气管、胃肠道平滑肌的收缩作用。小剂量的组胺即可引起豚鼠窒息死亡。如先给 H_1 受体阻断药,可保护豚鼠耐受致死量数倍甚至千倍以上的组胺。亦可保护豚鼠耐受以支气管痉挛为主要症状的过敏性休克,但对人的过敏性休克无保护作用,可能除组胺外,人过敏性休克的发病还有其他介质的参与。对组胺引起的毛细血管扩张和通透性增加(局部水肿)有很强的抑制作用。对组胺引起的血管扩张和降低血压作用,仅有部分对抗作用,需同时应用 H_1 和 H_2 受体阻断药才能完全对抗。

2. 中枢抑制作用　此类药物多数可通过血脑屏障,可产生不同程度的中枢抑制作用,机制可能是由于阻断中枢 H_1 受体,拮抗脑中内源性组胺介导的觉醒反应。第一代抗组胺药多数可通过血脑屏障,有不同程度的中枢抑制作用,表现为镇静、嗜睡。苯海拉明和异丙嗪抑制作用最强,氯苯那敏最弱。第二代 H_1 受体阻断药与第一代相比有显著的优越性,最重要的特点就是无明显的中枢抑制作用及抗胆碱不良反应。阿司咪唑不易透过血脑屏障,无中枢抑制作用。阿伐斯汀、左卡巴斯汀和咪唑斯汀等均无镇静、嗜睡的不良反应。

3. 其他作用　苯海拉明、异丙嗪、美可洛嗪等具有较弱的阿托品样抗胆碱作用,可用于止吐

Notes

和防晕。咪唑斯汀对鼻塞有一定疗效;部分药物还有较弱的局麻作用和对心脏的奎尼丁样作用。

【体内过程】 H₁受体阻断药口服或注射均易吸收,大部分在肝内代谢后,代谢物经肾排出,药物以原形经肾排泄的极少,但第二代抗组胺药除阿伐斯汀、西替利嗪、非索非那定外,几乎不经肝脏代谢。多数药物在口服后15~30分钟起效,1~2小时作用达高峰,一般持续4~6小时。美可洛嗪的 $t_{1/2}$ 长达12~24小时。阿司咪唑口服后达峰时间约2~4小时,由于其去甲基代谢产物仍具有 H₁ 受体阻断活性,存在肝肠循环,其 $t_{1/2}$ 可达10天以上。

【临床应用】

1. **皮肤黏膜变态反应性疾病**　多用于局部变态反应性疾病,如荨麻疹、花粉症、过敏性鼻炎等,可作为首选药物,通常选用镇静作用弱的第二代 H₁ 受体阻断药;对昆虫咬伤所致的皮肤瘙痒和水肿亦有效;对血清病、药疹和接触性皮炎也有一定疗效。H₁ 受体阻断药对变态反应性支气管哮喘效果很差,对过敏性休克无效。由于氮䓬斯汀可抑制肥大细胞和嗜碱性粒细胞释放组胺和白三烯等炎性介质,可用于支气管哮喘的预防性治疗。对于全身变态反应和组胺大量释放只起辅助治疗作用。

2. **防晕止吐**　用于晕动病、放射病等引起的呕吐,主要用于轻型病例,常用的药物是茶苯海明、苯海拉明和异丙嗪。

3. **镇静催眠**　某些具有明显镇静作用的 H₁ 受体阻断药如苯海拉明可短期应用,治疗失眠。

4. **其他**　苯海拉明的抗胆碱作用可以治疗早期的帕金森病,也可治疗精神病药物引起的锥体外系反应。

【不良反应与注意事项】

1. **中枢神经系统反应**　第一代抗组胺药物常见镇静、嗜睡、乏力等中枢抑制现象,以苯海拉明和异丙嗪较为明显,驾车或高空作业者不宜使用。第二代抗组胺药物多无中枢抑制作用。

2. **消化道反应**　口干、厌食、恶心、呕吐、便秘或腹泻等。

3. **其他反应**　偶见粒细胞减少及溶血性贫血。美可洛嗪及布可立嗪可致动物畸胎,孕妇禁用。阿司咪唑禁用于妊娠及哺乳期妇女。在肝病或药物抑制 P450 酶系的3A家族时,阿司咪唑和特非那定的代谢受抑制,可引起严重心律失常—尖端扭转型心律失常。

（二）H₂ 受体阻断药

H₂ 受体阻断药可选择性地阻断 H₂ 受体,不影响 H₁ 受体。目前常用的 H₂ 受体阻断药有西咪替丁(cimetidine,甲氰咪胍)、雷尼替丁(ranitidine,呋喃硝胺)、法莫替丁(famotidine)和尼扎替丁(nizatidine)。近年新的 H₂ 受体阻断药罗沙替丁(roxatidine)、乙溴替丁(ebrotidine)、咪芬替丁(mifentidine)已上市用于临床,其中罗沙替丁为长效制剂,具有强大而持久的抗胃酸分泌作用。H₂ 受体阻断药的药理作用及其临床应用请参阅本书第二十七章。

（三）H₃ 受体阻断药

H₃ 受体最早发现于中枢神经系统组胺神经的神经末梢上,发挥反馈调节组胺合成和释放的作用。此后发现,该受体还广泛存在于许多组织中,可调节乙酰胆碱(ACh)、去甲肾上腺素(NA)、多巴胺(DA)和5-羟色胺(5-HT)等递质的释放。H₃ 受体激动剂可能被开发为胃黏膜保护药、抗炎药、抗惊厥药和治疗心血管疾病、脓毒性休克的药物;其拮抗剂可能具有减肥和促进认知功能的作用。氨砜拉嗪(thioperamide,噻普酰胺)是第一个实验用特异性 H₃ 受体阻断药,目前尚未应用于临床。

（四）H₄ 受体阻断药

H₄ 受体是近年来新发现的组胺受体,主要表达在与炎症反应有关的组织和造血细胞中。H₄ 受体激活后介导炎症和过敏反应,参与及介导粒细胞的分化、肥大细胞和嗜酸性粒细胞的趋化等,因此其阻断药有可能在治疗过敏和炎症性疾病方面发挥重要作用。

Notes

第二节 5-羟色胺和影响 5-羟色胺药

早在 19 世纪生物学家就发现凝固血液内释放出一种能使血管收缩的物质,1948 年 Rapport 等从牛血清中分离出这种缩血管物质,命名为血清素(serotonin),随后确定了其化学结构是 3-(β-氨基乙基)-5-羟基吲哚,即 5-羟色胺(5-hydroxytryptamine,5-HT)。5-HT 广泛分布于胃肠道、脾脏、血液和中枢神经系统等处。胃肠道的 5-HT 分布在肠嗜铬细胞和嗜铬样细胞中,约占全身总量的 90%;脾脏和血液的 5-HT 主要存在于血小板中,约占全身总量的 8% ~ 10%;5-HT 不能透过血脑屏障,中枢与外周的 5-HT 在代谢和功能上具有相对独立性,中枢神经系统的 5-HT 约占全身总量的 1% ~ 2%,主要分布在松果体、下丘脑、丘脑内侧核、中脑和脑干,可能参与痛觉、睡眠和体温等的调节。中枢神经系统 5-HT 含量或功能异常可能与精神病、偏头痛等多种疾病的发病有关。

一、5-羟色胺受体及其意义

研究发现 5-羟色胺及其受体与高血压、动脉粥样硬化、脑缺血、偏头痛、抑郁症和雷诺现象等众多疾病关系密切。5-HT 的作用是通过多种受体介导的,目前已发现 7 类 5-HT 受体,某些 5-HT 受体还有其亚型,但其分布和功能尚不清楚。其中,仅 5-HT$_3$ 受体与配体门控性离子通道耦联,其余 6 种均与 G 蛋白耦联,它们的结构包括 7 个跨膜区段,3 个胞质环和 3 个细胞外环(图 29-1)。5-HT 受体是分型最多的一种受体,其中 5-HT$_{5~7}$ 受体亚型还缺乏公认的功能和特异性配体。有关 5-HT$_{1~7}$ 受体亚型的分布、功能及其选择性激动药和阻断药见表 29-3 所示。

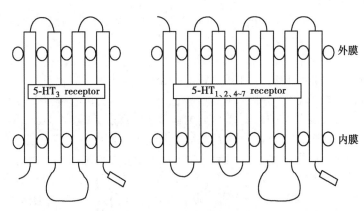

图 29-1 5-HT 受体亚型的结构

表 29-3 5-羟色胺受体的分类和特征

分型	信号转导	分布	主要效应	激动药	阻断药
5-HT$_1$					
5-HT$_{1A}$	cAMP↓ K$^+$通道↑	海马,中缝核,外周	行为变化,血压降低	8-OH-DPAT	WAY100635
5-HT$_{1B}$	cAMP↓	黑质,基底神经节	抑制递质释放	CP-93129	CR 55562
5-HT$_{1D}$	cAMP↓	皮层,脑动脉	脑血管收缩,感觉	舒马普坦	—
5-HT$_{1E}$	cAMP↓	皮层,纹状体	抑制 AC	—	—
5-HT$_{1F}$	cAMP↓	皮层,海马	抑制 AC	LY 334370	—

续表

分型	信号转导	分布	主要效应	激动药	阻断药
5-HT$_2$					
5-HT$_{2A}$	IP$_3$/DG↑	外周血管,血小板,CNS	血管收缩,血小板聚集	α甲基5-HT	酮色林
5-HT$_{2B}$	IP$_3$/DG↑	胃底,血管	平滑肌收缩,内皮依赖性血管松弛(NO)	α甲基5-HT	SB 204741
5-HT$_{2C}$	IP$_3$/DG↑	脉络膜丛,黑质	激活PLC	α甲基5-HT	美舒麦角
5-HT$_3$	快通道↑	极后区,孤束核	痛觉,呕吐反射	m-氯苯双胍	昂丹司琼
5-HT$_4$	cAMP↑	上、下丘脑,海马	胃肠分泌、蠕动	BIMU 8	GR 113808
5-HT$_5$	cAMP↓	海马	—	—	—
5-HT$_6$	cAMP↑	纹状体	突触调节	CGS12066	SB271046
5-HT$_7$	cAMP↑	下丘脑、肠	伤害感受/热调节	麦角乙脲	匹仑哌隆

二、5-羟色胺

　　5-羟色胺(5-hydroxytryptamine,5-HT)又名血清素(serotonin)是由色氨酸经色氨酸羟化酶和脱羧酶催化生成,并与ATP等物质一起储存于嗜铬细胞颗粒内。5-HT必须通过相应受体介导才能产生作用,激动不同的5-HT受体亚型,可产生不同的药理作用。

　　【药理作用与机制】

　　1. 心血管系统　心血管系统中5-HT主要储存于血小板和血管内皮细胞,在不同部位通过不同受体亚型介导,发挥多种复杂效应。

　　(1) 血管:5-HT在血管壁上有着复杂的作用,正常血管5-HT$_2$R既有内皮依赖性血管扩张又有直接收缩血管平滑肌的作用,其平衡决定了血管的病理生理反应状态。5-HT收缩血管的机制:①激动5-HT$_{2A}$受体,引起肾、肺血管明显收缩;②增强其他血管活性物质如NA、血管紧张素Ⅱ(AngⅡ)、升压素、血栓素A$_2$(TXA$_2$)等引起的血管收缩反应;③激动5-HT$_1$受体,收缩脑基底动脉;④直接作用于受损部位的血管平滑肌细胞引起的血管收缩。5-HT扩张血管的主要原因,包括激动内皮细胞5-HT$_1$受体,使内皮细胞释放内皮细胞舒张因子(EDRF)和前列腺素(PGs),使小血管明显扩张以及激活交感神经末梢的5-HT$_{1A}$受体抑制NA的释放,降低血管阻力。

　　(2) 血压:静脉注射数微克5-HT,可引起血压的三相反应:①短暂的降低,与5-HT激动5-HT$_3$受体,引起心脏负性频率作用有关;②持续数分钟血压升高,是5-HT$_{2A}$受体介导的血管收缩反应所致;③长时间的低血压,是5-HT$_1$受体介导的骨骼肌血管舒张所致。

　　(3) 心脏:5-HT激动5-HT$_2$受体,在离体心脏介导正性肌力和正性频率作用,在整体主要由5-HT$_3$受体调节心率,以心动过缓为主。

　　2. 兴奋平滑肌　5-HT激动胃肠道平滑肌5-HT$_2$受体或肠壁内神经节细胞5-HT$_4$受体,均可引起胃肠道平滑肌收缩,胃肠道张力增加,肠蠕动加快;此外,5-HT还可兴奋支气管平滑肌,对哮喘患者作用明显,但对正常人影响较小。

　　3. 促进血小板聚集　5-HT激动血小板5-HT$_2$受体,引起血小板聚集。

　　4. 神经系统　5-HT是中枢递质,但不能通过血脑屏障。动物侧脑室注入5-HT后,可引起镇静、嗜睡等一系列行为反应,并影响体温调节和运动功能。蚊虫叮咬和某些植物可引起局部5-HT释放,刺激感觉神经末梢,引起痒、痛。

三、作用于5-羟色胺受体的药物

　　5-HT本身无临床应用价值,但其受体亚型众多,通过对不同受体的选择性激动或拮抗,可以

Notes

发挥不同的药理作用(表29-4)。

表29-4　作用于5-HT受体的药物

受体	作用	代表药物	治疗疾病
5-HT$_{1A}$	激动剂	乌拉地尔	高血压
		丁螺环酮、吉哌隆、伊沙匹隆	焦虑症
5-HT$_{1D}$	激动剂	麦角胺、桑莫去疼、舒马普坦	偏头痛和丛集性头痛
5-HT$_2$	阻断剂	美西麦角	偏头痛
		赛庚啶、苯噻啶	过敏性疾病
		酮色林	高血压
5-HT$_3$	阻断剂	昂丹司琼	化疗引起的呕吐
5-HT$_4$	激动剂	西沙必利、伊扎必利	胃肠功能紊乱
5-HT	再摄取抑制剂	氟西汀	抑郁症

四、拟5-羟色胺药

舒马普坦

舒马普坦(sumatriptan)是5-HT$_{1D}$受体激动剂,可引起颅内血管收缩,且防止脑血管血浆蛋白外渗,减轻神经源性炎症,用于偏头痛和丛集性头痛,是治疗急性偏头痛较为有效的药物。常见的不良反应是感觉异常,严重的不良反应是心肌缺血,禁用于缺血性心脏病患者。

右芬氟拉明

右芬氟拉明(dexfenfluramine)是选择性5-HT$_1$受体激动剂,由于其强大的抑制食欲作用而被广泛用于控制体重和治疗肥胖症。与苯丙胺相比,右芬氟拉明对肥胖患者的食欲抑制作用比非肥胖者更明显。主要不良反应为口干、恶心、便秘、腹泻、乏力等,但继续用药可消失。心律失常、肝、肾功能不全者慎用。青光眼、孕妇、哺乳期忌用。如有动脉压升高,应停药。

乌拉地尔

乌拉地尔(urapidil)是一种选择性α$_1$受体阻断药,具有外周和中枢双重降压作用。外周扩张血管作用主要通过阻断突触后α$_1$受体,使外周阻力显著下降,但中枢作用则通过激活5-HT$_{1A}$受体,降低延髓心血管调节中枢的交感反馈而起降压作用。椎动脉或脑室注射微量乌拉地尔可使动物血压明显降低,但静脉降压的剂量要大得多。主要用于治疗高血压危象(如血压急骤升高),重度和极重度高血压以及难治性高血压。亦可用于控制围术期高血压。常见的不良反应为头痛、头晕、恶心、呕吐、出汗、烦躁、乏力、心悸、心律不齐、上胸部压迫感或呼吸困难等症状,其原因多为血压降得过快所致,通常在数分钟内即可消失,多无需停药。

常用的5-HT$_1$受体激动药还有丁螺环酮(buspirone)、吉哌隆(cepirone)、伊沙匹隆(ipsaprirone),三者均选择性激动5-HT$_{1A}$受体,是有效的非苯二氮䓬类抗焦虑药。

氟西汀

氟西汀(fluoxetine)属于选择性5-HT再摄取抑制药(SSRIs),通过抑制5-HT再摄取,发挥拟5-HT作用,且无三环类抗抑郁药的抗胆碱和降低血压效应。近年SSRIs的应用改善了抑郁症的治疗,与阿米替林和米帕明相比,它们的共同特点是:安全剂量范围大,无明显的心脏毒性和抗胆碱副作用。

Notes

氟西汀主要用于治疗抑郁症,口服吸收完全,但因肝脏首过消除效应而生物利用度降低。吸收后与组织广泛结合,$t_{1/2}$较长,约为 1 ~ 10 天。鉴于氟西汀治疗的抑郁症患者体重减轻,本品已被试用于减肥。常见的不良反应为恶心、厌食、体重减轻、震颤、焦虑、失眠、腹泻和性功能障碍等,发生率约为 5% ~ 30%。

常用的 SSRIs 类药物还有:西酞普兰(citalopram)、舍曲林(sertraline)、帕罗西汀(paroxetine)和氟伏草胺(fluvoxamine)。这些药物在临床用于治疗抑郁症,改善了抑郁症的治疗现状。

五、5-羟色胺拮抗剂

赛庚啶和苯噻啶

赛庚啶(cyproheptadine)和苯噻啶(pizotyfine,新度美安)均有抗 5-HT 作用,选择性阻断 5-HT$_2$受体,并具有阻断 H$_1$受体和较弱的抗胆碱作用。用于荨麻疹、湿疹、接触性皮炎、皮肤瘙痒和过敏性鼻炎的治疗,苯噻啶作用更强。也可用于预防偏头痛发作,治疗儿童偏头痛,赛庚啶作用更强。不良反应为口干、恶心、乏力、嗜睡。由于兴奋下丘脑摄食中枢,可以增加食欲和体重。青光眼、前列腺肥大及尿闭患者禁用。驾驶员及高空作业者慎用。

酮色林

酮色林(ketanserin,凯坦色林)选择性阻断 5-HT$_{2A}$受体,还有较弱的阻断 α$_1$肾上腺素能受体和 H$_1$受体作用。可对抗 5-HT 引起的血管收缩、支气管收缩和血小板聚集。此外,酮色林尚可阻断 α 肾上腺素能受体,扩张阻力血管和毛细血管,降低血压,用于治疗高血压病。该药起效缓慢,需 12 周才能达到最大疗效。舌下含服 25 分钟起效,静脉或肌内注射 5 ~ 30mg 治疗高血压危象。不良反应是镇静、头昏、眩晕、口干、室性心律失常、胃肠功能紊乱和体重增加。

昂丹司琼

昂丹司琼(ondansetron)选择性阻断 5-HT$_3$受体,具有强大的镇吐作用,主要用于癌症患者手术和化疗伴发的严重恶心、呕吐。不良反应轻微,常见头痛、腹部不适、便秘、口干、皮疹、偶见支气管哮喘等。

本类药物还有格拉司琼(granisetron)、托烷司琼(tropisetron)、阿扎司琼(azasetron)和帕洛诺司琼(palonosetron)等,作为强效镇吐药应用于临床。

氯氮平

氯氮平(clozapine)是 5-HT$_{2A/2C}$受体阻断剂,代表新一类非经典抗精神病药,锥体外系不良反应轻,对多巴胺受体亚型有高度亲和力。

六、麦角生物碱类药物

麦角生物碱按化学结构分为胺生物碱和肽生物碱两类,可以激动 5-HT 受体,也可阻断 5-HT 受体,还能作用于 α 肾上腺素能受体和 DA 受体。此类药物作用复杂,可通过作用于不同的受体亚型,产生不同的药理作用(表29-5)。

胺生物碱包括:经典的 5-HT 竞争性拮抗剂麦角二乙胺(lysergide,LSD)可激动多种 5-HT受体,因具有致幻、情绪改变、极度恐惧、思维障碍等不良反应,现已很少应用。美西麦角(methysergide,甲麦角酰胺,二甲麦角新碱)是 5-HT$_2$受体阻断药,用于偏头痛的预防性治疗,可能与其抑制血小板聚集,减少花生四烯酸释放和减轻炎症反应有关,还可缓解偏头痛初期的血管强烈收缩。麦角新碱(ergonovine)明显兴奋子宫平滑肌而被广泛用于产后出血,其作用、应用和不良反应详见第二十八章。

Notes

表 29-5　麦角生物碱的分类和作用受体

分类	α 受体	DA 受体	5-HT 受体	子宫平滑肌	应用
麦角二乙胺	0	+++	+	0	致幻作用
麦角新碱	+	+	−(PA)	+++	产后出血
美西麦角	+/0	+/0	−−−(PA)	+/0	偏头痛
麦角胺	−−(PA)	0	+(PA)	+++	偏头痛
溴隐亭	−	+++	−	0	帕金森病

注:+表示激动作用;−:阻断作用;PA:部分激动作用;0:无作用

肽生物碱包括:麦角胺(ergotamine)和双氢麦角胺(dihydroergotamine),两药明显收缩血管,减少动脉搏动,可显著缓解偏头痛,用于偏头痛的诊断和急性发作时的治疗;可抑制神经末梢对肾上腺素(AD)和 NA 的再摄取。双氢麦角胺对偏头痛急性发作的疗效优于麦角胺,作用强度是麦角胺的 6 倍,不良反应是其 1/8,且无躯体依赖性。虽然双氢麦角胺的选择性较舒马普坦低,但其作用强度却大于后者,且价格低廉。溴隐亭(bromocriptine)主要作用是激活 DA 受体,现多用于调节催乳素分泌和治疗帕金森病。

【不良反应】

1. 消化道反应　恶心、呕吐、腹泻和绞痛,但这种副作用是否与偏头痛本身导致的恶心呕吐有关,尚有待确定。

2. 感觉异常　肌肉疼痛、痉挛,过敏者可有水肿、瘙痒,指趾尖疼痛与麻木是麦角生物碱中毒的典型表现。

3. 依赖性　主要为躯体依赖性,表现为停药后原有偏头痛症状加重。其发生与下丘脑-垂体胺能受体敏感性改变有关。

4. 妊娠妇女、高血压、冠心病患者禁用麦角胺。

第三节　脂质衍生物

脂质可衍生两大类自体活性物质:廿碳烯酸类(eicosanoids)和血小板活化因子(platelet activating factor,PAF)。廿碳烯酸类具有广泛、高效的生物活性,构成了庞大的化合物家族,主要包括:前列腺素类(prostaglandins,PGs)、血栓素类(thromboxans,TXs)和白三烯类(leukotrienes,LTs)。

一、花生四烯酸的生物合成和转化

花生四烯酸(arachidonic acid,AA,廿碳四烯酸)是廿碳烯酸类最丰富、最重要的前体化合物,AA 是含有 4 个双键的 5、8、11、14-廿碳烯酸(图 29-2)。

细胞受到刺激后,磷脂酶 A_2(PLA_2)被激活,细胞膜磷脂释放出 AA,游离 AA 经环氧合酶(cyclooxygenase,COX)途径和脂氧合酶(lipoxygenase,LOx)途径两条途径被转化。AA 的生物合成和降解途径(参见图 16-2)。

1. 环氧合酶(COX)途径　COX 存在于细胞内质网内,有 COX-1 和 COX-2 两种形式的异构酶。AA 经 COX 途径主要生成 PGs 及其类似物。PGs 是一类具有 20 个碳原子的不饱和脂肪酸。基本骨架是廿碳酸的前列烷酸,由五碳环(环戊烷核心)和两条侧链组成(图 29-3)。

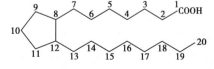

图 29-2　花生四烯酸(AA)的结构　　　　　图 29-3　前列烷酸的基本结构

AA 在 COX 作用下先形成不稳定的环内过氧化物 PGG_2 和 PGH_2,很快被不同的酶催化产生其他各种 PGs 及其类似物。在异构酶和合成酶作用下,形成较稳定的 PGE_2、$PGF_{2\alpha}$ 和 PGD_2;在血栓素合成酶或前列环素合成酶作用下分别生成 TXA_2 及前列环素(prostacyclin, PGI_2)。PGI_2 和 TXA_2 均不稳定,很快水解变成几无活性的 TXB_2。AA 在不同组织形成的最终代谢产物不同,例如,血小板中由于 TXA_2 合成酶丰富,是体内合成 TXA_2 的主要部位;血管壁内皮细胞中含有丰富的 PGI_2 合成酶,主要合成 PGI_2;肾脏的环氧合酶代谢途径主要生成 PGE_2 及 $PGF_{2\alpha}$。

2. 脂氧合酶(LOx)途径　5-、12-和15-三种脂氧合酶催化不同的代谢类型,其中最重要的是 5-LOx 途径,可产生各种 LTs。5-LO 在体内分布较局限,主要存在于白细胞、肺和气管等组织。LTs 是一类具有三个共轭双键的无环碳羟酸,因其化学结构不同而分为 LTA、LTB、LTC、LTD、LTE 等,分子中所含双键数目以 3、4、5 在右下角表示。

二、前列腺素和血栓素

(一) 前列腺素和血栓素的药理作用

前列腺素和血栓素的作用复杂多样,对血管、呼吸道、消化道和生殖器官平滑肌均有明显作用;对血小板、单核细胞、传出神经和中枢神经系统也有明显影响(表29-6)。前列腺素通过 G 蛋白效应机制——激活或抑制腺苷酸环化酶(AC)或激活磷脂酶 C(PLC)发挥作用。

表 29-6　PG_s 的主要作用

组织器官	PG_s	效应
血管	PGD_2,PGE_2,PGI_2 $PGF_{2\alpha}$,TXA_2	扩张血管 收缩血管
胃肠道	PGE_2 和 PGI_2 PGE_2 和 $PGF_{2\alpha}$	抑制酸分泌(黏膜保护作用),平滑肌收缩运动增强
肾脏	PGE_2 和 PGI_2	血管扩张,利尿,利钠,肾素分泌
肺	PGE_2 和 PGI_2 PGD_2、$PGF_{2\alpha}$ 和 TXA_2	支气管扩张,血管扩张 支气管收缩
血小板	TXA_2 PGD_2 和 PGI_2	聚集 抑制聚集
生殖器官	PGE_2 和 PGI_2 PGE_2 $PGF_{2\alpha}$	未妊娠子宫松弛 妊娠子宫收缩 妊娠、非妊娠子宫都收缩,溶解黄体
心脏	PGE_2 PGE_1	正性肌力作用 负性频率作用
内分泌		GH、ACTH、LH 释放 TSH 由垂体释放
	PGE_2 $PGF_{2\alpha}$	甾体激素由肾上腺皮质释放 胰岛素由胰岛释放 促性腺激素和催乳素释放 黄体溶解、萎缩,抑制黄体酮分泌
下丘脑	PGE_2、PGE_1	致热原

1. 血管平滑肌　TXA_2 和 $PGF_{2\alpha}$ 具有缩血管作用,对静脉作用更明显;PGE_2 和 PGI_2 通过激活 AC,使 cAMP 升高,松弛小动脉,降低血压,后者作用强。TXA_2 是强效血管收缩剂,表现为升高血

Notes

压,TXA$_2$还是平滑肌细胞的有丝分裂原,促进血管平滑肌细胞增生。

2. **内脏平滑肌**　多数前列腺素和血栓素具有收缩胃肠道平滑肌的作用,PGE$_2$和PGF$_{2\alpha}$收缩纵肌,PGI$_2$和PGF$_{2\alpha}$收缩环肌,而PGE$_2$松弛环肌。给予PGE$_2$或PGF$_{2\alpha}$可致结肠痉挛性疼痛。PGE$_1$、PGE$_2$和PGI$_2$使呼吸道平滑肌松弛,TXA$_2$和PGF$_{2\alpha}$则使其收缩。PGE$_2$和PGF$_{2\alpha}$具有收缩子宫平滑肌的作用。

3. **血小板**　PGE$_1$、PGI$_2$抑制血小板聚集,而TXA$_2$则有强烈促聚集作用。因此,在许多疾病中它们的平衡至关重要。出血性疾病多表现为PGI$_2$增多或TXA$_2$减少,凝血障碍性疾病则相反。

4. **中枢和外周神经系统**　致热原使白细胞介素1(IL-1)释放,IL-1又可促进PGE$_2$的合成和释放。脑室给药时,PGE$_1$和PGE$_2$使体温升高,PGD$_2$产生自然睡眠。PGE可抑制节后交感神经末梢释放NA,促进生长激素、催乳素、促甲状腺激素(TSH)、促肾上腺皮质激素(ACTH)、促卵泡激素(FSH)和黄体生成素(LH)等释放。PGE的临床应用尚未见报道。

5. **肾脏**　PGE$_2$、PGI$_2$在不影响肾小球滤过率的条件下可以利尿、排钠和钾,TXA$_2$则能降低肾小球滤过率和肾脏血流量。

6. **内分泌与代谢**　PGE$_2$和PGI$_2$抑制胃酸分泌,前者还能促进水和电解质向肠腔转运,引起水样腹泻,并能抑制体外脂肪的分解代谢。

(二)常用前列腺素药及其临床应用

天然PGs药具有合成难、代谢快、作用广泛、易致不良反应等缺点。一些合成药在心血管系统、消化系统和生殖系统有一定的应用价值。

1. **作用于心血管系统的PGs类药物**　PGE$_1$结构较稳定,已作为药物用于临床。PGI$_2$及其结构类似物也多有临床应用。

前 列 地 尔

前列地尔(alprostadil,PGE$_1$)具有直接扩张血管和抑制血小板聚集作用,可增加血流量,改善微循环。PGE$_1$与抗高压药和血小板聚集抑制剂有协同作用。静滴后经肺循环迅速被代谢,经肾排泄,血浆$t_{1/2}$为5~10分钟。临床用于治疗慢性动脉闭塞症引起的四肢溃疡及微小血管循环障碍引起的四肢静息疼痛,改善心脑血管微循环障碍和脏器移植术后抗栓治疗。静脉或动脉输注(50~100)ng/(kg·min)可治疗动脉导管未闭和急性心肌缺血。阴茎注射10~20μg可诊断和治疗阳痿。不良反应有头痛、食欲缺乏、腹泻、低血压、心动过速、可逆性骨质增生和注射局部红肿热痛等,禁用于妊娠和哺乳期妇女。

依 前 列 醇

依前列醇(epoprostenol,前列环素,cycloprostin,PGI$_2$)具有明显的舒张血管和抑制血小板聚集作用,抑制血小板聚集的机制可能在于激活腺苷酸环化酶,而使血小板内cAMP浓度上升。$t_{1/2}$为2~3分钟,经肺循环时不被代谢。静脉滴注3~15μg,抗凝作用可持续到停止滴入数分钟后,较高剂量如20μg/(kg·min)时可使血小板凝块解聚。依前列醇可替代肝素用于体外循环和肾透析时防止血栓形成,尚可用于缺血性心脏病、多器官衰竭、外周血管痉挛性疾病和肺动脉高压。高剂量时可有低血压、潮红、头痛和胃肠道反应等副作用。

依洛前列素(iloprost)是PGI$_2$衍生物,作用、应用和不良反应与PGI$_2$相同,但性质稳定。

2. **抗消化性溃疡的PGs类药物**　PGs分布于整个消化道,特别是胃和十二指肠,人主要合成的是PGE。溃疡病时,黏膜PGs含量或合成能力显著下降,特别在急性期,胃体及胃窦黏膜以及胃液中PGE和PGI$_2$较正常显著下降,而在溃疡愈合时则升高。PGE对胃有良好的保护作用,但口服无效,作用时间短,选择性差,副作用多。目前多用其结构类似物。

Notes

米索前列醇

米索前列醇(misoprostol)为 PGE_1 衍生物,能抑制基础胃酸分泌和组胺、五肽胃泌素等引起的胃酸分泌。口服吸收迅速。与食物同服,用于治疗十二指肠溃疡和胃溃疡,治愈率与 H_2 阻断剂近似,对 H_2 阻断剂无效者也有效。对吸烟者的溃疡愈合有良好疗效。其不升高血清胃泌素水平,对防止溃疡复发较其他抗溃疡药效果更佳。此外,尚可与米非司酮合用终止早期妊娠。不良反应主要累及消化系统。腹泻和腹痛是剂量相关性的,通常发生在治疗早期,一般是自限性的。

罗沙前列醇

罗沙前列醇(rosaprostol)可抑制基础胃酸、五肽促胃液素及各种刺激引起的胃酸分泌;增加黏液分泌,保护胃黏膜,促进溃疡愈合。对胃、十二指肠黏膜细胞有保护作用,并减少胃液分泌,而对心血管功能、子宫收缩、胃肠道活动和血小板聚集皆无影响。用于胃溃疡及十二指肠溃疡,慢性胃炎及十二指肠炎,药物对胃及十二指肠的损伤。主要不良反应有恶心、呕吐、腹泻。

恩 前 列 素

恩前列素(enprostil)可抑制基础胃酸及由组胺、五肽促胃液素、卡巴胆碱及食物等引起的胃酸分泌;增加黏膜血流,促进上皮细胞分泌碳酸氢盐并增加胃液中糖蛋白的含量,加强黏膜屏障。用于治疗胃溃疡及十二指肠溃疡。主要不良反应有腹泻、头痛、恶心、便秘、腹痛等。本药能促进结肠和子宫的收缩,故孕妇慎用或禁用。

3. 作用于生殖系统的 PGs 类药物 PGE_2 和 $PGF_{2\alpha}$ 及其衍生物可用于催产、引产和人工流产。

地诺前列酮

地诺前列酮(dinoprostone,prostaglandin E_2,PGE_2)在整个孕期均可引起子宫收缩,可用于中期妊娠引产、足月妊娠引产和治疗性流产。常见不良反应为腹泻、恶心、呕吐、发热,常在用药后 15～45 分钟出现,停药或取出药栓后 2～6 小时恢复正常。

硫 前 列 酮

硫前列酮(sulprostone)为 PGE_2 类似物,对子宫平滑肌选择性较高,有较强子宫收缩作用,且作用时间较长。用于终止妊娠,主要不良反应有子宫收缩痛、恶心、呕吐、腹泻等。

卡 前 列 素

卡前列素(carboprost,15-甲基-$PGF_{2\alpha}$,15-Me-$PGF_{2\alpha}$)活性较 $PGF_{2\alpha}$ 高,其兴奋子宫平滑肌的作用比 $PGF_{2\alpha}$ 强 20～100 倍,有扩张子宫颈和刺激子宫收缩的双重作用。本品作用时间长,副作用小,安全简便,终止妊娠后能很快恢复月经和生育功能,对下丘脑-垂体-卵巢轴几乎无影响,是一种很有发展前景的避孕药。主要用于终止妊娠和常规处理方法无效的产后顽固性出血。

三、白三烯和白三烯拮抗药

(一) 白三烯

白三烯主要由 5-脂氧合酶途径合成,在炎症等过程中有重要作用。其药理作用主要包括:

1. 呼吸系统 LTs 可引起支气管收缩、黏液分泌增加和肺水肿。具有半胱氨酰基团(Cys)的 LTs(LTC_4、LTD_4、LTE_4)对呼吸道均有较强的收缩作用,为组胺的 1000 倍,且持续时间较长;

Notes

没有半胱氨酰基团的 LTA_4 和 LTB_4 则作用很弱。

2. 心血管系统　静注 LTs 先短暂升压,是其直接收缩外周血管之故;而后持久降压,是 LTs 引起的心输出量和血容量减少所致。此外,LTs 具有负性肌力作用。LTC_4、LTD_4 和 LTE_4 是心肌损害最主要的介质,可引起冠状动脉持久收缩、冠状动脉血流量明显减少,导致心肌缺血性损害,作用强度为 $LTD_4>LTC_4>LTE_4$。因此 LTs 可能是缺血性心脏病的诱发因素之一。LTs 还能增敏心脏对组胺所致的快速心律失常作用,并可能与脑血管痉挛和脑缺血有关。

3. 过敏反应和炎症　LTs 是过敏反应和急性炎症反应的重要介质,并对其他介质有诱导和促进作用。LTC_4 和 LTD_4 收缩小动脉,减低血流速度;扩张小静脉,微血管通透性增加,血浆外渗,引起水肿。其中 LTD_4 的渗出作用最强,为组胺的 1000 倍,并与 PGs 有协同作用。LTB_4 使单核细胞和巨噬细胞趋化,促进白细胞向炎症部位游走聚集,产生炎性介质,释放溶酶体酶,引起病理性炎症。

4. 肾脏　肾脏有丰富的 LTs 受体,LTs 使肾血管收缩,降低肾小球滤过率,增强血管通透性,引起蛋白尿,因而是肾脏炎性疾病的病理介质。

（二）白三烯（LTB_4、LTC_4、LTD_4 和 LTE_4）拮抗药

白三烯（LTs）受体组织分布广泛,但种属间差异较大,目前对 LTB_4、LTC_4、LTD_4 和 LTE_4 受体及其阻断剂的研究较为深入。一般认为 LTD_4 与 LTE_4 受体的特性极为相似,甚至认为是同一受体。根据作用靶点的不同,将白三烯拮抗药分为 LTs 受体阻断药和 5-LOX 活性抑制剂两大类:

1. LTs 受体阻断药　本类药物能与位于支气管平滑肌等部位的受体选择性结合,竞争性地阻断 LTs 受体的作用,进而阻断器官对 LTs 的反应。目前研究较多的是 LTC_4、LTD_4 和 LTE_4 等 LTs 受体阻断药,已有扎鲁司特（zafirlukast, CI-204219）、普鲁司特（pranlukast）及孟鲁司特（montelukast）等药物成功应用于临床。研究发现 LTB_4 受体阻断剂可抑制白细胞趋化、游走和聚集,具有抗氧化和减轻细胞损伤作用,但这类药物发展较缓慢。

孟 鲁 司 特

孟鲁司特（montelukast）对半胱氨酰白三烯（Cys-LT）受体有高度的亲和性和选择性,能有效地抑制半胱氨酰白三烯与 CysLT1 受体结合所产生效应。适用于两岁及两岁以上儿童和成人哮喘的预防和长期治疗,包括预防白天和夜间的哮喘症状,治疗对阿司匹林敏感的哮喘患者以及预防运动诱发的支气管收缩。尚可用于减轻过敏性鼻炎引起的症状。耐受性良好,不良反应轻微,通常不需要终止治疗。

2. 白三烯合成抑制药　本类药物主要通过抑制花生四烯酸的 5-LOX 途径而抑制 LTs 的合成。

齐留通（zileuton）属 5-脂氧酶（5-LOX）抑制剂,能够选择性的不可逆的抑制花生四烯酸转变为白三烯的合成酶-5-脂质氧化酶的活性,从而抑制 LTs 的合成。预先口服齐留通,可预防或减轻支气管哮喘发作,使危重患者的皮质激素用量明显减少。主要用于成人以及 12 周岁以上的儿童哮喘的预防和慢性哮喘的治疗。主要的不良反应有头痛、腹痛或其他部位疼痛（非特异的）及恶心,疲劳感和无力等。

除了 PGs 类药和白三烯拮抗药外,其他影响花生四烯酸代谢的药物还有:①抑制 AA 从细胞膜释放的药物,主要有 PLA_2 抑制剂,使 PGs、LTs 分泌减少。这一类药主要有糖皮质激素、米帕林（mepacrine）和溴苯酰甲基（bromophenacyl bromide）;②COX 抑制剂,多为非甾体类抗炎药物,如阿司匹林、吲哚美辛等;③选择性血栓素合成酶抑制剂,达唑氧苯（dazoxiben）、达美格雷（dazmegrel）、OKY046 等抑制环内过氧化物转化为 TXA_2,环内过氧化物相对增多,使 PGI_2 生成增多,因此推测其疗效可能优于环氧合酶抑制剂,但其临床疗效尚无定论;④血栓素受体阻断剂,AH23848 可以减少血小板黏附,BM13.177 可以改善狼疮型肾炎患者的肾脏功能。

Notes

四、血小板活化因子

血小板活化因子(platelet activating factor,PAF)是一类强生物活性磷脂,由许多细胞和组织产生,如白细胞、血小板、巨噬细胞、单核细胞、肥大细胞、内皮细胞、肺、肝和肾。由于首先发现这类磷脂具有血小板聚集作用而命名。

【生物合成与代谢】 PAF 的合成有两条酶促途径:①在磷脂酶 A_2(PLA$_2$)和乙酰辅酶 A 作用下生成 PAF,称再修饰(remodeling)途径,是病理状态下 PAF 产生的主要途径;②从烷基甘油磷酸开始,经乙酰转移酶、磷酸胆碱转移酶等作用,最终合成 PAF,称为新生(denovo)途径,为生理情况下的合成途径。PAF 经乙酰水解酶和乙酰转移酶两步催化转变为其前体物质而失活。

【药理作用与机制】 PAF 与 G 蛋白耦联受体结合,激活磷脂酶 C、D 和 A_2,通过 DG、IP$_3$ 和 Ca^{2+} 等发挥作用。PAF 的生物效应非常广泛:①引起血小板、中性粒细胞聚集和释放;②扩张血管,降低外周阻力,增加血管通透性,引起低血压;③收缩胃肠道和外周支气管平滑肌;④在肾脏可以降低肾脏血流量、肾小球滤过率和尿量;⑤产生大量活性氧、白三烯等炎性介质,介导炎症和过敏反应;⑥是最强的内源性促溃疡形成介质。因此,PAF 在支气管哮喘、中毒性休克、动脉粥样硬化、心脑缺血、肾脏疾病、变态反应、消化性溃疡和银屑病等疾病过程中具有重要的地位。

PAF 与许多病理过程密切相关,研究 PAF 的选择性拮抗剂对防治这些疾病有重要意义。PAF 受体阻断剂可分为特异性和非特异性两大类。常见非特异性受体阻断药有 3-去偶氮腺甙(3-deazadenosine)和 L-高半胱氨酸(L-homocysteine)等,可干扰磷脂甲基化而减少血小板合成 PAF。其他磷脂同类衍生物也能抑制 PAF 脂酰转移酶,阻断 PAF 合成。根据特异性 PAF 受体阻断剂来源,可分为天然和合成两大类:天然植物成分,如萜类、木质素类和胶黏毒素(gliotoxin)等结构上与 PAF 类似的天然药物,具有 PAF 选择性抑制作用,如 CV3988、银杏苷 B(ginkgolid B、BN52021)及其同类物质海风藤酮(kadsurenone)等;合成的 PAF 受体阻断剂的化学结构类型繁多,主要包括天然化合物的衍生物、含有季铵盐的 PAF 结构类似物和含氮杂环化合物三种。近年来合成的 PAF 受体阻断药,如 TCV-309,可能在炎症、分娩和哮喘等方面有一定的作用。

第四节　一氧化氮及其供体与抑制剂

1977 年 Ferid Murad 提出硝酸甘油等药物扩张血管是由于释放出 NO,并推测 NO 是作为内皮因子在局部发挥作用。1980 年 Robert F Furchgott 发现,内皮细胞完整时 ACh 可使收缩的血管扩张,内皮细胞损伤时血管扩张作用消失。由此提示,内皮细胞可能释放一种引起血管舒张的物质——内皮源性舒张因子(endothelium-derived relaxing factor,EDRF)。1986 年起,Ferid Murad、Louis J Ignarro 与 Robert F Furchgott 通过形态学、药理学方法证实 EDRFs 就是 NO。1992 年《自然》杂志将 NO 评为"年度分子"。1998 年,三位美国科学家因对 NO 的研究获得诺贝尔奖。随后大量证据证实 NO 在生物体内发挥着重要作用。

一、一　氧　化　氮

【生物合成与代谢】 一氧化氮(nitric oxide,NO)是在 L-精氨酸(L-arginine,L-Arg)经一氧化氮合酶(nitric oxide synthase,NOS)催化转变成 L-胍氨酸(L-citrulline)过程中释放的,NOS 是该反应的限速酶。NOS 至少有诱导型(iNOS)和结构型(cNOS)两种亚型,iNOS 是一种 NADPH 依赖性酶,不依赖 Ca^{2+}/钙调蛋白,只有在细胞受刺激后才表达;cNOS 也是一种 NADPH 依赖型酶,但它依赖于 Ca^{2+}/钙调蛋白。大量细胞内存在精氨酸-胍氨酸-精氨酸循环,以保证局部有足够的精氨酸。生理条件下内皮细胞是 NO 的主要来源,缺血-再灌注时氧自由基增多,内皮功能受损,NO 生成减少。此外,某些药物可作为 NO 外源性供体,如:硝酸甘油、硝普钠、呋喃唑酮、有机硝

Notes

酸盐和亚硝酸盐等。

NO 因含有一个未成对的电子,极易被氧化,因此 $t_{1/2}$ 极短,仅为 3~5 秒,故多采用尿中 NO_3^- 估计体内 NO 的含量。生理条件下 NO 与谷胱甘肽结合生成稳定的亚硝基谷胱甘肽,作为内源性 NO 载体;病理条件下(糖尿病、动脉硬化)血管内谷胱甘肽减少,内源性 NO 载体减少。

【药理作用与临床应用】　NO 主要经 NOS-NO-cGMP 途径进行信号转导。NO 与受体结合后,激活鸟苷酸环化酶,催化 GTP 生成 cGMP,后者为第二信使分子,进一步刺激 cGMP 激酶,导致细胞内 Ca^{2+} 浓度下降,从而发挥一系列作用:

1. 血管

(1) 维持血管张力:NO 使细胞内 cGMP 含量增加,血管平滑肌舒张;开放 K^+ 通道,扩张冠状动脉;与血管紧张素相互作用,调节血管活性。

(2) 保护血管内皮:NO 具有内皮细胞保护作用,可对抗缺血-再灌注对血管内皮的损伤;抑制血小板和中性粒细胞的黏附,维持血管通透性和血管功能的完整性。研究表明,妊娠高血压或先兆子痫患者的内皮细胞功能失调,血管内 NO 的含量降低。通过补充营养和提高 L-精氨酸的水平来增加 NO 含量有一定疗效。

(3) 血管重建:NO 抑制血管平滑肌细胞增殖和迁移,减少胶原纤维,阻止血管重构;NO 与血管内皮生长因子(vascular endothelial growth factor, VEGF)存在正反馈,增加 VEGF 表达,促进血管生成。

2. 心脏　在整体,NO 对心脏的作用受到多方面的影响,例如靶组织的状态(正常或缺血)、NO 浓度、血流动力学因素等。

(1) 心肌收缩力:低浓度 NO 可以增强心肌收缩力,而高浓度 NO 通过降低 cAMP、抑制 L 型 Ca^{2+} 通道、降低心肌收缩蛋白与 Ca^{2+} 的亲和力或生成过氧亚硝基阴离子(ONOO-)使收缩蛋白亚硝基化,抑制心肌收缩。

(2) 心肌细胞凋亡:NO 具有抗凋亡和促凋亡双重效应,取决于细胞类型和状态、NO 浓度等。NO 通过增加 cGMP 含量、诱导热休克蛋白生成、保护线粒体膜、抑制 caspase 活性等发挥抗凋亡作用。同时,NO 还可以作用于转录因子和 DNA,激活线粒体、Fas 和 caspase 凋亡途径促进凋亡。

(3) 清除氧自由基:NO 作为抗氧化剂,抑制低密度脂蛋白的氧化,清除活化的白细胞产生的氧自由基,在缺血-再灌注损伤中具有保护作用。

临床上常使用 NO 供体如硝酸甘油等治疗心血管系统疾病,如控制高血压、治疗急性心肌梗死、心绞痛、慢性充血性心力衰竭等,取得了较好的疗效。

3. 呼吸系统　NO 降低肺动脉压和扩张支气管平滑肌,吸入 NO 可治疗新生儿肺动脉高压和呼吸窘迫综合征,对成年呼吸窘迫综合征也有疗效。

4. 血液系统　NO 抑制血小板黏附和聚集,进而抑制血小板活化,减少血栓素 A_2 和生长因子的释放,因此具有防止血栓形成的作用。理论上对血小板功能的影响也有利于防止动脉硬化。NO 可以降低 P-选择蛋白和黏附分子表达,抑制白细胞黏附于内皮细胞。已有研究发现使用 S-亚硝基谷胱甘肽可以抑制血栓形成,改善大鼠脑缺血。

5. 神经系统　在中枢神经系统,NO 作为神经递质或调质发挥重要作用。突触后释放的 NO 使突触前兴奋性谷氨酸释放,可能对脑发育和学习记忆发挥短时程或长时程的增强效应。此外,NO 可以维持与强化痛觉。但是,高浓度 NO 可引起神经元和视网膜感光细胞退化。NO 和 cGMP 可能与癫痫发病过程有关。在外周组织,神经元释放的 NO 可使阴茎海绵体血管平滑肌舒张,使阴茎勃起,NOS 抑制剂可抑制勃起反应。某些 NO 供体对治疗阳痿有一定价值。

6. 炎症　NO增加血管通透性,促进水肿等急性炎症过程,对慢性炎症过程也有明显影响。NOS抑制剂对关节炎有治疗作用,饮食中大量L-精氨酸可使关节炎恶化。

二、一氧化氮供体

一氧化氮供体是指能产生NO的化合物。主要包括:①有机硝酸酯类,如硝酸甘油;②硝普钠;③含有半胱氨酸的化合物等,它们通过不同的代谢途径产生NO,实现其药理效应。具体内容见相关章节。

NO半衰期较短,可将有机硝酸结构通过化学间隔物(如脂肪链、芳香链或者杂环链)与已有药物分子连结,获得NO供体药物(nitric oxide-donating drugs),以便发挥长时间的生物效应,如已有的NSAIDs通过芳香基或脂肪基以共价键与NO供体结合而成的NO-非甾体抗炎药(nitric oxide-donating nonsteroidal anti-inflammatory drugs,NO-NSAIDs)NO-阿司匹林(NO-aspirin)、NO-舒林达(NO-sulindac)、NO-吲哚美辛(NO-indomethacin)、NO-布洛芬(NO-ibuprofen)等。NO-NSAIDs的药理作用与其前体NSAIDs和释放的NO均有关,这类药物具有消炎、镇痛、心血管保护作用,同时大大降低了肾脏和胃的不良反应。

三、一氧化氮抑制剂

一氧化氮抑制剂多为NOS抑制剂,包括非选择性抑制剂和选择性抑制剂。氮G单甲基-左旋精氨酸(L-NMMA)、氮G-硝基-左旋精氨酸甲基乙酯(L-NAME)为L-Arg类似物,通过与L-Arg竞争NOS结合位点,抑制NO生成,此外,减少L-Arg跨膜转运或促进L-Arg降解,也可间接抑制NO生成。选择性NOS抑制剂能一定量地抑制iNOS的量。N-[3-(氨甲基)苯甲基]乙脒抑制iNOS的量为cNOS的200~5000倍,为现今选择性和抑制性最强的抑制剂。

第五节　腺　苷

近年来缺血性心脏病发病率逐年升高,严重威胁着人类健康。随着对心肌缺血预适应和后处理研究的深入,人们发现缺血心肌和血管内皮释放的内源性活性物质,如腺苷、缓激肽、一氧化氮、前列环素、降钙素基因相关肽等在抗心肌缺血中发挥着重要作用。其中对腺苷/腺苷受体机制研究尤为深入,对探索及开发具有"预适应"或"后处理"作用的药物具有重要意义。

一、腺苷及腺苷受体

腺苷(adenosine)是由5′-核苷酸酶(5′-nucleotidase)催化5′-AMP去磷酸或S-腺苷半胱氨酸在其水解酶作用下水解生成的一种嘌呤核苷。经以上途径产生的腺苷以重摄取和脱氨基两种方式失活,以前者为主。腺苷半衰期仅为数秒,因此使用时需要快速静脉给药,否则在到达作用部位前即已灭活。近年来发现,刺激神经系统可以释放腺苷,因此也有人认为腺苷是一种神经递质。

腺苷受体可分为4种亚型:A_1、A_2(A_{2A}、A_{2B})和A_3,均为G蛋白耦联受体(G protein coupled receptor,GPCR),其中A_1、A_2受体与"预适应"关系密切。

1. 腺苷A_1受体　主要位于中枢神经系统,其次是心脏、肾脏和脾脏。在神经系统,A_1受体的激活可以阻止神经细胞死亡。在心脏,激动A_1受体发挥负性变时、负性变力和负性变传导作用,同时还具有抗心律失常和保护缺血-再灌注损伤的作用。其作用机制是:①激活百日咳毒素敏感性G蛋白(Gi),减少cAMP和儿茶酚胺,或使与Gi耦联的K_{ATP}开放,K^+外流增加,Ca^{2+}通道关闭,使膜电位超极化,自律性降低;②通过激活Gi和磷脂酶C,激活蛋白激酶C(PKC)。从而在缺血预适应的第一时相发挥保护作用。

Notes

2. 腺苷 A₂ 受体 通过分子克隆技术证实 A₂ 受体有与腺苷高亲和力的 A₂ₐ 和低亲和力的 A₂ᴮ 两种亚型。A₂ 受体参与调节以下效应:①抑制内皮素释放,抑制血小板聚集;②扩张冠状动脉血管,增加冠状动脉血流量;③减少超氧阴离子生成;④减少中性粒细胞激活。

3. 腺苷 A₃ 受体 A₃ 受体的结构、组织分布以及种属差异具有多样性,目前尚未统一认识。有研究表明,增加 A₃ 受体的表达,可以在不影响心率和收缩功能的条件下增强心肌对缺血的耐受力。可能是通过 A₃ 受体激活 PKC、PLC,降低 cAMP 实现的。此外,激活 A₃ 受体可促进肥大细胞脱颗粒,故选择性 A₃ 受体阻断药可能对哮喘有效。

二、腺苷的临床应用

(一)腺苷与心律失常

腺苷对心脏的负性作用,使其在临床上作为常用的抗心律失常药。具体内容见第十九章。

(二)腺苷与缺血预适应

心肌缺血预适应(ischemic preconditioning,预适应)是指心肌经一次或多次短暂缺血之后对随后较长时间缺血的耐受性明显增强。预适应的心肌保护作用可分为两个不同时相(窗):第一时相极其明显和短暂,发生在几分钟内;第二时相延迟数小时后才发挥显著效应,但可维持几天甚至更长时间。腺苷等内源性物质在第一时相中发挥着重要作用,腺苷通过激动腺苷受体,调节心肌细胞代谢,对随后的缺血-再灌注损伤(ischemia reperfusion injury,IRI)产生保护作用,即发挥心肌缺血预适应作用。

用药物诱导体内心肌抗损伤机能,激活或释放体内抗心肌缺血和抗损伤物质,称之为药理性预适应。临床上应用腺苷及腺苷激动剂等实行药理性预适应已取得了显著的效果。例如,PTCA 前给予腺苷能显著增加心肌对缺血的耐受能力。腺苷受体激动剂 IB-MECA 和腺苷受体转运抑制剂双嘧达莫均有心肌保护作用。

有关腺苷"预适应"的学说包括:①腺苷/Kₐₜₚ学说,Kₐₜₚ阻滞剂格列本脲可抑制腺苷诱导的"预适应"效应;②腺苷/神经介导学说,去甲肾上腺素的释放可激动心肌细胞 α₁ 受体,并促进腺苷的释放和发挥作用,用利舍平耗竭递质后,腺苷的"预适应"效应消失。乙酰胆碱也介导了"预适应"效应;③腺苷/5′-核苷酸酶学说,腺苷的释放和 5′-核苷酸酶的活性是"预适应"的发生机制之一。腺苷受体激动剂(甲氧明,methoxamine)可使 5′-核苷酸酶活性增加,发挥"预适应"效应;5′-核苷酸酶抑制剂可取消甲氧明的心肌保护作用。

腺苷的缺血预适应信号通路多认为是由磷脂酰肌醇 3-激酶(phosphatidylinositol 3-kinase,PI3K)/蛋白激酶 B(protein kinase B,Akt)介导的。腺苷受体激活 PI3K,使 Akt 磷酸化,激活下游的内皮型一氧化氮合酶,产生一氧化氮,活化蛋白激酶 C(protein kinase C,PKC),通过激活线粒体 ATP 敏感性钾通道(mitochondrial ATP-sensitive potassium channels,mitoKₐₜₚ),抑制线粒体通透性转换孔(mitochondria permeability transition pore,mPTP)开放,发挥心脏保护作用。

(三)腺苷与缺血后处理

患者多为发生了心肌梗死后才到医院就诊,因此限制了缺血预适应在临床上的应用。2000年有学者提出缺血后处理(ischemic postconditioning,后处理),即缺血后于再灌注初期给予多次短暂复灌-缺血的处理方式,具有较好的心脏保护作用。大量研究表明,再灌注前 5 分钟给予 A₂ₐ受体激动剂 NECA,可以发挥后处理的保护作用,但是给予 A₂ᴮ拮抗剂或敲除 A₂ₐ 受体后,后处理的保护作用消失。腺苷介导的后处理保护机制可能与预适应类似,但确切机制尚未阐明。

目前一些腺苷合成促进剂和受体激动剂正在进行临床试验,但是,真正安全有效的药物尚未大量投入临床使用。

第六节　血管活性肽

血管活性肽在体内分布广泛,有多种生物学效应,按其对血管的舒缩作用,分为两类:①缩血管活性物质,肾素-血管紧张素系统和内皮素;②舒血管活性物质,激肽类、利尿钠肽和P物质。

一、血管紧张素

具体内容参见本书第二十章。

二、内　皮　素

内皮素(endothelins,ETs)是近来发现的由内皮细胞释放的21个氨基酸多肽,具有很强的缩血管作用。内皮素有3种异型体,即ET-1、ET-2、ET-3,其中对ET-1的研究较多。

【生物合成与代谢】　在内皮细胞核糖体内,根据内皮素基因转录的mRNA,合成前内皮素原(prepro-ET,ppET),ppET在内肽酶作用下生成大内皮素(big ET),然后在内皮素转化酶(endothelin converting enzyme,ECE)作用下水解生成ETs。某些化学(凝血酶、肾上腺素)和机械(血流)因素通过调控ETs的合成来促进ETs的释放。

【药理作用与机制】　ET受体至少分为3种亚型:ET_A、ET_B和ET_C,对ET_C研究较少。ET_A主要分布在心肌和血管平滑肌(动、静脉)细胞,激活L型钙离子通道和磷脂酶C,收缩血管和促进平滑肌细胞增殖;ET_B主要分布在肝、肾、子宫、脑和内皮细胞,通过促进NO和PGI_2释放,舒张血管,抑制平滑肌细胞增殖。ET_C受体仅分布于中枢神经系统,特别是脑垂体细胞抑制催乳素释放。

1. 血管　静注ETs先出现短暂的血压下降,然后是持久的血压升高。在重度原发性高血压、妊娠高血压、肺动脉高压和各种高血压动物模型均发现血浆ETs浓度升高,因此ETs可能与高血压的发生和维持有关。ETs的收缩血管作用可能还与其他心血管疾病(心肌缺血、心肌梗死)、脑血管疾病(脑缺血,脑卒中)、肾衰竭等有关。

2. 心脏　增强心肌(心房肌、心室肌)收缩力,作用强大持久,使心肌耗氧量增高,加重心肌缺血。ETs可激发慢反应细胞动作电位,使电位幅度增大,平台期延长,提示ETs的正性肌力作用与电压依赖性钙通道有关。但是大剂量的ET-1可收缩冠状动脉和促进TNF-α释放,抑制心功能,此外ET-1通过激活MAPK途径,促进心肌细胞和成纤维细胞增殖、肥大,引起心室重塑。

3. 内脏平滑肌　ETs对多种平滑肌(支气管、消化道、泌尿生殖道)有收缩作用,因此ETs与支气管哮喘和消化性溃疡的发生有密切关系。

4. 平滑肌细胞分裂　ETs可促进血管平滑肌细胞DNA合成,促进有丝分裂,引起血管平滑肌的增殖,从而促进动脉粥样硬化。研究发现,血浆ETs的浓度与动脉粥样硬化灶的数目和动脉硬化患者的症状呈正相关。

5. 其他　ETs参与肿瘤的发生发展,具体机制尚不清楚。此外,ET-1通过上调黏附分子表达,促进细胞趋化产生致炎症作用。

作用于内皮素的药物

1. 内皮素转化酶抑制剂(endothelin converting enzyme inhibitor,ECEI)　ECEI是一类具有良好开发前景的心血管类药物,但至今尚无特异性较高、疗效满意的药物供临床使用。

2. 内皮素受体阻断剂　根据对内皮素受体选择性不同,可分为ET_A选择性阻断药、ET_B选择性阻断药以及非选择性阻断药。ET_A选择性阻断药的主要代表药物有西他生坦、安贝生坦和达卢生坦;ET_B选择性阻断药为BQ-788和RES-70-1等;非选择性的阻断剂主要代表药有波生

Notes

坦、替唑生坦及恩拉生坦等。

<h2 style="text-align:center">安　贝　生　坦</h2>

安贝生坦(ambrisentan)一种选择性内皮素受体 A(ETAR)高度亲和性的拮抗剂,对 ET_A 的选择性是对 ET_B 选择性的 4000 倍以上,可强效抑制内皮素所致血管收缩,2007 年获得美国 FDA 批准,口服用于肺动脉高压(PAH)的治疗。常见的不良反应有轻度水肿、上呼吸道感染、鼻出血、恶心、呕吐和头痛等。

<h2 style="text-align:center">波　生　坦</h2>

波生坦片(bosentan)是一种双重内皮素受体阻断药,与 ET_A 和 ET_B 受体竞争结合,与 ET_A 受体的亲和力比与 ET_B 受体的亲和力稍高。波生坦可降低肺和全身血管阻力,从而在不增加心率的情况下增加心脏输出量。波生坦在动物肺动脉高压模型中,长期口服波生坦能减少肺血管阻力、逆转肺血管和右心室肥大。用于治疗 WHO Ⅲ 期和 Ⅳ 期原发性肺高压患者的肺动脉高压,或者硬皮病引起的肺高压。最常见的不良反应有头痛、潮红、肝功能异常、下肢水肿和贫血。

<h1 style="text-align:center">三、激　肽　类</h1>

【生物合成与代谢】　激肽(kinins)是一类强扩血管 9 肽,由激肽原(单链糖蛋白)经激肽释放酶催化裂解而成,激肽释放酶存在于血浆、肾、胰、肠、汗腺和唾液腺中。激肽分为缓激肽(bradykinin,BK)和胰激肽(kallidin,KD)两种。缓激肽由血浆中高分子量激肽原(HMW)经血浆激肽释放酶催化裂解而成;低分子量的激肽原(LMW)可透过毛细血管壁成为组织中激肽原,LMW 经组织激肽释放酶催化裂解而成胰激肽。血浆中主要存在的是缓激肽,腺体、组织中主要存在的是胰激肽,二者统称为激肽。

激肽被激肽酶水解而失活,激肽酶有两种:激肽酶Ⅰ只存于血液中;激肽酶Ⅱ即血管紧张素转化酶,存在于血浆和组织中,可将无活性的 Ang Ⅰ 转化成有活性的 Ang Ⅱ。激肽酶可使一种血管扩张剂(激肽)失活,一种血管收缩剂(血管紧张素)激活。

【药理作用与机制】　激肽有许多类似组胺的作用,作用范围广泛、时间短、作用强。激肽受体包括 B_1 和 B_2 两种。B_1 受体在创伤修复中发挥重要作用,B_2 受体有组织依赖性,是激肽发挥作用的主要受体。激肽一方面是对靶组织的直接作用,另一方面是通过 B_2 受体,与 G 蛋白相互作用,激活 PLA_2,释出 AA,产生 PGs,间接产生作用。

1. 心血管系统　扩张血管、收缩平滑肌和提高毛细血管通透性等。激肽可使心、肾、肠、骨骼肌和肝内的血管扩张,其强度是组胺的 10 倍。静脉注射激肽,使小动脉扩张,循环血量减少,造成血压迅速下降。此作用可引起反射性交感兴奋,持续时间短。还具有心脏保护作用,激肽预处理可以降低缺血-再灌注损伤。

2. 内脏平滑肌　引起呼吸道平滑肌、子宫平滑肌和大多数胃肠平滑肌收缩,因此激肽是引起哮喘的因素之一。

3. 疼痛和炎症　激肽是皮肤和内脏感觉神经末梢的强烈激活剂,可引起剧烈疼痛。PGE 能增强和延长其致痛作用,激肽还能促进白细胞游走和聚集,参与炎症反应,为炎症介质之一。

4. 其他　增加肾脏血流量,减少肾脏重吸收钠;提高胰岛素介导的葡萄糖跨膜转运和葡萄糖利用,表明激肽可能与糖尿病的发生发展有一定关系;在雄性生殖系统中可以促进精子运动。

Notes

影响激肽释放酶-激肽系统的药物：

1. 激肽释放酶抑制剂   激肽的合成可被激肽释放酶抑制剂所抑制,常用的激肽释放酶抑制剂是抑肽酶(aprotinin)。

抑 肽 酶

抑肽酶(Trasylol)由58个氨基酸组成,多提自牛肺,能抑制胰蛋白酶、糜蛋白酶等蛋白水解酶,使激肽原不能形成激肽,阻止胰脏中其他活性蛋白酶原的激活及胰蛋白酶原的自身激活。临床用于预防和治疗急性胰腺炎、纤维蛋白溶解引起的出血及弥散性血管内凝血。还可用于抗休克治疗。在腹腔手术后,直接注入腹腔可预防肠粘连。注速过快偶有恶心、荨麻疹、发热、瘙痒及血管痛等不适。多次注射可能产生静脉炎及脉搏加快、青色症、多汗、呼吸困难等不良反应。

2. 血管紧张素转化酶抑制剂   卡托普利阻断激肽酶Ⅱ,减少缓激肽的降解,增强缓激肽的作用,因此有人认为 ACEI 的心脏保护作用来源于 BK 聚集。

3. 激肽受体阻断剂和激动剂   目前已发现许多 B_1 和 B_2 受体阻断药,如艾替班特(icatibant),B_2 受体激动剂可能对心血管疾病有一定的治疗作用,目前仍处于试验阶段。

艾 替 班 特

艾替班特(icatibant)是一种缓激肽 B_2 受体选择性的竞争性拮抗剂。2011 年 8 月获美国FDA 批准上市,用于 18 岁及以上人群治疗遗传性血管水肿(HAE)的急性发作。常见的不良反应是注射部位反应、发热、转氨酶升高、眩晕和皮疹等。

四、利 尿 钠 肽

哺乳动物的心房和其他组织有一类称之为利尿钠肽(natriuretic peptides,NPs)的肽家族,包括心房利尿钠肽(atrial natriuretic factor,ANP)、脑利尿钠肽(brain natriuretic factor,BNP)和 C 型利尿钠肽(type C natriuretic factor,CNP),具有排钠利尿、舒张血管、抑制细胞增殖等作用。ANP使肾小球滤过率增加,近曲小管 Na^+ 重吸收减少,并能抑制肾素、升压素和醛固酮的分泌。肾、血管平滑肌、肾上腺和交感神经节等组织中均存在 ANP 受体,ANP 可能通过与靶器官内的 ANP 受体结合,兴奋鸟苷酸环化酶,使 cGMP 增加而产生作用。内源性 ANP 在预防高血压的发生发展中有重要作用。血浆 ANP 含量可以判定慢性充血性心力衰竭的程度及疗效。临床试验表明,ANP 对轻、中度高血压和肾衰竭等有潜在治疗价值,但剂量过大时可产生恶心、呕吐、潮红、低血压和心动过缓等副作用。BNP 与 ANP 作用相似,在维持血容量方面发挥重要作用。CNP 的利钠利尿效应较弱。

五、P 物 质

P 物质(substance P,SP)是由 11 个氨基酸组成的多肽。在中枢作为神经递质,将痛觉冲动传入脑内;在胃肠道作为局部激素。SP 舒张小动脉,产生显著的降压作用。与其他血管舒张剂不同,SP 可收缩静脉。SP 具有强烈的内脏平滑肌兴奋作用,引起胃肠道和子宫平滑肌的节律性收缩及支气管平滑肌的收缩。SP 可刺激巨噬细胞合成并释放溶酶体酶、LTC_4、PGD_2 和 TXB_2 等花生四烯酸代谢产物,参与炎症反应中组织修复过程,使成纤维细胞、平滑肌细胞和内皮细胞增殖。SP 还能刺激唾液分泌,排钠利尿和引起肥大细胞脱颗粒。

Notes

推荐阅读文献

1. Simons FE, Simons KJ. Histamine and H1-antihistamines: celebrating a century of progress. *Allergy Clin Immunol*, 2011; 28(6): 1139-1150

2. Lankhorst S, Kappers MH, van Esch JH, et al. Hypertension during vascular endothelial growth factor inhibition: focus on nitric oxide, endothelin-1, and oxidative stress. *Antioxid Redox Signal*, 2014; 20(1): 135-145

3. Richard V. Endothelin: From discovery to pharmacotherapeutic innovations. *Presse Med.* 2014; 43(7-8): 742-755

4. Bergler-Klein J, Gyöngyösi M, Maurer G. The Role of Biomarkers in valvular heart disease: Focus on Natriuretic Peptides. *Can J Cardiol.* 2014; 30(9): 1027-1034

5. Dehlin HM, Levick SP. Substance P in heart failure: the good and the bad. *Int J Cardiol.* 2014; 170(3): 270-277

（孙国平）

第三十章　肾上腺皮质激素类药

肾上腺皮质由外向内依次分为球状带、束状带及网状带三层。球状带约占皮质的 15%，因缺乏 17α-羟化酶故只能合成盐皮质激素（mineralocorticoids）；束状带约占 78%，是合成糖皮质激素（glucocorticoids，GC）的重要场所；网状带约占 7%，主要合成性激素类（sex hormones）。肾上腺皮质激素（adrenocortical hormones）是肾上腺皮质所分泌的激素的总称，属甾体类化合物，但通常不包括性激素。该类药物主要包括盐皮质激素醛固酮（aldosterone）、去氧皮质酮（desoxycortone，desoxycorticosterone）等，以及糖皮质激素氢化可的松（hydrocortisone）、可的松（cortisone）等。肾上腺皮质激素的分泌和生成受促肾上腺皮质激素（adrenocorticotropic hormones，ACTH）的调节，促肾上腺皮质激素和肾上腺皮质细胞表面的特异性受体结合，激活 G 蛋白耦联反应，使细胞内 cAMP 浓度增加，激活肾上腺皮质类固醇合成的限速步骤，合成和释放肾上腺皮质类固醇和雄激素（androgen）。而 ACTH 的分泌受昼夜节律的影响（图 30-1）。

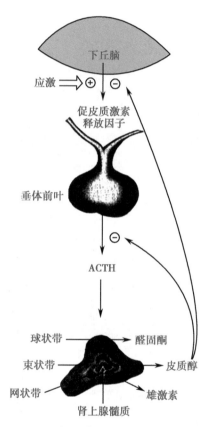

图 30-1　肾上腺皮质激素分泌的调节

1855 年 Thomas Addison 等报道了 Addison 病（一种肾上腺皮质功能低下的疾病），但直到 20 世纪 20 年代人们才认识到肾上腺皮质对于维持人体功能的重要性。1936 年，研究人员自肾上腺皮质提取物中制备了多种固醇（steroids，类固醇）化合物结晶，1948 年人工制备了可的松并开始临床研究，1950 年发现可的松本身并无生物活性，而是其代谢产物氢化可的松具有治疗作用。几乎在同一时间，ACTH 也作为药物开始应用于临床。1958 年人们又发现了抗炎活性和稳定性更好、钠潴留更低的地塞米松（dexamethasone）。此后，人们又向甾体母环引入甲基、卤素等结构，陆续开发出倍他米松（betamethasone）、倍氯米松（beclomethasone）、丙酮化氟新龙（fluocinolone，氟轻松）等固醇类药物供临床应用。

目前临床应用的皮质激素制剂，大都是以薯蓣属（dioscorea）植物提取的薯蓣皂苷元（diosgenin）为原料进行半合成制取的。我国已发现多种植物如黄山药、穿地龙等都含有此种皂苷元。人工合成的糖皮质激素类药，具有比天然激素抗炎作用强、对水盐代谢影响小等优点，其临床适应证也由最初的类风湿关节炎拓展至过敏性疾病、器官移植排异反应等。为了减少长期应用糖皮质激素产生的副作用、提高糖皮质激素的治疗指数，研究者采取了多种措施，例如局部给药、采用"前药"或"软药"原则进行药物设计、以及围绕甾体母核进行结构修饰等。目前已成功开发出一种吸入使用、定位活化的新一代皮质类固醇类抗哮喘药——环索奈德（cicleesonide）。环索奈德在吸入肺部后被酯酶活化，通过产生的活性代谢物而发挥局部抗炎活性；由于其在体内的生物利用度很低（<1%），因而较少产生全身性不良反应。目前，对于开发新型的、需全身和（或）

长期使用的糖皮质激素类药物(如治疗器官移植、风湿性关节炎、溃疡性结肠炎等)时,保留药物抗炎等活性的同时减少其副作用,也显得十分重要。

【化学结构与构效关系】 肾上腺皮质激素类药物的基本结构为甾核,其共同的结构特点为甾核 A 环的 $C_{4,5}$ 之间为一双键,C_3 上有酮基,C_{20} 上有一个羰基,系保持其生理功能所必需。糖皮质激素的结构特征是在甾核 D 环的 C_{17} 上有 α 羟基,而在 C 环的 C_{11} 有氧(如可的松)或羟基(如氢化可的松),这类皮质激素对糖代谢的影响及抗炎等作用较强,而对水、盐代谢的作用较弱,故称糖皮质激素。盐皮质激素结构的特征是在甾核 D 环的 C_{17} 无 α-羟基及 C 环的 C_{11} 无氧(如去氧皮质酮),或虽有氧但与 18 位碳结合(如醛固酮),因其对水、盐代谢有较强的作用,而对糖代谢的作用很弱,故称为盐皮质激素。为了提高临床疗效,降低副作用,研究人员合成了一系列的皮质激素类药物(图 30-2)。该类药物的构效关系如下:

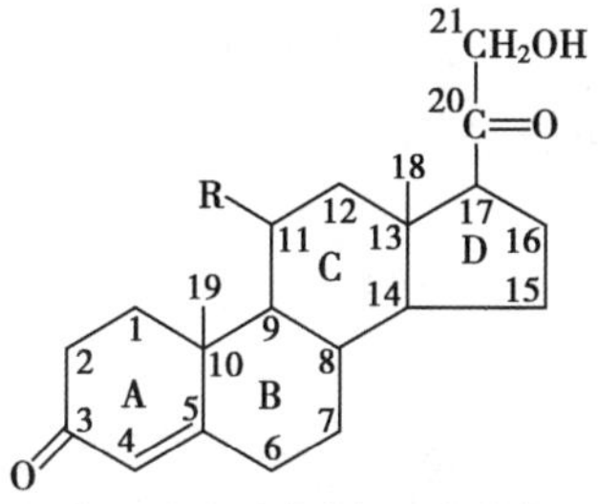

肾上腺皮质激素的基本结构

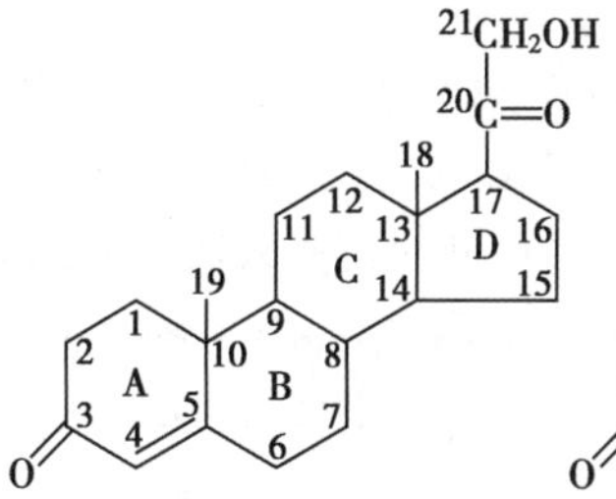

去氧皮质酮
(desoxycortone)

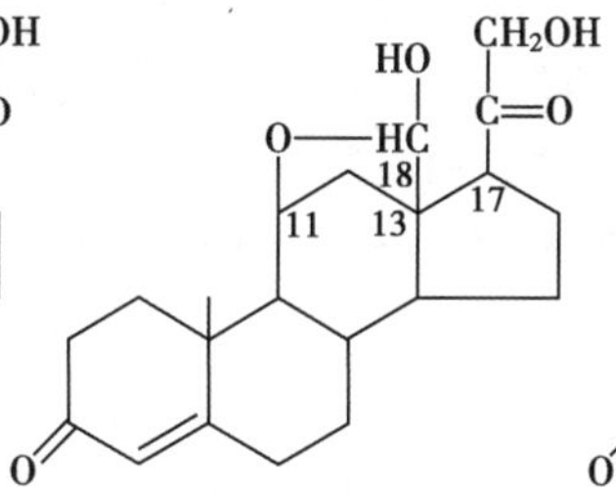

醛固酮
(aldosterone)

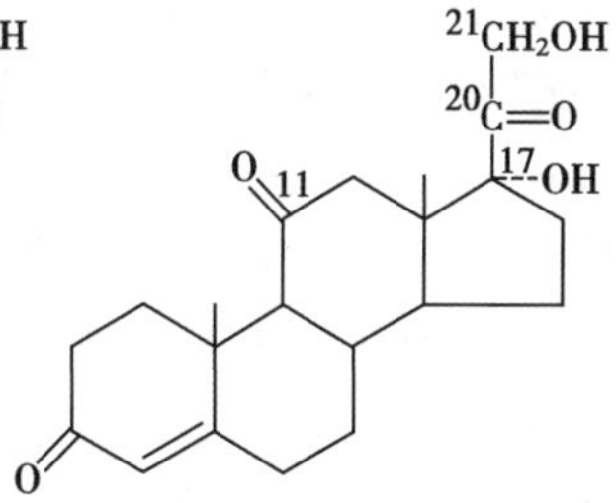

可的松
(cortisone)

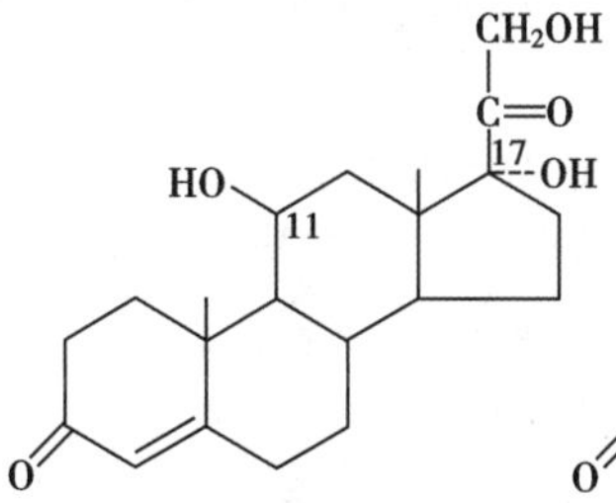

氢化可的松
(hydrocortisone)

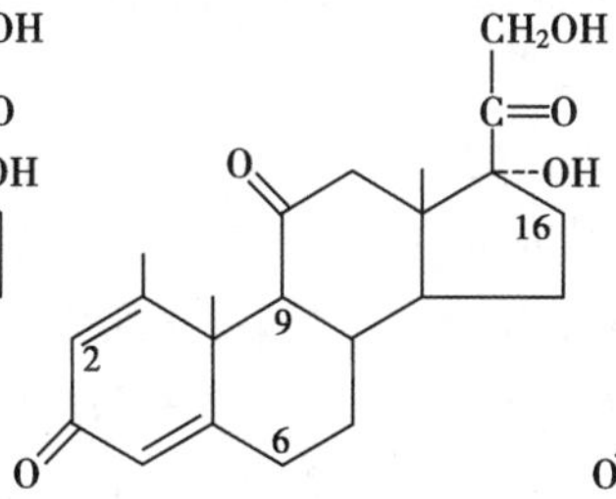

泼尼松
(prednisone)

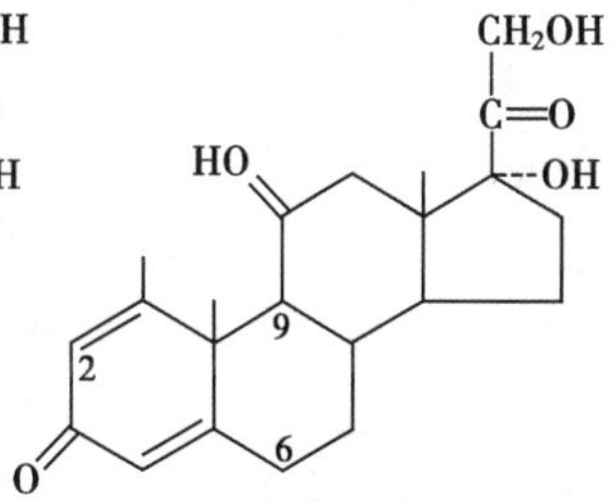

泼尼松龙
(prednisolone)

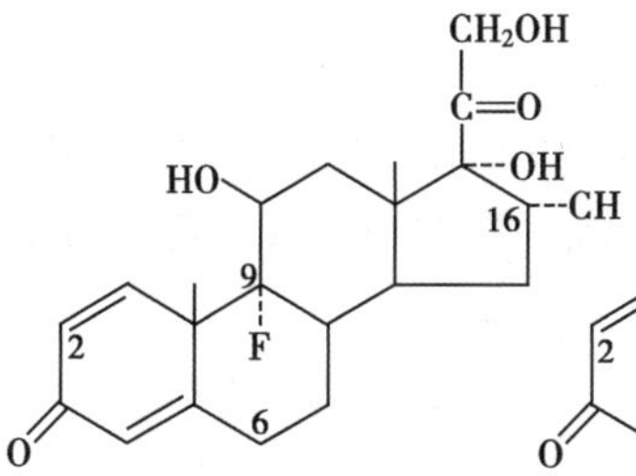

地塞米松
(dexamethasone)

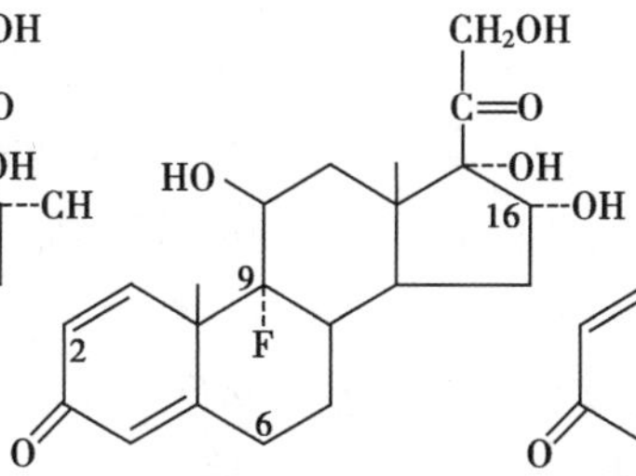

曲安西龙
(triamcinolone)

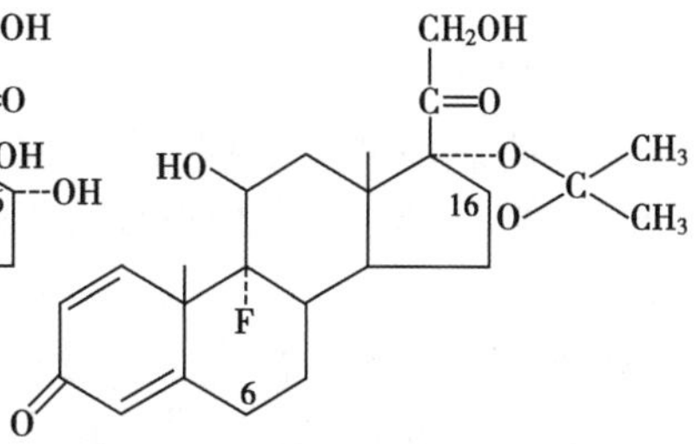

氟轻松
(fluocinolone)

图 30-2 肾上腺皮质激素类药物的化学结构

Notes

　　1. 双键的引入　如将 1 位和 2 位碳之间改成不饱和的双键,则可的松成为泼尼松(prednisone, 强的松),而氢化可的松则成为泼尼松龙(hydroprednisone,强的松龙),其抗炎作用和对糖代谢的影响增加 4 ~ 5 倍,而对电解质代谢的影响减小。

　　2. 氟的引入　若在氢化可的松 9α 位上引入氟,即成为氟氢可的松(fludrocortisone),其抗炎作用较前者约提高 10 倍,而水钠潴留的作用也增强。若在 6α 和 9α 位上都引入氟如氟轻松,其抗炎作用与水钠潴留作用也显著增加。

　　3. 甲基的引入　若在 6α 位引入一甲基,抗炎作用增强,体内分解延缓。如泼尼松龙在 6α 位引入一甲基形成抗炎作用更强的甲泼尼龙(methylprednisolone)。在氟氢可的松的 16β 位引入甲基,即成为倍他米松;在其 16α 位引入甲基,则变成地塞米松;二者的抗炎作用显著增强,作用持续时间延长,但对水钠潴留几乎无影响。6α-氟-16α-甲泼尼龙即帕拉米松(paramethasone)也具有上述特性。

　　4. 羟基的引入　若在 16α 位引入羟基,如 9α-氟-16α-羟泼尼松即曲安西龙(triamcinolone, 去炎松),其抗炎作用加强,而水钠潴留作用无变化。

第一节　糖皮质激素

　　糖皮质激素类药物作用广泛而复杂,且随剂量不同而变化。生理情况下所分泌的糖皮质激素主要影响物质代谢过程,缺乏时,将引起代谢失调以致死亡;当应激状态时,机体分泌大量的糖皮质激素,通过允许作用等,使机体能适应内外环境变化所产生的强烈刺激;超生理剂量(药理剂量)时,糖皮质激素除影响物质代谢外,还有抗炎、免疫抑制和抗休克等广泛的药理作用。

　　【体内过程】　口服、注射均可吸收。口服可的松(cortisone)或氢化可的松(hydrocortisone)后 1 ~ 2 小时血药浓度达高峰。一次给药作用持续 8 ~ 12 小时。氢化可的松进入血液后约 90% 与血浆蛋白结合,其中约 80% 与皮质激素运载蛋白(transcortin, corticosteroid binding globulin, CBG)结合,CBG 在血浆中含量虽少,但亲和力大;10% 与白蛋白结合;游离型约占 10%。CBG 在肝中合成,雌激素对其有明显促进作用,因此妊娠期间或雌激素治疗时,血中 CBG 浓度增高而使游离的氢化可的松减少,但正常月经周期中雌激素的含量变动不大,不影响 CBG 的浓度。另外,当 CBG 增高时,游离型氢化可的松减少,反馈性地引起 ACTH 释放增加,又使游离型恢复到正常水平。肝、肾疾病时 CBG 减少,游离型激素增多。

　　糖皮质激素类药物吸收后,在肝分布较多,并主要在肝脏中代谢转化。首先是第 4 位碳(C_4)与第 5 位碳(C_5)原子之间的双键被加氢还原,随后第 3 位碳原子上的酮基被羟基取代,并通过羟基与葡萄糖醛酸或硫酸结合,由尿中排出。故肝、肾功能不全时,糖皮质激素类药物的血浆 $t_{1/2}$ 延长。可的松与泼尼松等第 11 位碳原子(C_{11})上的氧,在肝中转化为羟基,生成氢化可的松和泼尼松龙方能发挥作用,故严重肝功能不全的患者宜应用氢化可的松或泼尼松龙。当与肝微粒体酶诱导剂如苯巴比妥、苯妥英钠等合用时,可加速皮质激素灭活,需加大糖皮质激素的用量。

　　氢化可的松的血浆 $t_{1/2}$ 为 80 ~ 144 分钟,但在 2 ~ 8 小时后仍具有生物活性。显然,其生物学 $t_{1/2}$ 比血浆 $t_{1/2}$ 长。剂量过大或肝、肾功能不全可使 $t_{1/2}$ 延长;甲状腺功能亢进时,肝灭活皮质激素加速,使 $t_{1/2}$ 缩短。泼尼松龙因不易被灭活,$t_{1/2}$ 可达 200 分钟。常用糖皮质激素类药物的比较见表 30-1 所示。

　　【药理作用及作用机制】　糖皮质激素的靶细胞分布于肝、肺、骨、脑、胃肠平滑肌、骨骼肌、成纤维细胞、淋巴组织、胸腺等处,因此其作用广泛而复杂,且随剂量不同而异。

　　1. 抗炎作用　糖皮质激素具有很强的抗炎作用,能抑制多种原因造成的炎症反应,包括感染性(细菌、病毒等)、物理性(烧伤、创伤等)、化学性(酸、碱等)、免疫性(各型变态反应)及无菌性(缺血性组织损伤)炎症等。在炎症早期,本类药物能增加血管紧张性、减轻充血、降低毛细血管的通透性,因此减轻渗出和水肿;同时抑制白细胞浸润及吞噬反应,减少各种炎症因子的释放,从而改善红、肿、热、痛等症状。在炎症后期,糖皮质激素通过抑制毛细血管和成纤维细胞的增生,延缓胶原蛋白、黏多糖的合成及肉芽组织增生,防止粘连及瘢痕形成,减轻后遗症。但必须注意,炎症反应是机体的一种防御性反应,炎症后期的反应更是组织修复的重要过程。因此,糖皮质激素在抑制炎症、减轻症状的同时,也一定程度地降低机体的防御功能,若使用不当可致感染扩散,阻碍创面愈合。

表 30-1 常用糖皮质激素类药物的比较

药 物	半衰期(h)	药理活性			抗炎等效剂量(mg)
		抗炎作用(比值)	糖代谢(比值)	水盐代谢(比值)	
短效类					
氢化可的松	8~12	1.0	1.0	1.0	20
可的松	8~12	0.8	0.8	0.8	25
中效类					
泼尼松	12~36	4	3.5	0.3	5
泼尼松龙	12~36	5	4.0	0.3	5
甲泼尼松龙	12~36	5	5.0	0	4
曲安西龙	12~36	5	5.0	0	4
帕拉米松	—	10		0	2
氟泼尼松龙	—	15	—	0	1.5
长效类					
倍他米松	36~54	25~40	30~35	0	0.6
地塞米松	36~54	30	30	0	0.75

糖皮质激素抗炎作用的基本机制是基因效应。糖皮质激素作为脂溶性分子,易于通过细胞膜进入细胞,与胞质内广泛存在的糖皮质激素受体(glucocorticoid receptor,GR)结合。GR 有GRα 和 GRβ 两种亚型,均由约 800 个氨基酸构成,两者的主要区别在于羧基端激素结合域不同。GRα 活化后产生经典的激素效应,GRβ 则不具备与激素结合的能力,而是作为 GRα 拮抗体起作用。未活化的 GRα 在胞质内与热休克蛋白(heat shock proteins,HSPs)等结合形成一种大的复合体,这种三维结构能够防止 GRα 对 DNA 产生作用。这种复合体与激素(配基)结合后,结构发生变化,HSPs 与 GRα 分离,随之此复合体易位进入细胞核,与特异性 DNA 位点即靶基因启动子(promoter)序列的糖皮质激素反应成分(glucocorticoid response element,GRE)或负性糖皮质激素反应成分(negative glucocorticoid response element,nGRE)相结合,启动基因转录,相应地引起转录增加或减少,改变介质相关蛋白的水平,进而对炎症反应所必需的细胞和分子产生影响而发挥抗炎作用。

(1) 对炎症抑制蛋白及某些靶酶的影响:①诱导炎症抑制蛋白脂皮素 1(lipocortin 1)的生成,继之抑制磷脂酶 A_2,影响花生四烯酸代谢的连锁反应,减少前列腺素(PGE_2、PGI_2 等)、白三烯类(LTA_4,LTB_4,LTC_4 和 LTD_4)等炎症介质的生成;②抑制一氧化氮合酶和环氧酶-2(cyclooxygenase-2,COX-2)等的表达,从而阻断 NO、PGE_2 等相关介质的产生。

(2) 对细胞因子及黏附分子的影响:糖皮质激素不仅抑制多种炎性细胞因子(如 TNF-α、IL-1、IL-2、IL-5、IL-6、IL-8 等)产生,而且可在转录水平上直接抑制黏附分子如 E-选择素及细胞间

Notes

黏附分子-1(intercellular adhesion molecule 1,ICAM-1)的表达;此外,还影响细胞因子及黏附分子生物学效应的发挥。另一方面,糖皮质激素还可增加多种抗炎介质如 NF-κB 抑制蛋白 1(inhibitory kappa B1,IκB1)、IL-10、IL-12、IL-1RA(interleukin-1 receptor antagonist)的表达。

(3)对炎症细胞凋亡的影响:糖皮质激素诱导细胞凋亡可分为初始期、决定期和执行期三期。首先是由 GR 介导基因转录变化,继之综合凋亡和生存因素的影响,最终激活 caspase 和特异性核酸内切酶而导致细胞凋亡。糖皮质激素诱导的细胞凋亡可被 GR 拮抗剂阻断,据此认为是 GR 依赖性的。诱导炎细胞凋亡和保护正常细胞的作用是内源性和外源性糖皮质激素抗炎作用的重要分子机制之一。

近年发现,非基因快速效应是糖皮质激素发挥作用的另一重要机制。非基因效应的主要特点为起效迅速;对转录和蛋白质合成抑制剂不敏感;在不能通过细胞膜、缺少细胞核或不能进行 RNA 和蛋白质合成的细胞内(如红细胞、精子、培养的胚胎海马神经元)以及与不具有激活转录活性的突变受体结合的情况下,糖皮质激素均能发挥效应。初步研究表明:①除了类固醇核受体外,尚存在细胞膜类固醇受体,而类固醇的快速非基因效应与细胞膜类固醇受体相关(非基因的受体介导效应)。目前这一受体的主要结构已基本清楚,并已成功克隆。②非基因的生化效应。近来证实了糖皮质激素对细胞能量代谢的直接影响。如甲泼尼龙溶解于细胞膜,并影响细胞膜的生化特性,其对线粒体内膜的直接影响将导致离子通透性增加,并继而导致氧化磷酸化耦联的解离。此外,糖皮质激素还可以直接抑制阳离子循环,而此效应与细胞内 ATP 的产生情况无关。虽然糖皮质激素基因组效应和非基因组效应间存在着许多不同点,但是他们之间存在交互调节。

2. 免疫抑制与抗过敏作用　糖皮质激素能解除许多过敏性疾病的症状,抑制因过敏反应而产生的病理变化,并能抑制组织器官的移植排异反应,对于自身免疫性疾病也能发挥一定的近期疗效。

(1)对免疫系统的抑制作用:小剂量糖皮质激素主要抑制细胞免疫;大剂量则能抑制由 B 细胞转化成浆细胞的过程,使抗体生成减少,干扰体液免疫。糖皮质激素对免疫的抑制作用随动物种属不同而有很大差异,小鼠、大鼠、家兔等较敏感,而豚鼠、猴和人的敏感性则较差。糖皮质激素对免疫过程的许多环节均有抑制作用:①抑制巨噬细胞对抗原的吞噬和处理;②使敏感动物的淋巴细胞破坏和解体,导致血中淋巴细胞迅速减少;③干扰淋巴组织在抗原作用下的分裂和增殖,阻断致敏 T 淋巴细胞所诱发的单核细胞和巨噬细胞的募集等,从而抑制组织器官的移植排斥反应和皮肤迟发型过敏反应,对于自身免疫性疾病也能发挥一定的近期疗效。

目前认为糖皮质激素抑制免疫的机理与下列因素有关:①诱导淋巴细胞中 DNA 降解,这种由甾体激素诱导的核 DNA 降解现象只发生于淋巴组织中,并具有糖皮质激素特异性;②对淋巴细胞物质代谢的影响,减少葡萄糖、氨基酸以及核苷的跨膜转运过程,抑制淋巴细胞中 DNA、RNA 和蛋白质的生物合成,降低淋巴细胞中 RNA 聚合酶的活力并减少 ATP 的生成;③诱导淋巴细胞凋亡,体内和体外实验均证实糖皮质激素能够使胸腺细胞皱缩、膜起泡、染色体凝缩、核碎裂,形成凋亡小体,受影响的主要是 CD_4/CD_8 双阳性的未成熟淋巴细胞,还诱导 B 淋巴细胞凋亡;④抑制核转录因子 NF-κB 活性,NF-κB 是一种重要的转录调节因子,它在胞质内与 NF-κB 抑制蛋白 IκB 结合呈非活性状态,一旦被激活便与 IκB 解离而转入核内与特异的启动子结合,从而调控基因的表达。NF-κB 过度激活可导致多种炎性细胞因子的生成,与移植排斥反应、炎症等疾病发病有关。糖皮质激素一方面通过其受体直接与 RelA(NF-κB 异源二聚体的 p65 亚基)相互作用,抑制 NF-κB 与 DNA 结合,阻断其调控作用;另一方面能增加 NF-κB 抑制蛋白 IκBα 的合成,IκBα 于胞核内与激活的 NF-κB 结合,使 NF-κB 脱离靶基因 κB 位点回至胞质中,进而在胞质内重新配置,从而发挥免疫抑制作用。

(2)抗过敏作用:在免疫过程中,由于抗原-抗体反应引起肥大细胞脱颗粒而释放组胺、5-羟色胺、过敏性慢反应物质、缓激肽等,从而引起一系列过敏性反应症状。糖皮质激素被认为能减少上述过敏介质的产生,抑制因过敏反应而产生的病理变化,如过敏性充血、水肿、渗出、皮疹、平滑肌痉挛及细胞损害等,因而能解除或减轻许多过敏性疾病的症状。

3. **抗休克作用**　大剂量的糖皮质激素类药物已广泛用于各种严重休克,特别是中毒性休克的治疗。一般认为大剂量糖皮质激素抗休克的作用与下列因素有关:①抑制某些炎症因子的产生,减轻全身炎症反应综合征及组织损伤;②提高机体对细菌内毒素的耐受力,研究发现糖皮质激素可使动物耐受脑膜炎双球菌、大肠埃希菌等内毒素致死量数倍至数十倍,但对外毒素则无防御作用;③扩张痉挛收缩的血管和兴奋心脏、加强心肌收缩力;④降低血管对某些缩血管活性物质的敏感性,使微循环血流动力学恢复正常,改善休克状态;⑤稳定溶酶体膜,减少心肌抑制因子(myocardial depressant factor,MDF)的形成。

4. **对代谢的影响**

(1) 糖代谢:糖皮质激素在维持血糖的正常水平和肝脏与肌肉的糖原含量方面有重要作用。能增加肝、肌糖原含量,并且升高血糖,其机制为:①促进糖原异生(gluconeogenesis),特别是利用肌肉蛋白质代谢中的一些氨基酸及其中间代谢物作为原料合成糖原;此外,氢化可的松对诸如丙酮酸羧化酶、果糖-1,6-二磷酸酶、葡萄糖-6-磷酸酶等糖原异生的多种酶有激活作用,从而增加肝糖原和肌糖原;②减慢葡萄糖分解为 CO_2 的氧化过程,有利于中间代谢产物如丙酮酸和乳酸等在肝脏和肾脏再合成葡萄糖,增加血糖的来源;③减少机体组织对葡萄糖的利用。

(2) 脂质代谢:短期应用对脂质代谢无明显影响。大剂量长期应用可增高血浆胆固醇,激活四肢皮下的酯酶,促使皮下脂肪分解而重新分布在面部、上胸部、颈背部、腹部和臀部,形成向心性肥胖,表现为"满月脸"和"水牛背"。

(3) 蛋白质代谢:糖皮质激素制剂能加速胸腺、淋巴结、肌肉、皮肤、骨等组织的蛋白质分解代谢,增高血清氨基酸和尿中氮的排泄量,造成负氮平衡;大剂量糖皮质激素还能抑制蛋白质合成。因此久用可致淋巴结、胸腺萎缩、生长减慢、肌肉萎缩、皮肤变薄、骨质疏松和伤口愈合延缓等。故在用药期间应多进食高蛋白食物和少进食糖类,在严重损失蛋白质的肾病患者及多种影响蛋白质代谢的疾病中,采用此类激素治疗(尤其是长期治疗)时,必须合用蛋白质同化类激素。

(4) 核酸代谢:糖皮质激素对各种代谢的影响,主要是通过影响敏感组织中的核酸代谢来实现的。在淋巴细胞实验中发现,氢化可的松可诱导合成某种特殊的 mRNA,表达一种抑制细胞膜转运功能的蛋白质,从而抑制细胞对葡萄糖、氨基酸等能源物质的摄取,以致细胞合成代谢(包括 RNA 合成)受到抑制,而分解代谢增强。同时,皮质激素又能促进肝细胞中其他多种 RNA 及某些酶蛋白的合成,进而影响多种物质代谢。

(5) 水和电解质代谢:糖皮质激素也有较弱的盐皮质激素样保钠排钾作用,长期大量应用时,作用较明显。此外,糖皮质激素对水的平衡也有重要作用,能增加肾小球滤过率和拮抗抗利尿激素的作用,减少肾小管对水的重吸收,故有利尿作用。糖皮质激素过多时,还可引起低血钙;而肾上腺皮质功能不全时,则常伴有高血钙,这可能与其减少小肠对钙的吸收和抑制肾小管对钙的重吸收,从而促进尿钙排泄有关。长期用药将造成骨质脱钙。

5. **允许作用**　糖皮质激素对某些组织细胞虽无直接作用,但可给其他激素发挥作用创造有利条件,称为允许作用(permissive action)。例如糖皮质激素可增强儿茶酚胺的收缩血管作用和胰高血糖素的升高血糖作用等。

6. **其他**

(1) 血液与造血系统:糖皮质激素能刺激骨髓造血机能,使红细胞和血红蛋白含量增加。大剂量可使血小板和纤维蛋白原增加,缩短凝血酶原时间;刺激骨髓的中性粒细胞释放入血而使中性粒细胞数增多,但却降低其游走、吞噬、消化及糖酵解等功能,因而减弱对炎症区的浸润与吞噬活动。临床可见肾上腺皮质功能减退者淋巴组织增生,淋巴细胞增多;而肾上腺皮质功

Notes

能亢进者淋巴组织萎缩,淋巴细胞减少。

（2）中枢神经系统:可通过减少脑中 γ-氨基丁酸的浓度而提高中枢的兴奋性;大剂量可致儿童惊厥;此外,能降低大脑的电兴奋阈,诱发癫痫,故精神病患者和癫痫患者应慎用。

（3）消化系统:糖皮质激素能使胃蛋白酶和胃酸分泌增多,增加食欲,促进消化,但大剂量应用可诱发或加重胃及十二指肠溃疡。

（4）骨骼:长期大量应用糖皮质激素类药物时可出现骨质疏松,特别是脊椎骨,故可有腰背痛,甚至发生压缩性骨折、鱼骨样及楔形畸形。其机制可能是糖皮质激素抑制成骨细胞的活力,减少骨中胶原的合成,促进胶原和骨基质的分解,使骨质形成发生障碍。

（5）退热作用:用于严重的中毒性感染,常具有迅速而良好的退热作用。可能与糖皮质激素能抑制体温中枢对致热原的反应、稳定溶酶体膜、减少内源性致热原的释放有关。但是在发热诊断未明前,不可滥用,以免掩盖症状导致误诊。

（6）增强应激能力:在应激状态下,机体对皮质激素的需要量大增,而分泌量往往不能满足需要,应及时适当使用糖皮质激素。肾上腺皮质受到损害(如阿狄森氏病)的患者,抗感染和耐强烈刺激的能力下降。糖皮质激素类增强应激能力的机制尚不清楚,可能与氢化可的松维持心血管对儿茶酚胺的反应性及其抗炎、抗过敏作用以及允许作用有关。

（7）结缔组织与皮肤:糖皮质激素可抑制结缔组织中成纤维细胞的增生,抑制胶原的合成,故可用于治疗以增生为主的慢性炎症,防止粘连及瘢痕的形成。另一方面,糖皮质激素也能影响创口愈合。糖皮质激素可使皮肤变薄,细胞小于正常,可能与其降低 DNA 合成速率、抑制 RNA 的转录及有丝分裂而降低细胞分裂速度有关。糖皮质激素的这种抗增生作用,可用以降低增生性皮肤病(如银屑病)的细胞增殖和角质鳞屑的形成,以含氟的皮质激素类作用较强。此种局部抗有丝分裂作用可产生快速耐受性,因而临床宜采用间断给药的方法。

【临床应用】

1. **严重感染或预防炎症后遗症**

（1）严重急性感染:主要用于中毒性感染或同时伴有休克者,如中毒性菌痢、暴发型流行性脑膜炎、重症伤寒、急性粟粒性肺结核、中毒性肺炎、猩红热及败血症等,在应用有效抗菌药物治疗感染的同时,可用糖皮质激素作辅助治疗。因其能增加机体对有害刺激的耐受性,减轻中毒症状,有利于争取时间,进行抢救。病毒性感染不宜用激素,因用后可减低机体的防御能力反而使感染扩散。但对严重传染性肝炎、流行性腮腺炎、麻疹和乙型脑炎等,也有缓解症状的作用。

对于多种结核病的急性期,特别是渗出为主的结核病,如结核性脑膜炎、心包炎、胸膜炎、腹膜炎,在早期应用抗结核药物的同时辅以短程糖皮质激素,可迅速退热,减轻炎症渗出,使积液消退,减少愈合过程中发生的纤维增生及粘连。但剂量宜小,一般为常规剂量的 1/2 ~ 2/3。目前认为,在有效抗结核药物的作用下,小剂量糖皮质激素的辅助治疗并不引起结核病灶的恶化。

（2）治疗炎症及防止某些炎症的后遗症:发生在人体重要器官的炎症,由于炎症损害或恢复时产生粘连和瘢痕,将引起严重功能障碍,用糖皮质激素类可以减少炎性渗出,防止组织过度破坏,抑制粘连及瘢痕的形成。如脑膜炎、心包炎、损伤性关节炎、风湿性心瓣膜炎、睾丸炎以及烧伤后瘢痕挛缩等,早期应用糖皮质激素可防止后遗症的发生。眼科疾病如角膜炎、虹膜炎、视网膜炎和视神经炎等非特异性眼炎,应用糖皮质激素后也可迅速消炎止痛,防止角膜混浊和瘢痕粘连的发生。

2. **自身免疫性疾病、器官移植排斥反应和过敏性疾病**

（1）自身免疫性疾病:对于多发性皮肌炎,糖皮质激素为首选药。对于重症全身性红斑狼疮患者,如出现肾病综合征、急性脉管炎、溶血性贫血、血小板减少症、中枢神经受累或胸、腹膜

Notes

有大量渗出液等症状时,应首选糖皮质激素治疗;其他如严重风湿热、风湿性心肌炎、结节性动脉周围炎、风湿性及类风湿关节炎、自身免疫性贫血和肾病综合征等,应用糖皮质激素后可缓解症状。一般采用综合疗法,不宜单用,以免引起不良反应。具有昼夜节律性,临床用药可随皮质激素分泌的节律性进行,以减小对肾上腺皮质功能的影响。目前维持量用法有两种:①每晨给药法,即每晨 7 ~ 8 时给药 1 次,用短效的可的松、氢化可的松等;②隔晨给药法,即每隔一日,早晨 7 ~ 8 时给药 1 次。此法应用中效的泼尼松、泼尼松龙,而不用长效的糖皮质激素,以免引起对下丘脑-垂体-肾上腺皮质轴的抑制。

原发性和某些继发性肾小球疾病的病因和发病机制涉及甚多的免疫学范畴,目前在治疗上仍以糖皮质激素为主;对于原发性急进性肾小球肾炎,目前常选用大剂量甲泼尼龙冲击疗法治疗。

(2) 器官移植排斥反应:为抑制免疫性排斥反应,一般术前 1 ~ 2 天开始口服泼尼松,100mg/d,术后第一周改为 60mg/d,以后逐渐减量。若发生排斥反应,可采用大剂量氢化可的松静脉滴注,排斥反应控制后再逐步减少剂量至最小维持量,并改为口服。若与环孢素等免疫抑制剂合用,疗效更好,并可减少用药的剂量。

(3) 过敏性疾病:如荨麻疹、血清热、花粉症、血管神经性水肿、过敏性鼻炎、支气管哮喘和过敏性休克等,此类疾病一般发作快,消失也快,治疗主要应用抗组胺药物和肾上腺素受体激动药。对严重病例或其他药物无效时,可应用本类激素作辅助治疗,目的是抑制抗原-抗体反应所引起的组织损害和炎症过程。倍氯米松(二丙酸氯地米松)气雾剂,平喘疗效好,但应将剂量控制在每日 0.4mg 以下,否则易出现不良反应。

近年来吸入型糖皮质激素已作为治疗哮喘的一线用药,与长效吸入型 β_2 受体激动剂合用是较合理的用药方案,副作用较少。国外目前临床常用的吸入型糖皮质激素有曲安西龙、倍氯米松、布地奈德(budesonide)、氟替卡松(fluticasone)等。

3. **抗休克治疗**　2012 年"处置严重脓毒血症及脓毒血症休克国际指导方针"推荐:对脓毒症休克静脉使用小剂量氢化可的松有助于治疗肾上腺皮质功能不全,改善脓毒性休克存活率。对于成人脓毒性休克患者,如果液体复苏或(和)血管活性药物能够恢复其血流动力学稳定性,则不建议使用糖皮质激素;如果上述治疗不能恢复血液动力学稳定性时,可使用氢化可的松每日 200mg 连续静脉滴注。使用氢化可的松的感染性休克患者不加用氟氢可的松;建议当血管活性药物撤离时,停用激素;建议糖皮质激素不使用于严重脓毒症无休克的患者。此外,对过敏性休克,皮质激素为次选药,可与首选药肾上腺素合用。

4. **血液病**　多用于治疗儿童急性淋巴细胞性白血病,目前采取与抗肿瘤药物联合的多药并用方案,其中泼尼松用量为每日 40 ~ 60mg,晨服一次,连续 4 周,但对急性非淋巴细胞性白血病的疗效较差。此外,还可用于粒细胞减少症、再生障碍性贫血、血小板减少症和过敏性紫癜等的治疗,但停药后易复发。

5. **替代疗法**　用于原发性肾上腺皮质功能减退症,即阿狄森病(Addison's disease);或用于继发性肾上腺皮质功能减退症(脑垂体前叶功能减退及肾上腺次全切除术后,包括肾上腺危象)的替代疗法。一般维持量,可的松每日 12.5 ~ 25mg,或氢化可的松每日 10 ~ 20mg,常用方法是早上给予每日剂量的三分之二,下午给予剩下的三分之一。

6. **局部应用**　糖皮质激素对常见皮肤病,如湿疹、接触性皮炎、银屑病等均有效,宜用氢化可的松、泼尼松龙或氟氢松等软膏、霜剂或洗剂局部用药。当肌肉韧带或关节劳损时,可将醋酸氢化可的松或醋酸泼尼松龙混悬液加入 1% 普鲁卡因注射液,肌内注射,也可注入韧带压痛点或关节腔内用以消炎止痛。鼻腔局部应用糖皮质激素可治疗变态反应性鼻炎、鼻息肉以及伴发鼻腔内息肉的鼻窦炎,疗效优于抗组胺药,且副作用轻微。对天疱疮及剥脱性皮炎等严重病例仍需全身用药。

Notes

7. 恶性肿瘤 糖皮质激素还是控制晚期和转移性乳腺癌的重要药物。对骨转移引起的严重疼痛、胸膜和肺转移引起的呼吸困难、肝转移引起的疼痛、脑转移引起的颅内压迫症状均有一定疗效。前列腺癌术后患者,当雌激素疗效不佳,不能控制癌症的发展时,用泼尼松每日10～20mg,可使症状明显改善。

【不良反应与注意事项】

1. 长期大剂量应用引起的不良反应

(1) 医源性肾上腺皮质功能亢进:又称类肾上腺皮质功能亢进综合征或库欣综合征(cushing syndrome),这是过量激素引起脂代谢和水盐代谢紊乱的结果。表现为满月脸、水牛背、向心性肥胖、皮肤变薄、肌肉萎缩(长期负氮平衡造成,多发生于四肢的大肌肉群)、低血钾(可与肌肉萎缩合并造成肌无力)、水肿、骨质疏松、多毛、痤疮、高血压、高血脂、尿糖升高等,停药后症状可自行消退。必要时可加用抗糖尿病药物、抗高血压药物治疗,并采用低糖、低盐、高蛋白饮食及加用氯化钾等措施。

(2) 诱发或加重感染:系糖皮质激素抑制机体防御功能所致。长期应用可诱发感染或使体内潜在病灶扩散,特别是当原有疾病已使机体抵抗力降低时,如白血病、再生障碍性贫血、肾病综合征等疾病的患者更易发生。还可使原来静止的结核病灶扩散、恶化,故肺结核、脑膜结核、淋巴结核、腹膜结核等患者,应合用抗结核病药。

(3) 心血管系统并发症:长期应用糖皮质激素,由于水钠潴留和血脂升高可引起高血压和动脉粥样硬化。还可引起脑卒中、高血压性心脏病、血管脆性增加等。

(4) 消化系统并发症:因可刺激胃酸、胃蛋白酶的分泌并抑制胃黏液分泌,降低胃肠黏膜的抵抗力,增强迷走神经兴奋性,故可诱发或加剧胃、十二指肠溃疡,甚至造成消化道出血或穿孔。对少数患者可诱发脂肪肝或胰腺炎。

(5) 肌肉萎缩、骨质疏松、伤口愈合迟缓:与糖皮质激素促进蛋白质分解、抑制蛋白质合成及成骨细胞活性,增加钙、磷排泄等有关。骨质疏松多见于儿童、绝经期妇女和老人,严重者可发生自发性骨折。由于抑制生长激素的分泌和造成负氮平衡,还可影响儿童的生长发育,故需十分慎重,常采用短效或中效制剂,避免长效制剂。孕妇应用,偶可引起胎儿畸形。哺乳期妇女接受大剂量糖皮质激素治疗时应停止哺乳。

(6) 青光眼:可导致糖皮质激素性青光眼(glucocorticoid induced glaucoma,GIG)。有报道长期持续应用糖皮质激素的患者约40%发生青光眼,应予注意。

2. 停药反应

(1) 医源性肾上腺皮质功能不全:长期应用尤其是连日给药的患者,减量过快或突然停药时,可引起肾上腺皮质萎缩和功能不全。这是长期大剂量使用糖皮质激素,反馈性抑制垂体-肾上腺皮质轴所致。也有少数患者特别是当遇到感染、创伤、手术等严重应激情况时,可发生肾上腺危象,表现为恶心、呕吐、乏力、低血压和休克等,需及时抢救。防治方法:①停药须经缓慢的减量过程,不可骤然停药;②停药前连续应用ACTH 5～7天左右(参见本章第三节);③在停药1年内如遇应激情况(感染或手术等),应及时给予足量的糖皮质激素。

肾上腺皮质功能的恢复时间与剂量、用药时间长短和个体差异等有关。停用激素后,垂体分泌ACTH的功能一般需经3～5个月恢复;肾上腺皮质对ACTH起反应功能的恢复约需6～9个月,甚至1～2年。

(2) 反跳现象:其发生原因可能是患者对糖皮质激素产生了依赖性或病情尚未完全控制,突然停药或减量过快而致原病复发或恶化。常需加大剂量再行治疗,待症状缓解后再缓慢减量、停药。

3. 禁忌证 糖皮质激素对机体可产生有利和不利两方面的作用。当适应证和禁忌证并存时,应全面分析,权衡利弊,慎重决定。病情危急的患者,虽有禁忌证存在,仍需用药,危险期过

Notes

后,应尽早停药或减量。糖皮质激素的禁忌证包括:曾患或现患严重精神病和癫痫、活动性消化性溃疡、骨折、新近胃肠吻合术、创伤修复期、角膜溃疡、肾上腺皮质功能亢进症、严重高血压、糖尿病、孕妇、抗菌药物不能控制的感染(如麻疹、水痘、真菌感染)等。

4. 注意事项　儿童和绝经期妇女应用糖皮质激素易致骨质疏松甚至自发性骨折,可补充蛋白质、维生素 D 和钙盐。糖皮质激素可使水杨酸盐的消除加快,降低其疗效,两药合用,可使消化性溃疡的危险性加大。与强心苷和利尿药合用,应注意补钾。苯巴比妥和苯妥英钠等肝药酶诱导剂能加速糖皮质激素代谢,合用需要调整剂量。糖皮质激素可升高血糖,因而降低口服降血糖药或胰岛素的作用。糖皮质激素可使口服抗凝血药的效果降低,两药合用时抗凝血药的剂量需加大。

【合理应用原则】　根据《糖皮质激素类药物临床应用指导原则(2011 年)》,糖皮质激素类药物的临床应用:

1. 严格掌握适应证、禁忌证。

2. 合理制订糖皮质激素治疗方案　糖皮质激素治疗方案应综合患者病情及药物特点制订,治疗方案包括选用品种、剂量、疗程和给药途径等。

3. 重视疾病的综合治疗　在许多情况下,糖皮质激素治疗仅是疾病综合治疗的一部分,应结合患者实际情况,联合应用其他治疗手段。

4. 监测糖皮质激素的不良反应。

5. 注意停药反应和反跳现象。

第二节　盐皮质激素

盐皮质激素主要有醛固酮(aldosterone)和去氧皮质酮(desoxycortone,desoxycorticosterone)两种。他们对维持机体正常的水、电解质代谢起着重要作用。

【药理作用与机制】　醛固酮主要作用于肾脏的远曲小管,促进远曲小管中 Na^+、Cl^- 的重吸收和 K^+、H^+ 的排出,其中潴钠的作用为原发。由于 H^+ 的排出增多,尿氨的排出也增加。此外,醛固酮对唾液腺、汗腺、肌肉和胃肠道黏膜细胞也同样有潴钠排钾的作用。故醛固酮分泌过多可使唾液、汗液和粪中 Na^+ 降低,K^+ 增高。

醛固酮潴钠排钾机制可能与类固醇的基因效应有关。他通过与肾远曲小管上皮细胞内特殊受体(醛固酮结合蛋白)相结合,移位进入细胞核,作用于 DNA,引起某种特异 mRNA 的合成,生成醛固酮诱导蛋白(aldosterone induced protein,AIP),使上皮钠通道(epithelial sodium channel,ENaC)活性增大,表现为 ENaC 开放频率及开放数目增加,从而促进肾小管细胞膜对 Na^+ 的重吸收。而且,醛固酮的潴钠作用可被阻碍 mRNA 合成的放线菌素 D 所抑制,但排钾作用则不被抑制。

去氧皮质酮在机体内的分泌量小,具有与醛固酮相似的潴钠排钾作用。其潴钠作用只有醛固酮的 1%～3%,但大于氢化可的松。本药对糖代谢几乎无作用。

【体内过程】　醛固酮在肠内不易吸收,而肌内注射后吸收良好,在体内 70%～80% 与血浆蛋白结合,在肝中迅速被代谢失活,因此无蓄积作用。去氧皮质酮在肠内吸收不良,而且易被破坏。现主要应用去氧皮质酮油剂注射液作肌内注射。去氧皮质酮在体内转化为孕二醇,从尿中排泄。

【临床应用】　去氧皮质酮与氢化可的松等合用作为替代疗法,治疗慢性肾上腺皮质功能减退症,以纠正患者失钠、失水和钾潴留等,恢复水和电解质的平衡。替代疗法的同时,每日须补充食盐 6～10g。如伴有其他疾病如活动性结核者,尚应积极进行抗结核等原发疾病的治疗。

Notes

第三节　促皮质素及皮质激素抑制剂

一、促肾上腺皮质激素

天然的促肾上腺皮质激素(ACTH)是39个氨基酸组成的多肽,由腺垂体嗜碱细胞合成分泌,生理活性主要依赖于前24个氨基酸残基,氨基酸残基25~39则主要与ACTH的免疫原性有关。ACTH合成和分泌受下丘脑促皮质素释放激素(corticotropin releasing hormone, CRH)的调节,对维持机体肾上腺正常形态和功能具有重要作用。在生理情况下,下丘脑、垂体和肾上腺三者处于动态平衡(图30-1),ACTH缺乏,将引起肾上腺皮质萎缩、分泌功能减退。人工合成的ACTH仅有24个氨基酸残基,免疫原性明显降低,故过敏反应显著减少。

ACTH口服后在胃内被胃蛋白酶破坏而失活,故只能注射应用。血浆$t_{1/2}$为10~15分钟。其主要作用是促进糖皮质激素分泌,但只有在皮质功能完好时方能发挥治疗作用。ACTH在正常人的血浆浓度,晨8时为22pg/ml,晚10时为9.6pg/ml。通常ACTH在给药后2小时,肾上腺皮质才开始分泌氢化可的松。临床可用于诊断脑垂体前叶-肾上腺皮质功能水平状态及长期使用糖皮质激素的停药前后的皮质功能水平,以防止因停药而发生皮质功能不全。

二、皮质激素抑制药

抗醛固酮类药物已有详细介绍(参见第二十五章)。糖皮质激素抑制剂可代替外科的肾上腺皮质切除术,临床常用的有米托坦和美替拉酮等(图30-3)。

Metyrapone
美替拉酮

Mitotane
米托坦

Aminog lutethimide
氨鲁米特

Ketoconazole　酮康唑

图30-3　某些皮质激素抑制剂的化学结构

米　托　坦

米托坦(mitotane,双氯苯二氯乙烷,O,P'-DDD),为杀虫剂滴滴涕(DDT)类化合物。米托坦损伤肾上腺皮质的正常细胞或瘤细胞;尤其是选择性地作用于肾上腺皮质束状带及网状带细胞,使其萎缩、坏死,但不影响球状带,故醛固酮分泌不受影响。

口服后,约有40%的药物被吸收,脂肪是其主要贮藏器官,约占给药量25%的水溶性代谢产物由尿中排出。口服量的60%以原形由粪便排出。用药后血、尿中氢化可的松及其代谢物迅速减少。主要用于不可切除的皮质癌、复发癌以及皮质癌术后辅助治疗。可有厌食、恶心、腹泻、皮疹、嗜睡、头痛、眩晕、乏力、中枢抑制及运动失调等反应,减小剂量后这些症状可以消失。若由于严重肾上腺功能不全而出现休克或严重的创伤时,可给予肾上腺皮质类固醇类药物。

氨 鲁 米 特

氨鲁米特(aminoglutethimide,氨基苯哌啶酮)能抑制胆固醇转变成 20α-羟胆固醇,从而阻断类胆固醇生物合成的第一步反应,抑制氢化可的松和醛固酮的合成。本药能有效减少肾上腺肿瘤和 ACTH 过度分泌时氢化可的松的增多。它也能与美替拉酮合用,治疗由垂体所致 ACTH 过度分泌诱发的库欣综合征。为了防止肾上腺功能不全,可给予生理剂量的氢化可的松。

本药平均血浆 $t_{1/2}$ 为 12.5 小时,平均最高血药浓度为 5.9μg/ml,血浆清除平均值为 86.2ml/min,药物在体内细胞中的分布比血浆中高 1.4 倍,与血浆蛋白的结合率为 21.3%～25.0%。不宜与他莫昔芬合用,因毒性增加而疗效不增。口服降糖药、香豆素类抗凝药及地塞米松等药物可加速本药的代谢,合用时应注意观察。用药期间应检查血常规和血电解质。

不良反应主要有嗜睡、乏力、头晕等中枢神经抑制症状,一般 4 周左右逐渐消失。皮疹常发生在用药后 10～15 天,多数可自行消退。偶可出现血小板或白细胞减少及甲状腺机能减退。妊娠、哺乳期妇女及儿童禁用。

美 替 拉 酮

美替拉酮(metyrapone,甲吡酮),能抑制 11β-羟化反应,干扰 11-去氧皮质酮转化为皮质酮,抑制 11-去氧氢化可的松转化为氢化可的松,而降低其血药浓度;又能反馈性地促进 ACTH 分泌,导致 11-去氧皮质酮和 11-去氧氢化可的松代偿性增加,故尿中 17-羟类固醇排泄也相应增加。临床用于治疗肾上腺皮质肿瘤和产生 ACTH 的肿瘤所引起的氢化可的松过多症和皮质癌。还可用于垂体释放 ACTH 功能试验。不良反应较少,可有眩晕、消化道反应等。

酮 康 唑

酮康唑(ketoconazole)对人体类固醇合成的抑制作用仅在高剂量时才会出现,主要用于治疗肾上腺皮质功能亢进综合征(库欣综合征)和前列腺癌。酮康唑口服吸收良好,吸收后分布于全身,在血浆中 1% 呈游离型,84% 与血浆蛋白结合,15% 与血细胞结合。在肝脏代谢,代谢物及少量原形药物通过胆道进入肠道而排泄。大剂量应用可出现胃肠道不良反应及肝功能损害。

推荐阅读文献

1. Fardet L, Fève B. Systemic Glucocorticoid Therapy: a Review of its Metabolic and Cardiovascular Adverse Events. *Drugs*. 2014: Sep 10 Oct; 74(15): 1731-1745

2. Louw-du Toit R, Hapgood JP, Africander D. Medroxyprogesterone acetate differentially regulates interleukin (IL)-12 and IL-10 in a human ectocervical epithelial cell line in a glucocorticoid receptor (GR)-dependent manner. *J Biol Chem*. 2014: Nov 7; 289(45): 31136-31149

3. Pan D, Kocherginsky M, Conzen SD. Activation of the glucocorticoid receptor is associated with poor prognosis in estrogen receptor-negative breast cancer. *Cancer Res*. 2011: Oct 15; 71(20): 6360-6370

4. Hu Z, Wang H, Lee IH, et al. Endogenous glucocorticoids and impaired insulin signaling are both required to stimulate muscle wasting under pathophysiological conditions in mice. *J Clin Invest*. 2009: Oct; 119(10): 3059-3069

5. Bush KA, Krukowski K, Eddy JL, et al. Glucocorticoid receptor mediated suppression of natural killer cell activity: identification of associated deacetylase and corepressor molecules. *Cell Immunol*. 2012: Jan-Feb; 275(1-2): 80-89

(李晓辉)

第三十一章 甲状腺激素及抗甲状腺药

甲状腺激素(thyroid hormone)对维持机体正常代谢、促进生长发育十分重要。甲状腺机能减退可导致心动过缓,畏寒等表现,儿童时期甲状腺分泌不足可导致呆小症。1891 年 Murray 报道绵羊甲状腺提取物治疗黏液水肿患者,即甲状腺激素疗法,从此甲状腺激素分泌过少所致疾病的治疗方法便拉开了序幕。1914 年 Kendall 提得结晶化的甲状腺素(thyroxine,T_4),1926 年 Harington 确定了 T_4 的分子结构,1952 年 Gross 和 Pitt-Rivers 报道了另一种活性更强的甲状腺激素三碘甲状腺原氨酸(triiodothyronine,T_3)。至此,甲状腺激素的组成得到阐明。20 世纪 60 年代,Tata 证实甲状腺激素可以促进 RNA 和蛋白质的生成。

甲状腺功能亢进症(hyperthyroidism),简称甲亢,是指由于血液循环中甲状腺激素过多引发以代谢紊乱为特征的一种综合征。典型病变为高代谢,产热过多,身体消瘦,弥漫性甲状腺肿,突眼以及神经、心血管、胃肠等系统受累。其中以毒性弥漫性甲状腺肿(Graves disease)最为常见。治疗甲亢可用手术切除甲状腺,也可用药物暂时或长期消除甲亢症状,这类药物统称抗甲状腺药(antithyroid agents)。目前常用的有硫脲类(thioureas)、碘和碘化物(iodine and iodide)、放射性碘(radioiodine)和 β-肾上腺素受体阻断药(β-adrenoceptor blockers)等。

第一节 甲状腺激素

甲状腺激素由甲状腺腺泡中的甲状腺球蛋白(thyroglobulin,TG)经碘化、耦联而成。其结构独特,以醚键或硫醚键相连的两个苯环相互垂直,环 I 带羧基的侧链与环 II 的酚羟基是维持活性的基本结构;环 I 3 位和 5 位的碘和受体相结合,而环 II 5′位碘则妨碍受体结合,降低其活性(图 31-1)。

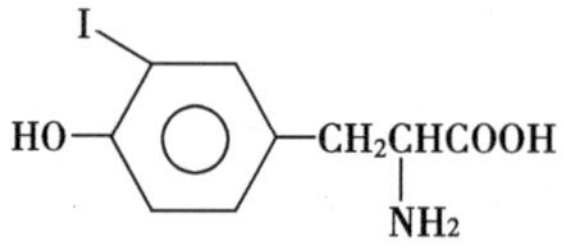

一碘酪氨酸(monoiodotyrosine)

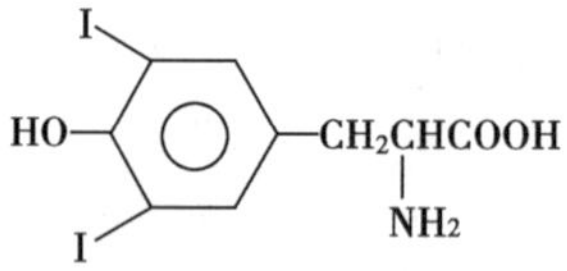

二碘酪氨酸(diiodotyrosine)

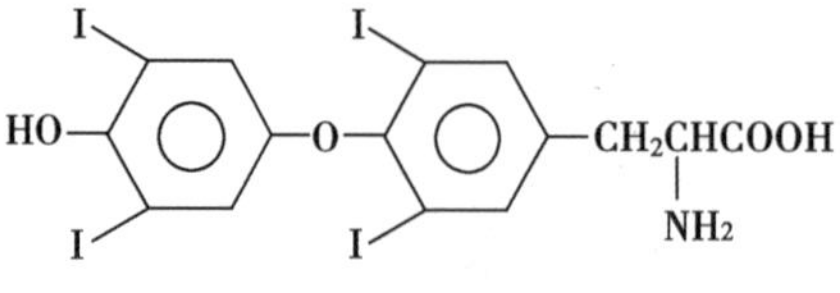

四碘甲状腺原氨酸(thyroxine)

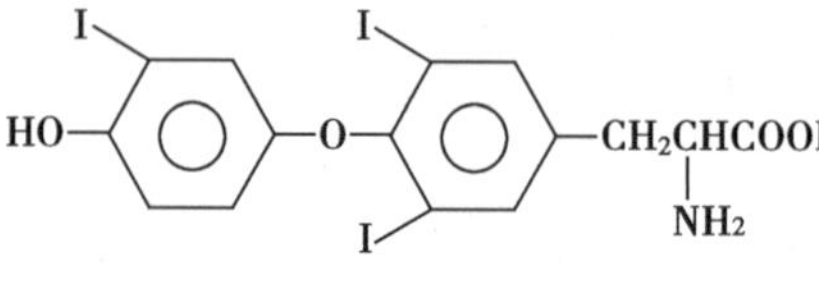

3′,3,5-三碘甲状腺原氨酸(triiodothyronine)

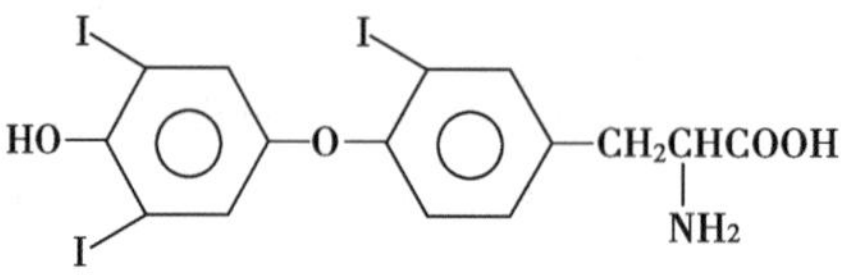

3,3′,5′-三碘甲状腺原氨酸(reverse triiodothyronine)

图 31-1 甲状腺激素类的化学结构

【甲状腺激素的生物合成与调节】

1. 甲状腺激素的生物合成

（1）碘的摄取：甲状腺腺泡由单层内皮细胞组成，碘泵存在于细胞膜上，具有高度摄碘和浓集碘的能力，通过主动转运过程摄碘。正常情况下，甲状腺中碘化物的浓度达血浆浓度的25倍，而在甲亢时可高达250倍。

（2）碘的活化和酪氨酸碘化：摄入的碘化物于腺泡上皮细胞顶端微绒毛处被过氧化物酶氧化成活性碘，再与 TG 分子中的酪氨酸残基结合，生成一碘酪氨酸（monoiodotyrosine，MIT）和二碘酪氨酸（diiodotyrosine，DIT）。

（3）耦联：在过氧化物酶作用下，一分子 MIT 和一分子 DIT 耦联生成 T_3，或二分子的 DIT 耦联成 T_4。合成的 T_4 和 T_3 仍在 TG 分子上，贮存于腺泡腔内胶质中。T_4 和 T_3 的比例视碘的供应而定，例如缺碘时大鼠甲状腺中 $T_4:T_3$ 可从正常时的 4:1 变为 1:3，从而更经济地利用碘。

（4）释放：在蛋白水解酶作用下，TG 分解并释出 T_3、T_4 进入血液。正常人每日分泌 T_4 为 70～90μg，T_3 为 15～30μg（图 31-2）。

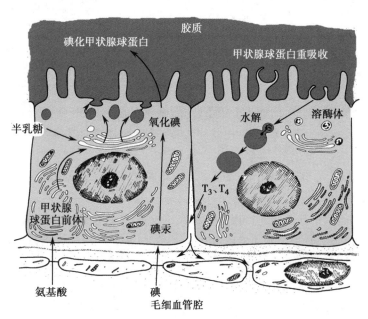

图 31-2　甲状腺激素的生物合成

2. **甲状腺激素分泌的调节**　下丘脑可分泌促甲状腺激素释放激素（thyrotropin releasing hormone，TRH），促进垂体前叶分泌促甲状腺激素（thyroid stimulating hormone，TSH），TSH 可促进甲状腺细胞增生及 T_3、T_4 的合成、释放。血中游离 T_3、T_4 和碘的浓度过高时，又可对下丘脑及垂体前叶产生负反馈调节作用。食物含碘量高时，甲状腺摄碘能力下降，反之摄碘能力增高，从而影响甲状腺激素的合成与释放（图 31-3）。

【体内过程】　T_4 口服后约50%～75%被吸收，吸收率因肠内容物等因素的影响而不恒定。T_3 约有90%～95%被吸收，且吸收率较恒定。严重的黏液性水肿时口服吸收不良，需肠外给药。两者与血浆蛋白结合率均可达99%以上，其中 T_3 与蛋白质的亲和力低于 T_4，其游离量可为 T_4 的10倍。T_3 的 $t_{1/2}$ 为2天，用药后6小时内起效，24小时左右作用达高峰。T_4 的 $t_{1/2}$ 为5天，用药后24小时内无明显作用，最大作用出现在用药后7～10天。主要在肝、肾线粒体内脱碘，并与葡萄糖醛酸或硫酸结合而经肾排泄。甲状腺激素可通过胎盘，也可进入乳汁，在妊娠和哺乳期应注意。

Notes

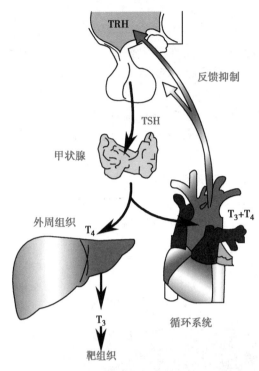

图 31-3　甲状腺激素分泌的调节

【药理作用与机制】

1. 药理作用

（1）生长和发育：分泌不足或过量均可引发疾病。甲状腺激素在脑的发育中有决定性作用。功能性的染色质结合的甲状腺激素受体的出现与脑神经发生同步。在脑发育期间，因缺碘、母体用抗甲状腺药或先天缺陷而致甲状腺功能不足，可致胚胎神经细胞轴突和树突形成发生障碍，神经髓鞘的形成延缓，由此产生智力低下、身材矮小的克汀病（cretinism）。甲状腺激素对胎儿肺脏的发育也很重要，实验发现切除动物胚胎的甲状腺可导致胎儿肺发育不全。成人甲状腺功能低下时会导致记忆力减退，反应迟钝。

（2）代谢：促进氧化，增加氧耗，提高基础代谢率，使产热和散热增多。成人甲状腺功能不全时，出现畏寒、代谢活动降低，严重时可引起黏液性水肿（myxedema），甚至浆膜腔积液。甲状腺激素可促进胆固醇代谢为胆酸，并且促进其他激素的效应，例如儿茶酚胺对脂肪细胞的脂解作用。

（3）提高交感神经系统的敏感性：甲状腺功能亢进时机体对交感神经递质及肾上腺髓质激素的敏感性增高，出现皮肤发红、神经过敏、急躁、震颤、心率加快、肠蠕动频率增加等。

（4）心血管效应：心血管系统的改变是甲状腺功能异常的重要临床表现。甲状腺激素可直接参与心肌基因表达的调节。T_3通过增加 α 基因的表达和减少 β 基因的表达来调节编码肌小节肌球蛋白（myosin）重链基因的异构体。甲状腺功能亢进时可出现心动过速、心脏肥大、外周血管阻力下降、脉压升高。甲状腺功能减退时，可出现心动过缓、心排血指数下降、心包积液、外周血管阻力升高、脉压降低、平均动脉压升高。

2. 作用机制　甲状腺激素的主要作用是经由核受体调节。甲状腺激素受体（thyroid hormone receptor, TRs）属于细胞核激素受体超家族，分子量为 52KD，是具有 DNA 结合能力的非组蛋白，有多种异构体，其中 TRα1（TR-alpha1）和 TRβ₁ 在多种组织中广泛表达，而其他异构体的分布则有组织特异性。TR 对 T_3 的亲和力比 T_4 大 10 倍，因此又被称为 T_3 受体。T_3 先与高亲和性核受体结合，而后该复合物再与位于特定基因调节区启动子的特殊 DNA 序列（甲状腺激素效应成分）相结合，而后调节基因转录和最后的蛋白质合成。T_4、T_3 可被动进入胞内，与胞质结合蛋白（cytosol binding protein, CBP）结合并与游离的 T_4、T_3 形成动态平衡状态。甲状腺激素受体与本身或其他核受体形成同源二聚体或异源二聚体，在无激素的情况下，该二聚体因与辅助抑制子结合而处于失活状态，一旦 T_3 进入细胞核与甲状腺激素受体结合，辅助抑制子就与甲状腺激素受体分离，这样甲状腺激素受体就能接纳辅助激活子并发生构型改变，从而启动靶基因的转录过程，并通过翻译合成新的蛋白酶，进一步产生生物效应（图 31-4）。

【临床应用】

1. 甲状腺功能减退症　①呆小病：功能减退始于胎儿或新生儿，应尽早诊治。常口服甲状腺片，开始先用较小剂量，逐渐增加，至症状明显好转时即以此剂量维持，并随时调整剂量。若贻误治疗，躯体虽可发育正常，但智力仍然低下；②黏液性水肿：一般服用甲状腺片，从小剂量开始，逐渐增大至足量。儿童和青年可迅即采用足量。而老年、循环系统严重疾病及垂体功能减

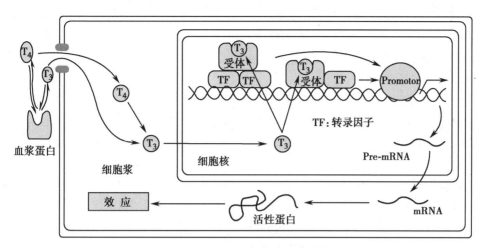

图 31-4 甲状腺激素作用机制示意图

退者则须慎用,以防过量诱发或加重心脏病;垂体功能低下的患者宜先用糖皮质激素再给予甲状腺激素,以防发生急性肾上腺皮质功能不全。

2. 单纯性甲状腺肿 其治疗取决于病因。由于缺碘所致者应补碘。临床上无明显原因者可给予适量甲状腺激素,以补充内源性激素的不足,并可抑制促甲状腺激素分泌过多,以缓解甲状腺组织代偿性增生肥大。甲状腺素治疗能使轻度弥漫性甲状腺肿大完全恢复正常,尤其适用于年轻的中轻度弥漫性甲状腺肿患者。常用剂量为(60~120)mg/d,疗程 3~6 个月。结节常不能消失,须进行手术。

3. 其他 ①甲亢患者服用抗甲状腺药治疗过程中,加服 T_4 有利于减轻突眼、甲状腺肿大以及防止发生甲状腺功能减退。因 T_4 很少通过胎盘,不能防止抗甲状腺药剂量过大对胎儿甲状腺功能的影响,因此甲亢孕妇服用抗甲状腺药时一般不加服 T_4;②甲状腺癌术后应用 T_4,可抑制残余的甲状腺组织,减少复发,常需要较大剂量;③T_4 还可用于内分泌性突眼的治疗。

【不良反应】 甲状腺激素过量时可出现心悸、手震颤、多汗、体重减轻、失眠等不良反应,重者可见腹泻、呕吐、发热、脉搏快而不规则,甚至出现心绞痛、心力衰竭、肌肉震颤或痉挛等症状。一旦发现这些反应必须立即停药,可用 β 受体阻断药对抗。

第二节 抗甲状腺药

常用于治疗甲状腺功能亢进的药物有硫脲类、碘及碘化物、放射性碘及 β 受体阻断药。

一、硫 脲 类

硫脲类是最常用的抗甲状腺药。它又分为硫氧嘧啶类(thiouracils)和咪唑类(imidazoles)两类。前者包括甲硫氧嘧啶(methylthiouracil,MTU)和丙硫氧嘧啶(propylthiouracil,PTU),后者包括甲巯咪唑(thiamazole,tapazole,他巴唑)和卡比马唑(carbimazole,甲亢平)(图 31-5)。

甲巯咪唑
thiamazole

卡比马唑
carbimazole

丙硫氧嘧啶
propylthiouracil

图 31-5 硫脲类抗甲状腺药的化学结构

【体内过程】　硫氧嘧啶类口服后吸收迅速,2小时达峰浓度。生物利用度为80%,血浆蛋白结合率为75%。在体内分布较广,在甲状腺分布较多。主要在肝脏代谢,约60%被转化,部分与葡萄糖醛酸结合后排出,$t_{1/2}$为2小时。

【药理作用与机制】

1. **抑制甲状腺激素的合成**　硫脲类的作用机制是通过抑制甲状腺过氧化物酶,进而抑制酪氨酸的碘化及耦联,使氧化碘不能结合到甲状腺球蛋白上,从而抑制甲状腺激素的生物合成。但不影响碘的摄取,也不影响已合成的激素释放和作用发挥,故需待体内储存的激素消耗后才能显效,症状改善常在用药后2~3周,基础代谢率恢复需1~2个月。

2. **减弱β-受体介导的糖代谢**　用硫氧嘧啶类处理的大鼠,其心肌和骨骼肌内β-肾上腺素受体数目减少,腺苷酸环化酶活性降低,故可使由β-受体介导的糖代谢减弱。

3. **抑制外周组织的T_4转化为T_3**　丙硫氧嘧啶还能抑制外周组织的T_4转化为生物活性较强的T_3,因此在重症甲亢、甲亢危象时该药可列为首选。

4. **免疫抑制作用**　硫脲类能轻度抑制免疫球蛋白的生成,使血循环中甲状腺刺激性免疫球蛋白(thyroid stimulating immunoglobulin,TSI)含量下降,因此对甲亢患者除能控制高代谢症状外,也有一定的对因治疗作用。患者服用抗甲状腺药后,血清中TRs的抗体逐渐降低;同时其他免疫相关分子,如:ICAM-1,可溶性IL-2受体和IL-6受体亦降低。抗甲状腺药还可通过减少人类白细胞抗原(human leucocyte antigen,HLA)的表达,导致甲状腺内的淋巴细胞凋亡。在服用抗甲状腺药治疗过程中,血液循环中的抑制性T淋巴细胞数量增加,而辅助性T淋巴细胞、自然杀伤细胞和甲状腺内激活的淋巴细胞数量下降。

甲巯咪唑的血浆$t_{1/2}$约为4.7小时,但在甲状腺组织中药维持16~24小时,其疗效与甲状腺内药物浓度有关,而后者的高低又与每日用药量呈正相关;每日给药一次,每次30mg,与每日给药三次,每次10mg给药方案一样,均可发挥较好的疗效。卡比马唑是甲巯咪唑的衍化物,在体内转化成甲巯咪唑而发挥作用。

【临床应用】　主要用于甲状腺功能亢进症的治疗。

1. **甲亢的内科治疗**　适用于轻症和不宜手术或^{131}I治疗者,如儿童、青少年、术后复发及中、重度患者及年老体弱或兼有心、肝、肾、出血性疾病等患者。开始治疗可给予大剂量以对甲状腺激素合成产生最大抑制作用。经1~3个月治疗后症状明显减轻,当基础代谢率接近正常时,药量即可递减,直至维持量,疗程1~2年。内科治疗可使约40%~70%患者获得痊愈。疗程过短则易复发。

2. **甲亢手术治疗的术前准备**　为减少甲状腺次全切除手术患者在麻醉和手术后的合并症,防止术后发生甲状腺危象,在手术前应先服用硫脲类药物,使甲状腺功能恢复或接近正常。用硫脲类后TSH分泌增多,致使腺体增生,组织脆而充血,因此手术前两周左右加服大量碘剂,使腺体坚实,减少充血,以利手术进行。

3. **甲状腺危象的治疗**　甲状腺危象的患者可因高热、虚脱、心力衰竭、肺水肿、电解质紊乱而死亡。对此,除须消除诱因、对症治疗外,主要应给予大剂量碘剂以抑制甲状腺激素释放,并同时辅助应用硫脲类阻止新激素合成,并加倍用量。

【不良反应与注意事项】

1. **过敏反应**　最常见,多为瘙痒、药疹等,少数伴有发热,发生此类反应应密切观察,多数情况下不必停药也可消失。

2. **消化道反应**　厌食、呕吐、腹痛、腹泻等。

3. **粒细胞缺乏症**　为严重不良反应,发生率约为0.3%~0.6%。一般发生在治疗后的2~3个月内,故应定期检查血象,若用药后出现咽痛或发热,应立即停药进行相应检查。特别要注意与甲亢本身所引起的白细胞总数偏低相区别。停止给药粒细胞缺乏症可恢复,给予重组的人粒

Notes

细胞集落刺激因子可促进恢复。

4. **甲状腺肿** 本类药物长期应用后,可使血清甲状腺激素水平显著下降,反馈性增加 TSH 分泌而引起腺体代偿性增生,腺体增大、充血,重者可产生压迫症状。

因该类药物易进入乳汁和通过胎盘屏障,妊娠期慎用或不用,哺乳期妇女禁用;结节性甲状腺肿合并甲亢及甲状腺癌患者禁用。此外,磺胺类、对氨水杨酸、对氨苯甲酸、巴比妥类、酚妥拉明、磺酰脲类等不同程度的抑制甲状腺功能,如与硫脲类同用,可能增强抗甲状腺效应,应予注意。另一方面,碘剂可明显延缓硫脲类起效时间,一般不应同用。

二、碘和碘化物

碘化物是治疗甲状腺疾病最古老的药物。常用的有碘化钾(potassium iodide)、碘化钠(sodium iodide)和复方碘溶液(aqueous iodine solution,卢戈液,Lugol solution)等,均以碘化物形式从胃肠道吸收,以无机碘离子形式存在于血循环中,除被甲状腺摄取外也可见于胆汁、唾液、汗、泪及乳汁中。

【**药理作用及机制**】 小剂量的碘可用于治疗单纯性甲状腺肿。大剂量碘化物对甲亢患者和正常人都能产生抗甲状腺作用,主要是抑制甲状腺激素的释放,还可抑制甲状腺激素的合成,且作用迅速。用药 1 ~ 2 天起效,10 ~ 15 天达最大效应。此时若继续用药,反使碘的摄取受抑制、胞内碘离子浓度下降,因此失去抑制激素合成的效应,甲亢的症状可复发。这就是碘化物不能单独用于甲亢内科治疗的原因。大剂量碘剂还可抑制 TSH 使腺体增生的作用,使腺体缩小变硬,血管减少。碘化物对甲状腺细胞增殖的某些抑制效应可能是通过作用于细胞周期的决定性的调节点而介导的。

鉴于在 TG 水解时需要足够的还原型谷胱甘肽(reduced glutathione,GSH)使 TG 中的二硫键还原,大剂量碘剂能抑制谷胱甘肽还原酶,因而认为大剂量碘剂抑制甲状腺激素释放的机制与其减少 GSH 有关,从而使 TG 对蛋白水解酶不敏感。此外,大量碘化物能抑制提纯的甲状腺过氧化物酶,进而抑制酪氨酸碘化和 T_3、T_4 合成,又称午-蔡二氏效应(Wolff-Chaikoff effect)。在动物和人类也都发现大剂量碘剂能抑制甲状腺激素合成。但长期使用大剂量碘剂时,Wolff-Chaikoff 效应则易发生"脱逸"而不再有效。

【**临床应用**】

1. **防治单纯性甲状腺肿** 缺碘地区在食盐中按 1:100 000 ~ 1:10 000 的比例加入碘化钾或碘化钠,可取得满意效果。预防剂量应视缺碘情况决定,一般每日用 100mg 即可。早期患者用碘化钾(10mg/d)或复方碘溶液(0.1 ~ 0.5)ml/d 疗效好,晚期病例疗效差。如腺体太大或已有压迫症状者应考虑手术治疗。

2. **大剂量碘的应用只限于以下情况** ①甲状腺机能亢进的手术前准备,一般在术前两周给予复方碘溶液以使甲状腺组织退化、血管减少,腺体缩小、利于手术进行及减少出血;②甲状腺危象的治疗,可将碘化物加到 10% 葡萄糖溶液中静脉滴注,也可服用复方碘溶液,并在两周内逐渐停服,需同时配合服用硫脲类药物。

【**不良反应与注意事项**】

1. **急性反应** 可于用药后即刻或几小时后发生,血管神经性水肿是突出的症状,上呼吸道水肿及严重喉头水肿可造成窒息。

2. **慢性碘中毒** 严重程度与剂量有关。症状以铜腥味及口与咽喉烧灼感、牙和牙龈疼痛开始,可见唾液分泌增多,眼刺激等症状。

3. **诱发甲状腺功能紊乱** 长期服用碘化物可诱发甲亢。碘还可进入乳汁并通过胎盘引起新生儿甲状腺肿,故孕妇及哺乳期妇女应慎用。

碘化物有时可能对甲状腺功能产生严重影响。近年来几个国家相继报道了在不缺碘地区

Notes

给甲状腺功能正常的人和非毒性结节性甲状腺肿患者应用碘化物后诱发甲亢的病例,引起了普遍重视。此外,在缺碘地区用碘化物治疗单纯性甲状腺肿患者,也可能诱发甲亢。应用抗甲状腺药治疗的甲亢患者在甲状腺功能恢复正常后数月,投用少量碘化物有时也引起甲亢复发,值得注意。另一方面碘化物也可诱发甲状腺功能减退(甲减)和甲状腺肿大。慢性阻塞性肺疾患应用大剂量碘剂治疗时可发生伴有或不伴有甲减的甲状腺肿。这种病例女性比男性更多见。原有慢性淋巴细胞性甲状腺炎或其他甲状腺炎症者更易发生。

三、放 射 性 碘

碘的放射性同位素有^{131}I、^{125}I、^{123}I等几种。^{125}I的$t_{1/2}$太长(60天),^{123}I的$t_{1/2}$太短(13小时),均不便于应用。^{131}I的$t_{1/2}$约为8天,用药后一个月可消除其放射性的90%,56天消除99%,因而应用广。

【药理作用与作用机制】　利用甲状腺高度摄碘能力,^{131}I可迅速而有效地被甲状腺摄取,结合到碘化氨基酸中并储存在滤泡的胶质中,产生β射线(占99%),在组织内的射程为0.5～2mm,因此其辐射作用只限于甲状腺内。因增生组织对射线的敏感性大,故β射线主要破坏甲状腺实质,而很少波及周围组织。^{131}I还可产生γ射线(占1%),在体外可测得,故可用作甲状腺摄碘功能的测定。

【临床应用】

1. 甲状腺机能亢进的治疗　由于放射性物质对人体的广泛影响,使多数学者主张严格限制适应证,^{131}I仅适用于不宜手术或手术后复发及硫脲类无效或过敏者。在放射性碘治疗前3～7天,停用其他抗甲状腺药物,不会影响放射性碘的治疗效果。在放射性碘作用消失的同时,开始服用其他抗甲状腺药物。^{131}I的剂量主要根据最高摄碘率、有效半衰期和甲状腺重量三个参数来计算。但个体对射线作用的敏感性有差异,故剂量不易准确掌握,相当数量的患者需作第二或第三次治疗,但每次治疗后至少观察半年才可考虑下一次治疗。一般用药后一个月见效,3～4个月后甲状腺功能恢复正常。

2. 甲状腺癌　大多数分化良好的甲状腺癌可需极少量的碘,用TSH刺激碘的摄取来治疗转移经常有效,尤其适用于滤泡癌(占甲状腺癌的1%～15%)的治疗。^{131}I碘化钠胶囊和口服溶液制剂等新的放射性治疗产品,可用于治疗甲状腺癌。

3. 甲状腺摄碘功能试验　试验前两周停用一切可能影响碘摄取和利用的药物和食物,试验当日空腹服少量^{131}I,服药后1、3及24小时(或2、4、24小时)分别测定甲状腺的放射性,计算摄碘的百分率。甲状腺功能亢进时,3小时摄碘率超过30%～50%,24小时超过45%～50%,摄碘高峰前移。甲减患者相反,摄碘最高不超过15%,高峰在24小时以后。

【不良反应与注意事项】　易致甲状腺功能低下,故应严格掌握剂量和密切观察有无不良反应,一旦发生甲状腺功能低下可补充甲状腺激素。卵巢也是碘的集中场所,可能对遗传产生影响。用^{131}I治疗后可能产生异常染色体。虽有报道认为,应用^{131}I后甲状腺癌变和白血病的发生率与自然发生率比无明显差异,但仍应慎重对待。白细胞低下者、孕妇、哺乳期妇女以及严重肝、肾功能不全者禁用。

四、β肾上腺素受体阻断药

普萘洛尔(propranolol)等β肾上腺素受体阻断药也是甲亢及甲状腺危象时有价值的辅助治疗药,用于不宜用抗甲状腺药、不宜手术及^{131}I治疗的甲亢患者和甲状腺部分切除手术前的准备。β受体阻断药不影响硫脲类药物对甲状腺的作用,且作用迅速,对甲亢所致的心率加快、心肌收缩力增强等交感神经活动增强疗效较佳。但单用时其控制症状的作用有限。若与硫脲类药物合用则疗效迅速而显著。

Notes

β 受体阻断药治疗作用机制与①拮抗 $β_1$ 肾上腺素受体而降低心率,拮抗中枢 β 肾上腺素受体、减轻焦虑;②抑制外周 T_4 脱碘转变为 T_3 等有关。

推荐阅读文献

1. Acay A,Ulu MS,Ahsen A,et al. Assessment of Thyroid Disorders and Autoimmunity in Patients with Rheumatic Diseases. *Endocr Metab Immune Disord Drug Targets*. 2014;Jun 26;14(3);182-186

2. Liu C,Li L,Ha M,et al. The PI3K/Akt and ERK pathways elevate thyroid hormone receptor β1 and TRH receptor to decrease thyroid hormones after exposure to PCB153 and p,p'-DDE. *Chemosphere*. 2014;Sep 29;118C; 229-238

3. Aranda A,Alonso-Merino E,Zambrano A. Receptors of thyroid hormones. *Pediatr Endocrinol* Rev. 2013;Sep;11 (1);2-13

4. Baliram R,Sun L,Cao J,et al. Hyperthyroid-associated osteoporosis is exacerbated by the loss of TSH signaling. *J Clin Invest*. 2012;Oct 1;122(10);3737-3741

（李晓辉）

第三十二章 胰岛素及口服降血糖药

糖尿病(diabetes mellitus)是在遗传和环境因素长期共同作用下、由于胰岛素分泌绝对或相对不足引起的渐进性糖、蛋白质、脂肪、水和电解质代谢紊乱综合征,其中以高血糖为主要标志。随着人们生活水平的提高、生活方式和饮食结构的改变以及人口老龄化,糖尿病的发病率呈逐年上升趋势,目前已成为最常见的慢性病之一。WHO 推荐糖尿病分四种类型:①1 型糖尿病(type 1 diabetes mellitus,T1DM),也被称为胰岛素依赖性糖尿病(insulin-dependent diabetes mellitus,IDDM),占糖尿病患者总数的10%,多见于儿童和青少年。T1DM 的发生是由于各种原因引起的自身免疫机制紊乱所导致的胰岛 B 细胞的破坏,使胰岛素分泌绝对缺乏,血糖升高;②2 型糖尿病(type 2 diabetes mellitus,T2DM),也被称为非胰岛素依赖性糖尿病(non-insulin-dependent diabetes mellitus,NIDDM),约占糖尿病患者总数的90%,多发生于40 岁以上人群和老年人,近年其发病年龄有下降趋势。T2DM 发病缓慢,初期表现为胰岛素敏感性下降,血中胰岛素水平升高。随着病情的发展,出现胰岛素抵抗伴胰岛素分泌的绝对不足。目前研究认为,T2DM 的发病不仅与遗传因素有关,还与中心性肥胖以及衰老导致的体内氧自由基生成增多密切相关;③妊娠糖尿病(gestational diabetes),约占妊娠妇女2%~5%;④其他类型糖尿病(other types),包括胰岛 B 细胞功能遗传缺陷、胰岛素作用遗传缺陷、胰腺外分泌疾病、药物或化学制剂所致、内分泌疾病、感染以及免疫介导的罕见类型糖尿病。

糖尿病带给人们的危害不仅仅在于营养物质代谢紊乱,更重要的是糖尿病所引起的急慢性并发症。因此,合理控制血糖,有效预防和治疗糖尿病并发症是目前治疗糖尿病的基本原则。根据各种药物的作用及作用机制不同,可将降血糖药物分为五类,见表32-1 所示。

表 32-1　降血糖药物的分类

药物分类		代表药
胰岛素	胰岛素	短效人胰岛素、结晶锌胰岛素、中性精蛋白锌胰岛素、鱼精蛋白锌胰岛素
	胰岛素类似物	门冬胰岛素、赖脯胰岛素、甘精胰岛素
促胰岛素分泌药	作用于 K_{ATP}^{+} 通道药	磺酰脲类:甲苯磺丁脲、氯磺丙脲、格列本脲、格列吡嗪、格列美脲、格列齐特等等 氯茴苯酸类/苯丙氨酸衍生物:瑞格列奈,那格列奈
	胰高血糖素样肽-1 激动剂	依克那肽
	二肽基肽酶Ⅳ抑制剂	磷酸西他列汀
双胍类	双胍类	二甲双胍
胰岛素增敏剂	噻唑烷二酮类化合物	罗格列酮、吡格列酮、环格列酮、曲格列酮
	脂肪酸代谢干扰剂	依托莫司
其他	α-葡萄糖苷酶抑制剂	阿卡波糖、米格列醇,伏格列波糖
	胰淀粉样多肽类似物	醋酸普兰林肽
	醛糖还原酶抑制剂	依帕司他

第一节　胰岛素及胰岛素类似物

一、胰　岛　素

胰岛素(insulin)是脊椎动物胰岛 B 细胞分泌的一种由两条多肽链组成的酸性蛋白质,属多肽类激素。1921 年由 F. G. Banting 和 C. H. Best 首次发现。1965 年,我国科学家首次人工合成结晶牛胰岛素。胰岛素由51 个氨基酸组成,分子量为5808D(图32-1)。内源性胰岛素以游离单体的形式存在于血液中,其分布容积接近细胞外液的容积。正常人基础胰岛素水平为(5 ~ 15)μU/ml[(30 ~ 90)pmol/L]。餐后水平可以升高至(60 ~ 90)μU/ml[(360 ~ 540)pmol/L]。正常人和无并发症的糖尿病患者胰岛素血浆半衰期约为 5 ~ 6 分钟。体内产生胰岛素抗体可以延长胰岛素的半衰期。C 肽的分泌与胰岛素的克分子数相等,并且半衰期长(约30 分钟),因此,C 肽可作为急性胰岛素分泌的标志。

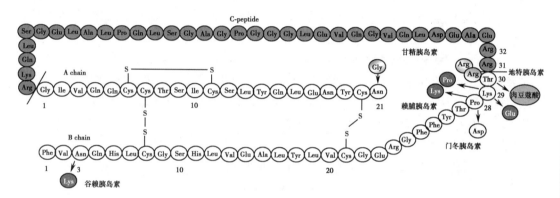

图 32-1　胰岛素及胰岛素类似物的结构示意图

药用胰岛素多从猪、牛胰腺提取。胰岛素结构有种属差异,虽不直接妨碍在人体发挥作用,但却可成为抗原引起过敏反应。目前可通过 DNA 重组技术人工合成胰岛素,还可将猪胰岛素 B 链第 30 位的丙氨酸用苏氨酸替代而获得人胰岛素。

【药理作用与机制】　胰岛素主要促进脂肪、肌肉、肝脏等靶组织中脂肪和糖原的储存。其作用主要有:

1. 促进糖原的合成和贮存,加速葡萄糖的氧化和酵解,并抑制糖原分解和糖异生而降低血糖。此外,胰岛素可使葡萄糖转运体(glucose transporter, GLUT)从胞内重新分布到胞膜(如 GLUT4),增加转运体的合成并提高其活性,从而加速葡萄糖的转运。

2. 促进脂肪合成,抑制脂肪分解,减少游离脂肪酸和酮体的生成,增加脂肪酸和葡萄糖的转运,使其利用增加。

3. 增加氨基酸的转运和核酸、蛋白质的合成,抑制蛋白质的分解。

4. 加快心率,加强心肌收缩力和减少肾血流量,在伴发相应疾病时应充分注意。

胰岛素分子较大,一般认为其不易进入靶细胞而只作用于膜受体,通过第二信使发挥作用。研究发现,胰岛素受体(insulin receptor, InsR)是由两个 α 亚单位及两个 β 亚单位组成的异四聚体。α亚单位在胞外,含胰岛素识别和结合部位,β 亚单位为跨膜蛋白,其胞内部分含酪氨酸蛋白激酶(tyrosine protein kinase, TPK)。胰岛素与 InsR 的 α 亚基结合后迅速引起 β 亚基的自身磷酸化,进而激活 β 亚基上的 TPK,由此引起细胞内其他活性蛋白的级联磷酸化反应(phosphorylation cascade),从而产生降血糖等生物效应(图32-2)。使用选择性 TPK 抑制剂或单克隆抗 InsR 抗体阻碍 TPK 激活均能抑制胰岛素的生物效应,因此磷酸化反应是胰岛素作用的关键环节。

Notes

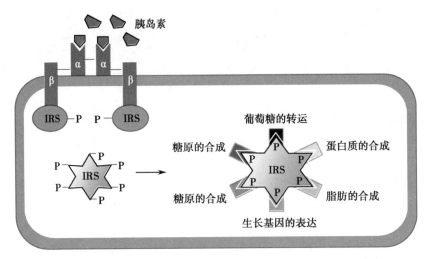

图 32-2　胰岛素受体结构及信号转导示意图

【体内过程】　胰岛素作为一种蛋白质,普通制剂易被消化酶破坏,口服无效,必须注射给药。皮下注射吸收快,尤以前臂外侧和腹壁明显。$t_{1/2}$ 约 4~6 分钟,但作用可维持数小时。胰岛素主要在肝、肾灭活,经谷胱甘肽转氨酶还原二硫键,再由蛋白水解酶水解成短肽或氨基酸,也可被肾胰岛素酶直接水解。10% 以原形自尿液排出。因此,严重肝肾功能不良可影响其灭活。与内源性胰岛素不同,外源性胰岛素的 30%~40% 在肝脏被灭活,60% 经肾脏排泄。目前临床使用的胰岛素 $t_{1/2}$ 和作用时间随胰岛素种类不同而不同。

【临床应用】　用于胰岛素缺乏的各型糖尿病的治疗。

1. 普通胰岛素制剂仍是治疗 T1DM 的最重要的药物。

2. T2DM 经饮食控制或用口服降血糖药未能控制者。

3. 用于发生各种急性或严重并发症的糖尿病患者。如酮症酸中毒及非酮症高渗性昏迷。酮症酸中毒的治疗原则是立即给予足够的胰岛素,纠正水、电解质紊乱,去除诱因。高渗性非酮症性糖尿病昏迷的治疗原则是纠正高血糖、高渗状态及酸中毒,适当补钾。不宜贸然使用大剂量胰岛素,以免血糖下降过快,细胞外液中水分向高渗的细胞内转移,导致或加重脑水肿。

4. 对新诊断的 T2DM 患者,如有明显的高血糖症状和(或)血糖或糖化血红蛋白(HbA1c)水平明显升高,在初始治疗时可考虑胰岛素治疗,加或不加其他药物。

5. 合并重度感染、消耗性疾病、高热、妊娠、创伤以及手术的各型糖尿病。

6. 细胞内缺钾者,胰岛素与葡萄糖同用可促进钾内流。

目前临床使用的胰岛素剂型有:皮下注射、胰岛素泵、吸入型胰岛素,经皮给药法以及正在研制中的经鼻和口服胰岛素。依据起效快慢、活性达峰时间及作用持续长短可将胰岛素制剂分四种(表 32-2)。

【不良反应】

1. 低血糖症　为胰岛素过量所致,是最严重、也是最常见的不良反应。早期表现为饥饿感、出汗、心跳加快、焦虑、震颤等症状。严重者可引起昏迷、休克及脑损伤,甚至死亡。为防止低血糖症的严重后果,应教会患者熟知此反应。轻者可饮用糖水或摄食,严重者应立即静脉注射50% 葡萄糖。必须在糖尿病患者中鉴别低血糖昏迷和酮症酸中毒性昏迷及非酮症性糖尿病昏迷。

2. 过敏反应　较多见,一般反应轻微,如出现皮肤瘙痒、红斑、丘疹、硬结或疼痛。偶可引起全身性荨麻疹,甚至过敏性休克。胰岛素引起过敏反应主要原因有两个:①来自动物的胰岛素与人胰岛素结构差异所致;②制剂纯度较低,杂质所致。可用其他种属动物的胰岛素,或用高纯度制剂或人胰岛素替代。

Notes

表 32-2　常用胰岛素分类和特征

分类	速效胰岛素	中效胰岛素	长效胰岛素	混合胰岛素
代表药	正规胰岛素（regular insulin，RI） 单组分猪胰岛素（actrapid monocomponent insulin） 单组分人胰岛素（human monocomponent insulin，诺和灵 R）	中性精蛋白锌胰岛素（neutral protamine hagedorn，NPH） 低精蛋白锌胰岛素（isophane insulin） 珠蛋白锌胰岛素（globin zinc insulin，GZI）	鱼精蛋白锌胰岛素（protamine zinc insulin，PZI）	70-30 混合人胰岛素（70% human insulin isophane and 30% human insulin） 50-50 混合人胰岛素（50% human insulin isophane and 50% human insulin）
起效时间	0.5~1 小时开始起效，2~4 小时作用达高峰	1~1.5 小时起效	4~8 小时起效	0.5 小时后起效
作用维持时间	5~7 小时	持续 24 小时	持续 24~36 小时	持续作用时间 16~24 小时
临床应用	①溶解度高；②可静脉注射，适用于重症糖尿病初治及有酮症酸中毒等严重并发症者		接近中性，注射后逐渐释出胰岛素。不能静脉给药	
给药方式	每天 3 次，餐前 15~30 分钟皮下注射。剂量随病情进行调整	早餐前 30~60 分钟皮下注射	早餐前 30~60 分钟皮下注射	早餐前 30~60 分钟皮下注射

3. 胰岛素抵抗

（1）急性型：并发感染、手术、创伤、情绪激动等所致应激状态时，血中拮抗胰岛素作用的物质增多；酮症酸中毒时，血中大量游离脂肪酸和酮体妨碍葡萄糖的摄取和利用；pH 降低减少胰岛素与受体的结合。这些因素使胰岛素的作用减弱，需短时间内增加胰岛素剂量至数百乃至数千单位。认识此种急性抵抗对临床处理非常重要。只要及时发现并处理诱因，调节酸碱平衡及水、电解质平衡，加大胰岛素剂量，常可取得良好疗效。诱因消除后抵抗自行消失，即可恢复正常治疗。

（2）慢性型：临床每日需用胰岛素 200U 以上，且无并发症的糖尿病。慢性抵抗的原因有：①受体前异常：主要因胰岛素抗体与胰岛素结合后妨碍胰岛素向靶位转运所致。换用其他种属动物的胰岛素制剂，并适当调整剂量，可有较好疗效；②受体水平变化：高胰岛素血症、老年、肥胖、肢端肥大症及尿毒症时，靶细胞上的胰岛素受体数目减少；酸中毒时，受体与胰岛素亲和力降低。因此，要注意控制体重，防治有关疾病。尤应指出，医生要准确掌握胰岛素用量，避免人为地造成高胰岛素血症；③受体后异常：靶细胞膜上葡萄糖转运系统及某些酶系统失常或某些微量元素含量异常都可能妨碍胰岛素的作用而表现为胰岛素抵抗。目前，微量元素在糖尿病治疗中的辅助作用已受到重视。

4. 脂肪萎缩　长期使用非纯化胰岛素或长期在一个部位注射时可出现。见于注射部位，女性多于男性。应用纯化胰岛素制剂后已少见。

5. 体重增加　尤以老年糖尿病患者多见。在注射胰岛素后引起腹部肥胖，为高胰岛素血症的表现。可改用纯化胰岛素或加用口服降糖药，以减少胰岛素用量。

6. 屈光不正　胰岛素治疗后血糖迅速下降，导致眼晶状体、玻璃体渗透压改变，晶状体内水分外溢而视物模糊，屈光率下降，一般 2~4 周自愈。

7. 胰岛素水肿　糖尿病未控制前，体内有失钠、失水、细胞外液减少等现象。一旦接受胰岛

Notes

素治疗,控制血糖后4～6天内,体内发生水钠潴留,出现颜面与四肢水肿,通常数日内可自行吸收。

【药物相互作用】　胰岛素与下列药物合用时应适当减小剂量:口服降糖药、水杨酸盐、单胺氧化酶抑制剂、奥曲肽、血管紧张素转换酶抑制剂、同化激素以及硫胺类药物。还应注意:乙醇能加强并延长胰岛素的降糖作用;β受体阻断药则会掩盖低血糖的症状。与口服避孕药、甲状腺激素、噻嗪类等药物合用时,宜适当增加剂量。

二、人胰岛素类似物

重组人胰岛素类似物通过生物工程合成。目前应用于临床的主要有两类:①速效胰岛素类似物,在模拟餐时胰岛素分泌模式上获得了重大进展;②超长效胰岛素类似物,使全天血糖得到良好控制并降低低血糖发生率。

(一)速效胰岛素类似物

速效胰岛素类似物与普通人胰岛素比较,有以下优点:①便于灵活应用。常规的短效人胰岛素起效时间是30分钟(餐前30分钟注射),而速效胰岛素类似物是10分钟,这使得患者在注射后可立即进食,为糖尿病治疗提供了更快、更方便的选择;②模拟人的生理性胰岛素分泌模式,能快速起效并快速恢复,更好地控制餐后血糖水平;③药物吸收较稳定,在个体内的变化以及个体间的差异较小。

门冬胰岛素

门冬胰岛素(insulin aspart)是1999年第一个通过DNA重组技术生产的超短效胰岛素类似物(novoRapid,B28 asp),也是目前第一个经FDA批准的泵入治疗胰岛素类似物。门冬胰岛素是将人胰岛素氨基酸链B28位的脯氨酸由天门冬氨酸替代而成,通过电荷排斥效应阻止胰岛素单体或二聚体的自我聚合过程,达到比药用胰岛素起效快的目的(图32-1)。

【药理作用与机制】　与脂肪和肌细胞膜上的胰岛素受体结合,促进葡萄糖的摄取,抑制葡萄糖从肝脏的释放,发挥降低血糖的作用。

【体内过程】　本药皮下给药吸收速度快于以同样方式给药的可溶性人胰岛素。其在皮下注射后5～15分钟起效,T_{max}为52分钟,C_{max}为41mU/L,1～2小时作用最强,可维持4～5小时。此外,其生物利用度、血浆清除率与可溶性人胰岛素相比无明显差异。主要经胰岛素蛋白酶途径代谢,其代谢产物氨基酸和多肽可用于合成其他蛋白质。

【临床应用】　与长效胰岛素联合应用,治疗T1DM和餐后血糖控制不佳的T2DM患者。门冬胰岛素常用于糖尿病患者的皮下持续性泵入治疗,不仅有效解除糖尿病患者每天需多次注射胰岛素的痛苦,而且能够更好地控制糖尿病症状。

由于本药起效迅速,餐前或餐后立即注射,均可达到良好的控制血糖作用。不同注射部位的起效时间相同,疗效稳定。

【不良反应】　使用不当会引起低血糖反应。

赖脯胰岛素

赖脯胰岛素(insulin lispro)是通过颠倒人胰岛素B链28位、29位脯氨酸和赖氨酸的顺序,借以改变B链末端的空间结构,减少胰岛素单体间的非极性接触和β片层间的相互作用,从而改变胰岛素的自我聚合特性(图32-1)。

皮下注射后,15分钟内起效,达峰时间为30～60分钟,作用持续时间为2～4小时,因此具有吸收快、起效快、峰效应早及作用持续时间短等特点。可餐前、进餐时或餐后15分钟内应用。胰岛素峰值高,总体血糖控制较好,低血糖事件发生少,使糖尿病的餐时血糖替代治疗更为合

Notes

理,患者日常生活方式较灵活,顺应性好,可减少注射传统胰岛素所致饭后早期高血糖及后期低血糖现象的发生。

（二）超长效胰岛素类似物

超长效人胰岛素类似物也是一种转基因的胰岛素类似物,比常规长效胰岛素作用时间更长,主要用于 24 小时长期控制血糖。与速效胰岛素类似物联合应用,能很好的模拟正常人的生理性胰岛素分泌,使糖尿病患者的血糖水平在 24 小时内得到理想控制。

甘精胰岛素

甘精胰岛素（insulin glargine）是在人胰岛素 B 链的羧基末端加上两个带正电荷的精氨酸残基,从而使胰岛素的等电点由 pH 5.4 变为 pH 6.7。此外,在 A 链 21 位以电荷为中性的甘氨酸替代对酸敏感的天门冬酰胺,从而可在酸性环境中保持稳定,显著延长其活性（图 32-1）。

甘精胰岛素在 pH 为 4 的环境下呈澄清溶液状态,注射到皮下（pH 为 7.4）后形成细小的胰岛素微沉淀,这些微沉淀在较长的时间里持续稳定地释放胰岛素单体。皮下注射后 1 ~ 2 小时起效,作用可维持 24 小时以上,用于治疗 T2DM 患者和 6 岁以上儿童及成人 T1DM 患者的高血糖症。每天只需给药 1 次,保持在 24 小时内持续释放而无峰值变化。多项临床试验证实,与中效胰岛素相比,甘精胰岛素生物效应更强、低血糖反应更少,并且临床使用方便。

甘精胰岛素不能稀释或与其他胰岛素一起混合使用。不良反应与普通胰岛素相似。

地特胰岛素

地特胰岛素（insulin detemir）是新的长效胰岛素类似物。它是通过用肉豆蔻酸替换 B 链 30 位的苏氨酸。这样一种修饰通过增加胰岛素在皮下组织的聚合,可逆性地与白蛋白结合来延长药物在体内存在的时间。皮下注射 1 ~ 2 小时起效,作用维持 24 小时。一天给药 2 次即可维持平稳的基础胰岛素水平（图 32-1）。

（三）混合人胰岛素类似物

由于具有中效作用的 NPH 胰岛素需要在给药几个小时后才能发挥最佳疗效,糖尿病治疗时需要在餐前给予速效胰岛素控制餐后血糖。为方便使用,可以在皮下注射前将速效胰岛素与 NPH 胰岛素混合后进行皮下注射,但疗效不稳定。为克服这一缺点,将中效胰岛素设计成中性鱼精蛋白赖脯胰岛素（neutral protamine lispro, NPL）和中性鱼精蛋白门冬胰岛素（neutral protamine aspart, NPA）。然后,将 NPL 与赖脯人胰岛素混合,将 NPA 与门冬胰岛素结合制成混合胰岛素,增加了安全性和疗效。目前已经上市的有 70-30 混合人胰岛素:70NPA/30 Aspart;50-50 混合人胰岛素:50 NPL/50 Lispro 和 75-25 混合人胰岛素:75NPL/25 Lispro。

第二节　口服降糖药

继 1918 年观察到胍具有降血糖作用之后,1930 年人们首次发现磺胺可引起低血糖。1954 年,科学家成功研制出了第一个磺酰脲类口服降血糖药。随后,促胰岛素分泌剂（餐时血糖调节剂）、胰岛素增敏剂（如噻唑烷二酮类）及醛糖还原酶抑制剂等相继问世,为 T2DM 的治疗提供了崭新的用药选择。

常用口服降血糖药包括:促胰岛素分泌药、双胍类、胰岛素增敏剂、α-葡萄糖苷酶抑制剂、胰淀粉样多肽类似物及醛糖还原酶抑制剂等。

一、促胰岛素分泌药

（一）磺酰脲类

磺酰脲类（sulfonylureas）是第一个被广泛使用且使用时间最长的口服降糖药,也是许多国家

Notes

和国际组织制定的糖尿病指南中推荐的控制 2 型糖尿病患者高血糖的主要用药。第一代磺脲类药物主要有甲苯磺丁脲(tolbutamide,D860)、醋磺己脲(acetohexamide)、妥拉磺脲(tolazamide)、氯磺丙脲(chlorpropamide)等;第二代磺酰脲类降糖药包括格列本脲(glyburide,优降糖)、格列吡嗪(glipizide,美吡达)、格列美脲(glimepiride)、格列波脲(glibornuride)、格列齐特(gliclazide,达美康)和格列喹酮(gliquidone)等。第二代磺酰脲类药物的降血糖活性较第一代强数十至上百倍,口服吸收快、作用强,而且低血糖、粒细胞减少以及心血管不良反应的发生率较小,故临床应用广泛。上述药物具有相同的药理作用和机制。

【药理作用与机制】

1. 降血糖作用　该类药对正常人及对胰岛功能尚存的糖尿病患者均具有降血糖作用,而对 T1DM 或严重 T2DM 患者无效。其机制有:①刺激胰岛 B 细胞释放胰岛素。胰岛 B 细胞膜含有磺酰脲受体(SUR1)及与之相耦联的 ATP 敏感的钾通道(内向整流钾离子通道 Kir6.2)和电压依赖性钙通道。当磺酰脲类药物与其受体结合后,可通过阻滞 ATP 敏感的钾通道阻止钾外流,使细胞膜去极化,进而引起电压依赖性钙通道开放,促进胞外钙内流,胞内增加的游离钙浓度触发胰岛素的释放(图 32-3);②增加胰岛素与靶组织及受体的结合能力。长期服用且胰岛素已恢复至给药前水平的情况下,其降血糖作用仍然存在,这可能与其增加靶细胞膜上胰岛素受体的数目和亲和力有关;③通过激活糖原合成酶和 3-磷酸甘油脂肪酰转移酶,促进葡萄糖的利用以及糖原和脂肪的合成;④增加胰岛细胞对葡萄糖的敏感性,限制肝糖的生成,降低胰岛素在肝脏的代谢。

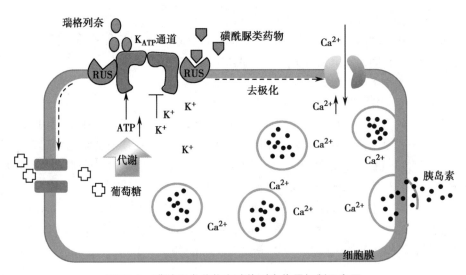

图 32-3　磺酰脲类药物和瑞格列奈作用机制示意图

RUS:磺酰脲受体

2. 对水排泄的影响　氯磺丙脲具有抗利尿作用,可降低游离水的清除。对于部分尿崩症患者,可加强残存的抗利尿激素作用。

3. 对凝血功能的影响　格列齐特能降低血小板的聚集和黏附能力,有助于防治糖尿病微血管病变。

【体内过程】　磺酰脲类降糖药在胃肠道吸收迅速而完全,食物和高血糖可抑制其吸收。磺酰脲类与血浆蛋白结合率高,多数药物在肝内经细胞色素 P_{450} 代谢,并迅速从尿中排出。但氯磺丙脲的代谢不完全,约 20% 以原形排出。因而肝或肾功能不良患者需慎用磺酰脲类。

【临床应用】　用于胰岛功能尚存的 T2DM 且单用饮食控制无效者。患者用药期间应继续限制饮食以增加磺酰脲类的作用。氯磺丙脲尚可用于尿崩症的治疗。

【不良反应与注意事项】　常见不良反应为:胃肠不适、皮肤过敏、嗜睡、眩晕、神经痛、也可

Notes

致黄疸和肝损害以及体重增加。较严重的不良反应为持久性低血糖症。老年人及肝、肾功能不良者易发生,故老年糖尿病患者及肾功不良者忌用。新型磺酰脲类降血糖药较少引起低血糖。

【药物相互作用】 由于磺酰脲类血浆蛋白结合率高,表观分布容积小,因此在蛋白结合上能与其他药物(如水杨酸钠、吲哚美辛、青霉素、双香豆素等)发生竞争,使游离药物浓度上升而引起低血糖反应。消耗性患者血浆蛋白水平低,而黄疸患者血浆胆红素水平高,可竞争血浆蛋白结合部位,更易发生低血糖。乙醇抑制糖异生和肝葡萄糖输出,故患者饮酒会导致低血糖。肝药酶诱导剂利福平可加速磺酰脲类药物在肝脏的代谢。另一方面,氯丙嗪、糖皮质激素、噻嗪类利尿药以及口服避孕药均可降低磺酰脲类的降血糖作用,须予注意。

格 列 吡 嗪

格列吡嗪(glipizide,美吡达)是第二代磺酰脲类降糖药,降糖作用为 D860 的 100 倍。口服后通过小肠吸收,30 分钟见效。达峰时间为 1～2 小时,$t_{1/2}$ 为 3～7 小时。维持降血糖长达 10 小时以上。药物在体内代谢成无活性物质。第一日排泄服用药量的 97%,三天内全部由肾脏排出体外。较少发生低血糖。长期服用应注意肝、肾损害。

格 列 齐 特

格列齐特(gliclazide,达美康)降糖作用温和,为 D860 的 10～20 倍,适用于老年糖尿病患者。可抑制血小板黏附与聚集,加速纤维蛋白溶解,消除微血栓,对糖尿病微血管病有防治作用。本药口服,在胃肠道迅速吸收,3～4 小时可达血浆峰值,血浆蛋白结合率为 92%,半衰期为 10～12 小时,口服后主要在肝脏代谢,10%～20% 自胃肠道排出,60%～70% 从肾脏排泄,肾功能不全者忌用。多数患者对格列齐特耐受性好,偶见头晕、恶心、腹痛与皮疹,剂量过大也可致低血糖反应。

（二）非磺酰脲类促胰岛素分泌剂

瑞 格 列 奈

瑞格列奈(repaglinide)与胰岛 B 细胞膜外依赖 ATP 的钾离子通道上的 36KD 蛋白特异性结合,使钾通道关闭,细胞膜去极化,钙通道开放,钙离子内流,促进胰岛素分泌。其作用快于磺酰脲类,故餐后降血糖作用较快(图 32-3)。为第一个在进餐时服用的葡萄糖调节药物。最大的优点是可以模仿胰岛素的生理性分泌,有效地控制餐后高血糖。因其对改善餐后高血糖有效,又被称为"餐时血糖调节剂"。

瑞格列奈经胃肠道快速吸收,导致血浆药物浓度迅速升高。服药后 1 小时内血浆药物浓度达峰值,血浆 $t_{1/2}$ 约 1 小时,血浆蛋白结合率大于 98%,其代谢产物未见有任何临床意义的降血糖作用,主要自胆汁排泄,很小部分(小于 8%)代谢产物自尿液排出。粪便中的原形药物少于 1%。临床用于饮食及体育锻炼不能有效控制血糖的 T2DM 患者。与二甲双胍合用对控制血糖有协同作用。

那 格 列 奈

那格列奈(nateglinide)为苯丙氨酸衍生物,对 B 细胞的作用更迅速,持续时间更短,对葡萄糖浓度更为敏感而易于见效。由于减少了总胰岛素释放,减弱餐后的葡萄糖波动,故诱发低血糖的危险更小。本药可单独用于经饮食、运动或二甲双胍不能有效控制血糖的 T2DM 患者。可与二甲双胍联合应用,但不能替代二甲双胍。那格列奈不适用于对磺酰脲类降糖药治疗不理想的 T2DM 患者。

（三）胰高血糖素样肽-1（GLP-1）激动剂和二肽基肽酶（DPP-4）抑制剂

胰高血糖素样肽-1（glucagons-like peptide 1，GLP-1）是一种肠促胰素,由肠道 L 细胞

Notes

(enteroendocrine L-cells of the intestine)分泌。GLP-1 由胰高血糖素原基因表达,此基因在胰岛 A 细胞的主要表达产物是胰高血糖素,而在肠黏膜 L 细胞表达的则为 GLP-1。GLP-1 的主要药理作用:①以葡萄糖依赖的方式作用于胰岛 B 细胞,促进胰岛素的合成和分泌;②GLP-1 与 GLP-1 受体结合刺激 B 细胞的增殖和分化,抑制凋亡,增加胰岛 B 细胞数量;③强烈抑制胰岛 A 细胞分泌胰高血糖素;④促进胰岛 D 细胞分泌生长抑素,而生长抑素又可作为旁分泌激素参与抑制胰高血糖素的分泌;⑤GLP-1 与 GLP-1 受体结合增加胰岛素的敏感性;⑥抑制食欲与摄食;⑦延缓胃内容物排空;⑧增加心率和血压,并对缺血心肌具有保护作用;⑨通过激活 CREB 和 Akt 通路阻止缺氧对神经细胞的损伤作用。

GLP-1 在体内可迅速被二肽基肽酶Ⅳ(dipeptidyl peptidase Ⅳ,DPP-Ⅳ)降解而失去生物活性,$t_{1/2}$ 短于 2 分钟,这一特征限制其临床应用。最近上市的长效 GLP-1 受体激动剂依克那肽及口服 DPP-Ⅳ 抑制剂磷酸西他列汀为 T2DM 的治疗提供了新的用药选择。

依 克 那 肽

依克那肽(exenatide)是新近研制成功并获准上市的一种长效 GLP-1 受体激动剂。它最初在赫拉毒蜥的唾液中被发现,与人的 GLP-1 同源性为 53%,$t_{1/2}$ 约 10 小时,主要生物学作用与 GLP-1 相同。本药于 2006 年由欧盟和 FDA 分别批准上市。依克那肽通过长效激动 GLP-1 受体,以依赖血糖增高的方式发挥其作用。临床研究证实,该药能在不引起低血糖和增加体重的基础上治疗 T2DM。目前应用依克那肽的适应证是采用二甲双胍、磺酰脲类制剂,或两种药物联合治疗达不到目标血糖水平的患者。

依克那肽是注射用药,每天给药两次(通常在早餐和晚餐之前)。该药最常见的副作用是胃肠反应如恶心、呕吐、腹泻等,一般为轻到中度,通常随继续用药而减轻。其禁忌证包括严重的胃肠道疾病和明显的肾功能不全。

磷酸西他列汀

磷酸西他列汀(sitagliptin phosphate)是 2006 年 10 月由 FDA 批准上市的一种二肽基肽酶Ⅳ(DPP-Ⅳ)抑制剂。它主要通过与 DPP-Ⅳ 活性部位的 205 位和 206 位谷氨酸形成盐桥,抑制 DPP-Ⅳ 的活性,进而保护内源性 GLP-1 免受 DPP-Ⅳ 的迅速降解,使血清 GLP-1 水平升高,导致葡萄糖刺激的胰岛素分泌增加,最终产生降血糖作用。研究发现,磷酸西他列汀耐受性良好,发生低血糖的危险低于格列吡嗪并且使体重减轻。由于磷酸西他列汀的作用完全依赖于内源性 GLP-1 的分泌,故不适用于 GLP-1 分泌有障碍者。

二、双　胍　类

双胍类(biguanides)药物主要包括二甲双胍(metformin)和苯乙双胍(phenformin,苯乙福明)。二甲双胍是山羊豆中提取的有效成分。1922 年,由爱尔兰的科学家 E. Werner 和 J. Bell 首次成功合成。1957 年用于临床。

【药理作用与机制】　双胍类药物主要药理作用是通过减少肝葡萄糖的输出和改善外周胰岛素抵抗而降低血糖。目前认为二甲双胍降血糖机制包括以下几个方面:①激活 PPAR-α,增加血浆中 GLP-1 水平,促进 GLP-1 受体的表达。②抑制肝脏糖异生。二甲双胍可以增加肝脏有机阳离子转运体 1(organic cation transporter 1,OCT1)的表达,促进自身向肝细胞内的转运,进入到肝细胞内的二甲双胍通过特异性抑制线粒体呼吸链复合物Ⅰ(mitochondrial respiratory chain complex 1),轻度抑制 ATP 的生成,促进 AMPK 的磷酸化,抑制糖异生相关蛋白的表达。此外,ATP 生成减少也可以抑制果糖-1,6-二磷酸酶的活性,抑制糖异生。③抑制脂肪生成,增加胰岛素敏感性。二甲双胍亦可以通过促进 AMPK 的磷酸化,诱导乙酰辅酶 A 羧化酶(acetyl-CoA

Notes

carboxylase,ACC)磷酸化而失活,抑制肝脏脂肪酸的生成,并促进线粒体脂肪酸的氧化,增加胰岛素的敏感性。④通过增加胰岛素受体表达和酪氨酸激酶的活性来增加胰岛素的敏感性(图 32-4)。

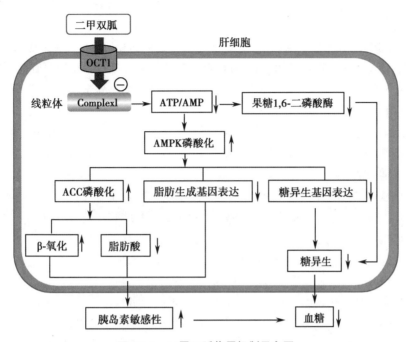

图 32-4　二甲双胍作用机制示意图

OCT 1:有机阳离子转运蛋白;AMPK:AMP 活化蛋白激酶;ACC:乙酰辅酶 A 羧化酶

【体内过程】　二甲双胍 $t_{1/2}$ 约 1.5 小时,作用时间短,大部分以原形从尿中排出。苯乙双胍 $t_{1/2}$ 约 3 小时,约 1/3 以原形从尿排出,作用维持 4 ~ 6 小时。

【临床应用】　二甲双胍能明显降低糖尿病患者的空腹血糖,对正常人血糖无明显影响,可有效降低体重,并防止和延缓糖耐量异常向糖尿病的进展。临床上,二甲双胍为 T2DM 患者控制高血糖的一线用药和联合用药中的基础用药。二甲双胍单独使用不导致低血糖,但与胰岛素或促胰岛素分泌剂联合使用时可增加低血糖发生的危险性。服药时从小剂量开始,逐渐加量是减少不良反应的有效方法。

【不良反应】　二甲双胍的主要副作用为胃肠道反应。苯乙双胍一方面抑制乳酸合成葡萄糖,另一方面又抑制乳酸氧化形成二氧化碳,导致乳酸堆积,最终导致乳酸酸中毒等严重不良反应,很多国家目前已停止应用。与苯乙双胍不同,虽然二甲双胍可以使体内乳酸变成葡萄糖的数量明显减少,但也可以增加乳酸的氧化,并使乳酸转变成二氧化碳离开体内,因此不会造成严重的乳酸酸中毒。双胍类药物禁用于肾功能不全患者(血肌酐水平男性>1.5mg/dL,女性>1.4mg/dL 或肾小球滤过率<60ml/min)。肝功能不全、严重感染、缺氧或接受大手术的患者,以及做造影检查使用碘化造影剂时,应暂时停用二甲双胍。

三、胰岛素增敏剂

胰岛素抵抗和胰岛 B 细胞功能缺陷是引起 T2DM 的主要病理生理基础,因而胰岛素增敏剂(insulin action enhancers)作为一类新型糖尿病治疗药,对糖尿病的治疗具有重要意义。此类药物包括噻唑烷二酮类化合物、β_3 肾上腺素受体激动剂、胰高血糖素受体阻断药、脂肪酸代谢干扰剂等。近来有关维 A 酸受体激动剂的开发,又为该类新药的研制提供了新的思路。

(一)噻唑烷二酮类化合物

噻唑烷二酮类化合物(thiazolidinediones,TZD)为一类具有 2,4-二酮噻唑烷结构的化合物,

Notes

包括罗格列酮（rosiglitazone）、吡格列酮（pioglitazone）、曲格列酮（troglitazone）、环格列酮（ciglitazone）、恩格列酮（englitazone）等。此类药物能改善胰岛 B 细胞功能,显著改善胰岛素抵抗及相关代谢紊乱,对 T2DM 及其心血管并发症均有明显疗效。

【药理作用与机制】　TZD 能增强靶组织对胰岛素的敏感性,减轻胰岛素抵抗。

【药理作用】

1. 改善胰岛素抵抗和降低高血糖　提高细胞对葡萄糖的利用而发挥降低血糖的作用,可明显降低空腹血糖及胰岛素和 C-肽水平,对餐后血糖和胰岛素亦有明显的降低作用;使 HbAlc 水平明显降低;与磺酰脲类或二甲双胍联合应用也可显著降低胰岛素抵抗,并改善胰岛 B 细胞功能,疗效较单用罗格列酮更为明显。

2. 改善脂肪代谢紊乱　吡格列酮3mg/kg 喂食肥胖的 Wistar 大鼠可增加极低密度脂蛋白和甘油三酯的清除,降低其水平。曲格列酮也可明显降低致密的小颗粒 LDL（LDL3）的含量,增强 LDL 对氧化修饰的抵抗能力。

3. 对 T2DM 血管并发症的防治作用　可抑制血小板聚集、炎症反应和内皮细胞的增生,抗动脉粥样硬化。还可延缓蛋白尿的发生,使肾小球的病理改变明显减轻。

4. 改善胰岛 B 细胞功能　罗格列酮可增加胰腺胰岛的面积、密度和胰岛中胰岛素含量而对胰岛素的分泌无影响。通过减少细胞死亡阻止胰岛 B 细胞的衰退。研究还发现,罗格列酮可降低高胰岛素血症和血浆游离脂肪酸水平。游离脂肪酸水平升高对胰腺有毒性作用,因此降低游离脂肪酸水平对 B 细胞功能也有保护作用。

【作用机制】　该类药物改善胰岛素抵抗及降糖的机制与竞争性激活过氧化物酶增殖体受体γ（peroxisomal proliferator activated receptorγ, PPARγ）,调节胰岛素反应性基因的转录有关。PPARγ 激活后通过下列途径改善胰岛素抵抗:①活化的 PPARγ 与几种核蛋白形成杂化二聚体复合物,导致脂肪细胞分化产生大量小脂肪细胞,增加了脂肪细胞总量,提高和改善胰岛素的敏感性。同时使脂肪组织上胰岛素介导的葡萄糖转运蛋白4（GLUT-4）的表达增加;②增强胰岛素信号传递。研究发现,PPARγ 可阻止或逆转高血糖对酪氨酸蛋白激酶的毒性作用,促进胰岛素受体底物-l 的磷酸化。罗格列酮尚可增加胰岛素受体数量;③降低脂肪细胞瘦素（leptin）、IL-6和肿瘤坏死因子-α（TNF-α）的表达,因 TNF-α 通过干扰胰岛素受体酪氨酸磷酸化和增加对抗丝氨酸磷酸化的作用,能引起对体内、外胰岛素的抵抗;④升高脂联素（adiponectin）水平,改善胰岛 B 细胞功能;⑤增加外周组织 GLUT1 及 GLUT4 等的转录和蛋白合成,增加基础葡萄糖的摄取和转运;⑥抑制血管内皮（细胞）生长因子（VEGF）介导的血管增生反应,降低血管并发症的发生。

【临床应用】　主要用于治疗胰岛素抵抗和 T2DM。

【不良反应】　该类药物常见的不良反应是体重增加和水肿,与胰岛素联合使用时表现更加明显。由于罗格列酮具有潜在的导致心血管事件、脑卒中、骨折等不良反应,目前在欧盟和美国已不再使用。在我国只有无法使用或使用其他降糖药不能达到有效控制血糖目标的情况下才考虑使用罗格列酮或其复方制剂,但对已有潜在心力衰竭危险,缺血性心脏病病史,骨质疏松等患者仍应禁用。其他不良反应包括嗜睡、肌肉和骨骼痛、头痛、消化道症状等。

吡 格 列 酮

吡格列酮（pioglitazone）能增强肝细胞、骨骼肌对胰岛素的敏感性,降低血浆胆固醇水平并改善脂蛋白比例。该药口服吸收较好,达峰时间为 1~3 小时,$t_{1/2}$为 3 小时。临床用于 T2DM,可使患者高血糖、高血胰岛素及血浆高甘油三酯状态得到明显改善,并显著提高患者对胰岛素的敏感性。本药耐受性较好,在对 4300 例 T2DM 患者的治疗中,未见有关肝毒性的报道。但易出现上呼吸道感染、头痛及肌痛。

Notes

(二) 其他胰岛素增敏剂

脂肪酸代谢干扰剂

目前认为脂肪酸是引起胰岛素抵抗的最主要非激素类物质之一。游离脂肪酸可抑制葡萄糖氧化、促进糖异生,并且可通过葡萄糖-脂肪酸循环抑制外周组织对葡萄糖的利用,促使血糖升高,加重胰岛素抵抗的程度。依托莫司(etomoxir)通过抑制肉碱脂酰转移酶 I 减少 T2DM 患者的脂肪酸氧化,增加葡萄糖的利用,降低血糖。此外,尚有一定程度的降血脂和抗酮血症作用。依托莫司对 T1DM 和 T2DM 均有较好的疗效。

四、α-葡萄糖苷酶抑制剂

食物中碳水化合物的主要成分为淀粉,在唾液、胰淀粉酶作用下生成寡糖。寡糖在 α-葡萄糖苷酶作用下生成单糖后被小肠吸收。α-葡萄糖苷酶抑制剂(α-glucosidase inhibitors)是通过与 α-葡萄糖苷酶相互竞争,从而抑制寡糖分解为单糖,减少小肠中糊精、淀粉和双糖的吸收,控制餐后血糖的升高,使血糖平稳且缓慢地维持在一定水平。α-葡萄糖苷酶抑制剂可使 HbA1c 下降 0.5% ~0.8%,不增加体重,并且有使体重下降的趋势。可与磺酰脲类、双胍类、噻唑烷二酮类或胰岛素合用。

阿 卡 波 糖

阿卡波糖(acarbose)于 1996 年上市。口服后很少被吸收,避免了吸收所致的不良反应。血浆蛋白结合率低,主要在肠道降解或以原形随粪便排泄,长期服用未见积蓄。口服剂量为每次 50mg,3 次/天。进餐时服用,一般最大剂量每日 300mg。对易发生夜间低血糖者更为有益,特别适用于老年糖尿病患者。阿卡波糖与磺酰脲类或双胍类降糖药物合用,可增强疗效,作用持久稳定,可适当减少其用量。主要不良反应为消化道症状。

米 格 列 醇

米格列醇(miglitol)于 1998 年上市。其结构与葡萄糖类似,对小肠上段 α-葡萄糖苷酶有强效抑制作用,减少碳水化合物在该肠段大量分解为葡萄糖,延缓碳水化合物的分解过程,从而避免进餐后血糖骤然升高。口服吸收迅速,在小肠基本完全吸收,随之降糖作用消失。主要用于出现餐后高血糖的 T2DM 患者,还可辅助治疗 T1DM 和某些继发糖尿病患者。

伏格列波糖

伏格列波糖(voglibose)的作用机制是:竞争抑制小肠黏膜异麦芽糖酶、糖苷酶、麦芽糖酶等,减少双糖向单糖分解,减少 D-葡萄糖形成,从而降低血糖,尤其是餐后高血糖。此外,还可预防糖尿病并发症的发生和发展。主要用于 T2DM 患者。不良反应主要为腹胀排气。伴有严重酮症、糖尿病昏迷或昏迷前、严重感染、手术前后或严重创伤以及对本药有过敏史的患者禁用。

五、胰淀粉样多肽类似物

醋酸普兰林肽

醋酸普兰林肽(pramlintide acetate)是胰淀粉样多肽(胰淀素,淀粉不溶素)的一种合成类似物,与内源性胰淀粉样多肽有着相同的生物学功能,也是至今为止继胰岛素之后第二个获准用于治疗 T1DM 的药物。普兰林肽与胰淀粉样多肽的氨基酸序列差异表现在前者第 25、28 和 29 位上由脯氨酸所替代,较好克服了天然胰淀粉样多肽不稳定、易水解、黏稠性大、易凝集的缺陷。

Notes

研究证实,普兰林肽可以延缓葡萄糖的吸收,抑制胰高血糖素的分泌,减少肝糖生成和释放,降低糖尿病患者体内血糖波动频率和波动幅度,改善总体血糖控制的作用。普兰林肽的绝对生物利用度为30%~40%,达峰时间约为20分钟,$t_{1/2}$约为50分钟。普兰林肽主要经肾脏代谢和排泄,其代谢产物为脱赖氨酸普兰林肽。主要用于T1DM和T2DM胰岛素治疗的辅助治疗,但不能替代胰岛素。

普兰林肽不可用于胰岛素治疗依从性差、自我监测血糖依从性差的患者。当开始应用普兰林肽后,为降低发生低血糖的危险,应增加监测血糖的次数,降低餐时胰岛素给药剂量。为减少胰岛素对其药动学的影响,两者最好不要放置在同一注射器或在同一注射部位给药。其他不良反应有:关节痛、咳嗽、头晕、疲劳、头痛及咽炎等。

六、醛糖还原酶抑制剂

醛糖还原酶(aldose reductase)是聚醇代谢通路中的关键限速酶,其活性升高将导致多种糖尿病并发症的发生。大量实验研究表明,醛糖还原酶抑制剂可有效改善机体聚醇代谢通路异常,从而达到预防和延缓糖尿病并发症的目的。代表药有依帕司他等。

依帕司他(epalrestat)口服依帕司他(20~50)mg/kg可以改善糖尿病患者尾部神经和坐骨神经的传导速率,并可抑制坐骨神经中神经纤维密度的下降。该药可以有效预防并改善糖尿病并发的末梢神经障碍和振动感觉异常等症状。大规模临床试验表明,5049例糖尿病并发的神经病变者服药3~12个月,神经功能改善率为36%,主观症状改善率为75%,不良反应发生率仅为2.5%。

推荐阅读文献

1. Viollet B, Guigas B, Sanz Garcia N, et al. Cellular and molecular mechanisms of metformin: an overview. *Clin Sci*. 2012;122(6):253-270

2. Suh JM, Jonker JW, Ahmadian M, et al. Endocrinization of FGF1 produces a neomorphic and potent insulin sensitizer. *Nature*. 2014;Sep 18;513(7518):436-439

3. Drucker DJ. Incretin action in the pancreas: potential promise, possible perils, and pathological pitfalls. *Diabetes*. 2013;Oct;62(10):3316-3323

（艾　静）

Notes

第三十三章 性激素类药与避孕药

性激素(sex hormones)是指性腺所分泌的激素,包括雌激素、孕激素和雄激素,属甾体化合物。临床应用的性激素人工合成品及其衍生物,大多数也属甾体化合物。性激素除用于治疗某些疾病外,目前主要用作避孕药。要理解性激素的生理和药理作用,必须清楚正常的生殖过程及其神经内分泌调控机制。

第一节 性激素对生殖过程的调控

生殖是一个复杂的生理过程,包括精子及卵子的形成及成熟、排卵、受精、着床及胚胎发育等多个环节,每个环节均有赖于下丘脑-垂体-性腺轴复杂而精细的神经内分泌调控。

一、性激素的分泌与调节

性激素的产生和分泌受到下丘脑和腺垂体的调节。下丘脑促性腺激素释放激素(gonadotropin releasing hormone,GnRH)神经元以脉冲形式分泌 GnRH,经下丘脑正中隆起的门脉系统运送到腺垂体,促使腺垂体以脉冲形式分泌促性腺激素,包括:促卵泡激素或又称卵泡刺激素(follicle stimulating hormone,FSH)和黄体生成素(luteinizing hormone,LH)。在女性,FSH 可刺激卵泡生长发育,并使 LH 受体增加,FSH 和 LH 的共同作用下会促使成熟的卵泡合成和分泌雌激素。在男性,FSH 促进睾丸精曲小管的成熟和精子的生成,对生精过程有启动作用;LH 则促进睾丸间质细胞生长,增加睾酮的分泌,故 LH 又被称为间质细胞刺激素(interstitial cell stimulating hormone,ICSH)。LH 与间质细胞膜上的 LH 受体结合后,经 G 蛋白介导,激活腺苷酸环化酶(AC),使细胞内环磷酸腺苷(cAMP)增加,进而激活蛋白激酶 A(PKA),促进睾酮合成酶系磷酸化,加速睾酮的合成,维持生精过程。

性激素对下丘脑、腺垂体的分泌功能具有正/负反馈调节作用,从而维持性激素水平的动态平衡和人体正常的生殖功能。这种反馈调节有三种途径,以女性为例:①长反馈:是雌激素对垂体和下丘脑的反馈,在排卵前期,血中雌激素水平较高,可直接通过下丘脑正反馈促进腺垂体分泌 LH,导致排卵,表现为正反馈调节;而在月经周期的分泌期(黄体期),血中雌、孕激素水平均较高,可减少 GnRH 释放及 LH、FSH 分泌,从而抑制排卵,表现为负反馈;②短反馈:是垂体分泌的促性腺激素(FSH、LH)对下丘脑的负反馈调节,在月经分泌期,血中 FSH、LH 的水平较高,可通过短反馈减少下丘脑 GnRH 的释放;③超短反馈:是腺体内自行的正反馈调节,雌激素可局部刺激成熟的卵泡,增加卵泡对促性腺激素的敏感性,促进雌激素合成;下丘脑分泌的 GnRH 也可作用于自身,促进 GnRH 的分泌(图 33-1)。

二、女性激素与性周期

卵巢是卵细胞形成和性激素分泌的重要器官。在幼年快速发育期,卵巢处于相对静止状态;青春期来临后,在 FSH 和 LH 的周期性作用下,卵巢发生周期性变化,合成并分泌雌激素和孕激素,促使月经周期的形成,月经周期持续 30~40 年;随后,卵巢老化衰退,对腺垂体分泌的促性腺激素的反应逐渐减弱至消失,月经周期也开始逐渐紊乱直至停止,此为围绝经期。

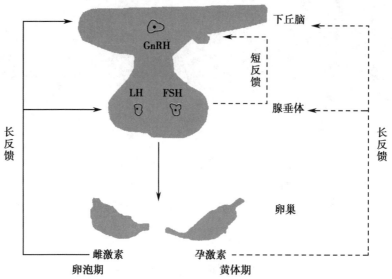

图 33-1 女性激素的分泌与调节(长反馈和短反馈)
——正反馈 -----负反馈
GnRH:促性腺激素释放激素;LH:黄体生成素;FSH:卵泡刺激素

每一个月经周期开始时,FSH 刺激卵泡逐渐增大,5~6 天后,其中一个卵泡快速发育,其颗粒细胞快速增殖,并在 LH 的作用下,加速合成雌激素。月经中期,雌激素分泌达到高峰,颗粒细胞开始分泌孕激素,从而正反馈刺激 LH 和 FSH 分泌峰值的出现,促进卵泡破裂而排卵。破裂的

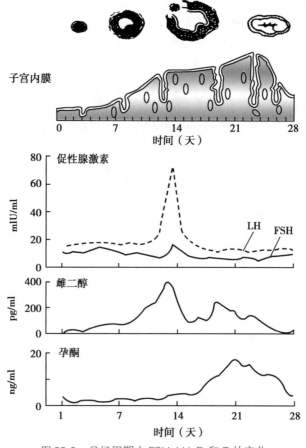

图 33-2 月经周期中 FSH、LH、E$_2$ 和 P 的变化
FSH:卵泡刺激素;LH:黄体生成素;E$_2$:雌二醇;P:孕酮

Notes

卵泡膜细胞和颗粒细胞增殖形成黄体,并继续产生雌激素和孕激素来维持月经周期。如果受孕,黄体将持续分泌以维持妊娠,胎盘开始合成雌激素,并释放到母体;如未受孕,黄体将逐渐退化形成白体,停止分泌激素。在卵泡期,子宫内膜逐渐增殖;在黄体期(分泌期),子宫内膜出现腺体结构;在月经期,子宫内膜逐渐脱落(图33-2)。

第二节　雌激素类药及雌激素受体调节剂

一、雌激素类药

卵巢和胎盘能合成雌激素,睾丸和肾上腺皮质也能够合成少量雌激素。人体内存在三种主要的内源性雌激素:雌二醇(estradiol,E_2)、雌酮(estrone,E_1)和雌三醇(estriol,E_3),其中雌二醇是由内分泌器官(女性为卵巢,男性为睾丸)分泌的主要天然雌激素,效应最强。雌酮、雌三醇及其他雌激素,多为雌二醇的肝脏代谢产物。

天然雌激素活性低,常用的雌激素类药物多是在雌二醇基础上人工合成的衍生物。如17位引入乙炔基,即为口服强效雌激素药——炔雌醇(ethinylestradiol,EE,乙炔雌二醇);3位引入环戊醚结构,即为口服长效雌激素药——炔雌醚(quinestrol,炔雌醇环戊醚)。合成的类固醇类雌激素药还有:替勃龙(tibolone,7-甲基异炔诺酮)、美雌醇、硫酸雌酮、马烯雌酮等。此外,还合成了非甾体类、结构简单的同型物,如己烯雌酚(diethylstilbestrol,又称为乙底酚(stilbestrol)。

【药理作用与机制】　雌激素受体(ER)可分为ER_α、ER_β和G蛋白偶联受体30(G-protein coupled receptor 30,GPR30)三种类型。ER_α和ER_β属于经典受体,是不同基因的产物。ER_α主要存在于女性生殖器官(子宫、阴道和卵巢),也存在于乳腺、下丘脑、内皮细胞和血管平滑肌;ER_β表达最多的组织是前列腺和卵巢。未被配体结合的ER在细胞核内以单体存在,雌激素与ER结合后再与特殊序列的核苷酸——雌激素反应元件(estrogen response elements,EREs)结合形成二聚体复合物,后者可招募辅激活因子,包括类固醇受体辅激活因子-1(steroid receptor coactivator-1,SRC-1)和其他蛋白,引起组蛋白乙酰化修饰,进而启动靶基因转录过程,合成mRNA及相关蛋白,发挥多种药理作用。GPR30可通过与雌激素类物质结合,快速激活细胞内的第二信使系统,如cAMP、Ca^{2+}、PI3K及ERK,继而启动一系列基因转录,发挥相应的药理作用。

1. 生殖系统

(1)子宫:雌激素可促使子宫肌层和内膜增殖变厚,其引起的内膜异常增殖可导致子宫出血;与孕激素共同形成月经周期;增加子宫平滑肌对缩宫素的敏感性;使子宫颈管腺体分泌黏液,有利于精子的穿透和存活。

(2)输卵管:雌激素可促进输卵管肌层发育和收缩,使管腔上皮细胞分泌增加和纤毛生长。

(3)阴道:雌激素可刺激阴道上皮增生,促进阴道黏膜增厚及成熟、浅表层细胞角化、细胞内糖原储存。在乳酸杆菌作用下,使阴道pH呈酸性,维持阴道的自净功能。

2. 发育　在女性,雌激素促使大、小阴唇色素沉着及脂肪沉积,使脂肪在体内呈女性分布,促进性器官的发育和成熟,维持女性第二性征。此外,小剂量雌激素能刺激乳腺导管及腺泡的生长发育,大剂量能抑制催乳素对乳腺的刺激作用,减少乳汁分泌。在男性,雌激素能拮抗雄激素,幼年时雌激素缺乏会延缓青春期发育,成年时则可抑制前列腺增生。

3. 排卵　小剂量雌激素特别是在孕激素配合下,会刺激促性腺激素分泌,促进排卵;雌激素可协同FSH促进卵泡的发育,诱导LH峰的出现而诱发排卵,但大剂量雌激素则通过负反馈机制,减少促性腺激素的释放而抑制排卵。

4. 心血管系统　雌激素增加一氧化氮和前列腺素合成,通过快速舒张血管,抑制血管平滑肌细胞的异常增殖和迁移,通过减轻心肌缺血-再灌注损伤、抗心律失常等来发挥心脏保护作用。

Notes

5. **神经系统** 雌激素促进神经细胞的生长、分化、存活与再生,促进神经胶质细胞的发育及突触形成;此外,雌激素还能促进乙酰胆碱(ACh)、多巴胺(DA)、5-羟色胺(5-HT)等神经递质的合成。

6. **对水盐代谢的影响** 雌激素激活肾素-血管紧张素系统,使醛固酮分泌增加,促进肾小管对水、钠的重吸收,故有轻度的水钠潴留和升高血压的作用。

7. **对骨代谢的影响** 在儿童增加骨骼的钙盐沉积,促进长骨骨骺愈合,在成人则能增加骨量;大剂量能升高血清三酯酰甘油、磷脂和高密度脂蛋白,降低血清胆固醇和低密度脂蛋白;减少胆汁酸分泌,降低女性结肠癌发病率;雌激素还可降低糖耐量。

8. **其他** 雌激素可增加凝血因子Ⅱ、Ⅶ、Ⅸ、Ⅹ的活性,促进血液凝固,还能增加纤溶活性;雌激素使真皮增厚,结缔组织内胶原分解减慢,使表皮增殖,保持弹性及改善血供;雌激素可以通过调节胎盘的11β-HSD2活性,维持胎儿的糖皮质激素平衡。

【**体内过程**】 雌二醇口服吸收后,在肝内迅速代谢成雌酮与雌三醇,故生物利用度低,需注射给药。这些代谢产物大部分形成葡萄糖醛酸酯或硫酸酯,随尿排出,部分通过胆汁排出,形成肝肠循环。血浆中的雌激素与性激素结合球蛋白(sex hormone-binding globulin,SHBG)或白蛋白结合,结合率在50%以上。雌二醇的透皮贴片可通过皮肤缓慢而稳定的吸收,无肝脏首过消除,其血药浓度比口服给药稳定。

人工合成的乙炔衍生物(炔雌醇、炔雌醚)吸收后贮存于体内脂肪组织,缓慢释出,不易在肝内代谢,故口服疗效高,维持时间长。酯类衍生物在注射局部吸收缓慢,作用时间长。己烯雌酚口服后在肝内代谢缓慢,故口服疗效好,维持时间亦长。大多数雌激素可通过皮肤和黏膜吸收,因此可以通过改变其剂型(如乳剂)而进行局部给药。

【**临床应用**】 主要用于围绝经期替代治疗和避孕。

1. **围绝经期综合征** 又称更年期综合征(menopausal syndrome,MPS),是指妇女绝经前后出现性激素波动或减少所致的一系列以自主神经系统功能紊乱为主,伴有神经心理症状的一组综合征。由于卵巢功能降低,雌激素分泌不足,垂体促性腺激素分泌增多,产生内分泌平衡失调的一系列症状,如面颈红热、恶心、失眠、情绪不安等。应用雌激素替代治疗可以抑制促性腺激素的分泌,减轻各种症状;雌激素抑制破骨细胞活性,减少骨的重吸收,对老年骨质疏松症有一定疗效,防止骨折的发生;局部给药可以治疗围绝经期妇女的老年阴道炎和女阴干枯症。

2. **卵巢功能不全** 用于卵巢功能不全引起的子宫、外生殖器及第二性征发育迟缓、闭经等。

3. **功能性子宫出血** 由于体内雌激素水平低,子宫内膜创面修复不良,引起阴道持续少量出血。雌激素能促进子宫内膜增生,修复出血创面而止血。也可适当配伍孕激素,调整月经周期。

4. **乳房胀痛及回乳** 部分妇女停止哺乳引起乳房胀痛。大剂量雌激素能干扰催乳素对乳腺的刺激作用,使乳汁分泌减少而退乳消痛。

5. **绝经后乳腺癌** 对于绝经后晚期乳腺癌不宜手术者,雌激素能缓解其症状。绝经后卵巢停止分泌雌二醇,而肾上腺分泌的雄烯二酮在周围组织可转化为雌酮,雌酮对乳腺的持续作用,可引起乳腺癌。大剂量雌激素可抑制腺垂体分泌促性腺激素,减少雌酮的产生。但绝经前患者禁用(可能促进肿瘤生长)(见第四十六章第三节)。

6. **前列腺癌** 大剂量雌激素可抑制垂体促性腺激素分泌,使睾丸萎缩及雄激素分泌减少,且雌激素能拮抗雄激素,故对前列腺癌有治疗作用(见第四十六章第三节)。

7. **心血管系统疾病** 流行病学研究发现,雌激素可降低绝经期妇女冠心病的再发风险。因此,应用小剂量雌激素可预防冠心病和心肌梗死等心血管病。

8. **痤疮** 青春期痤疮是由于过多的雄激素使皮脂腺分泌过剩,皮脂无法排除所致。雌激素能抑制雄激素分泌,并能拮抗雄激素。

Notes

9. **避孕**　与孕激素合用可避孕(见本章第五节)。

10. **神经保护**　小剂量雌激素可促进神经元突触的形成,对阿尔茨海默症有一定的治疗作用。

【不良反应及注意事项】

1. **消化道反应**　常见厌食、恶心、呕吐及头昏等。减少剂量或从小剂量开始逐渐增加剂量可减轻症状。

2. **子宫出血**　长期大量应用可使子宫内膜过度增生及子宫出血,故子宫内膜炎患者慎用。

3. **代谢改变**　可使水、钠潴留。长期大量应用可引起高血压、水肿并加重心力衰竭。

4. **诱发肿瘤**　绝经后雌激素替代疗法可明显增加子宫内膜癌的危险性,如同时辅用孕激素可减少其危险性。禁用于绝经后乳腺癌和前列腺癌以外的其他肿瘤患者。

5. **其他**　雌激素在肝脏灭活,肝功能不良者慎用。妊娠期避免使用雌激素,以免引起胎儿发育异常。此外,雌激素还可加重偏头痛和诱发忧郁症。

【药物相互作用】　广谱抗生素可引起肠道菌群失调而导致口服避孕药失效。

二、雌激素受体调节剂

雌激素受体调节剂通过选择性竞争阻断雌激素受体而发挥抗雌激素作用。目前临床应用的药物有克罗米酚、他莫昔芬和雷诺昔芬。这些药物结构与己烯雌酚相似,活性较天然雌激素弱,对子宫和乳腺的作用与雌激素受体阻断药相似,但对骨和脂代谢的作用类似于雌激素受体激动剂。

克 罗 米 酚

克罗米酚(clomiphene)与己烯雌酚的化学结构相似,为三苯乙烯衍生物。

【药理作用与机制】　克罗米酚有较弱的雌激素活性和中等程度的抗雌激素作用,能与雌激素受体结合而竞争性拮抗雌激素的作用。克罗米酚能促进人促性腺激素的释放,诱发排卵,这与其能在下丘脑水平竞争雌激素受体,阻断雌激素的负反馈作用有关。可发生排卵增多和多胎妊娠。

【临床应用】　用于功能性不孕症、功能性子宫出血、月经不调、晚期乳腺癌、长期应用避孕药后发生的闭经等。

【不良反应及注意事项】　大剂量长期应用可引起卵巢肥大,一般停药后能自行恢复。卵巢囊肿者禁用。

他 莫 昔 芬

他莫昔芬(tamoxifen TAM,三苯氧胺)是合成的第一代雌激素受体调节剂,为雌激素受体部分激动剂。有雌激素样作用,其作用强度为雌二醇的1/2,也有抗雌激素作用。多用于已绝经的晚期乳腺癌患者的姑息治疗,且能预防对侧乳腺癌发病。此外,他莫昔芬促进转化生长因子 β(TGFβ)生成,可用于治疗骨质疏松。不良反应有子宫内膜增生、红斑、静脉血栓等。(见第四十六章第三节)

雷 诺 昔 芬

雷诺昔芬(raloxifene)是选择性雌激素受体调节剂的第二代产品,对雌激素受体具有很强的亲和力,且有良好的组织选择性。雷诺昔芬(60mg/d)连续治疗 3 年,可使绝经后妇女的骨密度提高 1%～3%,发生脊柱骨折的风险下降 30%～50%,因此多用于治疗绝经后骨质疏松。该药能减少女性绝经后总胆固醇和低密度脂蛋白水平,但不造成子宫内膜增厚。不良反应主要是潮热、静脉栓塞等。

第三节　孕激素类药及抗孕激素类药

一、孕激素类药

天然孕激素主要是黄体酮(progesterone,孕酮),主要由黄体分泌,睾丸和肾上腺皮质也能少量的分泌。妊娠3~4个月后,黄体萎缩,随后由胎盘分泌,直至分娩。临床应用多为人工合成品,按化学结构可分为两类:①天然孕激素及其衍生物(17α-羟孕酮类):由黄体酮衍生而来,如甲羟孕酮(medroxyprogesterone acetate,安宫黄体酮,甲孕酮)、乙酸甲地孕酮(megestrol acetate)、氯地孕酮(chlormadinone)及长效的己酸羟孕酮(17α-hydroxyprogesterone caproate);②睾酮衍生物:结构与睾酮相似,19位甲基被H原子取代,如炔诺酮(norethisterone,norethindrone,norlutin)、双醋炔诺酮(ethynodiol diacetate)、炔诺孕酮(norgestrel,甲炔诺酮,18-甲炔诺酮)等。

【药理作用与机制】　黄体酮受体(progesterone receptor,PR)有两种:PR_A和PR_B,黄体酮与其受体结合后,受体磷酸化而募集辅激活因子,或直接与特异共激活蛋白及转录因子相互作用,引起蛋白构象改变而发挥效应。PR_B介导黄体酮的刺激反应,而PR_A则抑制其效应。

1. **生殖系统**

(1) 子宫:在雌激素作用的基础上,促进子宫内膜由增殖期转化为分泌期,有利于受精卵着床和胚胎发育;在妊娠期降低子宫对缩宫素的敏感性,抑制子宫收缩,使胎儿正常发育,有保胎作用;抑制子宫颈管腺体分泌黏液,减少精子进入子宫。

(2) 输卵管:抑制输卵管节律性收缩和纤毛生长。

(3) 阴道:加快阴道上皮细胞脱落。

2. **排卵**　大剂量能抑制腺垂体LH的分泌,抑制排卵,有避孕作用。

3. **乳房**　促进乳腺腺泡发育,为哺乳作准备。

4. **神经系统**　可通过下丘脑体温调节中枢,影响散热过程,使月经周期的黄体相基础体温轻度升高;黄体酮有中枢抑制和催眠作用;增加呼吸中枢对CO_2的通气反应,从而降低CO_2分压。

5. **代谢**　孕激素与醛固酮结构相似,可竞争性拮抗醛固酮,促进Na^+、Cl^-排出而利尿;促进蛋白分解,增加尿素氮的排泄;增加低密度脂蛋白水平,对高密度脂蛋白无或仅有轻微影响;孕激素是肝药酶诱导剂,可促进药物代谢。

【体内过程】　黄体酮口服后,经肠黏膜及肝脏代谢而失活,故黄体酮本身口服无效,需肌内注射或舌下给药。注射用黄体酮可与白蛋白结合,部分储存于脂肪组织,其代谢产物主要是孕二醇,多与葡萄糖醛酸结合,经肾排出。人工合成的高效炔诺酮、甲地孕酮等,在肝脏代谢较慢,可以口服。甲孕酮和甲地孕酮的微结晶混悬液和己酸孕酮的油溶液肌内注射,因局部吸收缓慢而发挥长效作用。

【临床应用】　主要用于激素替代治疗、化疗和避孕。

1. **黄体功能不足**

(1) 功能性子宫出血:由于黄体功能不足,引起子宫内膜不规则的成熟与脱落,导致子宫持续性出血。应用孕激素可使子宫内膜同步进入分泌期,停药后3~5天发生撤退性出血。

(2) 先兆流产与习惯性流产:对黄体功能不足所致的流产,可用大剂量孕激素治疗,但治疗效果不确切。

2. **痛经和子宫内膜异位症**　常采用雌、孕激素复合避孕药,抑制排卵和子宫痉挛性收缩,治疗痛经;采用长周期、大剂量孕激素,如炔诺酮片和乙酸甲地孕酮片,可使异位子宫内膜腺体萎缩退化,治疗子宫内膜异位症。

3. 化疗(见第四十六章第三节)

(1) 子宫内膜腺癌:大剂量孕激素可通过负反馈抑制下丘脑和腺垂体,诱导肝药酶促进雄激素降解,减少其转变为雌二醇,减少雌激素生成,使子宫内膜瘤体萎缩,部分患者病情缓解,症状改善。常用制剂为长效的己酸孕酮和甲地孕酮注射液。

(2) 前列腺肥大和前列腺癌:大剂量孕激素可负反馈抑制腺垂体分泌 ICSH,减少睾酮分泌,促使前列腺细胞萎缩退化。

4. 避孕　单独或与雌激素联合应用避孕(见本章第五节)。

5. 诊断子宫内膜反应性　对于闭经妇女给予黄体酮,可用于测试子宫内膜的反应性。

【不良反应及注意事项】　常见的不良反应有子宫出血、经量改变,甚至停经。用药过程中偶见恶心、呕吐及头痛等。有时可致乳房胀痛、腹胀。孕激素的不良反应有些与雄性激素活性有关,如性欲改变、多毛或脱发、痤疮。大剂量使用 19-去甲基睾酮类激素可致肝功能障碍,使女性胎儿男性化。大剂量黄体酮可引起胎儿生殖器畸形。

二、抗孕激素类药

抗孕激素类药可干扰孕酮的合成和代谢,包括:①孕酮受体阻断药:如孕三烯酮(gestrinone)、米非司酮(mifepristone);②3β-羟甾脱氢酶(3β-HSD)抑制剂:如曲洛司坦(trilostane)、环氧司坦(epostane)和阿扎斯丁(azastene)。

米 非 司 酮

米非司酮(mifepristone)为炔诺酮的衍生物,炔诺酮 17α 位上的乙炔基由丙炔基取代,提高了与孕激素受体的亲和力;11β 位连接二甲胺苯基增加了与受体结合的稳定性,其与孕激素受体和糖皮质激素受体均具有亲和作用,因而同时具有抗孕激素和抗糖皮质激素活性,还具有较弱的雄激素活性。

米非司酮口服后吸收迅速,与血浆黏蛋白(α 酸性糖蛋白即 AAG)结合,可阻止其被代谢,因此血浆 $t_{1/2}$ 长,可延长下一个月经周期。不宜持续给药。由于米非司酮可对抗黄体酮对子宫内膜的维持作用,因此具有抗着床作用,单用可作为房事后避孕的有效措施;米非司酮通过对抗孕酮对子宫肌的抑制作用,使子宫肌出现阵缩,具有抗早孕作用,可终止早期妊娠,可能出现的严重不良反应是阴道出血,但一般无须特殊处理。米非司酮还具有抑制排卵作用和引起中晚期引产。贫血、正在接受抗凝治疗和糖皮质激素治疗的女性患者不宜使用该药。

第四节　雄激素类药及抗雄激素类药

一、雄激素类药

天然雄激素(androgen)为睾酮(testosterone),主要由睾丸间质细胞分泌,卵巢和肾上腺皮质也可合成少量雄激素,胆固醇为其合成的原料。临床多用人工合成的睾酮衍生物,如甲睾酮(methyltestosterone)、丙酸睾酮(testosterone propionate)、美睾酮(mesterolone,甲二氢睾酮)、氟甲睾酮(fluoxymesterone)和苯乙酸睾酮(testosterone phenylacetate)等。

睾酮不仅有雄激素活性,还有促进蛋白质合成作用(同化作用)。某些人工合成的睾酮衍生物的雄激素活性明显减弱,但同化作用保留或增强,这些药物称为同化激素,如苯丙酸诺龙(nandrolone phenylpropionate,多乐宝灵,durabolin)、美雄酮(metandienone,去氢甲睾酮,大力补,dianabol)、司坦唑醇(stanozolol,康力龙)。这些同化激素可增强蛋白质合成,促进肌肉发育,但其临床疗效(如用于消耗性疾病)欠佳。

【体内过程】　睾酮口服易被肝脏代谢灭活,故口服无效,一般用其油剂肌内注射或植入皮下。睾酮的各种酯类化合物吸收缓慢,作用时间持久。甲睾酮不易被肝脏代谢,口服有效。

【药理作用与机制】　睾酮进入精囊、附睾、前列腺、肾脏、骨骼肌和皮肤等组织的靶细胞内,在 5α 还原酶的作用下,转化为一种活跃的代谢物质 5α-双氢睾酮,与睾酮一起作为雄激素,与雄激素受体结合,影响靶基因转录。此外,睾酮还可以在芳香酶作用下转化为雌二醇,与雌激素受体结合,发挥其生理或药理作用。

1. 生殖系统

(1) 促进男性生殖器官的发育和成熟,形成和维持男性第二性征,促进精子的生成及成熟。睾丸间质细胞在 LH 作用下合成和分泌睾酮,睾酮和 FSH 共同作用于生精细胞,使精子成熟并在附睾中保持活性。因此,精曲小管中精子的成熟有赖于 LH、FSH 和雄激素的协调作用。

(2) 大剂量负反馈抑制腺垂体分泌促性腺激素,可减少卵巢分泌雌激素,并有直接抗雌激素作用。

2. 同化作用　能明显促进蛋白质合成(同化作用),减少蛋白质分解(异化作用),减少尿素生成,使尿素排泄减少,造成正氮平衡,因而促进生长发育,使肌肉发达,体重增加。同时有水、钠、钙、磷潴留现象。

3. 提高骨髓造血机能　骨髓造血机能低下时,较大剂量的雄激素可直接刺激骨髓合成亚铁血红素,促进肾脏分泌促红细胞生成素,使红细胞生成增加。

4. 免疫增强作用　促进免疫球蛋白合成,增强机体免疫细胞功能,具有一定的抗感染能力;有糖皮质激素样抗炎作用,可通过上调抗炎因子(如 IL-10)、下调致炎因子(如 TNF)等的表达,发挥其抗炎作用。

5. 心血管系统调节作用　雄激素通过激活雄激素受体和偶联 K^+ 通道,对心血管系统有良好的调节作用,表现为:影响脂质代谢,降低胆固醇;抑制高胰岛素血症、高血糖和代谢综合征的发生;调节凝血和纤溶过程;舒张血管平滑肌细胞,降低血管张力。

【临床应用】

1. 男性雄激素替代疗法　无睾症(两侧睾丸先天或后天缺损)、类无睾症(睾丸机能不足)及男子性功能低下者,用睾酮或其酯类进行替代治疗。使用睾酮皮下植入制剂,可维持血浆睾酮达生理水平。

2. 妇科疾病

(1) 围绝经期综合征及功能性子宫出血:通过对抗雌激素作用,使子宫血管收缩,内膜萎缩,对围绝经期综合征更为合适。

(2) 晚期乳腺癌及卵巢癌:由于睾酮具有抗雌激素和抑制垂体分泌促性腺激素的作用,并能对抗催乳素对乳腺癌组织的刺激,因此对晚期乳腺癌和卵巢癌有缓解作用(见第四十六章第三节)。

3. 贫血　可使再生障碍性贫血患者的骨髓功能得到改善,特别是红细胞生成加速。起效缓慢,一般在用药 2~4 个月才起效,疗程为 5~8 个月。停药后病情复发,再次用药仍然有效。使用丙酸睾酮也可用于其他贫血的治疗。目前,重组红细胞生成素已基本替代了雄激素在治疗贫血方面的临床应用。

4. 虚弱　由于雄性激素的同化作用,各种消耗性疾病、骨质疏松、肌萎缩、生长延缓、长期卧床、损伤、放疗等,可用小剂量雄激素治疗,使患者食欲增加,加快体质恢复。雄激素可明显增加体育比赛成绩,特别是对女运动员,因此,在各种体育比赛中禁止使用。

5. 前列腺增生　降低前列腺内双氢睾酮水平,防止良性前列腺增生症发生,但对后者的治疗效果不显著。

6. 血管神经性水肿　雄激素通过刺激肝脏合成酯酶抑制因子,阻止血管神经性水肿的发作。

7. 避孕　雄激素单用或与其他药物合用发挥避孕作用(见本章第五节)。

Notes

【不良反应及注意事项】

1. 女性患者长期应用可引起男性化现象,如痤疮、多毛、声音变粗等。男性患者可发生性欲亢进,也可出现女性化现象,如乳房肿大,这是由于雄激素在性腺外组织转化为雌激素所致;长期用药后的负反馈作用使睾丸萎缩,抑制精子生成。

2. 甲基睾酮等17α位有烷基的睾酮类药物对肝脏有一定毒性,如发现黄疸应立即停药。孕妇和前列腺癌患者禁用。肾炎、肾病综合征、高血压及心力衰竭患者慎用。

二、抗雄激素类药

凡能对抗雄激素生理效应的药物均称为抗雄激素类药,包括雄激素合成抑制剂、5α-还原酶抑制剂和雄激素受体阻断剂。

环 丙 孕 酮

环丙孕酮(cyproterone,环甲氯地孕酮,色普龙)为17α-羟孕酮类化合物,具有较强的孕激素作用,可负反馈抑制下丘脑-垂体系统,使血浆 LH 和 FSH 水平降低,进而使睾酮分泌水平下降。环丙孕酮还可阻断雄激素受体,抑制内源性雄激素的作用,抑制男性严重性功能亢进。在前列腺癌治疗中,当其他药物无效或患者无法耐受时,可服用环丙孕酮。与雌激素合用治疗女性严重痤疮和特发性多毛症。然而,该药具有抑制性功能和性发育的作用,故禁用于未成年人。环丙孕酮2mg 与炔雌醇35μg 组成复方避孕片,即 Diane-35,不但避孕效果良好,而且使服药妇女的高密度脂蛋白胆固醇水平增加。研究发现,围绝经期女性雌激素减少,而雄激素增多,使用环丙孕酮抑制雄激素,可以显著降低心血管不良事件的发病率。因其影响肝功能、糖代谢、血象和肾上腺皮质功能,用药期间应严密观察。

第五节　避　孕　药

生殖过程存在多个环节,阻断其中任何一个环节均可达到避孕或终止妊娠的目的。计划生育是我国的一项基本国策,使用避孕药(contraceptives)是行之有效的避孕措施之一。避孕药是指阻碍受孕或防止妊娠的一类药物,现有的避孕药大多为女用药,男用药较少。女用避孕药主要为复方甾体激素制剂和具有杀精作用的外用避孕药。

一、甾体避孕药

70 年代初发现雌激素可能与血栓性疾病有关,且大量孕激素能降低高密度脂蛋白水平。为安全起见,甾体避孕药中的雌激素和孕激素含量均已显著减少,且对雌、孕激素的比例做了大量研究。目前临床应用的避孕药已含第二、第三代的孕激素(前文中未提及第二、第三代孕激素)。大多数避孕药的复合剂型中含有的雌激素为炔雌醇,少数制剂用美雌醇代替。复合型口服避孕药中有孕激素可为炔雌醇、左炔诺孕酮;在第 3 代避孕药中则增加了更加有效的去氧孕烯,它们的雄激素作用弱,对脂蛋白代谢的影响小,但引起血栓栓塞的风险大于第 2 代。

甾体避孕药主要分为四类:①睾酮衍生物:如炔诺酮、左炔诺孕酮、庚炔诺酮、孕二烯酮、去氧孕烯等;②孕酮衍生物:如甲地孕酮、甲羟孕酮、氯地孕酮和环丙孕酮等;③螺旋内酯类:如曲螺酮;④雌激素衍生物:如炔雌醇、戊酸炔雌醇等。其优点是:①高度有效;②使用方便;③停药后可迅速恢复生育能力;④月经正常,并对月经周期有调节作用;⑤降低卵巢癌、子宫内膜癌、乳腺癌的发病率。

【药理作用与机制】　甾体避孕药主要通过两种方式发挥作用:一是通过中枢抑制作用,干扰下丘脑-垂体-卵巢轴,抑制排卵;二是通过对生殖器官的直接作用,抗着床、抗受精。

1. **抑制排卵**　甾体避孕药对排卵有显著的抑制效应,用药期间避孕效果达90%以上。其原理为外源性雌激素和孕激素通过负反馈作用,抑制下丘脑 GnRH 的分泌,或降低腺垂体对 GnRH 的反应,使 FSH 分泌减少,从而抑制卵泡成熟和排卵。但停药后可很快恢复排卵功能。

2. **抗着床作用**　该类药物含大量的雌激素和孕激素,协同作用可以干扰子宫内膜正常发育,不利于受精卵着床。

3. **影响受精**　使宫颈黏液黏稠度增加,不利于精子运行,从而影响卵子受精。

4. **其他**　甾体避孕药可影响子宫和输卵管平滑肌的正常活动,使受精卵不能及时地被输送至子宫内。还可抑制黄体内甾体激素的生物合成等。

本类药物应用不受月经周期的限制,排卵前、排卵期及排卵后服用,均可影响受孕过程。

【临床应用】　现用甾体避孕药可分为口服剂、注射剂及缓释剂三类,各制剂的成分见表33-1所示。

表 33-1　常用甾体避孕制剂的组成成分

制剂名称	组　成			
	孕激素	雌激素	剂型	途径
短效口服避孕药				
复方炔诺酮片(口服避孕药片Ⅰ号)	炔诺酮 0.625mg	炔雌醇 35μg	薄膜片	口服
复方甲地孕酮片(口服避孕药片Ⅱ号)	甲地孕酮 1mg	炔雌醇 35μg	片	口服
复方炔诺孕酮甲片	炔诺孕酮 0.3mg	炔雌醇 30μg	片	口服
复方左炔诺孕酮片	左炔诺孕酮 0.15mg	炔雌醇 30μg	片	口服
去氧孕烯炔雌醇片	去氧孕烯 0.15mg	炔雌醇 30μg	片	口服
复方孕二烯酮片	孕二烯酮 0.075mg	炔雌醇 30μg	片	口服
去氧孕烯炔雌醇片	地索高诺酮 0.15mg	炔雌醇 20μg	片	口服
屈螺酮炔雌醇片	屈螺酮 3mg	炔雌醇 30μg	片	口服
炔雌醇环丙孕酮片	醋酸环丙孕酮 2mg	炔雌醇 35μg	片	口服
长效口服避孕药				
复方炔诺孕酮乙片(长效避孕片)	炔诺孕酮 12mg	炔雌醚 3mg	片	口服
复方氯地孕酮片	氯地孕酮 12mg	炔雌醚 3mg	片	口服
复方次甲氯地孕酮片	16-次甲氯地孕酮 12mg	炔雌醚 3mg	片	口服
探亲避孕药				
甲地孕酮片(探亲 1 号)	甲地孕酮 2mg		片	口服
炔诺酮片(探亲避孕片)	炔诺酮 5mg		片	口服
双炔失碳酯(53 号避孕片)	双炔失碳酯 7.5mg		片	口服
长效针				
醋酸甲羟孕酮避孕针	甲羟孕酮 150mg		针	肌注
庚炔诺酮注射液	庚炔诺酮 200mg		针	肌注
复方己酸孕酮	己酸羟孕酮 250mg	戊酸雌二醇 2mg	针(油剂)	肌注
复方甲地孕酮避孕针	甲地孕酮 25mg	17β-雌二醇 5mg	针(混悬剂)	肌注
复方庚炔诺酮避孕针	庚炔诺酮 50mg	戊酸雌二醇 5mg	针	肌注
复方甲羟孕酮避孕针	醋酸甲羟孕酮 25mg	环戊丙酸雌二醇 5mg	针	肌注

Notes

1. 口服制剂

（1）短效避孕药：短效口服避孕药分为单相片、双相片和三相片，主要成分均为雌激素和孕激素，以 28 天为一个完整周期进行服用。我国市面上的短效口服避孕药以单相片为主，包括屈螺酮炔雌醇片、去氧孕烯炔雌醇片和炔雌醇环丙孕酮片等。服用后形成人工月经周期，阻止孕卵着床。从月经周期第 5 天开始，每晚服 1 片，连续 22 天，不能间断，停药后 2～4 天即发生撤退性出血。下次服药仍从月经周期第 5 天开始。如停药 7 天仍无月经来潮者，则应立即开始服用下一周期的药物。偶尔漏服时，应在 24 天内补服 1 片。短效避孕药避孕效果好，避孕成功率达 99.5%。

（2）长效避孕药：一种以长效雌激素炔雌醚为主，配伍各种孕激素的口服避孕药，国内常用的有复方炔诺孕酮乙片、复方氯地孕酮片和复方次甲基氯地孕酮片。其原理为大剂量雌激素抑制排卵，孕激素可以使增生期的子宫内膜转变为分泌期，起到周期性撤退性出血的作用。每月只服一次，避孕成功率达 98%。该类药副作用大，临床应用极少。长期摄入大剂量雌激素有致癌作用，要定期进行体检，观察身体状况。患有糖尿病、血栓性静脉炎或血栓栓塞性疾病、心脑血管疾病、高血压、肝硬化、肝功能损伤、子宫肌瘤、乳房有肿块者、癌症或癌前期变化、肾炎、肺结核、甲亢等的患者不宜服用。由于一次摄入激素量较大，会影响月经周期、乳汁分泌等，因此在使用时要注意选择用药对象。

（3）探亲避孕药：也称抗着床避孕药，分为孕激素类制剂、雌孕激素复合制剂和非孕激素制剂。前两种探亲片不论月经周期时间，于探亲前一日或当日中午服用 1 片，以后每晚服 1 片，至少连服 10～14 天。优点是服法较灵活，不受月经周期限制，可在探亲期间临时服用，避孕效果良好，成功率在 99.5%～99.9%，但其避孕效果低于短效口服避孕药，不能作为常规使用。探亲避孕药临床应用以双炔失碳酯多见，其他应用已极少。

2. 长效注射剂

（1）单纯孕激素长效注射剂：将甲羟孕酮（150mg）做成微晶水混悬液，首次在月经周期第 5 天注射，每 3 个月注射 1 次。将庚炔诺酮（200mg）做成油剂注射应用，首次在月经周期第 5 天注射，每 2 个月注射 1 次，避孕有效率高达 99.7%。目前国内供应有单纯孕激素类和雌、孕激素复合制剂。单纯孕激素类易并发月经紊乱，而雌、孕激素混用月经紊乱较少。

（2）复方甾体长效注射剂：复方甲地孕酮注射液（甲地孕酮 25mg、环戊丙酸雌二醇 5mg）为微晶水混悬液，复方己酸孕酮注射液（己酸孕酮 250mg、戊酸雌二醇 5mg）为油剂。首次在月经周期第 5 日注射，第 7 日注射第 2 次，以后每个月在月经周期第 10～12 天注射 1 次。按期给药不能间断。

3. 缓释剂　将孕激素（黄体酮、甲孕酮、甲地孕酮、炔诺孕酮和三烯高诺酮等）放在以聚二甲基硅氧烷或其他类型硅橡胶为材料制成的胶囊、阴道环、宫内避孕器内，分别植入皮下，或置入阴道和宫腔内，使甾体激素以相对恒定的速度缓慢释出，从而达到长效避孕作用。如一种含有黄体酮的宫内避孕器一次放环避孕效果可保持 1～2 年，每日释放量虽微，但生物利用度高，不良反应较少。其应用渐多，为长效、可逆、高效的避孕方法。

4. 多相制剂　为了模拟正常性周期雌/孕激素的分泌规律，使服用者的性激素水平近似正常月经周期，减少经期出血的发生率，近年来出现炔诺酮双相片、三相片和炔诺孕酮三相片。在这些剂型中，雌激素含量相对固定，孕激素总含量减少，并按 2～3 个时相递增用药。

炔诺酮双相片　第一相片含炔诺酮 0.5mg 和炔雌醇 0.035mg，在开始 10 天每日一片；第二相片含炔诺酮 1mg 和炔雌醇 0.035mg，后 11 天每日一片，可以减少突破性出血的发生。

炔诺酮三相片　开始 7 日每日一片，含炔诺酮 0.5mg，中期 7 天和最后 7 天相应含 0.75mg和 1mg，而炔雌醇均含 0.035mg，其效果较双相片更佳。

炔诺孕酮三相片　开始 6 天每日一片，含炔诺孕酮 0.05mg 和炔雌醇 0.03mg，中期 5 天每片相应含药 0.075mg 和 0.04mg,后 10 天每片相应含药 0.125mg 和 0.03mg。炔诺孕酮三相片更符合人体内源性激素变化规律,故临床效果更好。

【不良反应及注意事项】   该药的不良反应与避孕药中雌、孕激素的剂型、类型、比例及用药途径等有关。

1. 类早孕反应   多发生在服药初期,由雌激素引起。常见的症状有头晕、恶心、乏力、困倦、食欲缺乏、乳房胀痛等,坚持用药 2~3 个月后逐渐减轻或消失。

2. 阴道出血   少数妇女在用药期间可发生突破性出血、闭经等。

3. 乳汁减少   少数哺乳期妇女用药可使乳汁分泌减少。

4. 月经紊乱   发生停经或月经减少,绝大多数停经或者月经减少者,在停药后可自行恢复。若停药后月经仍不来潮,应在停药的第 7 天开始服下一个周期避孕药,以免影响避孕效果。连续发生两个月仍不来潮,应考虑调换避孕药种类。

5. 凝血功能异常   该类药因可增加血液内某些凝血因子而易发生血栓性静脉炎、肺栓塞等,应予以注意。

6. 肝损伤   避孕药能增加肝脏腺瘤的发生率,且呈时间依赖性,停药后可以恢复。

7. 体重增加   较长时间服用短效口服避孕药,少数妇女体重增加,与该药中孕激素促进体内合成代谢和雌激素促进水钠潴留有关。

8. 色素沉着   少数妇女颜面部皮肤可出现淡褐色色素沉着,停药后多可自行恢复。

【禁忌证及注意事项】   急慢性肝炎、肾炎、乳房肿块的患者禁用。充血性心力衰竭、糖尿病需用胰岛素患者、高血压、子宫肌瘤患者慎用。

【药物相互作用】   同时服用利福平、苯巴比妥、苯妥英钠、眠尔通、氯氮䓬等肝药酶诱导剂,可加速甾体避孕药在肝内的代谢,从而降低其避孕效果,甚至导致突破性出血。

二、外用避孕药

目前常用的外用避孕药多是一些具有较强杀精作用的药物,可制成胶浆、片剂或栓剂等。将此类药物放入阴道后,药物可自行溶解而散布在子宫颈表面和阴道壁,发挥杀精作用,从而达到避孕目的。这种避孕方法的副作用小,很少有全身反应。

常用的杀精子剂有壬苯醇醚[nonoxynol-9(10)(NP9)]、辛苯醇醚(octoxynol-9)及苯醇醚(menfogel)等。苯醇醚有较强的杀精作用,毒性小,又不杀伤阴道杆菌。将苯醇醚用聚乙烯醇(PVA)作赋形剂制成半透明药膜,此种药膜进入阴道后迅速溶解,释放出苯醇醚,从而发挥杀精作用。药膜溶解后呈黏稠性状,又可阻碍精子运动,避孕效果良好,副作用小。

棉酚从阴道给药也具有较强的杀精作用。

三、男用避孕药

目前,世界上还没有一个成熟的男用避孕药可供广泛应用,下面介绍国内外研究较多的几种男用避孕药。

棉   酚

棉酚(gossypol)是从棉花的根、茎、种子中提取的一种黄色酚类物质。临床应用的制剂有乙酸棉酚、普通棉酚、甲酸棉酚等。

动物实验证明,棉酚作用部位在睾丸精曲小管的生精上皮细胞。用药 4~5 周后,大部分精曲小管萎缩,生精上皮细胞几乎消失,管中可见大量脱落细胞和死精子。故棉酚是通过抑制精子生成而达到抗生育的作用。停药后精子生成可逐渐恢复。不良反应有胃肠道刺激症状、心悸、肝功能改变等。少数服药者发生低血钾、无力等症状。

Notes

环丙氯地孕酮

环丙氯地孕酮(cyproterone acetate,1,2-环次甲基氯地孕酮)是一种强效孕激素,为抗雄激素药物,可在雄激素的靶器官竞争性对抗雄激素的作用。大剂量时可抑制促性腺激素分泌,减少睾丸内雄激素结合蛋白的产生,抑制精子生成,干扰精子的成熟过程。

雄　激　素

国际多中心合作研究证实,每周肌内注射200mg庚酸睾酮 testosterone enanthate,可造成无精子和严重少精子($<30×10^6/ml$),是有效、可重复使用的男用避孕方法。但研究表明,庚酸睾酮反复应用,可引起血脂和血脂蛋白的改变,使高密度脂蛋白胆固醇降低,而低密度脂蛋白胆固醇升高。

孕激素-雄激素复合剂

孕激素和雄激素在较大剂量时,可反馈性抑制腺垂体促性腺激素的分泌,从而抑制精子的发生。将两者合用,制成孕激素-雄激素复合剂,有协同作用,可减少各药剂量,从而减少副作用。雄激素可补充体内睾酮的不足,用以维持正常性功能。目前这种类型的男用避孕药正处于研究阶段。

GnRH 类似物-雄激素合剂

GnRH类似物包括GnRH激动剂和拮抗剂,均可抑制下丘脑-垂体-性腺轴,从而达到避孕目的。目前正通过受体结合分析法来筛选更廉价和可以口服的长效促性腺激素释放激素拮抗剂(GnRH-At),并与长效十一酸睾酮或睾酮环丁脂合用,有望成为最有前途的高效、安全、可重复使用的男用避孕方法。

推荐阅读文献

1. 杨俊卿,凌保东主编. 药理学. 北京:科技出版社,2013
2. 《药理学》五年制第八版规划教材. 杨宝峰主编,人民卫生出版社,2013
3. 《妇产科学》八年制第二版规划教材. 丰有吉主编,人民卫生出版社,2010
4. Sugiyama N,Barros RP,Warner M,et al. ERβ:recent understanding of estrogen signaling. *Trends in Endocrinology and Metabolism*,2010:21(9):542-552
5. Prossnitz ER,Barton M. The G-protein-coupled estrogen receptor GPER in health and disease. *Nature Reviews Endocrinology*,2011:7(12):715-726

（汪　晖）

Notes

第三十四章　治疗肌骨骼系统疾病药

　　肌骨骼系统(musculoskeletal system)包括骨骼肌、肌腱/韧带、骨骼、关节软骨以及包绕关节的滑膜组织。除骨折、软组织创伤以外，肌骨骼系统常见的慢性疾病主要包括骨质疏松症、骨关节炎、类风湿关节炎、痛风性关节炎等。该类疾病往往起病缓慢、病程较长，待出现典型临床症状时，常已到疾病中后期。肌骨骼系统慢性疾病最常见的症状为疼痛，主要由局部炎症因子刺激所致，故非甾体类抗炎镇痛药常作为该系统疾病的首选药物。由于骨、关节组织大多代谢不活跃，且关节软骨缺乏血供，一般药物难以到达靶组织，因此，理想的治疗肌骨骼系统慢性疾病的药物最好具有组织特异性。

　　本章主要介绍治疗骨关节炎、骨质疏松症、类风湿关节炎及痛风性关节炎的常用药物。

第一节　治疗骨关节炎药物

　　骨关节炎(osteoarthritis)是一种以局灶性关节软骨退行性变、骨丢失、关节边缘骨赘形成及关节畸形和软骨下骨质致密(硬化)为特征的慢性关节疾病。随着老龄化社会的来临、人类平均寿命的延长，骨关节炎的发病率也逐渐升高。骨关节炎的主要症状为关节疼痛，常发生于晨间，活动后疼痛反而减轻，但如活动过多，疼痛又可加重；疾病晚期持续重度疼痛，合并关节畸形及活动障碍，严重影响生活质量。

　　治疗骨关节炎的目的是改善症状，缓解疼痛，延迟并阻止病变进展。根据不同的作用机制，骨关节炎的治疗药物主要分为基质补充药物和缓解症状药物。基质补充药物包括：①氨基葡萄糖类：如硫酸氨基葡萄糖、盐酸氨基葡萄糖等；②滑液补充剂：如透明质酸。缓解症状药物包括：①非甾体抗炎镇痛药：如布洛芬、塞来昔布等；②免疫抑制剂：如双醋瑞因等；③糖皮质激素：如倍他米松、地塞米松等。

一、基质补充药物

　　关节软骨由细胞外基质和软骨细胞构成。骨关节炎时，软骨细胞的合成与分解代谢失衡，可导致细胞外基质成分的进行性丢失和软骨细胞结构及功能的破坏。基质补充剂主要通过促进软骨基质合成，维持软骨基质合成与分解平衡，保护关节软骨，从而治疗骨关节炎。常用的基质补充剂有：氨基葡萄糖类(包括硫酸氨基葡萄糖、盐酸氨基葡萄糖等)和透明质酸。

氨基葡萄糖类

　　【药理作用与机制】　硫酸氨基葡萄糖(D-glucosamine sulfate)是关节软骨基质糖胺聚糖和关节滑液中透明质酸的正常结构成分，它选择性地作用于骨关节，可以刺激软骨细胞合成生理性的聚氨基葡萄糖和蛋白聚糖，并促进滑膜细胞合成透明质酸，从而阻断骨关节炎的病理过程。此外，本药具有轻度的抗炎作用，可以抑制损伤软骨的酶，如胶原酶和磷脂酶 A_2。但与非甾体抗炎药不同，硫酸氨基葡萄糖不抑制前列腺素的合成。

　　【体内过程】　硫酸氨基葡萄糖口服后90%被吸收，服药后1~8小时，在肝、肾、胃壁、小肠、脑、骨骼、肌肉和关节软骨可测出浓度依次递增的硫酸氨基葡萄糖，24小时后该成分下降。本药血浆蛋白结合率低于10%。口服后4小时血药浓度达峰值。$t_{1/2}$为18小时。氨基葡萄糖经肝脏代谢为较小的分子,最终生成二氧化碳、水和尿素。口服量的10%从尿排泄,11%从粪便排泄,其余大部分以二氧化碳形式从呼气排出。

【临床应用】 用于预防和治疗各种类型的骨关节炎,包括膝关节、髋关节、脊柱、肩、手、手腕和踝关节等部位。本药可与甾体或非甾体抗炎药同时使用。

【不良反应及注意事项】 极少数病例有轻微而短暂的胃肠道不适,如恶心和便秘。偶见轻度嗜睡。

【药物相互作用】 口服本药可以增加四环素类药物在胃肠道的吸收,减少口服青霉素或氯霉素的吸收。

透 明 质 酸

【药理作用与机制】 透明质酸(hyaluronan)为关节滑液的主要成分,是软骨基质的成分之一。透明质酸在关节中以三种形式存在并发挥作用:①与蛋白结合成玻璃酸蛋白复合物,游离于关节液中;②与糖蛋白结合并附于关节软骨与滑膜表面;③与蛋白多糖结合构成蛋白多糖聚体,组成软骨基质。

透明质酸治疗骨关节炎的主要作用机制为:①止痛作用:透明质酸能包裹并保护组织中的疼痛受体,抑制滑膜及滑膜下的痛觉感受器与感觉纤维的兴奋性;②润滑及缓冲作用:减少关节软骨的摩擦,同时发挥弹性作用,缓冲应力对关节软骨的作用;③抗炎作用:透明质酸与其受体结合后,可减少炎性细胞的数量,抑制白细胞介素1(IL-1)、前列腺素 E_2(PGE_2)以及基质金属蛋白酶的合成与释放,从而起到抗炎的作用;④促进基质合成作用:关节腔注射透明质酸可以在补充外源性透明质酸的同时,刺激内源性透明质酸的分泌。除改善病理性关节滑液的性状外,透明质酸还可作为底物参与蛋白多糖聚体和胶原的合成,以促进软骨基质再生。

【体内过程】 透明质酸注入关节腔内24小时,即进入滑膜、软骨表面和相邻的部分肌肉组织以及肌间空隙,在滑液、半月板及软骨表面达到峰浓度。给药72小时,在关节腔内残留量约为投药量的10%,此时血药浓度达峰值,并且在肝、脾和肾脏中均有分布,在组织中浓度是血浆浓度的2~6倍。给药9天后,可发现极少量的代谢产物从尿中排出,绝大多数代谢为二氧化碳。无论是单次给药还是多次给药,透明质酸在体内的清除速率是相同的。

【临床应用】 用于治疗轻、中度的膝关节炎。

【不良反应及注意事项】
1. 休克 可能会出现休克症状。故应注意观察,若出现异常,应立即停药并给予适当处置。
2. 过敏反应 如荨麻疹,颜面部(包括眼睑)发红、瘙痒及水肿。
3. 局部疼痛 经关节腔给药时可能出现一过性疼痛、肿胀、水肿、发红、热感、局部重压感。

【药物相互作用】 本药遇杀菌消毒剂氯化苯甲烃铵等季铵盐或氯己定时,可能会生成沉淀物,故应充分注意。

二、缓解症状药物

(一)非甾体抗炎药

非甾体抗炎药(non-steroidal anti-inflammatory drugs,NSAIDs)对于骨关节炎的疼痛和僵硬是一种常规用药。NSAIDs 主要是通过抑制环氧化酶(cyclooxygenase,COX)阻断花生四烯酸转化为前列腺素,改善和消除滑膜继发性炎性反应所引起的疼痛,从而发挥较好的抗炎和镇痛作用。COX-1 为结构型环氧化酶,主要存在于胃、肾等组织,产生基础前列腺素,参与机体正常生理过程和保护作用;COX-2 为诱导型环氧化酶,主要在巨噬细胞、软骨细胞和内皮细胞表达,其基础表达量极低,在炎症状态下表达量升高,并合成大量前列腺素,引起炎症反应。根据药物对 COX

Notes

不同亚型的作用,NSAIDs 可分为:①非选择性 COX 抑制剂,包括布洛芬、双氯芬酸、萘普生等;②选择性 COX-2 抑制剂,包括塞来昔布、罗非昔布和依托昔布等。NSAIDs 对轻、中度关节痛有效。中度至严重的骨关节炎患者,NSAIDs 治疗仍不能解除疼痛时,可考虑用曲马多或阿片类药物。

布 洛 芬

【药理作用与机制】　布洛芬(ibuprofen)为非选择性 COX 抑制剂。布洛芬通过抑制 COX-2,阻止花生四烯酸转化为前列腺素,减轻前列腺素(PGE_1、PGE_2、PGI_2)所致的局部组织充血、肿胀、发热等炎症反应。布洛芬通过抑制白细胞活动及溶酶体释放,从而降低局部周围神经对缓激肽等致痛物质的痛觉敏感性,起到镇痛作用。此外,布洛芬还对胃、肾等组织 COX-1 有抑制作用,用药后可出现胃酸分泌增多、胃黏液分泌减少、胃食管张力降低、肾血管流量减少等反应。

【体内过程】　布洛芬口服后 90% 被吸收。服用单剂量布洛芬后,血药浓度约 90 分钟达峰值,5 小时后关节液中药物浓度与血药浓度相等,以后则高于血药浓度,并可维持 12 小时,$t_{1/2}$ 为 1.8~2.0 小时。布洛芬主要经肝脏代谢,代谢产物为葡萄糖醛酸,24 小时后大部分经肾排出体外,其中 1% 为原形物,小部分随粪便排出体外。

【临床应用】

1. 用于轻度至中度偏头痛发作期的治疗,以及偏头痛的预防性治疗。

2. 用于类风湿关节炎、强直性脊柱炎、骨关节炎等关节和肌肉病变的治疗。

【不良反应及注意事项】

1. **胃肠系统**　其发生率高达 30%,表现为腹部不适、严重的出血或诱发消化溃疡。主要原因为布洛芬对胃肠系统 COX-1 的非选择性抑制作用。

2. **中枢神经系统**　极为常见,但较轻,如头痛或头晕。

3. **呼吸系统**　能引起哮喘患者的支气管收缩,诱发支气管哮喘发作。

4. **过敏性反应**　不常见,多为短暂性荨麻疹、紫癜性或红斑性改变,常伴有瘙痒。

5. **血液系统**　布洛芬在体内、外均抑制血小板聚集,剂量低于 1g 时,血凝试验无明显变化;大剂量下可使出血时间延长,但不如阿司匹林。

6. **代谢系统**　布洛芬可使血浆中尿酸浓度升高,有时可达到病理学诊断水平。

【药物相互作用】

1. 饮酒或与其他非甾体类抗炎药同时使用,能增加胃肠道副作用,并有致溃疡的危险。

2. 长期与对乙酰氨基酚合用,可增加肾脏的毒副作用。

3. 与肝素、双香豆素等抗凝血药及血小板聚集抑制药合用,有增加出血的危险。

4. 与抗高血压药合用,影响降压效果。

塞 来 昔 布

【药理作用与机制】　塞来昔布(celecoxib)为选择性 COX-2 抑制剂,通过抑制 COX-2 活性,阻止炎性前列腺素类物质的产生,达到抗炎、镇痛及退热的作用。该药对 COX-1 作用极弱,治疗剂量下不影响胃部 COX-1 的正常生理活性,可大幅度减少口服 NSAIDs 所致的胃肠道不良反应。

【体内过程】　本药口服吸收迅速而完全,相对生物利用度约为 99%,口服后约 3 小时达血药峰浓度。药物吸收后广泛分布于全身各组织。稳态分布容积约为 400 L,血浆蛋白结合率约 97%。主要在肝脏经 CYP2C9 代谢,其代谢产物为醇、相应的羧基酸及其葡糖苷酸结合物,代谢产物对 COX-1、COX-2 无抑制活性。24 小时后代谢产物主要随粪便及尿液排泄,仅有低于 3% 的药物以原形从粪便或尿液中排泄。多次给药无蓄积作用。

【临床应用】

1. 用于骨性关节炎、成人类风湿关节炎、强直性脊柱炎等疾病的治疗。

Notes

2. 用于缓解原发性痛经,以及因损伤、疾病或手术所致的急性疼痛。

【不良反应及注意事项】

1. **心血管系统反应**　可使严重心血管血栓事件、心肌梗死、脑卒中的发生风险增加,甚至可能致死。此风险可能随用药时间的延长而增加,尤其是心血管疾病或存在心血管疾病危险因素者风险更大。还可引起高血压或加重高血压、体液潴留、水肿、充血性心力衰竭。

2. **胃肠道反应**　可使严重的胃肠道不良反应(如胃肠道出血、溃疡、穿孔)发生风险增加(但本药所致的危险较其他 NSAIDs 低),且可在用药期的任何时间发生,无警示症状,老年患者更易发生。长期用药还可增加以上不良反应的风险。此外,还可见腹痛、腹泻、消化不良、胃肠胀气、恶心等。

3. **肝肾毒性**　可出现肝功能异常,可致严重肝脏毒性,包括黄疸性及致命性急性重型肝炎、肝坏死、肝功能衰竭。可引起肾功能不全(血尿素氮升高),多见于老年患者、原有心肝肾疾病和同时服用多种药物的患者。长期使用可致肾乳头坏死,停药后通常可恢复至治疗前水平。

4. **呼吸系统反应**　可引起上呼吸道感染、咽炎、鼻炎、鼻窦炎、支气管炎、支气管痉挛、诱发哮喘发作等。

5. **中枢神经系统反应**　可引起头痛、头晕、失眠等。

6. **其他**　可致下肢水肿、低磷血症、贫血。

【药物相互作用】

1. 与氟康唑同服,可使本药血药浓度升高 2 倍。这与氟康唑抑制 CYP2C9 代谢活性有关。接受氟康唑治疗者应给予本药最低推荐量。

2. 与锂剂合用时,可使血浆锂浓度升高,锂中毒(如无力、震颤、烦渴、精神紊乱)的危险增加。

3. 与阿司匹林合用时,可增加胃肠道出血的危险。但使用本药时不能停用因防治心血管病所需服用的小剂量阿司匹林(一日 80 ~ 150mg)。

4. 与华法林或其同类药合用时,有增加出血的危险,需监测抗凝活性。有联用后因凝血酶原时间延长而导致出血的报道。

5. 与含铝和镁的抗酸药合用时,本药 C_{max} 降低 37%,AUC 减少 10%。

6. 与血管紧张素转换酶抑制药、袢利尿药、噻嗪类利尿药合用时,可使以上药物的降压及利尿作用减弱。

双 醋 瑞 因

【药理作用与机制】　双醋瑞因(diacerein)为 IL-1 的抑制剂。双醋瑞因及其代谢产物大黄酸可抑制细胞因子(如 IL-1、IL-6 和 TNF)所致的炎症反应和代谢异常,发挥抗炎、镇痛作用;同时刺激细胞因子 TGF-β 的生成,以促进软骨基质形成,促进软骨修复。

【体内过程】　双醋瑞因口服后,在进入体循环前经脱乙酰基作用生成活性代谢产物大黄酸。口服给药达峰时间约 2.4 小时,血浆蛋白结合率大于 99%,血浆 $t_{1/2}$ 约 4.2 小时。代谢产物大黄酸主要经肾脏排泄,小部分也经胆汁排泄。

【临床应用】　本药主要用于治疗骨关节炎。

【不良反应及注意事项】　主要为胃肠道反应。腹泻是应用本药治疗最常见的副作用(发生率约 7%),一般会在治疗后的最初几天内出现,多数情况下会随着继续治疗而自动消失。上腹疼痛发生率为 3% ~ 5%,恶心或呕吐则少于 1%。

【药物相互作用】

1. 本药不宜与止吐药(如多潘立酮)、增强胃肠动力药(如莫沙必利)及渗透性泻药(如乳果糖)合用。

Notes

2. 为提高本药生物利用度,应避免同时服用含有氢氧化铝或氢氧化镁的药物。

3. 抗生素等化学疗法会影响肠道菌群,因此服用本药后可能会增加服用抗生素等化疗药患者患小肠炎、结肠炎的风险。

(二)糖皮质激素类药物

糖皮质激素(glucocorticoids)经关节腔注射具有良好的抗炎和止痛效果。糖皮质激素与靶细胞内受体结合,通过干扰炎症因子的基因转录,影响细胞因子、炎症介质等合成酶的活性。但如应用不当,可抑制软骨细胞蛋白多糖合成,加速关节软骨退变,并可诱发糖尿病、痛风等多种疾病。因此,治疗骨关节炎时,全身应用激素应作为禁忌。常用的局部注射药物有倍他米松、地塞米松等。

第二节　治疗骨质疏松药物

骨质疏松症(osteoporosis)是一种以骨量减少、骨组织微细结构破坏、骨脆性增加和骨折危险性增加为特征的系统性和全身性骨骼疾病,多发于老年人和绝经后妇女。我国是世界上老年人口最多的国家,现有骨质疏松症患者约为 9000 万。

治疗骨质疏松症的药物按照作用机制可分为:①促进骨矿化药物:如钙剂和维生素 D_3;②促进骨形成药物:如氟化物、甲状旁腺激素、胰岛素样生长因子 1、他汀类药物等;③抑制骨吸收药物:如雌激素替代类药物、选择性雌激素受体调节剂、降钙素、双膦酸盐类等。

一、促进骨矿化药物

钙 剂

【药理作用与机制】 钙(calcium)为骨合成所必需。钙剂是治疗骨质疏松症有效性和安全性均较为肯定的药物之一。成年前和成年期补钙可提高骨密度,成年期后补钙可预防或减慢骨量丢失。钙剂的补充是骨质疏松治疗的最基本要素之一。

【体内过程】 钙剂口服吸收后,血浆中约45%钙与血浆蛋白结合,约80%自粪便排出,20%~30%自尿排出。

【临床应用】 用于妊娠、哺乳妇女、更年期妇女以及老年人等的钙补充剂,为防治骨质疏松症的基础用药。其单用效果不够理想,常与维生素 D_3 合用预防骨折的发生。

【不良反应及注意事项】 静脉注射可有全身发热,静注过快可产生心律失常甚至心跳停止、恶心、呕吐。可致高钙血症,早期可表现为便秘、倦睡、持续头痛、食欲缺乏、口中有金属味、异常口干等,晚期则表现为精神错乱、高血压、眼和皮肤对光敏感、恶心、呕吐、心律失常等。

【药物相互作用】

1. 与噻嗪类利尿药合用时,因增加肾小管对钙的重吸收而易发生高钙血症。

2. 与含钾药物合用时,易出现心律失常。

维生素 D_3

【药理作用与机制】 维生素 D_3(vitamin D_3)可以促进人体小肠上皮吸收钙和磷,加速钙、磷入血;促进钙盐沉着,直接刺激骨骼中的成骨细胞,促进成骨;也能促进骨骼中破骨细胞活性,促进骨吸收,使旧骨质中的骨盐溶解,而增加骨钙释放。维生素 D_3 缺乏将导致肠道对 Ca^{2+} 的吸收减少,血钙浓度下降。

【体内过程】 口服吸收迅速而完全,分布于肝和脂肪组织,$t_{1/2}$ 约 19~48 小时,在肾、肝分别代谢为活性骨化三醇。维生素 D_3 及其代谢产物主要经胆道排泄,少量经肾排出。

【临床应用】　主要用于妊娠、哺乳妇女、更年期妇女以及老年人等的钙补充剂,为防治骨质疏松症的基础用药。

【不良反应及注意事项】　长期服用可能引起维生素 D_3 中毒伴高钙血症。

【药物相互作用】

1. 苯巴比妥、苯妥英、扑米酮等可减弱本药的作用。
2. 硫糖铝、氢氧化铝可减少本药的吸收。
3. 大剂量钙剂、利尿药、洋地黄类药物与本药合用,可能发生高钙血症,应尽量避免。

二、促进骨形成药物

氟　化　物

【药理作用与机制】　氟化物(fluoride)通过促使成骨细胞的有丝分裂,使成骨细胞数量增多且功能增强。氟也有助于钙和磷形成羟基磷灰石。氟与钙、磷酸盐组成的羟基磷灰石有相当大的亲和力,在骨内沉积而促进骨形成。长期使用氟化物除了增加骨体积,还能增加其矿物密度。

【体内过程】　肾脏是氟排出体外的主要途径。在服用 24 小时后,被吸收入血的氟离子40% 经尿液排出,而在肾远曲小管和集合管中又以氢氟酸的形式被重吸收。

【临床应用】　氟化物为防治骨质疏松症的基础用药。治疗骨质疏松症时,需要联合应用钙和维生素 D 类药物;与其他骨吸收抑制剂联合服用有良好的效果。

【不良反应及注意事项】　主要不良反应为胃肠道副作用、周围关节痛。肾功能不良时血清氟化物易蓄积,故不适宜于老年患者。

甲状旁腺素

【药理作用与机制】　甲状旁腺素(parathyroid hormone)为刺激骨分解的骨代谢调节激素。它直接作用于骨和肾,靶细胞为成骨细胞及肾小管细胞,促进骨钙动员以及肾对钙的重吸收,通过促进 1-α 羟化酶使 25-OH-D_3 转化为活性 1,25-$(OH)_2$-D_3,间接起到加强肠钙吸收的功能。甲状旁腺素既刺激骨质吸收,又可促进成骨细胞的增殖和分化。间歇服用甲状旁腺素能刺激成骨细胞的生成和骨质量的增加,尤其在小梁间隔区。甲状旁腺素类似物如特立帕肽(teriparatide)能增加骨密度并改善骨微结构,降低骨折风险。

【体内过程】　甲状旁腺素皮下注射后广泛吸收,绝对生物利用度接近 90%,吸收和消除速度都很快。甲状旁腺素主要经肾脏排泄。

【临床应用】　甲状旁腺素的治疗对象是易患有骨质疏松性骨折的高危人群。其具有良好的成骨作用,特别是对由于雌激素缺乏而导致骨质疏松的绝经后妇女。治疗骨质疏松症时需要补充适量的钙和维生素 D 类药物。

【不良反应及注意事项】　注射后可出现恶心、头痛、关节痛等不良反应,多为一过性。

胰岛素样生长因子 1

【药理作用与机制】　胰岛素样生长因子 1(insulin-like growth factor 1)为与胰岛素有关的一种肽。它主要由肝脏产生,能缓解骨胶原退化,增加骨质沉积,促进成骨细胞分化、成熟和补充。胰岛素样生长因子 1 参与骨重建,可增加成骨细胞数目、刺激骨的生成。

【体内过程】　静脉注射胰岛素样生长因子 1 后,首先在体内与一种分子质量为 50kD 的载体蛋白结合,然后再与分子质量为 200kD 的复合体结合。这两种复合体的 $t_{1/2}$ 分别为 20～30 分钟和 12～15 小时。

Notes

【临床应用】　适用于胰岛素样生长因子 1 水平较低的骨质疏松症的防治。需要与钙和维生素 D 类药物共同使用。

【不良反应及注意事项】　少量患者有饥饿感、头痛、心悸、前额发热、头晕和手颤等症状。

他汀类药物

【药理作用与机制】　他汀类药物（statins）为降脂药。他汀类药物在治疗高血脂的过程中，发现其对骨质疏松也有治疗作用。他汀类通过提高骨形态发生蛋白-2 和骨钙素的表达，促进骨形成并增加骨密度，并且能加快骨微结构的修复，从而减少骨折的风险。

【体内过程】　他汀类药物口服后迅速吸收。肝脏是胆固醇合成、LDL-C 清除的主要器官，也是他汀类药物发挥作用的主要部位。所有的他汀类均有较高的肝脏首过效应。血浆蛋白结合率约 50%。他汀类药物通过肝、肾两条途径进行清除。

【临床应用】　他汀类可以降低骨质疏松症患者骨折的危险，适合治疗血脂代谢异常的骨质疏松症患者。需要与钙和维生素 D 类药物共同使用。

【不良反应及注意事项】　不良反应轻微。部分患者可有胃肠道反应、失眠和皮疹。严重的不良反应少见，包括横纹肌溶解症（表现为肌痛、无力、肌酸磷酸激酶升高等症状）、肝炎以及血管神经性水肿等。

三、抑制骨吸收药物

雌激素替代类药物

雌激素替代疗法是指应用雌激素改善老年女性绝经后的雌激素分泌水平下降、骨丢失速度加快以及钙吸收合成减少，预防骨质疏松和骨质疏松性骨折的发生。雌激素替代类药物包括：雌二醇、雌三醇等结合型雌激素。

【药理作用与机制】　雌二醇（estradiol）通过与成骨细胞上的雌激素受体结合进入细胞核，与核受体结合，调控基因的转录。进一步促进成骨细胞释放细胞因子和生长因子等发挥骨形成作用。雌激素还能通过雌激素受体途径一方面作用于破骨细胞前体，直接抑制破骨细胞的分化、成熟；另一方面作用于分化成熟的破骨细胞，抑制其活性，并通过促进破骨细胞凋亡而缩短破骨细胞的寿命。从而减少破骨细胞数量，减弱骨吸收效应。雌二醇直接刺激成骨细胞形成新骨，抑制破骨细胞吸收旧骨，调控骨再建周期，增加绝经后骨质疏松妇女的骨质量，降低骨折率。

【临床应用】　雌激素替代类药物作为替补治疗，可预防或延缓未到自然绝经期而切除卵巢的妇女发生骨质疏松症，减少骨折发生的危险性。需要结合钙和维生素 D 类药物共同使用。本药最有效的用途是在尚未发生明显的骨质缺失前开始服药，以防止骨质疏松，必须长期给药以维持疗效。

【不良反应及注意事项】　本类药物短期无不良反应。但如长期使用，子宫内膜癌、乳癌及静脉血栓的发生率增加。

【药物相互作用】　本类药物具有加速凝血酶原时间，增加促凝血酶原激酶时间和血小板凝集时间的作用（其中雌二醇可引起凝血前因子 FⅦ、FⅨ、FⅩ、FⅫ和 FⅩⅢ水平增加，抗凝因子蛋白 S 和抗凝血酶水平减少），故应避免与促凝血药物合用。

选择性雌激素受体调节剂

选择性雌激素受体调节剂是人工合成的非甾体类化合物，在骨骼及心血管系统发挥雌激素样作用，在子宫内膜、乳房等组织则表现为雌激素拮抗作用。目前应用于临床的选择性雌激素受体调节剂为雷洛昔芬。

Notes

【药理作用与机制】 雷洛昔芬(raloxifene)与雌激素一样,是通过与高亲和力的雌激素受体结合和调节基因表达发挥作用。雷洛昔芬可增加骨质,降低骨折危险,改善脂质代谢,且起效迅速,能较好地预防首次骨折、多处骨折和椎体骨折。

【体内过程】 雷洛昔芬在口服后迅速吸收,口服剂量约60%被吸收。进入循环前被大量葡糖醛化。绝对生物利用度为2%。存在肠肝循环,通过粪便排出。

【临床应用】 雷洛昔芬主要用于预防和治疗绝经后妇女的骨质疏松症。

【不良反应及注意事项】 雷洛昔芬不良反应主要有恶心、呕吐、腹痛和消化不良、皮疹、血压升高及包括偏头痛在内的头痛。静脉血栓栓塞事件有深静脉血栓、肺栓塞和视网膜静脉血栓发生。

【药物相互作用】 雷洛昔芬与华法林或其他香豆素类衍生物合用时,需要监测凝血酶原时间。雷洛昔芬不宜与考来酰胺或其他阴离子交换树脂同时服用,后者可显著减低雷洛昔芬的吸收和肠肝循环。

降 钙 素

【药理作用与机制】 降钙素(calcitonin)是人体调节骨钙代谢的一种内源性激素。降钙素对骨的作用是直接与破骨细胞的受体结合,激活蛋白激酶,抑制破骨细胞的活性和增生,从而抑制骨吸收,降低骨转换率;还可以抑制骨钙释放入血,抑制肾脏近曲小管对钙磷的重吸收。长期应用可抑制骨吸收,减少骨破坏。此类药物对骨骼有特异的治疗作用。另外,降钙素有良好的止痛作用,其机制可能与其作用于中枢感受区的特异性受体,抑制前列腺素合成及刺激内源性镇痛物质 β_2 内啡肽的释放有关。

【体内过程】 降钙素经肌内注射和皮下注射后,绝对生物利用度为70%,1小时内达到血药浓度峰值。皮下注射后,约23分钟达到血药浓度峰值。肌内注射 $t_{1/2}$ 约1小时,皮下注射 $t_{1/2}$ 1~1.5小时。95%的药物及其代谢物经肾排出,2%以原形排出。

【临床应用】 降钙素适用于不能使用常规雌激素/钙联合治疗的早、晚期停经后骨质疏松症患者。

【不良反应及注意事项】 可出现恶心、呕吐、头晕、轻度的面部潮红伴发热感。

【药物相互作用】 为防止骨质进行性丢失,使用本药的患者必须根据需要补充适量的钙和维生素 D 类药物。

双膦酸盐类药物

双膦酸盐(bisphosphonates)是骨骼中与羟基磷灰石相结合的焦磷酸盐的人工合成类似物。目前用于临床的该类药物有多种,按药效学分为3代:①第1代:如依替膦酸钠(etidronate sodium)、氯膦酸钠(clodronate sodium);②第2代:如替鲁膦酸钠(tiludronate sodium)和帕米膦酸钠(pamidronate sodium);③第3代:如阿仑膦酸钠(alendronate sodium)和利塞膦酸钠(risedronate sodium)等。目前临床使用的主要为阿仑膦酸钠。

【药理作用与机制】 阿仑膦酸钠与骨具有较高的亲和力,可抑制破骨细胞功能,减少骨的再吸收。阿仑膦酸钠主要影响破骨细胞的增殖、分化及成熟等过程,在不同阶段影响破骨细胞介导的骨吸收作用。

【体内过程】 阿仑膦酸钠血浆蛋白结合率约80%,血清 $t_{1/2}$ 短(给药后6小时内其血浆浓度下降95%以上),有60%~70%被骨组织摄取,2小时后达峰值,在骨中的半衰期为10年以上。本药部分由肝脏代谢,主要以原形经尿液中排出。

【临床应用】 适用于绝经后妇女的骨质疏松症治疗,以预防髋部和脊柱骨折(椎骨压缩性骨折)。也可增加骨量用于男性骨质疏松的治疗。

Notes

【不良反应及注意事项】

1. 过敏反应   包括荨麻疹、罕见的血管性水肿、皮肤皮疹（偶伴对光过敏）、瘙痒。在开始服用双膦酸盐时，会发生一过性的急性期反应，如肌痛、不适和罕见发烧。

2. 胃肠道反应   恶心、呕吐、食管炎、食管糜烂、食管溃疡、罕见食管狭窄或穿孔、口咽溃疡。罕见胃和十二指肠溃疡。

3. 肌肉骨骼反应   可致骨、关节、肌肉疼痛或肿胀，罕见严重或致残的情况。

4. 其他   罕见眼色素层炎、巩膜炎或巩膜外表层炎。

【药物相互作用】   抗酸药、导泻剂因常含钙或其他金属离子（如镁、铁等），会影响本药吸收。与氨基糖苷类抗生素合用可诱发低钙血症。

第三节   治疗类风湿关节炎药物

类风湿关节炎（rheumatoid arthritis）是一种慢性自身免疫性疾病，以滑膜炎持续反复发作为特征，进而破坏关节内软骨和骨质，导致关节功能障碍，损伤人体运动机能，甚至致残。目前，治疗类风湿关节炎的药物按照作用机制不同分为：①非甾体抗炎药：如布洛芬、吲哚美辛、塞来昔布等；②抗细胞增殖药：包括甲氨蝶呤、来氟米特等；③免疫治疗药物：包括肿瘤坏死因子抗体、白细胞介素抗体、T 细胞和 B 细胞抗体等；④综合治疗药物：如糖皮质激素和植物药物等。

一、非甾体抗炎药（NSAIDs）

NSAIDs 主要是通过抑制环氧合酶 COX（包括 COX-1 和 COX-2）达到抗炎镇痛效果，从而解除关节疼痛症状，但不能控制病情进展和关节破坏。详见本章第一节介绍。

二、抗细胞增殖药

抗细胞增殖药是类风湿关节炎治疗中不可或缺的一类经典药物，临床较常使用的是甲氨蝶呤、来氟米特等。近年来，甲氨蝶呤和来氟米特已发展成为类风湿关节炎治疗的基石药物。

甲 氨 蝶 呤

【药理作用与机制】   甲氨蝶呤（methotrexate，MTX）作为一种叶酸还原酶抑制剂，可阻止二氢叶酸还原为四氢叶酸，使胸腺嘧啶核苷酸和嘌呤核苷酸的合成原料耗竭，抑制 DNA 和 RNA 的合成，从而抑制细胞增殖，发挥细胞毒性作用。甲氨蝶呤在其阻断叶酸代谢和减少嘌呤合成的过程中还会产生大量的腺苷，后者作为一种强效的抗炎分子发挥抗风湿作用。此外，甲氨蝶呤还可抑制白细胞趋化及炎性细胞因子释放，有直接的抗炎作用。

【体内过程】   给药途径一般为口服，也可静脉或关节腔内注射。甲氨蝶呤口服吸收良好，1~5 小时血药浓度达高峰。部分经肝细胞代谢转化为谷氨酸盐，另有部分通过胃肠道细菌代谢。40%~90%经肾排泄，大多以原形药排出体外。小于10%的药物通过胆汁排泄。少量甲氨蝶呤及其代谢产物可以结合型形式贮存于肾脏和肝脏等组织中长达数月，在有胸腔或腹腔积液的情况下，甲氨蝶呤的清除速度明显减缓。清除率个体差别极大，老年患者更甚。

【临床应用】

1. 类风湿关节炎、银屑病

2. 白血病   各型急性白血病，特别是急性淋巴细胞白血病、恶性淋巴瘤、非霍奇金淋巴瘤和蕈样肉芽肿、多发性骨髓病。

3. 肿瘤   头颈部癌、肺癌、各种软组织肉瘤、妇科肿瘤。

Notes

【不良反应及注意事项】

1. 胃肠道反应　包括口腔炎、咽喉炎、恶心、呕吐、腹痛、腹泻、消化道出血。

2. 肝功能损害　长期口服可导致肝细胞坏死、脂肪肝、纤维化甚至肝硬化。

3. 肾功能损害　大剂量应用时,甲氨蝶呤和其代谢产物沉积在肾小管可致高尿酸血症肾病,出现血尿、蛋白尿、尿少、氮质血症甚至尿毒症。

4. 骨髓抑制　主要为白细胞和血小板减少,长期口服小剂量可导致明显骨髓抑制,贫血和血小板下降而伴皮肤或内脏出血。

5. 其他　脱发、皮肤发红、瘙痒或皮疹。

【药物相互作用】

1. 与乙醇或其他肝毒性药物同时使用,可增加本药的肝脏毒性。

2. 甲氨蝶呤可增加抗血凝作用,甚至引起肝脏凝血因子生成缺少或血小板减少症,因此应避免与其他抗凝药合用。

3. 本药可使血中尿酸增加,对于痛风或高尿酸血症患者应合用别嘌呤醇等药物。

4. 与保泰松和磺胺类药物同用时,因竞争性的与血浆蛋白结合,可能会引起甲氨蝶呤血清浓度的增高而导致毒性反应的出现。

来 氟 米 特

【药理作用与机制】　来氟米特(leflunomide)是具有抗增殖活性的异噁唑类免疫抑制剂。其作用机制主要是抑制二氢乳清酸脱氢酶活性,从而影响活化淋巴细胞的嘧啶合成。来氟米特还具有抗炎作用。来氟米特的体内活性主要通过其活性代谢产物 A771726 而产生。

【体内过程】　口服吸收迅速,在胃肠黏膜及肝脏中迅速转变为活性代谢产物 A771726,口服后 6～12 小时内 A771726 血药浓度达峰值,口服生物利用度约80%,吸收不受高脂肪饮食的影响。A771726 主要分布于肝、肾和皮肤组织;A771726 血浆浓度较低,血浆蛋白结合率大于99%。A771726 可在体内进一步代谢并经肾脏与胆汁排泄,其 $t_{1/2}$ 约 10 天。

【临床应用】　适用于成人类风湿关节炎。

【不良反应及注意事项】　主要有腹泻、瘙痒、可逆性肝功能异常、脱发、皮疹等。

【药物相互作用】

1. 本药与其他肝毒性药物合用可能增加肝脏毒性作用。

2. 本药与利福平合用可明显增加 A771726 的血药浓度,需慎用。

三、免疫治疗药物

目前类风湿关节炎治疗的免疫治疗药物有:①T 细胞和 B 细胞抑制剂:如利妥昔单抗和阿巴西普;②肿瘤坏死因子抑制剂:如英夫利昔单抗、依那西普和阿达木单抗;③IL-6 抑制剂:如托珠单抗。

利 妥 昔 单 抗

【药理作用与机制】　利妥昔单抗(rituximab)是一种特异性人-鼠嵌合单克隆抗体,可与 B 淋巴细胞上的 CD20 结合,可通过补体介导的细胞毒作用(CMC)、抗体依赖的细胞介导的细胞毒作用(ADCC)、诱导细胞凋亡、增加对糖皮质激素或细胞毒性药物反应的敏感性等多种途径引发 B 细胞溶解的免疫反应,从而达到治疗类风湿关节炎的目的。体外研究表明,本药还可使存在药物抵抗性的人体淋巴细胞对一些化疗药物的细胞毒性敏感。

【临床应用】　主要用于类风湿关节炎、非霍奇金淋巴瘤、慢性淋巴细胞白血病和其他自身免疫性疾病。

Notes

【不良反应及注意事项】

1. **全身反应** 腹痛、背痛、胸痛、颈痛、不适、腹胀、输液部位疼痛。
2. **感染** 鼻咽炎、上呼吸道感染、尿路感染、支气管炎和鼻窦炎。
3. **心血管系统反应** 高血压、心动过缓、心动过速、体位性低血压、心律失常。
4. **消化反应** 腹泻、消化不良、厌食症。
5. **血液和淋巴系统** 淋巴结病。

英夫利昔单抗

【药理作用】 英夫利昔单抗(infliximab)为人-鼠嵌合性单克隆抗体,可与 TNF-α 的可溶形式和透膜形式以高亲和力结合,抑制 TNF-α 与受体结合,从而使 TNF-α 失去活性,达到抗炎和缓解类风湿关节炎病情的作用。

【临床应用】 主要用于类风湿关节炎、强直性脊柱炎、银屑病关节炎、克罗恩病和溃疡性结肠炎等。

【不良反应及注意事项】 最常见的是溃疡性结肠炎恶化、上呼吸道感染、输液相关反应及头痛。

托 珠 单 抗

【药理作用与机制】 托珠单抗(tocilizumab)是一种重组人源化 IL-6 受体单克隆抗体,可抑制 IL-6 与受体结合,阻断 IL-6 介导的信号通路,减少炎症反应、关节损伤,缓解类风湿关节炎患者的全身症状。

【临床应用】 托珠单抗用于对抗细胞增殖药物治疗应答不足的成年患者中到重度活动性类风湿关节炎。

【不良反应及注意事项】 最常见的有上呼吸道感染、头痛、高血压和肝酶升高。

四、综合治疗药物

糖皮质激素类药物

糖皮质激素类药物短、中期使用具有较强的抗炎和免疫抑制作用,因此被广泛应用于治疗类风湿关节炎。低剂量长期使用糖皮质激素能显著降低类风湿关节炎的侵蚀进展率,可与抗细胞增殖药物或靶标抗体药物联用,不推荐单独应用。(见第三十章)

植 物 药 物

目前,在临床上使用化学药物治疗类风湿关节炎已取得一定的成效,短期疗效尤为显著,但易反复,不良反应多,价格昂贵。大量研究表明,苷类、生物碱、黄酮及萜类具有抗炎、镇痛和免疫调节等作用。目前,已有多种用于类风湿关节炎的植物药制剂,如雷公藤总苷、白芍总苷等。

雷公藤总苷

【药理作用与机制】 雷公藤总苷(tripterygium glycosides)是从雷公藤植物根中提取的总苷,有效成分为环氧二萜内酯类化合物,如雷公藤红素、雷公藤内酯醇等,具有止痛、免疫抑制、抗炎、抗增殖等多种药理作用,是目前治疗类风湿关节炎疗效最确切的药物之一。在抗炎作用方面,它能抑制炎症介质的释放,减轻实验性炎症及关节炎的反应程度。在抑制免疫作用方面,它能抑制 T 细胞功能,抑制延迟型变态反应,抑制 IL-1 的分泌,抑制分裂源及抗原刺激的 T 细胞分裂与增殖。此外,雷公藤还具有降低血液凝固性,纠正纤溶障碍,从而改善微循环、降低外周血

Notes

流阻力的功用。

【临床应用】　雷公藤总苷主要用于类风湿关节炎、肾病综合征、白塞氏三联症、麻风反应、自身免疫性肝炎等疾病的治疗。有严重心血管病和老年患者慎用。孕妇忌用。

【不良反应及注意事项】　主要为胃肠反应，一般可耐受。偶可见血小板减少，停药后可恢复。可致月经紊乱及精子活力降低。

第四节　治疗痛风性关节炎的药物

痛风性关节炎是由于尿酸盐沉积在关节囊、滑囊、软骨、骨质和其他组织中而引起病损及炎性反应，好发于40岁以上男性，多见于第一跖趾关节。痛风性关节炎病程通常分为3期：急性关节炎期、间歇期和慢性关节炎期。急性关节炎期的治疗，应以祛除诱因并控制关节炎的急性发作为主，常用药物有非甾体抗炎药、秋水仙碱和糖皮质激素。间歇期和慢性关节炎期的治疗，主要应以降低血尿酸水平、预防再次急性发作为主，常用药物有：①抑制尿酸生成药物：如别嘌醇、非布索坦；②促进尿酸排泄药物：如苯溴马隆、丙磺舒。

一、控制痛风性关节炎急性发作药物

秋 水 仙 碱

【药理作用与机制】　秋水仙碱（colchicine）可以抑制关节炎部位的白细胞聚集，抑制白细胞吞噬尿酸的作用，减轻局部白细胞破坏所引起的炎症反应，从而达到迅速消炎的目的。

【体内过程】　口服后在胃肠道迅速吸收，服药后 0.5 ~ 2 小时血药浓度达峰值，在肝内代谢，10% ~ 20% 从胆汁及肾脏排出，停药后药物排泄持续约 10 天。

【临床应用】　用于治疗急性痛风。如关节炎急性发作得到有效控制后即可停用。因其不良反应较其他抗痛风药多见，选择使用时一定要慎重。

【不良反应及注意事项】
1. 胃肠道反应　最常见的副作用，有的患者因恶心呕吐或腹泻较为严重而无法坚持用药。
2. 肝脏损害　可引起肝功能异常，严重者可发生黄疸。
3. 骨髓毒性反应　主要是抑制骨髓的造血功能，导致白细胞减少、再生障碍性贫血等。
4. 肾脏损害　可出现蛋白尿现象，一般不会引起肾衰竭。

【药物相互作用】
1. 本药可导致可逆性维生素 B_{12} 吸收不良。
2. 本药可使中枢神经系统抑制药增效，拟交感神经药的反应性加强。
3. 噻嗪类利尿药与秋水仙碱同时应用，会影响本药抗痛风疗效。

二、抑制尿酸生成药物

别 嘌 醇

【药理作用与机制】　别嘌醇（allopurinol）及其体内代谢产物别黄嘌呤对黄嘌呤氧化酶有很强的抑制作用，使得黄嘌呤和次黄嘌呤不能利用该酶转化为尿酸，使血尿酸浓度降低。

【体内过程】　口服易吸收，自胃肠道可吸收80% ~ 90%。口服后 2 ~ 6 小时血药浓度达峰值，$t_{1/2}$ 为 1 ~ 3 小时。由肾排泄，约 10% 以原形、70% 以代谢物随尿排出。

【临床应用】
1. 用于慢性原发性或继发性痛风的治疗。对急性痛风发作无效，因为本药无消炎作用，并

Notes

有可能加重或延长急性期的炎症。

2. 治疗伴有或不伴有痛风症状的尿酸性肾病。

3. 用于反复发作性尿酸结石患者,预防结石的形成。

4. 用于预防白血病、淋巴瘤或其他肿瘤在化疗或放疗后继发的组织内尿酸盐沉积、肾结石等。

【不良反应及注意事项】

1. 过敏反应　皮疹(常为斑丘疹)、皮肤瘙痒或荨麻疹等较常见,发生率约为3%～9%。严重时还可发生剥脱性和紫癜性病变、多形性红斑等。一旦出现皮肤病变,应立即停药。发生剥脱性皮炎后的死亡率可高达20%～25%。

2. 消化系统反应　腹泻、恶心、呕吐、胃痛或阵发性腹痛等,发生率约为1%～3%,严重或持续存在时应作适当的对症处理。肝肾功能损伤或老年患者应慎用。

3. 末梢神经炎　手脚麻木感、刺痛或疼痛、乏力等,发生率小于1%。

4. 造血系统抑制　可引起粒细胞缺乏症、贫血、血小板减少、全血细胞减少、骨髓抑制等,但极为少见。

【药物相互作用】

1. 对于高血压或肾功能低下患者,本药与噻嗪类利尿药同用时有发生肾衰竭及出现过敏的风险。

2. 与氨苄西林同用时,皮疹的发生率增多。

3. 与抗凝药如双香豆素等同用时,后者的效应可加强。

4. 与环磷酰胺同用时,对骨髓的抑制可更明显。

5. 与卡托普利合用偶可引起阿斯综合征。

6. 与铁剂同用可致铁在组织内过量积蓄。

非 布 索 坦

【药理作用与机制】　非布索坦(febuxostat)是黄嘌呤氧化酶抑制剂,使黄嘌呤和次黄嘌呤不能利用该酶转化为尿酸,从而使血尿酸浓度降低。治疗浓度下,非布索坦不会抑制嘌呤和嘧啶的合成及代谢过程中的其他酶。

【体内过程】　口服给予放射标记的非布索坦后,至少吸收49%,给药1～1.5小时可达到最大血浆浓度。非布索坦的$t_{1/2}$约5～8小时。服用时可不考虑食物和抗酸剂影响,主要由肝脏和肾清除。

【临床应用】　本药适用于具有痛风症状的高尿酸血症的长期治疗。不推荐使用本药治疗无症状性高尿酸血症。

【不良反应及注意事项】　最常见的不良反应为肝功能异常,其他如恶心、关节痛和皮疹。

【药物相互作用】　本药会引起经黄嘌呤氧化酶代谢的药物(如胆茶碱、巯嘌呤、硫唑嘌呤)在血浆中浓度增加而加重毒性,因此正在服用硫唑嘌呤、巯嘌呤或胆茶碱的患者禁止使用本药。

三、促进尿酸排泄药物

苯 溴 马 隆

【药理作用与机制】　苯溴马隆(benzbromarone)为苯并呋喃衍生物,通过抑制肾小管尿酸-阴离子交换剂URAT1,抑制尿酸盐在肾小管的主动再吸收并增加尿酸盐的排泄,从而降低血尿酸盐的浓度。

【体内过程】　口服易吸收,其代谢产物为有效型,服药后24小时血尿酸为服药前的

66.5%,主要由胆汁排泄。

【临床应用】　本药用于治疗原发性高尿酸血症、痛风性关节炎间歇期及痛风结节肿等。

【不良反应及注意事项】

1. 血液系统改变　可出现粒细胞减少,故应定期查血象。

2. 胃肠道反应　如恶心、呕吐、胃内饱胀感和腹泻等现象。

3. 过敏反应　如瘙痒感、颜面发红、红斑、光过敏症、水肿、心窝部不适感等。

【药物相互作用】　不宜与水杨酸类、吡嗪酰胺类、利尿酸、噻嗪类利尿药合用,会减弱苯溴马隆的作用。

丙　磺　舒

【药理作用与机制】　丙磺舒(probenecid)是通过抑制近端肾小管重吸收尿酸,达到降低血尿酸的作用,使血尿酸保持在正常水平,防止尿酸在体液中结晶、沉着。丙磺舒还有使痛风石重新溶解的作用。

【体内过程】　本药口服后吸收完全,$t_{1/2}$为 6～12 小时,呈剂量依赖性。在血浆中有 90% 和白蛋白结合并分布于细胞外体液。代谢迅速,其主要代谢物(40%)为葡萄糖醛结合物并在 48 小时内排出体外。仅 5% 原药在尿中出现。在肾功能下降时本药的促尿酸作用明显减弱或消失。

【临床应用】　丙磺舒主要在痛风的发作间期和慢性期使用。适用于血尿酸增高、肾功能尚好、尿酸排出不多的患者,也用于噻嗪类利尿剂所致或有发生痛风危险的高尿酸血症患者。本药无抗炎和止痛作用,对急性痛风无效。

【不良反应及注意事项】　少数患者可见胃肠道反应、皮疹、发热。治疗初期可使痛风发作加重,是由于尿酸盐由关节移出所致。

【药物相互作用】　本药竞争性地抑制肾小管排出水杨酸、青霉素类、吲哚美辛等药物。当水杨酸浓度增高时,会抑制本药的促尿酸排出作用。

推荐阅读文献

1. Fidelix TS, Macedo CR, Maxwell LJ, et al. Diacerein for osteoarthritis. *Cochrane Database Syst Rev.* 2014;10(2):CD005117

2. Bonura F. Prevention, screening, and management of osteoporosis: an overview of the current strategies. *Postgrad Med.* 2009;121(4):5-17

3. Kling JM1, Clarke BL, Sandhu NP. Osteoporosis prevention, screening, and treatment: a review. *J Womens Health (Larchmt)*. 2014;23(7):563-572

4. Alghasham A, Rasheed Z. Therapeutic targets for rheumatoid arthritis: Progress and promises. *Autoimmunity*. 2014;47(2):77-94

5. 高尿酸血症和痛风治疗的中国专家共识. 中华内分泌代谢杂志. 2013;29(11):913-920

（汪　晖）

Notes

第三十五章 化学治疗药物概论

化学治疗（Chemotherapy，简称化疗）是指对病原微生物（细菌、病毒等）、寄生虫所致的感染性疾病及恶性肿瘤的药物治疗。理想的化疗药物应对病原体和肿瘤细胞具有强大的选择性抑制或杀灭作用，而对机体无显著的毒性或损害，在临床上治疗感染性疾病及恶性肿瘤。

化疗这一概念由德国著名学者 Ehrlich 1913 年首先提出，具有划时代意义的发展是 1935 年另一名德国学者 Domagk 报告了红色偶氮染料百浪多息（Prontosil）对溶血性链球菌感染的小鼠具有很强的治疗作用。在此前的 1929 年，英国细菌学家 Fleming 偶然发现培养葡萄球菌的培养皿中有青霉菌生长，而在它周围的葡萄球菌则被裂解，并在其发表论文中报道这种青霉菌能产生一种名为青霉素的物质，能抑制链球菌、葡萄球菌的生长，但因含杂质较多，不适合临床应用。后经 Florey 和 Chain 的研究，于 1940 年，提炼了结晶青霉素，找到了可供人体注射用的青霉素并成功用于临床治疗，由此开创了感染性疾病的抗生素（antibiotics）化学治疗新时代，使化学治疗疾病进入了新的里程。使许多过去无法治疗且病死率很高的感染性疾病得到了有效的控制。目前在临床常用的百余种抗菌药物已不单纯用于细菌性感染的治疗，且可用于治疗其他病原体引起的疾病。但随着抗生素以及众多新型抗菌药物的大量研发和临床广泛的使用（或滥用），使细菌产生了耐药性，因此，对更新更强的抗菌药物的研究开发显得非常必要。

恶性肿瘤的化学治疗药物自 1942 年氮芥成功地用于淋巴肉瘤的治疗以来，出现了人工合成的系列烷化剂和随后发展的具显著抗癌作用的抗代谢物。自 20 世纪以来，不但开创了抗癌抗生素及植物有效成分对恶性肿瘤化疗的新时代，且发展了化学诱导剂、生物反应调节药、肿瘤细胞凋亡药、新生血管生成抑制药、肿瘤耐药性逆转药、抗肿瘤侵袭及转移药及肿瘤基因治疗药等。目前恶性肿瘤的化学治疗正从传统的细胞毒类药物的应用转向多环节作用靶点的新型药物研究开发（详见抗肿瘤药物章）。

化学治疗药物的分类，根据其作用靶点不同分为以下几类：

（一）抗病原微生物药（antimicrobial drug）

根据这类药物的来源、化学结构及病原微生物的特性而又可细分为：

1. 抗细菌药（antibacterial drugs）

（1）抗生素：β-内酰胺类、大环内酯类、氨基苷类、林可霉素类及多肽类、四环素类及氯霉素类等。

（2）人工合成抗菌药：喹诺酮类、磺胺类、硝基呋喃类和硝基咪唑类。

2. 抗真菌药（antifungal drugs）　抗生素类、唑类等。

3. 抗病毒药（antiviral drugs）

（二）抗寄生虫病药

1. 抗疟药

2. 抗阿米巴病药及抗滴虫药

3. 抗血吸虫病药和抗丝虫病药

4. 抗肠蠕虫药

（三）抗恶性肿瘤药

应用各类化疗药物治疗病原体所致疾病过程中，应注意机体、病原体和药物三者之间在防治疾病中的相互关系(图35-1)。

病原体进入机体引起疾病,机体的康复是病原体与机体相互作用的过程。病原体在疾病的发生上无疑起着重要的作用,但是病原体不能决定疾病的全过程,机体的抗病能力即免疫状态和反应性对疾病的发生与发展过程也有重要作用。当机体的抗病能力强时,则能战胜病原体的致病作用达到疾病的康复或免于致病。化疗药主要是通过抑制和杀灭病原体起作用,使机体免遭致病的外来因素,主动用药为机体最终消灭病原体与获得痊愈创造有利条件。但另一方面,在某种条件下,病原体对药物敏感性下降,甚至对多种药物不敏感,表现出耐药性,使药物不能发挥其抗病原体的生物活性。在化学治疗中,药物可产生不良反应,严重的可影响患者健康,甚至危及生命。因此,医生不仅应了解机体细胞与病原体(肿瘤细胞)的生化代谢特性,病原体可能导致机体产生的病理生理学变化,还应熟悉掌握抗微生物药的药效学、药动学及毒理学,才能充分发挥药物应有的治疗作用和避免不良反应。

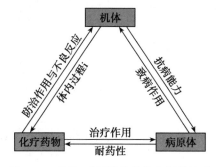

图 35-1　机体、病原体和药物之间的关系

理想的化疗药物应具备高效低毒价廉易用的特点,当前许多新药不断开发,随着细胞生物学与分子生物学的迅速发展,将会有更多高效低毒的新型化疗药物出现。

第一节　常　用　术　语

抗菌药(antibacterial drugs)对细菌有抑制和杀灭作用的药物,包括抗生素和人工合成药物(磺胺类和喹诺酮类等)。

抗生素(antibiotics)由微生物(包括细菌、真菌、放线菌属)产生,能抑制或杀灭其他微生物的物质。抗生素分为天然品和人工部分合成品,前者由微生物产生,后者是对天然抗生素进行结构改造获得的部分合成产品。

抗菌谱(antibacterial spectrum)抗菌药物的抗菌范围。广谱抗菌药指对多种病原微生物有效的抗菌药,如四环素(tetracycline)、氯霉素(chloromycetin)、第三代及四代氟喹诺酮类药物(fluoroquinolones)、广谱青霉素和广谱头孢菌素。窄谱抗菌药指仅对一种细菌或局限于某类细菌有抗菌作用的药物,如异烟肼(isoniazid)仅对结核分枝杆菌有作用,而对其他细菌无效。抗菌药物的抗菌谱是临床选药的基础。

化疗指数(chemotherapeutic index,CI)是评价化学治疗药物安全性及应用价值的指标,常以化疗药物的半数动物致死量LD_{50}与治疗感染动物的半数有效量ED_{50}之比来表示:LD_{50}/ED_{50},或者用5%致死量LD_5与95%有效量ED_{95}之比来表示:LD_5/ED_{95}。化疗指数越大,表明该药物的毒性越小,临床应用价值越高。但应注意,青霉素类药物化疗指数大,几乎对机体无毒性,但可能发生过敏性休克这种严重不良反应。

抑菌药(bacteriostatic drugs)是指仅具有抑制细菌生长繁殖而无杀灭细菌作用的抗菌药物,如四环素类、红霉素类、磺胺类等。

杀菌药(bactericidal drugs)是指不但具有抑制细菌生长繁殖的作用,而且具有杀灭细菌作用的抗菌药物,如青霉素类、头孢菌素类、氨基糖苷类等。

最低抑菌浓度(minimum inhibitory concentration,MIC)是测定抗菌药物抗菌活性大小的指标。指在体外药物与细菌培养18～24小时后能抑制培养基内病原菌生长的最低药物浓度。

最低杀菌浓度(minimum bactericidal concentration,MBC)是衡量抗菌药物抗菌活性大小的指标。能够杀灭培养基内细菌或使细菌数减少99.9%的最低药物浓度称为最低杀菌浓度。有些

Notes

药物的 MIC 和 MBC 很接近,如氨基糖苷类抗生素,有些药物的 MBC 比 MIC 大,如 β-内酰胺类抗生素。

耐药性(drug resistance)是指在长期应用化疗药物后,病原体包括微生物、寄生虫和肿瘤细胞对化疗药物产生的耐受性。耐药性一旦产生,药物的化疗作用就明显下降。病原体对某种药物耐药后,对于结构近似或作用性质相同的药物也可显示耐药性,称之为交叉耐药(cross resistance)。

抗菌后效应(post antibiotic effect,PAE)指细菌与抗生素短暂接触,当抗生素浓度下降,低于 MIC 或消失后,细菌生长仍受到持续抑制的效应。

首次接触效应(first expose effect)指抗菌药物在初次接触细菌时有强大的抗菌效应,再度接触或连续与细菌接触,并不明显地增强或再次出现这种明显的效应,需要间隔相当时间(数小时)以后,才会再起作用。氨基糖苷类抗生素有明显的首次接触效应。

第二节   抗病原微生物药物的作用机制

抗病原微生物药物的作用机制主要是通过干扰病原体的生化代谢过程,影响其结构和功能,使其失去正常生长繁殖的能力而达到抑制或杀灭病原体的作用。细菌结构与抗菌药物作用机制见图 35-2 所示。

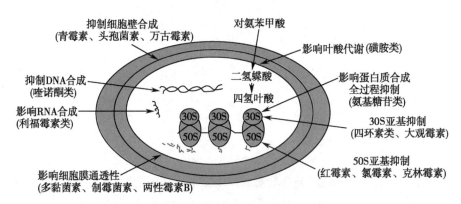

图 35-2   抗菌药物的作用机制示意图

一、抑制细菌细胞壁的合成

细菌、支原体、立克次氏体、衣原体等原核生物,其细胞具有细胞壁结构。细菌细胞壁是维持细菌细胞外形完整的坚韧结构,它能适应多样的环境变化,并与机体相互作用。细胞壁的主要成分为肽聚糖(peptidoglycan,黏肽),它构成网状巨大分子包围着整个细菌。细菌黏肽是由 N-乙酰葡萄糖胺和与十肽相连的 N-乙酰胞壁酸重复交叉联结而成,其含量的不同,将直接影响抗菌药物的抗菌作用。革兰阳性菌细胞壁坚厚,肽聚糖含量大约在 50% ~80%,菌体内含有多种氨基酸、核苷酸、蛋白质、维生素、糖、无机离子及其他代谢物,故菌体内渗透压高。革兰阴性菌细胞壁在肽聚糖层外由内向外具有脂蛋白、外膜及脂多糖三层结构,其细胞壁比较薄,肽聚糖仅占 1% ~10%,而类脂质较多,占 60% 以上,且胞质内没有大量的营养物质与代谢物,故菌体内渗透压低。革兰阴性菌细胞壁与革兰阳性菌不同,革兰阴性菌外膜为液态的脂质双层,中间镶嵌有一些特殊的蛋白质,是革兰阴性菌的保护屏障,阻止青霉素等抗生素、去污剂、胰蛋白酶与溶菌酶进入菌体内。人和大多数生物是真核生物,无细胞壁。这也是抑制细菌细胞壁合成的抗菌药物对人体细胞几乎没有毒性的原因。

Notes

多种抗菌药如青霉素类、头孢菌素类、磷霉素、环丝氨酸、万古霉素、杆菌肽等通过抑制细菌细胞壁合成的不同阶段而发挥作用。环丝氨酸和磷霉素通过影响细胞质内尿苷二磷酸-N-乙酰胞壁酸五肽合成而发挥作用;万古霉素和杆菌肽等可抑制 N-乙酰胞壁酸-N-乙酰葡萄糖胺-十肽聚合物在胞质膜上的合成;β-内酰胺类与青霉素结合蛋白结合后,通过抑制转肽酶活性,阻止十肽的交叉联结,导致细菌细胞壁的缺损。

二、改变胞质膜的通透性

细菌细胞膜与一般生物膜相同,是双层类脂质中镶嵌着蛋白质的一种半透膜,具有选择性运输和屏障作用。抗菌药通过以下几种方式使体胞质膜受损:①多肽类抗生素如多黏菌素 E(polymyxins),含有多个阳离子极性基团和一个脂肪酸直链肽,其阳离子能与胞质膜中的磷脂结合,使膜功能受损,细胞膜裂开,胞质内重要物质外漏,细菌死亡,由于革兰阴性菌细胞膜中脂质含量较多,故对多黏菌素 E 抗生素尤为敏感。②抗真菌药物制霉菌素(nystatin)和两性霉素 B(amphotericin)能选择性地与真菌胞质膜中的麦角固醇结合,形成孔道,使膜通透性改变;而咪唑类抗生素等能抑制真菌细胞膜中固醇类物质的生物合成,从而使细胞膜受损,膜通透性增加。③氨基糖苷类抗生素通过离子吸附作用,损伤胞质膜,通透性增加,使细菌内的蛋白质、氨基酸、核苷酸等外漏,导致细菌死亡。

三、抑制蛋白质的合成

细菌核糖体为 70S,由 50S 和 30S 两个亚基组成;而人体细胞的核糖体为 80S,由 60S 和 40S 两个亚基组成。人体细胞的核糖体与细菌核糖体的生理、生化功能不同,因此,抗菌药物临床常用剂量能选择性影响细菌蛋白质的合成而不影响人体细胞的功能。细菌蛋白质的合成包括起始、肽链延伸及合成终止三个阶段,在胞质内通过核糖体循环完成。抑制蛋白质合成的药物分别作用于细菌蛋白质合成的不同阶段:

（1）起始阶段:氨基糖苷类抗生素阻止 30S 亚基和 70S 亚基合成始动复合物。

（2）肽链延伸阶段:四环素类抗生素能与核糖体 30S 亚基结合,阻止氨基酰 tRNA 与 30S 亚基 A 位结合,阻碍了肽链的形成,产生抑菌作用;氯霉素和林可霉素类与核糖体 50S 亚基结合,抑制肽酰基转移酶;大环内酯类则抑制移位酶。抗生素若有相同的作用靶位,合用时可能发生拮抗性。

（3）终止阶段:氨基糖苷类抗生素阻止终止因子与 A 位结合,使合成的肽链不能从核糖体释放出来,致使核糖体循环受阻,合成不正常无功能的肽链,因而具有杀菌作用。

四、影响核酸代谢

喹诺酮类(quinolones)抑制细菌 DNA 拓扑异构酶 Ⅱ 和 Ⅳ,拓扑异构酶 Ⅱ 又称 DNA 回旋酶(gyrase),从而抑制细菌的 DNA 复制;利福平(rifampicin)特异性地抑制细菌 DNA 依赖的 RNA 多聚酶,阻碍 mRNA 的合成;核酸类似物如抗病毒药物阿糖腺苷(vidarabine)、更昔洛韦(ganciclovir)等抑制病毒 DNA 合成的必需酶,终止病毒复制,发挥抗病毒作用。氟胞嘧啶在体内代谢为氟尿嘧啶后,抑制胸苷酸合成酶的效应,从而干扰真菌 DNA 的合成。

五、影响叶酸代谢

细菌不能利用环境中的叶酸(folic acid),而必须自身合成叶酸供菌体使用。细菌以蝶啶、对氨基苯甲酸(PABA)为原料,在二氢蝶酸合成酶(dihydropteroate synthase)作用下生成二氢蝶酸,二氢蝶酸与谷氨酸生成二氢叶酸,在二氢叶酸还原酶的作用下形成四氢叶酸,四氢叶酸作为一碳单位载体的辅酶参与了嘧啶核苷酸和嘌呤核苷酸的合成。磺胺类(sulfonamides)与 PABA 结构相似,与 PABA 竞争二氢蝶酸合成酶,影响细菌体内的叶酸代谢,由于叶酸缺乏,细菌体内核苷

Notes

酸合成受阻,抑制细菌生长繁殖。而甲氧苄啶作用于二氢叶酸还原酶,使四氢叶酸的生成受阻,干扰叶酸代谢,从而抑制细菌的生长繁殖。

第三节　抗菌药物的耐药性

化疗药物长期使用后,病原体和肿瘤细胞对化疗药物敏感性降低所造成的耐药性已成为一个比较严重的问题,尤其是细菌和病毒对抗菌药物和抗病毒药物的耐药性(肿瘤细胞耐药性详见肿瘤药物章)。

一、细菌耐药性的产生和种类

细菌耐药性(bacterial resistance)是细菌产生对抗菌药不敏感的现象,是细菌在自身生存过程中的一种特殊表现形式。天然抗生素是细菌产生的代谢产物,用以抵御其他微生物,保护自身安全的化学物质。人类将细菌产生的这种物质制成抗菌药物用于杀灭致病微生物,微生物接触到抗菌药,也会通过改变代谢途径或制造出相应的灭活物质,使其避免被抗菌药物抑制或杀灭,形成耐药性。

耐药性可分为固有耐药性(intrinsic resistance)和获得性耐药性(acquired resistance)。固有耐药性又称天然耐药性,是由细菌染色体基因决定,可以代代相传,不发生改变。如链球菌对氨基糖苷类抗生素天然耐药;肠道革兰阴性杆菌对青霉素 G 天然耐药;铜绿假单胞菌对多数抗生素均不敏感。获得性耐药性是由于细菌与抗生素反复接触后,由质粒介导,通过改变自身的代谢途径,使其不被抗生素杀灭。如金黄色葡萄球菌产生 β-内酰胺酶而对 β-内酰胺类抗生素耐药。细菌的获得性耐药可因不再接触抗生素而消失,也可由质粒将耐药基因转移给染色体而遗传后代,成为固有耐药性。临床上由于抗菌药物的滥用而导致的不断增长的耐药性主要是获得性耐药。

二、细菌耐药性的机制

1. **产生灭活酶,使抗菌药物失活**　通过产生灭活酶将药物灭活是微生物产生耐药的最重要机制之一。这些灭活酶可由质粒和染色体基因表达,如:

(1) β-内酰胺酶:β-内酰胺酶由染色体或质粒介导。对 β-内酰胺类抗生素耐药主要是细菌产生的 β-内酰胺酶使抗生素的 β-内酰胺环裂解,从而使该抗生素丧失抗菌作用。β-内酰胺酶的类型随着新型抗生素临床应用的迅速增长,在用 β-内酰胺类抗生素治疗细菌感染的过程中,可诱导细菌产生由质粒介导的广谱、超广谱 β-内酰胺酶,亦可诱导细菌产生染色体介导的头孢菌素酶。

(2) 氨基糖苷类抗生素钝化酶:细菌在接触氨基糖苷类抗生素后产生钝化酶使其失去抗菌作用,常见的氨基糖苷类钝化酶有乙酰化酶、腺苷化酶和磷酸化酶,这些酶的基因经质粒介导合成,可以将乙酰基、腺苷酰基和磷酰基连接到氨基糖苷类的氨基或羟基上,使氨基糖苷类的结构改变而失去抗菌活性。

(3) 其他酶类:细菌可产生氯霉素乙酰转移酶灭活氯霉素;产生酯酶灭活大环内酯类抗生素;金黄色葡萄球菌产生核苷转移酶灭活林可霉素。

2. **抗菌药物作用靶位改变**　①由于改变了细菌细胞内膜上与抗生素结合部位的靶蛋白,降低与抗生素的亲和力,使抗生素不能与其结合,导致抗菌的失败。如肺炎链球菌对青霉素的高度耐药就是通过此机制产生的,如耐药流感杆菌菌株中,有 3 个青霉素结合蛋白的结合亲和力低于敏感菌,耐药淋病奈瑟菌的 3 个青霉素结合蛋白中有 2 个亲和力下降;②靶蛋白结构改变或细菌与抗生素接触之后产生一种新的、原来敏感菌没有的靶蛋白,使抗生素不能与新的靶蛋白结合,产生高度耐药。如对林可霉素,红霉素耐药的细菌,是由于核糖体 23s 亚基 RNA 上的腺嘌呤甲基化;靶位 RNA 多聚酶的 β-亚基结构改变,细菌对利福平结合能力下降;一些肠杆菌和铜绿假单胞菌的 DNA 回旋酶发生改变而对喹诺酮发生耐药;细菌体内核糖体 30s 亚基上作用靶位 P10 蛋白质发生构象变化,对链霉素产生耐药。又如耐甲氧西林金黄色葡萄球菌(methicillin-resistant strains of staphylococcus aureus,MRSA)比敏感的金黄色葡萄球菌的青霉素结合蛋白组成多一个青霉素结合蛋白-2a(PBP$_{2a}$),且 PBP$_{2a}$ 与抗生素的亲和力极低,而形成高度的多药耐药;③靶蛋白数量的增加,即使药物存在时仍有足够量的靶蛋白可以维持细菌的正常功能和形态,使细菌继续生长、繁殖,从而对抗菌药物产生耐药。如肠球菌对 β-内酰胺类的耐药性则是既产生 β-内酰胺酶又增加青霉素结合蛋白的量,同时降低青霉素结合蛋白与抗生素的亲和力,形成多重耐药机制。

3. 降低细菌外膜通透性　很多广谱抗菌药都对铜绿假单胞菌无效或作用很弱,主要是由于抗菌药物不能进入铜绿假单胞菌菌体内,而产生天然耐药。细菌接触抗生素后,可以通过改变通道蛋白(porin)的性质和数量来降低细菌的膜通透性阻止抗菌药进入菌体内而产生获得性耐药。正常情况下细菌外膜的通道蛋白由 OmpF 和 OmpC 组成非特异性跨膜通道,允许抗生素等药物分子进入菌体,当细菌多次接触抗生素后,菌株发生突变,使 OmpF 蛋白的结构基因失活而发生障碍,引起 OmpF 通道蛋白丢失,导致 β-内酰胺类、喹诺酮类等药物进入菌体的量减少。在铜绿假单胞菌还存在特异的 OprD 蛋白通道,该通道允许亚胺培南通过进入菌体,而当该蛋白通道丢失时,同样产生特异性耐药。

4. 影响主动外排系统　某些细菌能将进入菌体的药物泵出体外,这种泵因需能量,故称主动外排系统(active efflux system)。由于这种主动外排系统的存在及它对抗菌药物具有选择性的特点,使大肠埃希菌、金黄色葡萄球菌、表皮葡萄球菌、铜绿假单胞菌、空肠弯曲杆菌对四环素、氟喹诺酮类、大环内酯类、氯霉素、β-内酰胺类产生多重耐药性。这是获得性耐药的重要机制。细菌的外排系统由蛋白质组成,主要为膜蛋白。外排系统由三个蛋白组成,即转运子(efflux transporter)、附加蛋白(accessory protein)和外膜蛋白(outer membrane channel),三者缺一不可,又称三联外排系统(tripartite efflux system)。如图 35-3 所示。外膜蛋白类似于通道蛋白,位于外膜(革兰阴性菌)或细胞壁(革兰阳性菌),是药物被泵出细胞的外膜通道。附加蛋白位于转运子与外膜蛋白之间发挥桥梁作用,转运子位于胞质膜产生泵的作用。

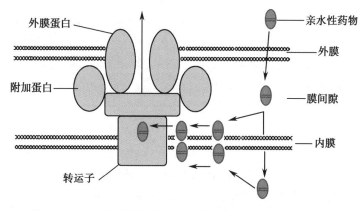

图 35-3　抗生素外排泵穿透革兰阴性菌的内膜和外膜示意图

5. 其他如细菌代谢途径的改变　金黄色葡萄球菌对磺胺类的耐药,是由于细菌对药物具有拮抗作用的底物——对氨基苯甲酸(p-aminobenzoic acid,PABA)自身的生产量增多所致,耐药菌的 PABA 生产量约为敏感菌的 20 倍。此外,细菌的相关代谢状态的改变、营养的缺陷以及外环境的某些变化,都可能造成细菌的耐药。

三、细菌耐药性的传播

抗菌药物耐药性的传播是在三个水平上进行的

1. 通过细菌在人群中间从一个人到另一个人的转移传播。

2. 通过耐药基因在细菌之间从一种细菌到另一种细菌转移而来,通常由质粒介导。

3. 通过耐药基因在细胞内遗传元素之间的转移而在质粒-质粒间或质粒-染色体间传播,系由转座子(transposons)介导。

突变(mutation):对抗生素敏感的细菌因编码某个蛋白的基因发生突变,导致蛋白质结构的改变,不能与相应的药物结合或结合能力降低。突变也可能发生在负责转运药物的蛋白质的基因、某个调节基因和启动子,从而改变靶位、转运蛋白或灭活酶的表达。细菌对喹诺酮类(回旋酶基因突变)、利福平(RNA聚合酶基因突变)的耐药性都是通过突变引起的。

临床上最为常见的耐药性是由质粒(plasmid)介导的。质粒是染色体外具有遗传功能的基因成分,存在于细菌胞质中,可不依赖染色体而进行DNA复制。质粒带有各种基因,包括耐药菌基因(R-plasmid)。通过细菌内遗传元素之间的耐药基因转移,系由转座子介导,转座子是DNA的一部分,它能从一个DNA分子(供体)的一部分转移和移位到另一个DNA分子(受体)。转座子与质粒不同,他不能独立复制,但当转座子与有复制能力的DNA质粒和染色体在一起并成为质粒和染色体的一部分时,转座子也可以被复制。因此,转座子可以携带一种和多种耐药基因,并依附在一个质粒上到一个新菌种,这就是相同的耐药基因可以在不同细菌中传播的原因。

对多种抗菌药物耐药的多重耐药性也可通过另一种可移动的元素细菌基因盒-整合子系统传播。基因盒为附着在一个小的识别单位的一个耐药基因,数个耐药基因可以被包装成一个多基因盒阵列,并依次被整合进入一易于快速流动的较大的DNA单位,称为整合子。整合子(可被放置在转座子上的基因盒)含有一种整合酶(重组酶基因),可以将基因盒插到整合子上的特定部位,这样一个转座子-整合子-多药耐药基因盒阵列的系统允许多重耐药性在细菌内的基因元素间特别迅速而有效的转移,常造成耐药性在细菌感染中的广泛扩散,尤其是多药耐药性的传播。

转导(transduction):转导由噬菌体完成,由于噬菌体的蛋白外壳上掺有细菌DNA,如这些遗传物质含有耐药基因,则新感染的细菌将获得耐药性,并将此特点传至后代。

转化(transformation):细菌将环境中的游离DNA(来自其他细菌)掺进敏感细菌的DNA中,使其表达的蛋白质发生部分的改变,这种转移遗传信息的方式称为转化。肺炎链球菌耐青霉素的分子基础即是转化的典型表现,耐青霉素的肺炎球菌产生不同的青霉素结合蛋白(PBP$_s$),该PBP$_s$与青霉素的亲和力低。对编码这些不同的PBP$_s$的基因进行核酸序列分析,发现有一段外来的DNA。

接合(conjugation):细胞间通过性菌毛或桥接进行基因传递的过程。编码多重耐药基因的DNA可能经此途径转移,是耐药性扩散的极其重要的机制之一。可转移的遗传物质中含有质粒的两个不同的基因编码部位,一个编码耐药部分,为耐药决定质粒(resistance-determinant plasmid);另一个质粒称为耐药转移因子(resistance transfer factor),含有细菌接合所必需的基因。两个质粒可单独存在,也可结合成一个完整的R因子。某些编码耐药性蛋白的基因位于转座子,可在细菌基因组或质粒DNA的不同位置间跳动,即从质粒到质粒,从质粒到染色体,从染色体到质粒。

由于耐药基因的多种方式在同种和不同种细菌之间移动,促进了耐药性及多重耐药性的发展。多重耐药性已成为一个世界范围内的问题,致使新的抗菌药物不断涌现仍滞后于耐药性的产生。因此,临床医生必须严格掌握使用抗菌药物的适应证,合理地使用抗菌药物可降低耐药

Notes

的发生率和危害性。

四、多重耐药的产生与对策

1. **多重耐药的概念**　病原体对多种化疗药物的敏感性降低称为多重耐药（multi-drug resistance，MDR）。包括细菌、真菌、病毒和肿瘤细胞。其中细菌的多重耐药问题已经成为全球关注的热点，也是近年来研究和监测的重点。

2. **产生多重耐药的主要细菌及机制**　在对细菌抗生素耐药机制的研究中，发现了整合子这一可移动基因元件的存在，它通过捕获基因盒使细菌产生了多重耐药性。由于基因盒所携带的基因多为抗菌药耐药基因，整合子的水平传播则被认为是耐药基因传播最有效的方式，同时也是临床多重耐药株出现的主要原因。

（1）甲氧西林耐药金黄色葡萄球菌与甲氧西林耐药凝固酶革兰阴性葡萄球菌（methicillin-resistant coagulase negative staphylococci，MRCNS），包括凝固酶阴性、耐甲氧西林的表皮葡萄球菌和溶血葡萄球菌，金黄色葡萄球菌不仅产生 β-内酰胺酶对 β-内酰胺类抗生素耐药，更可改变青霉素结合蛋白，产生新的 PBP_{2a}，对 β-内酰胺类抗生素高度耐药，并且对万古霉素以外的所有抗金黄色葡萄球菌的抗菌药物形成多重耐药。敏感的金黄色葡萄球菌有 5 个 PBPs（PBP-1、2、3、3′、4），并无 78kD 的 PBP_{2a}，细菌在 β-内酰胺类抗生素的诱导下，由结构基因 *mecA* 表达产生新的 PBP_{2a}，它不仅具有敏感菌株 5 个 PBPs 全部功能，而且与抗生素的亲和力极低，因此 β-内酰胺类抗生素即使与其他 PBPs 结合，产生 PBP_{2a} 的金葡菌依然可以维持存活，而且这个新的 PBP_{2a} 不与抗生素结合，形成高度耐药的多重耐药性。

（2）青霉素耐药肺炎链球菌（penicillin-resistant streptococcus pneumonia，PRSP）：对青霉素耐药肺炎链球菌的 PBP_{1a}、PBP_{2a}、PBP_{2x} 及 PBP_{2b} 等分子量较大的 PBPs（100～78kD）与青霉素的亲和力明显降低。肺炎链球菌对大环内酯类的耐药性是由主动流出泵系统形成的，由耐药菌中一种专门编码表达 14-与 15-元大环内酯类外排泵膜蛋白基因 *mef*（*A*）介导的。

（3）万古霉素耐药肠球菌（vancomycin-resistant Enterococcus，VRE）：包括对万古霉素耐药的粪肠球菌与屎肠球菌，后者又称为 VREF（vancomycin-resistant enterococcus faecium）。肠球菌对不同抗生素的耐药机制亦不相同。肠球菌对青霉素的耐药机制是由于 PBPs 与青霉素的亲和力下降，使青霉素不能与靶位蛋白 PBPs 结合。肠球菌对万古霉素的耐药机制是由于肠球菌对万古霉素有 *vanA*、*vanB*、*vanC1*、*vanC2*、*vanC3*、*vanD*、*vanE* 7 种基因，由这些基因表达相应的耐药因子所表现的耐药表型也有 van-A 到 vanE 7 种表型。其中以 vanA 与 vanB 二种耐药表型最为常见。

（4）对第三代头孢菌素耐药的革兰阴性杆菌：包括产生超广谱 β-内酰胺酶（extended spectrum β-lactamases，ESBL）与产生 I 类染色体介导的 β-内酰胺酶（class I chromosone mediated β-lactamases）的革兰阴性杆菌。临床分离的对第三代头孢菌素耐药的革兰阴性杆菌如大肠埃希菌、克雷伯肺炎杆菌、阴沟肠杆菌中都可从同一菌株中分离到广谱酶、超广谱酶与染色体介导的 I 类酶 Amp C。广谱酶均为质粒介导，大多数广谱酶对第三代头孢菌素仍然敏感，但也有少数产广谱酶革兰阴性杆菌对其敏感性有所下降。超广谱酶大部分由质粒介导，少数由染色体介导，质粒介导的超广谱酶大多对酶抑制剂如棒酸、舒巴坦仍敏感，因此产生质粒介导超广谱酶的革兰阴性杆菌，第二代或第三代头孢菌素联合酶抑制剂大多有效，但产生染色体介导的超广谱酶的革兰阴性杆菌对第二代头孢菌素耐药性较高，这些产生染色体介导超广谱酶的耐药菌和产生染色体介导的 I 类酶的耐药菌对第三代头孢菌素的耐药性加用棒酸、舒巴坦、他佐巴坦等酶抑制剂均无明显增效作用。

（5）对碳青霉烯耐药的铜绿假单胞菌的耐药机制主要是细菌通透性改变：亚胺培南进入铜绿假单胞菌体内需通过铜绿假单胞菌的一种特异的外膜通道即 Opr D porin 蛋白通道，铜绿假单胞菌可发生特异性的外膜通道突变，使 Opr D 的基因缺损，不能表达 Opr D porin 蛋白，导致 Opr

Notes

D膜通道丢失。使亚胺培南无法进入铜绿假单胞菌体内,形成铜绿假单胞菌对碳青霉烯类耐药。近来有报道铜绿假单胞菌产生金属β-内酰胺酶是其对碳青霉烯耐药的机制之一。

（6）喹诺酮类耐药大肠埃希菌(quinolone-resistant escherichia coli,QREC)：大肠埃希菌对所有喹诺酮类有交叉耐药性,在我国耐药率已高达50%～60%(国外报道低于5%),主要原因除了我国自80年代以来长期大量仿制、生产以及不加限制的广泛临床应用喹诺酮类外,与农业、畜牧业、水产业、家禽饲养业把这种治疗药物用于动物的保健、疾病防治有关。大肠埃希菌对喹诺酮耐药机制主要为非特异的主动流出泵外排机制,同时改变结合部位、减少摄取、降低膜通道的通透性等都起一定作用。大肠埃希菌对喹诺酮出现耐药性时也同时对许多常用抗生素呈现多重耐药性。

3. **控制细菌耐药的措施**　由于抗菌药物的广泛应用,各种抗菌药物的耐药率逐年增加。为了减少和避免耐药性的产生应严格控制抗菌药物的使用,遵循《抗菌药物临床应用指导原则》,合理应用抗菌药物;可用一种抗菌药物控制的感染不使用多种抗菌药物联合;窄谱抗菌药可控制的感染不用广谱抗菌药物;严格掌握抗菌药物预防应用、局部使用的适应证,避免滥用;医院内应对耐药菌感染的患者采取相应的消毒隔离措施,防止院内交叉感染;对抗菌药物要加强管理,抗菌药物必须凭医生处方购买。

推荐阅读文献

1. http://zh.wikipedia.org/
2. http://www.pharmacology2000.com/
3. Allen HK. Antibiotic resistance gene discovery in food-producing animals. *Curr Opin Microbiol*. 2014;19C;25-29
4. Günther G. Multidrug-resistant and extensively drug-resistant tuberculosis;a review of current concepts and future challenges. *Clin Med*. 2014;14(3);279-285
5. Liapikou A,Cilloniz C,Mensa J,et al. New antimicrobial approaches to gram positive respiratory infections. *Pulm Pharmacol Ther*. 2014;pii;S1094-5539

（周黎明）

Notes

第三十六章 β-内酰胺类抗生素

β-内酰胺类抗生素是临床最常用的抗菌药物,最为常用的是青霉素类和头孢菌素类。近年来还有一类非典型的 β-内酰胺类抗生素在临床使用,如碳青霉烯类(carbapenems)、头霉素类(cephamycin)、氧头孢烯类(oxacephems)及单环 β-内酰胺类(monobactam)。β-内酰胺类抗生素的核心结构是 β-内酰胺环(图 36-1)。青霉素类的主核为 6-氨基青霉烷酸(6-APA);头孢菌素类的主核是 7-氨基头孢烷酸(7-ASA);单环 β-内酰胺类的主核为被取代的 3-氨基-4-甲基单环 β-内酰胺类。青霉素最易被细菌的 β-内酰胺酶在所示位点水解失活(图 36-1)。碳青霉烯的 β-内酰胺环有一个不同的主体化学构象,使其对 β-内酰胺酶稳定。他们的共同作用机制是抑制细菌细胞壁的肽聚糖合成,共同特点是除了对革兰阳性菌和革兰阴性菌有杀灭作用外,还对部分厌氧菌有抗菌作用,具有抗菌活性强、毒性低、适应证广及临床疗效好等优点。

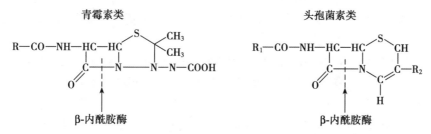

图 36-1 青霉素类和头孢菌素类结构图

第一节 作用机制及耐药性

【抗菌作用机制】

1. **抑制转肽酶活性** β-内酰胺类抗生素是通过干扰细菌细胞壁肽聚糖的合成而显示杀菌作用。细胞壁是由复杂的多聚物——肽聚糖(peptidoglycan)构成,肽聚糖由多糖和多肽组成。多糖包含有可变氨基葡萄糖、氮乙酰葡萄糖胺和氮乙酰胞壁酸。5 个甘氨酸基的多肽和氮乙酰胞壁酸葡萄糖胺连接,肽链的末端是 D-丙氨酰-D-丙氨酸。青霉素结合蛋白(penicillin binding proteins,PBPs)具有转肽酶功能,催化转肽反应,使末端 D-丙氨酸脱落并与邻近多肽形成交叉网状联结,从而使细胞壁结构坚韧。β-内酰胺类抗生素与天然 D-丙氨酰-D-丙氨酸的结构类似,他们可以和 PBPs 活性位点通过共价键结合,抑制转肽酶活性,从而阻止了肽聚糖的合成,导致细胞壁缺损,引起细菌细胞死亡(图 36-2)。PBPs 是 β-内酰胺类抗生素的作用靶位,是存在于细菌细胞膜上的蛋白,其分子量为 4 万~12 万。PBPs 按分子量的不同可分为若干亚型。PBPs 数目、种类、分子大小及与抗生素的亲和力均因细菌菌种的不同而有较大的差异,可分为若干亚型。同是 β-内酰胺类抗生素的青霉素、头孢菌素和碳青霉烯类,对各种亚型的 PBPs 亲和力是不同的,如青霉素与肺炎链球菌的 PBPs 亲和力较强,而碳青霉烯类对流感嗜血杆菌和大肠埃希菌等革兰阴性菌的 PBP-2 和 PBP-3 亲和力较强。β-内酰胺类抗生素通过与不同的 PBPs 结合阻碍其活性而表现出抗菌活性的差异。

2. **增加细菌细胞壁自溶酶活性** β-内酰胺类抗生素使细菌裂解死亡最终是由于细胞壁自

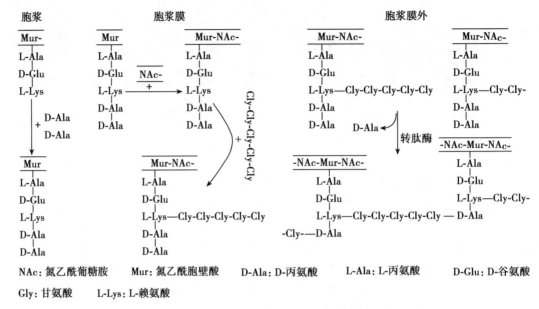

NAc：氮乙酰葡糖胺　　Mur：氮乙酰胞壁酸　　D-Ala：D-丙氨酸　　L-Ala：L-丙氨酸　　D-Glu：D-谷氨酸

Gly：甘氨酸　　L-Lys：L-赖氨酸

图36-2　细菌细胞壁黏肽的合成过程

溶酶（cell wall autolytic enzyme）的活性增加,产生自溶或胞壁质水解。自溶酶的活性可能与维持细菌细胞的正常功能与分裂有关。另外有证据表明 β-内酰胺类抗生素可阻滞自溶酶抑制物的作用。

【耐药性】　细菌对 β-内酰胺类抗生素产生耐药性在临床非常普遍。现已对其耐药性进行了大量的研究,并开发一些降低耐药性的新药。其主要的耐药机制有以下几个方面：

1. **生成 β-内酰胺酶（β-lactamase）**　这是最常见的耐药机制。目前已发现的 β-内酰胺酶超过 200 种。由金黄色葡萄球菌、嗜血杆菌和大肠埃希菌产生的 β-内酰胺酶,特异性高,只能水解青霉素类抗生素。而由铜绿假单胞菌和大肠埃希菌产生的 β-内酰胺酶,特异性相对较低,能水解青霉素和头孢菌素类;碳青霉烯对青霉素和头孢菌素酶虽然稳定,却能被含金属的 β-内酰胺酶水解。

鉴于细菌产生 β-内酰胺酶是抗生素耐药的重要原因之一,故抑制 β-内酰胺酶活性,阻止其生成将会克服细菌的耐药性并提高本类药物的疗效。这是 β-内酰胺酶抑制剂与 β-内酰胺类抗生素组成复方成功应用于临床的理论依据,使细菌因 β-内酰胺酶引起的耐药性得到部分改善。

2. **药物对 PBPs 的亲和力降低**　由于 PBPs 的结构和功能的差异,产生所谓内源性耐药。有些原本对药物敏感的菌株由于产生与 β-内酰胺类亲和力低的新型 PBPs,从而获得耐药性。也就是通过不同菌株间 PBP 基因的同源重组,细菌可以获得对 β-内酰胺类低亲和力的 PBPs。从高度耐青霉素的肺炎链球菌分离的 5 个高分子量的 PBPs 中,有 4 个 PBPs 的基因通过同源重组产生 PBPs 而降低对 β-内酰胺类的亲和力。耐青霉素的链球菌是因其 PBPs 被耐药肺炎链球菌的一个额外的高分子 PBP 所置换,而这个 PBP 对所有的 β-内酰胺类的亲和力都低。

3. **药物不能在作用部位达到有效浓度**

（1）孔道蛋白数量和质量的改变:细菌外膜是许多抗生素不能穿透的屏障,但 β-内酰胺类和亲水的抗生素可通过蛋白质在外膜形成的孔道（如 OmpF 和 OmpC）弥散进入。在耐药的细菌中可见孔道数量减少和孔道变小,使药物难以达到作用部位。外膜孔道的数量和大小在不同的革兰阴性菌是不同的。

（2）主动外排系统加强:这是细菌固有耐药和多重耐药的重要机制之一,目前已在研究抑制该系统的抗菌新药。

Notes

第二节 青 霉 素 类

青霉素类(penicillins)药物是目前临床使用的最重要的一类抗生素。尽管青霉素问世之后，已经研制出大量的其他种类抗菌药物，但青霉素仍然作为最主要的一类抗生素在临床广泛使用。在青霉素主核基础上改造而成的各种衍生物仍然在不断推出，成为许多感染性疾病的治疗药物。

青霉素的分类：按照青霉素的来源，可以分为天然青霉素和部分合成青霉素两大类。后者又可以按照他们的抗菌谱、对青霉素酶的稳定性以及是否可以口服(耐酸)等特性，再分为下列类型：①口服耐酸青霉素，如青霉素 V(penicillin V，phenoxymethylpenicillin)；②耐青霉素酶青霉素，如甲氧西林(methicillin)、苯唑西林(oxacillin)、氯唑西林(cloxacillin)、双氯西林(dicloxacillin)；③广谱青霉素，如氨苄西林(ampicillin)，阿莫西林(amoxicillin)；④抗铜绿假单胞菌青霉素，如羧苄西林(carbenicillin)、哌拉西林(piperacillin)；⑤抗革兰阴性杆菌青霉素，如美西林(mecillinam)、替莫西林(temocillin)。

一、天然青霉素

青霉素 G

青霉素 G(penicillin G，苄青霉素，benzylpenicillin)由青霉菌培养液中获得，具有作用强、产量高、价格低廉等特性，目前仍是治疗敏感菌的首选药物。主要用其钠盐，本药的晶粉在室温下稳定，易溶于水，其水溶液稳定性差，室温中放置24h后大部分降解失效，同时可生成具有抗原性的降解产物，故需即配即用。不耐酸，不耐青霉素酶，因此不能口服，对产青霉素酶菌株无效，抗菌谱窄。可引起过敏反应，严重者可致过敏性休克。青霉素剂量用国际单位 U 表示，理论效价为：青霉素 G 钠 1670U≈1mg，青霉素 G 钾 1589U≈1mg。

【抗菌作用】 青霉素 G 对敏感菌有强大杀菌作用，对机体无毒。对青霉素 G 敏感的致病菌主要包括以下几种：①革兰阳性球菌：对溶血性链球菌，不产酶金黄色葡萄球菌，非耐药肺炎链球菌和厌氧的阳性球菌作用强；②革兰阴性球菌：脑膜炎奈瑟菌、淋病奈瑟菌敏感。但近来发现较多的淋病奈瑟菌对本药耐药，故不作首选药；③革兰阳性杆菌：白喉棒状杆菌，炭疽芽胞杆菌，厌氧的破伤风杆菌、产气荚膜杆菌、肉毒杆菌、放线菌属、真杆菌属、丙酸杆菌均对青霉素 G 敏感；④螺旋体：梅毒螺旋体、钩端螺旋体、鼠咬热螺旋体对青霉素 G 高度敏感。

【体内过程】 青霉素 G 口服吸收少而不规则，易被胃酸及消化酶破坏，不宜口服，常作肌内注射，吸收迅速且完全，注射后约0.5~1.0小时达血药峰浓度，该药主要分布在细胞外液，因其脂溶性低而难于进入细胞内。血浆蛋白结合率46%~55%。能广泛分布在全身各部位，肝、胆、肾、肠道、精液、关节液及淋巴液中均有大量的分布，房水和脑脊液中含量较低，但在炎症反应时可达有效浓度。青霉素 G 几乎全部以原形经尿迅速排泄，约10%经肾小球滤过，90%经肾小管分泌排出，$t_{1/2}$约0.5~1.0小时。为延长青霉素 G 的作用时间，可采用水溶性较差的普鲁卡因青霉素(procaine benzylpenicillin)或长效苄星青霉素(benzathine benzylpenicillin)。二者临床均通过肌内注射给药，由于注射剂量所限，血药浓度较低，仅限于轻症或做预防感染使用。

【临床应用】 本药为治疗敏感的革兰阳性球菌和杆菌、革兰阴性球菌及螺旋体感染的首选药。主要通过肌内注射或静脉滴注给药。

(1) 链球菌感染：溶血性链球菌引起的咽炎、扁桃体炎、猩红热、蜂窝织炎、化脓性关节炎、败血症等；草绿色链球菌引起的心内膜炎；肺炎链球菌引起的大叶肺炎、中耳炎等均以青霉素 G 作为首选药。

（2）脑膜炎奈瑟菌引起的脑膜炎：虽然青霉素在正常生理状态下很难通过血脑屏障，但脑膜炎时，血脑屏障对青霉素的通透性增加，大剂量的青霉素 G 治疗有效。（1000 万～2000 万）U/d，分四次静脉滴注。

（3）螺旋体感染：梅毒、钩端螺旋体病、螺旋体引起的回归热，一般除症状较轻者外，均应大剂量静脉滴注青霉素 G（500 万～2000 万）U/d 静脉滴注，2 周为一个疗程。

（4）革兰阳性杆菌感染：与相应抗毒素合用治疗破伤风、白喉、炭疽病。

【不良反应】　青霉素 G 的毒性很低，最常见的不良反应是过敏反应，包括药疹、皮炎、血清病、溶血性贫血，严重者可致过敏性休克。发生率约占用药人数的 0.4 万～1.0 万，死亡率约为 0.001%。

发生过敏反应的原因是青霉素溶液中的降解产物青霉噻唑蛋白、青霉烯酸、6APA 等高分子聚合物所致，这些聚合物是半抗原，与蛋白质结合后形成完全抗原刺激机体产生 IgG、IgM 和 IgE 各种抗体，抗原抗体相结合而引起各种不同的过敏反应。用药者多在接触药物后立即发生，少数人可在数日后发生。过敏性休克的临床症状主要包括循环衰竭、呼吸衰竭和中枢抑制。青霉素本身没有抗原性，不能直接引起过敏反应。

为防止过敏反应的发生，应详细询问病史、用药史、药物过敏史及家族过敏史；初次使用、用药间隔三天以上或更换批号者必须进行青霉素皮肤过敏试验，反应阳性者禁用；皮试时，必须做好抢救准备，因为少数患者在青霉素皮试时也可能出现过敏性休克；一旦休克发生应立即皮下注射肾上腺素 0.5～1.0mg，严重者须用肾上腺皮质激素和抗组胺药，同时采用其他急救措施以防过敏性休克引起死亡。

赫氏反应（herxheimer reaction）用青霉素治疗螺旋体所引起的感染时，可出现患者症状加重的现象，表现为全身不适、寒战、高热、咽痛、肌痛、心跳加快等现象，称为赫氏反应。可能系青霉素杀死大量螺旋体释放入体内引起的免疫反应。这种反应持续时间不会超过 24 小时，一般不引起严重后果。

其他反应　肌内注射可引起疼痛、红肿和硬结等。肾功衰的患者，大剂量使用，可造成惊厥等中枢神经系统不良反应。

二、部分合成青霉素

（一）口服耐酸青霉素

代表药物为青霉素 V（penicillin V, phenoxymethylpenicillin）。抗菌谱与青霉素 G 相同，但抗菌作用不及青霉素 G 强。由于青霉素 V 耐酸，能口服给药是其主要优点。口服后约60% 由十二指肠吸收。血浆蛋白结合率约80%。30% 经肝脏代谢，代谢产物与原形药物随尿排出。青霉素 V 临床用于革兰阳性球菌引起的轻度感染，如链球菌引起的咽炎、扁桃体炎、丹毒、猩红热等，肺炎链球菌所致的鼻窦炎、中耳炎以及敏感菌所致的软组织感染，也可用于风湿热的预防。由于口服吸收个体差异大且给药剂量有限，不宜用于严重感染。可见过敏反应，还有轻微的胃肠道反应如恶心、呕吐、腹泻等。

（二）耐酶青霉素

代表药物有甲氧西林（methicillin）、苯唑西林（oxacillin）、氯唑西林（cloxacillin）、双氯西林（dicloxacillin）等。由于其化学结构上有较大的侧链取代基，通过空间结构的位置障碍作用，保护了其 β-内酰胺环免受 β-内酰胺酶破坏。本类药物对产青霉素酶的耐药金葡菌具有强大杀菌作用，对链球菌属有抗菌作用，但不及青霉素 G。对革兰阴性菌无效。但近年来耐甲氧西林和苯唑西林的金葡菌不断增加，金葡菌对本药可以表现出特殊耐药，主要是产生了新的 PBPs（如 PBP$_{2a}$），而与 β-内酰胺酶无关，该菌株对所有的 β-内酰胺类抗生素耐药，称为耐甲氧西林的金葡菌（methicillin resistant Staphylococcus aureus, MRSA）。对 MRSA 应选其他类抗生素治疗。除甲

Notes

氧西林对酸不稳定外,其余均耐酸,可口服和注射。苯唑西林、氯唑西林、双氯西林口服吸收可达 30% ~ 50%,血浆蛋白结合率为 91% ~ 97%,尿中排出量为 30% ~ 65%。氯唑西林对青霉素酶的稳定性高于其他品种,对耐青霉素的金葡菌仍然有效。

主要用于耐青霉素的葡萄球菌所致的败血症、心内膜炎、肺炎、骨髓炎、肝脓肿、皮肤软组织感染等。不良反应为过敏反应,口服时也有轻微胃肠道症状。

(三) 广谱青霉素

代表药物有氨苄西林(ampicillin)和阿莫西林(amoxicillin)。对革兰阴性菌和革兰阳性菌均有杀菌作用。抗菌谱与青霉素 G 相似,其特点体现在对革兰阴性菌优于青霉素 G。革兰阴性菌如流感嗜血杆菌、大肠埃希菌、沙门氏菌、痢疾志贺菌、脑膜炎奈瑟菌和不产酶的淋病奈瑟菌对其敏感。本类药物不耐酶,对产酶的金葡菌无效。阿莫西林主要用于由嗜血流感杆菌、化脓性链球菌、肺炎链球菌引起的呼吸道感染;也用于大肠埃希菌和肠球菌引起的胃肠道和尿道感染;大剂量氨苄西林对沙门氏菌引起的伤寒、副伤寒有效,本类药物耐酸,可口服。氨苄西林口服后约 3 小时达血药高峰浓度。1/3 的药物被吸收,当机体出现炎症时,中耳炎渗出液、脑脊液、关节腔、支气管分泌液和腹水均有较高浓度,主要经肾排出。

(四) 抗铜绿假单胞菌青霉素

代表药物为羧苄西林(carbenicillin)和哌拉西林(piperacillin)。其抗铜绿假单胞菌的机制是由于与铜绿假单胞菌生存必需的 PBPs 形成多位点结合,而且对细菌细胞膜具有强大的穿透作用。

羧苄西林对铜绿假单胞菌和变形杆菌有一定的抗菌作用,对青霉素 G 敏感的革兰阳性菌的作用不及青霉素 G,主要用于变形杆菌和铜绿假单胞菌引起的感染。羧苄西林与克拉维酸(clavulanic acid)的复方制剂对各种产酶菌包括铜绿假单胞菌均有较强的作用。

哌拉西林在部分合成青霉素类中抗菌谱最广、抗菌作用最强,对铜绿假单胞菌具有强大的抗菌作用。对铜绿假单胞菌的抗菌作用较羧苄西林强 8 ~ 16 倍。对青霉素 G 敏感的细菌作用与青霉素 G 相同,对肺炎球菌的抗菌作用优于青霉素 G 和氨苄西林。临床主要用于治疗革兰阴性菌引起的严重感染,包括肺炎、烧伤后感染、耐青霉素和耐氨苄西林的耐药菌引起的尿道感染。与氨基糖苷类(aminoglycosides)抗生素联合应用效果更佳。

(五) 抗革兰阴性杆菌青霉素

代表药物有美西林(mecillinam)、替莫西林(temocillin)等。

本类药物为窄谱抗生素。美西林只作用于部分肠道革兰阴性杆菌,如柠檬酸杆菌、大肠埃希菌、肺炎杆菌及沙门菌属、志贺菌属。作用机制是与 PBP_2 结合,使细菌变成圆形,不能维持正常形态引起细菌分裂繁殖受阻。主要用于大肠埃希菌和某些敏感菌引起的尿路感染。

替莫西林作用于产酶的革兰阴性杆菌如产酶流感杆菌、脑膜炎奈瑟菌、淋病奈瑟菌和卡他莫拉菌。对多种质粒或染色体编码的 β-内酰胺酶稳定。临床主要用于肠杆菌属细菌、流感杆菌和卡他莫拉菌所致的尿路与软组织感染。

半合成青霉素的分类及比较见表 36-1 所示。

表 36-1　半合成青霉素的分类及比较

分类	耐酸青霉素	耐酶青霉素	广谱青霉素	抗铜绿假单胞菌广谱青霉素	抗革兰阴性杆菌青霉素
抗菌谱	抗菌谱似青霉素	抗菌谱似青霉素	抗菌谱广	广、抗铜绿假单胞菌	窄谱,大肠埃希菌
是否耐酸	耐酸	大多耐酸	耐酸	多不耐酸	不耐酸
酶稳定性	不耐酶	耐酶	不耐酶	不耐酶	不耐酶

Notes

续表

强度	作用弱	作用弱	作用强	作用强	革兰阴性杆菌强
代表药	青霉素 V、苯氧乙基	苯唑、甲氧、双氯、氯唑、氟氯	氨苄、羟氨苄	羧苄、替卡、呋苄、阿洛、美洛与哌拉西林	美西林、替莫西林、匹美西林
临床应用	主要用于 G⁺ 球菌引起的轻度感染	用于耐青霉素的葡萄球菌所致的感染等	用于呼吸道、尿道感染等	主要用于变形杆菌和铜绿假单胞菌引起的感染哌拉西林主要用于治疗 G⁻ 引起的严重感染	用于大肠埃希菌和某些敏感菌引起的尿路感染与软组织感染

第三节　头孢菌素类抗生素

　　头孢菌素(cephalosporins)是从头孢菌素 C 的产生菌(cephalosporium acremonium)中发现的,随后在真菌培养液中分离出几种抗菌成分,包含有头孢菌素 C。现在临床使用的头孢菌素是以头孢菌素母核7-氨基头孢烷酸(7-amino-cephalosporanic acid,7-ACA)接不同侧链而制成的部分合成抗生素。头孢菌素与青霉素类抗生素在抗菌机制上相同,即主要与 PBP_1 和 PBP_3 结合,在化学结构上也有相同之处,即都有一个 β-内酰胺环。但由于母核 7 位取代基(R_1)的不同(图 36-1),其抗菌谱和对 β-内酰胺酶的稳定性出现差异。头孢菌素与青霉素比较,其特点是:对 β-内酰胺酶的稳定性高于青霉素,抗菌谱较青霉素广、抗菌作用强、过敏反应少、毒性小。根据头孢菌素的抗菌谱、对 β-内酰胺酶的稳定性及抗革兰阴性杆菌活性的不同,以及对肾脏毒性和临床应用的差异,目前可将头孢菌素类分为四代。

　　头孢菌素类的口服制剂均耐酸,胃肠吸收良好,而其他制剂需注射给药。药物吸收后,大多能透入各组织,且能透过胎盘,在滑囊液、心包液中可达到较高浓度。二代的头孢呋辛和三代头孢菌素类可透过血脑屏障,在脑脊液中达到有效的药物浓度,并能分布于前列腺。三代头孢还可透入房水,胆汁中浓度也高,头孢哌酮在胆汁中浓度最高,其次是头孢曲松。头孢菌素类多经肾脏排泄,尿中浓度高,凡能影响青霉素排泄的药物同样也能影响头孢菌素类的排泄。头孢哌酮、头孢曲松则主要经肝胆系统排泄。大多数头孢菌素的 $t_{1/2}$ 较短(0.5 ~ 2.0 小时),有的可达 3 小时,仅头孢曲松的较长,可达 8 小时。

一、第一代头孢菌素

　　主要代表药物有头孢唑林(cefazolin)、头孢羟氨苄(cefadroxil)、头孢氨苄(cephalexin)、头孢噻吩(cephalothin)、头孢匹林(cephapirin)、头孢拉定(cephradine)等。

　　【抗菌作用】　对第一代头孢菌素敏感的革兰阳性球菌,包括肺炎球菌、链球菌、葡萄球菌,但对耐甲氧西林的金黄色葡萄球菌株(MRSA)不敏感;对金黄色葡萄球菌产生的 β-内酰胺酶的稳定性优于第二代和第三代;对革兰阴性杆菌的作用弱于第二、第三代,对革兰阴性菌产生的 β-内酰胺酶不稳定;对铜绿假单胞菌、耐药肠杆菌和厌氧菌无效。

　　【临床应用】　注射用头孢唑林广泛用于需氧细菌(包括耐青霉素)引起的中度感染和部分敏感菌引起的严重感染,如敏感菌引起的呼吸系统、泌尿生殖系统、胆道、皮肤软组织、创伤、耳鼻喉和眼科感染等。口服头孢氨苄、头孢羟氨苄、头孢拉定主要用于肺炎链球菌、化脓性链球菌、产青霉素酶金葡菌(耐甲氧西林金葡菌除外)及其他敏感的革兰阳性菌和革兰阴性菌引起轻

Notes

度感染和部分中度感染的治疗。

【不良反应】

（1）过敏反应：头孢菌素与青霉素有交叉过敏，发生率约20%，临床使用时仍需做皮肤过敏试验（皮试）。

（2）肾脏毒性：肾毒性较重，或与氨基糖苷类（aminoglycosides）抗生素联合应用时易造成肾功能障碍，其中头孢唑林与头孢噻吩尤为明显。

头 孢 唑 林

头孢唑林（cefazolin）对革兰阳性球菌和杆菌具有较好的抗菌活性，对大肠埃希菌和肺炎杆菌的抗菌活性高，但对产青霉素酶的金黄色葡萄球菌的作用弱，伤寒杆菌、志贺菌属、奈瑟菌属、部分厌氧菌对其亦相当敏感，流感杆菌中度敏感。临床用于治疗敏感细菌所致的呼吸道感染、败血症、尿路感染、感染性心内膜炎、骨髓炎及肝胆系统、皮肤软组织、眼耳鼻喉科等感染。肺炎、支气管扩张、肺脓肿等呼吸道感染的有效率可达90%以上，对金黄色葡萄球菌和草绿色链球菌所致的心内膜炎有良好的疗效。不良反应发生率低，个别患者可发生暂时性血清转氨酶、碱性磷酸酶和尿素氮升高，偶见血栓性静脉炎、药疹和嗜酸性粒细胞增高。

二、第二代头孢菌素

主要代表药物有头孢呋辛（cefuroxime）、头孢克洛（cefaclor）、头孢孟多（cefamandole）、头孢尼西（cefonicid）、头孢雷特（ceforanide）等。

【抗菌作用】　除对革兰阴性菌有较广的作用范围外，第二代头孢菌素与第一代抗菌作用相似；对多数β-内酰胺酶稳定，对革兰阴性菌如大肠埃希菌、克雷伯菌属、痢疾志贺菌、阴沟杆菌等的作用较第一代强，而对革兰阳性菌较第一代弱，对某些肠杆菌科细菌和铜绿假单胞菌作用仍较差，肾脏毒性低于第一代头孢菌素。

【临床应用】　第二代头孢菌素可用于与第一代相同适应证的轻、中度感染患者。可作为一般革兰阴性菌感染的治疗药物，适用于敏感菌引起的呼吸道、泌尿道、皮肤及软组织、骨组织、骨关节、妇科等感染以及耐青霉素的淋病治疗。

【不良反应】

（1）过敏反应：头孢菌素与青霉素有交叉过敏。

（2）肾脏毒性：肾毒性较小，与氨基糖苷类（aminoglycosides）抗生素联合应用时应注意。

头 孢 克 洛

头孢克洛（cefaclor）对产青霉素酶金黄色葡萄球菌、溶血性链球菌、草绿色链球菌、表皮葡萄球菌、大肠埃希菌、肺炎杆菌等有抗菌活性，流感杆菌、卡他莫拉菌及淋病奈瑟菌对其亦敏感，但铜绿假单胞菌、多数变形杆菌、不动杆菌、沙雷菌属对其耐药。临床用于敏感细菌感染的治疗。对溶血性链球菌引起的咽炎、扁桃体炎的疗效与青霉素 V 相仿，溶血性链球菌、肺炎球菌、葡萄球菌属和流感杆菌所致的中耳炎和下呼吸道感染的有效率达93%，治疗尿路感染的有效率可达98%。

用药后可出现食欲缺乏、胃部不适、软便、腹泻等胃肠道反应，亦可发生皮疹、瘙痒等变态反应，血清转氨酶升高及血清病样反应。与氨基糖苷类（aminoglycosides）、多肽类抗生素合用可增加肾毒性。

此外有报道头孢孟多等可引起低凝血酶原症或血小板减少而导致严重出血。

三、第三代头孢菌素

主要代表药物包括头孢噻肟（cefotaxime）、头孢他啶（ceftazidime）、头孢哌酮（cefoperazone）、

Notes

头孢唑肟(ceftizoxime)、头孢曲松(ceftriaxone)、头孢克肟(cefixime)、头孢地嗪(cefodizime)等。

【抗菌作用】 对革兰阴性菌产生的广谱β-内酰胺酶高度稳定,对革兰阴性杆菌的作用强于第一、第二代头孢菌素,对革兰阳性菌作用弱于第一、第二代头孢菌素;具有很强的组织穿透力,体内分布广泛,可在组织、体腔、体液中达到有效浓度;抗菌谱宽,对铜绿假单胞菌和厌氧菌有不同程度的抗菌作用。

【临床应用】 第三代头孢菌素主要用于治疗重症耐药菌引起的感染或以革兰阴性杆菌为主要致病菌,兼有厌氧菌和革兰阳性菌的混合感染。由于第三代头孢菌素组织穿透力强,分布广,机体各部位均可达到有效浓度,可用于呼吸道、泌尿道、胃肠道、胆道、胸腔、腹腔、盆腔、骨关节、皮肤软组织等部位的重症感染。较轻的感染可用其他抗菌药治疗时,不宜使用第三代头孢菌素,否则可致耐药性的增加。

【不良反应】

(1) 过敏反应:头孢菌素与青霉素有交叉过敏,临床使用时仍需做皮试。

(2) 肾脏毒性:几乎没有肾毒性。

头 孢 噻 肟

头孢噻肟(cefotaxime)的抗菌谱广,对多种β-内酰胺酶稳定,但可被由质粒转导的超广谱β-内酰胺酶水解。对肠杆菌科细菌有极强的抗菌活性,溶血性链球菌、肺炎球菌、淋病奈瑟菌、流感杆菌等对其高度敏感,对大肠埃希菌、奇异变形杆菌、克雷伯菌属、沙门菌属、普通变形杆菌和柠檬酸杆菌属亦有相当的抗菌活性。主要用于大肠埃希菌、肺炎杆菌、奇异变形杆菌等肠杆菌科细菌引起的呼吸道、泌尿生殖道感染及败血症。亦可用于婴幼儿脑膜炎。

不良反应以药疹多见,尚有静脉炎、腹泻等,个别患者可出现白细胞、血小板减少和嗜酸性粒细胞增多。

头 孢 他 啶

头孢他啶(ceftazidime)的抗菌谱广,对多种β-内酰胺酶稳定。对铜绿假单胞菌具有高度活性,是目前临床应用的头孢菌素中活性最强者。肺炎球菌、肠杆菌科细菌对其高度敏感,对流感杆菌、百日咳杆菌、脑膜炎奈瑟菌、淋病奈瑟菌有较强的抗菌作用,革兰阳性厌氧菌、肺炎军团菌、梭形杆菌对其敏感。但肠球菌属、耐甲氧西林金黄色葡萄球菌、李斯特菌、难辨梭菌对头孢他啶耐药。主要用于大肠埃希菌、流感杆菌、肺炎杆菌、铜绿假单胞菌、葡萄球菌属等所致的呼吸道、肝胆系统、腹腔感染、皮肤软组织、盆腔及其他妇科感染及脑膜炎、骨髓炎、败血症等的治疗。

不良反应轻而少见。有嗜酸性粒细胞增多,皮疹,偶见药热、溶血性贫血及血小板增多,也可发生肠球菌属和念珠菌的二重感染。

此外有报道头孢哌酮等也可引起低凝血酶原症或血小板减少而导致严重出血。大剂量头孢菌素的使用可发生头晕、头痛以及中毒性精神病等中枢神经系统反应。与乙醇同时应用可产生"醉酒样"反应,故本类药物在治疗期间应忌酒。

四、第四代头孢菌素

代表药物有头孢匹罗(cefpirome)和头孢吡肟(cefepime)。

【抗菌作用】 对酶高度稳定,本药不仅对染色体介导的β-内酰胺酶稳定,而且对许多可使第三代头孢菌素失活的广谱β-内酰胺酶也很稳定。本药对大肠埃希菌、金黄色葡萄球菌、铜绿假单胞菌抗菌效果好,对肠杆菌的作用超过第三代头孢菌素。主要用于对第三代头孢菌素耐药的革兰阴性杆菌引起的重症感染。对大多数厌氧菌有抗菌活性。

Notes

头 孢 匹 罗

【抗菌谱】 对大肠埃希菌、肺炎杆菌、变形杆菌属、普罗菲登菌属、沙雷菌属等肠杆菌科细菌有强大抗菌活性,其抗菌作用优于头孢噻肟、头孢他啶。对头孢噻肟或其他第三代头孢菌素耐药的肠杆菌科中某些菌株对该药仍敏感。对大肠埃希菌、铜绿假单胞菌、黏质沙雷菌的外膜具良好通透性。多数革兰阳性菌包括金黄色葡萄球菌和表皮葡萄球菌的产青霉素酶菌株对本药敏感,本药对耐甲氧西林金葡菌的抗菌作用差。化脓性链球菌、各种溶血性链球菌和肺炎球菌对本药高度敏感,对肠球菌属的抗菌活性较弱。

【临床应用】 适用于敏感菌所致各种严重感染,如下呼吸道感染、复杂性尿路感染、妇科感染、皮肤软组织感染、胆道系统感染、腹膜炎、细菌性脑膜炎、败血症等。尤其适用于严重多重耐药菌感染和医院内感染。

【不良反应】 皮疹、发热和瘙痒等过敏反应,腹泻、恶心、呕吐等胃肠道反应。不良反应均短暂,停药后即消失。

头 孢 吡 肟

【抗菌谱】 对头孢噻肟敏感的金葡菌、凝固酶阴性葡萄球菌、肺炎球菌、溶血性链球菌等均有良好的抗菌作用,但对甲氧西林耐药葡萄球菌和肠球菌耐药。对肺炎球菌和化脓性链球菌的抗菌活性强于头孢他啶;对流感杆菌的作用亦较头孢他啶强。对肺炎杆菌、产气杆菌、阴沟杆菌、弗劳地柠檬酸杆菌、摩根杆菌、沙雷菌属等的活性明显较头孢他啶和头孢噻肟强。对铜绿假单胞菌(包括头孢他啶耐药株)亦具有良好作用。厌氧菌对本药耐药。

【临床应用】 主要适用于治疗敏感菌所致的呼吸道感染、尿路感染、皮肤软组织感染、骨感染、败血症、妇产科感染及其他严重全身感染。

【不良反应】 主要为恶心、腹泻、呕吐、便秘等胃肠道反应以及皮疹和头痛等。

四代头孢菌素类抗生素作用特点见表36-2所示。

表36-2 四代头孢菌素类抗生素作用特点

分类		第一代	第二代	第三代	第四代
代表药		头孢噻吩 头孢唑啉 头孢氨苄 头孢拉定 头孢匹林等	头孢呋辛 头孢克洛 头孢孟多 头孢尼西 头孢雷特等	头孢哌酮 头孢他啶 头孢曲松 头孢噻肟 头孢地嗪等	头孢利定 头孢匹罗
抗菌谱	G⁺菌	++++	+++	+	++
	G⁻菌	+	++	+++	++++
	铜绿假单胞菌	-	-	+++/+	++++
	厌氧菌	-	+	+++/+	+++/+
酶稳定性		±	++	+++	++++
肾毒性		++	+	几乎无	-
过敏反应		与青霉素有交叉过敏(20%)	少,有皮疹	少,有皮疹	
组织穿透性		较好	较好	好 可透过BBB	最好
临床应用		耐药金葡菌,敏感菌引起轻、中、重度感染	阴性菌或混合感染菌引起的感染	严重感染	敏感菌所致各种严重感染,主要用于对三代头孢耐药的G⁻杆菌引起的重症感染

Notes

第四节　其他 β-内酰胺类抗生素

一、碳青霉烯类

碳青霉烯类(carbapenems)的代表药物有亚胺培南(imipenem)、美罗培南(meropenem)、硫霉素(thienamycin)、帕尼培南(panipenem)。本类药物的特点是抗菌谱广,对革兰阳性菌、革兰阴性菌和厌氧菌均有作用,抗菌作用强,对 β-内酰胺酶高度稳定。

亚 胺 培 南

【抗菌作用】　耐青霉素菌株、肺炎球菌、链球菌对其敏感,李斯特菌和芽胞杆菌属高度敏感,对甲氧西林敏感的金黄色葡萄球菌、表皮葡萄球菌、粪肠球菌有较好的抗菌作用,对耐甲氧西林的菌株也耐药,对阴沟杆菌、黏质沙雷菌的抗菌作用较强,流感杆菌、淋病奈瑟菌、弯曲菌属对其敏感,对各类厌氧菌有较好的抗菌活性。对大多数 β-内酰胺酶稳定,但可被某些脆弱类杆菌产生的金属酶水解。产生 β-内酰胺酶是其次要的耐药机制,主要耐药机制是外膜通道的缺失所致,在铜绿假单胞菌中尤为突出。

【临床应用】　用于肠杆菌科细菌和铜绿假单胞菌引起的多重耐药感染;院内获得性肺炎伴免疫缺陷者引起的感染;需氧菌和厌氧菌的混合感染。

由于亚安培南能被肾脱氢肽酶降解,为了延长其半衰期,临床用亚胺培南与肾脱氢肽酶抑制剂西司他丁(cilastatin)按 1∶1 配伍组成复方制剂。

【不良反应】　大剂量可引起惊厥、意识障碍等严重的中枢神经系统不良反应。因此中枢神经系统感染和 3 个月以下的婴儿不宜使用。

二、头 霉 素 类

头霉素类(cephamycins)代表药物有头孢西丁(cefoxitin)、头孢美唑(cefmetazole)等。

本类药物的特点为其化学结构与头孢菌素相似,其抗菌谱和抗菌活性与第二代头孢菌素相同,最突出的特点是抗厌氧菌作用强于所有第三代头孢菌素。主要用于腹腔、盆腔、妇科的需氧和厌氧菌混合感染。

头 孢 西 丁

【抗菌作用】　本药为部分合成抗生素,抗菌谱广,甲氧西林敏感金黄色葡萄球菌、溶血性链球菌、肺炎球菌对其敏感。对吲哚阳性变形杆菌、某些大肠埃希菌属、奇异变形杆菌有较强的抗菌作用,对染色体和质粒编码的 β-内酰胺酶稳定。

【临床应用】　用于腹腔、盆腔、褥疮和足部感染等混合感染。

【不良反应】　常见的不良反应有皮疹、蛋白尿、嗜酸性粒细胞增多等。

三、单环 β-内酰胺类

单环 β-内酰胺类(monobactams)的代表药物有氨曲南(aztreonam)、卡芦莫南(carumonam)。

本类药物的特点是由于结构的改变使其对革兰阴性杆菌及铜绿假单胞菌有较强的抗菌作用,对 β-内酰胺酶稳定,对革兰阳性菌及厌氧菌无作用,不良反应少。

【抗菌作用与临床应用】　肠杆菌科细菌、流感杆菌、淋病奈瑟菌对本药非常敏感,对铜绿假单胞菌有效。主要用于革兰阴性杆菌引起的呼吸道、腹腔、盆腔感染及败血症的治疗。与氨基糖苷类抗生素联合应用有协同杀菌作用。与其他 β-内酰胺类抗生素的交叉过敏反应少。

四、氧头孢烯类

氧头孢烯类(oxacephems)的代表药物为拉氧头孢(latamoxef)和氟氧头孢(flomoxef)。

本类药物的特点是抗菌谱广,对革兰阴性菌作用强,对β-内酰胺酶稳定,与第三代头孢菌素有相同的作用特点。在脑脊液中含量高,主要用于脑膜炎、呼吸道感染及败血症等的治疗。可引起凝血酶原减少,血小板功能障碍,以及血小板数量减少而致出血的不良反应。

五、β-内酰胺酶抑制药

β-内酰胺酶抑制药(β-lactamase inhibitors)的代表药物包括克拉维酸(clavulanic acid)、舒巴坦(sulbactam)、三唑巴坦(tazobactam)等。

本类药物在结构上与β-内酰胺类抗生素相似,本身仅有很弱的抗菌作用,但与β-内酰胺类抗生素联合应用可增强抗菌作用。他们是许多细菌的β-内酰胺酶抑制药,可保护β-内酰胺类抗生素免受β-内酰胺酶的水解。这三种酶抑制药对不同细菌产生的β-内酰胺酶有选择性。克拉维酸(clavulanic acid)对金黄色葡萄球菌产生的β-内酰胺酶及肠杆菌科细菌、嗜血杆菌属、淋病奈瑟菌等质粒介导的β-内酰胺酶有强大的抑制作用;对摩根杆菌、沙雷菌属和铜绿假单胞菌的染色体导入的β-内酰胺酶抑制作用较差。舒巴坦(sulbactam)的抑酶范围较克拉维酸广,对质粒和染色体导入的β-内酰胺酶均有抑制作用,本身抑菌作用较弱。三唑巴坦(tazobactam)是舒巴坦的衍生物,为不可逆竞争性β-内酰胺酶抑制药,与克拉维酸和舒巴坦不同的是对铜绿假单胞菌、阴沟杆菌、黏质沙雷菌的染色体导入的β-内酰胺酶有一定的抑制作用。目前有多种不同的青霉素与β-内酰胺酶抑制药组成的复方制剂在临床使用,常用复方制剂代表药物如氨苄西林/舒巴坦、羟氨苄西林/棒酸、阿莫西林/舒巴坦、替卡西林/棒酸、哌拉西林/他唑巴坦、头孢哌酮/舒巴坦等。但必须注意,使用此类复方制剂仍需做皮试,以免过敏反应的发生。

其他β-内酰胺类抗生素作用特点见表36-3所示。

表36-3 其他β-内酰胺类抗生素作用特点

分类		碳青霉烯类	头霉素类	单环β-内酰胺类	氧头孢烯类	β-内酰胺酶抑制药
代表药		亚胺培南、美罗培南、硫霉素、帕尼培南	头孢西丁、头孢美唑	氨曲南、卡芦莫南	拉氧头孢、氟氧头孢	克拉维酸、舒巴坦、三唑巴坦
抗菌谱	G⁺菌	++	++	−	+	±
	G⁻菌	++	++	+++	+++	±
	铜绿假单胞菌	++	−	+++	+++	
	厌氧菌	++	++++	−	+++	−
β-内酰胺酶		稳定性较好	稳定性较好	稳定性好	稳定性好	强大抑制作用
穿透性		较好	较好	较好	最好	
不良反应		中枢神经系统	皮疹、蛋白尿、嗜酸性粒细胞增多等	交叉过敏少	凝血酶原减少,血小板功能障碍	
临床应用		用于多重耐药感染;需氧菌和厌氧菌的混合感染	用于腹腔、盆腔、妇科的需氧和厌氧菌混合感染	G⁻杆菌引起的呼吸道、腹腔、盆腔感染及败血症的治疗	主要用于脑膜炎,呼吸道感染及败血症等的治疗	与β-内酰胺类抗生素联合应用可增强抗菌作用

Notes

推荐阅读文献

1. Fisher JF, Mobashery S The sentinel role of peptidoglycan recycling in the β-lactam resistance of the Gram-negative Enterobacteriaceae and Pseudomonas aeruginosa. *Bioorg Chem*. 2014;56C:41-48

2. Fernandez R, Paz LI, Rosato RR, et al. Ceftaroline is active against heteroresistant MRSA clinical strains despite associated mutational mechanisms and intermediate levels of resistance. *Antimicrob Agents Chemother*. 2014; pii: AAC. 03019-14

3. Lahiri SD, Johnstone M, Ross PL, et al. Avibactam and class C β-lactamases: mechanism of inhibition, conservation of binding pocket and implications for resistance. *Antimicrob Agents Chemother*. 2014; pii: AAC. 03057-14

4. Paulin S, Jamshad M, Dafforn TR, et al. Surfactant-free purification of membrane protein complexes from bacteria: application to the staphylococcal penicillin-binding protein complex PBP2/PBP2a. *Nanotechnology*. 2014;25(28):285101

5. García-Tello A, Gimbernat H, Redondo C, et al. Extended-spectrum beta-lactamases in urinary tract infections caused by Enterobacteria: Understanding and guidelines for action. *Actas Urol Esp*. 2014; pii: S0210-4806

（周黎明）

Notes

第三十七章 氨基糖苷类及多黏菌素类抗生素

第一节 氨基糖苷类抗生素

氨基糖苷类(aminoglycosides)是一类由氨基糖和氨基环醇以苷键相连接而形成的碱性抗生素。包括来自链霉菌的链霉素(streptomycin)、卡那霉素(kanamycin)、妥布霉素(tobramycin)、巴龙霉素(paromomycin)、大观霉素(spectinomycin)、新霉素(neomycin)等，来自小单孢菌的庆大霉素(gentamicin)、西索米星(sisomicin)、小诺霉素(micronomicin)、阿司米星(astromicin)等，以及半合成氨基糖苷类的阿米卡星(amikacin)、奈替米星(netilmicin)、阿贝卡星(arbekacin)、异帕米星(isepamicin)等。

氨基糖苷类抗生素是一类具有杀菌作用的细菌蛋白质合成抑制剂，尽管其毒性较其他类抗生素严重，但作为一类高效、广谱的抗生素，尤其适用于革兰阴性菌引起的严重感染的治疗，目前仍是治疗需氧革兰阴性杆菌严重感染的重要药物之一。该类抗生素在结构上非常相似，因而具有一些共同的特性。

一、氨基糖苷类抗生素的共性

氨基糖苷类抗生素的优点在于抗菌谱广，抗革兰阴性杆菌活性比青霉素类和头孢菌素类抗生素强，与β-内酰胺类和万古霉素类抗生素合用可产生协同作用；缺点是无抗厌氧菌活性、胃肠道吸收差、具有不同程度的肾毒性和耳毒性(损伤肾脏功能和第八对脑神经)。

【抗菌作用】 尽管大多数抑制微生物蛋白质合成的抗生素为抑菌药，但氨基糖苷类抗生素却具有明显的杀菌作用，属静止期杀菌药。其杀菌作用特点如下：①抗菌谱广，对包括铜绿假单胞菌、不动杆菌属在内的各种革兰阴性杆菌和包括耐甲氧西林金黄色葡萄球菌(methicillin resistant staphylococcus aureus，MRSA)在内的革兰阳性菌均具有良好抗菌活性，特别是对需氧革兰阴性杆菌的抗菌活性显著强于其他类药物；部分药品具有抗结核分枝杆菌作用，但对厌氧菌无效，因厌氧菌缺乏氧依赖性主动转运系统；②其杀菌速率和杀菌时程为浓度依赖性，即浓度愈高，杀菌速率愈快，杀菌时程也愈长；③具有较长时间的抗生素后效应(post antibiotic effect，PAE)，其PAE呈浓度依赖性；④具有初次接触效应(first exposure effect，FEE)，指细菌首次接触氨基糖苷类抗生素时，即被迅速杀死，未被杀死的细菌再次或多次接触同种抗生素，其杀菌作用明显降低；⑤在碱性环境中抗菌活性增强。

氨基糖苷类抗生素对各种需氧革兰阴性杆菌，如大肠埃希菌、铜绿假单胞菌、变形杆菌属、克雷伯菌属、肠杆菌属、志贺菌属和柠檬酸杆菌属等具有强大的抗菌活性；对沙雷菌属、沙门菌属、产碱杆菌属、不动杆菌属和嗜血杆菌属也有一定抗菌作用；对淋病奈瑟菌、脑膜炎奈瑟菌等革兰阴性球菌作用较差；对甲氧西林敏感的葡萄球菌(包括金黄色葡萄球菌和表皮葡萄球菌)也有较好抗菌活性，对各组链球菌作用微弱，对肠球菌和厌氧菌无效。若氨基糖苷类抗生素与β-内酰胺类抗生素合用，对肠球菌属、李斯特菌属、草绿色链球菌和铜绿假单胞菌可获协同作用。

【抗菌机制】 氨基糖苷类抗生素的抗菌机制主要包括：

1. **抑制细菌蛋白质合成** 氨基糖苷类抗生素经膜孔通道被动扩散穿过细菌细胞外膜，再经氧依赖性主动跨膜转运系统进入细胞内，特异性结合到细菌核糖体30S亚基，进而干扰蛋白质合成(图 37-1):①结合到核糖体精度开关附近的 16S rRNA 上而将 A 位稳定在一个易错状态,致使非同源的氨基酰 tRNA 更易结合,或者结合到核糖体 16S rRNA 的 A 位上,引起其构象改变,使近似同源的氨基酰 tRNA 结合到译码中心,二者均可造成 tRNA 在翻译 mRNA 密码时错译,并将不该配对的氨基酸带入 A 位,使错误的氨基酸插入肽链而生成无功能的蛋白质;②可结合到细菌核糖体 30S 亚基上,通过空间位阻效应抑制肽酰 tRNA 从 A 位到 P 位的移位,进而妨碍了肽链的延长;③阻碍甲硫氨酰 tRNA 在 A 位的结合,抑制 30S 始动复合物的形成;或使已结合上的甲硫氨酰 tRNA 从 A 位解离,抑制 70S 始动复合物的形成,干扰功能性核糖体的组装;④阻碍终止因子与核糖体 A 位结合,使已合成的肽链不能释放;⑤抑制核糖体 70S 亚基的解离,使菌体内核糖体循环利用受阻,最终造成细菌体内的核糖体耗竭而导致细菌死亡。跨膜的电化学梯度可为氧依赖性主动转运供能,细胞外 pH 降低或厌氧状况可通过减小此梯度而抑制药物转运,青霉素类或万古霉素类药物可因增强药物转运而产生协同作用。

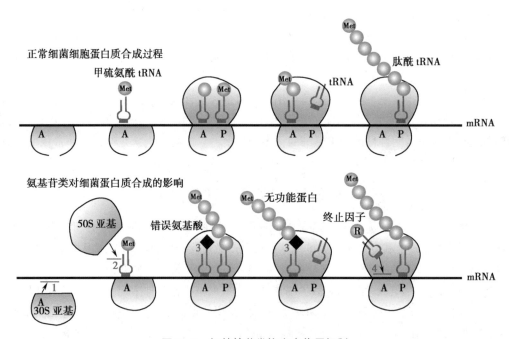

图 37-1 氨基糖苷类抗生素作用机制

2. **干扰细菌细胞膜正常通透性** 氨基糖苷类抗生素为快速杀菌剂,但是其抑制蛋白合成并不产生杀菌作用。新近的实验研究表明,氨基糖苷类抗生素最初的作用点在细菌菌体表面,其作为一个阳离子抗生素分子,能够竞争性置换细胞生物薄膜中连接脂多糖分子的 Ca^{2+} 和 Mg^{2+},在外层细胞膜形成裂缝,使膜通透性增加,导致细胞内钾离子、腺嘌呤核苷酸、酶等重要物质外漏及药物的摄取增加。氨基糖苷类抗生素在外层细胞膜的这种作用可使其在尚未到达细菌核糖体 30S 亚基之前就能迅速杀死最敏感的革兰阴性细菌。由于细菌对氨基糖苷类的摄取是一个需能过程,而厌氧菌没有足够的能量用于此种摄取,故氨基糖苷类抗生素对厌氧菌无效。

3. **刺激菌体产生致死量的羟自由基** 最近有学者提出,羟自由基的产生是包括 β-内酰胺类抗生素、喹诺酮类抗菌药和氨基糖苷类抗生素在内的多种杀菌药杀灭病原微生物的共同机制。此类杀菌药与其在菌体内相应作用靶点结合后,在内源性铁(来源于铁硫中心)的催化下,可通过 Fenton 反应产生致死量的羟自由基,这些羟自由基能损伤蛋白质、膜脂质和 DNA,最终导致细菌死亡。

【**耐药性**】 细菌对氨基糖苷类抗生素产生耐药性的机制如下:

1. **产生修饰和灭活氨基糖苷类抗生素的修饰酶** 包括 N-乙酰转移酶(N-acetyltransferases,AAC)、O-核苷转移酶(O-nucleotidyltrferase,ANT)和 O-磷酸转移酶(O-phosphotransferases,APH)。

Notes

产生修饰酶是细菌对氨基糖苷类产生耐药性的最主要机制,这些酶的基因经质粒介导合成,可使抗生素的氨基或羟基乙酰化、腺苷化和磷酰化。经修饰后的氨基糖苷类抗生素不能与核糖体结合,从而失去干扰核糖体功能的作用;此外,经修饰的氨基糖苷类可与未经修饰的氨基糖苷类抗生素竞争细菌细胞内转运系统,减少药物摄入,从而失去抗菌活性。有些酶对氨基糖苷类抗生素具有底物特异性,能产生这些酶的细菌在氨基糖苷类药物间可能不存在交叉耐药性,但有些酶可灭活多种氨基糖苷类抗生素,能产生这些酶的细菌在氨基糖苷类药物间可能存在交叉耐药性。

以往研究认为氨基糖苷类抗生素修饰酶通常为单功能酶,即只以一种机制修饰底物。但近年发现了同时具有乙酰转移酶和磷酸转移酶活性的双功能修饰酶。这种氨基糖苷类抗生素双功能修饰酶是革兰阳性菌中重要的耐药酶,由于其宽广的底物谱,几乎可使所有氨基糖苷类抗生素无效。因此,氨基糖苷类抗生素能使产生此酶的细菌不仅对庆大霉素、妥布霉素、地贝卡星、奈替米星、阿米卡星、异帕米星和阿司米星高度耐药,也使这些药物与青霉素等作用于细胞壁的抗生素的协同作用消失。

2. 细胞膜通透性改变或细胞内转运异常　该机制可使药物摄取及其在细胞内积累减少,从而导致细菌耐药。由于寡肽结合蛋白组成的寡肽系统具有将氨基糖苷类抗生素由细胞外转运至细胞内的功能,故当某些细菌因基因突变而不能合成寡肽结合蛋白或使其数目减少时,就可降低膜的通透性,减少药物摄取,从而导致自发性耐药。另外,某些细菌(如铜绿假单胞菌)细胞膜存在多种由膜蛋白介导的多药耐药主动外排系统,这些能量依赖性的外排系统,使药物的外排增多,菌体内药物量不断减少,从而导致耐药。

3. 氨基糖苷类抗生素靶位的修饰　本类抗生素的结合位点在核糖体 30S 亚基上,S_{12} 蛋白是 30S 亚基中的一个组分,主要控制药物与 30S 亚基的结合,可以稳定由 16S rRNA 所形成的高级结构。编码 S_{12} 核糖体蛋白的 rpsL 基因及编码 16S rRNA 的 rrs 基因的突变都会使核糖体靶位点改变,进而影响 16S rRNA 的高级结构,降低 rRNA 对氨基糖苷类抗生素的亲和力,使抗生素进入细菌后不能与 30S 亚基结合而导致耐药。结核分枝杆菌对氨基糖苷类抗生素耐药就是最常见的 rpsL 基因或 rrs 基因突变的结果。耐链霉素的分枝杆菌最常见的突变发生在 rrs 基因的 530-915 核苷酸区域或在 rpsL 基因密码子 43 或 88 位的赖氨酸由精氨酸取代;而 A1400G 点突变则可导致阿米卡星和卡那霉素耐药。最近又发现由 rmt 基因和 npm 基因编码的 16S rRNA 甲基化酶可使细菌的药物作用靶位甲基化,从而降低细菌对氨基糖苷类抗生素的亲和力,产生高度耐药,甚至可导致细菌泛氨基糖苷类耐药(pan-aminoglycoside-resistance)。16S rRNA 甲基化酶最早发现是产氨基糖苷类抗生素的放线菌类的先天固有酶,其可通过甲基化自身的 16S rRNA,以避免自产的氨基糖苷类抗生素抑制自身的核糖体。后在铜绿假单胞菌、肺炎克雷伯菌也被发现。这些 16S rRNA 甲基化酶可根据它们修饰的位点分为两类,第一类为 N7-G1405 16S rRNA 甲基化酶,有 7 个成员,可使解码中心 G1405 甲基化,从而对具有 4,6-二取代基-2-脱氧链霉胺核结构的氨基糖苷类耐药;另一类为 N1-A1408 16S rRNA 甲基化酶,仅一个成员,A1408 甲基化后可阻止所有含 2-脱氧链霉胺核结构的氨基糖苷类与其结合而失去抗菌作用。迄今为止,已在革兰阴性杆菌中发现的 16S rRNA 甲基化酶基因有 rmtA、rmtB、rmtC、rmtD、rmtE、armA 和 npmA。

【体内过程】

1. 吸收　氨基糖苷类抗生素的极性大,脂溶性小,口服难吸收,一般多采用肌内注射,吸收迅速而完全,达峰时间约 0.5 ~ 2 小时。为避免血药浓度过高而导致不良反应,通常不主张静脉注射给药。新霉素的严重肾脏毒性使其不能经非肠道给药。

2. 分布　所有氨基糖苷类抗生素的血浆蛋白结合率均较低,除链霉素为 35% 以外,其他多在 10% 以下。氨基糖苷类抗生素主要分布于细胞外液,在肾皮层和内耳内淋巴液及外淋巴液高浓度聚积,且在内耳外淋巴液中其浓度下降很慢,这可以解释它们的肾脏毒性和耳毒性。在大

Notes

多数组织中浓度较低,可透过胎盘屏障,但不能透过血脑屏障,脑脊液中浓度不到血浆中浓度的1%,即使在脑膜发炎时也难达到有效浓度。

3. **代谢与排泄**　氨基糖苷类抗生素在体内不被代谢,主要以原形经肾小球滤过排泄,肾清除率等于肌酐清除率。氨基糖苷类抗生素的 $t_{1/2}$ 约为 2~3 小时,肾衰竭患者可延长 20~30 倍以上而导致药物蓄积,应酌情降低剂量或增加服药间隔。

【临床应用】　氨基糖苷类抗生素主要用于需氧革兰阴性杆菌以及葡萄球菌、分枝杆菌等革兰阳性菌为主的严重感染,而且多与 β-内酰胺类或万古霉素抗生素合用以增加氨基糖苷类抗生素的摄取而产生协同作用。

1. **敏感需氧革兰阴性杆菌所致的全身感染**　对铜绿假单胞菌、肺炎杆菌、大肠埃希菌等常见革兰阴性杆菌的 PAE 时间较长。虽然近年来多种头孢菌素类抗生素和氟喹诺酮类药物在临床广泛应用,氨基糖苷类抗生素仍然作为一个重要抗生素被用于治疗需氧革兰阴性杆菌所致的严重感染,如呼吸道感染、泌尿道感染、皮肤软组织感染、胃肠道感染、烧伤或创伤感染及骨关节感染等。对上述感染不同氨基糖苷类之间的疗效并无显著差别,但对革兰阴性杆菌引起的败血症、肺炎、脑膜炎等严重感染,单独应用氨基糖苷类抗生素治疗时可能疗效不佳,此时需联合应用其他对革兰阴性杆菌具有强大抗菌活性的抗生素,如广谱半合成青霉素、第三代头孢菌素及氟喹诺酮类药物等。

2. **联合用药治疗革兰阳性菌感染**　主要用于肠球菌属或草绿色链球菌所致心内膜炎以及金黄色葡萄球菌与表皮葡萄球菌所致败血症、心内膜炎等严重感染。常与耐酶青霉素、利福平或万古霉素合用。

3. **结核分枝杆菌和非典型分枝杆菌感染**　结核病可选用链霉素,非典型分枝杆菌感染主要选用阿米卡星。卡那霉素 A 和阿米卡星作为二线药物常被用于治疗对异烟肼、利福平等一线药物耐药的多重耐药结核分枝杆菌感染。

4. **其他**　除了作为抗菌药物外,氨基糖苷类抗生素也被试用于囊性纤维化和迪谢纳肌营养不良症等以提前终止密码子为特征的家族遗传疾病、Ménière 疾病和 HIV 的治疗。

【不良反应】　由于真核细胞与原核细胞核糖体 A 位的结构相似,仅其 1408 的碱基由 G 变为 A,故氨基糖苷类抗生素与真核细胞核糖体 A 位结合是导致包括肾毒性和耳毒性在内的毒副作用原因之一。

1. **耳毒性**　耳毒性包括前庭功能障碍和耳蜗听神经损伤。前庭功能障碍表现为眩晕、恶心、呕吐、视力减退、眼球震颤和共济失调,以眩晕为主要症状;耳蜗听神经损伤表现为耳鸣、听力减退和永久性耳聋。依目前所知,除安普霉素(apramycin)外,所有氨基糖苷类抗生素均有耳毒性,但不同氨基糖苷类引起的耳毒性不同,耳蜗毒性的发生率依次为:卡那霉素(1.6%)>阿米卡星(1.5%)>西索米星(1.4%)>庆大霉素(0.5%)>妥布霉素(0.4%);前庭毒性的发生率依次为:卡那霉素(4.7%)>链霉素(3.6%)>西索米星(2.9%)>庆大霉素(1.2%)>妥布霉素(0.4%)。妥布霉素引起前庭和耳蜗毒性反应的机会均等,而奈替米星对二者的损伤最低。耳聋是不可逆的,特别是与呋塞米、利尿酸、布美他尼或顺铂等其他耳毒性药物同服时患者风险更大,并能透过胎盘屏障造成胎儿第八对脑神经损害,成为先天性耳聋的重要原因。氨基糖苷类抗生素的耳毒性直接与其在内耳淋巴液中药物浓度较高有关,可损害内耳柯蒂器内、外毛细胞的能量产生及利用,引起细胞膜上 Na^+-K^+-ATP 酶功能障碍,造成毛细胞损伤。其具体原因可能为:①药物在内耳中的蓄积作用:药物在内耳淋巴液中浓度较高,可损害内耳柯蒂器内、外毛细胞的能量产生及利用,引起细胞膜 Na^+-K^+-ATP 酶功能障碍,造成毛细胞损伤;②兴奋毒性作用:氨基糖苷类抗生素具有聚胺的特性,可以激活内毛细胞传入神经突触内的 N-甲基-D-天门冬氨酸(N-methyl-D-aspartate,NMDA)受体,进而加强兴奋性神经递质谷氨酸的传递作用,导致兴奋毒性损伤;③过氧化损伤:氨基糖苷类抗生素可诱导耳蜗组织产生活性氧物质,并下调多种抗氧化

Notes

酶的基因水平,进而诱发耳毒性的级联反应,导致听觉细胞的损伤;④遗传易感性:分子遗传学研究发现线粒体 12S rRNA 基因区发生 A1555G 突变的家系对氨基糖苷类药物非常敏感。

2. **肾毒性**　氨基糖苷类抗生素是诱发药源性肾衰竭的最常见因素。此类药物虽经肾小球滤过,但对肾组织亲和力极高,可通过细胞膜吞饮作用使其大量聚积在肾皮质和髓质,特别是在皮质近曲小管上皮细胞溶酶体内,溶酶体因肿胀而破裂,使大量溶酶体酶和聚积的氨基糖苷类抗生素释放,前者造成线粒体的损害而减少能量产生,后者与 Ca^{2+} 络合而干扰了钙调节转运过程,轻则引起肾小管肿胀,重则产生急性坏死,但一般不损伤肾小球。肾毒性通常表现为蛋白尿、管型尿、血尿等,严重时可产生氮质血症和导致肾功能降低。肾功能减退可使氨基糖苷类抗生素血药浓度升高,进一步加重肾功能损伤和耳毒性。各种氨基糖苷类抗生素的肾毒性与其在肾皮质中的聚积量成正比,对肾损伤的严重程度依次为:新霉素>卡那霉素>庆大霉素>妥布霉素>阿米卡星>奈替米星>链霉素。

3. **神经肌肉麻痹**　本类药物可引起心肌抑制、血压下降、肢体瘫痪和呼吸衰竭,与给药剂量和给药途径有关。最常见于大剂量腹膜内或胸膜内应用后,也偶见于肌内或静脉注射后。其原因可能是药物与 Ca^{2+} 络合,使体液内的 Ca^{2+} 含量降低,或与 Ca^{2+} 竞争,抑制节前神经末梢乙酰胆碱的释放并降低突触后膜对乙酰胆碱敏感性,造成神经肌肉接头处传递阻断,引起呼吸肌麻痹。临床表现为呼吸衰竭,进而循环衰竭导致死亡,易被误认为过敏性休克。肾功能减退、血钙过低及重症肌无力患者易发生,服用葡萄糖酸钙和新斯的明能对抗这种神经肌肉阻断作用。不同氨基糖苷类抗生素引起神经肌肉麻痹的严重程度顺序依次为:新霉素>链霉素>阿米卡星或卡那霉素>庆大霉素>妥布霉素。

4. **变态反应**　少见皮疹、发热、血管神经性水肿。局部应用新霉素常见接触性皮炎,链霉素可引起过敏性休克,其发生率仅次于青霉素,应特别注意,一旦发生,应静脉注射肾上腺素等抢救。

二、常用氨基糖苷类抗生素特点及应用

链　霉　素

链霉素(streptomycin)是 1944 年从链霉菌获得并用于临床的第一个氨基糖苷类抗生素,也是第一个用于治疗结核病有效而且至今仍作为抗结核病的二线药物,临床常用其硫酸盐。

链霉素口服吸收极少,肌内注射吸收快,30 ~ 45 分钟可达血药峰浓度,血浆蛋白结合率为 35%。主要分布在细胞外液,容易渗入胸腔、腹腔、结核性脓腔和干酪化脓腔,并达有效浓度。不易透过血脑屏障,只有在患脑膜炎时才能进入脑脊液。90% 链霉素可经肾小球滤过从尿中排出体外,其排泄速率可随肾功能的减退或年龄的增加而逐渐减慢,如年轻患者的 $t_{1/2}$ 为 2 ~ 3 小时,年龄超过 40 岁的患者可延长至 9 小时,肾衰竭的患者延长至 50 ~ 110 小时,故应根据患者具体情况而调整用药剂量。

链霉素是氨基糖苷类抗生素中对铜绿假单胞菌和其他革兰阴性杆菌的抗菌活性最低的抗生素。临床主要治疗兔热病和鼠疫,具有特效,特别是与四环素联合用药已成为目前治疗鼠疫的最有效手段,也用于治疗多药耐药的结核病,与青霉素合用可治疗溶血性链球菌、草绿色链球菌及肠球菌等引起的心内膜炎。

链霉素最易引起变态反应,以皮疹、发热、血管神经性水肿较为多见。也可引起过敏性休克,通常于注射链霉素后 10min 内突然发作,死亡率较青霉素高。最常见的毒性反应为耳毒性,其前庭反应较耳蜗反应出现早,且发生率高;其次为神经肌肉阻滞作用;少见肾毒性,其发生率较其他氨基糖苷类抗生素低。

Notes

庆 大 霉 素

庆大霉素（gentamicin，正泰霉素）系 1969 年由小单孢菌发酵产生并开始用于临床，含庆大霉素 C_1、C_{1a} 和 C_2 三种成分，通常用其硫酸盐。口服吸收很少，肌内注射吸收迅速而且完全，血药浓度在 1 小时内达高峰。主要分布于细胞外液，极少在体内代谢，24 小时内约有 40%～65% 以原形由尿液排出，可在肾脏大量积聚，在肾皮质中的药物浓度可高出血浆浓度许多倍，停药 20 天后仍能在尿中检测到本药。

庆大霉素是治疗各种革兰阴性杆菌感染的主要抗菌药，尤其对沙雷氏菌属作用更强。由于疗效确切，价格便宜，在氨基糖苷类抗生素中为首选药。也与青霉素或其他抗生素合用治疗严重的肺炎球菌、铜绿假单胞菌、肠球菌、葡萄球菌或草绿色链球菌感染。但 β-内酰胺类抗生素能使庆大霉素的抗菌活性降低，应避免两药在同一输液瓶内混合使用。还可局部用于皮肤、黏膜表面感染和眼、耳、鼻部感染。

庆大霉素对耳前庭损伤大于对耳蜗损伤，通常为双侧性，常表现为耳鸣、头昏、眩晕、麻木、共济失调等，大多于用药 1～2 周内或停药数周后发生。耳鸣一般不伴随听力减退，仅有极少数患者在出现耳鸣后可继续发展至听力减弱或耳聋。较多引起肾毒性，常表现为多尿和蛋白尿，停药后可恢复；少尿和急性肾衰竭少见，可部分恢复，但极个别患者可继续加重至尿毒症而死亡。因本药对神经肌肉接头有阻滞作用，不宜作静脉推注或大剂量快速静脉滴注，以防止呼吸抑制的发生。

妥 布 霉 素

妥布霉素（tobramycin）是从链霉菌培养液中分离获得，亦可从卡那霉素 B 脱氧制备，临床制剂为其硫酸盐。口服吸收差，肌内注射吸收迅速，可在 30 分钟内达峰浓度。主要分布于细胞外液，可渗入胸腔、腹腔、滑膜腔并达有效治疗浓度。极少在体内代谢，主要经肾小球滤过，24 小时内约有 80%～85% 以原形由尿液排出。可在肾脏中大量积聚，在肾皮质中的 $t_{1/2}$ 达 74 小时。

对肺炎杆菌、肠杆菌属、变形杆菌属的抑菌作用或杀菌作用分别较庆大霉素强 4 倍和 2 倍，对铜绿假单胞菌的作用是庆大霉素的 2～5 倍，且对耐庆大霉素菌株仍有效，适合于治疗铜绿假单胞菌所致的各种感染。通常与能抗铜绿假单胞菌的青霉素类或头孢菌素类药物合用。妥布霉素对其他革兰阴性杆菌的抗菌活性弱于庆大霉素，一般不作为首选药物。在革兰阳性菌中仅对葡萄球菌有效。

不良反应主要表现为耳毒性和肾毒性，但均较庆大霉素轻。亦可引起恶心、呕吐、血清转氨酶升高等，偶见神经肌肉接头阻滞和二重感染。

阿 司 米 星

阿司米星（astromicin，阿司霉素）从小单孢菌培养液中分离得到。肌内注射后 0.5～1 小时血药浓度达峰值，体内分布广泛，前列腺、肺组织和支气管组织有较高水平的分布，可透入生殖器官、羊水、扁桃体，在胆汁及脑脊液中的浓度低。主要以原形从肾脏排泄。

抗菌谱广，对多种氨基糖苷类抗生素灭活酶稳定，与其他氨基糖苷类抗生素无交叉耐药性，对其他氨基糖苷类抗生素已耐药的菌株仍有效。但抗铜绿假单胞菌作用不如庆大霉素。临床主要用于肠道、下呼吸道及泌尿系统感染。

耳毒性和肾毒性较其他氨基糖苷类抗生素轻，偶见肝脏损害，如遇肝酶、血清胆红素升高，应立即停药。

阿 米 卡 星

Notes

阿米卡星（amikacin，丁胺卡那霉素）是由卡那霉素 A 的 C-1 位上氮原子酰化得到的半合成衍生物,临床应用广泛,所用制剂为其硫酸盐。肌内注射后吸收迅速,血药浓度可在 60 分钟内达高峰,血浆蛋白结合率低于 3.5%,主要分布于细胞外液,不易透过血脑屏障。24 小时内 98% 的药物以原形经尿中排出,$t_{1/2}$ 为 2.2 小时,肾功能减退时可延长至 56~150 小时。

阿米卡星是抗菌谱最广的氨基糖苷类抗生素,对革兰阴性杆菌和金黄色葡萄球菌均有较强的抗菌活性,其他革兰阳性球菌对其不敏感,链球菌属对其耐药。对敏感细菌的作用与卡那霉素相似或略强,较庆大霉素为弱。本药最突出的优点是对肠道革兰阴性杆菌和铜绿假单胞菌所产生的多种钝化酶稳定,常作为治疗耐氨基糖苷类抗生素菌株所致感染的首选药物。临床主要用于革兰阴性需氧杆菌所致菌血症、下呼吸道感染、腹腔感染、骨和软组织感染、复杂尿路感染、烧伤和脑膜炎等。本药的另一个优点是它与 β-内酰胺类抗生素联合可获协同抗菌作用,如与羧苄西林或哌拉西林合用对铜绿假单胞菌有协同作用,与头孢菌素合用对肺炎杆菌有协同作用,与阿洛西林合用对肺炎杆菌、大肠埃希菌和金黄色葡萄球菌均有协同作用。因此,当粒细胞缺乏或其他免疫缺陷患者合并严重革兰阴性杆菌感染时,阿米卡星与 β-内酰胺类抗生素联合用药较其单独应用效果更好。

其耳毒性主要表现为耳蜗神经损害,发生率较高;前庭功能损伤发生率与庆大霉素和妥布霉素相近。肾毒性较庆大霉素和妥布霉素低,较少引起神经肌肉接头阻滞反应,偶见皮疹、药热、头痛、恶心、呕吐,长期应用可导致二重感染。

奈 替 米 星

奈替米星(netilmicin,乙基西索霉素)是西索米星的 2-脱氧链霉胺 1 位上的氨基发生甲基取代而生成的半合成衍生物,临床用其硫酸盐制剂。肌内注射吸收迅速而完全,血药浓度达峰时间为 0.5~1 小时,血浆蛋白结合率极低,不易透过血脑屏障,主要分布于细胞外液,可渗入胸腔、腹腔、滑膜腔及胆汁中,极少在体内代谢,主要经肾小球滤过,$t_{1/2}$ 为 2.5 小时。由于在肾脏中大量积聚,末次给药后血中的药物可持续 1 周以上,终末 $t_{1/2}$ 可长达 198 小时。

奈替米星对肠杆菌科大多数细菌均具强大抗菌活性,对葡萄球菌和其他革兰阳性球菌的作用则强于其他氨基糖苷类抗生素。其显著特点是对多种氨基糖苷类钝化酶稳定,因而对 MRSA 及耐庆大霉素、西索米星和妥布霉素菌株有较好抗菌活性。另外,与 β-内酰胺类抗生素联合用药对金葡菌、铜绿假单胞菌、肺炎杆菌和肠球菌属均有协同作用。临床主要用于治疗各种敏感菌引起的严重感染,如呼吸道感染、菌血症、腹内感染、骨和软组织感染及复杂尿路感染等。也与 β-内酰胺类抗生素联合用于儿童及成人粒细胞减少伴发热患者和病因未明发热患者的治疗。

奈替米星的耳、肾毒性发生率在常用氨基糖苷类中最低,损伤程度也较轻。肾毒性仅表现为管型尿、血尿素氮或肌酐值升高等,症状大都轻微而且可逆。但若剂量大于 6mg/(kg·d),或疗程长于 15 天时,则有可能发生耳毒性、肾毒性。还可偶尔引起头痛、视力模糊、恶心、呕吐、皮疹、瘙痒及血清转氨酶、碱性磷酸酶、胆红素增高等变化。

异 帕 米 星

异帕米星(isepamicin,异帕霉素)在庆大霉素 B 结构中的 1 位氨基上引入羟氨基丙酰基得到的半合成衍生物。肌内注射后吸收迅速,蛋白结合率低(3%~8%),血药浓度达峰时间为 1 小时,$t_{1/2}$ 为 1.7 小时;在腹水、伤口渗液和痰液中浓度较高,主要以原形经肾脏排出,肾功能减退者 $t_{1/2}$ 延长。

抗菌谱类似庆大霉素。对大肠埃希菌、柠檬酸杆菌、克雷伯杆菌、肠杆菌、沙雷杆菌、变形杆菌、铜绿假单胞菌等有很强的抗菌作用,对细菌产生的多数氨基糖苷类抗生素钝化酶稳定。适用于敏感菌所致的外伤或烧伤创口感染、肺炎、支气管炎、肾盂肾炎、膀胱炎、腹膜炎及败血症等,尤其适用于对庆大霉素或其他氨基糖苷类抗生素耐药的革兰阴性杆菌感染。

Notes

耳毒性较阿米卡星轻,主要表现为眩晕、耳鸣和重听,可引起蛋白尿、血尿等;偶见周围血中白细胞及血小板减少,嗜酸性粒细胞增多;食欲缺乏、肠道菌群失调症。注射部位可发生疼痛和硬结。对氨基糖苷类抗生素过敏者禁用,肝肾功能不良者、老年患者、孕妇慎用。

第二节　多黏菌素类抗生素

多黏菌素类(polymyxins)抗生素是 1947 年从多黏杆菌培养液中获得的一组具有除垢剂性质的抗生素,含有多黏菌素 A、B、C、D、E 五种成分,但只有多黏菌素 B(polymyxin B)和多黏菌素 E(polymyxin E)用于临床,且不作为全身应用的首选药。20 世纪 70 年代、20 世纪 80 年代随着新型 β-内酰胺类抗生素、新型氨基糖苷类抗生素及喹诺酮类等高效、低毒抗菌药物用于临床,多黏菌素类几乎被停用,直到 20 世纪 90 年代由于对上述抗菌药耐药的多药耐药菌株的出现其才又被重新启用。

【抗菌作用与机制】　多黏菌素类属窄谱、慢效杀菌抗生素,只能杀灭某些革兰阴性杆菌,如大肠埃希菌、肠杆菌属、克雷伯菌属,铜绿假单胞菌对本类药物呈高度敏感;志贺菌属、沙门菌属、真杆菌属、流感杆菌、百日咳杆菌及除脆弱类杆菌外的其他类杆菌对多黏菌素类也较敏感。而所有革兰阳性菌、革兰阴性球菌、变形杆菌、脆弱杆菌及沙雷菌属均对多黏菌素类不敏感。与利福平、磺胺类和 TMP 合用对大肠埃希菌、肠杆菌属、肺炎杆菌、铜绿假单胞菌及对多黏菌素类不敏感的革兰阴性菌株均具有协同抗菌作用。多黏菌素 B 和 E 的抗菌谱相似,但前者抗菌活性略高于后者。对繁殖期和静止期细菌均有杀灭作用。

多黏菌素类抗生素为两性化合物,主要作用于细菌细胞膜,其亲水基团与细胞外膜磷脂上的磷酸基形成复合物,而亲脂链则可插入膜内结合于脂多糖的脂质 A,竞争性置换作为膜稳定剂的 Mg^{2+} 和 Ca^{2+},导致革兰阴性细菌细胞膜破裂和细胞质成分外漏而杀死细菌。

【耐药性】　多黏菌素类抗生素在治疗过程中很少出现耐药菌株。一旦耐药则在多黏菌素 B 与多黏菌素 E 之间存在交叉耐药性。

【体内过程】　多黏菌素类抗生素口服不吸收,肌内注射 2 小时达血药峰浓度。血浆蛋白结合率较低,可分布到全身,但由于分子量相对较大,不易渗入胸腔、关节腔和感染灶内,也难以进入脑脊液中。多黏菌素 E 在肺、肾、肝及脑组织中的浓度比多黏菌素 B 高。体内代谢较慢,主要经肾脏排泄,尿排泄率可达 60%,但给药后 12 小时内仅有 0.1% 经尿排出,随后才逐渐增加,故连续给药会导致药物在体内蓄积。其 $t_{1/2}$ 为 6 小时,儿童较短,约 1.6 ~ 2.7 小时。

【临床应用】　目前治疗铜绿假单胞菌和其他革兰阴性杆菌引起的严重感染主要选用新型 β-内酰胺类抗生素或新型氨基糖苷类抗生素等高效、低毒的抗生素治疗。但因本药具有良好的抗菌活性,细菌又不易对其耐药,仍被用于对上述抗菌药物耐药的革兰阴性菌感染。

1. 铜绿假单胞菌感染　对某些有严重原发病的铜绿假单胞菌败血症、泌尿道感染有较好疗效。注射或局部给药可清除烧伤创面的铜绿假单胞菌,注射或鞘内给药偶可治愈铜绿假单胞菌脑膜炎。

2. 其他革兰阴性杆菌感染　对其他抗菌药耐药的大肠埃希菌、肺炎杆菌等革兰阴性杆菌引起的脑膜炎、败血症等有一定程度疗效。若与利福平、磺胺类和 TMP 等合用,可提高治疗多重耐药的革兰阴性杆菌导致的医院内感染的疗效。

3. 局部应用　本药口服不吸收,故可口服用作肠道手术前准备或白血病伴中性粒细胞缺乏者的细菌感染预防。也局部应用于创面、五官、呼吸道、泌尿道及鞘内革兰阴性杆菌感染。

【不良反应及注意事项】　此药在常用量下即可出现明显不良反应,总发生率可高达 25%。为减少不良反应,多黏菌素类抗生素一般不作首选药物,不宜与其他肾毒性药物合用,静脉滴注速度不宜过快,注射剂量不宜过大,用药疗程也不宜超过 10 ~ 14 天,肾功能减退者慎用。

Notes

1. **肾毒性** 为本药最显著的不良反应,发生率约为15%～55%,多黏菌素 B 较多黏菌素 E 多见,硫酸盐较甲磺酸盐肾毒性明显。主要表现为蛋白尿、血尿、管型尿和少尿症,毒性进一步加重时可出现血清肌酐及尿素氮升高,直至急性肾小管坏死,但停药常可恢复。肾毒性一般发生在用药后4天内,有时停药后肾损害仍能继续加重。同服其他肾毒性药物时可加重损伤。

2. **神经毒性** 发生时间与肾毒性相似,停药后可消失。轻者表现为乏力、眼肌麻痹、外周和面神经感觉异常,严重时出现吞咽困难、眼睑下垂、共济失调等。也可出现可逆性神经肌肉阻滞而导致呼吸衰竭,症状发生迅速且无先兆。这与氨基糖苷类抗生素引起的神经肌肉阻滞不同,为非竞争性阻滞,不能用新斯的明治疗,只能进行人工呼吸抢救。

3. **变态反应** 包括瘙痒、皮疹、药热等,气溶吸入可引起支气管痉挛。

4. **其他** 偶尔诱发白细胞减少和肝毒性。肌内注射可致长时间局部疼痛。静脉注射可引起静脉炎。

【药物相互作用】

1. 与氨基糖苷类抗生素、万古霉素、甲氧西林等合用时,可增加其肾毒性。

2. 与箭毒、肌肉松弛剂和麻醉药合用时,可增强其神经肌肉阻滞作用。

3. 与能酸化尿液的药物合用时,可增强其抗菌活性。

推荐阅读文献

1. Labby KJ,Garneau-Tsodikova S. Strategies to overcome the action of aminoglycoside-modifying enzymes for treating resistant bacterial infections. Future Med Chem,2013;5(11):1285-1309

2. Pop-Vicas A,Opal SM. The clinical impact of multidrug-resistant gram-negative bacilli in the management of septic shock. *Virulence*,2014;5:1 206-212

3. Shi K,Caldwell SJ,Fong DH,et al. Prospects for circumventing aminoglycoside kinase mediated antibiotic resistance. *Cell Infec Microbiol*,2013:(3):1-17

4. Lima TB,Pinto MF,Ribeiro SM,et al. Bacterial resistance mechanism:what proteomics can elucidate. *FASEB J*, 2013;27:1291-1303

（王永利）

第三十八章　大环内酯类、林可霉素类及万古霉素类抗生素

第一节　大环内酯类抗生素

大环内酯类(macrolides)抗生素系指由具有大环内酯环结构的不同化合物构成的一个家族,其活性源自大环内酯环。大环内酯环是由一个或多个脱氧糖(红霉糖和红霉脱氧糖胺,与一个含14~16个碳原子大脂肪族内酯环构成的聚酮化合物。由于大环内酯类抗生素在治疗浓度时是典型的抑菌剂,在亚抑菌浓度则可抑制革兰阳性和革兰阴性菌致病因子的合成,所以被习称为大环内酯类抗生素。但近年又发现其在不影响稳态免疫力的情况下具有显著的炎症和免疫调节作用,因而相继开发了一些具有抗炎、抗增生和抗血管新生作用的非抗菌大环内酯类抗生素。其中大环内酯类抗生素按化学结构可分为:①14元大环内酯类:红霉素(erythromycin)、竹桃霉素(oleandomycin)、克拉霉素(clarithromycin)、罗红霉素(roxithromycin)、地红霉素(dirithromycin)、泰利霉素(telithromycin)和喹红霉素(cethromycin)等;②15元环大环内酯类:阿奇霉素(azithromycin);③16元大环内酯类:麦迪霉素(medecamycin)、乙酰麦迪霉素(acetylmedecamycin)、吉他霉素(kitasamycin)、乙酰吉他霉素(acetylkitasamycin)、交沙霉素(josamycin)、螺旋霉素(spiramycin)、乙酰螺旋霉素(acetylspiramycin)、麦白霉素(meleumycin)、美欧卡霉素(miocamycin)、罗他霉素(rokitamycin)等。而非抗菌大环内酯类抗生素主要包括:①钙神经素(calcineurin)抑制剂吡美莫司(pimecrolimus)、他罗利姆(tacrolimus)等;②哺乳动物雷帕霉素靶蛋白(mammalian target of rapamycin,mTOR)抑制剂雷帕霉素(rapamycin)、依维莫司(everolimus)等。

红霉素为大环内酯类抗生素代表药,是第一个用于临床的14元环大环内酯类抗生素,其后地红霉素、麦白霉素、交沙霉素、乙酰螺旋霉素、麦迪霉素等第一代大环内酯类药物相继问世,主要用于治疗耐青霉素G金黄色葡萄球菌引起的严重感染及对β-内酰胺类抗生素过敏的患者,疗效肯定,无严重不良反应,但对胃酸不稳定,生物利用度低,且消化道反应多;自70年代起又相继开发了罗他霉素、罗红霉素、克拉霉素、阿奇霉素、美欧卡霉素、氟红霉素等第二代大环内酯类抗生素,提高了对胃酸的稳定性和生物利用度,改善肠道吸收功能,抗菌活性增强,毒性低,副作用少,对需氧革兰阳性球菌具有较强的抗生素后效应(post antibiotic effect,PAE),已广泛用作治疗呼吸道感染的一线药物,代表药物为克拉霉素和阿奇霉素。近年来,随着大环内酯类抗生素在感染性疾病中的广泛应用,对该类药物耐药的菌株不断增多,如抗大环内酯类-林可霉素类-链阳霉素B(macrolides-lincomycins-streptogramins B,MLSB)耐药菌株,因此近年又开发了第三代大环内酯类药物酮内酯类(ketolides),其对第一、第二代大环内酯类抗生素耐药菌有良好的作用,且抗菌谱广,代表药物为泰利霉素和喹红霉素。吡美莫司和他罗利姆为老药新用,主要是通过抑制钙神经素促进白介素类、干扰素类和TNFα等细胞因子的产生或释放而发挥抗炎作用,可有效治疗皮肤病;西罗莫司和依维莫司本身并无抗菌活性,主要通过下调mTOR通路使细胞周期停止在G1期,从而发挥抗增生、抗增殖和抗血管新生作用,可被临床用于自体免疫疾病、增生性疾病、癌症的治疗及预防器官移植后的排斥反应。

一、大环内酯类抗生素的共性

【抗菌作用与机制】　大环内酯类抗生素抗菌谱广,对大多数革兰阳性菌、部分革兰阴性菌

及一些非典型致病菌均有效。对葡萄球菌属（包括产生 β-内酰胺酶的葡萄球菌和耐甲氧西林的金黄色葡萄球菌）、各组链球菌、肺炎双球菌、破伤风杆菌、炭疽杆菌、白喉杆菌、淋病奈瑟菌、脑膜炎奈瑟菌、百日咳杆菌、流感杆菌、军团菌属等具有强大的抗菌活性；对梅毒螺旋体、钩端螺旋体、肺炎支原体、衣原体、立克次体、弓形虫、非典型分枝杆菌等非典型病原体也有良好的抗菌作用。

大环内酯类抗生素通常为抑菌剂，高浓度时对敏感菌为杀菌剂，且在碱性环境中抗菌活性增强。其能透过细胞膜难逆性结合于细菌核糖体 50S 亚基，阻止 70S 亚基始动复合物形成，使功能性核糖体减少，导致蛋白质合成减少而抑制细菌生长；也可紧密结合于细菌核糖体 50S 亚基的 23S rRNA 上肽酰转移酶中心的肽链移位通道入口处，即核糖体的供位（P 位）。处于肽链延长过程中的肽酰基 t-RNA，需要通过肽酰转移酶催化的肽酰基转移反应，将其携带的肽酰基转移到核糖体受位（A 位）新接受的氨基酸上形成新的肽酰基 t-RNA，并将其从 A 位移至 P 位，所以 P位是蛋白质合成过程中肽链延长阶段所必需的。由于大环内酯类抗生素能竞争与 P 位结合，既阻断了 t-RNA 结合到 P 位上，也抑制了新合成的肽酰基 t-RNA 自 A 位移至 P 位，进而也阻止了新的氨酰基 tRNA 结合至"A"位而阻断肽链延长，抑制细菌蛋白质合成（图 38-1）。其中 14 元大环内酯类抗生素阻断肽酰基 t-RNA 移位，而 16 元大环内酯类抗生素抑制肽酰基的转移反应。大环内酯类抗生素还可与细菌核糖体 50S 亚基的 L22 蛋白质直接结合，导致核糖体结构破坏，从而使肽酰 tRNA 在肽链延长阶段较早地从核糖体上解离。由于大环内酯类抗生素在细菌核糖体 50S 亚基上的结合点与林可霉素类抗生素和氯霉素相同或

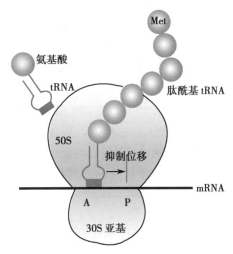

图 38-1 大环内酯类抗生素抑制蛋白合成机制

相近，故当与这些药合用时可因竞争结合而发生拮抗作用。因细菌与哺乳动物体内的核糖体不同，故大环内酯类抗生素对哺乳动物核糖体几乎无影响。

【非抗菌作用】

1. 非特异性抗炎作用 此作用与大环内酯类抗生素抑制炎症介质释放，减少黏液分泌，减少中性粒细胞趋化和黏附，促进炎性细胞凋亡等作用有关。另外，此类药物还能抑制肥大细胞脱颗粒，通过减少组胺的释放达到抗炎的目的。

2. 免疫调节作用 与其他抗生素不同，大环内酯类抗生素具有独特的免疫抑制作用，可通过干扰淋巴细胞活化和细胞因子产生呈现强大的免疫抑制或免疫调节活性，也可阻断 T 淋巴细胞和 B 淋巴细胞的钙依赖性和非钙依赖性的信号转导通路，从而发挥免疫抑制效应。

3. 促进胃肠动力作用 大环内酯类抗生素的结构与胃动素极其相似，因而可激动胃动素受体，也可促进内源性胃动素释放，进而激活胆碱能受体，促进胃和胆囊排空，提高食管下端括约肌张力，使胃肠内容物向前推进并加速结肠运动。

【耐药性】 大环内酯类抗生素之间存在交叉耐药性，即对大环内酯类抗生素一个成员耐药的菌株亦对此类药物的其他成员耐药，如克拉霉素和阿奇霉素与红霉素有交叉耐药性，但泰利霉素对大环内酯类抗生素耐药菌株仍有效。其耐药机制如下：

1. 靶位点修饰 erm 基因为编码核糖体甲基化酶的基因，目前已发现有 20 余种 erm 基因，其编码的核糖体甲基化酶可使细菌核糖体 23S rRNA 与大环内酯类抗生素结合位点（腺嘌呤残基）N-6-位二甲基化，导致结合位点发生立体构象改变，降低核糖体和大环内酯类抗生素的亲和

Notes

力而引起高水平耐药。因大环内酯类抗生素、林可霉素类抗生素和链阳霉素 B 的作用部位相仿,故它们之间存在交叉耐药现象。

2. **灭活酶的产生**　质粒介导的红霉素酯酶和大环内酯 2'-磷酸转移酶可通过水解内酯键打开内酯环而呈耐药性。金黄色葡萄球菌产生的红霉素酯酶既可破坏 14 元环药物,也能破坏 16 元环药物;而大肠埃希菌 *ereA* 基因和 *ereB* 基因编码的红霉素酯酶或 *mph* 基因编码的 2'-磷酸转移酶仅破坏 14 元环,并不破坏 16 元环药物。

3. **主动外排系统增强**　耐药基因编码了具有能量依赖性主动外排功能的蛋白质,可将进入菌体内的大环内酯类抗生素泵出,使细菌细胞内的药物浓度明显降低而引起耐药。目前已发现编码主动外排系统的基因有 *mef* 基因和 *msr* 基因。

4. **核糖体突变**　核糖体 23S rRNA 碱基点突变及核糖体蛋白突变可引起大环内酯类抗生素耐药。①碱基点突变:23S rRNA 结构域Ⅱ区和Ⅴ区内能与抗生素直接结合的碱基点突变,可导致抗生素与核糖体亲和力下降,引起与 *erm* 基因编码核糖体甲基化酶导致的抗生素结合位点双甲基化类似的耐药。在临床野生耐药菌株中发现,A2063G 突变(相当于大肠埃希菌 A2058G 突变)为 14 元环类抗生素耐药,A2064G 突变(相当于大肠埃希菌 A2059G 突变)表现为对 14 和 16 元环类抗生素耐药;②核糖体蛋白突变:L4 和 L22 并不与大环内酯类抗生素直接结合,而是结合于 23S rRNA Ⅰ区,参与维持 23S rRNA 的立体构象,它们的突变使细菌多肽链通道发生重大变化,如 L4 突变使入口通道变窄,不能与药物结合,降低药物与靶位点的结合能力;而 L22 突变能扩大入口通道,通过无效途径结合红霉素。此外,由 23S rRNA 靶基因突变导致的耐药还与变异的 23S rRNA 操纵子基因(*rrl*)的拷贝数有关,*rrl* 基因变异拷贝数增多时,细菌对药物敏感性降低。

【体内过程】

1. **吸收**　红霉素易被胃酸破坏,口服吸收少,故临床一般服用其肠衣片或酯化产物,其他各种红霉素制剂均能口服吸收,但肠溶型药物生物利用度较差。新大环内酯类抗生素因结构上的修饰,不易被胃酸破坏,生物利用度提高,使血药浓度和组织细胞内药物浓度均增加。如克拉霉素和阿奇霉素对胃酸稳定且易吸收,食物能干扰红霉素和阿奇霉素的吸收,但能增加克拉霉素的吸收。

2. **分布**　大环内酯类抗生素能广泛分布到除脑组织和脑脊液以外的各种组织和体液,且在肝、肾、肺、脾、胆汁及支气管分泌物中的浓度均可高出同期血药浓度,并可被多核粒细胞和巨噬细胞摄取。红霉素能扩散进入前列腺、胎儿血循环和母乳中,炎症可促进红霉素的组织渗透。阿奇霉素的血浆浓度较低,主要集中在中性粒细胞、巨噬细胞、肺、痰液、皮下组织、胆汁和前列腺中,然后再从这些组织缓慢释放,使其组织 $t_{1/2}$ 可达 3 天。

3. **代谢**　红霉素可在肝脏代谢,并能通过与细胞色素 P450 系统相互反应而抑制许多药物的氧化。克拉霉素被代谢成仍具有抗菌活性的 14-羟基克拉霉素。阿奇霉素不在体内代谢。

4. **排泄**　红霉素和阿奇霉素主要以活性形式聚积和分泌在胆汁中,部分药物经肝肠循环被重吸收。克拉霉素及其代谢产物主要经肾脏排泄,肾功能不良患者应适当调整用药剂量。

【临床应用】　大环内酯类抗生素不仅可用于多种病原体所致的感染性疾病,也可用于治疗自体免疫疾病和增生性疾病等非感染性疾病。

(一)感染性疾病

1. **链球菌感染**　大环内酯类抗生素可用于治疗化脓性链球菌、溶血性链球菌、肺炎链球菌等引起的急性扁桃体炎、急性咽炎、鼻窦炎、猩红热、蜂窝织炎。也可防止化脓性并发症的发生和抑制抗链球菌抗体的形成。

2. **军团菌病**　大环内酯类抗生素治疗嗜肺军团菌、麦克达德军团菌或其他军团菌引起的肺炎及社区获得性肺炎。

3. **衣原体、支原体感染**　大环内酯类抗生素可治疗沙眼衣原体所致结膜炎等眼部感染;肺炎支原体、肺炎衣原体所致肺炎、急性支气管炎、慢性支气管炎急性发作等呼吸系统感染;衣原体属和支原体属所致尿道炎、宫颈炎、盆腔炎等泌尿生殖系统感染。红霉素可在妊娠期间作为一线药物治疗泌尿生殖系统衣原体感染,也被用于四环素类禁忌证;婴儿期衣原体肺炎和新生儿眼炎。

4. **棒状杆菌属感染**　大环内酯类抗生素可治疗白喉、棒状杆菌败血症、红癣等。红霉素能根除白喉杆菌,有效改善急、慢性白喉带菌者状况,在成年人有效率可达90%,但不能改变白喉杆菌急性感染进程。

5. **幽门螺杆菌感染**　大环内酯类抗生素通常与甲硝唑、质子泵抑制药或者胶体铋剂组成三联疗法用于根除胃溃疡患者的幽门螺旋杆菌。

6. **其他**　大环内酯类抗生素替代青霉素用于对青霉素过敏的葡萄球菌、链球菌或肺炎球菌感染患者。可作为治疗隐孢子虫病以及弓形虫病的备选药物。也用于治疗敏感细菌所致的皮肤软组织感染。

（二）非感染性疾病

1. **呼吸系统疾病**　大环内酯类抗生素不依赖杀菌效应的抗炎和抗免疫作用是其在呼吸系统疾病中广泛应用的重要原因,①能够减少支气管扩张患者因反复感染而产生的痰量,改善肺功能,也能够减轻囊性肺纤维化患者的肺部炎症,减缓肺功能的下降趋势。②可通过特异性细胞膜保护、抗炎、抗感染、抑制黏液分泌及免疫调节作用产生协同抗哮喘疗效;③可通过根除气道肺炎支原体及肺炎衣原体感染而改善气道炎症和缓解哮喘症状,是治疗肺炎支原体和肺炎衣原体等非典型病原体的首选药物;④其可通过抗炎活性抑制气道上皮损害因子的过剩分泌,改善气道炎症,切断气道感染和炎症的恶性循环,也是治疗弥漫性细支气管炎的最有效的药物。

2. **心脑血管疾病**　冠心病、高血压等疾病与肺炎衣原体、支原体等病原体所致的持续性感染关系密切,而大环内酯类抗生素是治疗肺炎支原体和肺炎衣原体等非典型病原体的首选药物,又具有降血脂作用,因而对心血管疾病有较好的治疗效果,特别是对衣原体抗体阳性的患者的治疗效果更佳。

3. **消化系统症状**　其促胃肠动力作用,可通过激动胃动素受体,加速胃肠的节律性收缩,促进胃排空和结肠转运,增加排便总次数,可广泛用于胃肠神经源性运动病、术后胃肠道排空障碍、假性肠梗阻、胃轻瘫、反流性食管炎、肠易激综合征、功能性消化不良等胃肠动力障碍性疾病的治疗;其抗幽门螺杆菌作用,可用于治疗消化性溃疡,减少胃淋巴瘤的发生,预防十二指肠溃疡出血等症状。

4. **恶性肿瘤**　免疫系统能通过细胞免疫机制对肿瘤进行特异性应答和非特异性应答,大环内酯类抗生素由于其独具的免疫调节功能而用于肿瘤治疗。如红霉素能促进巨噬细胞生成可增强具有杀伤肿瘤作用的IL-4而产生抗肿瘤活性,还能与某些化疗药物竞争性结合肿瘤细胞膜Pg-P的通道,提高细胞内化疗药物的浓度。红霉素和罗红霉素则可降低脂多糖毒素诱导的环氧化酶-2蛋白的表达,加速癌细胞凋亡。

5. **免疫性疾病**　主要用于某些与幽门螺杆菌感染相关的病例,如类风湿关节炎。也能有效治疗斑秃、自身免疫性血小板减少性紫癜及干燥综合征等临床常见自身免疫性疾病,并能够预防器官移植的抗排斥反应。

6. **皮肤疾病**　通过抗幽门螺杆菌、抗炎、抗过敏和免疫调节等多种机理,用于治疗特发性慢性荨麻疹、银屑病、酒渣鼻、白癜风、过敏性紫癜等慢性、难治性皮肤疾病。

【**不良反应与注意事项**】　大环内酯类抗生素的主要特点是药物毒性低,一般很少引起严重不良反应。

1. **胃肠道反应**　口服红霉素偶尔可出现厌食、恶心、呕吐和腹泻。其他大环内酯类抗生素

Notes

的胃肠道反应发生率虽较红霉素明显降低,但胃肠道反应仍为最常见的副作用。产生机制可能在于其内酯环 C_3 及 C_5 位上的双甲基氨结构能诱发胃肠蠕动素释放而刺激胃肠蠕动,而 16 元环类的 C_5 位为内酯结构,故较少引起胃肠道反应。

2. **肝损害**　正常剂量时对肝脏的毒害较小,长期大量应用可引起胆汁淤积性肝炎,肝损害在各年龄均可发生,以成人较多。常见发热、黄疸、转氨酶升高等,停药后可恢复,但酯化后药物如罗红霉素、琥乙红霉素、阿奇霉素等更易引起胆汁淤积性黄疸,发生率可高达 40%,应短期减量使用。其他大环内酯类抗生素发生肝损害的概率较低,但由于红霉素、阿奇霉素或泰利霉素在肝内蓄积,肝功能不良患者慎用。

3. **耳毒性**　大剂量给药或肝肾疾病患者、老年患者用药后可引起耳毒性,主要表现为耳鸣、听力下降,前庭功能亦可受损。一般在用药 1~2 周时出现,剂量高时易发生,停药或减量后可恢复。与耳毒性药物合用,尤其肾功能减退患者可能增加耳毒性。

4. **过敏反应**　偶可出现药热、皮疹、荨麻疹、嗜酸性粒细胞增多等,过敏性休克和血管神经性水肿极为少见。

5. **其他**　克拉霉素和阿奇霉素可引起神经系统副作用,包括幻觉、烦躁、焦虑、头晕、失眠、噩梦或意识模糊,停药后症状逐渐减轻至消失。

【药物相互作用】

1. 大环内酯类抗生素可竞争性抑制卡马西平代谢,后者可通过诱导肝微粒体氧化酶降低大环内酯类抗生素作用。

2. 可抑制细胞色素 P450 酶,增加许多药物的血浓度,包括茶碱、口服抗凝血药、环孢素和甲泼尼龙,使环孢素血浓度升高 3~10 倍,华法林的凝血时间延长,茶碱血药浓度异常升高,清除率下降约 25%,引起心悸、兴奋、心动过速,甚至死亡。

3. 可清除肠道灭活地高辛的菌群,导致地高辛肝肠循环,在体内存留时间延长。

4. 与阿司咪唑或特非那定等抗组胺药合用可增加心脏毒性,引起心律失常。

二、常用大环内酯类抗生素特点及应用

红　霉　素

红霉素(erythromycin)是第一个用于临床治疗的大环内酯类抗生素,曾广泛用于治疗多种感染。近年来由于胃肠道反应和耐药性,已逐渐被第二、三代大环内酯类取代。红霉素口服经肠道吸收,但易被胃酸破坏。临床一般采用其肠衣片或酯化物制剂,包括琥乙红霉素、依托红霉素和乳糖酸红霉素等。临床上主要用于对青霉素过敏的链球菌感染及耐青霉素的金黄色葡萄球菌感染,是治疗军团菌病、百日咳、空肠弯曲菌肠炎和支原体肺炎的首选药,但对于副百日咳杆菌携带者若已发病,红霉素虽能清除鼻咽部病原体,却并不能治疗该病。也常用于治疗厌氧菌引起的口腔感染和肺炎支原体、肺炎衣原体、溶脲脲原体等非典型病原体所致的呼吸及泌尿生殖系统感染。服用后常见胃肠道反应。

克　拉　霉　素

克拉霉素(clarithromycin,甲红霉素)是用甲氧基取代红霉素内酯环 6 位羟基,从而改善了其对酸的稳定性,口服吸收也变得迅速完全,且在多种组织分布超过血浓度,$t_{1/2}$ 长(6 小时)。其抗菌谱与红霉素相似,但对流感嗜血菌、幽门螺杆菌以及衣原体属、军团菌属、莫拉菌属和脲原体属等细胞内病原体的抗菌活性均高于红霉素,为大环内酯类抗生素中最强者,对金黄色葡萄球菌和化脓性链球菌的 PAE 也比红霉素长 3 倍,而其代谢产物 14-羟基克拉霉素与克拉霉素具有协同抗菌活性。其对需氧 G^+ 球菌、嗜肺军团菌,肺炎衣原体抗菌活性最强,与其他药物联合可用

Notes

于幽门螺杆菌感染和艾滋病患者感染的治疗。另外，克拉霉素也有抗麻风杆菌和鼠弓形虫活性。但此药首过消除明显，生物利用度仅有 55%。该药不良反应发生率和对细胞色素 P450 的影响均较红霉素低。

阿 奇 霉 素

阿奇霉素（azithromycin，阿奇红霉素）是近年发展的大环内酯类抗生素第二代半合成衍生物，其在红霉素内酯环中加入了一个甲基化的氮原子，是已用于临床的唯一的 15 元大环内酯类抗生素，不仅保留了红霉素的优点，且具有口服吸收快、对酸稳定、胃肠道刺激小、达峰浓度时间短、细胞内浓度高（在感染部位的吞噬细胞内可蓄积为同期血药浓度的 800 倍）及 $t_{1/2}$ 长（68 小时）等特点，一次大剂量给药可在感染组织维持抑菌活性达 4 天之久，也具有明显的 PAE。其抗嗜肺军团菌、嗜血流感杆菌、支原体、衣原体及包柔螺旋体活性优于红霉素，对肺炎支原体的作用则为大环内酯类抗生素中最强者，对革兰阴性菌具有较高的抗菌活性。另外，阿奇霉素也是一个典型的"非传统"抗菌药，它除了生长抑制活性外，还对铜绿假单胞菌等某些天然耐药菌具有强大的抗炎及抗毒活性，其抗毒活性主要依赖于它与核糖体相互作用，进而直接和（或）间接抑制毒力相关基因的特异性亚型的能力。

泰 利 霉 素

泰利霉素（telithromycin）是一个酮内酯类抗生素，是由酮基取代红霉素内酯环 3 位上红霉支糖部分合成而得的 14 元环大环内酯类抗生素。口服吸收良好，不受食物干扰，组织和细胞穿透力强，主要在肝脏代谢，系 CYP3A4 可逆性抑制剂，可经胆道和尿道排泄。其抗菌谱同红霉素，但抗菌作用则由于其酮内酯结构使得它对某些细菌核糖体的结合力大大提高而强于其他大环内酯类抗生素，分别为红霉素和克拉霉素结合力的 10 倍和 6 倍，甚至强于阿奇霉素。不仅对肺炎链球菌、流感嗜血杆菌、黏膜炎莫拉菌、金黄色葡萄球菌、副流感嗜血杆菌、酿脓链球菌、衣原体、支原体和军团菌等有较高的抗菌活性，且因其酮内酯结构不易成为与细菌耐药相关的主动外排泵的底物，对许多耐大环内酯类抗生素和耐青霉素的菌株以及 MLSB 耐药菌株有较高活性。泰利霉素在临床上主要用于治疗敏感菌引起的呼吸道感染，如社区获得性肺炎、急性上颌窦炎、慢性支气管炎急性加剧、喉炎和扁桃体炎等。泰利霉素最常见不良反应是腹泻、恶心、头晕和呕吐，也可引起一定程度的肝毒性反应。

西 罗 莫 司

西罗莫司（sirolimus）又名雷帕霉素（rapamycin，RAPA），属大环内酯类抗生素，起初曾被作为低毒性的抗真菌药物研究，1977 年发现其免疫抑制活性比现行临床广泛使用的环孢素强数十倍，是目前最新最强的大环内酯类免疫抑制剂。西罗莫司可通过结合在 FKBP12 蛋白（12Kd FK506-binding protein，一种免疫亲和蛋白（immunophilin））上，形成不能与钙调素结合的 RAPA-FKBP12 复合物，从而阻断 T 淋巴细胞和 B 淋巴细胞的钙依赖性和非钙依赖性的信号转导通路，从而发挥免疫抑制效应。也可作用于不同的细胞因子受体，阻断信号转导，阻滞 T 淋巴细胞及其他细胞由 G_1 期至 S 期的进程。最新研究发现，西罗莫司是一种有效的自噬诱导剂，其通过诱导自噬而减轻炎症反应可能也是其发挥免疫抑制的机制之一。临床上主要用于器官移植的抗排斥反应及自身免疫性疾病的治疗，是一种疗效好、低毒、无肾毒性的新型免疫抑制剂。长期应用调钙磷酸酶抑制剂的器官移植患者会倾向于发展为肾功能受损，甚至慢性肾衰竭，而使用西罗莫司则可避免。西罗莫司的抗增殖作用可用于冠状动脉支架的涂层，以防止冠状动脉球状囊血管成形术可能形成的再狭窄。与环孢素和他克莫司相比，西罗莫司是肾毒性最低的免疫抑制剂，且无神经毒性，主要毒副作用包括：头痛、恶心、头晕、鼻出血、关节疼痛、血小板减少、白细胞减少、高甘油三酯血症、高胆固醇血症、高血糖、肝酶升高、低钾、低镁血症等。与其他免疫抑制剂一样,其也有增加感染的机会。

第二节 林可霉素类抗生素

林可霉素类抗生素包括林可霉素(lincomycin,洁霉素)和克林霉素(clindamycin)。林可霉素是由链丝菌产生的林可胺类(lincosamides)碱性抗生素,克林霉素是以氯离子取代林可霉素分子中第 7 位的羟基部分合成而得的衍生物,又称氯林可霉素或氯洁霉素,其抗菌活性为林可霉素的 4~8 倍,胃肠道吸收更加完全。

【抗菌作用与机制】 林可霉素类抗生素的化学结构与大环内酯类抗生素不同,但抗菌谱相似,通常表现为抑菌活性,高浓度时对敏感细菌也有杀菌作用。其主要特点是对各类厌氧菌,无论革兰阳性或革兰阴性厌氧菌,均有强大杀菌作用,包括梭状芽胞杆菌属、丙酸杆菌属、双歧杆菌属、类杆菌属、诺卡菌属以及放线菌属,尤其是对拟杆菌属、梭状杆菌属、消化球菌、消化链球菌及产气荚膜梭菌的作用更为突出。对金黄色葡萄球菌、表皮葡萄球菌、溶血性链球菌、草绿色链球菌和肺炎球菌等革兰阳性需氧球菌和脑膜炎奈瑟菌、淋病奈瑟菌等革兰阴性需氧球菌敏感。对衣原体、支原体、恶性疟原虫也有很好的抑制作用,但对肺炎支原体、真菌和病毒无效。肠球菌、难辨梭状芽孢杆菌和革兰阴性需氧杆菌对本类药物耐药。

作用机制与大环内酯类抗生素相同,能与细菌核糖体 50S 亚基上的 L16 蛋白质结合,通过阻断肽酰基 tRNA 从"A"位移至"P"位,使新的氨酰基 tRNA 不能进入被占据的"A"位而抑制细菌蛋白质合成;也可作用于细菌核糖体 50S 亚基,阻止 70S 亚基始动复合体形成;还能调理机体免疫系统,清除细菌表面的 A 蛋白和绒毛状外衣,增强多型核白细胞的吞噬作用和杀菌功能,使细菌易被吞噬和杀灭。由于它们在细菌核糖体 50S 亚基上的结合点与红霉素相同或相近,且红霉素与核糖体的亲和力较强,故应避免林可霉素类抗生素与红霉素合用,以免产生拮抗作用。

【耐药性】 林可霉素类抗生素的耐药机制包括:①改变核糖体结合点:由于核糖体结合点突变,或药物诱导甲基化酶表达而修饰核糖体结合点;②药物的酶解灭活。由于与大环内酯类抗生素相同,故与大环内酯类抗生素存在交叉耐药性;大多数细菌对林可霉素和克林霉素存在完全交叉耐药性。对红霉素敏感的肠球菌属和革兰阴性需氧杆菌由于外膜通透性低而对林可霉素类抗生素先天性耐药。

【体内过程】

1. 吸收 本类药物口服可从胃肠道吸收,不被胃酸破坏。与林可霉素相比,克林霉素吸收迅速而完全,且受食物影响小。磷酸克林霉素为克林霉素的磷酸酯,是一个前体药物,在体外无抗菌活性,但吸收后可在体内迅速水解成克林霉素。

2. 分布 两药在体内分布广泛,可在全身各组织和体液迅速达到有效治疗浓度,在骨组织可达更高浓度,是治疗金黄色葡萄球菌骨髓炎的首选药物。也能透过胎盘屏障进入胎儿血内,其分泌入乳汁的浓度与血浓度相当。还可聚积在多核白细胞和脓肿中。但均不能透过血脑屏障,即使脑膜发炎时,也难进入脑脊液。然而,当用于治疗弓形虫脑炎时,则可在脑组织达到有效治疗浓度。

3. 代谢与排泄 两药主要在肝脏代谢,部分代谢产物有抗菌活性。克林霉素或经胆汁排入粪便,或经肾小球滤过排入尿中。其原形药物仅有 10% 排入尿中,难达有效治疗浓度;但注射给药停药后,其在粪便中的抗菌活性可持续 5 天之久,在结肠中对克林霉素敏感细菌的生长抑制可持续 2 周。林可霉素可经胆汁和尿排泄,在严重肾衰竭或肝脏受损时,会造成药物在患者体内蓄积,应酌情减少给药剂量。

Notes

【临床应用】

1. **需氧革兰阳性球菌感染** 林可霉素类,尤其克林霉素治疗此种感染优于其他药物,在治疗金黄色葡萄球菌感染引起的急慢性骨髓炎、敏感菌所致的呼吸道感染、败血症、软组织感染、心内膜炎等方面疗效较好,对金葡菌和肺炎球菌引起的肺部感染的疗效与青霉素相似,但易引起腹泻和结肠炎。可肌内注射或静脉注射给药。

2. **厌氧菌感染** 治疗敏感厌氧菌引起的严重感染特别有效,如口腔感染、妇科盆腔炎和细菌性阴道炎等,尤其对脆弱类杆菌所致的感染,但不包括消化球菌和除产气荚膜杆菌以外的梭状芽胞杆菌属的厌氧菌感染。由于近年来引起肺部感染的厌氧菌中产生内酰胺酶的菌株相对为多,出现日益增多的耐青霉素菌株,而林可霉素类抗生素对绝大多数产酶菌株均有较强的抗菌活性,在肺组织中的浓度又高,所以林可霉素类抗生素对吸入性肺炎、阻塞性肺炎和肺脓肿的治疗优于青霉素类,是目前治疗厌氧菌引起的肺部感染的最佳药物。

3. **需氧菌及厌氧菌混合感染** 扁桃体炎、咽炎及耳鼻喉部感染,腹腔脓肿、阑尾脓肿、腹膜炎和盆腔炎等腹腔感染和盆腔感染,以及急慢性骨髓炎和关节炎等骨科感染多为需氧菌及厌氧菌引起的混合感染,由于林可霉素类抗生素对需氧菌和厌氧菌均有抗菌活性,可在临床取得很好的疗效。对于反复发作的扁桃体炎患者应用克林霉素比青霉素更有效,克林霉素有骨关节感染的"克星"之称。

4. **其他** 静脉注射林可霉素类与口服乙氨嘧啶合用可有效治疗鼠弓形虫在艾滋病患者引起的脑炎;也可与伯氨喹共同静脉注射治疗艾滋病患者中、轻度肺孢子虫性肺炎。还可与氨基糖苷类抗生素或头孢菌素类抗生素合用治疗腹部贯通性创伤及女性生殖道感染,如盆腔脓肿。局部应用或口服可有效治疗普通粉刺。

【不良反应与注意事项】

1. **胃肠道反应** 常见恶心、呕吐、腹痛和腹泻等,口服给药比注射给药多见,林可霉素比克林霉素的发生率高。严重者有腹绞痛、水样或血样便;偶见潜在致死性伪膜性肠炎,系由大量繁殖的难辨梭形芽胞杆菌产生的坏死性毒素引起,临床表现为发热、腹胀、腹痛、腹泻等。口服给药发生伪膜性肠炎的机会比注射给药高 3 ~ 4 倍,口服甲硝唑或万古霉素通常可有效地控制此严重不良反应。

2. **变态反应** 偶见皮疹、瘙痒、荨麻疹、多形性红斑、剥脱性皮炎或药热。也可出现一过性中性粒细胞减少和血小板减少。

3. **肝、肾毒性** 对肝脏的损害主要表现为一过性碱性磷酸酶、转氨酶升高、黄疸等;对肾脏的损害则表现为肾区疼痛和血尿、蛋白尿等。

第三节 万古霉素类抗生素

万古霉素类抗生素属糖肽类抗生素,包括许多成员,但在临床应用的只有万古霉素(vancomycin)、去甲万古霉素(norvancomycin)和替考拉宁(teicoplanin)。万古霉素系 20 世纪 50 年代从东方链球菌分离获得,但近年因其能够杀灭对其他抗生素有较强耐药性的菌株而得到广泛应用。去甲万古霉素是我国从诺卡菌属培养滤液中得到的产品,作用稍强于万古霉素,对耐甲氧西林金黄色葡萄球菌(methicillin resistant staphylococcus aureus,MRSA)和耐甲氧西林表皮葡萄球菌(methicillin resistant staphylococcus epidermidis,MRSE)作用更强,也是抗脆弱拟杆菌作用最强的抗厌氧菌抗生素。替考拉宁来自放线菌,与万古霉素化学结构相近,抗菌谱相似,作用机制相同,但不良反应较少,抗菌活性更强,尤其对金黄色葡萄球菌和链球菌更有效。替考拉宁最主要的特征是一条酰基链与糖基相连,可避免万古霉素静脉注射引起的危险性组胺释放。自万古霉素类抗生素问世以来,尽管新型抗生素不断出现,但至今依然是临床治疗 MRSA、MRSE 和

Notes

肠球菌重症感染的首选药物,被誉为"抗生素的最后一道防线"。

【抗菌作用与机制】　各种革兰阳性球菌包括葡萄球菌属(金黄色葡萄球菌、MRSA、表皮葡萄球菌、MRSE、溶血葡萄球菌等)、链球菌属(化脓性链球菌、肺炎链球菌、无乳链球菌、草绿色链球菌、青霉素耐药肺炎链球菌及对多种抗生素耐药的 MDR 肺炎链球菌等)和肠球菌属(粪肠球菌与屎肠球菌)均对万古霉素类抗生素高度敏感,而且万古霉素类抗生素可对多种革兰阳性球菌产生强大杀菌作用,包括敏感葡萄球菌、MRSA、MRSF、化脓链球菌、肺炎链球菌等,但对肠球菌主要为抑菌作用,只有与氨基糖苷类抗生素合用时才可产生协同杀菌作用。难辨梭状芽孢杆菌、炭疽杆菌、白喉杆菌等对本类药物也敏感,但放线菌则敏感性较差。而本类药物对所有革兰阴性菌、分枝杆菌属、类杆菌属、立克次体、衣原体、厌氧菌或真菌均无效。其中去甲万古霉素和替考拉宁对大多数金黄色葡萄球菌的作用强于万古霉素,对表皮葡萄球菌的作用与万古霉素相似;去甲万古霉素是抗脆弱拟杆菌作用最强的抗生素。

万古霉素类抗生素通过与敏感菌细胞壁前体肽聚糖五肽末端的 D-丙氨酰-D-丙氨酸紧密结合,抑制参与肽聚糖合成的转糖基酶、转肽酶及 D,D-羧肽酶活性,既阻止肽聚糖的进一步延长和交联,又阻断构成细菌细胞壁坚硬结构的高分子肽聚糖的合成,使细胞壁不能形成三维空间结构,导致细菌因细胞壁缺陷而破裂死亡。由于其与 β-内酰胺类抗菌药物通过抑制细胞膜上转肽酶活性、影响细菌细胞壁肽聚糖形成交联的抗菌方式不同,故杀菌速度较青霉素慢,且仅对正在分裂增殖的细菌呈杀菌作用。万古霉素类抗生素的这种机制以及革兰阴性菌的生理特征,使得万古霉素类抗生素对于革兰阴性菌几乎无效。另外,万古霉素类抗生素还能通过损伤细菌细胞膜和抑制细菌 RNA 合成发挥抗菌作用。

【耐药性】　万古霉素在体内不易产生耐药性,目前临床上发现对万古霉素类抗生素耐药的菌株有两类:万古霉素耐药肠球菌(vancomycin-resistant enterococci,VRE)和万古霉素耐药金黄色葡萄球菌(vancomycin-resistant staptytococous aureus,VRSA)。

1. **肠球菌耐药机制**　肠球菌获得了 Van 基因,Van 基因可编码能修饰细胞壁前体肽聚糖的酶,使 D-乳糖酶或 D-丝氨酸替代肽聚糖末端的第二个 D-丙氨酸残基,从而改变细胞壁新生肽聚糖末端的 D-丙氨酰-丙氨酸结合位点,降低肠球菌对万古霉素类抗生素的亲和力而产生耐药性。van 基因主要有 6 种:vanA、vanB、vanC、vanD、vanE 和 vanG 型,分别具有不同耐药基因簇编码,其中 vanC 为天然耐药,产生低水平耐药;其余 5 型均为获得性耐药,在这 5 种表型中介导对万古霉素高度耐药的主要为 vanA 和 vanB 基因,vanA 基因显示 VanA 表型,对万古霉素和替考拉宁高度耐药,且在全球范围内蔓延;vanB 基因表现 VanB 表型,对万古霉素呈现不同程度耐药,而对替考拉宁敏感。

2. **金黄色葡萄球菌耐药机制**　目前发现的 VRSA 还包括万古霉素中介金黄色葡萄球菌(vancomycin-intermediate staptytococous aureus,VISA)。它们通过多种机制对万古霉素耐药:

(1) 细胞壁增厚:增厚的细胞壁具有隔离屏障作用,可阻碍万古霉素类抗生素接近其作用靶位,从而表现为耐药,因此,细胞壁增厚是金葡菌对万古霉素类抗生素耐药的重要机制,其包括 2 种方式:一种为"亲和诱捕"(affinity trapping),认为增厚细胞壁的肽聚糖层上存在大量 D-丙氨酰-D-丙氨酸残基,它们与万古霉素类抗生素的亲和力强,可结合大量万古霉素类抗生素,导致细菌对万古霉素类抗生素耐药;另一种是"阻塞现象"(clogging),认为万古霉素类抗生素与细菌最表面肽聚糖层上的 D-丙氨酰-D-丙氨酸残基结合后阻塞了肽聚糖层的网孔,阻止其进入到细胞内的作用靶位,继而导致细菌对万古霉素类抗生素耐药。细胞壁增厚的原因可能是:①肽聚糖合成过多;②肽聚糖脱落减少,新生的肽聚糖曾在细胞膜表面产生并取代外层的旧肽聚糖。

(2) 细胞壁成分改变:细胞壁非谷氨酰胺化的肽聚糖增多,使万古霉素不易进入活性的靶位点,减少进入细胞质膜的万古霉素量;而细胞壁肽聚糖交联下降,导致细胞壁游离的 D-丙氨酰-D-丙氨酸侧链增多,其在细胞外和万古霉素结合,使万古霉素不能有效地作用于靶位点而导

Notes

致敏感性降低。

（3）青霉素结合蛋白改变：青霉素结合蛋白（penicillin-binding protein，PBPs）存在于细胞膜上，为抗生素的作用靶位，能与β-内酰胺类抗生素结合。金葡菌有5种生物活性不同的PBPs，即PBP_1、PBP_2、PBP_3、PBP_4和PBP_5，其中PBP_2、PBP_4与耐药性密切相关。金黄色葡萄球菌的PBPs有明显改变，表现为PBP_2超量产生，或PBP_4产生减少且活性降低。超量产生的PBP_2可与万古霉素竞争结合肽聚糖前体上的靶位点，从而降低对万古霉素类抗生素的敏感性，使细菌细胞壁仍能继续合成新的肽聚糖而产生耐药；PBP_4介导从交联状五肽上切除D-丙氨酸残基，避免过多的D-丙氨酰-D-丙氨酸五肽形成，使万古霉素类抗生素能有效地作用于金葡菌。PBP_4活性降低或产生减少可导致细胞壁游离的D-丙氨酰-D-丙氨酸含量增加，万古霉素因与过多的游离D-丙氨酰-D-丙氨酸结合，则不能有效地作用于靶位而产生耐药。

（4）耐药质粒传递：VRSA的出现可能是由于金黄色葡萄球菌获得了肠球菌耐药基因vanA的结果。一般认为肠球菌可产生一种性信息素CAM374，促进质粒编码的vanA的转移，金黄色葡萄球菌可分泌一种肽，其活性类似于粪肠球菌性信息素CAM374，携带有vanA基因的粪肠球菌对这种肽产生反应，可以把耐药质粒转移至金黄色葡萄球菌体内。经该机制获得的耐药呈现高水平耐药。

【体内过程】　万古霉素口服难吸收，绝大部分经粪便排泄，可用于难辨梭状芽孢杆菌的消化道感染。该药不能肌内注射，成人单剂量静脉注射1g后血药浓度可达（15～30）mg/L。血浆蛋白结合率约55%，可分布到胸膜液、心包液、滑膜液、腹水、水疱液、胆汁、肝脏、胰脏、黏膜、骨组织及脑膜炎时的脑脊液中并达有效浓度，但难以透过非炎性脑膜。药物在体内代谢较少，90%以上经肾小球滤过由肾脏排泄，其$t_{1/2}$约为6小时，肾脏功能受损时可延长至7.5天，此时需要适当调整剂量，以免造成蓄积中毒。替考拉宁则能够安全地肌内注射，血浆蛋白结合率高达90%～95%；$t_{1/2}$更长，在肾功能正常患者可长达47～100小时。

【临床应用】

1. 耐药菌感染　适用于耐青霉素、耐头孢菌素的革兰阳性菌所致严重感染，尤其在治疗对多种抗生素耐药的MRSA、MRSF、耐青霉素肺炎球菌和肠球菌引起的严重感染特别有效，是治疗包括败血症、心内膜炎、肺炎、脓胸、骨髓炎和软组织脓肿等MRSA感染的首选药。对青霉素联合氨基糖苷类抗生素耐药或治疗失败的肠球菌、链球菌心内膜炎也能奏效，若与庆大霉素合用可增强疗效。

2. 对β-内酰胺类过敏患者感染　治疗对青霉素类抗生素和头孢菌素类抗生素过敏患者的严重葡萄球菌感染，但万古霉素类抗生素的杀菌速度不如对葡萄球菌敏感的β-内酰胺类抗生素。

3. 难辨梭杆菌性伪膜结肠炎　去甲万古霉素或万古霉素口服给药对于经甲硝唑治疗无效的或由于长期使用抗生素并发的难辨梭杆菌酿成的抗生素耐药性的伪膜性结肠炎有极好疗效，替考拉宁疗效更佳。还可以用于治疗结肠炎和肠道炎症。

4. 其他　万古霉素还经常用于神经外科手术、安装心脏导管、静脉导管等装置时的预防感染，以及起搏器或除颤器感染、心室辅助装置相关性感染、人工装置相关骨关节感染的治疗。

【不良反应与注意事项】

1. 变态反应　万古霉素类抗生素可引起斑块皮疹和过敏性休克，也出现寒战及高热。快速静脉注射时可引起"红人综合征"（red man syndrome，RMS）。红人综合征又称"红颈综合征"（red neck syndrome），典型表现为面、颈、躯干上部红斑样或荨麻疹样皮疹，伴有低血压和血管源性水肿，严重者可表现为胸痛、呼吸困难、心动过速、心跳骤停、晕厥等，主要源于万古霉素快速静脉输注导致肥大细胞和嗜碱性细胞脱颗粒所致的组胺释放。RMS发生后，首先减慢或停止万古霉素输注，给予补液等对症支持治疗，可选择的药物有抗组胺药和皮质激素。替考拉宁由于

Notes

有一条酰基链连在一个糖基上,可避免万古霉素静脉注射引起的危险性组胺释放,很少引起"红人综合征"。

2. 耳毒性　服用常规剂量万古霉素类抗生素很少发生耳毒性。肾功能不全患者或服药剂量过大时可致听力减退或耳聋,但及早停药可恢复正常。万古霉素耳毒性与药物纯度和血药浓度有关,当血药浓度>80mg/L方会产生耳毒性。随着药物纯度提高及用药的合理化,耳毒性已经非常罕见。老年患者、肾功能不全患者,长疗程、大剂量应用万古霉素抗生素,易发生耳毒性。如果同服氨基糖苷类抗生素、呋塞米或利尿酸可加重本药的耳毒性。

3. 肾毒性　万古霉素较常见,发生率为14.3%,但若能根据血药浓度和肾功能适当调整服药剂量,避免与氨基糖苷类抗生素等其他肾毒性的药物同服,万古霉素肾毒性发生率则可降低到5%。替考拉宁肾毒性发生率只有2.7%。肾毒性主要表现为肾小管损伤,轻者为蛋白尿和管型尿,重者则出现少尿、血尿、甚至肾衰竭。

4. 其他　口服时可引起恶心、呕吐和眩晕,静脉注射时偶见注射部位发生血栓性静脉炎和疼痛。

推荐阅读文献

1. Tarai B,Das P,Kumar D. Recurrent Challenges for Clinicians:Emergence of Methicillin-ResistantStaphylococcus aureus,Vancomycin Resistance,and Current Treatment Options. *J Lab Physicians*. 2013;5(2):71-78

2. Lima TB,Pinto MF,Ribeiro SM,et al. Bacterial resistance mechanism:what proteomicscan elucidate. *FASEB J*. 2013;27:1291-1303

3. Rodriguez-Cerdeira C1,Sanchez-Blanco E,Molares-Vila A. Clinical Application of Development of Nonantibiot-icMacrolides That Correct Inflammation-Driven Immune Dysfunction in Inflammatory Skin Diseases. Hindawi Publishing Corporation,*Mediators of Inflammation*. 2012:1-16

（王永利）

Notes

第三十九章　四环素类及氯霉素

第一节　四环素类抗生素

四环素类(tetracyclines)抗生素是一组带有共轭双键四元稠合环结构的抗生素,并因此而得名。包括从链霉菌属发酵获得的土霉素(oxytetracycline)和四环素(tetracycline)等天然四环素类,和多西环素(doxycycline)、美他环素(methacycline)、米诺环素(minocycline)等部分合成四环素类。由于他们对立克次体、多种革兰阴性菌和革兰阳性菌、衣原体、支原体、螺旋体及某些原虫均有高度抑制作用,因而称之为"广谱"抗生素。近年来,由于各种天然四环素类对一些常见致病菌的作用较差,且耐药菌株日益增多,正在逐渐被口服吸收好、$t_{1/2}$长、耐药菌株少、不良反应轻的多西环素、美他环素、米诺环素等部分合成四环素类取代。此外,对耐四环素菌株仍敏感的高效甘氨酰四环素类(glycyclcyclines)衍生物替加环素(tigecycline)的上市更增加了此类抗生素对耐药菌和混合菌感染的临床应用。四环素类抗生素除具有广谱抗菌活性外,近年来还发现其具有抑制胶原酶活力、抑制骨吸收、促进骨形成以及促进成纤维细胞附着和扩展等非抗菌作用,为该类药物增加了新的临床应用价值。

一、四环素类抗生素的共性

【抗菌作用与机制】　四环素类抗生素为快速抑菌剂,高浓度时对某些细菌呈杀菌作用,属广谱抗生素。其抗菌谱包括常见的革兰阳性与革兰阴性需氧菌和厌氧菌、立克次体、螺旋体、支原体、衣原体及某些原虫等。大多数常用四环素类抗生素的抗菌活性相似,但米诺环素和多西环素对耐四环素菌株仍有较强的抗菌活性。

四环素类抗生素对革兰阳性菌的抗菌活性较革兰阴性菌强。在革兰阳性菌中,葡萄球菌敏感性最高,化脓性链球菌与肺炎球菌其次,李斯特菌、放线菌、诺卡菌、梭状芽胞杆菌、炭疽杆菌等也均敏感,但肠球菌属则对四环素类不敏感。在革兰阴性菌中,四环素类抗生素对大肠埃希菌、大多数弧菌属、弯曲杆菌、布鲁菌属和某些嗜血杆菌属有良好抗菌活性,对淋病奈瑟球菌和脑膜炎奈瑟球菌有一定抗菌活性,对沙门菌属和志贺菌属的抗菌活性有限,但对变形杆菌和铜绿假单胞菌无作用。

四环素类抗生素的抑菌作用机制:①首先需经被动扩散通过细胞外膜的孔蛋白通道,其穿越革兰阴性菌外膜孔蛋白通道是以阳离子-四环素复合物的形式,在胞外质中积累并分解释放四环素分子。穿越革兰阳性菌外膜孔蛋白通道的方式则是形成电中性亲脂分子,然后再经细胞内膜上的能量依赖性转运泵,将大量药物主动泵入细菌细胞内;②四环素类抗生素一旦进入细胞后,便可与细菌核糖体30S亚基在A位上特异性结合,抑制氨酰基tRNA与"A"位结合时所需的酶,阻断了氨酰基tRNA在"A"位的结合并进而形成mRNA-核糖体复合物,从而抑制肽链延长和细菌蛋白质的合成(图39-1);③四环素类抗生素也能造成细菌细胞膜通透性增加,使细菌细胞内核苷酸和其他重要物质外漏,抑制细菌DNA的复制。

【耐药性】　对四环素类抗生素耐药的菌株日益增加限制了此类药物的临床应用。细菌对四环素类抗生素的耐药机制主要有三种:

1. 外排泵蛋白　在革兰阳性菌和革兰阴性菌中均含有四环素抗药性的tet外排泵基因,

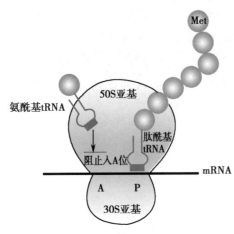

图 39-1　四环素类抗生素抑制
细菌蛋白质合成机制

与细菌核糖体 30S 亚基在 A 位特异性结合，抑制氨酰基 tRNA 与"A"位结合时所需的酶，阻断了氨酰基 tRNA 进入"A"位

每个 tet 外排泵基因都编码膜结合外排泵蛋白。这些外排泵蛋白存在于双分子脂质膜中，以亲水氨基酸环凸出到细胞质空间，可以逆浓度差将四环素-阳离子复合物泵出胞外，降低细胞内药物浓度，保护胞内的核糖体进而产生耐药性。这种耐药性由四环素类抗生素诱导产生，因为细菌体内存在一种抑制因子，对外排蛋白表达进行负调控，而四环素类抗生素能与该抑制因子结合并使之失去活性，从而导致外排蛋白大量表达，促使药物被排出细胞外。

2. 核糖体保护蛋白　已知 9 种核糖体保护蛋白存在于细胞质中，可与核糖体结合，并由 GTP 水解提供能量而引起核糖体构型的改变，但并不改变或阻止蛋白的合成，仅使四环素不能与其结合，保护核糖体免受四环素作用。

3. 灭活或钝化四环素的酶　已发现两株厌氧拟杆菌转座子上携带有唯一通过产生灭活四环素的酶而耐药的 tet(X)基因，该基因表达可产生一种小分子胞质蛋白，在氧和 NADPH 存在时可化学修饰四环素类抗生素。

【体内过程】　不同四环素类在临床治疗效果上的差异，主要是由于四元稠合环不同的取代基造成的药动学差异所致。

1. 吸收　四环素类抗生素口服吸收但不完全，各药物吸收率差别较大，四环素、土霉素和地美环素约 60%~70%，多西环素和米诺环素最高约 95%~100%。四环素类抗生素（多西环素和米诺环素除外）与食物同服则减少吸收。因其与二价和三价阳离子形成不吸收的络合物，应避免与二价和三价阳离子物质同服，也应避免与铁制剂，含钙、镁和铝的食品或抗酸药同服。

2. 分布　四环素类抗生素的血浆蛋白结合率差异较大（40%~80%），分布容积大于体液容积，故其组织分布广泛，主要集中在肝、肾、脾、皮肤、牙齿和骨骼等组织；也能很好地渗透到大多数组织和体液中，易进入细胞内，但除米诺环素外，其他四环素在脑脊液均难达到有效治疗浓度。米诺环素在无炎症情况下也能进入大脑，还可在泪水和唾液中达到较高浓度，可用于清除携带的脑膜炎奈瑟菌。所有四环素类抗生素都能透过胎盘屏障并集中在胎儿骨骼和牙齿。

3. 代谢与排泄　四环素类抗生素部分在肝脏代谢，主要转运到胆汁和尿液。在胆汁中的浓度可超出血药浓度 10 倍，其中绝大多数在小肠被重吸收形成肝肠循环。尿中排出量可达 10%~50%，主要经肾小球滤过。但多西环素与其他四环素类不同，90% 以代谢产物或螯合物经胆汁排入粪便，故其对肠道菌影响很小，可治疗肾功能受损患者的感染。四环素类的 $t_{1/2}$ 差别较大，可根据 $t_{1/2}$ 分为三类：短效类 $t_{1/2}$ 为 6~8 小时（四环素、土霉素），中效类 $t_{1/2}$ 为 12 小时（美他环素、替加环素），长效类 $t_{1/2}$ 为 16~18 小时（多西环素、米诺环素）。

【临床应用】　四环素类可用于治疗多种感染性疾病，尤其适用于由立克次体、支原体和衣原体引起的各种感染。

1. 立克次体感染　包括斑疹伤寒、鼠型斑疹伤寒、再燃性斑疹伤寒、落基山斑疹热、立克次体痘和恙虫病等，四环素类抗生素均可作为首选药物。对柯克斯立克次体引起的非典型肺炎也具有较好的疗效。四环素治疗 Q 热，药物作用较慢，疗程较长，退热后再用药 1 周可防止复发。

2. 衣原体感染　四环素类抗生素对治疗鹦鹉热衣原体引起的鹦鹉热，对肺炎衣原体引起的肺炎，对沙眼衣原体引起的非特异性尿道炎、子宫颈炎、性病淋巴肉芽肿、包涵体结膜炎和沙眼等，无论口服或局部应用均有非常突出的疗效，多西环素为首选药物。

Notes

3. 支原体感染　四环素类抗生素对肺炎支原体引起的非典型肺炎具有十分良好的疗效,对溶脲支原体引起的非特异性尿道炎疗效也相当好。多西环素为首选药物。

4. 螺旋体感染　四环素类抗生素是治疗博氏疏螺旋体引起的慢性游走性红斑和回归热螺旋体引起的回归热最有效的药物,多西环素为首选药物。也可作为次选药物治疗雅司螺旋体引起的雅司病、梅毒螺旋体引起的梅毒及钩端螺旋体引起的脑膜炎和 Weill 综合征。

5. 细菌性感染　四环素类抗生素治疗肉芽肿鞘杆菌引起的腹股沟肉芽肿、霍乱弧菌引起的霍乱和布鲁氏菌引起的布鲁氏菌病均为首选药物。也可作为次选药物治疗革兰阴性性球菌和杆菌感染、革兰阳性杆菌感染以及放线菌引起的颈面部、腹腔、胸腔等感染。

【不良反应及注意事项】

1. 胃肠道反应　四环素类抗生素口服可刺激胃黏膜引起上腹部不适,如厌食、恶心、呕吐、腹胀、腹痛、腹泻等。服药剂量越大,反应症状越严重,甚至可引起食管溃疡。减少用量,或改为小量多次服用,或与食物同服,均可缓解此症状,有时在连续服药过程中,症状也能自动缓解。

2. 二重感染(superinfections)　正常人的口腔、鼻腔、肠道等处有多种多样微生物寄生,它们由于相互竞争而维持相对平衡的共生状态。长期使用广谱抗生素后,敏感菌株的生长受到抑制,不敏感菌株趁机在体内大量繁殖,从而引起新的感染,称为二重感染或菌群交替症。四环素类为广谱抗生素,因其在肠道吸收不完全,在肠道内药物浓度较高,故易引起二重感染。通常为念珠菌在阴道、口腔或耐药葡萄球菌在肠道、尿路及肺部过度繁殖所致感染。以肠道感染最为常见,特别是耐四环素的难辨梭状杆菌引起的伪膜性肠炎,严重时可危及生命。多发生在用药后 20 天内,在儿童、老人或体弱多病者中易发生,发生率约 2% ~ 3% 。

3. 对牙齿和骨骼发育的影响　主要发生在胎儿和婴幼儿,四环素类能很快与沉积在新生骨骼和牙齿中的钙结合,引起牙齿荧光、变色和釉质发育障碍。对乳牙影响最大的时期为妊娠中期到出生后 4 ~ 6 个月,对恒牙影响最大的时期是从 6 个月到 5 岁。8 岁以前的儿童均易受到四环素类抗生素的影响,而且年龄愈小愈易受累,1 岁以内的幼儿即使短期用药也有较高的发生率。亦可引起骨骼畸形、骨质生成抑制和婴幼儿骨骼生长抑制,造成暂时性的生长障碍。

4. 肝毒性　大剂量口服或静脉注射可因药物沉积于肝细胞线粒体,干扰脂蛋白的合成和甘油三酯的输出,造成急性肝细胞脂肪性坏死。易发生于孕妇,特别是伴有肾盂肾炎的妊娠妇女,易出现致死性肝中毒。

5. 光敏反应　当服用四环素类抗生素的患者受到阳光和紫外线照射时易出现晒伤。这主要是由于四环素类在皮肤聚积而导致紫外线吸收,然后激活药物发出低频率能量而损伤皮肤组织,导致红斑,或加重晒伤,或引起类似晒伤的反应。地美环素最常发生光敏反应,多西环素也较四环素和米诺环素多见。

6. 肾毒性　四环素类抗生素与利尿药合用或过期和降解的四环素制剂均可引起氮潴留,导致肾小管酸中毒和其他肾脏损伤。除多西环素外,其他四环素类可在肾功能障碍患者体内聚积达中毒浓度,进而通过干扰蛋白合成加重氮质血症,故肾脏损伤患者仅能服用多西环素。

7. 前庭反应　如头昏眼花、恶心、呕吐等,这与四环素类抗生素聚积在内耳淋巴液并影响其功能有关。多西环素和米诺环素相对易发生,常发生于最初几次用药,而停药 24 ~ 48 小时后可恢复。

8. 禁忌证　肾脏损伤者、孕妇、哺乳期妇女或 8 岁以下儿童禁服。

二、常用四环素类抗生素特点及应用

目前临床常用的四环素类主要包括四环素、多西环素、米诺环素和替加环素,其化学结构、抗菌谱及临床用途基本相似,主要差别在于药动学特性。

四环素(tetracycline)系天然四环素类抗生素。口服后 2 ~ 4 小时达血药峰浓度,血浆蛋白结合率较低,可渗入胸腔和腹腔,易在骨髓、骨骼和牙齿沉积,也可进入乳汁及胎儿循环。能在肝内积聚,通过胆汁经肠道排泄,其胆汁浓度约为血药浓度的 5~20 倍,且部分在肠道重吸收,形成肝肠循环。四环素可经尿及粪便排出体外,一次口服超过 0.5g 时,只增加其在粪便中的排出量,并不提高其血药浓度;正常口服量的四环素有 55% 以原形从尿中排泄,$t_{1/2}$ 为 6~9 小时。碱化尿液可增加其尿中排出量,肾功能状况也明显影响四环素的清除。

四环素为广谱速效抑菌剂,曾经是治疗敏感菌感染首选或次选药物。但由于细菌对四环素耐药性的明显增长,以及一些抗菌活性强且毒性低的新型抗菌药陆续应用于临床,四环素的临床应用受到限制。目前主要用在无多西环素时立克次体病、衣原体病、支原体病及螺旋体病的临床治疗。

以上所述的四环素类药物不良反应在四环素使用中常见。

多西环素(doxycycline,脱氧土霉素,强力霉素)为土霉素的脱氧衍生物。口服后吸收完全而且迅速,不受同服食物影响,吸收率可达 90%~95%。口服后 2 小时达血药峰浓度,口服和注射能达相同血药浓度。$t_{1/2}$ 为 12~22 小时,有效治疗浓度可维持 24 小时以上,故可每日服药一次。若与巴比妥等肝药酶诱导剂合用,$t_{1/2}$ 可缩短到 7 小时。与血浆蛋白结合率高。也能很快分布到全身并易进入细胞内,在组织中浓度较同类药物高 5~10 倍。口服后有 90% 由粪便排泄,主要为无活性的结合物或螯合物,故对肠道菌群影响极小,很少引起腹泻或二重感染。注射给药后有 20% 由尿排出,肾功能减退时,由粪便排出量增加,故当常规剂量给药时,甚至在肾衰竭患者也不引起体内积蓄。

抗菌谱和临床应用与四环素相似,抗菌活性比四环素略强,对耐四环素的金黄色葡萄球菌仍有效。具有速效、强效和长效的特点,现已取代天然四环素类抗生素作为各种适应证的首选药物或次选药物。也是治疗肾功能不全患者肾外感染的最安全的一种四环素类抗生素。

不良反应常见胃肠道反应,如恶心、呕吐、腹泻、上腹部不适、口腔炎及肛门炎等。易致光敏反应。其他不良反应较四环素少见。

米诺环素(minocycline,二甲胺四环素)系去除四环素母环 6 位上的羟基和甲基,7 位加上双甲酰氨基的四环素的部分合成产品。米诺环素的脂溶性明显高于其他四环素类抗生素,不仅抗菌活性进一步增强,而且口服吸收迅速而完全,吸收率可高达 95%。本药吸收不受牛奶等食物影响,但仍能与抗酸药及含有铁、铝、钙等阳离子的药物形成络合物,而降低其口服吸收率。口服后 2~3 小时达血药峰浓度,有效治疗浓度可维持 12 小时以上,口服和注射能达相同血药浓度。组织渗透性高于多西环素,在肝、胆、肺、扁桃体、泪液及痰液中均能达有效治疗浓度,特别是对前列腺组织和唾液穿透性更好;能进入乳汁、羊水,甚至在中枢神经系统也能达到较高浓度,这可能是其引起前庭耳毒性的原因。米诺环素在体内很少代谢,34% 服用量经肝肠循环由粪便排出,尿排出量仅为 5%~10%,系四环素类中最低者,故本药可应用于肾、肝功能损害的患者。通常该药 $t_{1/2}$ 为 14~18 小时,肾衰竭时略有延长。

抗菌活性比四环素强 2~4 倍,对耐四环素菌株也有良好抗菌作用,对革兰阳性菌的作用强于革兰阴性菌,尤其对葡萄球菌的作用更强。对肺炎支原体、沙眼衣原体和立克次体等也有较好抑制作用。临床主要用于治疗上述各种敏感病原体所致的感染,以及沙眼衣原体所致的性病、淋病、诺卡菌病和酒渣鼻等。因为米诺环素极易穿透皮肤,适合于痤疮治疗。

不良反应为前庭功能改变,引起眩晕、耳鸣、恶心、呕吐和共济失调等,给药后可很快出现,女性多于男性,老年人多于年轻人,12%~52% 的患者可因反应严重而被迫停药,但停药后 24~48 小时后可恢复。长期服药者还可出现皮肤色素沉着,需停药后几个月后消退。

替加环素(tigecycline)是首个被批准用于临床静脉给药的甘氨酰四环素类抗生素,其结构系在米诺环素(二甲胺四环素)的 9 位引入叔丁基甘氨酰氨基的衍生物。替加环素不仅保持有四环素类药物的典型活性,而且对于含有四环素耐药基因的菌株也有抗菌活性。作用机制与四

Notes

环素类药物相似,但其对核糖体 A 位的亲和力比后者强,且克服了限制很多抗生素使用的两种主要耐药机制:外排泵和核糖体蛋白对细菌的保护作用。替加环素给药后有 22% 以原形经尿液排泄,平均消除半衰期范围为 27 小时(单剂量 100mg)。因此,建议每 12 小时用药一次。

临床研究表明,替加环素可用于大肠埃希菌、粪肠球菌(仅万古霉素敏感株)、金黄色葡萄球菌、无乳链球菌、咽峡链球菌属、脓性链球菌和脆弱拟杆菌,多形拟杆菌、单形拟杆菌、普通拟杆菌、费氏柠檬酸杆菌、阴沟肠杆菌、产酸克雷伯菌、肺炎克雷伯菌、产气荚膜梭菌、微小消化链球菌等引起的成人腹内感染和复杂皮肤及其软组织感染。

替加环素临床常见不良反应为恶心、呕吐和腹泻,其他不良反应少见。

第二节 氯 霉 素

1949 年发现氯霉素(chloramphenicol),因其能有效地对抗各种革兰阳性和革兰阴性菌而广泛用于临床,但很快因致死性再生障碍性贫血和灰婴综合征等严重不良反应,限制了其临床应用。在 20 世纪 70 年代,随着一些耐青霉素、耐氨苄西林的菌株出现,氯霉素再次在治疗需氧菌及厌氧菌混合感染、流感杆菌感染和细菌性脑膜炎方面受到重视。20 世纪 80 年代后,由于耐氯霉素菌株以及氟喹诺酮类和头孢菌素类众多新品种的出现,氯霉素仅限用于治疗那些危及生命而又无其他药物选择的感染。氯霉素有多种剂型,口服制剂有氯霉素和氯霉素棕榈酸酯,注射剂为氯霉素琥珀酸酯。后两者为前体药物,须经水解才能释放出有抗菌活性的氯霉素。

【抗菌作用与机制】 氯霉素为广谱强效抗生素,针对病原体不同,氯霉素有时是杀菌剂,更多情况下为抑菌剂。不仅对抗各种需氧和厌氧菌感染,且其抗菌活性在革兰阴性菌较革兰阳性菌为强,也能有效地抑制立克次体、螺旋体、支原体等其他病原微生物。在低浓度时即对流感杆菌、脑膜炎奈瑟球菌和淋病奈瑟球菌具有强大杀菌作用。对大多数肠杆菌科细菌和肺炎球菌、链球菌、白喉杆菌、炭疽杆菌等革兰阳性菌以及脆弱杆菌、梭形杆菌、产气荚膜杆菌、破伤风杆菌等厌氧菌有相当的抗菌活性。但对分枝杆菌、真菌、衣原体、病毒和原虫无作用。

氯霉素可作用于细菌 70S 核糖体的 50S 亚基,通过与 rRNA 分子可逆性结合,抑制由 rRNA 直接介导的转肽酶(peptidyltransferase)反应而阻断肽链延长,从而抑制细菌蛋白质合成。但由于哺乳动物骨髓造血细胞线粒体的 70S 核糖体与细菌 70S 核糖体相似,高剂量的氯霉素也能抑制这些细胞器的蛋白质合成,产生骨髓抑制毒性。而且氯霉素在 rRNA 上的结合区域,在功能上与红霉素和林可霉素的结合区域相连,故可因竞争性结合而相互产生拮抗作用或交叉耐药性。

【耐药性】 敏感细菌主要是通过产生一种由质粒编码的氯霉素乙酰转移酶而获得对氯霉素耐药,此酶为一种胞内酶,能使氯霉素转化成无抗菌活性的乙酰基代谢物。但此种耐药性发展缓慢。氯霉素的另一种耐药机制是细菌细胞膜通透性改变,药物不能进入细胞内而耐药。另外亦可能是通过基因突变而逐步形成。

【体内过程】

1. 吸收 口服后吸收迅速而完全,0.5 小时可达有效治疗浓度,2~3 小时达血药峰浓度;氯霉素棕榈酸酯口服后需在十二指肠水解成氯霉素才能吸收,峰浓度出现较晚。氯霉素琥珀酸盐肌内注射吸收缓慢,也需经水解才能释放游离的氯霉素,血药浓度低于等量口服后的血药浓度,且注射局部易结成硬块,故本药不宜肌内注射给药。

2. 分布 血浆蛋白结合率为 50%~60%,无论口服或静脉注射,均能广泛分布到全身组织和体液,在炎症或化脓性腹腔或关节腔的浓度高于血药浓度。易透过血脑屏障进入脑组织和脑脊液,脑膜无炎症时,脑脊液药物浓度为血药浓度的 21%~50%,脑膜有炎症时可达血药浓度的 45%~89%,在新生儿和婴儿中则更高。能透过胎盘屏障进入胎儿体内,可分泌到乳汁,还能透过血眼屏障进入眼组织,无论全身或局部用药均可达到有效治疗浓度。氯霉素还可进入细胞内

Notes

发挥作用,抑制胞内菌,对伤寒杆菌等细胞内感染有效。

3. 代谢与排泄　90% 的药物在肝内与葡萄糖醛酸结合或经还原反应生成无活性产物,经肾小管分泌排出;10% 的原形药物从肾小球滤过由尿液排泄,可在尿中达有效治疗浓度。正常成人 $t_{1/2}$ 为 1.5 ~ 4 小时,新生儿服药时,可因葡萄糖醛酸转移酶活性减低,使氯霉素在体内的消除过程明显减慢,新生儿 $t_{1/2}$ 在出生后 2 周内为 24 小时,2 ~ 4 周为 12 小时,2 个月内为 9 小时,2 个月以上为 4 小时,接近成年人。肾功能损害者,$t_{1/2}$ 可延长至 3 ~ 4 小时,肝硬化、腹水及黄疸患者的 $t_{1/2}$ 可延长至 12 小时。因此,上述患者应避免使用氯霉素,必须应用时,应该减少药量并监测血药浓度,以防毒性反应。此药为肝药酶抑制剂,若与某些经肝药酶代谢的药物合用,可使后者的血药浓度异常增高;若与具有肝药酶诱导剂性质的药物合用,则可加速氯霉素在肝内代谢而降低其血药浓度。

【临床应用】　由于严重的不良反应、细菌耐药及头孢菌素类等其他有效药物的应用,氯霉素目前几乎不再用作全身治疗药。但由于其脂溶性高、较强的组织、血脑屏障和血眼屏障穿透力及对细胞内致病菌有效等特性,仍可用于治疗以下严重感染。

1. 细菌性脑膜炎和脑脓肿　本药因在脑脊液中浓度高而对脑膜炎奈瑟菌、肺炎球菌及流感杆菌等常见致脑膜炎细菌具有杀菌作用,可替代 β-内酰胺类用于对氨苄西林耐药菌株或对青霉素过敏患者的感染。氯霉素与青霉素合用是治疗脑脓肿的首选方案,适用于对需氧、厌氧菌混合感染引起的耳源性脑脓肿。

2. 伤寒杆菌及其他沙门菌属感染　治疗伤寒和副伤寒常采用口服给药,由于非流行期的伤寒杆菌一般对氯霉素敏感,故仅适用于敏感菌株所致感染的散发病例,一般于用药后 6 天左右出现体温下降,各种症状相继减轻,但复发率仍在 10% ~ 20%。复发病例再用氯霉素时仍然有效。氯霉素还可用于治疗沙门菌属肠炎合并败血症,但对伤寒带菌者无效。

3. 细菌性眼部感染　氯霉素抗菌谱广,易透过血眼屏障,全身或局部用药均能在角膜、虹膜、巩膜、结合膜、晶体、房水及视神经等部位达到有效治疗浓度,是治疗敏感菌引起的各种眼部感染的有效药物。但对衣原体感染无效。

4. 厌氧菌感染　氯霉素对脆弱类杆菌等厌氧菌有相当的抗菌活性,故可用于治疗腹腔脓肿、肠穿孔后腹膜炎及盆腔炎等膈肌以下部位的厌氧菌感染。但某些厌氧菌可产生灭活氯霉素的酶,造成治疗失败,而且有些厌氧菌常与革兰阴性菌形成混合感染,所以氯霉素一般不单独用于厌氧菌心内膜炎、败血症或脑膜炎等严重感染,常与氨基糖苷类抗生素联合应用。

5. 其他　氯霉素对落基山斑疹热、Q 热和斑疹伤寒等立克次体感染的疗效与四环素类相当,故可用于 8 岁以下禁用四环素类的儿童患者。也用于鼠疫、布鲁菌病、鹦鹉热及气性坏疽等的治疗。

【不良反应与注意事项】

1. 胃肠道反应　成人偶见恶心、呕吐和腹泻,儿童则罕见。也可因导致正常菌群改变而出现口腔或阴道念珠菌感染。

2. 灰婴综合征(gray baby syndrome)　主要发生在早产儿和新生儿,因为他们缺乏有效使氯霉素脱毒和降解的葡萄糖醛酸结合能力,且肾脏排泄功能尚未发育完善,二者均易导致氯霉素蓄积而干扰线粒体核糖体的功能,出现呕吐、低体温、呼吸抑制、心血管性虚脱、发绀(灰婴由此得名)和休克,40% 的患者在症状出现后 2 ~ 3 天内死亡。较大的儿童和成人在用药剂量过大或肝功能不全时也可发生此不良反应。

3. 骨髓功能障碍　常见可逆性红细胞生成抑制,在儿童中发生多于成人,具有显著剂量相关性,一般当每日服药剂量超过 50mg/kg 时于 1 ~ 2 周后出现,停药 2 ~ 3 周后自行恢复。其原因在于血红蛋白合成时有两个步骤在骨髓细胞的线粒体内进行,而哺乳动物线粒体核糖体与细菌核糖体相似,氯霉素在抑制细菌蛋白合成的同时也抑制宿主骨髓细胞线粒体的血红蛋白合成,

Notes

使早幼及中幼红细胞内出现空泡,呈现明显贫血。也可伴有白细胞和血小板减少,有时为外周全血细胞减少,少数可发展为髓细胞白血病。

氯霉素还可引起再生障碍性贫血,一般由口服氯霉素引起,局部用药或注射给药时偶见,总体发生率较低,为2/10万～4/10万。再生障碍性贫血为特异反应性,与服药剂量和疗程长短无关,通常有数周或数月的潜伏期,停药后仍可发生,且末次用药与症状出现相隔时间越长,预后越严重,一般是不可逆性的,病死率可达到50%。可能是由于患者骨髓造血细胞存在某种遗传性代谢缺陷,因而对氯霉素结构中的硝基苯基团非常敏感所致。

4. 其他　在6-磷酸葡萄糖脱氢酶缺乏的患者则容易诱发溶血性贫血。可引起末梢神经炎、球后视神经炎、视力障碍、视神经萎缩及失明。也可引起失眠、幻视、幻听和中毒性精神病。偶见各种皮疹、药热、血管神经性水肿、及接触性皮炎、结膜炎等。长期口服氯霉素可因肠道菌群被抑制而使维生素K合成受阻,诱发出血倾向。

【药物相互作用】

1. 氯霉素能够抑制肝脏混合功能氧化酶,因而可以阻断华法林、苯妥英钠、甲磺丁脲和氯磺丙脲的代谢,升高他们在体内的浓度并增强他们对机体的作用而引起毒性反应。

2. 利福平、苯妥英钠、苯巴比妥等可促进氯霉素的代谢,使其血药浓度降低而影响疗效。

3. 氯霉素与青霉素合用治疗细菌性脑膜炎时,二者不能同瓶滴注,应先用青霉素,后用氯霉素。因为前者为繁殖期杀菌药,后者为快速抑菌剂,二者同时给药时氯霉素可干扰青霉素的杀菌作用。

4. 氯霉素与林可霉素、红霉素等药物合用可因相互竞争与细菌核糖体50S亚基结合而产生拮抗作用。

推荐阅读文献

1. Xu ZQ, Flavin MT, Flavin J. Combating multidrug-resistant Gram-negative bacterial infections. *Expert OpinInvestig Drugs*. 23：163-82. doi：10. 1517/13543784. 2014；848853. Epub 2013

2. Shehwaro N, Langlois AL, Gueutin V, et al. Doxycycline or how to create new with the old?. Therapie 69）：129-41. doi：10. 2515/therapie/2013069. Epub 2014

3. Brust K, Evans A, Plemmons R. Tigecycline in treatment of multidrug-resistant Gram-negative bacillus urinary tract infections：a systematic review. *J Antimicrob Chemother*. 2014；Oct；69（10）：2605-2610

（罗大力）

第四十章　人工合成抗菌药

第一节　喹诺酮类抗菌药

喹诺酮类(quinolones)抗菌药是指含有4-喹酮母核的人工合成抗菌药物,具有抗菌谱广、抗菌力强、口服吸收好、组织浓度高、与其他抗菌药交叉耐药性少、不良反应相对少等特点,已成为治疗细菌感染性疾病的主要药物。其中氟喹诺酮类(fluoroquinolones)最为常用。

依据该药研发时间及抗菌谱通常把此类药分为四代:第一代以萘啶酸为代表,其抗菌谱窄、抗菌力弱、血药浓度较低,现已被淘汰;第二代以吡哌酸和西诺沙星为代表,抗菌谱由革兰阴性菌扩大到部分革兰阳性菌,且对铜绿假单胞菌有效,抗菌活性也有所提高,但血药浓度低,仅限于治疗肠道和尿路感染,现亦较少应用;第三代为诺氟沙星、氧氟沙星、左氧氟沙星、环丙沙星、斯帕沙星等氟喹诺酮类,主要特点是在母核6位碳上引入氟原子,并在7位碳上引入哌嗪环或甲基噁唑环,使其在第二代基础上不仅生物利用度提高,在组织和体液内分布较广,具有较长的 $t_{1/2}$,而且抗菌谱扩大到革兰阳性球菌、衣原体、支原体、军团菌及分枝杆菌,抗菌活性也明显增强。因此,氟喹诺酮类药物成为近十几年常用的抗菌药物。第四代为曲伐沙星、克林沙星、莫西沙星、加替沙星等新氟喹诺酮类。其吸收快、体内分布广、血浆 $t_{1/2}$ 长,既保留了前三代抗革兰阴性菌的活性,又明显增强了抗革兰阳性菌、军团菌、支原体、衣原体的活性,特别是增加了对厌氧菌的抗菌活性。临床用于需氧菌,厌氧菌感染或混合感染,对绝大多数致病菌的综合临床疗效已经达到或超过了β-内酰胺类抗生素。第五代为奈诺沙星和佳诺沙星。是由日本医药学家在2002年研发合成的一种新的无氟喹诺酮类药物,其抗菌活性强,对大部分革兰阳性菌和革兰阴性菌具有很强的杀菌作用,目前正在3期临床实验,疗效明显。

一、氟喹诺酮类抗菌药的共性

氟喹诺酮类(fluoroquinolones)系指引入氟原子后的喹诺酮类第三、四代产品,其共性如下。

【抗菌作用与机制】　诺氟沙星为第三代喹诺酮类早期代表,对革兰阴性需氧菌具有显著的作用,也对部分革兰阳性菌有效,其抗菌活性是氟喹诺酮类中最低者。环丙沙星、依诺沙星、左氧氟沙星、洛美沙星和氧氟沙星为第三代喹诺酮类后期产品,具有强大抗革兰阴性菌活性,对革兰阴性球菌和杆菌(包括肠杆菌科、假单胞菌属、奈瑟球菌属、嗜血杆菌属、弯曲杆菌属)的 MIC 为(1~2)μg/ml 或更低,其中环丙沙星在抗铜绿假单胞菌的活性最强,对金黄色葡萄球菌、肺炎球菌、溶血性链球菌、肠球菌等革兰阳性球菌、衣原体、支原体、军团菌及结核分枝杆菌也有效,但抗菌活性较对肠杆菌科为弱。在革兰阳性菌中,金葡菌对氟喹诺酮类敏感,链球菌和肠球菌的敏感性则不如葡萄球菌,耐甲氧西林的金葡菌株对氟喹诺酮类也耐药。其中左氧氟沙星对包括肺炎链球菌在内的革兰阳性菌作用最强。

加替沙星、莫西沙星、司氟沙星和曲伐沙星等为第四代氟喹诺酮类,对铜绿假单胞菌和革兰阳性菌,特别是对肺炎链球菌和葡萄球菌的抗菌活性明显增强;也能有效对抗引起非典型肺炎的衣原体和支原体以及军团杆菌属和某些支原体等细胞内病原体,但他们对革兰阴性菌的抗菌活性均未超过环丙沙星。莫西沙星和曲伐沙星除了抗革兰阳性菌活性增强外,也具有其他氟喹诺酮类所缺乏的抗厌氧菌活性。

氟喹诺酮类药物的抗菌机制主要是抑制细菌 DNA 拓扑异构酶(topoisomerase)。细菌 DNA 拓扑异构酶包括拓扑异构酶 Ⅰ、Ⅱ、Ⅲ 和 Ⅳ,拓扑异构酶 Ⅰ 和 Ⅲ,主要参与 DNA 的松解,对氟喹诺酮类药物不敏感;拓扑异构酶 Ⅱ 又称 DNA 回旋酶(DNAgyrase),参与 DNA 超螺旋的形成,拓扑异构酶 Ⅳ 则参与细菌子代染色质分配到子代细菌中。DNA 回旋酶和拓扑异构酶 Ⅳ 是氟喹诺酮类药物的主要作用靶位,在革兰阳性菌中主要为拓扑异构酶 Ⅳ,在革兰阴性菌中主要为 DNA 回旋酶。真核细胞含与细菌的拓扑异构酶 Ⅱ 类似功能的 DNA 拓扑异构酶,对喹诺酮类药物不敏感。

细菌 DNA 分子的长度一般超过 1000μm,需要形成负超螺旋结构才能装配到尺度更小 1~2μm 的细菌细胞中去。但负超螺旋结构在细菌 DNA 复制和转录时必须先行解旋,导致过多的正超螺旋 DNA 形成,DNA 回旋酶的功能则使其恢复负超螺旋结构。DNA 回旋酶为 2 个 A 亚基和 2 个 B 亚基组成的四聚体。其中由 GyrA 编码的 A 亚基负责将 DNA 正超螺旋后链切开缺口,由 GyrB 编码的 B 亚基负责结合 ATP 并催化其水解,使 DNA 的前链经缺口后移,然后 A 亚基再将此切口封闭,形成 DNA 负超螺旋(图 40-1)。氟喹诺酮类药物则作用在 DNA 回旋酶 A 亚基上(图 40-2),通过嵌入断裂 DNA 链中间,形成 DNA 回旋酶-DNA-氟喹诺酮复合物,抑制其切口和封口功能而阻碍细菌 DNA 复制、转录,最终导致细胞死亡。

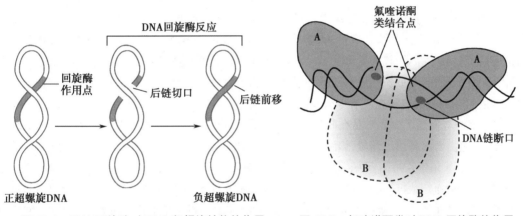

图 40-1　DNA 回旋酶对 DNA 超螺旋结构的作用　　图 40-2　氟喹诺酮类对 DNA 回旋酶的作用

前几代药物主要作用于细菌 DNA 回旋酶 A 亚单位。当细菌回旋酶 A 亚单位变异后,细菌可发生耐药。近年开发的第四代喹诺酮类药物,对 DNA 回旋酶 A 亚单位、B 亚单位及蛋白质合成均有抑制。不仅能作用于回旋酶,而且对拓扑异构酶 Ⅳ 也有抑制作用。拓扑异构酶 Ⅳ 为 2 个 A 亚基和 2 个 B 亚基组成的四聚体,在 DNA 复制后期姐妹染色体的分离过程中起重要作用。其中 A 亚基由 ParC 编码,负责 DNA 断裂和重接;B 亚基由 ParE 编码,催化 ATP 水解和 DNA 前链的后移。

此外,在一些特殊情况下,尽管 DNA 回旋酶基因发生突变,细菌也未对氟喹诺酮类产生耐药性,提示除抑制 DNA 回旋酶外,氟喹诺酮类还存在其他抗菌机制。一种可能是其诱导 DNA 的 SOS 修复,引起 DNA 错误复制,从而造成基因突变,导致细菌死亡;另一种可能是氟喹诺酮类使细菌产生新的肽聚糖水解酶或自溶酶,使糖肽降解而改变了细胞壁肽聚糖的成分,最终导致细菌产生自溶解。

【耐药性】　细菌对氟喹诺酮类天然耐药率极低,但由于近几年在人和动物大量使用该类药物使后天耐药发展很快。临床常见的耐药菌包括假单胞菌、沙雷菌、肠球菌和金黄色葡萄球菌等。其耐药性产生的主要机制是:

(1) 细菌靶位的改变:由于 GyrA 基因突变引起的细菌 DNA 回旋酶 A 亚基变异,降低了 DNA 回旋酶对氟喹诺酮类的亲和力,使细菌可逃脱喹诺酮类的抑菌作用。这种作用靶位的改变

Notes

通常产生低度耐药性;高水平的耐药由 DNA 回旋酶和拓扑异构酶Ⅳ同时发生变异造成。氟喹诺酮类比喹诺酮类对回旋酶的突变敏感性低 2~3 个数量级。

（2）菌体内药物浓度减低:氟喹诺酮类进入菌体内依赖于一定的孔蛋白通道,此特定孔蛋白数量减少可降低菌体内喹诺酮类蓄积速度。由于细菌长期接触药物,引起菌体细胞膜孔蛋白的丢失,从而导致细胞膜对该类药物通透性下降,而这引起的仅是低度耐药。此外,细菌还通过外排泵(efflux pump)将抗菌药排出菌体外,也使喹诺酮类在菌体内蓄积减少。外排泵主要由外排转运蛋白、外膜通道蛋白和连接蛋白组成。外排转运蛋白捕获药物,通过连接蛋白和外膜通道蛋白的协同作用,将抗菌药物排出菌体。细菌细胞膜上外排泵的表达水平不断提高,能主动将扩散入细菌细胞内的药物或其他底物泵出细胞外,此为形成细菌的多重耐药性的主要原因。目前研究发现细菌中自然存在的质粒介导了氟喹诺酮类的耐药,因耐药质粒上基因编码的产物可保护细菌 DNA 回旋酶免受氟喹诺酮类的抑制,但对拓扑异构酶Ⅳ的保护作用不明显;此外,某些致突变质粒可使细菌染色体突变率增高,当这种质粒存在时,细菌容易产生对氟喹诺酮类的耐药,并有可能造成耐药性的迅速蔓延和扩散。在喹诺酮类药物间存在交叉耐药性。

【体内过程】

1. 吸收　大部分品种口服吸收迅速而完全,服药后 1~2 小时内达到血药峰浓度,除诺氟沙星和环丙沙星外,其余药物的生物利用度均达 80%~95%。氟喹诺酮类也可螯合二价和三价阳离子,如钙、镁、锌等,因而不能与含有这些离子的食品和药物同服。

2. 分布　血浆蛋白结合率低,大多在 14%~30%。但在组织和体液分布广泛,在肺、肝、肾、膀胱、前列腺、卵巢、输卵管和子宫内膜的药物浓度要高于血药浓度。培氟沙星、氧氟沙星和环丙沙星可通过正常或炎症脑膜进入脑脊液并达到有效治疗浓度。左氧氟沙星具有较强组织穿透性,可在细胞内达到有效治疗浓度。

3. 代谢与排泄　少数产品在肝脏代谢或经粪便排出,大多数主要是以原形经肾小管分泌或肾小球滤过由肾脏排出。培氟沙星、诺氟沙星和环丙沙星尿中排出量较少,约在 11%~44%,其余药物则约为 50%~90%,可在尿中长时间维持杀菌水平。氧氟沙星和环丙沙星在胆汁中的浓度可远远超过血药浓度。少数药物 $t_{1/2}$ 较短,如诺氟沙星和环丙沙星仅 3~5 小时,而左氧氟沙星、莫西沙星、司氟沙星、加替沙星和曲伐沙星则在 6~11 小时之间,其中司氟沙星最长,可达 18 小时。相对较长的 $t_{1/2}$ 可每日给药一次。

【临床应用】　第二代喹诺酮类产品萘啶酸和吡哌酸,由于仅对革兰阴性杆菌有效、口服吸收差及不良反应多,只用于治疗敏感菌的尿路感染和肠道感染。目前临床主要应用抗菌活性强、毒性低的第三、四代氟喹诺酮类产品。

1. 泌尿生殖道感染　能够完全清除单纯性、复杂性尿路感染,细菌性前列腺炎,尿道炎和宫颈炎的细菌,包括肠球菌属、铜绿假单胞菌和许多肠杆菌科的细菌,甚至可用于多重耐药的假单胞菌感染。环丙沙星和氧氟沙星也可有效治疗淋病奈瑟菌感染以及衣原体感染所致的尿道炎和宫颈炎。

2. 肠道感染　可以杀死多种导致腹泻、胃肠炎和细菌性痢疾的细菌,如弯曲菌属、产毒大肠埃希菌、志贺菌属和沙门菌属。也可有效地治疗耐药菌株伤寒和其他沙门菌属感染及肠毒性大肠埃希菌引起的旅行性腹泻。还能与其他药合用治疗发热性中性粒细胞减少症和腹腔内感染。

3. 呼吸道感染　常用于肺炎球菌、嗜血流感杆菌或卡他莫拉菌引起的支气管炎和鼻窦炎,也可用于包括肺炎杆菌、大肠埃希菌和铜绿假单胞菌等革兰阴性杆菌和金黄色葡萄球菌所致的肺炎和支气管感染。环丙沙星和左氧氟沙星可有效治疗结核病和非典型分枝杆菌感染;左氧氟沙星、加替沙星和莫西沙星对由衣原体、支原体和军团菌引起的上、下呼吸道感染有效。

4. 其他　除诺氟沙星外的其他氟喹诺酮类均可用于骨骼系统感染(包括革兰阴性杆菌骨髓炎和骨关节感染)、皮肤软组织感染(包括革兰阴性杆菌所致的五官科感染和伤口感染)、化脓

Notes

性脑膜炎和由克雷伯菌属、肠杆菌属、沙雷菌属所致的败血症。

【不良反应及注意事项】

1. 胃肠道反应　是这类药物最常见的不良反应为胃肠道反应。表现为上腹不适、食欲缺乏、嗳气、恶心、呕吐、腹胀、腹泻、腹痛等。一般症状较轻,停药后症状即可消失。不同药物出现胃肠道反应的频率存在差异,某些氟喹诺酮类药物更易引起这些症状,如环丙沙星、氧氟沙星、培氟沙星等。氧氟沙星还可引起伪膜性肠炎。

2. 中枢神经系统反应　该类药物由于氟原子的引入,脂溶性较强,能透过血脑屏障进入脑组织,容易引起神经系统的不良反应,如头昏、头痛、失眠、眩晕及情绪不安等,眩晕和头痛的反应在女性中的发生率高于男性,且在 45 岁以下的人群中发生率较高。严重时可产生复视、色视、抽搐、神志改变、幻觉、幻视等。故此类药物不宜用于有中枢神经系统疾病史的患者。另外,诺氟沙星、氧氟沙星、环丙沙星、依诺沙星和培氟沙星等部分药物可抑制脑内抑制性神经递质 γ-氨基丁酸(GABA)与受体结合而使中枢神经兴奋性增高,可导致痉挛和癫痫的发作。特别是当氟喹诺酮与茶碱或非甾体抗炎药联合用药时常见。因此有癫痫病史患者应避免使用这类药物。

3. 变态反应　可出现血管神经性水肿、皮肤瘙痒和皮疹等过敏症状,平均发生率为 0.6%。偶见过敏性休克,个别患者出现光敏性皮炎,以服用洛美沙星最为多见。当因 β-内酰胺类药物过敏而换用氟喹诺酮类药物时更易发生过敏反应。所有喹诺酮类药物都可观察到光毒性,表现为暴露在太阳光下的皮肤区域出现从中度的红斑到严重的大疱疹。司氟沙星、洛美沙星等的光毒性相对较高,而左氧氟沙星的光毒性最低(仅为 0.2%)。服药期间避免直接暴露于阳光下可减少该类反应的发生。一旦发生上述不良反应,应立即停药,经对症治疗可得到缓解。

4. 心脏的毒性　氟喹诺酮类药物具有直接改变心脏节律的可能性。莫西沙星、加替沙星、左氧氟沙星和司帕沙星等可引起心脏病患者的 Q-T 间期延长,应避免与能使 Q-T 间期延长的药物合用,如胺碘酮、丙吡胺、奎尼丁、普鲁卡因胺及索他洛尔等。

5. 对肝、肾的损害　对肝功能的影响主要表现为使血清转氨酶、碱性磷酸酶、血清淀粉酶和乳酸脱氢酶(LDH)等升高,一般停药后即可消失;对肾功能的损害主要表现为血尿素氮(BUN)和血清肌酐值的上升。本类药物主要以原形经肾排出,大剂量可致尿结晶,产生继发性肾损害,因其能引起远端肾单位细胞凋亡而出现急性肾衰竭。肾功能损伤者服用后可使血药浓度升高,故对主要经肾脏排泄的氟喹诺酮类药物,如氧氟沙星、洛美沙星、氟罗沙星和依诺沙星等,应根据肾功能减退情况减少用药剂量。

6. 对肌肉骨骼系统的影响　少数患者有肌无力、肌肉疼痛以及严重的关节疼痛和炎症等,极少数青春期前病例出现可逆性关节痛。哺乳期妇女可通过乳汁致婴儿前囟膨胀、颅内压升高,因此儿童、青少年、孕妇及哺乳期妇女禁用。另外某些氟喹诺酮类药物尚可引起肌腱炎甚至肌腱破裂,尤其在给予镁缺乏的饮食时此作用更加显著,以培氟沙星和氟罗沙星较多见,而诺氟沙星和环丙沙星无此毒性。

【药物相互作用】

1. 氟喹诺酮类能抑制咖啡因、华法林和茶碱在肝脏的代谢,同服时可增加它们的血药浓度而引起不良反应。

2. 氟喹诺酮类可与抗酸药络合而减少其从肠道吸收,故应避免同服。

3. 氟喹诺酮类不宜与米帕林和 H_2 受体阻断药合用。

二、各种常用氟喹诺酮类抗菌药的特点及应用

诺氟沙星(norfloxacin,氟哌酸)是第三代中第一个氟喹诺酮类药物,也是依诺沙星、培氟沙星和环丙沙星的原形。它对大多数革兰阴性杆菌的抗菌活性与氧氟沙星相似,对金黄色葡萄球菌、肺炎球菌、溶血性链球菌、肠球菌属等革兰阳性菌及厌氧菌的抗菌活性不如氧氟沙星和环丙

Notes

沙星。口服生物利用度仅 35% ~45%,故血药浓度较低。但在粪便排出量最高可达给药量的 53%,在肾脏和前列腺中的药物浓度可分别高达血药浓度的 6.6 倍和 7.7 倍,在胆汁中的浓度也明显高于血药浓度。所以,临床主要用于肠道和泌尿生殖道敏感菌的感染。

环丙沙星(ciprofloxacin,环丙氟哌酸)抗菌谱与诺氟沙星相似,吸收较快,口服 0.5 ~2 小时后可达血药峰浓度,但吸收不完全,生物利用度为 38% ~60%。血浆蛋白结合率为 40%,可广泛分布于许多组织或体液中并达有效治疗浓度,在胆汁中可超过血药浓度,当脑膜存在炎症时也可进入脑脊液并达血药浓度的 37.2%。$t_{1/2}$ 为 3.3 ~4.9 小时,原形药物从尿中的排出量与给药途径有关,口服时为 29% ~44%,静脉滴注时为 45% ~60%。环丙沙星对革兰阴性杆菌的体外抗菌活性是目前临床应用的氟喹诺酮类中最强者,其对铜绿假单胞菌、肠球菌、肺炎球菌、葡萄球菌、链球菌、军团菌、淋病奈瑟菌及流感杆菌的抗菌活性亦强于其他同类药物,甚至对某些耐氨基糖苷类及第三代头孢菌素类的耐药菌株仍有抗菌活性。临床主要用于治疗敏感菌引起的泌尿道、胃肠道、呼吸道、骨关节、腹腔及皮肤软组织等感染,总计治愈率 83%,细菌清除率 85%。其不良反应一般均可耐受,常见胃肠道反应,也出现神经系统症状,偶见变态反应、关节痛或一过性转氨酶升高。静脉滴注时血管局部有刺激反应。

氧氟沙星(ofloxacin,泰利必妥,氟嗪酸)药动学性质显著优于诺氟沙星,口服吸收迅速而完全。体内分布十分广泛,在前列腺、肺、骨、耳鼻喉及痰液均能达到有效治疗浓度,在胆汁中药物浓度为血药浓度的 7 倍。其突出特点是在脑脊液中浓度高,脑膜无炎症时可达血药浓度的 30% ~50%,有炎症时能增至 50% ~75%。另一特点为尿中排出量居各种氟喹诺酮类之首,可高达 70% ~90%,而且尿中药物浓度在服药 48 小时后仍维持在杀菌水平。在体内抗菌活性约为诺氟沙星的 3 ~5 倍。在体外抗菌方面,对革兰阳性菌优于诺氟沙星,对嗜麦芽假单胞菌、恶臭假单胞菌、无鞘不动杆菌比诺氟沙星强 4 ~16 倍;对支原体与四环素相似;在革兰阴性菌中,对肠杆菌科细菌的抗菌活性与诺氟沙星相似或稍高,对其他葡萄糖非发酵性革兰阴性菌的作用比诺氟沙星及庆大霉素强,但对铜绿假单胞菌的作用仅为诺氟沙星的 1/2。临床主要用于敏感菌所致的泌尿道、呼吸道、胆道、皮肤软组织和耳鼻喉及眼睛感染。由于对结核分枝杆菌有较好的抗菌活性,对已耐链霉素、异烟肼、PAS 的结核分枝杆菌仍有效,也用作治疗结核病的二线药物,尤其当氧氟沙星与其他抗菌药合用时能对结核分枝杆菌呈相加作用。不良反应少见且较轻,主要是胃肠道反应,偶见神经系统症状和转氨酶升高。长期高剂量应用可出现轻微精神功能障碍。

左氧氟沙星(levofloxacin)为氧氟沙星的左旋光学异构体,而氧氟沙星则为左、右旋异构体各半的消旋体,故左氧氟沙星的抗菌活性为氧氟沙星的 2 倍,临床用量为氧氟沙星的 1/2。左氧氟沙星的水溶性是氧氟沙星的 8 倍,更易制成注射剂。对葡萄球菌和链球菌的活性通常是环丙沙星的 2 ~4 倍,对厌氧菌的抗菌活性为环丙沙星的 4 倍,对肠杆菌科的活性与环丙沙星相当。左氧氟沙星除对临床常见的革兰阳性和革兰阴性致病菌表现极强的抗菌活性外,对支原体、衣原体及军团菌也有较强的杀灭作用。最突出特点是不良反应远低于氧氟沙星,是目前已上市氟喹诺酮类中不良反应最少者,主要为胃肠道反应。

洛美沙星(lomefloxacin,罗氟沙星)是氟喹诺酮类口服抗菌药。口服吸收完全,生物利用度为 90% ~98%,尿中原形药物药物浓度达 70% ~86%,$t_{1/2}$ 长达 7 小时以上,可每日给药一次。洛美沙星对繁殖期细菌和蛋白质合成抑制期细菌均显示迅速杀菌作用,并具有明显的 PAE。体内抗菌活性较诺氟沙星、氧氟沙星和左氧氟沙星为高,但不如氟罗沙星。对洛美沙星高度敏感菌有肠杆菌科的大多数菌属、奈瑟球菌属及军团菌,中度敏感菌含假单胞菌属和不动杆菌属。对葡萄球菌属具有较强活性,对衣原体、支原体、结核分枝杆菌等也有作用,但不如对革兰阴性和革兰阳性菌的活性高。临床主要用于治疗敏感菌引起的呼吸道、泌尿道、消化道、皮肤、软组织和骨组织感染,并获良好疗效。不良反应发生率约 3.5%,主要表现为胃肠道反应、神经系统症状、变态反应等。特别需要注意的是它的光敏反应,因为在所有氟喹诺酮类中洛美沙星最易

Notes

发生。

氟罗沙星(fleroxacin,多氟沙星)为氟喹诺酮类口服抗菌药,对革兰阴性和革兰阳性菌、分枝杆菌、厌氧菌、支原体、衣原体均具有强大抗菌活性。其显著特点是:①在体外抗菌活性与诺氟沙星或氧氟沙星相当,远不如环丙沙星,但在体内的抗菌活性却均远远超过他们。如氟罗沙星对感染肺炎杆菌的小鼠保护作用比环丙沙星强3倍,比诺氟沙星强11倍;②口服吸收完全,绝对生物利用为100%。血和尿中原形药物浓度高而持久,$t_{1/2}$为13小时,可每日给药一次。曲线下面积(AUC)在同类药物中为最高。临床主要用于治疗敏感菌所致的呼吸系统、泌尿生殖系统、胃肠道及皮肤软组织感染,有效率和细菌清除率均可达到75%~100%。不良反应较为多见,发生率可高达20%,其中胃肠道反应为11%,神经系统反应为9%,但均不严重,患者可耐受。个别患者出现光敏反应。

司氟沙星(sparfloxacin,斯帕沙星)为长效品种,$t_{1/2}$为17.6小时。具有强大的组织穿透力,可迅速进入多种组织和体液,所达药物浓度相当于血药浓度0.9~2.1倍,也可在脑脊液中达到血药浓度的24%,持续给药可达35%。以原形经胆汁排泄,在胆汁中的浓度为血药浓度的5倍,可形成肝肠循环。对肺炎球菌(青霉素敏感及耐药株、头孢菌素及红霉素耐药株)、环丙沙星敏感葡萄球菌和链球菌等革兰阳性球菌的作用明显增强,为环丙沙星的2~4倍。对肠杆菌科和铜绿假单胞菌的体外活性不如环丙沙星,但体内保护作用却优于环丙沙星,且对这两种细菌的抗菌活性均强于氧氟沙星。对厌氧菌作用也强于氧氟沙星和环丙沙星,对支原体和衣原体的活性是氧氟沙星和环丙沙星的8~32倍。对嗜肺军团菌、结核分枝杆菌(含多重耐药株)及其他分枝杆菌亦有良好活性。临床适用于敏感菌引起的外科、妇科、五官科、胃肠道、呼吸道、泌尿生殖道、皮肤软组织等感染,也可治疗对异烟肼、利福平耐药的结核病患者。主要不良反应为神经系统反应、过敏反应、胃肠道反应,偶见转氨酶升高。本药光敏反应发生率较高,用药期间及停药后3~5天需严格避光(紫外线、日光及自然光),并限用于院外肺炎及鼻窦炎。

克林沙星(clinafloxacin)对革兰阳性和革兰阴性菌的抗菌活性比司氟沙星强4~8倍;对肠杆菌科细菌和铜绿假单胞菌的作用与环丙沙星相似或略强;对非发酵菌、嗜麦芽窄食单胞菌、和幽门螺旋杆菌亦有强大作用。对厌氧菌的活性也比环丙沙星和司氟沙星强得多,这是克林沙星的一大特点;其另一显著特点则是对耐环丙沙星的葡萄球菌有较高抗菌活性。$t_{1/2}$为6小时,约50%由肾脏排出。本药光敏反应发生率高。

加替沙星(gatifloxacin)对肠杆菌科细菌的作用与环丙沙星相似或略差,对铜绿假单胞菌的作用为后者的1/4,对各种呼吸道病原体、MRSA及粪肠球菌、厌氧菌均有良好作用。血浆蛋白结合率为20%,80%~90%经肾脏排出,$t_{1/2}$为8小时。临床试用于院内外呼吸道感染及泌尿生殖系统、皮肤软组织、耳鼻喉等感染,获良好疗效。加替沙星和莫西沙星易致长Q-T综合征不良反应。

莫西沙星(moxifloxacin)对粪肠球菌、幽门螺杆菌、结肠弯曲菌、肺炎支原体和衣原体、分枝杆菌属及嗜麦芽窄食单胞菌等均有良好作用,对肠杆菌科细菌、铜绿假单孢菌的作用分别为环丙沙星的1/2和1/3。但对MRSA、肺炎球菌(青霉素敏感和耐药)和各组链球菌等革兰阳性菌的作用强于其他氟喹诺酮类,且较少引起耐药;对厌氧菌的作用也明显增强。$t_{1/2}$为12小时,口服吸收率约为82%。有报道莫西沙星可导致严重的肝损伤,因此肝功不良患者禁用。

曲伐沙星(trovafloxacin)对肠杆菌科细菌和铜绿假单孢菌的作用与环丙沙星相似或略低,对肺炎球菌(青霉素敏感或耐药)、化脓性链球菌、葡萄球菌(包括耐甲氧西林但环丙沙星敏感菌株)和部分粪肠球菌有良好活性;流感杆菌、莫拉卡他菌、肺炎支原体及其他支原体属、军团菌、肺炎衣原体、沙眼衣原体、幽门螺杆菌及厌氧菌等亦对本药敏感。其前药阿拉沙星(alafloxacin)可在静脉给药后于血清中迅速水解成曲伐沙星而起作用。曲伐沙星的蛋白结合率为70%,主要在肝脏代谢,有一定的肝毒性,$t_{1/2}$为10小时,其中23%经尿排出,63%经粪排出。本药适用于院

Notes

内外呼吸道感染、单纯性尿路感染、外科及皮肤软组织感染、腹腔感染、性传播疾病等。用药时眩晕发生率较高(11%),其中2%需停药。

奈诺沙星(nemonoxacin)为无氟喹诺酮类新药,体外抗菌作用表明奈诺沙星具有很强的广谱抗菌作用,对革兰阳性菌和革兰阴性菌、厌氧菌及非典型病原体均有杀菌作用,其中对链球菌属和葡萄球菌属,包括多重耐药的肺炎链球菌和甲氧西林耐药金黄色葡萄球菌(MRSA)尤其有效。目前奈诺沙星作为1类新药正进行3期临床实验。

常用氟喹诺酮类药物比较见表40-1所示。

表 40-1   常用氟喹诺酮类药物比较

药物	$t_{1/2}$ (h)	口服生物利用度(%)	抗菌谱	主要临床应用	主要不良反应
诺氟沙星	3~4	35~45	广谱,尤其对需氧革兰阴性杆菌活性高	肠道和泌尿生殖道敏感菌的感染	胃肠道和过敏反应
环丙沙星	3.3~4.9	38~60	广谱,尤其革兰阴性杆菌活性高	泌尿道、胃肠道、呼吸道、骨关节、腹腔及皮肤软组织感染	胃肠道和神经系统反应
氧氟沙星	5.0~7.0	85~95	广谱,尤其对需氧革兰阴性杆菌的抗菌活性高	泌尿道、呼吸道、胆道、皮肤软组织和耳鼻喉及眼睛感染	胃肠道反应
左氧氟沙星	5.1~7.1	100	广谱,革兰阳性、革兰阴性菌、支原体、衣原体及军团菌	呼吸系统、泌尿系统、皮肤软组织、生殖系统感染	胃肠道反应
洛美沙星	6.8~8.5	90~98	广谱,革兰阳性、革兰阴性菌、衣原体、支原体、结核分枝杆菌	呼吸道、泌尿道、消化道、皮肤、软组织和骨组织感染	胃肠道、神经系统和变态反应
氟罗沙星	9.1~13	100	广谱,革兰阴性、革兰阳性菌、分枝杆菌、厌氧菌、支原体、衣原体	呼吸系统、泌尿生殖系统、胃肠道及皮肤软组织感染	胃肠道、神经系统反应
司氟沙星	17	49~70	广谱,革兰阴性、革兰阳性菌、支原体、衣原体、军团菌、结核分枝杆菌	外科、妇科、五官科、胃肠道、呼吸道、泌尿生殖道、皮肤软组织等感染,也可治疗结核	神经系统、过敏和胃肠道反应
克林沙星	6	70~95	广谱,尤其革兰阴性杆菌活性高	呼吸道、泌尿道、消化道、皮肤和骨组织感染	光敏反应
加替沙星	8	90~95	广谱,尤其革兰阴性杆菌活性高	呼吸道及泌尿生殖系统、皮肤软组织、耳鼻喉感染	致长 Q-T 综合征
莫西沙星	12	60~80	广谱,革兰阴性菌、革兰阳性菌、支原体、衣原体及脊髓炎病毒	上呼吸道和下呼吸道感染	肝损伤
曲伐沙星	10	88~90	广谱,革兰阳性菌的抗菌活性作用更强	呼吸道、单纯性尿路、外科及皮肤软组织、腹腔感染	肝损伤
奈诺沙星	12	90~95	广谱,革兰阳性菌和革兰阴性菌、厌氧菌及非典型病原体	获得性细菌性肺炎和急性细菌性皮肤及皮肤感染	过敏反应

Notes

第二节 磺胺类抗菌药

磺胺类药物(sulfonamides)是叶酸合成抑制剂。早在1932年,德国科学家Domagk就发现一种红色偶氮染料叫百浪多息(prontosil)可有效治疗溶血性链球菌感染的小鼠。进一步研究发现这种染料实际上是一种前药,在体外没有任何活性,在体内需转化成有活性的对氨基苯磺酰胺而发挥作用。这一发现在医学界引发巨大的轰动,由此合成数百种磺胺药,1937年合成磺胺吡啶,1939年合成磺胺噻唑,1941年合成磺胺嘧啶等,使磺胺类药成为第一个用于治疗人类全身感染的化疗药物而挽救无数人的生命。为此,1939年Domagk因为百浪多息的开发而获得诺贝尔生理学和医学奖。

此后,由于耐药菌株的出现、患者变态反应的发生和青霉素的问世,磺胺类药物的应用曾一度减少。直到70年代中期,磺胺类与甲氧苄啶的协同作用被发现以及磺胺甲噁唑(SMZ)与甲氧苄啶(TMP)复方制剂的问世,磺胺类药物又在临床重新受到重视。

一、磺胺类抗菌药的共性

【抗菌作用与机制】 磺胺类药物为广谱抑菌剂。对革兰阳性和革兰阴性菌、诺卡菌属、沙眼衣原体和某些原虫均有良好抑制活性,也选择性抑制某些肠道细菌,如大肠埃希菌、克雷伯杆菌属、志贺菌属、沙门菌属和肠杆菌属等,对化脓性链球菌、肺炎球菌、嗜血流感杆菌、奇异变形杆菌、性病淋巴肉芽肿衣原体、放线菌、肺囊虫等也有一定抑制作用。但磺胺类对立克次体不仅不能抑制、反而刺激其生长。

四氢叶酸(FH4)作为一碳基团载体的辅酶,参与细胞DNA前体物质—嘌呤和嘧啶的合成,因而,FH4是细胞分裂增殖所必需的辅酶。哺乳动物细胞可将食物中的叶酸还原成所需的FH4,但许多细菌则不能利用现成叶酸,必须依赖自身二氢蝶酸合成酶催化蝶啶、对氨基苯甲酸(PABA)和谷氨酸生成二氢叶酸(FH2),并在二氢叶酸还原酶作用下转变成FH4。磺胺类药物与PABA的结构相似,可与PABA竞争二氢蝶酸合成酶,阻止细菌FH2的合成,从而抑制细菌的生长繁殖(图40-3)。

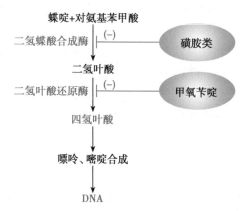

图40-3 磺胺类和甲氧苄啶的作用机制

【耐药性】 哺乳动物细胞和某些细菌缺乏叶酸合成所需的酶,不能自身合成而必须依赖外源性叶酸,因此对磺胺类天然耐药。细菌对磺胺类的耐药性可通过质粒转移或随机突变产生。耐药性通常是不可逆的,其原因可能在于:①细菌二氢蝶酸合成酶经突变或质粒转移导致对磺胺类亲和力降低,因而不能有效地与PABA竞争;②某些耐药菌株对磺胺类通透性降低;③磺胺类对二氢蝶酸合成酶的抑制作用,被微生物通过选择或突变而增加的天然底物PABA所抵消。

【体内过程】

1. 吸收 口服易吸收的磺胺类药物主要在胃和小肠吸收,吸收率通常在90%以上,各药仅表现为吸收速度不同,血药浓度达峰时间快者为2~3小时,慢者则需4~6小时。

2. 分布 磺胺类血浆蛋白结合率不同,除磺胺嘧啶为20%~25%外,其余大多在80%~90%。可广泛渗入全身组织及胸膜液、腹膜液、滑膜液、房水、唾液、汗液、尿液、胆汁等各种细胞外液,但不能进入细胞内液。能通过血脑屏障进入中枢神经系统和脑脊液,在脑脊液可达血药浓度的 30% ~80% ,脑膜炎时可达血药浓度的 80% ~90% 。也能进入乳汁和通过胎盘屏障,胎儿血药浓度可达母体血药浓度的 50% ~100% 。

3. **代谢**　主要在肝脏经乙酰化代谢,代谢产物无抗菌活性,但却仍具有磺胺的毒性,可在中性或酸性环境下沉淀而引起结晶尿,导致肾脏损伤。柳氮磺吡啶在肠道分解出的磺胺吡啶可被吸收,在慢乙酰化患者易引起中毒。

4. **排泄**　主要经肾小球滤过而从尿排出,部分药物可经肾小管重吸收。肾脏功能障碍时,他们的母体化合物及代谢产物可在体内聚积,也可因肾脏排出缓慢而增强乙酰化物的毒性。有少量从乳汁、胆汁及粪便排出。

【临床应用】

1. **全身性感染**　可选用口服易吸收磺胺类,用于脑膜炎奈瑟菌所致的脑膜炎、流感杆菌所致的中耳炎、葡萄球菌和大肠埃希菌所致的单纯性泌尿道感染,也用于治疗包涵体结膜炎、沙眼、诺卡菌病、弓形虫病等。可代替青霉素用于青霉素过敏患者的链球菌感染和风湿热复发。还可与 TMP 合用治疗复杂性泌尿道感染、呼吸道感染、肠道感染和伤寒等。

2. **肠道感染**　可选用磺胺类-柳氮磺吡啶(sulfasalazine),口服或作为栓剂给药时不吸收,对结缔组织有特殊的亲和力,并在肠壁结缔组织中释放出磺胺吡啶和 5-氨基水杨酸盐发挥抗菌、抗炎和免疫抑制作用。适用于治疗慢性炎症性肠道疾病,如节段性回肠炎或溃疡性结肠炎。

3. **局部应用**　磺胺醋酰钠眼药水或眼药膏可有效治疗细菌性结膜炎和沙眼。甲磺灭脓或磺胺嘧啶银乳膏可局部应用以预防细菌感染和烧创伤感染,能有效地减轻烧伤脓毒病,但可引起耐药菌或真菌的二重感染。醋酸甲磺灭脓可从烧创伤部位吸收进入血循环,其原形药物和代谢产物也可抑制碳酸酐酶,并可引起代谢性酸中毒。磺胺嘧啶银在预防烧伤感染时毒性明显低于甲磺灭脓。

【不良反应及注意事项】

1. **肾脏损害**　磺胺类可在尿中沉淀,特别是在中性或酸性环境下更易沉淀而引起结晶尿,血尿或尿路阻塞,导致肾脏损害。适当增加饮水量和碱化尿液,能降低药物浓度和促进药物的离子化而预防结晶尿。磺胺异噁唑和磺胺甲噁唑在尿液中水溶性高于磺胺嘧啶,不易产生结晶尿。磺胺类也可引起多种肾病及变态反应性肾炎。

2. **过敏反应**　常见发热、皮疹、剥脱性皮炎、荨麻疹、血管神经性水肿等,在服用长效制剂时更常见。所有磺胺类及其衍生物(包括碳酸酐酶抑制剂、噻嗪类、呋塞米、磺酰脲类降糖药等)间存在交叉过敏反应。

3. **血细胞生成障碍**　磺胺类可引起溶血性贫血或再生障碍性贫血、粒细胞减少、血小板减少或白血病样反应。6-磷酸葡萄糖脱氢酶缺乏的患者易引起溶血性贫血。

4. **核黄疸**　主要发生在新生儿,因为磺胺类能够从血浆蛋白结合点上取代胆红素,使游离的胆红素进入中枢神经系统而导致核黄疸。妊娠末期服药有增加新生儿核黄疸的危险。故磺胺类不宜用于新生儿、两岁以下的婴儿及临产前的孕妇。

5. **肝损害**　可出现黄疸、肝功能减退,严重者可发生急性重型肝炎。肝功能损害者应避免使用。

6. **胃肠道反应**　较为多见,包括恶心、呕吐、食欲缺乏、腹泻等,一般症状较轻,不影响继续用药。

【药物相互作用】　由于磺胺类能从血浆蛋白结合点上取代其他药物,故能增强甲苯磺丁脲的降血糖作用、华法林的抗凝血作用和甲氨蝶呤的游离浓度。

二、常用磺胺类抗菌药特点及应用

(一) 全身应用磺胺类

这类磺胺药的抗菌谱和抗菌活性基本相同,主要差别在于他们的药动学参数不同,根据他

们的 $t_{1/2}$ 可分为三个类型：①短效磺胺类，如磺胺异噁唑和磺胺二甲嘧啶；②中效磺胺类，如磺胺嘧啶和磺胺甲噁唑；③长效磺胺类，如磺胺间甲氧嘧啶和磺胺多辛。

磺胺异噁唑（sulfafurazole，SIZ，菌得清）生物利用度为100%，血药浓度达峰时间为2~3小时，$t_{1/2}$ 为5~8小时，属吸收快、排泄快的短效磺胺类。主要经肝乙酰化代谢，以原形或代谢物经肾排泄，24小时排泄率可达95%。血和尿中的乙酰化代谢物均为30%，本药的乙酰化代谢物在尿中溶解度比其他磺胺类高，故当从尿中高浓度排出时，有利于泌尿道感染的治疗，且不易形成结晶尿而损害肾脏。

磺胺嘧啶（sulfadiazine，SD，磺胺哒嗪）口服易吸收，但吸收较缓慢，血药浓度达峰时间为3~6小时，$t_{1/2}$ 为17小时，属中效磺胺类。是磺胺类中血浆蛋白结合率最低和血脑屏障透过率最高的药物，SD的脑脊液浓度可达血药浓度的50%~80%，因而对防治流行性脑膜炎有突出疗效。也可用于诺卡菌病的治疗，或与乙胺嘧啶合用于急性弓形虫病的治疗。但本药可在尿中形成结晶析出，故应同服等量碳酸氢钠碱化尿液，并多饮水，以减少结晶尿对肾脏的损伤。

磺胺甲噁唑（sulfamethoxazole，SMZ，新诺明）口服吸收与排泄均较慢，血药浓度达峰时间为2~4小时，$t_{1/2}$ 为10~12小时，一次给药后有效浓度可维持10~24小时，也属中效磺胺类。其脑脊液浓度虽低于SD，但也用于治疗流行性脑膜炎；其尿中浓度虽不及SIZ，但与SD相似，故也适用于泌尿道感染，尤其是大肠埃希菌所致的单纯性尿道炎。也用于治疗中耳炎、呼吸道感染、支原体感染和伤寒等。较少引起肾损伤。

磺胺多辛（sulfadoxine，SDM，周效磺胺）血药浓度达峰时间为4小时，$t_{1/2}$ 为150~200小时，肾功能减退时可延长到500~600小时，属长效磺胺类。系当前临床所用磺胺类中血药浓度维持时间最长者，可7天给药一次，故称周效磺胺。可用于治疗溶血性链球菌、肺炎球菌及志贺菌属等所致的感染，但本药的抗菌活性较弱，现已不单独使用，可与乙胺嘧啶合用预防疟疾和治疗耐氯喹的恶性疟疾。

（二）局部应用磺胺类

柳氮磺吡啶（sulfasalazine，水杨酸偶氮磺胺吡啶）口服难吸收，且本身无抗菌活性，在肠道分解释放出有活性的磺胺吡啶和5-氨基水杨酸，具有抗菌、抗炎和抑制免疫作用，适用于治疗节段性回肠炎、溃疡性结肠炎或肠道手术前预防感染。

甲磺灭脓（mafenide，SML，磺胺米隆）对铜绿假单胞菌和破伤风杆菌活性较强，且其抗菌活性不受脓液和坏死组织的影响，能迅速渗入创面和焦痂，适用于烧伤或大面积创伤后的感染。用药局部有疼痛及烧灼感，有时出现过敏反应。

磺胺嘧啶银（sulfadiazine silver）既具有SD和硝酸银的抗菌谱，又增强了对铜绿假单胞菌的抗菌活性，显著强于磺胺米隆，并有收敛、促进创面干燥、结痂及愈合作用。适用于预防烧伤创伤感染。

磺胺醋酰（sulfacetamide，SA）对引起眼科感染的细菌和沙眼衣原体有较高的抗菌活性，且穿透力强，主要用于治疗沙眼和眼部感染。

（三）复方磺胺类

复方新诺明（cotrimoxazole）是甲氧苄啶（trimethoprim，TMP）和磺胺甲噁唑（sulfamethoxazole，SMZ，新诺明）的复方制剂，选择这两个药结合是因为它们的药动学特性相似，并且其抗菌作用比两药单独等量应用时强数十倍。

【抗菌作用与机制】　复方新诺明具有比磺胺类更广的抗菌谱，对大多数革兰阳性和革兰阴性菌具有抗菌活性，包括链球菌、肺炎球菌、葡萄球菌、克雷伯杆菌、流感嗜血杆菌、肺孢子虫、淋病奈瑟菌、脑膜炎奈瑟菌、志贺氏杆菌、伤寒沙门氏菌、奇异变形杆菌和大肠埃希菌等。TMP的抗菌谱与SMZ相似，但抗菌活性比SMZ强20~100倍。

复方新诺明的协同抗菌作用是由于双重阻断四氢叶酸合成。其中SMZ可与PABA竞争性作用于细菌体内的二氢蝶酸合成酶,阻止细菌二氢叶酸合成;而 TMP 是二氢叶酸还原酶抑制剂,可选择性抑制细菌的二氢叶酸还原酶活性,使二氢叶酸不能被还原成四氢叶酸,从而抑制细菌的生长繁殖。二者配伍后,可使细菌的叶酸代谢受到双重阻断(图 40-3),从而产生显著的协同抗菌效应,并使抑菌作用转为杀菌作用,减少耐药菌株产生。

【体内过程】 甲氧苄啶的脂溶性比磺胺甲噁唑高,且有更大的分布容积,故按甲氧苄啶和磺胺甲噁唑 1:5 的比例给药,可以产生二者 1:20 的血药浓度比,系最佳抗菌效应比。复方新诺明通常口服给药,只有不能口服药物或肺孢子虫肺炎患者才静脉给药。两药均能全身分布。甲氧苄啶主要集中在前列腺液和阴道液等相对酸性环境,因而复方新诺明对这些部位的感染有较好疗效。两药以原形和代谢产物从尿中排泄。

【临床应用】 由于复方新诺明的抗菌活性较单用磺胺药强,且扩大了抗菌谱,故其临床应用范围也相应扩大。

1. 泌尿生殖道感染 复方新诺明除对单纯性泌尿道感染效果良好外,也用于治疗慢性、反复发作性泌尿道感染,但治疗细菌性前列腺炎的疗效较差。

2. 伤寒和其他沙门菌属感染 复方新诺明适于治疗伤寒杆菌、鼠伤寒杆菌及其他沙门菌属引起的感染,疗效突出,甚至优于氯霉素。

3. 肠道感染 本药常用于敏感志贺菌属所致的肠道感染,也静脉注射用于治疗霍乱、副霍乱和旅游者腹泻。

4. 呼吸道感染 对敏感菌所致呼吸道感染的疗效与多西环素和新的部分合成青霉素类相仿,尤其对嗜血流感杆菌、肺炎链球菌引起的慢性支气管炎急性发作,效果极佳。

5. 其他 对肺孢子虫感染和诺卡菌感染,复方新诺明为目前主要选用药物。也用于肺炎球菌和流感杆菌所致的小儿急性中耳炎。

【不良反应及注意事项】

1. 皮肤反应 十分常见,在老年人较严重。

2. 胃肠道反应 恶心、呕吐以及舌炎,但胃炎不常见。

3. 血液反应 巨幼红细胞贫血、白细胞减少和血小板减少;所有这些反应均可通过同服叶酸而缓解,叶酸只保护患者而并不能进入菌体内。在 6-磷酸葡萄糖脱氢酶缺乏的患者可能引起溶血性贫血。

4. 其他 HIV 患者及患有肺囊虫肺炎的免疫缺陷患者常出现药热、皮疹、腹泻和(或)各类血细胞减少。

5. 药物间相互作用 延长服用华法林患者的凝血酶原时间,延长苯妥英钠的 $t_{1/2}$。

第三节 其他合成抗菌药

一、甲 氧 苄 啶

甲氧苄啶(trimethoprim,TMP)是一个强大的细菌二氢叶酸还原酶抑制剂,抗菌谱与磺胺类相似,通常与 SMZ 合用,很少单用。

【抗菌作用与机制】 甲氧苄啶的抗菌谱与 SMZ 相似,抗菌作用比 SMZ 强 20~100 倍。大多数革兰阳性和革兰阴性菌对其敏感,但单用易产生耐药性。

二氢叶酸还原酶可催化二氢叶酸还原成其作为一碳基团载体的活化形式——四氢叶酸,甲氧苄啶抑制二氢叶酸还原酶,导致用于嘌呤、嘧啶合成的四氢叶酸生成减少,因而阻止细菌 DNA合成(图 40-3)。与哺乳动物二氢叶酸还原酶相比,细菌二氢叶酸还原酶对甲氧苄啶的亲和力要高得多,故药物的选择性强。

Notes

【耐药性】　耐药性产生是由于二氢叶酸还原酶改变,降低了对甲氧苄啶的亲和力。

【体内过程】　甲氧苄啶的药代动力学特性与 SMZ 相似,但口服吸收较 SMZ 迅速而完全,血药浓度达峰时间约为 2 小时。可迅速分布于全身组织和体液,在脑脊液、胆汁、痰液中浓度高,在相对酸性的前列腺和阴道液中可因其弱碱性而达更高浓度。甲氧苄啶脱甲基化为其主要代谢途经。24 小时内可从尿中排出给药量的 60%,其中 80% ~ 90% 以原形药物排出,$t_{1/2}$ 为 8 ~ 10 小时,尿毒症患者的尿药浓度和尿中排出率则明显下降。

【临床应用】　甲氧苄啶可单独用于急性泌尿道感染和细菌性前列腺炎,但很少单用,常与 SMZ 或 SD 合用,或制成复方制剂,用于呼吸道、泌尿生殖道、胃肠道感染,也用于肺孢子虫感染、诺卡菌感染、伤寒杆菌和其他沙门菌属感染。

【不良反应及注意事项】　甲氧苄啶毒性较小,可引起恶心、过敏性皮疹,也可引起叶酸缺乏症,即巨幼红细胞贫血、白细胞减少及粒细胞减少。同服叶酸可对抗上述反应。

二、硝基呋喃类

呋喃妥因(nitrofurantoin,呋喃坦啶)为人工合成的硝基呋喃类抗菌药,临床主要用于泌尿道感染。

【抗菌作用与机制】　呋喃妥因为杀菌剂,可有效地杀灭能引起下尿路感染的革兰阳性和革兰阴性菌,包括大肠埃希菌、肠球菌、肺炎克雷伯杆菌和葡萄球菌等。但对变形杆菌属、沙雷菌属或铜绿假单胞菌无效。其抗菌机制在于敏感菌可以将本药还原成活性产物抑制乙酰辅酶 A 等多种酶,从而干扰细菌糖代谢并损伤 DNA。在酸性尿中其杀菌作用增强。

【耐药性】　一般细菌对本药不易产生耐药,但大肠埃希菌耐药性可能由耐药质粒介导。细菌耐药性的产生可能与其在有氧情况下不能还原呋喃妥因的硝基有关。

【体内过程】　口服较易吸收,与食物同服可增加其吸收并能减少胃肠道刺激。可迅速经肾小球滤过排入尿中,尿中原形药物排出率可达 40%。在大多数组织难以达到有效治疗浓度,仅骨髓中的浓度与尿药浓度接近。肾功能正常者的 $t_{1/2}$ 为 0.3 ~ 1 小时,肾功能不全者、新生儿和婴儿的肾排出量减少,可导致不良反应。

【临床应用】　临床主要用于敏感菌引起的急性下尿路感染、慢性菌尿症及反复发作的慢性尿路感染,但对上尿路感染效果较差。

【不良反应及注意事项】

1. 胃肠道反应　如恶心、呕吐、腹泻及胃肠道刺激等,与食物或牛奶同服可缓解这些症状。

2. 急性肺炎　这是呋喃妥因引起的严重并发症,长期治疗的患者也可出现肺间质纤维化等肺部反应。

3. 神经系统症状　可引起头痛、眼球震颤和伴有脱髓鞘的多神经病,后者有时导致足下垂。

4. 过敏反应　皮疹、发热、黄疸和肝损伤、白细胞减少和溶血性贫血,后者可发生在 6-磷酸葡萄糖脱氢酶缺乏的患者、新生儿和孕妇,故上述患者禁用。

三、硝基咪唑类

包括甲硝唑,替硝唑等,目前临床主要用甲硝唑。

甲硝唑(metronidazole,灭滴灵),为硝基咪唑类人工合成的代表药,对需氧菌无效,但对滴虫和抗阿米巴原虫感染有较强的作用,此外,近年广泛用于抗厌氧菌感染。

【抗菌作用与机制】　抗原虫:阿米巴原虫、滴虫、蓝氏贾第鞭毛虫。另外,对下列厌氧菌有较好的抗菌作用:①拟杆菌属,包括脆弱拟杆菌;②梭形杆菌属;③梭状芽胞杆菌属,包括破伤风杆菌;④部分真杆菌;⑤消化球菌和消化链球菌等。

【耐药性】　一般细菌对本药不易产生耐药,但长期应用可产生耐药性。

【体内过程】 吸收:口服吸收良好,生物利用度80%以上。分布:体内分布广泛,可进入唾液、乳汁、也可进入脑脊液(正常人脑脊液中的浓度可达血液的50%)。排泄:甲硝唑及其代谢物大量由尿排出(占总量的60%～80%),少量由粪排出(6%～15%)。$t_{1/2}$约为8小时。

【临床应用】 主要用于预防和治疗厌氧菌引起的各种感染,如呼吸道、消化道、腹腔及盆腔,皮肤软组织、骨和骨关节等部位的感染。此外,还广泛应用于预防和治疗口腔厌氧菌感染和用于治疗伪膜性肠炎:本病的发生与长期应用抗生素有关,首选药物为万古霉素,该药停用后易复发。文献报道,用甲硝唑治疗伪膜性肠炎同口服万古霉素同样有效。可用于阿米巴病、滴虫性阴道炎、蓝氏贾第鞭毛虫病的感染治疗。

【不良反应及注意事项】

不良反应:

1. 消化道反应 最为常见,包括恶心、呕吐、食欲缺乏、腹部绞痛,一般不影响治疗。

2. 神经系统症状 有头痛、眩晕,偶有感觉异常、肢体麻木、共济失调、多发性神经炎等,大剂量可致抽搐。

3. 其他 少数病例发生荨麻疹、潮红、瘙痒、膀胱炎、排尿困难、白细胞减少等,均属可逆性,停药后自行恢复。

注意事项:

1. 对诊断的干扰 本品的代谢产物可使尿液呈深红色。

2. 肝功能严重损害者本品代谢缓慢,药物及其代谢物易在体内积蓄,应予减量,且应作血药浓度监测。

3. 本品可抑制乙醛脱氢酶作用,加强酒精的效应,用药期间应戒酒,饮酒后可能出现腹痛、呕吐、头痛等症状。

4. 孕妇及哺乳期妇女慎用。

推荐阅读文献

1. Singh S,Kaur G,Mangla V,Gupta MK. Quinoline and quinolones:promising scaffolds for future antimycobacterial agents. J Enzyme Inhib Med Chem. 17:1-13:2014

2. Qin X,Huang H. Review of nemonoxacin with special focus on clinical development. *Drug Des Devel Ther*. 2014:5:8:765-74. doi:10.2147/DDDT.S63581. eCollection 2014

3. Aldred KJ,Kerns RJ,Osheroff N. Mechanism of quinolone action and resistance. *Biochemistry*,2014:53:1565-74. doi:10.1021/bi5000564. Epub2014

(罗大力)

Notes

第四十一章　抗结核病药及抗麻风病药

结核病是由结核分枝杆菌引起的慢性传染病,可累及全身各个器官和组织,如肺、肾、脑及其他器官,其中以肺结核最多见。20世纪30年代以前,结核病的治疗主要采取充分休息和营养丰富的饮食来提高人体自身抵抗力,可获得大约25%治愈率。20世纪30年代~20世纪50年代,上述疗养方法再辅以注入气体到病侧胸腔压缩肺结核空洞促进病灶愈合的疗法,使治愈率提高到40%左右。1944年Schatz等发现链霉素对结核分枝杆菌抗菌有效,次年,Feldman等成功地将其用于临床,随着50年代异烟肼等药物上市,到70年代利福平在临床应用,开始了结核病化学治疗的新时代。此后,传统的1.5~3年"长期化疗"被6~9个月"短程化疗"取代。从80年代开始,结核病的治疗进入了以异烟肼和利福平为主的短程化疗时代,结核病的治愈率高达90%以上,复发率在3%以下。但是,由于结核病高发地区贫困问题严重和非规范的抗结核治疗,导致耐药结核出现,使结核病再次形成发病高峰。2013年WHO对耐药结核病的定义重新修订分为:单耐药结核病(monoresistance-tuberculosis,MR-TB);耐多药性结核病(multidrug-resistant tuberculosis,MDR-TB);多耐药结核病(polydrug resistance-tuberculosis,PDR-TB)和广泛耐药结核病(extensively drug-resistant tuberculosis,XDR-TB)。目前全世界大约有三分之一的人口感染结核分枝杆菌,每年约有1000万人发病,死亡约200万人。

结核分枝杆菌在体内以缓慢增殖或以持留菌(persisters)非繁殖状态长期存活。持留菌和耐药菌是结核病病程迁延和复发的主要原因,因此结核病需要长期规范疗程用药。由于抗结核药常有肝毒性等不良反应,患者常有不遵医嘱用药的依从性问题,由此导致结核病的治疗失败或产生耐药性菌株。面对广泛的结核菌耐药的严峻局面,原卫生部印发了系列通知和管理办法:如2005年《初治涂阴活动性肺结核病人免费治疗管理指南(试行)》;2007年《结核病预防控制工作规范》;2011年《结核病防治核心信息(2010版)》;2013年颁布《结核病防治管理办法》。这些管理办法的出台,对结核病规范化防治和督导管理,降低患者负担,规范抗结核治疗方案,减少耐药性发生具有重要意义。

抗结核病药(antituberculous drugs)可分为两类:第一类为第一线药物,指疗效高、不良反应少、患者较易接受的药物,包括异烟肼、利福平、乙胺丁醇、链霉素、吡嗪酰胺等。绝大多数结核病患者联合应用这些药物可以达到治愈目的;第二类为第二线药物,指对以上药物产生耐药或者患者伴有糖尿病、结缔组织病和艾滋病等免疫力低下等因素选用的药物,如氧氟沙星、环丙沙星、乙硫异烟胺、对氨基水杨酸、环丝氨酸、阿米卡星、卡那霉素、卷曲霉素等。可避免与降糖药、激素及抗病毒等药物的应用,与一线药物利福平、异烟肼有相互作用或治疗矛盾。最新研发的抗结核新药有利福喷汀以及莫西沙星、加替沙星和贝达喹啉等。

第一节　抗结核病药

异　烟　肼

异烟肼(isoniazid,INH,雷米封,rimifon)是治疗结核病的主要药物,为异烟肼敏感菌株而患者又能够耐受的结核病首选药物。1945年有报道烟酰胺有抗结核病作用,之后发现与烟酰胺结构相似的包括异烟酸在内的许多嘧啶衍生物也具有类似的抗结核病作用。而异烟肼是异烟酸的肼类衍生物,其性质稳定,易溶于水,具有疗效高、毒性小、口服方便、价廉等优点。

【抗菌作用】　异烟肼对于繁殖期细菌有杀菌作用。对结核分枝杆菌有高度选择性,抗菌力强,体外$(0.025 \sim 0.05)\mu g/ml$的浓度即可抑制结核分枝杆菌的生长。异烟肼抗菌机制尚未完全阐明,可能通过抑制分枝菌酸(mycolic acid)的合成,使细菌丧失耐酸性、疏水性和增殖力而死亡。分枝菌酸是结核分枝杆菌细胞壁的重要组成部分,只存在于分枝杆菌中,因此异烟肼对结核分枝杆菌具高度选择性,而对其他细菌无作用。单用时结核分枝杆菌易对其产生耐药性,但与其他抗结核药无交叉耐药性。如与其他抗结核药联用,则能延缓耐药性的发生并增强疗效,所以在临床常联合用药。

【体内过程】　口服吸收迅速而且完全,$1 \sim 2$小时后血药浓度达高峰,常规剂量下峰浓度为$(3 \sim 5)\mu g/ml$,含铝盐的抗酸剂可干扰其吸收。异烟肼广泛分布于全身体液和组织中,脑膜炎时,脑脊液中的浓度可与血浆浓度相近。穿透力强,可渗入关节腔、胸、腹水以及纤维化或干酪化的结核病灶中,也易透入细胞内,作用于已被吞噬的结核分枝杆菌。异烟肼的体内消除以肝代谢为主,约75%~95%的异烟肼在24小时内以代谢物形式从尿液排出。其在肝中被代谢为乙酰异烟肼、异烟酸等,最后与少量原形药一起由肾排出。异烟肼乙酰化的速度有明显的人种和个体差异。分为快代谢型和慢代谢型,前者尿中乙酰化异烟肼较多,后者尿中游离异烟肼较多。慢性者在白种人中占50%~60%,在中国人中慢代谢型约占25.6%,快代谢型约占49.3%。慢代谢型肝中缺少乙酰化酶,$t_{1/2}$延长,服药后异烟肼血药浓度较高,显效较快,$t_{1/2}$为$2 \sim 3$小时。快代谢型的$t_{1/2}$为$0.5 \sim 1.5$小时,由于代谢快慢的不同,临床用药应注意调整给药剂量。

【临床应用】　现在异烟肼仍然是治疗各种类型的结核病最重要的药物,除作为预防用药可单独应用外,对治疗各型结核病均与其他一线药物联合应用。对急性粟粒型结核和结核型脑膜炎应增大剂量,必要时采用静脉滴注。

【不良反应】　不良反应发生率约为5.4%,与剂量有关,治疗量时不良反应少而轻。最常见皮疹、发热、黄疸以及外周神经炎。外周神经炎多见于营养不良及慢乙酰化型患者,表现为手、脚震颤及麻木,可同服维生素B_6防治此反应,常规用量(每日0.3g)时很少出现,大剂量每日$(10 \sim 20)mg/kg$时该反应显著增加。其发生可能与维生素B_6的利用降低,导致抑制性递质GABA生成减少有关。鉴于在试管中维生素B_6能降低异烟肼的抑菌活性,因此,除大剂量时主张每日加用维生素B_6 $0.03 \sim 0.1g$以外,一般剂量无需加用。中枢神经系统毒性反应常因用药过量所致,出现昏迷、惊厥、神经错乱,偶见中毒性脑病或中毒性精神病。因而有癫痫、嗜酒、精神病史者慎用。肝毒性以35岁以上及快代谢型患者较多见,可有暂时性转氨酶升高。用药时应定期检查肝功能,肝病患者慎用。

利福霉素类抗结核药

利福霉素(rifamycins)是从地中海链霉菌(streptomyces mediterranei)中获取的一组结构相似的复杂大环内酯类抗生素。其中利福霉素 B 经部分合成获得利福平(rifampin,RFP,甲哌力复霉素)是常用的抗结核药,具有广谱抗菌作用,对抗结核治疗有高效低毒、口服方便等优点。利福霉素类抗结核药,抗菌谱与利福平相同,抗结核效应比利福平强大而持久。常用药物有:利福喷汀(rifapentine)为含有环戊哌基的利福霉素衍生物,具有高效、长效的特点。利福布汀(rifabutin)为含有螺旋哌嗪基的利福霉素衍生物,用于耐多药结核的治疗。

利　福　平

【抗菌作用】　利福平能特异性地抑制细菌 DNA 依赖性 RNA 多聚酶,阻碍 mRNA 合成,对动物细胞的 RNA 多聚酶则无影响。利福平有广谱抗菌作用,对结核分枝杆菌、麻风杆菌和革兰阳性球菌特别是耐药性金葡菌都有很强的抗菌作用,对革兰阴性菌、某些病毒和沙眼衣原体也有抑制作用。对结核分枝杆菌的最低抑菌浓度为 $0.018\mu g/ml$,口服治疗量时血药浓度为此浓度的 100 倍,可发挥杀菌作用。抗结核作用与异烟肼相近,而较链霉素强。结核分枝杆菌对利福平极易产生耐药性,耐药性的产生与其作用靶点 DNA 依赖性 RNA 多聚酶突变有关,故不宜单独应用。与异烟肼、乙胺丁醇等合用有协同作用,并能延缓耐药性的发生。

【体内过程】　口服吸收迅速而完全,2~4 小时后血药浓度达高峰,常规剂量下峰浓度为 $(5~7)mg/L$,但个体差异很大,食物可减少其吸收,故应空腹服药。对氨基水杨酸可延缓利福平吸收,二者合用时,应间隔 8~12 小时。$t_{1/2}$ 约为 4 小时,有效血药浓度可维持 8~12 小时。吸收后分布于全身各组织,穿透力强,能进入细胞、结核空洞、痰液及胎儿体内。脑膜炎时,脑脊液中浓度可达血药浓度的 20%。主要在肝内代谢为去乙酰基利福平,其抑菌作用约为利福平的 1/10~1/8。利福平可诱导肝药酶,加快自身及其他药物的代谢。主要从胆汁排泄,形成肝肠循环,约 60% 经粪便与尿排泄,患者的尿液、粪便、泪液、痰液等均可染成橘红色。

【临床应用】　利福平是目前治疗结核病最有效的药物之一。由于单独应用易产生耐药性,所以主要与其他抗结核病药合用,治疗各种结核病及重症患者。对耐药性金黄色葡萄球菌及其他细菌所致的感染也有效。还可用于治疗麻风病。成人:体重大于或等于 55kg,每日 600mg;小于 55kg,每日 450mg,空腹顿服,每日 1 次。儿童剂量为每日 10mg/kg,每日大于 15mg/kg 时肝毒性发生率增加。

【不良反应】　发生率低于 4%,较常见的为胃肠道刺激症状;少数患者可见肝脏损害而出现黄疸,肝功能正常患者用药后很少引起肝炎,有肝病或与异烟肼合用时则易发生。变态反应如皮疹、药热、血小板和白细胞减少等多见于间歇疗法,出现变态反应时应停药。利福平可诱导肝微粒体酶,加速很多经肝代谢的药物的消除,这些药物包括地高辛、奎尼丁、酮康唑、普萘洛尔、环孢素、茶碱、皮质激素、口服避孕药、双香豆素和甲苯磺丁脲等,可降低这些药物的临床疗效。对动物有致畸作用。妊娠早期的妇女和肝功能不良者慎用。

利福喷汀(rifapentine)是一种高效、长效的利福霉素衍生物,在试管中对结核菌的抗菌活性强,为利福平的 2~10 倍。与利福平有交叉耐药。$t_{1/2}$ 为 32.8 小时抗菌活性可达 5~6 天,明显长于利福平(仅 2 天),一日 1 次,一周服药 1~2 次。临床主要用于治疗各系统、各类型的初治、复治的结核病和非结核分支杆菌病,也需与其他抗结核药物联用,对骨关节结核疗效肯定,并可治疗对利福霉素以外的其他抗结核药耐药病例。利福喷汀的肝毒性发生率低于利福平,与利福平有交叉耐药,可空腹或进食后服用,因其具有脂溶性的特点,进食后有利促进药物的吸收。

利福布汀(rifabutin)是新一代螺旋哌啶基利福霉素,对鸟复合分枝杆菌有较强杀菌作用,其余抗菌谱同利福平。利福布汀对结核分枝杆菌的抗菌活性是利福平的 2~4 倍,体内活性比利福平高 5.8~7 倍,并在细胞内保持较高的药物浓度,利福布汀细胞内外浓度比为 $(9~15):1$,而利福平只有 5:1。利福布汀对约 12%~24% 耐利福平菌敏感,也就是说,利福布汀与利福平之间存在不完全交叉耐药性。因此,利福布汀主要用于复治结核的治疗,特别是耐利福平的病例。在美国被用于晚期 HIV 或 AIDS 患者合并鸟复合分枝杆菌病的治疗,在欧洲多用于耐多药结核病的治疗。2010 年国内批准上市。在试管中对结核菌的抗菌活性强,为利福平的 2~4 倍。与利福平有交叉耐药性。$t_{1/2}$ 为 16~30 小时,抗菌活性可达 4 天,一日 1 次,一周服药 1~2 次。临床主要用于治疗结核病如肺、肾结核、脊柱结核和麻风病,需与其他抗结核或麻风药联合应用。

乙　胺　丁　醇

乙胺丁醇(ethambutol)是水溶性好、热稳定的化合物,现作为一线药应用。

【抗菌作用】　乙胺丁醇对几乎所有类型的结核分枝杆菌均具有高度抗菌活性,对其他细菌无效。过去曾认为本药为抑菌药,近年发现本药对细胞内、外结核分枝杆菌有较强杀菌作用,对链霉素或异烟肼等有耐药性的结核分枝杆菌也有效,主要与利福平或异烟肼等合用。单用也可产生耐药性,但较缓慢。抗菌机制可能是与 Mg^{2+} 结合,干扰菌体 RNA 的合成。

【体内过程】　乙胺丁醇口服吸收良好,绝对生物利用度约为 75% ~ 80%。给药后 2 ~ 4 小时血药浓度达峰值,当剂量为 25mg/kg 时,血药峰浓度为 2.5mg/L。吸收后迅速分布于组织与体液,脑膜炎时脑脊液中浓度可达血药浓度的 40%。约 20% 的药物从粪便排出,50% 以原形从尿液中排出,$t_{1/2}$ 为 3 ~ 4 小时,肾功能不全时可引起蓄积中毒,应慎用或禁用。

【临床应用】　乙胺丁醇与异烟肼合用治疗各种类型的结核病,由于毒性反应发生率低容易为患者所接受。本药单独应用易产生耐药性,主要与其他抗结核病药合用。常用剂量为每日 15mg/kg,每天给药 1 次。6 ~ 12 岁儿童剂量为每日(10 ~ 15)mg/kg,不宜应用于 5 岁以下儿童。

【不良反应】　常用量不良反应发生率低(少于 2%),视神经炎是最严重的毒性反应,多发生在服药后 2 ~ 6 个月内,表现为视力下降、视野缩小,出现中央及周围盲点。发生率与剂量、疗程有关,早日发现及时停药,数周至数月可自行消失。此外,有胃肠道不适、恶心、呕吐及肝功能损害等。

链　霉　素

链霉素(streptomycin)属于氨基糖苷类抗生素(见第三十七章),这里主要介绍其抗结核病作用。链霉素为最早用于抗结核病的药物,单用毒性较大且易产生耐药性,但与其他药物合用可降低用量从而使毒性反应发生率降低,并且延缓耐药性的发生。现仍作为一线药应用。

链霉素在体外是结核分枝杆菌的杀菌药。绝大多数结核分枝杆菌对其敏感。链霉素难透过细胞膜,需要注射给药,主要分布在细胞外液,不能根除细胞内的结核分枝杆菌。主要用于治疗各种严重的或危及生命的结核分枝杆菌感染,特别是结核型脑膜炎、粟粒型结核和重要器官的结核感染。常用剂量为肌注 0.5 ~ 1g,儿童剂量为每日(20 ~ 40)mg/kg,每天给药 1 次,连续用药数周后改为 2 ~ 3 次/周。主要不良反应是肾毒性和耳毒性。

吡　嗪　酰　胺

吡嗪酰胺(pyrazinamide)为烟酰胺的吡嗪同系物,在中性环境中无活性,在微酸性(pH 5.0)环境中,浓度为 12.5mg/L 的吡嗪酰胺可杀灭结核分枝杆菌。口服迅速吸收,分布于各组织与体液,2 小时血药浓度达峰值,$t_{1/2}$ 为 6 小时,经肝代谢为吡嗪酸,约 70% 经尿排泄。结核分枝杆菌对吡嗪酰胺易产生耐药性,但与其他抗结核药无交叉耐药。过去高剂量、长疗程应用常见肝毒性与关节痛等不良反应,现用低剂量、短程疗法,不良反应已明显减少。

近年来,吡嗪酰胺在 MDR-TB 中的应用引起了广泛的讨论与争议。研究显示,尽管吡嗪酰胺能够提高方案中含有氟喹诺酮类药物的 MDR-TB 患者的治疗效果,但在 MDR-TB、耐氟喹诺酮类药物的 MDR-TB 以及 XDR-TB 患者中,吡嗪酰胺的耐药率分别达 50%、80% 和 90% 左右。因此,应结合吡嗪酰胺的耐药性检测或药敏试验的结果慎重选用。

对氨基水杨酸

对氨基水杨酸(para-aminosalicylic acid,PAS)为二线抗结核药,在水中溶解度低,主要用其钠盐和钙盐。口服吸收迅速而完全。分布于全身组织、体液及干酪样病灶中,不易透入脑脊液及细胞内,但在脑膜炎时可达治疗浓度。大部分在体内代谢生成乙酰化代谢产物,$t_{1/2}$ 为 1 小时。对结核分枝杆菌只有抑菌作用,其抗菌机制可能与 PAS 抑制结核分枝杆菌的叶酸代谢和分枝杆菌素(mycobactin)合成有关。耐药性发生缓慢,与其他抗结核病药合用,可以延缓耐药性的发生。最常见的不良反应为恶心、呕吐、厌食、腹痛及腹泻,饭后服药或服抗酸药可以减轻这些反

Notes

应。其他不良反应有白细胞减少、嗜酸性粒细胞增多症、淋巴细胞增多症、血小板减少性紫癜。

乙硫异烟胺

乙硫异烟胺(ethionamide)结构与异烟肼相似，主要抑制分枝菌酸的合成而发挥抗结核作用。低于2.5mg/L的乙硫异烟胺可抑制大多数的结核分枝杆菌的生长。尽管其结构与异烟肼相似，但与异烟肼并无交叉耐药性。常用剂量为每日1g。主要不良反应为严重的胃肠刺激反应以及神经症状。为二线抗结核药。

氟喹诺酮类

氟喹诺酮类(fluoroquinolones)WHO和我国的结核病指南均将其作为治疗耐多药性结核病的首选药，患者的耐受性良好，长期应用安全。药物通过结合细菌DNA回旋酶复合物，抑制细菌DNA复制、转录，造成染色体损害，导致细菌死亡。WHO推荐的含氧氟沙星的三线方案为：氧氟沙星+阿米卡星+丙硫异烟胺+吡嗪酰胺。目前在抗结核方面应用和研究较多的喹诺酮类有氧氟沙星、环丙沙星、洛美沙星、左氧氟沙星、司帕沙星、加替沙星、莫昔沙星等。但是鉴于耐多药结核对氟喹诺酮类药物的耐药率升高(氧氟沙星72.35%，左氧氟沙星36.67%，莫西沙星46.67%)，其首选药物的地位日益受到冲击。

贝 达 喹 啉

贝达喹啉(bedaquiline)是二芳基喹啉类(diarylquinoline)抗结核新药，是近四十余年来唯一上市的具有全新作用靶位的抗结核药。通过抑制结核分枝杆菌ATP合成酶质子泵的活性，影响其ATP合成而发挥抗菌及杀菌作用。体外研究表明，贝达喹啉对结核分枝杆菌敏感菌株和耐药菌株均具有同等的杀菌活性，对休眠菌也具有良好的灭菌作用。贝达喹啉与传统的抗结核药物之间无交叉耐药性。对人体的安全性和耐受性良好。全球多中心临床试验显示，对MDR-TB、XDR-TB及其前期的痰菌阴转率分别达到87.1%、77.3%和55.6%，均为较高水平。可加速痰结核分枝杆菌培养阴转速度，提高耐多药结核病的治疗效果。FDA 2012年批准上市，用于治疗耐多药肺结核。SFDA正在加速批准其在中国上市。中国"贝达喹啉治疗耐多药肺结核指导意见"正在制定，为临床治疗及患者管理方面进行规范指导，防止新药贝达喹啉的滥用而产生耐药性，确保耐多药结核病的治疗有药可用。

其他抗结核药物

环丝霉素(cycloserine)、卷曲霉素(capreomycin)、紫霉素(viomycin)、阿米卡星(amikacin)、卡那霉素(kanamycin)和四环素类(tetracyclines)也可用于结核病的联合治疗，但这些药物比一线药物疗效低。

抗结核病药的应用原则

1. **早期用药**　确诊结核病后立即给药治疗。早期病灶内结核分枝杆菌生长旺盛，对药物敏感，同时病灶部位血液供应丰富，药物易于渗入病灶内达较高浓度，同时患者抵抗力强，所以可获良好疗效。相反，晚期病灶用药疗效较差并易于造成传染散播。我国对新发病的结核病患者给予免费检查并实行规范的免费治疗，对医务人员则给予报病奖励，为早发现早治疗，预防控制结核病奠定了很好的基础。

2. **联合用药**　遵照卫生部《结核病预防控制工作规范》联合用药。即根据不同病情和抗结核药的作用特点联合两种或两种以上药物以增强疗效，并可避免严重的不良反应和延缓耐药性的产生。任何抗结核药单用都易于产生耐药性，联合用药可提高疗效、减少剂量、降低毒性、延缓耐药性，并可协同杀灭对常用药物耐药的菌株，使其不能成为优势菌造成治疗失败或复发。

Notes

3. 适量用药   用药剂量要个体化,以最佳疗效、最小不良反应为目标。因为适当药量才能达到有效治疗浓度,防止耐药菌产生,而剂量过大易产生严重不良反应。

4. 全程规范用药   对各类结核病采用强化期和继续期全程规范用药治疗,以确保疗效、预防耐药和复发。如初治活动性肺结核,可采用2HRZS(E)/4HR 6月治疗方案,强化期2个月用异烟肼、利福平、吡嗪酰胺、链霉素(或乙胺丁醇)每日1次。继续期4个月用异烟肼、利福平每日1次。再如复治涂阳肺结核化疗,采用2HRZES/6HRE的8月治疗方案。

5. 对多药耐药结核(MDR-TB)、广泛耐药结核病(XDR-TB)和合并艾滋病治疗与管理也应按照《结核病预防控制工作规范》进行。WHO 在2011 年"耐药结核病规划管理指南"中建议既往未接受过耐多药结核病治疗的患者,治疗全疗程至少20 个月(强化期8个月,巩固期12个月)。

第二节   抗麻风病药

抗麻风病药(antileprotic drugs)主要包括氨苯砜、利福平和氯法齐明等。对全世界的麻风患者,WHO 推荐的多药联用治疗策略有明显的疗效,发病率降低90%,半数以上国家此病已经灭绝。

砜   类

砜类(sulfones)是4,4′-二氨基二苯砜(氨苯砜)的衍生物,为治疗麻风病最重要的药物。此类药最常用的是氨苯砜(dapsone,DDS)。此外,还有苯丙砜(phenprofen)、醋氨苯砜(acedapsone),它们须在体内转化为氨苯砜或乙酰氨苯砜才能显效。

【抗菌作用】   抗菌谱及作用机制与磺胺类相似,但对革兰阳性菌和革兰阴性菌无抗菌活性,对麻风杆菌有较强的直接抑制作用。

【体内过程】   氨苯砜口服吸收迅速而且完全,口服给药100mg后2~8小时达到峰浓度,20小时后血药浓度为(0.4~1.2)mg/L。血中 $t_{1/2}$ 为20~30小时,有效抑菌浓度可持续约10天左右,血浆蛋白结合率为70%。分布广,皮肤病变部位的浓度远高于正常部位,在皮肤、肌肉及肝肾分布较多,停药后3周在上述组织器官仍可检测到药物。经肝乙酰化,并有肝肠循环,消除缓慢,70%~80%经肾排泄,因此易蓄积,宜周期性短暂停药。

【临床应用】   患者服用3~6个月后,症状即可改善,黏膜病变好转,细菌逐渐消失,皮肤及神经损害恢复,瘤型患者细菌消失则需要较长时间。麻风杆菌对砜类可产生耐药性,因而需采用联合疗法以减少或延缓耐药性的发生,减少复发和迅速消除其传染性。对多菌型患者的联合疗法采用 WHO 推荐的方案,为氨苯砜每日100mg 口服,利福平及氯法齐明每月一次分别为600mg 与300mg 间服,疗程为2年。

【不良反应】   贫血症状较常见,偶可引起急性溶血性贫血,G-6-PDH 缺乏者尤易发生。有时出现胃肠道刺激症状、头痛、失眠、中毒性精神病及变态反应。剂量过大还可引起肝损害及剥脱性皮炎。治疗早期或增加药量过快,患者可发生麻风症状加剧的反应(麻风反应),一般认为是机体对菌体裂解产生的磷脂类颗粒的变态反应,多认为是预后良好的现象。麻风反应可用沙利度胺(thalidomide,反应停)防治。其他处理方法是减量停药或改用其他抗麻风病药,并用肾上腺皮质激素进行治疗。

利福平(rifampin,RFP,甲哌力复霉素)对麻风杆菌包括对氨苯砜耐药菌株有快速杀菌作用,用药数日至数周,菌体即碎裂呈粒变现象。临床应用600mg 或1200mg 后,在4天内即可杀灭99.9%的活菌,但仍需坚持长期治疗,单独使用易致耐药性。利福平是麻风病联合疗法中的必要组成药物。利福霉素类均有类似的抗麻风病作用,以利福平最为常用。

Notes

　　氯法齐明(clofazimine,氯苯吩嗪)作用机制为干扰核酸代谢,抑制菌体蛋白质合成,作用较氨苯砜缓慢,用药后 50 天才见效。本药为联合疗法药物之一,对瘤型麻风和其他型麻风有一定疗效,对耐砜类药物麻风杆菌感染也有效。本药不易引起麻风反应,可用于其他药物引起急性麻风反应的患者。口服微粒晶体后吸收率为 50% ~ 70% ,迅速分布于体内各组织中;组织药物浓度高于血药浓度;其消除 $t_{1/2}$ 为 70 天。主要副作用为轻度至中度消化道反应,以及皮肤色素沉着等。

　　长效磺胺(sulfonamides)抗麻风作用与砜类相似,用于麻风病的治疗,可改善临床症状和细菌学检查。适用于不能耐受其他抗麻风病药物、很快出现结节性红斑的患者。新大环内酯类、氟喹诺酮类和二芳基喹啉类也正在试用于麻风病的治疗。

推荐阅读文献

1. Bernardes-Génisson V1,Deraeve C,Chollet A,et al. Isoniazid:an update on the multiple mechanisms for a singular action. *Current Medical Chemistry*. 2013;20(35):4370-4385

2. Kato S,Nishimura N,Takanashi S,et al. Treatment guidelines for latent tuberculosis infection. *Kekkaku*. 2014:Jan;89(1):21-37

3. 李亚飞,金利群,柳志强,等.吡嗪酰胺的研究进展.中国现代应用药学.2010:04

（颜光美）

Notes

第四十二章　抗菌药物的合理应用

由于抗菌药物的应用,很多传染病和细菌感染性疾患得以控制或治愈。但随着抗菌药物的广泛使用,不可避免地带来了毒副作用、变态反应与二重感染等不良后果,严重危害人们的健康。更为严重的是抗菌药的滥用还可导致细菌耐药性的产生与蔓延,给治疗带来严重困难。为了克服细菌耐药性,人们不断研制出新的抗菌药物,如新的氟喹诺酮类药物、第四代头孢菌素等。但由于抗菌药物的滥用,细菌在接触过这些新的抗菌药物以后,很快又产生耐药性。合理应用抗菌药物,就是既能杀灭致病菌,控制感染,又不引起明显的不良反应,更可降低细菌耐药性的产生与蔓延,延长抗菌药的使用寿命。这就要求我们在有明确的用药指征下选用适当的抗菌药物,应用合适的剂量、给药途径与疗程,并采取有效的措施以防止不良反应的发生。

第一节　临床应用抗菌药物的基本原则

一、尽早明确病原学诊断

首先诊断为细菌性感染者,方有指征应用抗菌药物。要了解患者是否有用药指征,根据患者的症状、体征及血、尿常规等实验室检查结果,初步诊断为细菌性感染者以及经病原检查确诊为细菌性感染者,方有指征应用抗菌药物;由真菌、结核分枝杆菌、非结核分枝杆菌、支原体、衣原体、螺旋体、立克次体及部分原虫等病原微生物所致的感染亦有指征应用抗菌药物。缺乏细菌及上述病原微生物感染的证据,诊断不能成立者,以及病毒性感染者,均无指征应用抗菌药物。

其次,尽早查明感染病原,根据病原种类及细菌药物敏感试验结果选用抗菌药物。

抗菌药物品种的选用原则上应根据病原菌种类及病原菌对抗菌药物敏感或耐药,即细菌药物敏感试验(以下简称药敏)的结果而定。有条件的医疗机构,住院患者必须在开始抗菌治疗前,先留取相应标本,进行涂片染色检查、细菌培养和药物敏感度试验,并保留细菌标本,必要时作联合药物敏感度与血清杀菌试验,以尽早明确病原菌和药物敏感度结果;门诊患者可以根据病情需要开展药物敏感度试验工作。如果患者病情严重,在未获知病原菌及药物敏感度试验结果前可在临床诊断的基础上预测最可能的致病菌种,选择适当的药物进行经验性治疗。例如泌尿道感染常为大肠埃希菌或变形杆菌引起,可选氟喹诺酮类或头孢菌素类;流行性脑脊髓膜炎常为脑膜炎奈瑟菌引起,可选磺胺嘧啶及青霉素。对经验性治疗效果不佳者,在获知细菌培养及药物敏感度试验结果后,适当调整用药。

二、根据抗菌药的抗菌活性、耐药性、药动学特性选择用药

应用抗菌药治疗细菌感染,所选的药物应对致病菌有良好的抗菌活性,能有效地抑制或杀灭致病菌。因此医生要熟悉每种抗菌药的抗菌谱及细菌对其耐药性的变迁情况,选择有效的药物进行治疗。例如,广谱青霉素氨苄西林曾是治疗大肠埃希菌感染的基础药物,然而目前报道大肠埃希菌对其耐药率已达60%左右,所以严重的大肠埃希菌所致的感染不宜用氨苄西林,而应改用第三代头孢菌素或氟喹诺酮类治疗。由此可见,致病菌在接触抗菌药后可获得对该药的耐药性,只有对致病菌耐药性变迁的情况有所了解才能合理用药。同时还应熟悉各类抗菌药

发展的动态,掌握每类药中各药的特点,做到有针对性地用药。例如头孢菌素类药物从第一代至第三代,对革兰阳性细菌(包括产酶的金葡菌)的抗菌活性逐渐降低,但对革兰阴性细菌的作用则相反。因而用第三代头孢菌素治疗产酶的金葡菌感染,其疗效不如第一代的头孢噻吩或头孢唑林。不要误以为同一类药物中越新的药物效果越好,只有充分了解各种抗菌药物作用的特点才能有针对性地选择最有效的抗菌药,以取得满意的疗效。

各种抗菌药物的药效学(抗菌谱和抗菌活性)和人体药动学(吸收、分布、代谢和排出过程)特点不同,因此各有不同的临床适应证。抗菌药必须在感染部位中达到有效的抗菌浓度,才能有效地控制感染。一般药物在血液供应丰富的组织(如肝、肾、肺)中浓度高,在血液供应较少的组织(如前列腺与骨组织)及脑脊液中浓度常较低。对于药物分布较少的器官组织的感染,应尽量选用在这些部位能达到有效浓度的药物。例如前列腺炎可选氟喹诺酮类、大环内酯类等。骨髓炎可选用克林霉素、林可霉素、氟喹诺酮类、磷霉素等。脑膜炎可选磺胺嘧啶、青霉素、氟喹诺酮类、头孢曲松、头孢他啶及异烟肼等。此外,肝胆道感染可选用在肝胆道浓度高的药物,如头孢哌酮、头孢曲松、氟喹诺酮类、利福平、大环内酯类等。泌尿道感染可选用主要以原形从肾脏排泄、在泌尿道浓度高的药物,如头孢菌素类、氟喹诺酮类等。

三、根据患者的生理、病理及免疫状态合理用药

新生儿期一些重要器官尚未完全发育成熟,新生儿血浆蛋白结合药物的能力弱,因此其血中游离抗菌药浓度较年长儿与成人高。新生儿应用磺胺类药物,该药可和胆红素竞争性与血浆蛋白相结合,使游离型胆红素增多,后者进入脑组织而引起核黄疸,故新生儿禁用磺胺类药物。主要通过肾脏排泄消除的抗菌药在新生儿消除较慢,故氨基糖苷类、万古霉素、多黏菌素、四环素等药物血浆半衰期延长,应尽量避免使用。新生儿抗菌药的剂量应按日龄计算,给药间隔时间应较年长儿及成人长。

老年人由于组织器官呈生理性退行性变,免疫功能也见减退,一旦罹患感染,在应用抗菌药物时宜选用毒性低并具杀菌作用的抗菌药物。青霉素类、头孢菌素类等β-内酰胺类为常用药物,毒性大的氨基糖苷类、万古霉素、去甲万古霉素等药物应尽可能避免应用,有明确应用指征时在严密观察下慎用,并在有血药浓度监测的条件下使用。老年人肾功能呈生理性减退,药物易积蓄,剂量宜采用低治疗量。

有些药物可通过胎盘屏障,妊娠妇女应用这些药物可引起胎儿受损:应用四环素类药物,可影响胎儿骨骼与牙齿的发育,导致肢体畸形,还可引起肝、肾损害、颅内压升高,应禁用;应用磺胺类、甲氧苄胺嘧啶、利福平、甲硝唑等药物可能引起畸胎,应尽量避免使用;应用氨基糖苷类或万古霉素可能引起胎儿发生先天性耳聋与肾脏损害,应禁用;应用氟喹诺酮类可能引起胎儿关节损害,甚至畸胎,应尽量避免使用;应用氯霉素,可抑制胎儿造血系统的功能,还可引起早产儿及新生儿发生灰婴综合征,应禁用。哺乳期患者应避免选用氨基糖苷类、喹诺酮类、四环素类、氯霉素、磺胺类等。哺乳期患者应用任何抗菌药物时,均宜暂停哺乳。

机体免疫功能好坏对抗菌药疗效亦有重要影响。临床应用抗菌药治疗感染性疾病通常是抑制细菌的生长繁殖,最后通过机体的防御机制杀灭细菌。因此对免疫功能低下的感染患者,例如粒细胞缺乏症伴发感染的患者,抗菌药疗效较差。患获得性免疫缺陷综合征患者,各种条件致病菌引起的感染常常只能被抑制而无法治愈。对于免疫功能低下患者发生的细菌感染,应选用速效的杀菌药治疗。

四、严格控制抗菌药应用的几种情况

1. **病毒感染勿用抗菌药**　上呼吸道感染有90%以上为病毒所引起,常见的如感冒、流感等疾患,应用抗菌药治疗不仅无效,反而会引起不良反应与细菌的耐药性。病毒感染并无抗菌药

Notes

用药指征,但当患者合并细菌感染时则需用抗菌药治疗。

2. **发热原因未明者不宜轻易应用抗菌药**   热型是诊断疾病的根据之一,对发热原因不明者随便应用抗菌药,可能会使患者临床症状不典型而掩盖病情,导致诊断的延误而给治疗带来困难。因此,除患者病情严重外,一般发热原因未明者勿随便应用抗菌药。

3. **应尽量避免皮肤黏膜局部应用抗菌药**   皮肤黏膜局部应用抗菌药易致过敏反应或使细菌产生耐药性,应尽量避免皮肤黏膜等局部用药。如确需局部用药者,可选用专供皮肤黏膜局部应用的抗菌药,如新霉素、杆菌肽、莫匹罗星、磺胺醋酰钠等。易引起过敏反应的青霉素类应禁用,头孢菌素类也应尽量避免应用。

4. **抗菌药的预防应用及联合应用均应有明确的指征**   如上所述等不适当的预防应用或联合应用不仅无益,反而促使耐药菌的产生及患者不良反应的出现。

第二节   抗菌药的合理预防性应用

应用某种抗菌药预防对其敏感的一、二种致病菌引起的感染通常有效。如用于预防多种细菌入侵而引起的感染则难以奏效,甚至可诱使耐药菌的产生与蔓延。一旦患者发生耐药菌感染则难以用药物控制。

目前,临床预防性应用抗菌药相当普遍。例如昏迷、休克、心力衰竭、无菌的外科术后患者常应用抗菌药预防感染,实际上患者继发感染并未减少,甚至反有增加。因此预防性应用抗菌药应有一定指征,才能达到预防的效果。如果无原则的滥用,不仅无效,反而导致耐药菌感染的发生。在预防性应用前,需充分考虑感染发生的可能性、预防用药的效果、耐药菌的产生、二重感染的发生、药物不良反应、药物价格以及患者的易感性等多种因素,再决定是否应用。

一、预防用药的原则

1. **预防用药指征**   细菌感染的可能性程度是决定患者是否采用预防用药的唯一指标。由此可以看出,预防用药仅适应于未感染的患者,同时该患者如果不预防用药极有可能发生感染并造成严重的后果。因此要求医务人员必须综合考虑各促成感染发生的危险因素,评价出患者发生细菌感染的可能性程度,为最终决定患者是否采用预防用药提供依据。

促感染发生的危险因素有:
①患者因素,如年龄、免疫状况、伴随疾病等;
②病原体因素,如创伤污染程度和病原体的毒力等;
③环境因素,如手术室、复苏室、重症监护室和病房的卫生防疫状况等;
④其他因素,如手术方式、手术持续时间、术中失血量等。

2. **针对性预防用药**   导致某一部位感染的往往是那些少数几种毒力较强的特殊细菌,如金葡菌、链球菌属等。因此预防用药要有针对性,不应随意选用广谱抗生素或联用几种抗生素作为预防用药。

3. **预防用药的疗程**   那些为求"保险"而采用多药、长疗程的预防用药,不仅不能达到预防目的,相反极有可能导致多重耐药菌的优势生长和繁殖,产生难治性的严重感染。因此,预防用药要有适宜的疗程。

二、抗菌药在内科和儿科领域中的预防性应用

1. **风湿热复发的预防**   预防性给予风湿热、风湿性心脏病或咽峡炎反复发作的患者苄星青霉素或青霉素 G,以杀灭咽部的溶血性链球菌,可预防风湿热的复发。对青霉素过敏者改用红霉素亦有效。

Notes

2. 流行性脑脊髓膜炎的预防　该病流行期间,给予磺胺嘧啶或利福平预防有效。

3. 结核病的预防　与新发现的排菌的肺结核患者接触密切的儿童及结核菌素试验新近转阳性者,应预防性给予异烟肼6～12个月。

4. 新生儿眼炎　常规用1%硝酸银或红霉素给新生儿滴眼,可预防淋病奈瑟菌或沙眼衣原体引起的眼炎。

5. 泌尿道感染的预防　间歇性应用复方新诺明可预防复发性泌尿道感染。孕妇、老人、婴幼儿发生无症状菌尿,通常为大肠埃希菌、变形杆菌及肠球菌属等感染,可用复方新诺明、氟喹诺酮类、阿莫西林、多西环素清除细菌,以防止泌尿道感染发作。

6. 疟疾的预防　为了防止进入疟区的人感染疟疾,可于进入疫区前二周开始服用乙胺嘧啶/磺胺多辛,每2周一次,直至离开疫区后再继续服药6周。

三、抗菌药在外科领域中的预防性应用

根据手术野有否污染或污染可能,决定是否预防用抗菌药物。清洁的外科手术约占全部外科手术的绝大部份(75%),但其伤口发生感染的概率仅在5%以下,因此,术后不必常规应用抗菌药。然而在手术植入人造器官时,一旦发生感染,病情会非常复杂而严重,应使用抗菌药预防感染。不清洁的外科手术(如肠切除等)约占10%,较易发生伤口污染,可能引起伤口感染,必须应用抗菌药预防感染。

应用抗菌药预防伤口感染应有针对性地选用对可能致病菌有效的抗菌药,不同手术应选择不同药物,其中以头孢菌素应用较多。此外,应使抗菌药在手术缝合时能在伤口组织达到有效的抗菌浓度。一般主张在开始麻醉时或作切口前半小时静脉给药,如手术时间长(超过6小时),所用的药物血浆$t_{1/2}$短,可再给药一次。如果术后用抗菌药长达24～72小时,可使耐药菌产生增加,甚至并发耐药菌引起的细菌感染。然而,如手术部位原有感染或手术区域细菌多,应在术后再用药数天。

1. 感染性心内膜炎的预防　风湿性心脏病、先天性心脏病和人工心瓣膜等患者进行手术时应该用抗菌药预防细菌性心内膜炎的发生。口腔、呼吸道手术用青霉素/庆大霉素,尿路手术或操作用氨苄西林/庆大霉素。

2. 口咽、颌面、胸部手术　可用头孢唑林或克林霉素/庆大霉素。

3. 心血管手术　可用头孢唑林或头孢呋辛。

4. 全关节置换术、开放性骨折清创术　可用头孢唑林或头孢呋辛。

5. 胃、十二指肠、胆道手术　胃、十二指肠溃疡或肿瘤合并出血或梗阻引起胃排空延缓或胃酸缺乏、急性胆囊炎、胆管梗阻等用头孢唑林。

6. 结肠或直肠手术　手术前一日口服新霉素(或庆大霉素)/甲硝唑,手术开始后给予头孢唑林/甲硝唑静脉滴注,持续24小时。

7. 腹部穿刺伤、子宫切除术或剖腹产术　用哌拉西林/甲硝唑或克林霉素/庆大霉素,于手术开始前用药,直至手术后24小时。

8. 战伤、复杂外伤　用青霉素预防气性坏疽。

9. 严重烧伤　扩创术前用哌拉西林/头孢唑林,一直用到术后3～5天。局部用磺胺嘧啶银、甲磺米隆等。

第三节　抗菌药物的治疗性应用

应用抗菌药治疗感染性疾患首先要有明确的诊断,然后确定最可能的病原菌,根据其对抗菌药敏感情况及耐药性的变迁选择适当药物进行治疗(表42-1),其后再根据病原学检验结果及

Notes

临床治疗效果调整用药。用药时应根据患者病情的轻重缓急及基础状态确定其给药剂量、给药方法与疗程。

表 42-1 抗菌药物的适应证

病原微生物	首选药物	可选药物
金葡菌、表葡菌		
1. 不产酶株	青霉素	林可霉素、红霉素
2. 产青霉素酶株	苯唑西林、氯唑西林、氟氯西林	头孢唑林、头孢噻吩、万古霉素、头孢呋辛、亚胺培南
3. 甲氧西林耐药株	万古霉素、去甲万古霉素	氧氟沙星、磷霉素、阿米卡星、利福平（合用）
溶血性链球菌（A、B 组）及肺炎球菌	青霉素、阿莫西林	头孢唑林、氨苄西林、大环内酯类、林可霉素、克林霉素、利福平
草绿色链球菌	青霉素/链霉素（或庆大霉素）	万古霉素、头孢菌素
肠球菌属	氨苄西林/舒巴坦	氨苄西林、万古霉素、亚胺培南
淋病奈瑟菌 1. 不产酶株	青霉素	氧氟沙星、头孢曲松 头孢克肟、头孢噻肟
2. 产酶株	氧氟沙星（依诺沙星）	头孢曲松、大观霉素
脑膜炎奈瑟菌	磺胺嘧啶、SD、青霉素	氯霉素、头孢曲松、头孢噻肟
流感杆菌	阿莫西林、头孢曲松	头孢呋辛、头孢他啶、氯霉素
嗜肺军团菌	红霉素	阿奇霉素、利福平（与红霉素合用）、氟喹诺酮类
百日咳杆菌	红霉素	氨苄西林、氯霉素、复方新诺明
大肠埃希菌	哌拉西林、庆大霉素 氟喹诺酮类、复方新诺明（泌尿道感染）	二、三代头孢菌素、亚胺培南
肺炎杆菌	头孢呋辛、三代头孢菌素	哌拉西林、氨基糖苷类 氟喹诺酮类
肠杆菌属（产气、阴沟杆菌）	氨基糖苷类	三代头孢菌素、氟喹诺酮类
黏质沙雷菌	哌拉西林、庆大霉素	三代头孢菌素、氟喹诺酮类
变形杆菌属	哌拉西林、氨基糖苷类	三代头孢菌素、氟喹诺酮类
普鲁菲登菌属	哌拉西林	三代头孢菌素、氟喹诺酮类
摩根菌属	氨基糖苷类	哌拉西林、氟喹诺酮类 头孢呋辛、头孢噻肟
柠檬酸杆菌属	哌拉西林	庆大霉素、阿米卡星 头孢呋辛、头孢噻肟
伤寒杆菌	氯霉素、氨苄西林、复方新诺明	氟喹诺酮类、阿莫西林、头孢曲松
痢疾杆菌	诺氟沙星	小檗碱（黄连素）、呋喃唑酮 复方新诺明、氧氟沙星
铜绿假单胞菌及其他假单胞菌属	妥布霉素、头孢他啶	氧氟沙星、环丙沙星、哌拉西林、头孢哌酮、氨曲南、亚胺培南、阿米卡星、西索米星、氨基糖苷类

Notes

续表

病原微生物	首 选 药 物	可 选 药 物
不动杆菌属	氨基糖苷类	哌拉西林、头孢他啶 氟喹诺酮类、亚胺培南
鼠疫杆菌	庆大霉素、链霉素	氯霉素、其他氨基糖苷类
幽门螺杆菌	阿莫西林	氟喹诺酮类、氨基糖苷类 呋喃唑酮、甲硝唑
弯曲菌	红霉素	氟喹诺酮类、克林霉素 庆大霉素
布鲁菌属	四环素/链霉素(庆大霉素)	复方新诺明
霍乱弧菌	多西环素	吡哌酸、复方新诺明 庆大霉素
卡他摩拉菌	红霉素	克拉霉素、阿奇霉素、复方新诺明、阿莫西林/克拉维酸、环丙沙星
白喉、破伤风、炭疽	青霉素	大环内酯类
产气荚膜杆菌	青霉素	红霉素、哌拉西林 氯霉素、甲硝唑
难辨梭菌	万古霉素(口服)	甲硝唑
结核分枝杆菌	异烟肼	利福平、乙胺丁醇 链霉素、吡嗪酰胺
李斯德菌属	氨苄西林、阿莫西林	复方新诺明、氯霉素、红霉素
脆弱类杆菌	甲硝唑	氯霉素、克林霉素、哌拉西林
产黑色素类杆菌	青霉素	甲硝唑、克林霉素、大环内酯类
其他厌氧球菌	青霉素	克林霉素、甲硝唑、氯霉素
梅毒螺旋体	青霉素	红霉素、四环素、氯霉素
钩端螺旋体	青霉素	四环素、氯霉素
立克次体属	多西环素	氯霉素、阿奇霉素、克拉霉素
衣原体属	多西环素	红霉素、克拉霉素、左氧氟沙星、环丙沙星
支原体属	阿奇霉素、多西环素	红霉素、克拉霉素、环丙沙星
放线菌属	氨苄西林	青霉素、红霉素、四环素、克林霉素
诺卡菌属	复方新诺明	米诺环素、阿米卡星
念珠菌属 新型隐球菌	两性霉素 B/氟胞嘧啶	酮康唑、氟康唑

1. **确定药物的合适剂量**　剂量过小不但治疗无效,反而引起细菌耐药性的产生;剂量过大未必能增加疗效,反而可能引起毒副作用。一般抗菌药物剂量可按千克体重或体表面积计算,并根据细菌对药物敏感程度、病情轻重、感染部位和药物毒性大小加以调整。治疗严重感染、免疫缺陷者感染、某些特殊部位(脑膜炎、心内膜炎)感染宜用较大剂量,治疗早产儿、新生儿及老年人的感染宜用较小剂量。同时注意根据患者肝、肾功能情况调整用药剂量。

2. **选用恰当的给药方法**　一般轻度感染可口服给药,中度感染可肌内注射给药,严重感染应静脉注射给药,以确保药效;经治疗病情缓解后可改为口服给药。少量多次给予 β-内酰胺类

Notes

抗生素治疗脑膜炎的效果优于大剂量、长间隔给药。在治疗急性感染过程中应密切注意治疗效果。如果用药48~72小时病情仍未见改善,应考虑调整用药方案。

3. 控制适当的疗程　疗程的长短视感染的种类、严重程度及患者的体质而定,过早停药易引起感染的复发。对于一般的急性感染,在患者经治疗后体温恢复正常、症状消失3~4天即可停药。然而治疗严重感染(如败血症)应在体温正常7~10天才能停药。治疗急性或亚急性细菌性心内膜炎、急性骨髓炎的疗程为4~8周,治疗浸润型肺结核病(初治病例)的疗程则长达9个月。

4. 重视综合治疗　例如纠正患者水、电解质、酸碱平衡的紊乱,对于危重的感染更应加强对患者的支持疗法,及时处理好可能影响抗菌药疗效的一些因素。例如泌尿道感染合并输尿管结石,一定要通过外科排石,否则泌尿道感染难以治愈。分泌物或脓液要引流通畅,如是脓肿更应及时切开排脓、引流,才能取得良好疗效。

第四节　抗菌药物的联合应用

联合用药的目的是发挥药物的协同抗菌作用而提高疗效,降低毒性反应,延迟或减少耐药菌株的产生。抗菌药联合应用可能发生互相作用而影响药物的疗效。体外或动物实验证明,联合用药可产生"协同"、"相加"、"无关"、"拮抗"四种结果。两药联合应用的疗效如何与所用药物的作用特性有关。抗菌药按其对细菌的作用可分四大类:①繁殖期杀菌药,如青霉素类与头孢菌素类;②静止期杀菌药,如氨基糖苷类、多黏菌素类、喹诺酮类;③速效抑菌药,如大环内酯类、四环素类、氯霉素类;④慢效抑菌药,如磺胺类。各类抗菌药合用的可能效果为:①+②—协同、①+③—拮抗、①+④—无关或相加、③+④—相加。临床用一种药就能控制感染者居多数,仅少数需联合治疗。即使联合治疗通常二联即可,三联、四联既无必要,又可能增加毒副作用。联合用药中至少应有一种对病原菌具有良好的抗菌活性,另一种也不是细菌对之高度耐药者。作用机制相同的抗菌药不宜合用(如合用两种氨基糖苷类药物),因为合用效果不一定比单用其中的一种强,反而增加药物的毒性反应,甚至因共同竞争作用的靶位而出现拮抗现象(如红霉素与林可霉素或氯霉素合用)。

一、联合用药的协同机制

1. 作用于相同机制的不同环节　磺胺类药物抑制二氢蝶酸合成酶,甲氧苄啶抑制二氢叶酸还原酶,两药合用则对四氢叶酸的生成过程产生双重的阻断,从而使其抗菌作用增强,抗菌谱更广。

2. 改变细菌细胞壁或细胞膜的通透性　青霉素抑制细菌细胞壁的粘肽合成,导致细胞壁缺损,使联合应用的链霉素(或庆大霉素)易于进入菌体而起作用。同样,头孢菌素与氨基糖苷类合用于革兰阴性细菌感染有协同作用。两性霉素B能损伤真菌的细胞膜,可使联合应用的氟胞嘧啶易于进入菌体细胞内起作用,两药疗效协同,两性霉素B的用量可减少,其不良反应亦可降低。

3. 抑制抗菌药的灭活酶　内酰胺酶是细菌灭活β-内酰胺类的酶。如克拉维酸、舒巴坦、三唑巴坦等抑制该酶,可使联合应用的β-内酰胺类不受破坏,而恢复其对耐药细菌的抗菌作用。亚胺培南单独应用易被人体肾脏脱氢肽酶所破坏,疗效较差,如与该酶抑制剂西司他丁合用,亚胺培南因免遭该酶破坏而发挥强大的抗菌作用。临床通常应用此两药的复方制剂——泰能。

4. 抑制不同的耐药菌群　几种抗结核药合用,由于各药分别抑制或杀灭不同的结核菌群,从而减少或延缓结核分枝杆菌耐药性的产生。

Notes

二、联合用药的适应证

1. 病因未明的严重感染　如化脓性脑膜炎、粒细胞缺乏症或免疫缺陷患者合并的严重感染（如败血症），在收集有关样品进行细菌培养加药敏后，应立即根据临床诊断推测最可能的致病菌，使用强效的广谱的杀菌药进行经验性联合疗法。其后根据细菌学诊断结果结合临床疗效调整用药。

2. 单一抗菌药不能有效控制的需氧菌及厌氧菌混合感染　胃肠穿孔引起的腹膜炎及胸腹严重创伤后并发的感染常为混合感染，既有需氧菌，又有厌氧菌，单用一种抗菌药不能控制感染，应联合应用对需氧菌和厌氧菌有效的药物进行治疗。

3. 单一抗菌药不能有效控制的感染性心内膜炎或败血症等严重细菌感染　利用两种抗菌药物联合应用所产生的协同作用，治疗单一抗菌药不能有效控制的严重细菌感染，可增强疗效，减少药物的用量，药物的不良反应亦随之降低。例如用青霉素加链霉素（庆大霉素）治疗肠球菌或草绿色链球菌引起的亚急性细菌性心内膜炎，治愈率比单用青霉素更高、复发率更低、疗程更短。抗菌药联合疗法对金葡菌、铜绿假单胞菌引起的严重感染及粒细胞缺乏症并发的严重感染都能提高治愈率，缩短疗程。

4. 较长期用药易产生耐药性者　单独用任何一种抗结核药，结核分枝杆菌都易产生耐药性。单用异烟肼或链霉素，结核分枝杆菌由于基因突变产生耐药性的机会分别为 $10^{-5} \sim 10^{-7}$ 及 $10^{-6} \sim 10^{-8}$，而两药合用，产生耐药机会降至 $10^{-11} \sim 10^{-15}$，如三药合用，则几乎完全不产生耐药性。因此临床治疗结核病常常联合应用三种、甚至四种抗结核药，以减少并延缓耐药结核分枝杆菌的产生，从而确保疗效。

5. 减少药物的毒性反应　如两性霉素 B 与 5-氟胞嘧啶联合应用治疗深部真菌感染，两性霉素 B 用量减少，毒性反应降低。联合用药时宜选用具有协同或相加抗菌作用的药物联合，如青霉素类、头孢菌素类等其他 β 内酰胺类与氨基糖苷类联合，两性霉素 B 与氟胞嘧啶联合。联合用药通常采用 2 种药物联合，3 种及 3 种以上药物联合仅适用于个别情况，如结核病的治疗。

三、常见抗菌药联合应用

常见的抗菌药物联合应用见表42-2所示：

表 42-2　常见的抗菌药联合应用

病原菌	联合用药
草绿色链球菌	青霉素/链霉素（或庆大霉素）
肠球菌属	氨苄西林/庆大霉素 万古霉素/庆大霉素
金葡菌	氯唑西林/万古霉素 哌拉西林/他唑巴坦
铜绿假单胞菌	头孢他啶/阿米卡星 阿米卡星/哌拉西林
其他革兰阴性杆菌	头孢菌素类/氨基糖苷类 哌拉西林/氨基糖苷类 β-内酰胺类/β-内酰胺酶抑制剂
结核分枝杆菌	异烟肼/利福平/乙胺丁醇（或吡嗪酰胺）
深部真菌	两性霉素 B/氟胞嘧啶

第五节　抗菌药物在特殊病理、生理状况患者中的应用

一、抗菌药在肝功能减退患者中的应用

很多抗菌药经过肝脏进行生物转化、解毒和清除。肝功能不全患者,其肝脏代谢与消除药物的能力降低。肝功能不全可导致白蛋白合成减少,血中游离的抗菌药增加。但肝硬化出现大量腹水时,可使药物分布容积增大,患者一旦出现门静脉高压,可引起胃肠道黏膜充血水肿,从而影响口服药物的吸收,加上肝脏代偿能力很强,因此肝硬化患者血中抗菌药物的浓度通常不比正常人高。然而肝功能严重不良者,其肝脏对药物解毒明显减慢,血药浓度随之升高。如所选用的药物(例如利福平、异烟肼等)有肝脏毒性,血药浓度的升高会加重肝脏损害。有些药物可能引起肝脏过敏反应,从而导致肝脏损害并伴有嗜酸性粒细胞浸润。因此肝功能减退患者应慎用抗菌药,在肝内代谢、经肝胆系统排泄或对肝脏有毒性的药物要慎用或尽量避免使用。

目前,常用的肝功能试验未能准确反映肝脏对抗菌药的解毒与排泄能力,因此难以根据肝病严重程度制订抗菌药的合适用量。对于肝功能不良患者,可按照抗菌药的消除途径及该药对肝脏是否有毒性来考虑药物的选用:

1. **按正常剂量应用**　主要以原形从肾脏排泄而消除的药物,如青霉素、头孢唑林、头孢他啶、万古霉素、氨基糖苷类、多黏菌素、乙胺丁醇等,可按正常剂量使用。

2. **必要时应减量应用**　红霉素(其酯化物除外)与氟胞嘧啶等在肝功能不全时消除减慢,但未引起明显毒性,可以应用,必要时剂量酌减。

3. **应减量慎用**　通过在肝脏代谢与肾脏排泄而消除的药物,如哌拉西林、美洛西林、阿洛西林、头孢噻吩、头孢噻肟、头孢哌酮、头孢曲松、克林霉素、林可霉素、培氟沙星、氟罗沙星等,在肝功能不全患者应减量慎用。

4. **应尽量避免应用**　主要经肝脏解毒消除的药物,如磺胺类、四环素类、氯霉素、红霉素酯化剂、利福平、异烟肼、两性霉素 B、酮康唑、咪康唑等,肝功能不全患者应尽量避免应用。

二、抗菌药在肾功能减退患者中的应用

主要经肾脏排泄而消除的抗菌药,肾功能减退将导致这些药物及其代谢物排泄延缓,血浆$t_{1/2}$延长,血药浓度升高,甚至引起毒性反应。部分药物对肾有毒性,血药浓度升高将加重对肾的损害。因此,肾功能不全患者应用抗菌药要十分谨慎,必须根据药物主要排泄途径、肾功能损害程度、药物对肾毒性的大小以及药物经血液透析或腹膜透析消除的程度来确定药物的应用剂量及给药时间间隔。有条件时应进行血药浓度监测,并根据监测结果制订个体化给药方案。抗菌药在肾功能减退患者中的应用有如下几种情况:

1. **按正常剂量应用**　主要从肝脏代谢或经肝胆系统排泄的药物在肾功能减退时仍可按正常剂量应用。例如红霉素及其他大环内酯类、氯霉素、利福霉素类、多西环素、异烟肼等。

2. **剂量要适当减少**　主要经过肾脏排泄且毒性较低的药物在肾功能严重受损时用量要适当减少。如青霉素类、第一、二代头孢菌素、喹诺酮类等。主要经肝胆系统排泄的克林霉素与林可霉素也是如此。

3. **剂量需明显减少**　主要经肾脏排泄、毒性较大的药物,例如氨基糖苷类、多黏菌素类、万古霉素、环丝氨酸、氟胞嘧啶等,在肾功能减退的患者应避免使用。如确因病情急需,也应按肾功能的情况调整其剂量。

4. **不宜应用**　肾功能减退可引起药物或其代谢物的蓄积并引起较严重的毒性者,不宜应用。例如四环素类抗生素(多西环素除外)、呋喃妥因、萘啶酸等。

Notes

　　肾功能减退患者应用抗菌药可参照肾功能试验结果(表 42-3)来确定给药剂量。在肾功能轻、中、重度损害时,患者每日用量分别减至正常用量的 2/3 ~ 1/2、1/2 ~ 1/5 及 1/5 ~ 1/10。

表 42-3　肾功能减退程度的估计

肾功能试验	正常值	肾功能减退		
		轻度	中度	重度
内生肌酐清除率(ml/min)	90 ~ 120	40 ~ 80	10 ~ 40	<10
血肌酐(mg/dl)	1 ~ 1.5	1.5 ~ 2.0	2 ~ 5	>5
血尿素氮(mg/dl)	9 ~ 15	20 ~ 35	35 ~ 60	>60
血非蛋白氮(mg/dl)	20 ~ 35	40 ~ 60	60 ~ 100	>100

推荐阅读文献

1. 卫生部发布《抗菌药物临床应用管理办法》(卫生部 84 号令)。
2. 卫生部发布《抗菌药物临床应用指导原则》(卫生部 2011 版)。
3. 《卫生部办公厅关于抗菌药物临床应用管理有关问题的通知》(中华人民共和国卫生部,2009-03-25)卫办医发〔2009〕38 号。

(魏敏杰)

Notes

第四十三章 抗病毒药

病毒是一类由贮存遗传基因的核酸和蛋白质外壳组成的细胞内寄生微生物。病毒分为RNA病毒和DNA病毒两大类,前者核酸为核糖核酸(RNA),后者核酸为脱氧核糖核酸(DNA)。目前,对细菌性感染已经有有效治疗药物可供选用,而对病毒性疾病尚缺乏高效低毒的治疗药物。临床应用的抗病毒药物主要是针对流感、疱疹、人类免疫缺陷和肝炎等病毒感染。

病毒核酸的结构和功能与所有生物,包括植物或人类的核酸相似,它通过感染而寄生于宿主细胞中生存、复制和传播。病毒寄生在宿主细胞内,按病毒核酸提供的遗传信息通过操纵和利用宿主细胞代谢系统进行生物合成并复制病毒的核酸与蛋白质,经切割成熟后装配成病毒颗粒,从细胞内释放而传播感染。病毒感染全程可分为:吸附(adsorption)、侵入(penetration)易感细胞;脱壳(uncoating);合成核酸多聚酶;合成核酸(nucleic acid synthesis)和合成蛋白质(protein synthesis)及翻译后修饰(post translational processing);各部分装配(packaging and assembly)成病毒颗粒;从宿主细胞释放出病毒。

抗病毒药物通过干扰上述步骤发挥作用,但病毒核酸与宿主核酸在本质上无差异,其复制和装配由宿主细胞完成,目前抗病毒药在抑制病毒的同时亦产生对宿主细胞的毒性。因此,在研究病毒与宿主细胞之间微小的差异,研发作用于特异性靶位的高效抗病毒药物方面,虽然已经取得可喜的成效,但进一步的研发还面临众多难题和挑战。

抗病毒药物研究始于20世纪50年代,1959年发现抗肿瘤核苷类药物碘苷对某些DNA病毒有抑制作用,但毒性过大不能全身应用。1962年碘苷滴眼治疗疱疹性角膜炎。1964年金刚烷胺治疗流感病毒获得成功,并沿用至今。近数十年来,随着医学领域分子病毒学及生物工程技术的进展,发现病毒核酸复制和病毒颗粒释放环节中需要病毒基因编码的特异性激酶和神经氨酸酶的参与,因此,具有选择性作用靶点的抗病毒药面世,揭开新型抗病毒药研发的序幕。20世纪70年代末,选择性作用于病毒胸腺嘧啶核苷激酶的抗病毒药阿昔洛韦(acyclovir)应用于临床。20世纪80年代末,发现人类免疫缺陷病毒(human immunodeficiency virus,HIV),在RNA复制环节需经反转录形成DNA,由此选择性作用于HIV反转录酶而成为治疗艾滋病(acquired immunodeficiency syndrome,AIDS)的药物,包括核苷类似物和非核苷类似物的两大类反转录酶抑制剂用于临床。其中,核苷类似物如齐多夫定(zidovudine,ZDV,AZT)、双脱氧腺苷(dideoxyadenosine)、双脱氧肌苷(2′,3′-dideoxyinosine,ddI)等;非核苷类似物如奈韦拉平(nevirapine)、地拉韦啶(delavirdine)等;以及后来研发的HIV蛋白酶抑制剂如沙奎那韦(saquinavir)、利托那韦(ritonavir)、茚地那韦(indinavir)和奈非地韦(nelfinavir)。上述药物组成著名的鸡尾酒(混合药物)或复方制剂疗法,用于治疗艾滋病。近年,具有新型作用机制的抗HIV药物问世,如入胞抑制药(膜融合抑制药和辅助受体抑制药)、整合酶抑制药以及病毒成熟和释放抑制药等,进一步提高其抗病毒疗效。上市的流感病毒NA抑制药奥司他韦,可用于防治甲型H1N1型和H5N1型高危人群。随着抗肝炎病毒新药物上市,治愈慢性肝炎将成为可能。

另外,H1N1流感以及艾滋病等病毒的预防和治疗性疫苗的应用研究也在探索中。近年来,随着新型病毒和病毒耐药性的不断出现,开发新抗病毒药物仍然任重道远。

第一节　抗流感病毒药物

流感病毒为有包膜的单链 RNA 病毒,由包膜、基质蛋白(matrix protein)以及核心三部分构成。结构上,包膜为磷脂双分子层,其中嵌有突出膜外的两种蛋白血凝素(hemagglutinin,HA)和神经氨酸酶(neuraminidases,NA)。基质蛋白 M1 和 M2 构成了病毒的外壳骨架。核心含核酸 RNA 和多聚酶等。HA 促使病毒吸附到宿主细胞上,故 HA 抗体能中和病毒,发挥免疫作用。NA 能促进宿主细胞释放病毒,而 NA 抑制剂能抑制病毒释放,缩短感染过程。M2 蛋白抑制剂抑制病毒脱壳,从而抑制其复制。因此,流感病毒包膜糖蛋白 HA 和 NA,以及基质蛋白 M2 在流感病毒感染过程中起关键作用,是流感疫苗或抗流感病毒药物的主要作用靶点。

一、M2 蛋白抑制药

金 刚 烷 胺

金刚烷胺(amantadine)为对称的三环癸烷。金刚乙胺(rimantadine)是金刚烷胺的衍生物,具有相似药效但副作用小。

【抗病毒作用与机制】　本药通过抑制 M2 蛋白阻止病毒脱壳及其 RNA 的释放,干扰病毒进入细胞,中断病毒早期复制,也可以改变 HA 的构型而抑制病毒装配,从而发挥抗流感病毒作用。由于 M2 蛋白为甲型流感病毒(influenza A virus)所特有,所以金刚烷胺和金刚乙胺仅对甲型流感(包括敏感 H5N1 或 H1N1)病毒有预防和治疗作用,而对乙型流感病毒无效。

【体内过程】　金刚烷胺口服易吸收,体内分布广,鼻部分泌物及唾液中药物浓度接近于血药浓度。成人口服 200mg 后,3~4 小时血药浓度峰值达到(0.5~0.8)μg/ml。血浆 $t_{1/2}$ 约 12~18 小时,老年人 $t_{1/2}$ 延长。本药几乎全部以原形由尿中排出,肾功能减退者应适当减少剂量或慎用。

【临床应用】　金刚烷胺为国家卫生部推荐的预防和治疗甲型流感的药物,用于甲型流感(包括敏感 H5N1 或 H1N1)病毒感染的防治。在甲型流感流行期间服用本药可防止 50%~90% 接触者发病,尤其适宜于老年或患流感可使原发病(如心血管疾病、肺病、神经肌肉病以及免疫缺陷病)恶化者。预防用药剂量为每日 100mg,宜在整个流行期间坚持服用(通常为 4~8 周)。治疗用药必须在发病后 24~48 小时内服用,否则疗效差或无效。

【不良反应】　常见有中枢神经系统和胃肠道反应,包括焦虑、头晕、失眠、共济失调和食欲缺乏等。停药后不良反应多立即消失。可能加重癫痫发作,引发精神病症状。动物实验见致畸作用,孕妇应慎用。

二、NA 抑制剂

NA 抑制剂代表药物有奥司他韦(oseltamivir),别名达菲(tamiflu),和扎那米韦(zanamivir)均为唾液酸类似物,化学结构为环戊烷。

奥 司 他 韦

【抗病毒作用与机制】　奥司他韦(oseltamivir)是前体药物(pro-drug),其活性代谢产物是强效的选择性的甲型和乙型流感病毒 NA 抑制药,IC$_{50}$ 为(0.2~1)mmol/L,但对人的神经氨酸酶的抑制作用远低于对流感病毒的作用。抗病毒机制为抑制病毒神经氨酸酶,阻止新形成的病毒颗粒从被感染的细胞中向外释放,对阻止病毒在宿主细胞之间感染的扩散和在人群中的传播起关键作用。

Notes

在临床试验中,患者从出现临床症状后开始用奥司他韦治疗,可显著缩短流感症状和体征持续的时间,最多减少 45 小时。已经确诊流行性感冒的患者服用奥司他韦可使疾病的严重程度减轻约 40% 。在临床分离株中,病毒耐药发生率大约为 2% 。耐药突变的变异点主要在甲型病毒神经氨酸酶的 119 和 274 位,与扎那米韦有部分交叉耐药性。

【体内过程】 口服给药后,奥司他韦很容易被胃肠道吸收,75% 的前体药物被肝、肠酯酶转化为活性代谢产物并进入体循环。分布广,活性代谢产物 Vd 约 23L,可以到达被流感病毒侵犯的靶组织。超过 90% 活性代谢产物直接由肾排泄。其活性代谢产物与人血浆蛋白结合可以忽略不计(大约 3%)。$t_{1/2}$ 为 6 ~ 10 小时。对肾衰竭,如肌酐清除率小于每分钟(10 ~ 30)ml 的患者,用药剂量需作调整,肌酐清除率小于每分钟 10ml 以及需要定期进行血液透析和腹膜透析的患者,不推荐使用奥司他韦。

【临床应用】 奥司他韦用于治疗甲型或乙型流感病毒引起的流行性感冒。适用于甲型H1N1 型和 H5N1 型高危人群的预防和患者的治疗。青少年(13 岁以上)和成人口服奥司他韦每日 75mg,连续 10 天可预防流感;口服奥司他韦 75mg,每日 2 次,连续 5 天可使症状减轻,病程缩短。最好在发病 36 小时内服用,否则可能导致发热等症状和病毒核酸阳性持续时间延长,并可能导致病死率增加。

【不良反应】 奥司他韦不良反应发生率为 5% ~ 10% ,最常见的不良反应为恶心、呕吐,其次为失眠、头痛和腹痛。症状为一过性,常发生于初次用药。绝大多数患者不影响继续治疗。过敏者禁用。值得指出:2005 年日本媒体报道有青少年服用奥司他韦后出现自杀并有精神异常反应,同年 11 月 FDA 对此发出报告,认为没有证据表明奥司他韦可以导致精神异常,药品生产厂商也未承认该药与精神异常之间的关联性,但是厂商在新的说明书中增加了精神方面不良影响的内容。

扎 那 米 韦

扎那米韦(zanamivir)作用和应用与奥司他韦相同。临床用制剂为粉末状吸入剂,一般采用鼻内用药或干粉吸入给药,生物利用度约为 20% ,几乎不在体内代谢,肝肾毒性小。临床用于 7岁以上出现流感症状 48 小时内的患者。由于为吸入剂,易引起喘鸣、支气管痉挛等上呼吸道反应,患有哮喘或气道慢性阻塞性疾病的患者可出现肺功能状态恶化。病毒耐药突变,变异点主要在神经氨酸酶,甲型的 119 和 292 位点和乙型的 152 位点。临床前研究未发现本药有致突变、致畸和致癌作用。

奥司他韦和扎那米韦是治疗流感的代表性药物,有调查显示,在患者人数相同的情况下,服用奥司他韦更容易出现耐药性,这可能与该药的应用范围较广有关。

三、广谱抗病毒药

利 巴 韦 林

利巴韦林(ribavirin,RBV,virazole,病毒唑)为鸟苷类似物。对多种 DNA 和 RNA 病毒均有抑制作用,属广谱抗病毒药。

【抗病毒作用与机制】 本药抗病毒谱广:对甲型和乙型流感病毒、副流感病毒、呼吸道合胞病毒、沙粒病毒、副黏液病毒、麻疹病毒、甲型肝炎病毒、乙型脑炎病毒、流行性出血热病毒、腺病毒等多种病毒有抑制作用。RBV 进入细胞,在细胞酶作用下转变为单、二、三磷酸,能竞争性地抑制肌苷 5′-单磷酸脱氢酶,其抑制作用的结果使细胞和病毒复制所必需的鸟嘌呤核苷减少,从而抑制多种 RNA、DNA 病毒的复制,也可抑制病毒 mRNA 的合成。但 RBV 对宿主细胞核酸合成也有一定作用,因此选择性不强。

【体内过程】 口服生物利用度为 40% ~ 45% 。口服 1 ~ 2 小时血药浓度达高峰,在红细胞

Notes

中蓄积时间长,主要经肾排出,少量经粪便排出。血浆 $t_{1/2}$ 为 20 ~ 36 小时,本药不易透过血脑屏障。

【临床应用】　利巴韦林可用于多种病毒治疗。对各种病毒感染的给药途径和剂量方法不同,如滴鼻用于甲型和乙型流感病毒感染以减轻症状和缩短病程,而气雾吸入则可减少流感的合并症和死亡。气雾吸入用于治疗幼儿呼吸道合胞病毒肺炎(respiratory syncytial virus pneumonia)和支气管炎。还可治疗 HSV 角膜炎、结膜炎、口腔炎、带状疱疹。对免疫缺陷患者的副黏液病毒和麻疹病毒感染有效。对急性甲型肝炎有一定疗效。能改善流行性出血热的症状和缩短疗程。

【不良反应】　利巴韦林气雾吸入一般能很好耐受。口服或静脉给药时,部分患者可有头痛、腹泻、乏力和血清胆红素增加的现象。长期大量使用可致骨髓抑制作用如贫血、白细胞减少等。动物实验中见畸胎作用,孕妇禁用。

第二节　抗疱疹病毒药

人类疱疹病毒为具有包膜的 DNA 病毒。其中单纯疱疹病毒 1 型(herpes simplex virus-1,HSV-1)和 2 型(HSV-2)、水痘-带状疱疹病毒(varicella-zostervirus,VZV)主要引起皮肤黏膜感染,包括口腔和眼角膜溃疡等病症。巨细胞病毒(cytomegalovirus,CMV)、疱疹病毒 6 型和 7 型,主要引起全身性潜伏感染。EB 病毒(Epstein-Barrvirus,EBV)可引起传染性单核细胞增多症。疱疹病毒 8 型(HHV-8)与艾滋病的卡波西瘤有关。

碘　　苷

碘苷(idoxuridine,IDUR,疱疹净)为碘化胸苷嘧啶衍生物。IDUR 可抑制单纯疱疹病毒(HSV)和水痘病毒(VZV),对 RNA 病毒无效。作用机制是 IDUR 取代病毒 DNA 前体胸腺嘧啶,将异常的嘧啶掺入新合成的子代病毒 DNA,从而干扰病毒的复制。但 IDUR 也可掺入宿主细胞的 DNA 中,全身应用时引起严重毒性反应。

目前仅限于局部给药,用于眼部或皮肤 HSV 和 VZV 感染,滴眼液治疗 HSV 角膜炎有效。不良反应有眼部刺痛、眼睑水肿、偶有过敏反应。

阿　昔　洛　韦

阿昔洛韦(acyclovir,ACV)为核苷类化合物,特异性抑制疱疹类病毒,是可多途径用药的高效抗 HSV 药物。广泛用于治疗 HSV 感染,是带状疱疹和单纯疱疹性脑炎的一线特效药。阿昔洛韦与更昔洛韦(ganciclovir)、伐更昔洛韦(valganciclovir,VGCV)、贲昔洛韦(penciclovir)等作用机制相似,均在细胞内被病毒激酶磷酸化,从而抑制病毒 DNA 合成。

【抗病毒作用与机制】　阿昔洛韦抗 HSV 的活力比碘苷强 10 倍,比阿糖腺苷强 160 倍。对乙型肝炎病毒有抑制作用。对牛痘病毒和 RNA 病毒无效。阿昔洛韦在感染细胞内,被 HSV 病毒基因编码的特异性胸苷激酶磷酸化,生成三磷酸型,抑制疱疹病毒 DNA 多聚酶并掺入病毒 DNA 中,抑制病毒的 DNA 合成。阿昔洛韦与 HSV 胸苷激酶有高度亲和力,因此对病毒复制有高度选择性抑制作用,而对宿主细胞影响较小。

【体内过程】　阿昔洛韦口服吸收差,生物利用度为 10% ~ 30%,口服 200mg,血药浓度峰值为(0.4 ~ 0.8)μg/ml。血浆蛋白结合率低,易透过生物膜,脑脊液和唾液的药物浓度分别为血浆药物浓度的 50% 和 13%。本药 60% ~ 90% 由肾排出,血浆 $t_{1/2}$ 平均为 2.9 小时(1.5 ~ 6.0 小时)。口服阿昔洛韦后易透入眼内,房水浓度可达 0.73mg/L,也可进入胎盘和乳汁。

【临床应用】　阿昔洛韦为治疗 HSV 感染的首选药。临床局部应用治疗 HSV 角膜炎、单纯

Notes

疱疹和带状疱疹。静脉注射用药(10mg/(kg·8h),至少连续10天)可降低HSV脑炎死亡率达50%;预防免疫缺陷和免疫抑制患者(如接受器官移植、化疗者)HSV、VZV病毒感染的发生;与免疫调节剂(α-干扰素)联合应用治疗乙型肝炎有效;对巨细胞病毒感染无效,但可降低骨髓移植患者巨细胞病毒感染的发病率。

【不良反应】　阿昔洛韦的不良反应较少。滴眼及外用可产生局部轻微疼痛。口服后有恶心、呕吐、腹泻,偶见发热、头痛、低血压、皮疹等。静脉滴注除上述反应外,还偶有血尿素氮及肌酐水平升高,通过大量饮水、减少剂量或停药能很快恢复,肾功能减退者慎用。阿昔洛韦静脉滴注时如漏出血管,可致局部炎症或溃疡。静脉注射后部分患者可发生静脉炎。丙磺舒、青霉素类和头孢菌素类均可提高阿昔洛韦的血药浓度。

更 昔 洛 韦

更昔洛韦(ganciclovir)为阿昔洛韦衍生物,化学结构在侧链上多一羟基。伐更昔洛韦(valganciclovir,VGCV)为更昔洛韦的前体药物(pro-drug),为口服抗疱疹病毒药物。

【抗病毒作用与机制】　更昔洛韦对HSV、VZV病毒的抑制作用与阿昔洛韦相似,特点是对巨细胞病毒(CMV)的抑制作用优于阿昔洛韦,其作用机制为:更昔洛韦三磷酸盐在受CMV感染的细胞内浓度较未感染细胞高10倍以上,比阿昔洛韦在受CMV感染的细胞内浓度也高10倍以上;更昔洛韦三磷酸盐在细胞内$t_{1/2}$为24小时。

【体内过程】　本药口服生物利用度为6%~9%,多采用静脉滴注给药,给药5mg/kg后,血药浓度峰值和谷值分别为(8~11)μg/ml和(0.6~1.2)μg/ml,血浆$t_{1/2}$为2~4小时,90%以上药物经肾排泄。伐更昔洛韦服用后在肠道和肝脏中水解为更昔洛韦,发挥相同的抗病毒机制。口服生物利用度是更昔洛韦的10倍,与更昔洛韦静脉滴注的生物利用度相近。

【临床应用】　更昔洛韦和伐更昔洛韦主要用于防治免疫缺陷和免疫抑制患者的CMV视网膜炎、CMV肺炎和肠道感染,还可用于预防和治疗器官移植者和艾滋病患者的CMV感染。更昔洛韦初始剂量为5mg/(kg·12h),疗程10~21天,但易复发,需长期治疗。对更昔洛韦耐药者可联合应用磷甲酸盐。

【不良反应】　更昔洛韦主要不良反应为骨髓抑制,表现为中性粒细胞和血小板减少,发生率约5%~40%,反应严重时必须停药。中枢神经系统毒性反应也较常见,包括:神经痛、头痛、行为改变和昏迷。其他如皮疹、肝功能异常、药热、恶心、呕吐等。

【药物相互作用】　齐多夫定和其他细胞毒药物可增强更昔洛韦的骨髓抑制毒性;肾毒性药物可减少更昔洛韦的排泄;普鲁本辛和阿昔洛韦可降低更昔洛韦的肾清除率。

阿 糖 腺 苷

【抗病毒作用与机制】　阿糖腺苷(vidarabine,Ara-A)为嘌呤核苷的同系物。具有广谱抗病毒活性,对疱疹、肝炎、腺病毒和痘病毒等有抑制作用。Ara-A在细胞内经磷酸化生成三磷酸阿糖腺苷(Ara-ATP),后者掺入到宿主细胞和病毒DNA中,与DNA 3′-OH位置的末端连接,通过抑制DNA聚合酶而抑制病毒DNA的合成。对HSV聚合酶的抑制作用大于对细胞DNA聚合酶的抑制作用,故治疗浓度的Ara-A对宿主细胞毒性较低。

【体内过程】　本药水溶性差,需35~40℃温浴下加入大量液体稀释后,连续缓慢静滴。静脉及肌内注射给药阿糖腺苷单磷酸(Ara-AMP)。Ara-A进入体内后,在血液和细胞内由腺苷脱氨酶迅速脱氨,生成次黄嘌呤核苷(Ara-Hx),其抗病毒活性仅为Ara-A的1/50~1/30,但Ara-Hx能增强Ara-A的抗病毒活性。静脉注射Ara-A 30分钟,血药浓度峰值为0.2~0.4μg/ml,而Ara-Hx为3~6mg/L。本药主要经肾排泄,在尿中检出的Ara-Hx占每日给药量的40%~53%,而检出的Ara-A仅占1%~3%。Ara-Hx的血浆$t_{1/2}$约为3.5小时。

Notes

　　【临床应用】　3%阿糖腺苷眼膏局部用药可治疗 HSV 角膜炎。阿糖腺苷可经全身给药治疗 HSV 脑炎、新生儿 HSV 感染及免疫缺陷患者的水痘和带状疱疹感染等,但因毒性较大而面临淘汰,被高效低毒的阿昔洛韦等新药物所取代。

　　【不良反应】　阿糖腺苷静脉滴注时伴大量液体进入体内,应注意水、电解质平衡。给药可引起剂量相关的消化道症状如恶心、呕吐、腹痛、腹泻和便秘;可出现头痛、震颤、共济失调和幻觉,偶有肌痛、血小板减少和皮疹。动物实验有致畸或致突变作用,孕妇及婴儿禁用。

磷 甲 酸 盐

　　【抗病毒作用机制】　磷甲酸盐(foscarnet,PFA,phosphonoformate)为焦磷酸盐衍生物。可竞争性抑制许多病毒的 DNA 或 RNA 聚合酶和反转录酶:如疱疹病毒、巨细胞病毒 DNA 多聚酶、流感病毒 RNA 多聚酶,以及 HIV 反转录酶等。其作用机制可能通过与病毒 DNA 多聚酶的焦磷酸盐解离部位结合,抑制焦磷酸从三磷酸脱氧核苷上解离,从而抑制病毒生长。由于磷甲酸盐对病毒 DNA 多聚酶更具选择性,因此对人体细胞毒性小。

　　【体内过程】　磷甲酸盐口服吸收差,生物利用度小于 20%。血浆蛋白结合率约为 15%。80% 以上药物以原形通过肾小管分泌和肾小球滤过排出。约占给药量 10% ~ 20% 的药物沉积于骨组织中,数月后逐渐消散,对骨质无不良影响。本药可部分通过血脑屏障。

　　【临床应用】　静脉注射给药可用于治疗巨细胞病毒性视网膜炎和阿昔洛韦耐药的单纯疱疹病毒感染;也用于治疗艾滋病或 HIV 感染患者并发的鼻炎、肺炎、结膜炎和巨细胞病毒性视网膜炎,用量 60mg/(kg·8h),持续滴注 14 ~ 21 天。本药还可用于治疗疱疹病毒的皮肤与黏膜感染,对艾滋病患者合并阿昔洛韦耐药的带状疱疹有效。本药与齐多夫定联合可抑制 HIV 复制。

　　【不良反应】　剂量依赖性的肾毒性和低血钙是本药最主要的不良反应,50% 患者可出现血肌酐升高,诱发因素有大剂量、快速或连续静脉滴注、失水、原已存在的肾功能不全以及合用肾毒性药物等。本药禁与两性霉素 B 或环孢素合用,以免引起严重肾毒性。低血钙可引起中枢神经系统紊乱,如感觉异常、抽搐等。另外,高钙血症、血磷过高或过低及低钾血症也可发生,用药期间应密切监测肾功能和电解质。中枢神经系统症状如头痛、震颤、易激惹、幻觉均可能发生。其他如发热、恶心、呕吐、肝功能异常等。

第三节　治疗艾滋病的药物

　　分子机制的研究表明,HIV 感染过程有 5 个关键环节:HIV 外膜的糖蛋白 gp41 和 gp120 特异性地与 T 淋巴细胞表面的 CD4 分子结合,并与辅助受体(CCR5,CXCR4 等)结合,介导 HIV 外膜与细胞靶位发生融合,将 HIV 病毒核心颗粒释放进入宿主细胞;HIV 侵入细胞后,病毒的反转录酶以病毒 RNA 为模板,反向转录成双链病毒 DNA;部分合成的双链 DNA 以核酸-蛋白复合体的形式转运到细胞核内,通过病毒的整合酶与宿主细胞 DNA 整合;病毒 DNA 在宿主细胞内转录成 mRNA,并经过翻译、剪接,合成病毒所需的结构蛋白;已合成的蛋白与病毒在细胞膜上重新装配形成新的病毒颗粒,通过芽生从细胞中释放。

　　依据上述关键环节现已经研发的四类选择性 HIV 抗病毒药:入胞抑制药、反转录酶抑制药、整合酶抑制药和蛋白酶抑制药。装配或释放抑制药尚在研发中。相关研究表明,现有的抗 HIV 药物只能降低 HIV 感染者体内的病毒载量,而不能根治艾滋病。因为长期用药易产生耐药,因此抗 HIV 治疗常用联合用药方案,如鸡尾酒疗法或复方制剂。一般用药前后及用药时应当检查或监测血浆 HIV-RNA(病毒负荷)、CD4 淋巴细胞计数,用于评估药效。

一、入胞抑制药

　　入胞抑制药(Entryinhibitors)包括膜融合抑制药恩夫韦地、西夫韦肽和 CCR5 受体阻断药马拉韦罗。

<h2 style="text-align:center">恩 夫 韦 地</h2>

恩夫韦地(enfuvirtide)为 HIV-1 跨膜融合蛋白 gp41 内高度保守序列衍生而来的一种合成肽类物质,为抗 HIV 膜融合抑制药。

【抗病毒作用与机制】　恩夫韦地对不同辅助受体的 HIV-1 亚型株都有很强的抑制活性,EC_{50} 为 1.7ng/ml。对 HIV-2 的复制无影响。作用机制为恩夫韦地能与 HIV-1 病毒转膜糖蛋白 gp41 亚单位的 HR1 相结合,阻止病毒膜和宿主靶细胞膜融合,阻断病毒入侵宿主细胞而阻止感染。因此称为入胞抑制药。

【临床应用】　恩夫韦地用于人类免疫缺陷病毒(HIV)感染,推荐用于抢救治疗。恩夫韦地皮下给药 90mg/12h。用药 32 周,可明显使患者 HIV-RNA 病毒载量下降、CD4 细胞数目增加。对用其他抗 HIV 药治疗 24 周后的患者,再联用恩夫韦地,可获得更为明显的药效。

【不良反应与注意事项】　可有失眠、焦虑、周围神经病变、疲乏,也可产生抑郁,以及食欲缺乏、胰腺炎、腹泻、恶心等。有报道可引起嗜酸性粒细胞增多,中性粒细胞、血小板减少,发生肾功能不全及肾衰竭。皮肤注射部位反应的患者高达 98%,包括疼痛、红斑、硬结、结节、囊肿等。皮下注射时宜选择上臂、大腿前面、腹部等健康部位依次轮流注射。不可在已发生注射反应的部位给药。肝、肾功能不全者慎用。治疗期间若出现格林-巴利综合征及第六对脑神经麻痹,应停止治疗。

<h2 style="text-align:center">马 拉 韦 罗</h2>

【抗病毒作用机制】　马拉韦罗(maraviroc)为 CCR5 受体特异性拮抗药,对 CCR5 受体的 HIV-1 病毒株有强抗病毒作用,体外抑制 HIV-1 的 IC_{50} 和 IC_{95} 平均浓度分别为 0.20nmol/L 和 1.05nmol/L。阻断 HIV-1 的 gp120 与 T 细胞的 CCR5 受体结合,阻止病毒膜与细胞膜融合,使病毒不能进入 CD4 细胞,防止感染。

【临床应用】　马拉韦罗作为抗 HIV-1 联合化疗的药物之一,适用于对其他抗 HIV 药物耐受,而且是以 CCR5 作为入侵靶细胞的辅助受体的病毒株感染。口服片剂,每片 150mg 或 300mg,应注意调整剂量在 150~600mg 范围,每日 2 次,可降低病毒载量。

【不良反应】　马拉韦罗常见的不良反应有咳嗽、发烧、上呼吸道感染、腹痛、腹泻、头晕和皮疹等。偶有肝功能异常。

<h2 style="text-align:center">二、反转录酶抑制药</h2>

常用的鸡尾酒疗法联合用药中,核苷类反转录酶抑制药(NRTI)和非核苷类反转录酶抑制药(NNRTI)有极为重要的地位。据 2005 年大规模研究报道:在多种“鸡尾酒疗法”配方中,混合使用齐多夫定、拉米夫定和依非韦伦这三种药物能取得最佳治疗效果。

(一) 核苷类反转录酶抑制药(NRTI)

目前用于临床的 NRTI 药物有齐多夫定(zidovudine)、去羟肌苷(2′,3′-dideoxyinosine,ddI)、扎西他滨(zalcitabine,双脱氧胞苷,dideoxycytidine,ddC)、拉米夫定(lamivudine,3TC)、司他夫定(stavudine,D4T)等。

<h2 style="text-align:center">齐 多 夫 定</h2>

齐多夫定(zidovudine,ZDV)属于反转录酶抑制药,是 1987 年获准的第一个用于治疗艾滋病的核苷类药物,当时为首选药物,现与其他抗 HIV 药物联合应用。

【抗病毒作用机制】　本类药物均可模拟天然的二脱氧核苷底物,进入细胞后,经过磷酸化,

Notes

成为三磷酸盐,竞争性抑制 RNA 反转录酶的活性,作用于 HIV 病毒复制的早期,抑制病毒 DNA 的合成并终止病毒 DNA 链的延伸。

【体内过程】 齐多夫定口服吸收快,生物利用度为 60% ~ 70%,该药亲脂性高,在体内广泛分布,可通过血脑屏障,脑脊液中药物浓度可达到血药浓度的 53%。本药血浆 $t_{1/2}$ 为 0.9 ~ 1.5 小时,经肝脏首过消除,其中葡糖苷酸代谢物为活性物,经肾排出。

【临床应用】 临床用于治疗艾滋病及重症艾滋病相关综合征。成人剂量每次 200mg,3 次/天或每次 300mg,2 次/天,连续用药 16 ~ 21 周,大部分患者血浆 HIV 病毒载量降低,血 CD4 淋巴细胞增加,症状减轻,免疫功能改善,降低机会性感染,延长生命。由于不良反应多,单独用药极易产生耐药性,目前临床用复方或联合用药。本类药也常用于病毒性肝炎的治疗。

【不良反应】 主要为骨髓抑制,可出现巨细胞性贫血、中性粒细胞和血小板减少等;治疗初期常出现头痛、恶心、呕吐、肌痛,继续用药可自行消退。其他不良反应有近端肌病变;动物实验有致突变作用,孕妇慎用。

【药物相互作用】 齐多夫定与更昔洛韦同时给药可能会引起严重的中性粒细胞减少和贫血;与阿昔洛韦合用可引起严重嗜睡。与抑制葡糖苷酸化作用的药物如丙磺舒、氟康唑、萘普生、吲哚美辛合用会增加齐多夫定的骨髓毒性。肝微粒体酶诱导剂利福平可降低其血药浓度,克拉霉素则可减少齐多夫定的吸收。

阿巴卡韦

阿巴卡韦(abacavir)是一个新的碳环 2'-脱氧鸟苷核苷类药,其作用机制与其他核苷类反转录酶抑制药相同,在体内经代谢成为具活性的三磷酸酯,抑制 HIV 反转录酶。竞争性抑制 2'-脱氧鸟苷三磷酸酯(dGTP)结合进入核酸链以及通过阻止新碱基的加入而有效地终止 DNA 链的合成。由于具有显著的抗 HIV-1 活性,与其他药物协同活性强,本药常作为联合用药方案的首选药物。用于成年及 3 个月以上儿童抗 HIV-1、HIV-2 感染的联合治疗。不良反应主要有恶心、呕吐、不适及疲劳,口服液有轻微的胃肠道反应,没有引起胰腺炎、骨髓抑制、肾功能异常的报道。

替诺福韦

替诺福韦(tenofovir disoproxil,viread)是新型核苷酸类反转录酶抑制药,有抗 HIV-1 和乙型肝炎病毒活性。其作用机制与其他核苷类反转录酶抑制药相同。抗病毒活性强而持久,靶点选择性高,很少发生耐药性,$t_{1/2}$ 长达 17 小时。临床用于抗 HIV 治疗,单用替诺福韦治疗未使用过任何药物的 HIV-1 患者(首次治疗),成年人 300mg,每天一次口服。48 周后 HIV-1 载量下降,CD4 细胞数目上升。替诺福韦与齐多夫定、去羟肌苷和奈韦拉平合用有强到中度的抗 HIV-1 协同活性。对已经用其他药物治疗的患者(二次治疗),可与其他药物联合应用。常见不良反应有腹泻、恶心、呕吐和胃肠胀气等。

恩曲他滨

恩曲他滨(emtriva)是替诺福韦的同类新药。两者的作用和疗效相似,每天用药一次,可单用于首次治疗或用于二次治疗的联合用药。成年人每日 200mg,儿童口服每日 6mg/kg。

(二)非核苷反转录酶抑制剂(NNRTI)

目前 NNRTI 药物有 1996—1998 年相继上市的奈韦拉平,地拉韦啶(delavirdine),依发韦仑(efavirenz),而依曲韦林(etravirine)为 2008 年 1 月上市的高活性 NNRTI 新药,对 NNRTI 耐药的 HIV-1 病毒还有抗病毒活性。本类药物作用机制相同,抗 HIV 活性和临床用途类似。

奈韦拉平

奈韦拉平(nevirapine)为人工合成品,分子式为 $C_{15}H_{14}N_4O$。是 1996 年 6 月上市的第一个

Notes

HIV-1 的非核苷类反转录酶抑制药(Non-Nucleoside Reverse Transcriptase Inhibitor,NNRTI)。

【作用机制和临床应用】　奈韦拉平在体内能直接、特异性与 HIV-1 病毒反转录酶的催化中心结合,使酶蛋白构象改变而失去活性。但是单独用药极易产生耐药性,必须与其他核苷类抗 HIV 药物合用。奈韦拉平为 HIV-1 感染者联合治疗药治疗失败后的抢救药物。单独用药预防母婴传播,孕妇分娩期间先 200mg,每天一次,用药 14 天后,改为 200mg,每天 2 次口服。新生儿用药 2mg/kg,每天一次,可防止婴儿感染。

【不良反应】　最常见有皮疹、疲劳、发热、头痛、嗜睡、呕吐、恶心、腹泻、腹痛和肌痛。用药后可有 Stevens-Johnson 综合征,毒性表皮坏死溶解,重症肝炎或肝衰竭等严重药物不良反应。初始治疗的 6~8 周,需要进行严密监测。

三、HIV 整合酶抑制药

HIV-1 整合酶在病毒感染宿主中起关键作用,其抑制剂是一种全新作用机制的抗 HIV 药物。整合酶抑制剂(integrase inhibitors,INTI)通过阻止病毒 DNA 链通过整合酶与宿主细胞 DNA 整合,从而阻断 HIV 复制。HIV 整合酶抑制剂可与其他抗反转录病毒药物联合用药有效治疗 HIV 感染,特点为不易产生耐药性。目前,HIV 整合酶抑制药有雷特格韦(raltegravir)、埃替格韦(elvitegravir)和多特格韦(dolutegravir)以及固定剂量四合一复方制剂 stribild。

雷 特 格 韦

雷特格韦(raltegravir)是 2007 年 10 月上市的第一个 HIV 整合酶抑制药。口服治疗对现有抗 HIV 药物有多重耐药的成年 HIV 患者。

【作用机制】　雷特格韦对 HIV-1 病毒整合酶有很强的抑制活性。体外抑制 HIV-1 的 EC_{95} 为 0.32nmol/L;在人外周血单核细胞培养中,对临床分离的 HIV-1 反转录酶和蛋白抑制药敏感和耐药的 HIV-1 病毒 EC_{95} 为(6~50)nmol/L;对细胞培养中的 HIV-2 病毒也有抑制作用。雷特格韦抑制的 HIV 整合酶为 HIV 病毒复制的关键酶,抑制整合酶的催化活性,防止未整合的单链 HIV-DNA 共价插入宿主细胞的基因内,阻止前病毒的产生,从而抑制病毒复制。

【临床应用】　适于对其他抗 HIV 高效联合治疗有多重耐药性的成年 HIV 患者,必须与其他 HIV 敏感的药物联合应用。口服后迅速被吸收,$t_{1/2}$ 为 7~12 小时,重复多次给药,2 天达稳态血药浓度。严格按每日 2 次服用,不能随意停药,以减少耐药性的发生。长期疗效较好,但抗耐药性较低。

【不良反应和注意事项】　雷特格韦与其他抗 HIV 感染药物合用可能出现腹泻、恶心、疲倦、头痛和皮肤瘙痒,也有报道便秘、气胀、出汗和发热。偶有肝功能异常,对轻中度肝肾功能不全的患者无需调整剂量。药物相互作用较少。有报道肌病和横纹肌溶解的病例,故对肌病患者需慎用。

埃 替 格 韦

埃替格韦(elvitegravir)是 HIV-1 整合酶链转移抑制剂,化学结构为喹诺酮类。本品具有良好的耐受性,可对病毒产生快速和持续的抑制作用。临床试验表明:埃替格韦、科比司特、恩曲他滨、富马酸替诺福韦酯的四药复方制剂司奇博德对病毒有抑制作用,可与标准治疗方案的依法韦仑、恩曲他滨、富马酸替诺福韦酯的复方制剂等效,而其中枢神经系统和精神方面的不良事件发生率降低。其中,cobicistat 为一种新型的能改善抗 HIV 药物药动学参数,从而提高药效的增效剂。它本身无抗 HIV 活性,通过抑制肝药酶 CYP3A 活性,降低药物代谢而提高抗 HIV 药物的血药浓度。埃替格韦复方片剂用于初治及复治 HIV 感染,每日一次。

Notes

多 特 格 韦

多特格韦（dolutegravir）作为新一代整合酶抑制剂，具有能够快速降低病毒载量，无需合并使用科比司特，较少的交叉耐药等特点。用于成年，年龄 12 岁以上和体重至少 40kg 的儿童，与其他抗反转录病毒药联用为 HIV-1 感染的治疗。口服片剂，50mg/片，50～100mg/d。目前研究表明，此药由尿苷二磷酸葡萄糖苷转移酶 1A1（UGT1A1）代谢灭活，因此与其他药物的相互作用较多，但可通过临床调整剂量来降低药物间的相互作用。禁止与抗心律失常药多非利特合用。

四、HIV 蛋白酶抑制药

蛋白酶抑制药有第一代的沙奎那韦（saquinavir）、茚地那韦（indinavir）、利托那韦（ritonavir）、奈非那韦（nelfinavir）、安谱那韦（amprenavir）和第二代的洛匹那韦（lopinavir）、安扎那韦（atazanavir）、替拉那韦（tipranavir）和达如那韦（darunavir）等药物。本类药物作用机制相同，临床用途类似。第二代蛋白酶抑制药针对耐药性而设计，对目前第一代蛋白酶抑制药耐受的 HIV-1 病毒株仍然保持敏感性。2012 年 3 月，FDA 发布药物相互作用通告：蛋白酶抑制剂与他汀类药物联用可能会升高后者的血药浓度，增加肌病风险，包括横纹肌溶解症。用于治疗 HIV 或 HCV 的蛋白酶抑制剂不得与洛伐他汀和辛伐他汀联用。

【作用机制】 RNA 病毒和反转录病毒，高效率复制方式是生成前体蛋白，然后经特异性蛋白酶切割，裂解为多个成熟的病毒结构和功能蛋白。如 HIV-1 型病毒编码的 gag 和 pol 前体蛋白需经切割才成为成熟的结构蛋白（gp24）和功能蛋白（反转录酶）。切割是由 HIV 编码的病毒蛋白酶（viral protease）完成。因此，蛋白酶抑制剂（protease inhibitors，PI）通过阻止前体蛋白的切割，导致不成熟、无功能病毒颗粒的堆积，阻断病毒复制的晚期而抗病毒。

【临床应用】 临床中蛋白酶抑制剂不能单独用于 HIV 感染治疗，否则很快就出现耐药毒株。一般蛋白酶抑制剂是与反转录酶抑制剂、核苷类似物及非核苷类似物等药物联合使用，即所谓"鸡尾酒疗法"，具有明显血清学效果，可使病毒在体内播散减慢，减少艾滋病患者相关性疾病发生。

【不良反应】 在联合用药过程中，常出现代谢异常反应，如高血糖、高血脂，可出现明显的糖尿病症状。蛋白酶抑制剂均有不同程度的胃肠道不良反应，如恶心、呕吐、腹泻等；常有肝功能异常，表现为血胆红素升高，转氨酶升高；药物沉淀易致肾结石发生。

五、抗 HIV 复方制剂

治疗 HIV 经常长期联合用药，复方制剂可每次一片，用药 1～2 次/天，给药方便，患者依从性好，上市后快速成为治疗的骨干用药。1997—2006 年上市的复方制剂有如下药物：

两药复方制剂：可比韦（combivir）、克拉曲拉（kaletra）和依帕徐康（epzicom）。三药复方制剂：三协唯（trizivir）、曲凡达（truvada）和阿曲派拉（atripla）。四药复方制剂司奇博德。

第四节　抗病毒性肝炎药

急性肝炎一般为自限性，多可完全康复。慢性肝炎的治疗目标是最大限度地抑制或清除病毒，减轻肝细胞炎症坏死及其转为肝硬化和肝癌，从而延长存活时间及改善生活质量。抗病毒药物拉米夫定、阿德福韦、恩替卡韦、替比夫定和干扰素是临床治疗中的常用药物。前四种药物为核苷类 HBV 抑制药，作用机制是药物在宿主细胞内磷酸化，形成活性三磷酸，在 HBV-DNA 聚合酶的作用下与病毒 DNA 链末端相互作用，阻断 HBV-DNA 的复制。药物的作用强度依赖于活性三磷酸代谢产物与 HBV-DNA 聚合酶的亲和力及其细胞内半衰期长短。抗丙型肝炎近期取得

Notes

进展,2011 年博赛匹韦(boceprevir)和特拉匹韦(telaprevir)上市。2013 年,FDA 又批准了simeprevir 和 sofosbuvir 两个治疗新药。

干 扰 素

干扰素(interferon,IFN)为广谱抗 DNA 和 RNA 病毒药物。干扰素不能直接灭活病毒,主要作用于靶细胞受体,使细胞内产生抗病毒蛋白,阻断细胞内病毒复制。抑制病毒蛋白质合成、转录、装配和释放等多环节而产生抗病毒作用。临床上,聚乙二醇干扰素联合利巴韦林为治疗乙型和丙型肝炎的标准联合方案。干扰素和长效制剂聚乙二醇干扰素也可作为各种病毒感染的治疗和免疫增强药物(参见第四十七章)。

拉 米 夫 定

拉米夫定(lamivudine,3TC)是核苷类 HBV 抑制药。目前,为中国最常用治疗慢性肝炎药物。

【作用机制】　在细胞内由细胞激酶磷酸化为活性三磷酸,选择性抑制 HBV-DNA 聚合酶,抑制 HBV-DNA 复制和终止 DNA 链的延长。对 HBV 和 HIV 病毒感染治疗有较好的效果。

【临床应用】　适用于慢性乙型肝炎患者,年龄 16 岁或以上,HBV-DNA 阳性,ALT 增高,胆红素低于 50μmol/L 的患者。剂量为每日 100mg,疗程至少 1 年,根据应答情况延长用药,直至完成应答后 6 个月。无论在治疗中还是到治疗结束时均不宜减量或停药。停药后随访 6~12 个月,对停药复发的患者可用原方案治疗或换用其他药物。拉米夫定治疗期间,病毒 P 基因 HBV-DNA 聚合酶高度保守区 YMDD(酪氨酸-蛋氨酸-天门冬氨酸-天门冬氨酸)变异为 YIDD 或 YVDD 而导致耐药。根据统计,YMDD 耐药在初次拉米夫定治疗 1 年发生率为 16%~32%,3~4 年的耐药率可达 49%~66%。

【不良反应】　较早的临床安全性评价认为,拉米夫定安全无毒、无致畸、致癌、致基因突变作用,不良反应仅为轻微头痛、一过性嗜睡、恶心、疲乏、肝区不适和胃疼及腹泻等,发生率较低,患者可较快适应。但随着临床应用的日趋普遍,其不良反应的发生率和报告频度亦逐年递增。目前已发现的不良反应有如下数种:过敏反应甚至过敏性休克、停药反跳及肝功能衰竭。其临床表现为,停药后肝炎复发,肝功能正常的 HBV 携带者,用药后骤停,反而因此诱发肝功能衰竭。上述不良反应已经影响了拉米夫定的使用,正在被其他高效低毒的药物取代。

阿 德 福 韦

阿德福韦(adefovir)为腺嘌呤核苷类 HBV 抑制药,阿德福韦酯(adefovir dipivoxil)为阿德福韦的前药,是阿德福韦的口服制剂,于 2002 年上市用于慢性乙型肝炎的治疗。

【作用机制】　阿德福韦有较强的抗 HIV、HBV 及疱疹病毒的作用,对 HBV 比 HIV 敏感,临床药量是治疗 HIV 感染的 10%~25%,因而毒副作用较小。作用机制为通过抑制反转录酶阻断病毒的复制,还可以诱导内生性 α-干扰素,增加自然杀伤细胞的活力和刺激机体的免疫反应。

【临床应用】　用于治疗慢性乙肝,为拉米夫定耐药患者的首选。每天 10mg 口服一次,72 周可使近半数患者 HBeAg 转阴,患者 ALT 复常率为 75%,肝组织病理变化改善。长期用药也可产生耐药性。

【不良反应】　安全范围小,大剂量或长期应用易发生肾毒性。常见副作用为胃肠道反应和恶心、头痛等。

恩 替 卡 韦

恩替卡韦(entecavir)为鸟嘌呤核苷类 HBV 抑制药。

作用特点为在细胞内活性三磷酸的 $t_{1/2}$ 长达 15 小时,选择性抑制 HBV-DNA 聚合酶作用比拉米夫定强而持久。主要用于治疗对拉米夫定耐药的慢性乙型肝炎患者,疗效显著。毒性小,至今尚未见明显的毒副作用。

<h2 style="text-align:center">替 比 夫 定</h2>

替比夫定(telbivudine)为天然胸腺嘧啶脱氧核苷的自然 *L*-对映体,于 2006 年 10 月上市,人工合成的胸腺嘧啶脱氧核苷类 HBV 抑制药。

作用和用途与恩替卡韦相似,抗 HBV 活性强,作用持久,毒性小。主要用于治疗对拉米夫定耐药的慢性乙型肝炎患者。毒副作用轻,肾功能不全者或老年人需调整治疗剂量。

目前,FDA 批准的抗丙肝病毒新药有博赛匹韦(boceprevir)、特拉匹韦(telaprevir)、善米匹韦(simeprevir)和索福布韦(sofosbuvir)。

<h2 style="text-align:center">博赛匹韦　特拉匹韦　善米匹韦</h2>

博赛匹韦(boceprevir)、特拉匹韦(telaprevir)和善米匹韦(simeprevir)同属于丙型肝炎病毒(HCV)非结构蛋白 3/4A(NS 3/4A)蛋白酶抑制药,具有直接抗病毒作用,为慢性丙型肝炎(CHC)感染抗病毒治疗方案联用的药物。临床验证结果证实,用于治疗基因 1 型 HCV 感染。在原治疗药物基础上加用三种中任何一种药物,都能明显地提高持续病毒学应答率,包括一些难治性的病例。博赛匹韦和特拉匹韦每天用药三次。善米匹韦每日一次 150mg。治疗期间应密切监测 HCV-RNA,若发生病毒学突破即血清 HCV-RNA 在最低值后上升>1log,应停用蛋白酶抑制剂。

<h2 style="text-align:center">索福布韦(sofosbuvir)</h2>

索福布韦是核苷类似物类药物,为 HCV 特异性 NS5B 聚合酶的核苷抑制剂。其作用靶点是 HCV 特异性 NS5B 聚合酶高度保守的活化位点,核苷类似物在宿主肝细胞内磷酸化后成为有活性的三磷酸核苷,并与 HCV-RNA 复制所用的核苷竞争,从而导致 HCV 基因组复制终止。

临床试验显示,索福布韦能够实现极高比例的持续病毒学应答达到临床治愈。其优势在于,索福布韦在不联用聚乙二醇干扰素时疗效依然显著,比如索福布韦联合利巴韦林治疗基因 2、3 型慢性丙型肝炎初治患者的病毒学持续应答(SVR,几乎等同于病毒学治愈)率可达 100%,另外索福布韦针对的靶点十分保守,不易产生耐药性。索福布韦是目前唯一能用于治疗某些类型 HCV 感染而无需同时使用干扰素的安全有效的药物。

【临床应用】 索福布韦联合利巴韦林用于基因 2 型和基因 3 型慢性丙型肝炎成人患者的治疗。或联合利巴韦林和聚乙二醇干扰素,用于基因 1 型和基因 4 型慢性丙型肝炎初治成人患者的治疗。口服给药,每日一次 400mg。

推荐阅读文献

1. Feeney ER1, Chung RT2. Antiviral treatment of hepatitis C. BMJ. 2014; Jul 7; 348; g3308
2. Alao H1, Jake Liang T. Alternative interferons and immunomodulators in the treatment of hepatitis C. *Liver international*. 2014; Feb; 34 Suppl 1; 133-138
3. 吴亚君. 浅析流感病毒与抗病毒药物. 临床合理用药杂志. 2012; 05(24)

(颜光美)

第四十四章 抗真菌药

　　抗真菌药(antifungal agents)指特异性抑制真菌生长、繁殖或杀灭真菌的药物,对其他病原体如细菌、立克次体、病毒等均无作用。真菌感染一般分为两类:表浅部真菌感染和深部真菌感染。前者常由皮肤癣菌如毛癣菌、表皮癣菌和小孢子癣菌引起,主要侵犯表浅的角化层皮肤、毛发、指(趾)甲或黏膜等,病情常较轻,治疗药物有灰黄霉素、制霉菌素和局部应用的咪康唑和克霉唑等。深部真菌感染多由条件致病性真菌如白色念珠菌和新型隐球菌引起,主要侵犯内脏器官和深部组织,病情常危重,治疗药物有两性霉素 B、唑类抗真菌药和棘白菌素类等。

　　1957 年发现的两性霉素 B 是抗真菌药物发展的一个里程碑,静脉给药虽然毒性很大,但至今仍是治疗深部真菌病的金标准。20 世纪 70 年代咪唑类抗真菌药面市,其中较有特色的如酮康唑,具有能口服、广谱和低毒等优点;20 世纪 80 年代发展的三唑类抗真菌药伊曲康唑和氟康唑,对表浅部真菌感染和深部真菌病均有良好疗效;20 世纪 90 年代推出丙烯胺类抗真菌药,其中特比萘芬和布替萘芬,是高效低毒的治疗表浅部真菌感染的药物。2001 年抑制真菌细胞壁合成的棘白菌素类抗真菌药卡泊芬净上市,同类药米卡芬净和阿尼芬净随后推出。2002 年起上市的第二代三唑类抗真菌药伏立康唑、泊沙康唑和拉夫康唑等具有抗菌谱广、对耐药菌有效以及口服生物利用度高、药物相互作用少等优点,是抗真菌药物研究的重大进展。另一方面,通过研发新药物剂型提高药物疗效并降低毒性,如两性霉素 B 和制霉菌素的脂质体剂型,明显减低了原药的肾毒性,并有很好的疗效。

　　近年来,随着重症感染、肿瘤治疗、骨髓和器官移植增多以及艾滋病的流行,广谱抗生素、化疗药物、糖皮质激素和免疫抑制剂大量应用,导致免疫功能低下人群的侵袭性真菌感染(invasive fungal infection, IFI)发生率显著增加,深部真菌病发生率高达 11% ~ 40%,病死率约为 30%。目前,医院内感染念珠菌血症和曲霉菌病的病死率分别高达 40% 和 60%,因此抗真菌药已经成为救命良药。临床有多种抗真菌药物可供选用,对联合用药的研究已引起重视,如联合使用两性霉素 B 和氟胞嘧啶已被广泛用于治疗隐球菌脑膜炎。棘白菌素类联用三唑类药物或两性霉素 B 配方用于治疗侵袭性曲霉菌病,其他联合用药方案尚需进一步大规模临床试验予以验证和推广。

　　抗真菌药根据化学结构的特点分为五类:抗生素类,如两性霉素 B;唑类,如酮康唑;嘧啶类,如氟胞嘧啶;丙烯胺类,如特比萘芬;嘧啶类,如氟胞嘧啶;棘白菌素类,如卡泊芬净等。

一、抗生素类抗真菌药

两性霉素 B

　　两性霉素 B(amphotercin B)属多烯类抗真菌抗生素(polyene macrolide antibiotics),来源于链丝菌(streptomyces nodosus)。国产庐山霉素即两性霉素 B,本药不溶于水和乙醇,临床常用剂型为注射用两性霉素 B(去氧胆酸钠复合物),溶于 5% 葡萄糖溶液中静脉缓慢滴注。

　　【抗菌作用与机制】　两性霉素 B 几乎对所有真菌均有抗菌活性,属广谱抗真菌药。对大多数真菌的最低抑菌浓度(MIC)为(0.02 ~ 1)μg/ml。对本药敏感的真菌有新型隐球菌、皮炎芽生菌、组织胞质菌属、球孢子菌属、孢子丝菌属、念珠菌属等,但部分曲霉菌属对本药耐药,皮肤和毛发癣菌则大多呈现耐药。

本药的作用机制为药物与敏感真菌细胞膜特有脂质麦角固醇结合,在细胞膜上形成"微孔"或"通道",使膜通透性增加,细胞内重要物质如 K^+、核苷酸和氨基酸等外漏,导致真菌细胞死亡。由于本药增加真菌细胞膜的通透性,使一些药物(氟胞嘧啶)易进入真菌细胞内,可产生协同抗菌作用。另据研究表明:两性霉素 B 还可引起真菌细胞的氧化损伤,同时对哺乳动物细胞膜内胆固醇酯也具有一定作用,因而毒副作用严重,但抗真菌作用强,治疗效果好,至今无药替代。

【体内过程】 口服、肌内注射均难吸收,临床采用缓慢一次静脉滴注给药,有效浓度可维持24 小时以上。给药时,将注射用两性霉素 B(剂量50mg,含41mg 去氧胆酸钠),加入 10ml 注射用水后呈透明胶质颗粒混悬液,稀释溶于 5% 葡萄糖液中,缓慢静脉滴注 8～10 小时,也可鞘内、眼玻璃体内给药。在血液中,药物从脱氧胆酸钠复合物中游离出来,蛋白结合率达 90% 以上。在体内分布以肝、脾为最高,其次为肺、肾。血浆 $t_{1/2}$ 约 24 小时。不易透过血脑屏障,体内消除缓慢,每日约有 2%～5% 以原形从尿中排出,停药后药物大多在 3～4 天内排出,在一年后还可自尿中检出,停药一年内仍可出现肾脏毒性。本药不易被血液透析清除。

【临床应用】 两性霉素 B 目前仍是治疗深部真菌病的首选药物。常用于治疗下列真菌感染:①隐球菌病(尤其是新型隐球菌脑膜炎),常与氟胞嘧啶合用,此时可减少本药的用量,也可相应减少不良反应。治疗脑膜炎时,可采用鞘内注射。脑膜炎的疗程需 2～3 个月,必要时可延至 6 个月,以减少复发;②念珠菌病,治疗该类真菌所致肺部、尿路感染和败血症;③球孢子菌病的播散型、脑膜感染或慢性球孢子病需静脉滴注,为最有效药物;④组织胞浆菌病的全身播散型以及危及脑膜者,应用本药静脉滴注,总量需 2～3g,疗程 10 周以上;⑤皮炎芽生菌病,本药有效总量至少 1.5g,以防复发;⑥孢子丝菌病的全身播散型;⑦侵袭性曲霉菌病。口服治疗肠道念珠菌感染,滴眼液治疗真菌性角膜炎,阴道片和泡腾片治疗阴道真菌感染。

【不良反应与注意事项】 在临床应用中,随两性霉素 B 累积剂量的增多,可在肾脏、肝脏、血液、心血管系统和神经系统等引发严重毒性反应,明显地限制了其应用。该药的主要不良反应有:①急性毒性反应,最常见,主要表现有寒战、高热,多出现在静脉滴注开始后 1～2 小时,可持续 3～4 小时,寒战的产生与本药使 IL-1 和肿瘤坏死因子从单核细胞中释放出来有关。还可出现严重头痛、恶心、呕吐、血压下降和眩晕等;②肾毒性(取决于剂量,并且是可逆的),约 80% 患者可发生氮质血症;③低钾血症、低血镁,肾小管酸化使大量 K^+、Mg^{2+} 排出所致;④血液系统毒性反应,最常见为正色素性贫血,偶有血小板、粒细胞减少;⑤肝毒性,较少见,可致肝细胞坏死,急性肝功能衰竭亦有发生;⑥心血管系统反应,如静脉滴注过快时本药可引起心室颤动或心脏骤停,电解质紊乱亦可导致心律失常。两性霉素 B 刺激性大,静脉滴注部位易发生血栓性静脉炎;⑦神经系统毒性反应,感觉神经障碍(尤其在滴注速度过快时),如眩晕、抽搐等;⑧罕见过敏性休克、皮疹等变态反应。

注意事项:为减少本药的不良反应,给药前可给解热镇痛剂和抗组胺药,滴注同时给予琥珀酸氢化可的松 25～50mg 或地塞米松 2～5mg。长期应用本药需注意补钾。治疗期间定期严密监测血、尿常规及肝、肾功能、血钾、心电图等。血肌酐>30mg/L 时,应减量或暂停治疗,直至肾功能恢复。本药是治疗危重深部真菌感染的经典药物,但毒性大,不良反应较多,选用本药时必须权衡利弊后决定。肾功能损害者应减量或延长给药间期。肝病者禁用。

【药物相互作用】 合用肾上腺皮质激素及排钾利尿药可加重低钾血症;与洋地黄类同用时低血钾可增强潜在的洋地黄药物的毒性反应;与Ⅰa 类抗心律失常药、胺碘酮等同用可致 Q-T 间期延长(尖端 T 波扭转);与氟胞嘧啶同用有协同抗菌作用,但也可增强氟胞嘧啶的毒性反应,因本药增加了氟胞嘧啶的细胞摄取和减少其自肾脏排泄;与氨基糖苷类抗生素、抗肿瘤药、万古霉素、多黏菌素类、环孢素等同用增强肾毒性,应避免同时用药;与齐多夫定(zidovudine,ZDV)合

Notes

用会增加其血液系统毒性。

两性霉素 B 脂质体

传统剂型两性霉素 B(去氧胆酸钠复合物)常引起输液反应及毒副作用大,目前临床多采用其脂质体剂型,静脉滴注即时毒性较低。已上市的主要有三种剂型:①两性霉素 B 脂质复合体(amphotericin B lipid complex,ABLC);②两性霉素 B 胶质分散体(amphotericin B colloidal dispersion,ABCD);③两性霉素 B 脂质体(liposomal amphotericin B,L-AMPH B)。两性霉素 B 的上述脂类制剂多分布于网状内皮组织,如肝、脾和肺组织中,减少了在肾组织中的分布,因此该类制剂静脉滴注时的毒性反应及其肾毒性明显低于传统剂型,机体的耐受性好,其剂量可提高至每日 3~5mg/kg,故其临床疗效不低于原药,甚至更好。近年报道应用上述脂类制剂治疗全身性真菌感染,如曲霉病、隐球菌病(包括少数脑膜炎患者)、念珠菌病等病例获得成功。如两性霉素 B 脂质体与两性霉素 B 对恶性血液病患者侵袭性真菌感染,临床总有效率分别为 84.2% 和 75.0%。两性霉素 B 脂质体不良反应明显降低,价格便宜,仍然是治疗侵袭性真菌感染比较安全、有效、经济的选择。

制 霉 菌 素

制霉菌素(nystatin)与两性霉素 B 同类,其体内过程和抗菌作用基本相同,但毒性更大,不作注射用。本药口服后不易吸收,常用口服量血药浓度极低,对全身真菌感染无治疗作用。间断短程口服仅用于免疫缺陷患者或肿瘤患者防治消化道念珠菌病,较大剂量可致恶心、呕吐、腹泻。局部用药刺激性小,对口腔、皮肤、阴道念珠菌病有效。阴道局部用药可致白带增多。制霉菌素脂质体(liposomal nystatin,nystatin LF)为治疗深部真菌病的新剂型,主要用于对两性霉素 B 不能耐受或难治性真菌感染的替代性治疗。尤其是用于念珠菌病、曲霉菌病、隐球菌病和粒细胞缺乏患者发热的经验治疗。

灰 黄 霉 素

灰黄霉素(griseofulvin)为抗浅表真菌抗生素。

【抗菌作用与机制】　所有皮肤真菌包括毛癣菌、表皮癣菌、小孢子癣菌等均对本药敏感,但对深部真菌病无效。其作用机制至今尚未明了。科学实验证实,高浓度的灰黄霉素,能损伤真菌细胞的微管系统,抑制核丝分裂,从而抑制真菌细胞增殖。还有类似秋水仙碱或长春碱作用,能在真菌细胞减数分裂时,通过与微管蛋白结合,干扰微管蛋白聚合,使之不能形成纺锤体而终止细胞的有丝分裂。

【体内过程】　本药口服约可吸收 25%~70%,口服 0.5g,约 4 小时后,血药峰浓度为 1μg/ml,$t_{1/2}$ 约 24 小时。药物可分布至全身,以脂肪、皮肤、毛发等组织含量较高,能沉积在皮肤角质层和新生的毛发、指(趾)甲角质部分。

【临床应用】　主要用于治疗上述皮肤真菌所致的头癣、体癣、股癣、甲癣等。但难根治,容易复发或再感染。治疗甲癣时,需不断刮除病甲以去除病灶并刺激新甲生长。

【不良反应】　常见有头痛、恶心、腹泻、皮疹;也可有周围神经炎、共济失调、昏睡、眩晕、晕厥、视力模糊等神经系统反应;可有白细胞减少、单核细胞增多等血象改变;本药有致畸作用。

二、唑类抗真菌药

唑类(azoles)抗真菌药包括:咪唑类(imidazoles)和三唑类(triazoles)。咪唑类中克霉唑(clotrimazole)、咪康唑(miconazole)和益康唑(econazole)等目前均主要作为局部用药,酮康唑(ketoconazole)是第一个可口服的咪唑类抗真菌药。在咪唑环引入一 N 原子即为三唑类,如氟康唑

Notes

(fluconazole)和伊曲康唑(itraconazole),均可口服治疗全身真菌病。近年来,以氟康唑和伊曲康唑为先导化合物,合成了数万计的三唑类新化合物,从中筛选出多个广谱、高效、低毒的药物,如伏立康唑(voriconazole)、泊沙康唑(posaconazole)和拉夫康唑(ravuconazole)等第二代三唑类抗真菌药,克服了第一代药物抗菌谱窄、生物利用度低及药物相互作用和耐药性等问题。

【抗菌作用与机制】 咪唑类与三唑类抗真菌药均为广谱抗真菌药,对各种浅部和深部真菌均有抗菌活性。对念珠菌属、着色真菌属、球孢子菌属、组织胞质菌属、孢子丝菌属和新型隐球菌等均有抗菌活性,对曲霉菌有一定的抗菌活性,但对毛霉菌无效。两类药物具有相似的作用机制,都能选择性地抑制真菌细胞膜依赖 CYP 的 14-α-去甲基酶,导致 14-α-甲基固醇蓄积,使细胞膜麦角固醇合成受阻,膜通透性增加,细胞内重要物质外漏,导致真菌死亡;14-α-甲基固醇的蓄积还可损伤细胞膜上的 ATP 酶和参与电子传递系统的酶功能,干扰真菌的正常代谢,抑制真菌的生长。

酮 康 唑

【体内过程】 酮康唑(ketoconazole)口服后吸收良好,其口服片剂以往曾经作为真菌感染的一线治疗用药。但近年的研究发现,酮康唑口服吸收后抑制 CYP3A4 酶,严重影响经 CYP3A4 酶代谢的药物代谢,由此可产生致命的药物相互作用、严重肝毒性并抑制睾酮和肾上腺皮质激素合成。

【临床应用】 酮康唑仅用于某些抗真菌治疗不适合或耐受的真菌感染,如地方性真菌病。原口服片剂的适应证已经为氟康唑或伊曲康唑所取代。

【不良反应与注意事项】 酮康唑口服可产生潜在的致命性肝损伤、药物间相互作用和肾上腺问题的风险。2013 年 7 月 FDA 对酮康唑口服片剂采取使用限制。

咪 康 唑

咪康唑(miconazole)亦具广谱抗真菌活性。口服吸收差,口服 1g 后血药峰浓度仅 1μg/ml。口服不良反应主要是消化道症状和皮疹等变态反应,静脉给药尚可出现畏寒发热、静脉炎、贫血、高脂血症和心律不齐。由于咪康唑口服吸收少,而静脉给药后不良反应多见,因此目前主要制成 2% 霜剂和 2% 洗剂用于皮肤癣菌或念珠菌所致皮肤黏膜感染,10~14 天为一疗程。

克 霉 唑

克霉唑(clotrimazole)本药作用和用途类似咪康唑。目前主要用克霉唑 1% 霜剂、1%~5% 软膏或 1%~4% 搽剂治疗皮肤癣菌或念珠菌感染;克霉唑阴道栓或阴道泡腾片治疗阴道念珠菌感染。

伊 曲 康 唑

伊曲康唑(itraconazole)属三唑类抗真菌药,其化学结构与酮康唑类似,对浅部、深部真菌感染均有效,并且抗真菌谱较酮康唑广。

【体内过程】 伊曲康唑为高度脂溶性化合物,与食物同服可增加药物吸收。成人单次空腹口服与餐后服用本药100mg,血药峰浓度分别为 0.02μg/ml 和 0.18μg/ml。进入体内药物分布全身,血浆蛋白结合率为90%,脂肪丰富的组织中药物浓度远高于血药浓度,但在脑脊液中浓度低。伊曲康唑主要在肝内代谢,可代谢为有抗菌活性的羟基伊曲康唑。肾功能不全对药物消除无明显影响,单次给药后血浆消除 $t_{1/2}$ 为 15~20 小时,多次给药时 $t_{1/2}$ 可延长。

【临床应用】 伊曲康唑是治疗暗色孢科真菌、孢子丝菌、芽生菌和组织胞质菌感染(不包括感染重危者及病变累及脑膜者)的首选药物,有效率可达80%以上。另外,治疗侵袭性曲霉菌病作用明显,对新型隐球菌感染有效,但效果不如两性霉素 B 和氟康唑。治疗上述感染的剂量为

(200～400)mg/d,疗程长,需 6～24 个月。伊曲康唑可用于治疗口腔、食管及阴道等处的念珠菌感染。由于该药在尿中的活性成分甚少,因此不宜用于治疗念珠菌所致尿路感染。

口服伊曲康唑治疗一段时间,停药后药物仍可在病灶甲床处有长达半年疗效的后效应,因此治疗甲癣效果较好。

【不良反应与注意事项】 伊曲康唑的不良反应较酮康唑少,口服剂量为每日 200mg。剂量过大(每日 400mg)时可出现胃肠道反应、头痛、皮肤瘙痒等,约有不到 3% 的病例可发生一过性肝功能异常,主要为血清转氨酶升高,偶见皮疹,停药后上述症状可消退。长期应用偶见充血性心力衰竭。

【药物相互作用】 H_2 受体阻断剂,质子泵抑制药因降低胃酸浓度,可降低伊曲康唑血药浓度。同时服用利福平、苯巴比妥和苯妥英钠可使伊曲康唑血药浓度降低。由于抑制 CYP,与环孢素合用时使后者血药浓度升高,因此两药合用时需监测环孢素的血药浓度。与特非那定和阿司咪唑合用时可发生严重心律失常,甚至危及生命。

氟 康 唑

氟康唑(fluconazole)是 1990 年上市的三唑类抗真菌药物,抗菌谱较广,对大多数念珠菌、隐球菌等有良效;对曲霉菌无抑制活性,对克柔和光滑念珠菌天然耐药。口服生物利用度高,药物相互作用少。

【体内过程】 口服氟康唑后吸收迅速而完全,且不受食物或胃酸 pH 值的影响,给药后 1～2 小时血药浓度达峰值。血浆蛋白结合率为 11%～12%,吸收后广泛分布于各组织和体液中,可透入正常或炎症的脑脊液中,其浓度可达血药浓度的 50%～94%,氟康唑主要经肾小球滤过,给药量的 70% 以药物原形自尿中排出。血浆 $t_{1/2}$ 为 25～30 小时,肾功能减退时明显延长。

【临床应用】

1. 念珠菌病　治疗口咽部或食管念珠菌感染,第一日 200mg,此后每日 100mg,疗程至少2～3 周。阴道念珠菌感染,单剂口服 150mg 即显效;每日 400mg 可显著减少艾滋病患者和其他免疫缺陷患者(如骨髓移植患者)发生深部真菌感染。因氟康唑以高浓度原形药从尿中排出,治疗念珠菌泌尿道感染有良效。

2. 隐球菌脑膜炎　艾滋病患者急性隐球菌脑膜炎首选,氟康唑与氟胞嘧啶可联合用药治疗隐球菌脑膜炎,并能减少其复发。

3. 某些地方流行性真菌病　氟康唑治疗皮炎芽生菌病、组织胞浆菌病和孢子丝菌病亦有效,但疗效略低于伊曲康唑,可作为备选药物。以往治疗粗球孢子菌性脑膜炎均采用鞘内注射两性霉素 B,现口服氟康唑(每日 400mg)有效。

4. 其他深部真菌病治疗　如白色念珠菌所致的肺部感染、腹腔感染、肝脓肿、肾盂肾炎和败血症,均有良效。

【不良反应】 氟康唑的不良反应较其他抗真菌药物少见,每日剂量大于 200mg,可出现恶心、呕吐。每日剂量大于 800mg 或长程用药 7 天以上时,可出现头痛、皮疹、腹痛和腹泻等反应,偶见脱发,可出现一过性血尿素氮、肌酐及转氨酶升高。

【药物相互作用】 氟康唑可显著增加苯妥英钠、环孢素、齐多夫定、华法林和磺酰脲类的血药浓度,而利福平使氟康唑的 AUC 降低约 25%。氟康唑对口服固醇类避孕药的代谢无影响。

伏 立 康 唑

伏立康唑(voriconazole)是氟康唑的衍生物,2002 年上市的第一个二代三唑类抗真菌药物。具有比氟康唑更广谱抗真菌作用,对耐药的念珠菌仍然有效,口服生物利用度高,药物相互作用少等优点。

Notes

【体内过程】 伏立康唑有静脉和口服两种剂型,口服剂型生物利用度高达96%,可有效治疗深部真菌感染。静注首剂6mg/kg,然后3mg/kg维持;口服200mg,每天2次即可使血浆药物浓度高于对曲霉菌属、念珠菌属及其他大多数病原真菌的最低抑菌浓度。

【临床应用】 适用于侵袭性曲霉菌病、对氟康唑耐药的念珠菌引起的严重侵袭性感染(包括克柔念珠菌)、足放线病菌属和镰刀菌属引起的严重感染、免疫缺陷患者中进行性的可能威胁生命的真菌感染。

【不良反应与注意事项】 最为常见的有视觉障碍(12%)、肝功能异常(13.2%)、皮疹(18.4%),其他尚有发热、恶心、呕吐、腹泻、头痛、败血症、周围性水肿、腹痛以及呼吸功能紊乱等。用药时,一旦出现上述反应情况较严重时应考虑停药。

用药期间必须监测肝、肾功能。用药超过4周需监测视觉功能,包括视敏度、视力范围以及色觉。极少数患者因肝功能、皮疹和视觉障碍等不良反应严重而停药。通常停药后肝功能异常即能好转。

用药前应纠正低钾血症、低镁血症和低钙血症。伴有心肌病、低钾血症等有潜在心律失常危险的患者需慎用;动物实验有致畸作用,孕妇慎用。

泊沙康唑

泊沙康唑(posaconazole)是伊曲康唑的衍生物,是于2007年上市的第二代三唑类抗真菌药物。抗菌谱广,对于念珠菌属、荚膜组织胞质菌、塞多孢子菌、双极菌、接合菌、镰刀菌、酵母菌、耐氟康唑的非白色念珠菌株、新型隐球菌和曲霉菌都有强大的抑制活性;尤其是对比较罕见、但威胁生命的真菌疾病(接合菌病、镰刀菌病和球孢子菌病等)也有效。

【体内过程】 泊沙康唑口服混悬液,空腹或餐后口服,分别在3~4小时和4~10小时达血药峰浓度。血浆蛋白结合率高达98.2%,主要与白蛋白结合。表观分布容积平均高达1744L,具有高度组织穿透力。可透过胎盘屏障,在乳汁中有分泌。2014年获FDA批准上市的泊沙康唑静脉制剂适用于需要静脉给药的患者,或各种原因不能口服给药的患者。

【临床应用】 本品适用于多种对两性霉素不能耐受或难治性成人侵袭性真菌感染的治疗;对高危患者可作预防用药,口服悬液剂用于13岁以上、静脉注射剂用于18岁以上、免疫功能低下的患者,特别是患有移植物抗宿主病(graft versus host disease,GVHD)的造血干细胞移植者、白血病患者和由于长期化疗而白细胞减少的患者。本品比对照药物氟康唑和伊曲康唑,能更有效预防侵袭性曲霉菌感染并可降低侵袭性真菌感染相关的病死率。

【不良反应】 本品不良反应与其他唑类药物相似,发生率20%~30%的常见一过性副作用包括腹泻、低钾血症、发热和恶心。最常见的治疗相关性严重不良反应有胆红素血症、转氨酶升高、肝细胞损害以及恶心和呕吐。

【注意事项】 避免泊沙康唑与西罗莫司、匹莫齐特、奎尼丁、阿托伐他汀、洛伐他汀、辛伐他汀和麦角生物碱合用。当某些药物如环孢素和他克莫司与泊沙康唑同时给药时,需要调整这些药物的剂量,并经常监测其血药浓度,否则环孢素或他克莫司血药浓度增加时会出现严重不良反应,包括肾毒性、脑白质病变甚至死亡。研究证实,抗真菌药可延长QT间期,诱发致死性尖端T波扭转,使用本药时必须警惕心律失常的发生。

三、嘧啶类抗真菌药

氟胞嘧啶

氟胞嘧啶(flucytosine)为化学合成的抗真菌药物。

【抗菌作用与机制】 本药抗菌谱窄。只对隐球菌属、念珠菌属和球拟酵母菌等具有较高抗菌活性,对着色真菌、少数曲霉菌属有一定抗菌活性,对其他真菌抗菌活性差。

　　本药为抑菌剂,高浓度时具杀菌作用。其作用机制为药物通过真菌细胞的渗透酶系统进入细胞内,在胞嘧啶脱氢酶作用下,脱去氨基转化为5-氟尿嘧啶,替代尿嘧啶掺入RNA中,或代谢为5-氟尿嘧啶脱氧核苷,抑制胸腺嘧啶核苷合成酶,最终结果均为阻断真菌DNA合成。哺乳动物细胞不能将氟胞嘧啶转变为5-氟尿嘧啶,因此不受该药影响。易产生耐药性。

　　【体内过程】　本药口服吸收迅速而完全,生物利用度达80%以上。成人口服2g后,2~3小时血药浓度达峰。血浆蛋白结合率较低,药物分布广泛,可进入感染的腹腔、关节腔和房水中。可透过血脑屏障,脑脊液中药物浓度可达血药浓度的65%~90%。本药约80%以原形自尿中排泄,消除$t_{1/2}$为3~6小时,肾功能不全患者$t_{1/2}$可延长至200小时。

　　【临床应用】　氟胞嘧啶主要用于念珠菌病、隐球菌病和其他敏感真菌所致的感染。由于本药单独应用时真菌易产生耐药性,需与两性霉素B等抗真菌药物联合应用,具有协同作用,治疗隐球菌脑膜炎。

　　【不良反应与注意事项】　本药有骨髓抑制作用,可致白细胞或血小板减少,偶见全血细胞减少,有骨髓抑制、再生障碍性贫血及同时接受骨髓抑制药物的患者慎用本药,合用两性霉素B者较单用本药者为多见。此类不良反应的发生与血药浓度过高有关。可导致肝毒性反应,通常为一过性血清转氨酶升高,偶有发生肝坏死,因此应定期检查周围血象和肝功能。其他不良反应包括恶心、呕吐、腹痛、腹泻等消化道反应,皮疹、嗜酸性粒细胞增多等变态反应。在艾滋病和氮质血症患者中,以上毒性反应更易发生。动物实验有致畸作用,孕妇慎用。

四、丙烯胺类抗真菌药

　　丙烯胺类(allylamines)抗真菌药是近年来研制的真菌细胞壁合成抑制药。作用机制为抑制角鲨烯环氧化酶(squalene epoxidase),使角鲨烯经此关键酶催化生成麦角固醇受抑制,真菌细胞壁成份麦角固醇合成障碍而产生抑菌或杀菌效应。本类药物具有抗真菌谱广、杀菌作用强、毒性小、与其他药物相互作用小等优点。丙烯胺类最先应用于临床的萘替芬(naftifine),仅供局部外用,口服无效。将其侧链上苯基改变为特丁乙炔基研制出口服有效的特比萘芬。目前,临床用药物有特比萘芬和布替萘芬。

特　比　萘　芬

　　特比萘芬(terbinafine,TBF),为目前最常用的抗真菌药。

　　【抗菌作用与机制】　对各种浅部真菌如毛癣菌属、表皮癣菌属、小孢子癣菌属均有明显的抗菌活性,体外抗皮肤真菌活性比酮康唑高20~30倍,比伊曲康唑高10倍。此外对酵母菌、白色念珠菌也有抑菌效应。

　　【体内过程】　特比萘芬口服吸收良好且迅速,口服250mg,2小时后血药浓度达峰值0.97μg/ml。本药亲脂性极强,表观分布容积巨大,进入血液循环后,广泛分布于全身组织,并很快弥散和聚集于皮肤、指(趾)甲和毛发等处,缓慢释放和消除。连续服药在皮肤中药物浓度比血药浓度高75%,停药后较长时间在毛囊、毛发和甲板等处仍维持高浓度,这一特点尤其适合治疗皮肤癣菌。药物主要经肝脏代谢,灭活产物主要经肾脏排泄,无蓄积作用。清除$t_{1/2}$为17小时,肝、肾功能不全者药物清除时间明显延长。

　　【临床应用】　特比萘芬用于治疗由皮肤癣菌引起的甲癣、手癣、足癣和体癣等,但对酵母菌、白色念珠菌引起的甲癣无效。

　　【不良反应】　特比萘芬不良反应轻微,发生率约5%~10%。主要为胃肠道反应,还可出现皮肤瘙痒、荨麻疹、皮疹,较少发生肝功能损害,但肝肾功能严重减退者宜减量服用。

Notes

布 替 萘 芬

布替萘芬(butenafine)的化学结构和抗真菌活性与特比萘芬相似,属于杀菌剂,抗菌谱广。临床所用剂型为盐酸布替萘芬乳膏,外用后可在表皮内持久滞留。抑菌浓度与杀菌浓度相近,对皮肤癣菌、暗色真菌及双相真菌尤为敏感。广泛用于治疗浅部真菌病,对皮肤癣菌的疗效优于萘替芬和咪唑类抗真菌药。

五、棘白菌素类抗真菌药

棘白菌素类(echinocandins)抗真菌药以真菌细胞壁为作用靶位,抑制真菌细胞壁合成。常用药物有卡泊芬净(caspofungin)、米卡芬净(micafungin)和阿尼芬净(anidulafungin)等。这些药物的抗菌谱和抗菌活性均优于氟康唑和伊曲康唑,具有强大的杀菌活性的同时不良反应明显减少。本类药物可单独用药也可与其他抗真菌药联用。

作用机制为抑制真菌细胞壁生成,通过非竞争性抑制葡聚糖合成酶,导致真菌细胞生长过程中细胞壁葡聚糖缺乏,渗透压失常而最终产生真菌细胞溶解;在酵母细胞中还减少细胞膜麦角固醇含量,使稀醇化酶向生长中的细胞壁整合受抑制。本类药物的共性是对大多数念珠菌具有快速的杀真菌作用,包括一些对唑类耐药的菌株;对于大多数曲霉菌有抑制作用,但是对于新型隐球菌、镰刀菌、接合菌和毛孢子菌等无抑制活性。

卡 泊 芬 净

卡泊芬净(caspofungin)是第一个棘白菌素类抗真菌药物,2001年上市。对于念珠菌、曲霉菌等有良好的抑制活性,对于一些双相真菌如组织胞质菌、粗球孢子菌、皮炎芽生菌等也有抑制作用。

【体内过程】　本品口服不吸收,不易透过血脑屏障。需静滴给药,血浆蛋白结合率96%,由肝脏水解或乙酰化代谢,$t_{1/2}$为10小时,消除$t_{1/2}$为45小时,药物难于通过血液透析清除。

【临床应用】　卡泊芬净可作为治疗敏感真菌病的首选药物。用于侵袭性念珠菌病及不能耐受或其他抗真菌药物疗效不佳的曲霉菌病。在治疗念珠菌病时,卡泊芬净的疗效与两性霉素B相似,但毒性更低。

【不良反应及注意事项】　卡泊芬净不良反应有:发热、静脉输注并发症、恶心、呕吐以及皮肤潮红,发生率超过3%。其他不良反应有头痛、腹痛、腹泻、皮疹和瘙痒等。可有肝功能异常以及低白蛋白、低钾、白细胞减少、血小板减少、中性粒细胞减少、嗜酸性粒细胞增多、部分凝血时间延长和尿中红细胞增多等。

18岁以下少年儿童不宜用;可通过胎盘,孕妇慎用,哺乳期妇女用药需暂停授乳。每日剂量不能超过100mg,肾功能减退或血液透析患者不需调整剂量。

米 卡 芬 净

米卡芬净(micafungin)是半合成的新型棘白菌素类抗真菌药。本药抗真菌作用与卡泊芬净相同,对念珠菌属有较好的抑菌活性,对于曲霉菌也有良好的体外抑制活性。血浆$t_{1/2}$为10~16小时。目前主要用于侵袭性曲霉病的治疗。成年人每天50~100mg,一次静滴给药。最大剂量每天300mg。不良反应少,可有发热、头痛、腹痛、腹泻、静脉炎和肝功能异常,一般不需停药。

阿 尼 芬 净

阿尼芬净(anidulafungin)为半合成的棘白菌素类抗真菌药,2006年12月上市。它较同类药物具有更大的分布容积和更广谱的抗菌活性。其体内清除几乎是化学降解过程,不经肝药酶代谢或肾排泄消除,因此药物的相互作用较少。血浆 $t_{1/2}$ 为 24 小时。静脉注射用于治疗侵袭性念珠菌病和念珠菌血症成人患者,首剂量 200mg,随后每天 100mg,一次静滴给药。也适用于其他类型的念珠菌感染(腹腔脓肿、腹膜炎)和食管念珠菌病。本药不良反应少。

推荐阅读文献

1. Pfaller MA. Antifungal drug resistance: mechanisms, epidemiology, and consequences for treatment. *The American journal of medicine*. 2012: Jan; 125(1 Suppl): S3-13

2. Lewis RE. Current concepts in antifungal pharmacology. *Mayo Clinic Proceedings*. 2011: Aug; 86(8): 805-817

3. 徐智儒, 秦燕, 毛文学, 等. 两性霉素 B 脂质体药代动力学及组织分布研究. 中国临床药理学与治疗学. 2009: 14(9)

(颜光美)

Notes

第四十五章 抗寄生虫药

第一节 抗疟药

疟疾是由疟原虫引起的一种传染病。寄生于人体的疟原虫有间日疟原虫、恶性疟原虫、三日疟原虫和卵形疟原虫四种,分别引起间日疟、恶性疟、三日疟和卵形疟。间日疟和三日疟属良性疟。在我国以间日疟和恶性疟为主,其他两种少见,偶见国外传入的散在病例。抗疟药(antimalarial drugs)是用于预防和治疗疟疾的药物,是防治疟疾的重要手段。疟原虫有独特的生活史,其不同发育阶段在生物学上存在明显差异,因而导致对不同抗疟药的敏感性不同,因此必须了解疟原虫的生活史及抗疟药作用环节,以便根据防治的目的正确选择药物。

一、疟原虫的生活史

疟原虫的生活史可分为人体内的无性生殖阶段和雌性按蚊体内的有性生殖阶段(图 45-1)。

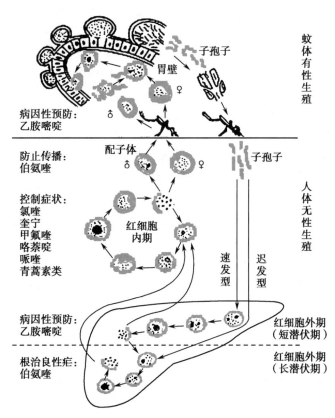

图 45-1　疟原虫生活史及抗疟药作用环节示意图

1. **人体内无性生殖阶段**

(1) 红细胞外期:雌性按蚊叮咬人时,将其唾液中的子孢子注入人体血液中,随即侵入肝细胞发育、繁殖,形成大量裂殖体。此期不出现症状,为疟疾的潜伏期,通常为 10～14 天。间日疟原虫的子孢子在遗传学上存在不同的亚型,有速发型和迟发型之分。两种类型的子孢子同时进入肝实质细胞后,速发型子孢子在较短时期内发育、繁殖成裂殖体。迟发型子孢子则经过一段时间的休眠期后才发育、繁殖成裂殖体。迟发型子孢子是疟疾复发的根源。恶性疟和三日疟不存在迟发型子孢子,故不引起复发。乙胺嘧啶能杀灭红细胞外期的裂殖体,用于病因性预防。伯氨喹对红细胞外期迟发型子孢子(休眠子)有杀灭作用,可阻止间日疟复发。

(2) 红细胞内期:红细胞外期形成的大量裂殖子破坏肝细胞而进入血液,侵入红细胞,经滋养体发育成裂殖体,并破坏红细胞,释放大量裂殖子及其代谢产物,以及红细胞破坏产生的大量变性蛋白,刺激机体,引起寒战、高热等症状。红细胞所释放的裂殖子可再侵入其他红细胞,如此反复循环,引起临床症状反复发作。作用于此期的药物有氯喹、奎宁、青蒿素等,能有效杀灭红细胞内期的裂殖体,从而控制临床症状和预防性抑制临床症状发作。

2. **雌性按蚊体内有性生殖阶段**　红细胞内疟原虫不断裂体增殖,经数个周期后,细胞内裂殖子部分发育成雌、雄配子体。按蚊在吸食患者血时,雌、雄配子体随血液进入蚊体,进行有性生殖过程,成为疟疾的传播根源。伯氨喹能杀灭配子体,乙胺嘧啶能抑制配子体在蚊体内发育,有控制疟疾传播的作用。

抗疟药作用于疟原虫生活史的不同环节,从而抑制或杀灭疟原虫。根据用药的目的,将抗疟药分为三类:①主要用于控制症状的抗疟药(如氯喹、奎宁、青蒿素等);②主要用于控制复发和传播的药物(如伯氨喹等);③主要用于病因性预防的抗疟药(如乙胺嘧啶、磺胺类等)。

二、疟原虫的耐药性

1910 年首次发现恶性疟原虫对奎宁具有耐药性,20 世纪 60 年代发现广泛用于治疗疟疾的氯喹出现恶性疟耐药现象并迅速蔓延,抗疟药物耐药性已成为遏制疟疾流行的最大困难。因此,认识抗疟药的作用机制与耐药机制,是合理有效防治疟疾的基础。恶性疟原虫对氯喹,其次对奎宁、乙胺嘧啶等抗疟药产生耐药,而且耐氯喹的疟原虫株常对乙胺嘧啶和磺胺多辛产生交叉耐药。耐氯喹的间日疟原虫株也有报道。不同抗疟药产生耐药性的机制不同。恶性疟原虫对氯喹的耐药机制表现为疟原虫食物泡上黏附糖蛋白(多药耐药性蛋白)的基因点突变,导致黏附糖蛋白的变异而增加氯喹从食物泡的排出,减少氯喹在疟原虫体内的潴留量,降低作用靶位的药物浓度。钙通道阻滞药能部分恢复恶性疟原虫对氯喹的敏感性。恶性疟原虫对乙胺嘧啶与磺胺类的耐药机制与减弱对叶酸合成的抑制作用有关,耐乙胺嘧啶的恶性疟原虫因二氢叶酸还原酶基因突变,引起二氢叶酸还原酶分子空间构象改变,导致乙胺嘧啶对二氢叶酸还原酶的镶合受挫;耐磺胺类药物的恶性疟原虫二氢蝶酸合酶基因点突变,影响药物在二氢蝶酸合酶分子内的镶合。

三、主要用于控制症状的抗疟药

20 世纪 20 年代,奎宁是唯一的抗疟药。20 世纪 30 年代应用米帕林(mepacrine,阿的平)治疗疟疾,但不良反应较多,且随后的研究证明该药对耐氯喹的恶性疟原虫无效,还与伯氨喹存在相互作用。氯喹是 20 世纪 40 年代合成的重要抗疟药,能迅速控制症状。该药问世后不久出现耐药性,尤其是 20 世纪 60 年代恶性疟原虫对氯喹的耐药性迅速蔓延,且由单一耐药性向多药耐药性发展。人们一直在努力寻找治疗耐药性虫株的抗疟药。中国中医研究院屠呦呦教授课题组从黄花蒿中提取的青蒿素,具有速效、低毒、无交叉耐药性的特点,是治疗恶性疟的首选药。这类药物通过杀灭红细胞内期的裂殖体从而中断疟原虫的无性生殖周期,可控制症状和预防性抑制症状发作。

氯　喹

氯喹(chloroquine)是人工合成的 4-氨基喹啉衍生物。

Notes

【药理作用和临床应用】

1. **抗疟作用**　其特点是起效快、疗效高、作用持久。对间日疟原虫和三日疟原虫以及敏感的恶性疟原虫的红细胞内期裂殖体有杀灭作用,能迅速有效地控制临床发作,通常用药后24~48小时内临床症状消退,48~72小时血中疟原虫消失。氯喹具有在红细胞内尤其是被疟原虫入侵的红细胞内浓集的特点,有利于杀灭疟原虫。氯喹大量分布于内脏组织,停药后缓慢释放入血,加之在体内代谢与排泄缓慢,因而作用持久。氯喹也能预防性抑制疟疾症状发作,在进入疫区前1周和离开疫区后4周期间,每周服药1次即可。对间日疟和三日疟的配子体也有效,有助于防止良性疟传播,但对恶性疟的配子体无效。氯喹对红细胞外期疟原虫无效,不能用于病因性预防,也不能根治间日疟。

氯喹的抗疟作用机制尚未完全明了。已知疟原虫生长发育所需的氨基酸主要来自宿主红细胞的血红蛋白。疟原虫摄取的血红蛋白,在酸性食物泡内被蛋白酶分解,释放出氨基酸供疟原虫利用。疟原虫在消化血红蛋白过程中产生血红素(高铁原卟啉IX),具有高氧化活性,对细胞膜、消化酶以及某些重要的生物分子具有氧化损伤作用。在正常情况下,疟原虫体内的血红素通过非酶途径聚合形成无活性不可溶的疟色素。氯喹为弱碱性药物,在感染疟原虫的红细胞内聚积,升高食物泡内pH值,干扰血红素非酶聚合为疟色素。另一方面,血红素对喹啉类(氯喹、奎宁、甲氟喹)有很高的亲和性,形成血红素-喹啉复合物,血红素-喹啉复合物能掺入血红素聚合链,进一步干扰血红素非酶聚合反应,导致血红素在疟原虫体内堆积,从而杀灭疟原虫。此外,氯喹可插入疟原虫DNA双螺旋结构中,形成稳固的DNA-氯喹复合物,影响DNA复制和RNA转录,从而抑制疟原虫的分裂繁殖。敏感恶性疟原虫体内氯喹浓度高,而耐药恶性疟原虫体内氯喹浓度低。疟原虫对氯喹耐药的机制可能与药物从虫体排出增多或在红细胞内浓集能力降低有关。

2. **抗肠道外阿米巴病作用**　能杀灭阿米巴滋养体。由于在肝脏中的浓度高,可用于治疗阿米巴肝脓肿,详见本章第二节。

3. **免疫抑制作用**　大剂量氯喹能抑制免疫反应,偶尔用于治疗类风湿关节炎、红斑狼疮等。但对后者的疗效尚无定论,而且用量大,易引起毒性反应。

【体内过程】　口服吸收迅速而完全,抗酸药可干扰其吸收。血药浓度达峰时间为3~5小时,$t_{1/2}$为数天至数周,并随用药剂量增大而延长。氯喹与血浆蛋白结合率为55%。广泛分布于全身组织,在肝、脾、肾、肺组织中的浓度常达血浆浓度的200~700倍,红细胞内的浓度比血浆浓度高约10~20倍,而在被疟原虫入侵的红细胞内的浓度又比正常红细胞内的浓度高出25倍。因分布容积非常大,在治疗急性发作时必须给予负荷量才能达到有效杀灭裂殖体的血药浓度。50%的药物在肝脏代谢,原形药及其代谢产物主要从尿中排出,酸化尿液可促进其排泄。

【不良反应与注意事项】　氯喹用于治疗疟疾时,不良反应较少,常见的不良反应有头痛、头晕、胃肠道反应、耳鸣、烦躁、皮肤瘙痒等,停药后可消失。长期大剂量应用时可见角膜浸润,表现为视觉模糊,少数影响视网膜,可引起视力障碍,应定期做眼科检查。大剂量或快速静脉给药时,可致低血压、心功能受抑、心电图异常、心脏骤停等,给药剂量大于5g可致死。偶见6-磷酸葡萄糖脱氢酶缺乏患者产生溶血、精神症状等。有致畸作用,孕妇禁用。

奎　宁

奎宁(quinine)是从金鸡纳树皮中提取的一种生物碱,为奎尼丁的左旋体。

【药理作用和临床应用】　对各种疟原虫的红细胞内期裂殖体有杀灭作用,能控制临床症状,但疗效不及氯喹。对间日疟和三日疟的配子体也有效,但对恶性疟的配子体无效。对红细胞外期疟原虫无明显作用。抗疟机制与氯喹相似,可能与抑制血红素聚合酶活性而致血红素堆积有关。此外,奎宁以氢键与DNA双螺旋形成复合物,抑制其转录与蛋白合成。由于奎宁控制

Notes

临床症状较氯喹作用弱,且毒性较大,故一般不作首选,主要用于耐氯喹或对多药耐药的恶性疟,尤其是脑型疟,危急病例静脉滴注给予负荷量,之后口服维持血药浓度。

奎宁有减弱心肌收缩力,减慢传导,延长不应期,兴奋子宫平滑肌,抑制中枢神经系统和微弱的解热镇痛作用。

【体内过程】   口服后主要在小肠上段迅速吸收,血药浓度约 3 小时达峰值,$t_{1/2}$ 约 11 小时。80% 的药物与血浆蛋白结合。主要在肝脏中被氧化分解,迅速失效,其代谢物及少部分未被代谢的原形药经肾脏快速排泄,24 小时后几乎全部排出,无蓄积性。在严重疟疾患者血中 α-糖蛋白水平增高,奎宁与蛋白结合率增加,消除减慢,可延长半衰期。

【不良反应与注意事项】

1. 金鸡纳反应   奎宁以及从金鸡纳树皮中提取的其他生物碱,在治疗剂量时可引起一系列不良反应,称为金鸡纳反应(cinchonism),表现为耳鸣、头痛、恶心、呕吐、腹痛、腹泻、视力和听力减退等,多见于重复给药时,停药可恢复,个别患者对奎宁具有高敏性,小剂量单用即可出现上述反应。

2. 心血管反应   用药过量或滴注速度过快时可致严重低血压和致死性心律失常。奎宁静脉滴注应慢速,并密切观察患者心脏和血压变化。

3. 特异质反应   少数恶性疟患者尤其是缺乏葡萄糖-6-磷酸脱氢酶者,应用很小剂量即可引起急性溶血,发生寒战、高热、血红蛋白尿(黑尿)和急性肾衰竭,甚至死亡。某些过敏患者可出现皮疹、瘙痒、哮喘等。

4. 其他   奎宁能刺激胰岛 β 细胞,可引起高胰岛素血症和低血糖。对妊娠子宫有兴奋作用,故孕妇忌用。

甲 氟 喹

甲氟喹(mefloquine)是人工合成的 4-喹啉-甲醇衍生物。

【药理作用和临床应用】   能有效杀灭红细胞内期裂殖体,特别是对成熟滋养体和裂殖体有强效杀灭作用。对红细胞外期疟原虫和配子体无效。主要用于耐氯喹或多药耐药的恶性疟,与磺胺多辛和乙胺嘧啶合用可增强疗效,延缓耐药的发生。用于症状抑制性预防,每 2 周用药一次。甲氟喹的抗疟机制尚未完全阐明,与氯喹相似,能升高疟原虫食物泡 pH 值,与游离血红素形成复合物,抑制血红素聚合反应,导致血红素堆积,损伤虫体膜结构。

【体内过程】   胃肠外给药局部刺激强烈,仅能口服给药。口服吸收好,存在肝肠循环,血药浓度约 17 小时达峰值。在体内分布广,红细胞内浓度高。血浆蛋白结合率约 98%。主要经粪便排泄,少量原形药从肾排泄,消除慢,$t_{1/2}$ 约 20 天。

【不良反应与注意事项】   常见恶心、呕吐、腹痛、腹泻、焦虑、眩晕,呈剂量相关性。半数患者可出现神经、精神系统不良反应,如眩晕、头痛、共济失调、视力或听力紊乱、忧虑、失眠、幻觉,偶见精神病等,通常较轻微,与血药浓度高低无关。有精神病史者禁用。对动物可致畸、影响发育。孕妇、2 岁以下幼儿禁用。

咯 萘 啶

咯萘啶(pyronaridine)为我国研制的一种抗疟药。对红细胞内期疟原虫有杀灭作用,对耐氯喹的恶性疟也有效。作用机制与破坏疟原虫复合膜及食泡结构有关。可用于治疗各种类型的疟疾,包括脑型疟。治疗剂量时不良反应轻微而少见,表现为食欲缺乏、恶心、头痛、头晕、皮疹和精神兴奋。一般病例可口服给药,脑型疟或危重患者采用缓慢静脉滴注。

青 蒿 素

青蒿素(artemisinin)是屠呦呦教授课题组 1971 年在低温条件下,利用有机溶剂二乙基醚从

Notes

菊科艾属植物黄花蒿(*artemisia annua L.*)中萃取分离出来的一种倍半萜内酯类过氧化物,是根据中医"青蒿截疟"的记载而发掘出的新型抗疟药,具有高效、速效、低毒的特点。后相继合成了青蒿素衍生物双氢青蒿素以及蒿甲醚、蒿乙醚和青蒿琥酯,并发现其抗疟作用较青蒿素高数10倍。

青蒿素能杀灭各种红细胞内期疟原虫,起效较其他抗疟药快。给予青蒿素48小时内疟原虫从血中消失,可能是因为其作用于疟原虫红细胞裂殖体中的环行体和早期滋养体,而其他大多数抗疟药作用于后期滋养体。对红细胞外期无效。青蒿素抗疟作用机制尚未完全明了,可能是血红素或Fe^{2+}催化青蒿素形成自由基破坏疟原虫表膜和线粒体结构,导致疟原虫死亡。主要用于耐氯喹或多药耐药的恶性疟,包括脑型疟的抢救。青蒿素与奎宁合用抗疟作用相加,与甲氟喹合用有协同作用,与氯喹或乙胺嘧啶合用则表现为拮抗作用。因有效血药浓度维持时间短,杀灭疟原虫不彻底,复发率高达30%。与伯氨喹合用,可使复发率降至10%。

本药不良反应少见,少数患者出现轻度恶心、呕吐、腹泻等,偶有血清转氨酶轻度升高。动物实验发现有胚胎毒性,孕妇慎用。

青蒿素衍生物

蒿甲醚(artemether)和蒿乙醚(arteether)是青蒿素的脂溶性衍生物,而青蒿琥酯(artesunate)是青蒿素的水溶性衍生物,后者可经口、静脉、肌肉、直肠等多种途径给药。三药抗疟作用及作用机制与青蒿素相同,能杀灭红细胞内期的裂殖体,具有速效、高效、低毒等特点。可用于耐氯喹恶性疟的治疗以及危重病例的抢救。

双氢青蒿素

双氢青蒿素(dihydroartemisinin)为上述青蒿素及其衍生物的活性代谢产物,现已开发为抗疟药。治疗有效率为100%,复发率约为2%。不良反应少,偶见皮疹、一过性的网织红细胞下降等。

四、主要用于控制复发和传播的抗疟药

20世纪40年代合成了一系列8-氨基喹啉类化合物,包括帕马喹(pamaquine)、喷他喹(pentaquine)、普拉莫西(plasmocid)及伯氨喹(primaquine),前三种药物抗疟作用弱、毒性大,已被伯氨喹所取代。这类药物能杀灭红细胞外期迟发型子孢子与血中配子体,故能控制复发和防止传播。

伯　氨　喹

【药理作用和临床应用】　对间日疟红细胞外期迟发型子孢子(休眠子)有较强的杀灭作用,与血液裂殖体杀灭剂(如氯喹)合用,能根治良性疟,减少耐药性的发生。能杀灭各种疟原虫的配子体,阻止各型疟疾传播。对红细胞内期无效,不能控制疟疾临床症状的发作。

伯氨喹抗疟作用机制尚未明了。该药在体内转化为有抗疟活性的喹啉二醌,其结构与辅酶Q相似,能抑制辅酶Q的活性,阻断疟原虫线粒体内的电子传递,从而抑制疟原虫的氧化磷酸化过程。另外,伯氨喹的代谢产物具有很强的氧化作用,可干扰NADP还原,从而影响红细胞外期疟原虫的代谢。

【体内过程】　口服吸收完全,1~3小时内血药浓度达峰值,$t_{1/2}$约3~8小时,广泛分布于组织,肝脏中浓度较高。大部分在肝脏代谢,其主要代谢物为6-羟衍生物,代谢物排泄较慢,$t_{1/2}$达22~30小时,仅小部分以原形从尿排泄。

【不良反应与注意事项】　治疗量不良反应较少,可引起头晕、恶心、呕吐、腹痛等,停药后可

恢复。偶见轻度贫血、发绀等。大剂量每日 60～240mg 时上述症状加重,多数患者可致高铁血红蛋白血症。少数特异质者在小剂量时也可发生急性溶血性贫血和高铁血红蛋白血症,是因特异质者红细胞内缺乏葡萄糖-6-磷酸脱氢酶(G-6-PD)所致。G-6-PD 通过辅酶Ⅱ(NADPⅡ)的递氢作用,使红细胞内氧化型谷胱甘肽(GSSG)还原为还原型谷胱甘肽(GSH),后者能保护红细胞膜、血红蛋白和红细胞内某些含巯基的酶,使其免受伯氨喹氧化代谢产物的损害。缺乏 G-6-PD 的患者,NADPH 减少,影响红细胞内的 GSSH 转变为 GSH,红细胞保护作用减弱,易受伯氨喹代谢产物氧化而发生溶血;另一方面,因 NADPH 减少,伯氨喹氧化代谢产生的高铁血红蛋白不能还原为血红蛋白,引起高铁血红蛋白血症。有蚕豆病史及家族史者禁用。

五、主要用于病因性预防的抗疟药

20 世纪 40 年代出现的二胍类衍生物如氯胍(proguanil)及其活性代谢物环氯胍(cyclochloroquanide)能杀灭红细胞外期速发型子孢子,但作用效力较差。随后对这类药物抑制二氢叶酸还原酶作用机制的认识,促进其他二氢叶酸还原酶抑制剂如乙胺嘧啶的发现。磺胺类能抑制二氢蝶酸合酶,阻止二氢叶酸合成,与二氢叶酸还原酶抑制药合用,能双重阻断叶酸合成,增强抗疟原虫作用。

乙 胺 嘧 啶

【药理作用和临床应用】 乙胺嘧啶(pyrimethamine)能杀灭各种疟原虫红细胞外期速发型子孢子发育、繁殖而成的裂殖体,用于病因性预防。其作用持久,服药一次,可维持 1 周以上。对红细胞内期疟原虫仅能抑制未成熟的裂殖体,对已发育成熟的裂殖体则无效。常需用药后第二个无性增殖期才能发挥作用,故控制临床症状起效缓慢。不能直接杀灭配子体,但含药血液随配子体被按蚊吸食后,能阻止疟原虫在蚊体内的发育,起阻断传播的作用。

疟原虫不能利用环境中的叶酸和四氢叶酸,必须自身合成叶酸并还原成四氢叶酸,才能在合成核酸的过程中被利用。乙胺嘧啶与二氢叶酸还原酶分子镶合性结合,抑制二氢叶酸还原酶活性,阻止二氢叶酸转变为四氢叶酸,阻碍核酸的合成,从而抑制疟原虫的繁殖。

【体内过程】 口服吸收慢但完全,4～6 小时血药浓度达峰值,主要分布于肾、肺、肝、脾等。消除缓慢,$t_{1/2}$ 为 80～95 小时,服药一次有效血药浓度可维持约 2 周。代谢物从尿排泄,原型药可经乳汁分泌。

【不良反应与注意事项】 治疗剂量毒性小,偶可致皮疹。长期大剂量服用可能干扰人体叶酸代谢,引起巨细胞性贫血、粒细胞减少,及时停药或用甲酰四氢叶酸治疗可恢复。乙胺嘧啶过量引起急性中毒,表现为恶心、呕吐、发热、发绀、惊厥,甚至死亡。严重肝肾功能损伤患者应慎用。动物实验有致畸作用,孕妇禁用。

磺胺类与砜类

磺胺类与砜类能与二氢蝶酸合酶分子镶合性结合,抑制二氢蝶酸合酶的活性,从而阻止疟原虫合成二氢叶酸。主要用于耐氯喹的恶性疟,单用时疗效差,仅能抑制红细胞内期疟原虫,对红细胞外期无效。与二氢叶酸还原酶抑制药乙胺嘧啶合用,在叶酸代谢的两个环节上起双重阻抑作用,可增强疗效,并能延缓耐药性的发生。常用药物为磺胺多辛和氨苯砜。

六、抗疟药的合理应用

1. 抗疟药的选择
(1) 控制症状:对氯喹敏感疟原虫选用氯喹;
(2) 脑型疟:可用青蒿素类、二盐酸奎宁注射给药以提高脑内药物浓度;

Notes

（3）耐氯喹的恶性疟:选用青蒿素类、奎宁、甲氟喹;

（4）休止期:乙胺嘧啶和伯氨喹合用;

（5）预防用药:乙胺嘧啶预防发作和阻止传播,氯喹能预防性抑制症状发作。

2. 联合用药　现有抗疟药尚无一种对疟原虫生活史的各个环节都有杀灭作用,因此应联合用药。氯喹与伯氨喹合用于发作期的治疗,既控制症状,又防止复发和传播。乙胺嘧啶与伯氨喹合用于休止期患者,可防止复发。不同作用机制的药物联合应用,可增强疗效,减少耐药性发生,如乙胺嘧啶与磺胺可协同阻止叶酸合成;对耐氯喹的恶性疟使用青蒿素与甲氟喹联合治疗。

第二节　抗阿米巴病药及抗滴虫药

一、抗阿米巴病药

阿米巴病是由溶组织内阿米巴原虫(*Entamoeba histolytica*)所引起的一种传染病。溶组织内阿米巴存在包囊和滋养体两个发育时期。包囊是其传播的根源,人体经消化道感染阿米巴包囊,在肠腔内脱囊并迅速分裂成小滋养体,寄居在回盲部,与细菌共生。在宿主环境不适时,滋养体转变为包囊,随粪便排出体外,形成重要的传染源。滋养体为致病因子,小滋养体侵入肠壁组织,发育成大滋养体,破坏肠壁黏膜和黏膜下层组织,引起肠阿米巴病。滋养体也可随肠壁血液或淋巴迁移至肠外组织(肝、肺、脑等),引起肠外阿米巴病。肠内感染可表现为急、慢性阿米巴痢疾,肠外感染则以阿米巴肝脓肿常见。现有抗阿米巴病药(antiamoebic drugs)主要作用于滋养体,多对包囊无直接作用。

甲　硝　唑

甲硝唑(metronidazole,灭滴灵)为人工合成的5-硝基咪唑类化合物。同类药物还有替硝唑(tinidazole)、尼莫唑(nimorazole)、奥硝唑(ornidazole)、塞克硝唑(secnidazole)等,药理作用与甲硝唑相似,但血药浓度达峰值时间与作用维持时间不同。

【药理作用和临床应用】

1. 抗阿米巴作用　对肠内、肠外阿米巴滋养体有强大杀灭作用,对重症急性阿米巴痢疾与肠外阿米巴感染效果显著,对轻症阿米巴痢疾也有效。甲硝唑对无症状排包囊者疗效差,可能是肠道药物浓度较低之故。

2. 抗滴虫作用　为治疗阴道毛滴虫感染的首选药。口服剂量即可杀死精液及尿液中的阴道毛滴虫,但不影响阴道内正常菌群的生长,对感染阴道毛滴虫的男女患者均有较高的治愈率。

3. 抗厌氧菌作用　用于革兰阳性或革兰阴性厌氧球菌和杆菌引起的产后盆腔炎、败血症和骨髓炎等的治疗,也可与抗菌药合用防止妇科手术、胃肠外科手术时厌氧菌感染。

4. 抗贾第鞭毛虫作用　治疗贾第鞭毛虫病,治愈率达90%。

甲硝唑的作用机制未明,可能由于甲硝唑的甲基被还原后生成细胞毒性还原物,作用于细胞中大分子物质(DNA、蛋白质或膜结构),抑制DNA合成,促进DNA降解,从而干扰病原体的生长、繁殖,最终导致细胞死亡。

【体内过程】　口服吸收迅速,血药浓度达峰时间为1~3小时,生物利用度约95%以上,血浆蛋白结合率为20%。分布广,渗入全身组织和体液,可进入阴道分泌物、精液、唾液和乳汁,也可通过胎盘和血脑屏障,脑脊液中药物可达有效浓度。有效血药浓度可维持12小时,$t_{1/2}$为8~10小时。主要在肝脏代谢,代谢物与原形药主要经肾排泄,亦可经乳汁排泄。

【不良反应与注意事项】　常见的不良反应有头痛、恶心、呕吐、口干、金属味感等。偶有腹痛、腹泻。少数患者出现荨麻疹、红斑、瘙痒、白细胞减少等。极少数患者出现头昏、眩晕、惊厥、

Notes

共济失调和肢体感觉异常等神经系统症状,一旦出现,应立即停药。甲硝唑干扰乙醛代谢,服药期间饮酒易致急性乙醛中毒,表现为恶心、呕吐、腹痛、腹泻甚至头痛,故用药期间应禁酒。急性中枢神经系统疾病者禁用。肝、肾疾病者应酌情减量。长期大剂量使用有致癌和致突变作用,妊娠早期禁用。

依米丁和去氢依米丁

依米丁(emetine,吐根碱)为茜草科吐根属植物提取的异喹啉生物碱。去氢依米丁(dehydro-emetine)为其衍生物,药理作用相似,毒性略低。

【药理作用和临床应用】　两种药物对溶组织内阿米巴滋养体有直接杀灭作用,治疗急性阿米巴痢疾与阿米巴肝脓肿,能迅速控制临床症状。因毒性大,仅限于甲硝唑治疗无效或禁用者。对肠腔内阿米巴滋养体无效,不适用于症状轻微的慢性阿米巴痢疾及无症状的阿米巴包囊携带者。其作用机制为抑制肽酰基 tRNA 的移位,抑制肽链的延伸,阻碍蛋白质合成,从而干扰滋养体的分裂与繁殖。

【体内过程】　口服引起强烈恶心、呕吐,只能深部肌注。药物主要分布于肝、肾、脾和肺,以肝脏内浓度最高。经肾脏缓慢排泄,停药 1~2 个月后仍可在尿中检出,连续用药可引起蓄积中毒。

【不良反应与注意事项】　本药选择性低,也能抑制真核细胞蛋白质的合成,且易蓄积,毒性大。不良反应有:

(1) 心脏毒性:常表现为心前区疼痛、心动过速、低血压、心律失常,甚至心力衰竭;心电图改变表现为 T 波低平或倒置,Q-T 间期延长。

(2) 神经肌肉阻断作用:表现为肌无力、疼痛、震颤等。

(3) 局部刺激:注射部位可出现肌痛、硬结或坏死。

(4) 胃肠道反应:恶心、呕吐、腹泻等。治疗应在医生监护下进行。孕妇、儿童和有心、肝、肾疾病者禁用。

二 氯 尼 特

二氯尼特(diloxanide)为二氯乙酰胺类衍生物,通常用其糠酸酯(diloxanide furoate),为目前最有效的肃清包囊药。口服吸收迅速,1 小时血药浓度达高峰,分布全身。对无症状或轻微症状的排包囊者有良好疗效。单用对急性阿米巴痢疾疗效差,用甲硝唑控制症状后,再用本药可直接杀灭小滋养体从而肃清肠腔内包囊,可有效防止复发。对肠外阿米巴病无效。不良反应轻,偶有恶心、呕吐和皮疹等。大剂量时可致流产,但无致畸作用。

巴 龙 霉 素

巴龙霉素(paromomycin)为氨基糖苷类抗生素,口服吸收少,肠道浓度高。巴龙霉素抑制蛋白质合成,直接杀灭阿米巴滋养体;间接抑制肠内阿米巴共生菌,影响阿米巴生存与繁殖。临床用于治疗急性阿米巴痢疾。

氯　喹

氯喹(chloroquine)为抗疟药,对阿米巴滋养体亦有杀灭作用。口服吸收迅速完全,肝脏中药物浓度远高于血浆药物浓度,而在肠壁的分布量很少。对肠内阿米巴病无效,用于治疗肠外阿米巴病,仅用于甲硝唑无效的阿米巴肝脓肿,宜与肠内抗阿米巴病药合用,以防复发。

阿米巴病的用药原则

1. **无症状排包囊者**　首选二氯尼特,次选巴龙霉素。

Notes

2. 轻中度阿米巴痢疾　甲硝唑加二氯尼特或巴龙霉素。

3. 急性阿米巴痢疾　甲硝唑加二氯尼特,病重不能口服者可静脉滴注甲硝唑,甲硝唑禁用者可用依米丁治疗。

4. 肠外阿米巴病　阿米巴肝脓肿、脑阿米巴病或其他肠外阿米巴病首选甲硝唑加二氯尼特。

二、抗 滴 虫 药

抗滴虫药(antitrichomonals)用于治疗阴道毛滴虫所引起的阴道炎、尿道炎和前列腺炎。目前认为甲硝唑是治疗滴虫病最有效的药物,并且简便、经济、安全,适合集体治疗。也可口服其同类药物如替硝唑、尼莫唑、奥硝唑等。

乙酰胂胺(acetarsol)为五价胂剂,能直接杀灭滴虫。偶遇耐甲硝唑株滴虫感染时,可考虑改用乙酰胂胺局部给药。此药有轻度局部刺激作用,可使阴道分泌物增多。

阴道毛滴虫也可寄生于男性尿道,性伴侣应同时治疗,以保证疗效。治疗过程中也必须注意个人卫生,每日洗换内裤,消毒洗具。

第三节　抗血吸虫病药和抗丝虫病药

一、抗血吸虫病药

血吸虫有日本血吸虫、曼氏血吸虫、埃及血吸虫等。在我国流行的血吸虫病是日本血吸虫所致,疫区曾分布于长江流域和长江以南十三个省、直辖市、自治区。目前,湖南、湖北、江西、安徽、江苏、四川和云南等 7 省尚未达到传播控制标准,疫情最重的为湖南省岳阳市和湖北省荆州市。血吸虫病严重危害人类健康,药物治疗是消灭该病的重要措施之一。抗血吸虫病药能杀灭血吸虫,使患者恢复健康;另一方面,通过杀灭血吸虫成虫,杜绝虫卵的产生,消除传染源。

自 1918 年应用三价锑剂酒石酸锑钾(antimony potassium tartrate)治疗埃及和日本血吸虫病,在随后的半个多世纪内本药一直是治疗血吸虫病的主要药物。但因心脏与肝脏毒性大,已被非锑剂药物取代。在非锑剂类药物研究史中,先后发现了硫蒽酮类化合物,六氯对二甲苯、美曲磷酯、硝硫氰胺(amoscanate)和奥替普拉(oltipraz)。70 年代中期,对 5 种血吸虫病均有效的吡喹酮问世,使血吸虫病的药物治疗进入了一个新阶段,它具有高效、低毒、疗程短、口服有效等优点,成为目前治疗血吸虫病的首选药物。我国学者自 20 世纪 80 年代以来发现青蒿素及其衍生物也具有抗日本血吸虫作用,用于预防和早期治疗血吸虫病。

吡 喹 酮

吡喹酮(praziquantel)是人工合成的吡嗪异喹啉衍生物。

【药理作用及作用机制】　吡喹酮对日本、埃及、曼氏血吸虫单一感染或混合感染均有良好疗效,对血吸虫成虫有迅速而强效的杀灭作用,对幼虫也有较弱作用。对其他吸虫如华支睾吸虫、姜片吸虫、肺吸虫有显著杀灭作用。对各种绦虫感染和其幼虫引起的囊虫症、棘球蚴病也都有不同程度的疗效。

吡喹酮能增加虫体表膜对 Ca^{2+} 的通透性,促进 Ca^{2+} 的跨膜内流,干扰虫体内 Ca^{2+} 平衡。当吡喹酮达到有效浓度时,可提高肌肉活动,引起虫体痉挛性麻痹,失去吸附能力,导致虫体脱离宿主组织,从肠系膜静脉迅速移至肝脏,在肝内死亡。在较高治疗浓度时,可引起虫体表膜损伤,暴露隐藏的抗原,在宿主防御机制参与下,导致虫体破坏、死亡。吡喹酮损伤虫体表膜也可引起一系列生化变化,如谷胱甘肽 S-转移酶、碱性磷酸酶活性降低,葡萄糖的摄取、转运受到抑制等。

Notes

吡喹酮的作用具有高度选择性,对哺乳动物细胞膜则无上述作用。

【体内过程】　口服吸收迅速,1~3 小时血药浓度达峰值。首过消除明显,生物利用度低。原药血浆蛋白结合率达 80%,主要分布于肝、脾等组织,可通过血脑屏障,但脑脊液中浓度低,为血浆浓度的 15%~20%。$t_{1/2}$ 为 0.8~1.5 小时,血中代谢物浓度高于原药 100 余倍。严重肝脏疾病(包括肝、脾血吸虫病)患者 $t_{1/2}$ 明显延长,可达 4~6 小时,24 小时内吡喹酮口服量的 70% 以羟化代谢物形式从尿排泄,余下大部分被肝脏代谢后从胆汁排泄。

【临床应用】　治疗各型血吸虫病,适用于慢性、急性、晚期及有合并症的血吸虫病患者。也可用于肝脏华支睾吸虫病、肠吸虫病(如姜片虫病、异形吸虫病、横川后殖吸虫病等)、肺吸虫病及绦虫病等。

【不良反应】　不良反应少且短暂。口服后可出现腹部不适、腹痛、腹泻、头痛、眩晕、嗜睡等,服药期间避免驾车和高空作业。偶见发热、瘙痒、荨麻疹、关节痛、肌痛等,与虫体杀死后释放异体蛋白有关。少数出现心电图异常。未发现该药有致突变、致畸和致癌作用,但大剂量时使大鼠流产率增高,孕妇禁用。

硝 硫 氰 胺

硝硫氰胺(amoscanate)为二苯胺异硫氰酯类化合物,对血吸虫成虫有杀灭作用,麻醉虫体吸盘和体肌,给药后第 2 日可见虫体全部"肝移"。本品可干扰虫体三羧酸循环,致虫体缺乏能量供应,在肝内逐渐死亡。对幼虫作用较成虫为弱,较大剂量才能阻止其发育为成虫。对成熟虫卵无抑制或杀灭作用。适用于各型血吸虫病包括脑型血吸虫病。

口服吸收快,2h 小时后血药浓度达峰值,在组织中分布广泛。主要由胃肠道排出,24 小时粪中排出量为摄入量的 65.6%。尿中排出量甚微,主要为葡糖醛酸结合物。

不良反应以神经系统和消化系统反应为主,反应轻重与剂量、疗程、年龄、性别有关。神经系统反应为头昏、头痛、记忆力减退、共济失调等,一般出现于治疗开始的第 2~3 日,持续 3~7 日消失,一般不影响治疗。其次为消化系统反应,约有 30%~50% 患者出现转氨酶升高,8%~12% 患者可出现黄疸,一般出现于治疗后 7~15 日,肝活检提示肝内淤胆。此外,尚有发热、皮疹等副作用。

蒿甲醚和青蒿琥酯

蒿甲醚和青蒿琥酯对血吸虫幼虫,特别是对 5~21 天虫龄的幼虫有明显杀灭作用。在雌虫产卵前将其杀死,可保护宿主免受虫卵所致免疫反应损伤。可用于预防和早期治疗血吸虫病。

二、抗丝虫病药

我国流行的丝虫病为班氏丝虫和马来丝虫引起的,病原体寄生于淋巴系统,早期表现为淋巴管炎和淋巴结炎,晚期出现淋巴管阻塞症状。乙胺嗪为 20 世纪 40 年代发现的有效抗丝虫病药(anthelmintic drug),兼有杀微丝蚴和成虫的作用,为目前最常用的药物。70 年代我国研究的呋喃嘧酮(furapyrimidone),其治疗班氏丝虫病的疗效优于乙胺嗪,治疗马来丝虫病的疗效与乙胺嗪相似,不良反应有过敏反应,大剂量引起肝脏毒性。90 年代伊维菌素用于治疗人盘尾丝虫病,对班氏丝虫病也有一定疗效。

乙 胺 嗪

【药理作用及作用机制】　乙胺嗪(diethylcarbamazine,海群生)对班氏丝虫和马来丝虫的成虫和微丝蚴均有杀灭作用。在体外,乙胺嗪对两种丝虫的微丝蚴和成虫并无直接杀灭作用,表明其杀虫作用依赖于宿主防御机制的参与。乙胺嗪具有哌嗪样超极化作用(详见本章第四节),

使微丝蚴弛缓性麻痹而脱离寄生部位,迅速"肝移",并易被单核-巨噬细胞系统拘捕。乙胺嗪也可破坏微丝蚴表膜的完整性,暴露抗原,易遭宿主防御机制的破坏。

【体内过程】 口服吸收迅速,1~2小时血药浓度达峰值,$t_{1/2}$为8小时。均匀分布各组织,大部分在体内氧化失活,30小时内大部分原形药及代谢物经肾脏排泄,约4%~5%经肠排泄。反复给药无蓄积性,酸化血液促进其排泄,而碱化尿液则减慢排泄,增高其血浆浓度与延长半衰期,因此在肾功能不全或碱化尿液时需要降低用量。

【临床应用】 治疗马来丝虫病的疗效优于班氏丝虫病。因本药对成虫作用弱,必须数年内反复用药才能治愈。

【不良反应与注意事项】 药物本身引起的不良反应轻微,常见厌食、恶心、呕吐、头痛、乏力等,通常在几天内均可消失。但因成虫和微丝蚴死亡释出大量异体蛋白引起的过敏反应明显,表现为皮疹、淋巴结肿大、血管神经性水肿、畏寒、发热、哮喘、肌肉关节酸痛、心率加快以及胃肠功能紊乱等,给予地塞米松可缓解症状。

伊 维 菌 素

【药理作用及作用机制】 伊维菌素(ivermectin)是放线菌所产生大环内酯阿维菌素 B_1 的同类物,具有抗多种寄生虫作用。盘尾丝虫病患者应用伊维菌素后,皮肤和眼组织内微丝蚴快速而显著减少。班氏丝虫病患者给予伊维菌素后,血中微丝蚴快速转阴。与乙胺嗪比,本药疗效高,起效快,但对成虫无作用。主要用于盘尾丝虫病。伊维菌素对类圆虫、蛔虫、鞭虫及蛲虫感染也有很好的疗效,但对钩虫病疗效差。伊维菌素抗虫机制可能是增强或直接激活谷氨酸门控 Cl^- 通道,促进 Cl^- 进入肌细胞,从而引起虫体肌肉松弛性麻痹。

【体内过程】 伊维菌素口服后,4小时血药浓度达峰值,表观分布容积约47L,血浆蛋白结合率达93%,$t_{1/2}$为57小时。

【不良反应与注意事项】 伊维菌素的主要不良反应是微丝蚴死亡所致,表现为瘙痒、淋巴结肿大、疼痛等。偶见心动过速、低血压、虚脱、眩晕、头痛、肌痛、关节痛、腹泻、水肿等。

第四节 抗肠蠕虫药

肠道蠕虫分为肠道线虫和绦虫两大类,肠道线虫包括蛔虫、蛲虫、钩虫和鞭虫等。在我国肠蠕虫病以肠道线虫感染最为普遍。抗肠蠕虫药(anti-helminthiasis drugs)是驱除或杀灭肠道蠕虫类药物。近几年来,高效、低毒、广谱抗肠蠕虫药不断问世,使多数肠蠕虫病得到有效治疗和控制。抗肠蠕虫药的合理选用除根据药品的疗效、安全性外,还应考虑药品的价格、来源,以及病情特点等因素。常用抗肠蠕虫药的选用如表45-1所示。

表45-1 肠蠕虫病的药物治疗

	首选药物	次选药物
蛔虫感染	甲苯达唑、阿苯达唑	噻嘧啶、哌嗪、左旋咪唑
蛲虫感染	甲苯达唑、阿苯达唑	噻嘧啶、哌嗪、恩波吡维铵
钩虫感染	甲苯达唑、阿苯达唑	噻嘧啶
鞭虫感染	甲苯达唑	
绦虫感染	吡喹酮	氯硝柳胺
囊虫病	吡喹酮、阿苯达唑	
棘球蚴病	阿苯达唑	吡喹酮、甲苯达唑

甲苯达唑

【药理作用和临床应用】　甲苯达唑(mebendazole)是苯并咪唑类衍生物,为广谱驱肠虫药,对蛔虫、钩虫、蛲虫、鞭虫、绦虫和粪类圆线虫等肠道蠕虫均有效。甲苯达唑影响虫体多种生化代谢途径,与虫体 β-微管蛋白结合抑制微管聚集,从而抑制分泌颗粒转运和其他亚细胞器运动。本药对寄生虫 β-微管蛋白的亲和力远高于哺乳动物,是其对虫体具有选择性毒性的原因。抑制虫体线粒体延胡索酸还原酶的活性,抑制葡萄糖的转运,并使氧化磷酸化脱偶联,减少 ATP 生成,抑制虫体生存、繁殖而死亡。甲苯达唑能杀灭蛔虫、钩虫、鞭虫、蛲虫的成虫和幼虫以及蛔虫和鞭虫的虫卵。用于治疗上述肠蠕虫单独感染或混合感染。

【体内过程】　口服吸收少,加之首过消除明显,生物利用度为22%。血浆蛋白结合率约95%,大部分在肝脏代谢生成极性强的羟基及氨基代谢物,通过胆汁由粪便排泄。未吸收部分在 24~48 小时内以原形从粪便排泄。

【不良反应】　不良反应少,驱虫后由于大量虫体排出可引起短暂的腹痛和腹泻。大剂量偶见转氨酶升高、粒细胞减少、血尿、脱发等。动物实验有胚胎毒性和致畸作用,孕妇禁用。肝、肾功能不全者禁用。2 岁以下儿童不宜使用。

阿苯达唑

阿苯达唑(albendazole,丙硫咪唑)为甲苯达唑的同类物,是高效、低毒的广谱驱肠虫药。能杀灭多种肠道线虫、绦虫和吸虫的成虫及虫卵。用于多种线虫混合感染,疗效优于甲苯达唑;该药也可用于治疗棘球蚴病(包虫病)与囊虫病,对肝片吸虫病及肺吸虫病也有良好疗效。阿苯达唑抗虫机制同甲苯达唑。

本药短期治疗胃肠道蠕虫病不良反应较少,偶有腹痛、腹泻、恶心、头痛、头晕等。少数患者可出现血清转氨酶升高,停药后可恢复正常,严重肝功能不全者慎用。动物实验有胚胎毒性和致畸作用,孕妇禁用。

哌　嗪

哌嗪(piperazine)为常用驱蛔虫药,临床常用其柠檬酸盐,称驱蛔灵。对蛔虫、蛲虫具有较强的驱虫作用,对钩虫、鞭虫作用不明显。体外实验证明,哌嗪能阻断乙酰胆碱对蛔虫肌肉的兴奋作用。本药能改变虫体肌细胞膜对离子的通透性,引起膜超极化,导致虫体弛缓性麻痹,虫体随粪便排出体外;也能抑制琥珀酸合成,干扰虫体糖代谢,使肌肉收缩的能量供应受阻。对虫体无刺激性,可减少虫体游走移行,主要用于驱除肠道蛔虫,治疗蛔虫所致的不完全性肠梗阻和早期胆道蛔虫。对蛲虫病有一定疗效,但用药时间长,现少用。

本药不良反应轻,大剂量时可出现恶心、呕吐、腹泻、上腹部不适,甚至可见神经症状如嗜睡、眩晕、眼球震颤、共济失调、肌肉痉挛等。动物实验有致畸作用,孕妇禁用。有肝肾功能不良和神经系统疾病者禁用。

左 旋 咪 唑

左旋咪唑(levamisole,LMS,驱钩蛔)为四咪唑的左旋异构体。对多种线虫有杀灭作用,其中对蛔虫的作用较强。左旋咪唑作用机制为抑制虫体琥珀酸脱氢酶活性,阻止延胡索酸还原为琥珀酸,减少能量生成,使虫体肌肉麻痹,失去附着能力而排出体外。用于治疗蛔虫、钩虫、蛲虫感染,对丝虫病和囊虫病也有一定疗效。左旋咪唑的免疫调节作用见第四十七章。

Notes

本药治疗剂量偶有恶心、呕吐、腹痛、头晕等症状。大剂量或多次用药时,个别病例出现粒细胞减少、肝功能减退等不良反应。严重的不良反应为脱髓鞘脑病,表现为嗜睡、意识模糊、定向力障碍、昏迷、表情淡漠、认识障碍、记忆力下降、口齿不清、共济失调、肢体感觉异常、瘫痪等神经精神症状。机制未明,可能由其毒性或免疫介导反应所引起。应用激素治疗能改善症状和体征。妊娠早期及肝肾功能不全者禁用。

噻 嘧 啶

噻嘧啶(pyrantel)为人工合成的四氢嘧啶衍生物,为广谱抗肠蠕虫药。噻嘧啶抑制虫体胆碱酯酶,使神经肌肉接头处乙酰胆碱堆积,神经肌肉兴奋性增强,肌张力增高,随后虫体痉挛性麻痹,不能附壁而排出体外。对钩虫、绦虫、蛲虫、蛔虫等均有抑制作用,用于蛔虫、钩虫、蛲虫单独或混合感染,常与另一种抗肠蠕虫药奥克太尔(oxantel)合用可增强疗效。

本药治疗剂量时不良反应较少,偶有发热、头痛、皮疹和腹部不适。少数患者出现血清转氨酶升高,故肝功能不全者慎用。孕妇及2岁以下儿童禁用。因与哌嗪有拮抗作用,不宜合用。

恩波吡维铵

恩波吡维铵(pyrvinium embonate,扑蛲灵)为青铵染料,口服不吸收,胃肠道药物浓度高,为蛲虫单一感染首选药。抗虫作用机制为选择性干扰虫体呼吸酶系统,抑制虫体需氧代谢,减少能量生成,导致虫体逐渐衰弱和死亡。不良反应少,仅见恶心、呕吐、腹痛、腹泻等。服药后粪便呈红色,需事先告知患者。

氯硝柳胺

氯硝柳胺(niclosamide,灭绦灵)为水杨酰胺类衍生物。对多种绦虫成虫有杀灭作用,对牛肉绦虫、猪肉绦虫、鱼绦虫、阔节裂头绦虫、短膜壳绦虫感染均有效。抗虫机制为抑制虫体细胞内线粒体氧化磷酸化过程,能量物质ATP生成的减少使绦虫的头节和邻近节片变质,虫体从肠壁脱落随粪便排出体外。对虫卵无效。死亡节片易被肠腔内蛋白酶消化分解,释放出虫卵,有致囊虫病的危险,故在服用氯硝柳胺前先服镇吐药,服用本品2小时后再服用硫酸镁导泻,促进虫卵排泄。本药对钉螺和日本血吸虫尾蚴亦有杀灭作用,可防止血吸虫传播。不良反应少,仅见胃肠不适、腹痛、头晕、乏力、皮肤瘙痒等。

吡 喹 酮

吡喹酮为广谱抗吸虫药和驱绦虫药,不仅对多种吸虫有强大的杀灭作用(见本章第三节),对绦虫感染和囊虫病也有良好效果。本药是治疗各种绦虫病的首选药,治愈率可达90%以上。治疗囊虫病,有效率为82%~98%。治疗脑型囊虫病时,可因虫体死亡后的炎症反应引起脑水肿、颅内压升高,宜同时使用脱水药和糖皮质激素以防意外。

推荐阅读文献

1. Ashok P1,Ganguly S,Murugesan S. Review on in-vitro anti-malarial activity of natural β-carboline alkaloids. *Mini Rev Med Chem*. 2013;13(12);1778-1791

2. Dipak K. Raj,Christian P. Nixon,Christina E. Nixon,et al. Antibodies to PfSEA-1 block parasite egress from RBCs and protect against malaria infection. *Science*. 2014;344(6186);871-877

3. DeMoraes CM,Stanczyk NM,Betz HS,et al. Malaria-induced changes in host odors enhance mosquito attraction. *Proc Natl Acad Sci USA*. 2014;111(30);11079-11084

4. Twu O,Dessí D,Vu A,et al. Trichomonas vaginalis homolog of macrophage migration inhibitory factor induces prostate cell growth, invasiveness, and inflammatory responses. *Proc Natl Acad Sci USA*. 2014;111(22);8179-8184

5. 王满元.青蒿素类药物的发展历史.自然杂志.2012;34(1);44-48

（胡长平）

Notes

第四十六章 抗恶性肿瘤药

恶性肿瘤常称癌症(cancer)是严重威胁人类健康的常见病、多发病。目前治疗恶性肿瘤的方法主要包括化学治疗、放射治疗和外科手术。抗肿瘤药(antineoplastic drugs)或抗癌药(anticancer drugs)在肿瘤的综合治疗(synthetic therapy)中仍占有重要的地位。由于传统细胞毒类抗肿瘤药对肿瘤细胞缺乏足够的选择性,在杀伤肿瘤细胞的同时,对正常的组织细胞也产生不同程度的损伤作用,因此毒性反应成为肿瘤化疗时药物用量受限的关键因素;此外化疗过程中肿瘤细胞易产生耐药性亦是肿瘤化疗失败的重要原因。近二十余年来,随着肿瘤分子生物学和新药研究的不断发展,抗肿瘤药正从传统的细胞毒作用向针对机制的多环节作用发展,以肿瘤分子病理过程的关键调控分子为靶点,特异性干预肿瘤细胞生物学行为信号通路的分子靶向药物具有高选择性和高治疗指数的临床应用优势,有望弥补细胞毒类抗肿瘤药化疗过程中的重要缺点。传统细胞毒抗肿瘤药在目前的肿瘤化疗中仍占主导地位,而以分子靶向药物为代表的新型抗肿瘤药的临床地位和重要性正不断上升。

第一节 抗恶性肿瘤药的药理学基础

一、抗肿瘤药的分类

目前临床应用的抗肿瘤药种类较多且发展迅速,其分类迄今尚不完全统一,将之分为直接细胞毒类和非直接细胞毒类抗肿瘤药两大类较为合理。细胞毒类抗肿瘤药即传统化疗药物,主要通过影响肿瘤细胞的核酸和蛋白质结构与功能,直接抑制肿瘤细胞增殖或(和)诱导肿瘤细胞凋亡(apoptosis),如抗代谢药和抗微管蛋白药。非细胞毒类抗肿瘤药发展迅速,是一类具有新作用机制的药物,主要是以肿瘤分子病理过程的关键调控分子等为靶点的药物,如调节体内激素平衡的药物、分子靶向药物和肿瘤免疫治疗药物等。

二、抗肿瘤药的药理作用和耐药机制

(一)细胞毒类抗肿瘤药的作用机制

几乎所有的肿瘤细胞都具有一个共同的特点,即与细胞增殖有关的基因被开启或激活,而与细胞分化有关的基因被关闭或抑制,从而使肿瘤细胞表现为不受机体约束的无限增殖状态。从细胞生物学角度来讲,抑制肿瘤细胞增殖或(和)促进肿瘤细胞凋亡的药物均可发挥抗肿瘤作用。从肿瘤干细胞学说角度来讲,肿瘤是干细胞在长期的自我更新过程中,由于多基因突变导致其生长失去调控而停止在分化的某一阶段,并无限增殖所形成的异常的组织。肿瘤干细胞是肿瘤生长、侵袭、转移和复发的根源,有效杀死肿瘤干细胞有望成为治疗肿瘤的新策略(图46-1)。

肿瘤细胞群包括增殖细胞群、静止细胞群(G_0期)和无增殖能力细胞群。肿瘤增殖细胞群与全部肿瘤细胞群之比称生长比率(growth fraction, GF)。肿瘤细胞从一次分裂结束到下一次分裂结束的时间称为细胞周期,此间历经4个时相:DNA合成前期(G_1期)、DNA合成期(S期)、DNA合成后期(G_2期)和有丝分裂期(M期)。抗肿瘤药通过影响细胞周期的生化事件或细胞周期调

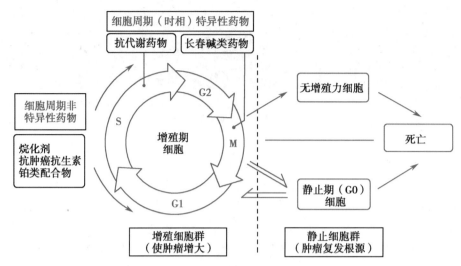

图 46-1 细胞增殖周期和药物作用示意图

控对不同周期(或时相)的肿瘤细胞产生细胞毒作用并延缓细胞周期的时相过渡。依据药物对各周期(或时相)肿瘤细胞的敏感性不同,大致可将其分为两大类:

细胞周期非特异性药物(cell cycle nonspecific agents,CCNSA):此类药物在大分子水平上直接破坏 DNA 的双链,与之结合成复合物,从而影响蛋白质的合成,能杀灭处于增殖周期各时相的细胞甚至包括 G_0 期细胞。常用的细胞周期非特异性药物有:①抗肿瘤抗生素:多柔比星、表柔比星、柔红霉素、放线菌素 D、丝裂霉素;②亚硝脲类:甲环亚硝脲、环己亚硝脲、卡莫司汀;③烷化剂:环磷酰胺、马利兰、苯丁酸氮芥、异环磷酰胺、苯丙氨酸氮芥、氮芥;④杂类:顺铂、卡铂、奥沙利铂、氮烯咪胺。此类药物对恶性肿瘤细胞的作用往往较强,能迅速杀死肿瘤细胞,其杀伤作用呈剂量依赖性,在机体能耐受的药物毒性限度内,其杀伤作用与剂量成正比。

细胞周期(时相)特异性药物(cell cycle specific agents,CCSA):本类药物在小分子水平上阻断 DNA 的合成,从而影响 RNA 转录与蛋白质的合成,仅对增殖周期的某些时相敏感而对 G_0 期细胞不敏感。常用的细胞周期(时相)特异性药物有:①G_1 期特异性药物:门冬酰胺酶、肾上腺皮质类固醇;②S 期特异性药物:阿糖胞苷、健择、5-氟脲嘧啶、呋喃氟脲嘧啶、6-巯基嘌呤、甲氨蝶呤、羟基脲;③G_2 期特异性药物:博来霉素、平阳霉素;④M 期特异性药物:长春花生物碱、长春新碱、长春花碱、长春花碱酰胺、长春瑞滨;喜树碱类:紫杉醇、泰素帝。此类药物对肿瘤细胞的作用往往较弱,其杀伤作用呈时间依赖性,需要一定时间才能发挥作用,达到一定剂量后即使剂量再增加其作用也不再增强。

(二)非细胞毒类抗肿瘤药的作用机制

随着在分子水平对肿瘤发病机制、细胞分化增殖和凋亡调控机制认识的深入,人们已经开始寻找针对肿瘤分子病理过程的关键基因和调控分子等为靶点的靶向治疗药物,这些药物实际上超越了传统的细胞毒类抗肿瘤药,如改变激素平衡失调状态的某些激素或其拮抗药;以细胞信号转导分子为靶点的蛋白酪氨酸激酶抑制剂、法尼基转移酶抑制剂、促分裂原活化蛋白激酶(mitogen-activated protein kinase,MAPK)信号转导通路抑制剂和细胞周期调控剂;针对某些与增殖相关细胞信号转导受体的单克隆抗体;破坏或抑制新生血管生成、有效地阻止肿瘤生长和转移的新生血管生成抑制剂;减少癌细胞脱落、黏附和基底膜降解的抗转移药;以端粒酶为靶点的抑制剂;促进恶性肿瘤细胞向成熟分化的分化诱导剂等。

(三)耐药性产生的机制

肿瘤细胞对抗肿瘤药物产生耐药性是化疗失败的重要原因。有些肿瘤细胞对某些抗肿瘤药物具天然耐药性(natural resistance),即对药物初始即有不敏感现象,如处于非增殖的 G_0 期肿

Notes

瘤细胞一般对多数抗肿瘤药不敏感。亦有的肿瘤细胞对于原来敏感的药物,治疗一段时间后才产生不敏感现象,称之为获得性耐药性(acquired resistance)。其中表现最突出、最常见的耐药性是多药耐药性(multidrug resistance,MDR)或称多向耐药性(pleiotropic drug resistance),即肿瘤细胞在接触一种抗肿瘤药后,产生了对多种结构不同、作用机制各异的其他抗肿瘤药的耐药性。多药耐药性共同特点是:其产生一般针对于亲脂性的药物,分子量在 300kD ~ 900kD 之间;药物进入细胞是通过被动扩散;药物在耐药细胞中的积聚比敏感细胞少,细胞内的药物浓度不足以产生细胞毒作用;耐药细胞膜上多出现一种称为 P-糖蛋白(P-glucoprotein,P-gp)的跨膜蛋白。

耐药性产生的机制十分复杂,不同药物其耐药机制不同,同一种药物也可能存在着多种耐药机制。耐药性的遗传学基础研究证明,肿瘤细胞在增殖过程中有较固定的突变率,每次突变均可导致耐药性瘤株的出现。因此,分裂次数愈多(肿瘤愈大),耐药瘤株出现的机会愈大。肿瘤发生的干细胞学说认为肿瘤干细胞的存在是导致肿瘤化疗失败的主要原因,耐药性是肿瘤干细胞的特性之一。

MDR 的形成机制比较复杂,概括起来有以下几点:①药物的转运或摄取障碍;②药物的活化障碍;③靶酶质和量的改变;④药物入胞后产生新的代谢途径;⑤分解酶的增加;⑥修复机制增加;⑦由于特殊的膜糖蛋白的增加,使细胞排出的药物增多;⑧DNA 链间或链内的交联减少。目前研究最多的是多药耐药基因(mdr-1)以及由此基因编码的 P-糖蛋白,P-糖蛋白起到依赖于 ATP 介导药物外排泵(drug efflux pump)作用,降低细胞内药物浓度。此外,多药抗性相关蛋白(multidrug resistance associated protein,MRAP),谷胱甘肽(glutathione,GSH)解毒酶系统,DNA 拓扑异构酶含量或性质的改变亦起重要作用。

第二节　细胞毒类抗肿瘤药

根据抗肿瘤作用的生化机制(图 46-2),包括干扰核酸生物合成的药物,影响 DNA 结构与功能的药物,干扰转录过程、阻止 RNA 合成的药物和干扰蛋白质合成与功能的药物。

一、影响核酸生物合成的药物

影响核酸生物合成的药物又称抗代谢药,它们的化学结构和核酸代谢的必需物质如叶酸、嘌呤、嘧啶等相似,可以通过特异性干扰核酸的代谢,抑制细胞的分裂和增殖。此类药物主要作用于 S 期细胞,属细胞周期特异性药物。根据药物主要干扰的生化步骤或所抑制的靶酶的不同,可进一步分为:①二氢叶酸还原酶抑制剂如甲氨蝶呤等;②胸苷酸合成酶抑制剂如氟尿嘧啶等;③嘌呤核苷酸互变抑制剂如巯嘌呤等;④核苷酸还原酶抑制剂如羟基脲等;⑤DNA 多聚酶抑制剂如阿糖胞苷等。

(一)二氢叶酸还原酶抑制剂

二氢叶酸还原酶(DHFR)是生物体内催化二氢叶酸还原成四氢叶酸的关键酶。由于 DHFR 抑制剂的结构与 DHFR 的底物相似,故能与 DHFR 结合,阻止或抑制正常底物与酶的结合,抑制其活性,使二氢叶酸不能转变成四氢叶酸,干扰 DNA 和蛋白质的合成,最终导致细胞死亡,从而达到治疗肿瘤的目的。常用的二氢叶酸还原酶抑制剂有甲氨蝶呤、培美曲塞等。

甲　氨　蝶　呤

甲氨蝶呤(methotrexate,MTX)的化学结构与叶酸相似,对二氢叶酸还原酶具有强大而持久的抑制作用,它与该酶的结合力比叶酸大 106 倍,呈竞争性抑制作用。药物与酶结合后,使二氢叶酸(FH_2)不能变成四氢叶酸(FH_4),从而使 5,10-甲酰四氢叶酸产生不足,使脱氧胸苷酸

Notes

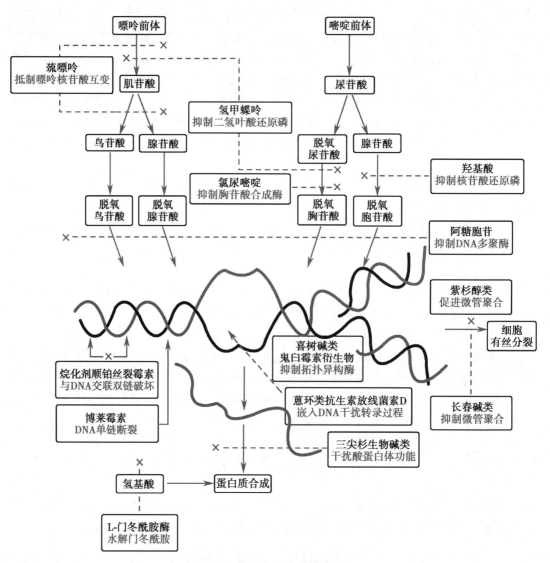

图46-2　抗肿瘤药物的作用靶位

（dTMP）合成受阻，DNA 合成障碍。MTX 也可阻止嘌呤核苷酸的合成，故亦能干扰蛋白质的合成。

　　甲氨蝶呤具有广谱抗肿瘤活性，临床上常用于治疗儿童急性白血病、恶性葡萄胎、骨肉瘤和绒毛膜上皮癌等肿瘤，鞘内注射可用于中枢神经系统白血病的预防和缓解症状。不良反应包括消化道反应如口腔炎、胃炎、腹泻、便血；骨髓抑制最为突出，可致白细胞、血小板减少，严重者可有全血细胞下降；长期大量用药可致肝、肾功能损害；妊娠早期应用可致畸胎、死胎。为了减轻MTX 的骨髓毒性，可在应用大剂量 MTX 一定时间后肌注甲酰四氢叶酸钙，以保护骨髓正常细胞。

培　美　曲　塞

　　培美曲塞（pemetrexed，PEM）是一种结构上含有核心为吡咯嘧啶基团的多靶点的抗叶酸制剂，通过破坏细胞内叶酸依赖性的正常代谢过程，抑制细胞复制，从而抑制肿瘤的生长。体外研究显示，培美曲塞能够抑制胸苷酸合成酶、二氢叶酸还原酶和甘氨酰胺核苷酸甲酰转移酶的活性，这些酶都是合成叶酸所必需的酶，参与胸腺嘧啶核苷酸和嘌呤核苷酸的生物再合成过程。

　　临床上常用于恶性胸膜间皮瘤及非鳞状细胞型非小细胞肺癌患者的治疗。常见的不良反

Notes

应包括感觉神经障碍、腹痛、中性粒细胞减少性发热、肌酐升高、运动神经元病、无中性粒细胞减少性感染和过敏反应等。预服皮质类固醇药物(如地塞米松)可以降低皮肤反应的发生率及其严重程度。为了减少毒性反应,培美曲塞治疗必须按要求服用低剂量叶酸或其他含有叶酸的复合维生素制剂。

(二)胸苷酸合成酶抑制剂

胸苷酸合成酶(thymidylate synthase,TS)参与体内脱氧核糖核酸(DNA)生物合成所需的胸腺嘧啶核苷酸的起始合成过程,是该过程的限速酶。因此,抑制 TS 活性将引起细胞内胸腺嘧啶的缺失,DNA 合成不能正常进行,从而导致肿瘤细胞死亡。

氟 尿 嘧 啶

氟尿嘧啶(fluorouracil,5-FU)是尿嘧啶 5 位上的氢被氟取代的衍生物。5-FU 在细胞内转变为 5-氟尿嘧啶脱氧核苷酸(5F-dUMP),而抑制脱氧胸苷酸合成酶,阻止脱氧尿苷酸(dUMP)甲基化转变为脱氧胸苷酸(dTMP),从而影响 DNA 的合成。此外,5-FU 在体内可转化为 5-氟尿嘧啶核苷,以伪代谢产物形式掺入 RNA 中干扰蛋白质的合成,主要抑制 S 期细胞,对其他各期细胞也有一定作用。

5-FU 口服吸收不规则,需采用静脉给药。吸收后分布于全身体液,肝和肿瘤组织中浓度较高,主要在肝代谢灭活,分解为 CO_2 和尿素,分别由呼气和尿排出,$t_{1/2}$ 为 10~20 分钟。本品的抗瘤谱较广,临床上常用于消化系统肿瘤(如食管癌、胃癌、肠癌、胰腺癌、肝癌)和乳腺癌,对宫颈癌、卵巢癌、绒毛膜上皮癌、膀胱癌、头颈部肿瘤也有效。对骨髓和消化道毒性较大,出现严重腹泻时应立即停药,还可引起脱发、皮肤色素沉着,偶见肝、肾功能损害。长期应用可导致神经系统毒性。

替 加 氟

替加氟(tegafur)是氟尿嘧啶的衍生物,在体内经肝脏活化逐渐转变为氟尿嘧啶而起抗肿瘤作用。本品能干扰和阻断 DNA、RNA 及蛋白质合成,主要作用于 S 期,其作用机制、疗效及抗瘤谱与氟尿嘧啶相似,但作用持久,吸收良好,毒性较低。化疗指数为氟尿嘧啶的 2 倍,毒性仅为氟尿嘧啶的 1/4~1/7。主要用于治疗消化道肿瘤,如胃癌、直肠癌、胰腺癌、肝癌,亦可用于乳腺癌。骨髓抑制反应轻,部分患者可出现头痛、眩晕、共济失调、精神状态改变等神经毒性反应。少数患者有恶心、呕吐、腹泻、肝肾功能改变。

卡 培 他 滨

卡培他滨(capecitabine,Xeloda)在体内经三步酶促反应转化为 5-氟尿嘧啶(5-FU)发挥抗肿瘤作用。本品口服后先在肝脏经羧基酯酶活化为无活性的中间体 5′-脱氧-5-氟胞苷(5′-DFCR),以后经肝脏和肿瘤组织的胞苷脱氨酶转化为 5′-脱氧-5-氟尿苷(5′-DFUR),最后经胸苷磷酸化酶催化为 5-FU 而起作用。由于肿瘤组织内胸苷磷酸化酶表达的浓度高于周围正常组织,因此卡培他滨具有一定的肿瘤靶向性。主要用于晚期乳腺癌、结直肠癌和胃癌。常见的不良反应为腹泻、腹痛、恶心、呕吐等消化道反应、骨髓抑制、手足综合征、皮炎、疲劳及厌食等。

替 吉 奥

替吉奥(S1)是一种氟尿嘧啶衍生物,它包括替加氟(FT)和两种调节剂:吉美嘧啶(CDHP)及奥替拉西钾(OXO)。FT 能在活体内转化为 5-FU;CDHP 能够选择性可逆抑制存在于肝脏的 5-FU 分解代谢酶-DPD,从而提高来自 FT 的 5-FU 的浓度。伴随着体内 5-FU 浓度的升高,肿瘤组织内 5-FU 磷酸化产物——5-氟核苷酸可维持较高浓度,从而增强抗肿瘤疗效。OXO 口服后分布于胃肠道,可选择性可逆抑制乳清酸磷酸核糖转移酶,从而选择性抑制 5-FU 转化为 5-氟核苷酸,从而在不影响 5-FU 抗肿瘤活性的同时减轻胃肠道毒副作用。临床用于不能切除的局部晚期或转移性胃癌。常见的不良反应为血液学毒性和消化道症状,其他不良反应,如 BUN 升高、肝功能异常、过敏、肺部感染等相对少见。

(三)嘌呤核苷酸互变抑制剂

巯　嘌　呤

巯嘌呤(mercaptopurine,6-MP)是腺嘌呤 6 位上的-NH$_2$ 被-SH 取代的衍生物。在体内先经过酶的催化变成硫代肌苷酸(TIMP)后,阻止肌苷酸转变为腺核苷酸及鸟核苷酸,干扰嘌呤代谢,阻碍核酸合成,对 S 期细胞作用最为显著,对 G$_1$ 期有延缓作用。肿瘤细胞对 6-MP 可产生耐药性,因耐药细胞中 6-MP 不易转变成硫代肌苷酸或产生后被迅速降解。6-MP 起效慢,主要用于绒毛膜上皮癌,恶性葡萄胎,急性淋巴细胞白血病及急性非淋巴细胞白血病,慢性髓细胞白血病的急变期。常见不良反应为骨髓抑制和消化道黏膜损害,少数患者可出现黄疸和肝功能损害。

6-硫鸟嘌呤

6-硫鸟嘌呤(6-thioguanine,6-TG)是鸟嘌呤的类似物,属于抑制嘌呤合成途径的常用嘌呤代谢拮抗药物,在人体内必需由磷酸核糖转移酶转为 6-TG 核糖核苷酸方具活性。作用环节与巯嘌呤相似,除能抑制细胞 DNA 的合成,对 RNA 的合成亦有轻度抑制作用。此外,本品经代谢为脱氧核糖三磷酸后,能掺入 DNA,因而进一步抑制核酸的生物合成,巯嘌呤无此作用。主要用于急性淋巴细胞白血病及急性非淋巴白血病的诱导缓解期及继续治疗期,慢性髓细胞白血病的慢性期及急变期。常见的毒性反应为骨髓抑制,恶心、呕吐、食欲缺乏等胃肠道反应及肝功能损害,部分白血病及淋巴瘤患者可出现高尿酸血症,严重者可发生尿酸性肾病。

(四)核苷酸还原酶抑制剂

羟　基　脲

羟基脲(hydroxycarbamide,HU)能抑制核苷酸还原酶,干扰嘌呤及嘧啶碱基生物合成,选择性地阻碍 DNA 合成,对 RNA 及蛋白质合成无阻断作用。对 S 期细胞有选择性杀伤作用。对治疗慢性髓细胞白血病有显著疗效,对黑色素瘤、肾癌、头颈部癌有一定疗效。可使肿瘤细胞集中于 G$_1$ 期,故可用作同步化药物,增加化疗或放疗的敏感性。主要毒性为骨髓抑制,并有轻度消化道反应。肾功能不良者慎用。可致畸胎,故孕妇禁用。

(五)DNA 多聚酶抑制剂

阿　糖　胞　苷

阿糖胞苷(cytarabine,Ara-C)在体内经脱氧胞苷激酶催化成二或三磷酸胞苷(Ara-CDP 或 Ara-CTP),进而抑制 DNA 多聚酶的活性而影响 DNA 合成,也可掺入 DNA 中干扰其复制,使细胞死亡。与常用抗肿瘤药无交叉耐药性。临床上用于治疗白血病和淋巴瘤。阿糖胞苷引起的不良反应,依照患者所用剂量、使用方式和治疗周期而不同,骨髓抑制较严重,胃肠道反应、皮肤和皮肤附件毒性等较常见,静脉注射可致静脉炎,对肝功能有一定影响,大剂量使用时易发生中枢神经系统的功能失调,感觉器官和运动系统异常。

吉　西　他　滨

吉西他滨(gemcitabine,GEM)为核苷同系物,属细胞周期特异性抗肿瘤药,主要杀伤处于 S 期(DNA 合成)的细胞,同时也阻断细胞增殖由 G$_1$ 向 S 期过渡的进程。吉西他滨(dFdC)在细胞

Notes

内经过核苷激酶的作用转化成具有活性的二磷酸(dFdCDP)及三磷酸核苷(dFdCTP)。首先,dFdCDP抑制核苷酸还原酶的活性,致使合成DNA所必需的三磷酸脱氧核苷的产生受抑制,特别是dCTP。其次,dFdCTP与dCTP竞争掺入至DNA链中(自增强作用)。而且,小部分的吉西他滨还可以掺入RNA分子中。因此,细胞内dCTP量减少更加有利于dFdCTP掺入到DNA链中。DNA聚合酶ε不能去除掺入的吉西他滨及修复延长的DNA链。吉西他滨掺入DNA链后延长的DNA链中就多了一个核苷酸。主要用于非小细胞肺癌和晚期胰腺癌,对卵巢癌、乳腺癌、膀胱癌、小细胞肺癌等均有效。常见的毒性反应为骨髓抑制,恶心、呕吐等胃肠道反应及肝脏氨基转移酶异常,轻度蛋白尿和血尿,过敏及流感样症状等。

二、影响 DNA 结构与功能的药物

本类药物主要通过破坏DNA结构或抑制拓扑异构酶活性,影响DNA结构和功能,包括:①DNA交联剂如氮芥、环磷酰胺和塞替派等烷化剂;②破坏DNA的铂类配合物如顺铂;③破坏DNA的抗生素如丝裂霉素和博来霉素;④拓扑异构酶(topoisomerase)抑制剂如喜树碱类和鬼臼毒素衍生物。

(一) 烷化剂

烷化剂(alkylating agents)是一类化学性质高度活泼的化合物。它们具有一个或两个烷基,分别称为单功能或双功能烷化剂,其所含烷基能与细胞的DNA、RNA或蛋白质中亲核基团起烷化作用,常可形成交叉联结或引起脱嘌呤,使DNA链断裂,在下一次复制时,又可使碱基配对错码,破坏了DNA的结构和功能,严重时可致细胞死亡。烷化剂属于细胞周期非特异性药物。目前常用的烷化剂有以下几种:氮芥类如氮芥、环磷酰胺等;乙烯亚胺类如噻替派;亚硝脲类如卡莫司汀;甲烷磺酸酯类如白消安。

氮　芥

氮芥(chlormethine,nitrogen mustard,HN_2)是最早用于恶性肿瘤治疗的药物,为双氯乙胺烷化剂的代表,属双功能基团烷化剂,可与鸟嘌呤第7位氮以共价键结合,产生DNA的双链内交叉联结或DNA的同链内不同碱基的交叉联结,阻止DNA复制,造成细胞损伤或死亡。氮芥进入血中后迅速与水或细胞的某些成分结合,0.5~1分钟后即有90%以上从血中消除,原形药物从尿中排出不到0.01%。主要用于恶性淋巴瘤,尤其是霍奇金淋巴瘤的治疗,腔内用药对控制癌性胸腔、心包腔及腹腔积液有较好疗效。由于HN_2具有高效、速效的特点,尤其适用于纵隔压迫症状明显的恶性淋巴瘤患者。常见的不良反应为恶心、呕吐、骨髓抑制、脱发、耳鸣、听力丧失、眩晕、黄疸、月经失调及男性不育等。

环　磷　酰　胺

环磷酰胺(cyclophosphamide,CTX)为氮芥与磷酸胺基结合而成的化合物。CTX体外无活性,进入体内后经肝微粒体细胞色素P_{450}氧化,裂环生成中间产物醛磷酰胺,在肿瘤细胞内分解出磷酰胺氮芥而发挥作用。环磷酰胺口服易吸收,迅速分布全身,约1小时后达血浆峰浓度,其代谢产物约50%与蛋白结合。静注后血浆半衰期4~6小时,48小时内经肾脏排出50%~70%,其中68%为代谢产物,32%为原形。CTX抗瘤谱广,为目前广泛应用的烷化剂。对恶性淋巴瘤疗效显著,对多发性骨髓瘤、急性淋巴细胞白血病、肺癌、乳腺癌、卵巢癌、神经母细胞瘤和睾丸肿瘤等均有一定疗效。常见的不良反应有骨髓抑制、恶心、呕吐、脱发等。大剂量环磷酰胺可引起出血性膀胱炎,可能与大量代谢物丙烯醛经泌尿道排泄有关,同时应用巯乙磺酸钠可预防血性膀胱炎的发生。

其他常用的烷化剂类药物见表46-1所示。

Notes

表 46-1　其他常用的烷化剂类药物

名称	作用特点	临床应用	不良反应
异环磷酰胺 （ifosfamide，IFO）	体外无抗癌活性，体内被水解为磷酰胺氮芥而与 DNA 发生交叉联结	抗瘤谱广，用于睾丸癌、卵巢癌、乳腺癌、肉瘤等多种肿瘤	尿路刺激性、骨髓抑制、中枢神经系统毒性、胃肠道反应等较常见
噻替派 （thiotepa，TSPA）	为多功能烷化剂，可与 DNA 形成交叉联结，改变 DNA 的功能，影响癌细胞的分裂	用于治疗乳腺癌、卵巢癌、肝癌、恶性黑色素瘤和膀胱癌等	主要不良反应为骨髓抑制，局部刺激性小
白消安 （busulfan）	属甲烷磺酸酯类，在体内解离后起烷化作用	对慢性髓细胞白血病疗效显著，也可用于治疗原发性血小板增多症，真性红细胞增多症	消化道反应和骨髓抑制，长期或过量服用可致肺纤维化
卡莫司汀 （carmustine，BCNU）	为亚硝脲类烷化剂，除了烷化 DNA 外，对蛋白质和 RNA 也有烷化作用	用于治疗脑瘤、脑转移瘤和脑膜白血病，对恶性淋巴瘤、骨髓瘤等也有效	骨髓抑制、胃肠道反应及肺部毒性等
司莫司汀 （Me-CCNU）	进入体内后形成乙烯碳正离子，发挥烷化作用	用于脑原发及转移瘤，与其他药物合用可治恶性淋巴瘤、胃癌、大肠癌和黑色素瘤等	骨髓抑制常见，呈延迟性反应，有累积性，还可见胃肠道反应、肝肾功异常和乏力等
替莫唑胺 （temozolomide，TMZ）	生理 pH 状态下，迅速转化为 MTIC 与 DNA 鸟嘌呤的 O6 和 N7 位点上的烷基化	多形性胶质母细胞瘤或间变性星形细胞瘤的治疗	消化道反应及骨髓抑制常见，尚可见疲劳、便秘、头痛和眩晕等

（二）破坏 DNA 的铂类配合物

铂类抗癌药物进入细胞后，首先解离失去酸根负离子，同时结合两分子的水，形成带正电荷的水合铂。水合铂与 DNA、RNA 和蛋白质等胞内亲质子的分子结合。铂原子选择性地与 DNA 分子中的鸟嘌呤和腺嘌呤上的 N7 原子结合，形成链内或链间配对交联，从而破坏 DNA 的结构，引起 DNA 复制障碍。

顺　　铂

顺铂（cisplatin，DDP，顺氯胺铂）为二价铂同一个氯原子和两个氨基结合形成的金属配合物。进入体内后，先将所含氯解离，然后与 DNA 链上的碱基形成交叉联结，从而破坏 DNA 的结构和功能。属细胞周期非特异性药物。本品静脉给药后迅速分布于全身各组织，瘤组织无选择性分布，消除半衰期为 58～73 小时。药物主要由肾排泄，通过肾小球过滤或部分由肾小管分泌，用药后 96 小时内 25%～45% 由尿排出。具有抗瘤谱广、对乏氧肿瘤细胞有效的特点。对非精原细胞性睾丸瘤最有效，对头颈部鳞状细胞癌、卵巢癌、膀胱癌、前列腺癌、淋巴肉瘤及肺癌有较好疗效。主要不良反应有消化道反应、骨髓抑制、周围神经炎、耳毒性，大剂量或连续用药可致严重而持久的肾毒性。

卡　　铂

卡铂（carboplatin，CBP，碳铂）为第二代铂类配合物，作用机制与顺铂类似，但抗恶性肿瘤活性较强，毒性较低。本品静脉注射或滴注后迅速与组织结合，在 24 小时内血浆浓度降到最低水平，用药剂量和血浆铂浓度和游离铂浓度之间都呈线性关系，用药剂量和 AUC/总铂时程之间也

Notes

有类似的线性关系。药品主要由肾脏排出,但有小部分由胆汁和粪便排出。主要用于治疗小细胞肺癌、头颈部鳞癌、卵巢癌及睾丸肿瘤等。主要不良反应为骨髓抑制。

其他常用的铂类抗肿瘤药物见表46-2所示。

表46-2 其他常用的铂类抗肿瘤药物

名称	作用特点	临床应用	不良反应
奈达铂 (nedaplatin)	为顺铂类似物,进入细胞后产生多种离子型物质与DNA结合	头颈部肿瘤,非小细胞肺癌,食管癌等实体瘤	骨髓抑制,消化道反应、肝肾功能异常、耳神经毒性等较常见
奥沙利铂 (oxaliplatin,L-OHP)	作用机制尚未完全清楚,可能是与DNA形成链内和链间交联	结直肠癌	消化道症状、骨髓抑制和末梢神经炎等常见
洛铂 (lobaplatin)	属广义烷化剂,与顺铂的抑瘤作用相似或较强	乳腺癌、小细胞肺癌及慢性髓细胞白血病	骨髓抑制为剂量限制性毒性,其中血小板减少最为强烈

(三)破坏DNA的抗生素类

丝 裂 霉 素

丝裂霉素(mitomycin C,MMC,自力霉素)其化学结构中有乙撑亚胺及氨甲酰酯基团,具有烷化作用。能与DNA的双链交叉联结,可抑制DNA复制,也能使部分DNA链断裂。属细胞周期非特异性药物。抗瘤谱广,用于胃癌、肺癌、乳腺癌、慢性髓细胞白血病和恶性淋巴瘤等。不良反应主要为明显而持久的骨髓抑制,其次为消化道反应,偶有心、肝、肾毒性及间质性肺炎发生。注射局部刺激性大。

博 来 霉 素

博来霉素(bleomycin,BLM)为含多种糖肽的复合抗生素,主要成分为A_2。平阳霉素(pingyangmycin,PYM,争光霉素)则为单一组分A_5。BLM能与铜或铁离子络合,使氧分子转成氧自由基,从而使DNA单链断裂,阻止DNA的复制,干扰细胞分裂增殖。属细胞周期非特异性药物,但对G_2期细胞作用较强。主要用于鳞状上皮癌(头、颈、口腔、食管、阴茎、外阴、宫颈等),也可用于淋巴瘤的联合治疗。不良反应有发热、脱发等;肺毒性最为严重,可引起间质性肺炎或肺纤维化,可能与肺内皮细胞缺少使博来霉素灭活的酶有关。

(四)拓扑异构酶抑制剂

DNA拓扑异构酶是存在于细胞核内的催化DNA拓扑学异构体相互转变的酶的总称,分为拓扑异构酶Ⅰ和拓扑异构酶Ⅱ。DNA拓扑异构酶Ⅰ通过形成短暂的单链裂解-结合循环,催化DNA复制的拓扑异构状态的变化;相反,拓扑异构酶Ⅱ通过引起瞬间双链酶桥的断裂,然后打通和再封闭,以改变DNA的拓扑状态。拓扑异构酶抑制剂可通过作用于相应的拓扑异构酶,从而干扰DNA结构和功能,发挥特定的生物学效应。

喜 树 碱 类

喜树碱(camptothecin,CPT)和羟喜树碱(hydroxycamptothecin,HCPT)是从我国特有的珙桐科乔木喜树的根皮、果实提取的生物碱。由于近年发现喜树碱类药物主要作用靶点为DNA拓扑异构酶Ⅰ(DNA-topoisomerase-Ⅰ,TOPO-Ⅰ)而受到广泛重视。真核细胞DNA的拓扑结构由两类关键酶DNA拓扑异构酶Ⅰ和DNA拓扑异构酶Ⅱ(TOPO-Ⅱ)调节,这两类酶在DNA复制、转录

Notes

及修复中,以及在形成正确的染色体结构、染色体分离浓缩中发挥重要作用。喜树碱类能特异性抑制 TOPO-I 活性,从而干扰 DNA 结构和功能。属细胞周期特异性药物,对 S 期作用强于 G_1 和 G_2 期。喜树碱类对胃癌、绒毛膜上皮癌、恶性葡萄胎、急性及慢性髓细胞白血病等有一定疗效,对膀胱癌、大肠癌及肝癌等亦有一定疗效。CPT 不良反应较大,主要有泌尿道刺激症状、消化道反应、骨髓抑制及脱发等。HCPT 毒性反应则较小。

近年来,新型喜树碱的人工合成衍生物不断问世。

伊 立 替 康

伊立替康(irinotecan,CPT-11)为半合成水溶性喜树碱衍生物,是特异性 DNA 拓扑异构酶 I 抑制剂。伊立替康及其活性代谢物 SN-38 可与拓扑异构酶 I -DNA 复合物结合,从而阻止断裂单链的再连接。与现有多种抗肿瘤药物无交叉耐药性。主要用于晚期大肠癌患者的治疗,此外对肺癌(小细胞肺癌和非小细胞肺癌)、卵巢癌、宫颈癌等也有较好的疗效。主要不良反应为乙酰胆碱综合征,给予阿托品可缓解;延迟性腹泻为剂量限制性毒性,大剂量洛哌丁胺治疗有效。一旦出现延迟性腹泻,立即口服洛哌丁胺,首剂 4mg,以后每 2 小时 2mg,直至末次水样便后继续服药 12 小时,一般用药不超过 48 小时。中性粒细胞减少也较常见。

拓 扑 替 康

拓扑替康(topotecan,TPT)为半合成的 DNA 拓扑异构酶 I 抑制剂,属喜树碱的衍生物,有较高的抗肿瘤活性,并可透过血脑屏障进入脑脊液中。主要用于小细胞肺癌、卵巢癌。骨髓抑制是最主要的毒性反应,联合用药可加重骨髓抑制,剂量应适当减低。此外,尚可见消化道症状、神经肌肉症状和肝功能异常等不良反应。

鬼臼毒素衍生物

依托泊苷(etoposid,vepesid,VP16,鬼臼乙叉苷,足草乙苷)和替尼泊苷(teniposide,VM-26,鬼臼噻吩苷,特尼泊苷)为植物西藏鬼臼(Podophyllus emodii Wall)的有效成分鬼臼毒素(podophyllotoxin)的半合成衍生物。鬼臼毒素能与微管蛋白相结合,抑制微管聚合,从而破坏纺锤体的形成。但 VP16 和 VM-26 则不同,主要抑制 DNA 拓扑异构酶 II 活性,从而干扰 DNA 结构和功能。属细胞周期特异性药物,主要作用于 S 期和 G_2 期细胞。临床用于治疗肺癌、恶性淋巴瘤、恶性生殖细胞瘤、白血病,对神经母细胞瘤,横纹肌肉瘤也有效。VM-26 对脑瘤亦有效。不良反应主要有骨髓抑制及消化道反应等。

三、干扰转录过程和阻止 RNA 合成的药物

药物可嵌入 DNA 碱基对之间,干扰转录过程,阻止 mRNA 的合成,属于 DNA 嵌入剂,如多柔比星等蒽环类抗生素和放线菌素 D。

放 线 菌 素

放线菌素 D(dactinomycin,DACT,更生霉素)为多肽类抗恶性肿瘤抗生素。能嵌入到 DNA 双螺旋中相邻的鸟嘌呤和胞嘧啶(G-C)碱基之间,与 DNA 结合成复合体,阻碍 RNA 多聚酶的功能,阻止 RNA 特别是 mRNA 的合成。属细胞周期非特异性药物,但对 G_1 期作用较强,且可阻止 G_1 期向 S 期的转变。静注后 10 分钟即可在主要脏器中出现,难以透过血脑屏障。体内代谢很少,12% ~20% 经尿排出,50% 以上经胆道随粪便排出。抗瘤谱较窄,对恶性葡萄胎、绒毛膜上皮癌、霍奇金淋巴瘤和恶性淋巴瘤、肾母细胞瘤、骨骼肌肉瘤及神经母细胞瘤疗效较好。与放疗联合应用,可提高肿瘤对放射线的敏感性。骨髓抑制为剂量限制性毒性,胃肠道反应多见于每

Notes

次剂量超过500μg时,漏出血管对软组织损害显著,少数患者可出现脱发、皮炎和畸胎等。

多柔比星

多柔比星(doxorubicin,Adriamycin,ADM,阿霉素)为蒽环类抗生素,能嵌入DNA碱基对之间,并紧密结合到DNA上,阻止RNA转录过程,抑制RNA合成,也能阻止DNA复制。属细胞周期非特异性药物,S期细胞对它更为敏感。本品不能通过胃肠道吸收,必须通过血管给药,血浆蛋白结合率约为75%,主要由肝脏代谢,经胆汁排泄,尿液中排出较少。ADM抗瘤谱广、疗效高,主要用于对常用抗肿瘤药耐药的急性淋巴细胞白血病或髓细胞白血病、恶性淋巴肉瘤、乳腺癌、卵巢癌、小细胞肺癌、胃癌、肝癌及膀胱癌等。最严重的毒性反应为心肌退行性病变和心肌间质水肿,心脏毒性的发生可能与多柔比星生成自由基有关,右雷佐生(dexrazoxane)作为化学保护剂可预防心脏毒性的发生。此外,还有骨髓抑制、消化道反应、皮肤色素沉着及脱发等不良反应。

其他常用的干扰转录过程和阻止RNA合成的药物见表46-3所示。

表46-3 其他常用的干扰转录过程和阻止RNA合成的药物

名称	作用特点	临床应用	不良反应
表柔比星 (epirubicin,EPI)	抗癌谱与ADM相近,但治疗指数更高,毒性更低	白血病、淋巴瘤、多发性骨髓瘤、乳腺癌、肺癌等	与多柔比星相似,但程度较低,尤其是心脏毒性和骨髓抑制
吡柔比星 (pirarubicin,THP)	抗瘤作用等同或优于ADM	对恶性淋巴瘤和急性白血病疗效较好,对乳腺癌、头颈部癌等有效	骨髓抑制为剂量限制性毒性,脱发及心脏毒性低于多柔比星
柔红霉素 (daunorubicin,DRN)	抗肿瘤机制与多柔比星相同	急性淋巴细胞白血病或髓细胞白血病	骨髓抑制、消化道反应和心脏毒性
米托蒽醌 (mitoxantrone,MTZ)	可嵌入DNA并与其结合而引起细胞损伤	恶性淋巴瘤、乳腺癌和急性白血病	心脏毒性小,剂量限制性毒性为骨髓抑制

四、抑制蛋白质合成与功能的药物

药物可干扰微管蛋白聚合功能、干扰核蛋白体的功能或影响氨基酸供应,从而抑制蛋白质合成与功能。包括:①微管蛋白活性抑制剂如长春碱类和紫杉醇类等;②干扰核蛋白体功能的药物如三尖杉生物碱类;③影响氨基酸供应的药物如L-门冬酰胺酶。

(一)微管蛋白活性抑制剂

微管由α和β两种亚基形成的二聚体,是一种细胞骨架,也是中心粒、鞭毛、纤毛等的基本成分,具有维持细胞形态,参与细胞收缩、伪足运动、细胞内物质运输及与其他蛋白共同装配成纺锤体等功能。目前临床常用的微管蛋白抑制药主要通过抑制微管蛋白的聚合或促进微管蛋白聚合,抑制微管蛋白解聚而发挥作用。

长 春 碱 类

长春碱(vinblastine,VLB,长春花碱)及长春新碱(vincristine,VCR)为夹竹桃科长春花(vinca rosea L)植物所含的生物碱。长春地辛(vindesine,VDS)和长春瑞滨(vinorelbine,NVB)均为长春碱的半合成衍生物。

长春碱类作用机制为与微管蛋白结合,抑制微管聚合,从而使纺锤体不能形成,细胞有丝分裂停止于中期。对有丝分裂的抑制作用,VLB的作用较VCR强。属细胞周期特异性药物,主要

Notes

作用于 M 期细胞。此外此类药还可干扰蛋白质合成和 RNA 多聚酶,对 G₁ 期细胞也有作用。

长 春 碱

长春碱(vinblastine,VLB)是从夹竹桃科植物长春花中提取的一种生物碱,主要抑制微管蛋白的聚合,而妨碍纺锤体微管的形成,使有丝分裂停止于中期。也可作用于细胞膜,干扰细胞膜对氨基酸的转运,使蛋白质合成受抑制,亦可抑制 RNA 合成。对恶性淋巴瘤、睾丸肿瘤、绒毛膜癌疗效较好,对肺癌、乳腺癌、卵巢癌及单核细胞白血病也有一定疗效。主要不良反应表现为骨髓抑制、神经毒性和胃肠道反应,具有一定的局部刺激性,外漏可引起局部组织坏死。

长 春 新 碱

长春新碱(vincristine,VCR)为夹竹桃科植物长春花中提取的有效成分,其抗肿瘤作用靶点是微管,主要抑制微管蛋白的聚合而影响纺锤体微管的形成,使有丝分裂停止于中期。还可干扰蛋白质代谢及抑制 RNA 多聚酶的活力,并抑制细胞膜类脂质的合成和氨基酸在细胞膜上的转运。长春新碱对移植性肿瘤的抑制作用大于长春花碱且抗瘤谱广。用于治疗急性白血病、霍奇金淋巴瘤、恶性淋巴瘤,也用于乳腺癌、支气管肺癌、软组织肉瘤、神经母细胞瘤等。剂量限制性毒性是神经系统毒性,主要引起外周神经症状,如手指神经毒性等,与累积量有关。骨髓抑制和消化道反应较轻,静脉反复注药可致血栓性静脉炎,注射时漏至血管外可造成局部组织坏死。

长 春 地 辛

长春地辛(vindesine,VDS)是长春碱的半合成衍生物,通过抑制细胞内微管蛋白的聚合,阻止增殖细胞有丝分裂中的纺锤体的形成,使细胞分裂停止于有丝分裂中期。本品抗瘤谱广,与长春花碱和长春新碱无完全的交叉耐药,毒性介于两者之间,骨髓抑制低于长春花碱,但高于长春新碱,神经毒性低于长春新碱。对非小细胞肺癌、小细胞肺癌、恶性淋巴瘤、乳腺癌、食管癌及恶性黑色素瘤等恶性肿瘤有效。常见不良反应为骨髓抑制、可逆性的末梢神经炎(较长春新碱轻)和胃肠道反应,可引起静脉炎,应避免漏出血管外和溅入眼内。

长 春 瑞 滨

长春瑞滨(vinorelbine,NVB)为长春碱半合成衍生物,主要通过阻滞微管蛋白聚合形成微管和诱导微管的解聚,使细胞分裂停止于有丝分裂中期,是一细胞周期特异性的药物。主要用于非小细胞肺癌和乳腺癌。不良反应主要包括骨髓抑制、神经毒性、消化道反应、呼吸道反应以及注射局部刺激等。

紫 杉 醇 类

紫杉醇(paclitaxel,taxol)是由短叶紫杉或我国红豆杉的树皮中提取的有效成分。紫杉特尔(taxotere,docetaxel)是由植物 Taxus baccata 针叶中提取的巴卡丁(baccatin)经半合成改造而成,其基本结构与紫杉醇相似,但来源较易,水溶性较高。

由于紫杉醇类独特的作用机制对耐药细胞也有效,是近年来受到广泛重视的抗恶性肿瘤新药。紫杉醇类能促进微管聚合,同时抑制微管的解聚,从而使纺锤体失去正常功能,细胞有丝分裂停止。对卵巢癌和乳腺癌有独特的疗效,对肺癌、食管癌、大肠癌、黑色素瘤、头颈部癌、淋巴瘤、脑瘤也都有一定疗效。紫杉醇的不良反应主要包括骨髓抑制、神经毒性、心脏毒性和过敏反应。紫杉醇的过敏反应可能与助溶剂聚氧乙基蓖麻油有关。紫杉特尔不良反应相对较少。

Notes

（二）干扰核蛋白体功能的药物

三尖杉生物碱类

三尖杉酯碱（harringtonine）和高三尖杉酯碱（homoharringtonine）是从三尖杉属植物的枝、叶和树皮中提取的生物碱。可抑制蛋白合成的起始阶段，并使核蛋白体分解，释出新生肽链，但对mRNA 或 tRNA 与核蛋白体的结合无抑制作用。属细胞周期非特异性药物，对 S 期细胞作用明显。对急性髓细胞白血病疗效较好，也可用于急性单核细胞白血病及慢性髓细胞白血病、恶性淋巴瘤等的治疗。不良反应包括骨髓抑制、消化道反应、脱发等，偶有心脏毒性。

（三）影响氨基酸供应的药物

L-门冬酰胺酶

L-门冬酰胺是重要的氨基酸，某些肿瘤细胞不能自己合成，需从细胞外摄取。L-门冬酰胺酶（L-asparaginase）可将血清门冬酰胺水解而使肿瘤细胞缺乏门冬酰胺供应，生长受到抑制。而正常细胞能合成门冬酰胺，受影响较少。适用于治疗急性淋巴细胞性白血病、急性髓细胞白血病、急性单核细胞性白血病、慢性淋巴细胞性白血病、霍奇金淋巴瘤及非霍奇金淋巴瘤、黑色素瘤等。常见的不良反应有过敏反应、肝损害、胰腺炎、食欲缺乏、恶心、呕吐、腹泻等，用药前应作皮试。

第三节　非细胞毒类抗肿瘤药

一、调节体内激素水平药物

某些肿瘤如乳腺癌、前列腺癌、甲状腺癌、宫颈癌、卵巢癌和睾丸肿瘤与相应的激素失调有关。因此，应用某些激素或其拮抗药可改变激素平衡失调状态，以抑制这些激素依赖肿瘤的生长。严格分类，该类药物不属于化疗药物，应为内分泌治疗药物，虽然没有细胞毒类抗肿瘤药的骨髓抑制等毒性反应，但因激素作用广泛，使用不当亦可造成其他不良反应。

（一）糖皮质激素类

糖皮质激素类（glucocorticoids）常用于恶性肿瘤治疗的有泼尼松（prednison）和泼尼松龙（prednisolone）等。糖皮质激素能作用于淋巴组织，能诱导淋巴细胞溶解。对急性淋巴细胞白血病及恶性淋巴瘤的疗效较好，作用快，但不持久，易产生耐药性；对慢性淋巴细胞白血病，除减低淋巴细胞数目外，还可降低血液系统并发症（自身免疫性溶血性贫血和血小板减少症）的发生率或使其缓解。常与其他抗肿瘤药合用，治疗霍奇金及非霍奇金淋巴瘤。对其他恶性肿瘤无效，而且可能因抑制机体免疫功能而助长恶性肿瘤的扩展。仅在恶性肿瘤引起发热不退、毒血症状明显时，可少量短期应用以改善症状。

（二）雌激素类

雌激素类（estrogens）常用于恶性肿瘤治疗的是己烯雌酚（diethylstilbestrol）为人工合成的非甾体雌激素，可通过抑制下丘脑及脑垂体，减少脑垂体促间质细胞激素（ICSH）的分泌，从而使来源于睾丸间质细胞与肾上腺皮质的雄激素分泌减少，也可直接对抗雄激素促进前列腺癌组织生长发育的作用，故对前列腺癌有效。己烯雌酚还用于治疗绝经期乳腺癌及男性晚期乳腺癌，机制未明。不良反应包括不规则的阴道流血、子宫肥大、尿频或小便疼痛、肝功能异常、高脂血症、钠潴留以及血栓症等。

（三）雄激素类

雄激素类（testicoid）常用于恶性肿瘤治疗的有二甲睾酮（methyltestosterone）、丙酸睾酮

(testosterone propionate)和氟羟甲酮(fluoxymesterone),可抑制脑垂体前叶分泌促卵泡激素,使卵巢分泌雌激素减少,并可对抗雌激素作用,雄激素对晚期乳腺癌,尤其是骨转移者疗效较佳。

（四）孕酮类

甲羟孕酮酯

甲羟孕酮酯(medroxyprogesterone acetate,MPA,乙酸羟甲孕酮,甲孕酮,安宫黄体酮)为合成的黄体酮衍生物,作用类似天然黄体酮,主要用于肾癌、乳腺癌、子宫内膜癌,并可增强食欲、改善患者的一般状况。

（五）抗雄激素类

氟他胺

氟他胺(flutamide,氟硝丁酰胺)是一种口服的非甾体类雄性激素拮抗剂。氟他胺及其代谢产物 2-羟基氟他胺可与雄激素竞争雄激素受体,并与雄激素受体结合成复合物,进入细胞核,与核蛋白结合,抑制雄激素依赖性的前列腺癌细胞生长。同时氟他胺还能抑制睾丸微粒体 17-α-羟化酶和 17、20-裂合酶的活性,因而能抑制雄性激素生物合成。主要用于治疗前列腺癌。不良反应包括男性乳房女性化,乳房触痛,有时伴有溢乳,如减少剂量或停药则可消失。少数患者可有腹泻、恶心、呕吐、食欲增加、失眠和疲劳。

（六）抗雌激素类

他莫昔芬

他莫昔芬(tamoxifen,TAM,三苯氧胺)为合成的非甾体抗雌激素药物,有抗雌激素的作用,从而抑制雌激素依赖性肿瘤细胞生长。但是,也有雌激素受体的部分激动作用,雌激素样作用强度仅为雌二醇的 1/2。主要用于治疗乳腺癌,雌激素受体阳性患者疗效较好。最常见的不良反应为潮热、血小板减少、高钙血症、恶心、呕吐、阴道出血和体液潴留等也常见。

托瑞米芬

托瑞米芬(toremifene)是一个选择性的雌激素受体调节剂(SERM),竞争性结合雌激素受体,抑制雌激素受体阳性的乳腺癌生长,托瑞米芬与雌激素竞争性与乳腺癌细胞质内雌激素受体相结合,阻止雌激素诱导肿瘤细胞 DNA 合成及细胞增殖。主要用于治疗绝经妇女雌激素受体阳性转移性乳腺癌。常见的不良反应为面部潮红、多汗、子宫出血、白带、疲劳、恶心、皮疹、瘙痒、头晕及抑郁等。

（七）芳香化酶抑制剂

芳香化酶是属于细胞色素 P450 的一种复合酶,可氧化脱去 C19 类固醇(雄烯二酮和睾酮)的 19-甲基,使 A 环芳构化,从而转变成 C18 雌激素,因此,抑制芳香化酶使其失去作用后,乳腺癌患者体内的雄激素便无法转化为雌激素,从而阻断了雌激素依赖性的肿瘤细胞生长。

来曲唑

来曲唑(letrozole)为选择性非甾体类芳香化酶抑制剂。通过竞争性与细胞色素 P450 酶亚单位的血红素结合,从而抑制芳香化酶,减少雌激素的生物合成。主要用于治疗绝经后雌激素或孕激素受体阳性,或受体状况不明的晚期乳腺癌。最常见的不良反应为骨骼肌疼痛、恶心、头痛、关节疼痛、疲劳、呼吸困难、咳嗽、便秘、呕吐、腹泻、胸痛、病毒感染、面部潮红、腹痛等。很多不良反应是因为雌激素缺乏所致的正常药理作用,如潮红、脱发和阴道出血等。

Notes

阿那曲唑

阿那曲唑(anastrozole)为高效、高选择性非甾体类芳香化酶抑制剂。主要用于治疗绝经后雌激素受体阳性的晚期乳腺癌。雌激素受体阴性,但他莫昔芬治疗有效的患者也可考虑使用。此外,还可用于绝经后乳腺癌的辅助治疗。不良反应包括皮肤潮红、阴道干涩、头发油脂过度分泌、胃肠功能紊乱(厌食、恶心、呕吐和腹泻)、乏力、忧郁、头痛或皮疹等。

氨鲁米特

氨鲁米特(aminoglutethimide,AG,氨基导眠能,氨格鲁米特,氨苯哌酮)为镇静催眠药格鲁米特的衍生物,能特异性地抑制雄激素转化为雌激素的芳香化酶活性。绝经期妇女的雌激素主要来源是雄激素,这样 AG 可以完全抑制雌激素的生成。本品还能诱导肝脏混合功能氧化酶系活性,促进雌激素的体内代谢。用于绝经后晚期乳腺癌,雌激素受体阳性效果更好。对乳腺癌骨转移有效。不良反应包括,嗜睡、困倦、乏力、头晕等中枢神经抑制作用,皮疹,少数患者有食欲缺乏,恶心,呕吐和腹泻。偶可出现白细胞减少,血小板减少和甲状腺功能减退。

依西美坦

依西美坦(exemestane,Aromasin)是一种不可逆的甾体类芳香化酶抑制剂,不存在孕激素和雌激素样作用,有轻微的雄激素样作用,且这种雄激素样作用主要在高剂量时可见。用于他莫昔芬治疗后病情进展的绝经后晚期乳腺癌患者和绝经后晚期乳腺癌患者。依西美坦总体耐受性良好,不良反应常为轻至中度,多数不良反应是由于雌激素生成被阻断后而产生的正常药理学反应,如潮热。

(八)黄体生成素释放激素激动药/拮抗药

戈舍瑞林

戈舍瑞林(goserelin)是促黄体生成素释放激素的一种类似物,长期使用抑制脑垂体促黄体生成素的合成,从而引起男性血清睾酮和女性血清雌二醇的下降。主要用于前列腺癌、乳腺癌、子宫内膜异位症。在接受本药治疗的男性患者中可见潮红和性功能下降,多汗和性欲下降,少有必须中断治疗,偶见乳房肿胀和触痛,给药初期前列腺癌症患者可能有骨骼疼痛暂时性加重,应对症处理。女性患者中可见潮红,多汗及性欲下降,少有必须中止治疗;也曾观察到头痛,情绪变化如抑郁,阴道干燥及乳房大小的变化。

亮丙瑞林

亮丙瑞林(leuprorelin)为 LH-RH 的高活性衍生物,重复给予大剂量在首次给药后能立即产生一过性的垂体-性腺系统兴奋作用(急性作用),然后抑制垂体生成和释放促性腺激素。还进一步抑制卵巢和睾丸对促性腺激素的反应,从而降低雌二醇和睾酮的生成(慢性作用)。主要用于闭经前且雌激素受体阳性的乳腺癌、前列腺癌。可能出现伴有发烧、咳嗽、呼吸困难、胸部 X 射线片异常等的间质性肺炎症状及过敏样症状等不良反应。

二、分子靶向药物

目前临床应用较广泛的分子靶向药物主要为小分子药物和单抗两大类。肿瘤的发生在于细胞的失控性生长,细胞增殖受到细胞外信号如生长因子、细胞因子、激素等的调控,而其中又以生长因子最重要。酪氨酸激酶信号转导途径是癌症发生的重要转导途径。表皮生长因子受体(EGFR)酪氨酸激酶抑制剂如吉非替尼,通过与 ATP 竞争性的结合胞外的配体结合位点,阻断

Notes

分子内酪氨酸的自身磷酸化,阻断酪氨酸激酶活化,抑制 EGFR 激活,从而抑制细胞周期进程、加速细胞死亡、抑制血管生成、抑制浸润和转移。针对 EGFR 胞外配体结合区的单抗如曲妥珠单抗等,可通过抑制配体与 EGFR 的结合,来阻断下游酪氨酸激酶信号转导途径治疗肿瘤。

血管内皮生长因子(VEGF)酪氨酸激酶信号途径是影响血管形成的最主要因素之一。VEGF 受体酪氨酸激酶抑制剂如贝伐单抗,阻断 VEGF 酪氨酸激酶信号转导途径,抑制肿瘤内部血管形成,使肿瘤细胞断绝营养来源,最终导致肿瘤组织萎缩消失。与以 EGFR 为靶点的靶向治疗相比,以 VEGF 为靶点的靶向治疗克服了前者容易产生耐药性的缺点。

（一）单克隆抗体类

单克隆抗体的抗原结合片段(Fab)可以特异性识别并与肿瘤细胞的相应抗原竞争结合,阻断抗原介导的生理作用或信号转导过程,从而阻止肿瘤细胞的生长和扩散。单克隆抗体抗肿瘤作用具有高度的特异性,主要表现为特异性结合、选择性杀伤靶细胞、体内靶向性分布以及具有更强的疗效。

根据作用的靶分子不同,目前用于抗肿瘤治疗的单克隆抗体大致分为以下三类:

1. 作用于细胞膜分化相关抗原的单克隆抗体

利妥昔单抗

利妥昔单抗(rituximab)是一种鼠/人嵌合的单克隆抗体,能够与跨膜 CD20 抗原特异性结合。此抗原位于前 B 和成熟 B 淋巴细胞,但在造血干细胞、原 B 细胞、正常血细胞,或其他正常组织中不存在。该抗原表达于 95% 以上的 B 淋巴细胞型非霍奇金淋巴瘤(NHLs)。与抗体结合后,B 淋巴细胞表面 CD20 抗原不会发生内化或从细胞膜上脱落到周围环境中,不会作为游离抗原在血浆中循环,与 B 淋巴细胞上的 CD20 结合并引起 B 细胞溶解。细胞溶解的机制可能包括补体依赖的细胞毒作用(CDC)和抗体依赖的细胞毒作用(ADCC)。此外,还可使耐药的 B 淋巴细胞系对某些化疗药物再次敏感。主要用于治疗复发或化疗耐药的 B 淋巴细胞型非霍奇金淋巴瘤。主要不良反应有低血压、发热、寒战、肌肉僵直等输注相关综合征,感染、心血管系统、血液系统和神经系统不良反应等。

2. 作用于表皮生长因子受体的单克隆抗体

曲妥珠单抗

曲妥珠单抗(trastuzumab,Herceptin)是一种人源化单克隆抗体,能高选择性结合到人表皮生长因子受体蛋白 2(HER2 蛋白)的细胞外区域,抑制 HER2 过度表达的肿瘤细胞增殖。该单抗是抗体依赖性细胞介导的细胞毒反应(ADCC)的潜在介质,主要用于治疗 Her2 过度表达的转移性乳腺癌,可单药治疗或与紫杉类联合应用。常见的不良反应是发热、恶心、呕吐等输液反应,腹泻、感染、咳嗽加重、头痛、乏力、呼吸困难、皮疹、中性粒细胞减少症、贫血、肌痛和心脏毒性等。

西妥昔单抗

西妥昔单抗(cetuximab,Erbitux)可与表达于正常细胞和多种癌细胞表面的 EGFR 特异性结合,并竞争性阻断 EGF 和其他配体,如转化生长因子-α(TGF-α)的结合。本品是针对 EGFR 的人鼠嵌合型 IgG1 单克隆抗体,两者特异性结合后,有效阻断配体与 EGFR 的结合,抑制受体磷酸化,抑制生长因子激活细胞有丝分裂信号的下传,抑制肿瘤细胞增殖。主要用于转移性直肠癌的治疗。本品耐受性好,不良反应大多可耐受,最常见的是痤疮样皮疹、疲劳、腹泻、恶心、呕吐、腹痛、发热和便秘等。少数患者可能发生严重过敏反应、输液反应、败血症、肺间质疾病、肾衰、肺栓塞和脱水等。

3. 作用于血管内皮生长因子的单克隆抗体

贝 伐 单 抗

贝伐单抗(bevacizumab,Avastin)是针对 VEGF 的人源化单克隆抗体,不仅可以抑制肿瘤的血管生成,还可以使残存的肿瘤血管正常化,同时抑制新生的或复发的血管生成。与化疗联合可以显著地提高有效率并延长无进展生存,用于晚期大肠癌、非小细胞癌、肾癌及乳腺癌的治疗。严重不良反应为胃肠穿孔、伤口并发症、出血、高血压危象、肾病综合征、充血性心力衰竭。常见不良反应为无力、腹痛、头痛、高血压、消化道反流、上呼吸道感染和鼻出血等。

其他常用的抗肿瘤单克隆抗体见表46-4所示。

表 46-4　其他常用的抗肿瘤单克隆抗体

名称	作用靶点	临床应用	不良反应
作用于细胞膜分化相关抗原的单克隆抗体			
阿仑珠单抗 (alemtuzumab)	CD52 抗原	慢性淋巴细胞白血病	输液相关副作用,骨髓抑制、消化道反应等
替伊莫单抗 (ibritumomab tiuxetan)	CD20 抗原	滤泡性以及转移性 B 细胞非霍奇金淋巴瘤	骨髓抑制、疲倦、畏寒、发烧、头痛等
托西莫单抗 (tositumomab)	CD20 抗原	低分度滤泡状或已变形的 NHL	骨髓抑制、感染及与输液有关的不良反应等
作用于表皮生长因子受体的单克隆抗体			
帕尼单抗 (panitumumab)	EGFR	转移性结直肠癌	皮肤毒性、甲沟炎、低镁血症、疲乏、腹痛、腹泻等
尼妥珠单抗 (nimotuzumab)	EGFR	联合放疗治疗Ⅲ/Ⅳ期鼻咽癌	发热、血压下降、恶心、头晕、皮疹等

(二) 小分子化合物

1. 单靶点的抗肿瘤小分子化合物

伊马替尼、达沙替尼和尼罗替尼

伊马替尼(imatinib,glivec,gleevec,格列卫,格列维克)、达沙替尼(dasatinib,Sprycel,扑瑞赛)和尼罗替尼(nilotinib,Tasigna)是酪氨酸激酶 Bcr-Abl 抑制剂。慢性髓细胞白血病患者存在 Bcr-Abl 融合基因,其蛋白产物为持续活化的 bcr-abl 酪氨酸激酶,引起细胞异常增殖。该类药物与 Abl 酪氨酸激酶 ATP 位点结合,抑制激酶活性,阻止 Bcr-Abl 阳性细胞的增殖并诱导其凋亡。伊马替尼对 c-Kit 受体酪氨酸激酶的抑制作用,用于临床治疗胃肠道间质瘤(gastrointestinal stromal tumors,GIST)有较好疗效。轻、中度不良反应多见,如消化道症状、液体潴留、肌肉骨骼疼痛及头痛乏力等,较为严重的不良反应主要为血液系统毒性和肝损伤。

吉非替尼、厄洛替尼和埃克替尼

吉非替尼(gefitinib,Iressa,易瑞沙)、厄洛替尼(erlotinib,Tarceva,特罗凯)和埃克替尼(icotinib,凯美纳)是强效的表皮生长因子受体(EGFR)酪氨酸激酶抑制剂,可与 EGFR 细胞内的激酶结合域结合,竞争酶的底物 ATP,阻断 EGFR 的激酶活性及其下游信号通路。主要用于 EGFR 敏感突变的晚期非小细胞肺癌治疗。常见的不良反应为腹泻、恶心、呕吐等消化道症状和皮疹、瘙痒等皮肤症状。

Notes

坦罗莫司和依维莫司

坦罗莫司(temsirolimus,Torisel)和依维莫司(everolimus,Afinitor)是丝/苏氨酸蛋白激酶 mTOR 的抑制剂,阻断细胞内 PI3K-AKT-mTOR 信号通路和其他由 mTOR 介导的信号转导过程, 抑制细胞周期进程和新生血管形成,促进细胞凋亡。临床用于晚期肾细胞癌(RCC)治疗。

硼 替 佐 米

硼替佐米(bortezomib,Velcade)是蛋白酶体可逆性抑制剂,可选择性地与蛋白酶活性位点的 苏氨酸结合,抑制蛋白酶体 26S 亚单位的糜蛋白酶和(或)胰蛋白酶活性。哺乳动物细胞中的 26S 蛋白酶体是一种大的蛋白质复合体,可降解泛蛋白。泛蛋白酶体通道在调节特异蛋白在细 胞内浓度中起到重要作用,可维持细胞内环境的稳定。蛋白水解会影响细胞内多级信号串联, 这种对正常的细胞内环境的破坏会导致细胞的死亡。而对 26S 蛋白酶体的抑制可防止特异蛋 白的水解。硼替佐米能够延迟包括多发性骨髓瘤在内的肿瘤生长。主要用于多发性骨髓瘤和 套细胞淋巴瘤的治疗。常见不良反应包括,乏力、腹泻、恶心、呕吐、发热、血小板减少等。

2. 多靶点的抗肿瘤小分子化合物

索 拉 菲 尼

索拉菲尼(sorafenib,Nexavar,多吉美)是一种多激酶抑制剂,能抑制血管内皮生长因子 (vascular endothelial growth factor receptor,VEGFR)1、2、3,亦可抑制血小板衍生生长因子受体 (platelet-derived growth factor receptor,PDGFR)、Raf、Kit、Flt-3 等介导的信号转导。Sorafenib 具有 双重抗肿瘤作用,既可通过阻断由 RaF-MEK-ERK 介导的细胞信号转导通路而直接抑制肿瘤细 胞的增殖;还可通过作用于 VEGFR 和 PDGFR 途径,抑制肿瘤新生血管形成,阻断肿瘤细胞的营 养供应,从而达到间接遏制肿瘤生长的目的。临床用于肝癌和肾癌的治疗。常见的不良反应有 腹泻、皮疹、脱发、疲乏、体重减轻和手足皮肤反应等。

舒 尼 替 尼

舒尼替尼(sunitinib,Sutent)通过靶向血小板衍化生长因子受体(PDGFR)、血管内皮生长因 子受体(VEGFRs)、KIT、RET 和 CSF-1R 等多个受体酪氨酸激酶来抑制细胞信号转导,从而抑制 肿瘤的血管生成和细胞生长。临床主要用于晚期肾癌和胃肠间质瘤的治疗。不良反应轻,最常 见的不良反应有疲乏、食欲缺乏、恶心、腹泻、皮疹、高血压和黏膜炎等。

范 得 他 尼

范得他尼(vandetanib,Zactima)是一种合成的苯胺喹唑啉化合物,为口服的小分子多靶点酪 酸激酶抑制剂(TKI),可同时作用于肿瘤细胞 EGFR、VEGFR 和 RET 酪氨酸激酶,还可选择性的 抑制其他的酪氨酸激酶以及丝氨酸/苏氨酸激酶,多靶点联合阻断信号转导。临床用于治疗不 能切除、局部晚期或转移的有症状或进展的髓样甲状腺癌。常见的不良反应有腹泻、皮疹、恶 心、高血压、头痛、上呼吸道感染及无症状的 QT 间期延长等。

拉 帕 替 尼

拉帕替尼(lapatinib,Tykerb)是一种口服的小分子 4-苯胺基喹唑啉类受体酪氨酸激酶抑制 剂,抑制表皮生长因子受体(ErbB1)和人表皮因子受体 2(ErbB2)。其作用机制为抑制细胞内的 EGFR(ErbB-1)和 HER2(ErbB-2)的 ATP 位点阻止肿瘤细胞磷酸化和激活,通过 EGFR(ErbB-1) 和 HER2(ErbB-1)的同质和异质二聚体阻断下调信号。用于治疗 ErbB-2 过度表达的晚期或转

Notes

移性乳腺癌。不良反应主要为胃肠道反应,包括恶心、腹泻、口腔炎和消化不良等,皮肤干燥、皮疹,其他有背痛、呼吸困难及失眠等。

三、肿瘤免疫治疗药物

肿瘤免疫治疗(cancer immunotherapy)是利用人体的免疫机制,通过主动或被动的方法增强患者的免疫功能,达到杀伤肿瘤细胞的目的,是生物治疗的方法之一。其治疗的原理是通过增强抗肿瘤免疫应答和(或)打破肿瘤的免疫抑制产生抗肿瘤作用。与传统的手术、放疗和化疗相比,肿瘤免疫治疗具有以下几点优势:①通过增强机体自身的免疫力抗肿瘤,副作用相对较少;②目标明确,可选择性杀伤肿瘤细胞而对正常细胞无影响或影响较小;③对不宜进行手术的中晚期肿瘤患者,能够抑制肿瘤的发展,延长患者生命;④主动免疫能够激发全身性的抗肿瘤效应,作用范围更加广泛,尤其适用于多发病灶或有广泛转移的恶性肿瘤;⑤能够清除因手术不彻底而残留的病灶,降低复发;⑥增强机体免疫功能,减轻或恢复放化疗所致的组织或脏器的损伤。

肿瘤免疫治疗的分类

肿瘤免疫治疗根据作用机制分为,主动免疫治疗、被动免疫治疗和非特异性免疫调节剂治疗3大类。

1. **主动免疫治疗** 主动免疫治疗(active immunotherapy)也称为肿瘤疫苗(tumor vaccine),主要是指利用来源于自体或异体带有肿瘤特异性抗原(tumor specific antigen,TSA)或肿瘤相关抗原(tumor associated antigen,TAA)的肿瘤细胞或其粗提取物,通过激发宿主机体免疫系统产生针对肿瘤抗原的特异性抗肿瘤免疫应答来攻击肿瘤细胞,克服肿瘤产物所引起的免疫抑制状态,促进树突状细胞的抗原提呈功能,从而阻止肿瘤生长、转移和复发。肿瘤疫苗主要包括肿瘤细胞疫苗、多肽疫苗、病毒疫苗、基因疫苗、树突状细胞疫苗和抗独特型抗体疫苗等。

(1) 肿瘤细胞疫苗:是将自体或异体的同种肿瘤细胞经过物理因素(照射、高温)、化学因素(酶解)以及生物因素(病毒感染、基因转移等)等处理所制得,其致瘤性被改变或消除,但免疫原性仍被保留,能对机体进行主动免疫。理论上这类疫苗可提供肿瘤抗原,包括TSA和TAA,诱导机体产生抗肿瘤免疫应答。但肿瘤细胞TSA表达低下,并缺乏一些免疫辅助因子的表达,免疫原性较低,常无法有效地诱导抗肿瘤免疫应答。因此,通常采用在疫苗中加入诱导免疫应答的佐剂,如卡介苗、IL-2、IL-4和GM-CSF等,或导入细胞因子的编码基因,或导入协同共刺激分子的编码基因,借此来达到增强疫苗免疫原性的目的。此类药物,目前多处于临床试验阶段,部分药物在临床试验中取得了一定的效果,但应用于临床仍需进一步的大样本研究。

肿瘤细胞疫苗临床实验及应用举例见表46-5所示。

表46-5 肿瘤细胞疫苗临床实验及应用举例

名称	作用特点	疾病类型	疗效和毒性
M-Vax(DNP-VACC)	经半抗原(DNP)修饰的自身黑色素瘤细胞疫苗。通过直接或旁效应激活宿主抗原提呈作用,提高细胞毒T细胞(CTL)反应率	黑色素瘤	治疗转移性黑色素瘤的5年总生存率较单纯手术治疗显延长,治疗多处内脏转移的Ⅳ期黑色素瘤患者平均生存期高于27个月,不良反应轻微
CG1940/CG8711	用编码GM-CSF的反转录病毒载体转染前列腺癌细胞,最后将基因修饰过的肿瘤细胞进行辐射处理制得,可产生GM-CSF刺激免疫系统	前列腺癌	与多西他赛+泼尼松相比,疫苗未显著延长生存期,但是严重不良反应显著降低

Notes

续表

名称	作用特点	疾病类型	疗效和毒性
Belagenpumatucel-L（Lucanix）	将 TGF-β2 反义核酸转染 4 种不同的 NSCLC 细胞株，抑制 TGF-β2 的表达，从而降低它对免疫功能的抑制作用	肺癌	Lucanix 可升高细胞因子浓度、诱发免疫反应，中高剂量组有明显生存优势，2 年存活率约 47%，且无明显的副作用
Algenpantucel-L	将经放射处理的细胞，转染表达 α-1,3 半乳糖转移酶（α-GT），引发 ADCC 作用杀灭癌细胞	胰腺癌	联合化疗（含吉西他滨或氟脲嘧啶方案）患者 1 年生存率达 90%，且安全性良好
Melacine	由黑色素瘤细胞 MSMM-1 和 MSMM-2 的裂解产物和佐剂 Detox 组成	黑色素瘤	本品用于 HLA A2/C3 阳性患者的 5 年无病生存率和 5 年生存率均显著提高，联合小剂量干扰素治疗Ⅲ期黑色素瘤的疗效与大剂量干扰素相当，但神经和精神毒性明显降低
OncoVAX	将患者肿瘤细胞经放射处理后与卡介苗融合而成，通过刺激免疫系统杀灭术后残余肿瘤细胞	结肠癌	疫苗可降低Ⅱ期结肠癌患者复发风险，显著提高 5 年生存率和 5 年无复发生存率。但Ⅲ期结肠癌患者的受益情况并无突破

（2）多肽（蛋白）疫苗：按照肿瘤抗原基因中已知或预测的某段抗原表位的氨基酸序列，通过化学合成技术制备的疫苗。合成的多肽（蛋白）疫苗可直接与 APC 表面的 MHC 分子结合并活化 T 细胞，从而诱导抗肿瘤免疫反应。此类疫苗具有对正常细胞无害；可诱导特异性免疫应答；能迅速被合成和纯化；工序简单、费用低廉、化学性质稳定、无致癌性等优点。但是免疫原性弱及要求与个体的 HLA 单体型相吻合限制了它的临床应用。

多肽（蛋白）疫苗临床实验及应用举例见表 46-6 所示。

表 46-6　多肽（蛋白）疫苗临床实验及应用举例

名称	作用特点	疾病类型	疗效和毒性
MAGE-A3	疫苗可以诱导患者产生 CD4+ T 细胞和 CD8+T 细胞及相应抗体	肺癌	与慰剂组比，疫苗组无病间期、DFS 和 OS 均有所延长，但无统计学意义。未观察到严重不良反应
Stimuvax（L-BLP25）	Stimuvax 是一个肽抗原为基础的疫苗，并含有免疫佐剂单磷酸酯 A，作用于 MUC1 抗原	肺癌	Stimuvax 能明显延长化疗后Ⅲb 期肺癌患者中位生存时间。最常见的不良反应为注射局部红斑、结节、疼痛和恶心
TG4010	是一种基于表达完整 MUC1 序列和白介素-2 修饰的痘病毒载体疫苗，可以逆转 MUC1 黏液素导致的 T 细胞抑制	肺癌	疫苗联合化疗明显改善 6 个月时的无病生存率，联合化疗效果优于单独化疗组，中位生存时间显著增加。试验组较对照组发热、腹痛、注射部位疼痛的发生率高
CimaVax-EGF	疫苗由重组人 EGF 蛋白耦合脑膜炎奈瑟菌 P64K 载体蛋白构建而成。它通过诱导产生针对 EGF 的特异性抗体中和内源性 EGF，从而阻断 EGFR 通路	肺癌	产生有效免疫反应的患者生存期延长且 60 岁以下患者试验组 OS 显著延长。耐受性好，最常见的不良反应主要是 1~2 级注射部位疼痛、发热、头痛、呕吐和寒战

续表

名称	作用特点	疾病类型	疗效和毒性
Rindopepimut（CDX-110）	由低分子肽 PEPvⅢ结合于高分子载体 KLH 而构成，PEPvⅢ能特异性结合 EGFRvⅢ，KLH 具有免疫原性，可促进免疫反应产生	中枢神经系统肿瘤	Rindopepimut 能消除 EGFRvⅢ高表达的肿瘤细胞，且耐受性良好
DCVax®-Prostate	运用 DCVax®技术提取患者的树突细胞前体，经成熟、活化后加载患者肿瘤抗原制成的疫苗	前列腺癌	疫苗治疗后 80% 的患者出现 PSMA 抗体免疫应答和 T 细胞反应，可有效延长疾病无转移时间
MDX-1379	由 gp100 的 2 个多肽片段构成，可被 HLA-A2 阳性黑色素瘤患者的 T 细胞所识别	黑色素瘤	与大剂量 IL-2 合用，有效率显著提高，PFS 显著延长。不良反应少，仅注射部位肿胀和发红
Prophage（vitespen）	是热休克蛋白 gp96 和患者肿瘤细胞纯化多肽的复合疫苗	肾癌、转移性黑色素瘤、神经胶质瘤	疫苗治疗者无复发存活率得到显著改善，且其中 25% 无复发存活期延长约 1.7 年。最常见不良反应为注射部位红斑和硬化
Avicine	将 β-HCG-CTP37 肽偶联白喉毒素而得。疫苗既可抑制 HCG 对肿瘤细胞的作用，又能刺激免疫系统抗肿瘤	结直肠癌、胰腺癌	本品能显著提高对其有免疫反应的晚期结直肠癌患者的生存质量；对胰腺癌也有疗效，能提高吉西他滨化疗患者的生存率
GV-1001	本品可诱导 CD4+细胞，激活端粒酶进行免疫治疗	胰腺癌、肺癌、肝癌	研究显示，诱导免疫反应与生存延长相关，常见不良反应为注射部位反应、发热、疲劳等
IMA901	由 10 种合成的肿瘤相关多肽（TUMAPs）组成，可以激活体内细胞毒性 T 细胞和辅助性 T 细胞	肾癌	对 IMA901 产生广谱免疫反应的 RCC 患者，获得更长的生存期。副作用较少，且均为轻至中度，可逆性不良反应

（3）病毒疫苗：不仅可以预防病毒感染性疾病，更重要的是还可预防或治疗许多与病毒感染密切相关的肿瘤，例如乙型肝炎病毒疫苗及人类乳头瘤病毒（HPV）疫苗等。需强调的是初次接种疫苗的年龄对疫苗效力的发挥至关重要。

加　德　西

加德西（gardasil）是 6、11、16 和 18 型人乳头瘤病毒（HPV）重组疫苗。2006 上市以来，已先后被批准用于预防女性 HPV6、11、16 和 18 型病毒引发的宫颈癌、肛门癌、外阴癌及相关癌前病变及 HPV6 和 11 型引起的女性及男性生殖器疣。Gardasil 预防 HPV 感染的成功率达 96%，且抗体有效时间可达 8 年。主要不良反应为疼痛、肿胀、红肿、发热和瘙痒，仅有极少数患者因不良反应停药。

卉　妍　康

卉妍康（cervarix）是以 AS04 佐剂（细菌内毒素衍生物单磷脂酰脂 A 佐剂）制成的 2 价宫颈

Notes

癌疫苗。AS04 佐剂有助于体内达到高抗体浓度,其免疫反应更强、更持久。用于防治 10~45 岁女性 HPV16 型和 18 型病毒引起的宫颈癌和癌症前期损伤,是首个适用于 26 岁以上妇女的宫颈癌疫苗。疫苗预防 16 和 18 型 HPV 相关宫颈上皮内瘤变 2+ 的有效率可达 92.9%。主要不良反应为注射部位疼痛、红肿,其他常见不良反应有疲乏、头痛、肌肉痛和消化道反应等。

(4)基因疫苗(genetic vaccine):包括 DNA 疫苗和 RNA 疫苗,是利用基因工程技术将编码肿瘤特异性抗原的基因结合于表达载体上(重组病毒或质粒 DNA),再将疫苗直接注入机体,借助载体本身和机体内的基因表达系统表达出期望的抗原,从而诱导特异性的细胞免疫应答。基因疫苗在细胞内表达的多肽抗原与宿主的 MHCI 和 MHC 类分子结合后,提呈给免疫活性细胞(ICC),诱导体液免疫反应细胞毒素 T 淋巴细胞免疫反应及辅助 T 细胞反应。目前 DNA 疫苗多以质粒为载体,其制备简单接种方便安全,有开发潜力和可行性,其缺点在于免疫无能或免疫耐受,因此必须设法把其转化到抗原呈递细胞上。目前,基因疫苗基本上处于 Ⅰ 期临床研究阶段,仅少数进入 Ⅲ 期临床研究。临床前或临床研究显示,此类疫苗安全性良好,但临床反应率还有待提高。

基因疫苗临床实验及应用举例见表 46-7 所示。

表 46-7 基因疫苗临床实验及应用举例

名称	作用特点	疾病类型	疗效和毒性
Allovectin-7®	包含编码 HLA-B7 和 β-2 微球蛋白的 DNA 序列的质粒和脂质复合物,能够激发抗肿瘤免疫反应	黑色素瘤	1997 年被美国 FDA 批准用于治疗转移性黑色素瘤的"孤儿药",但其治疗黑色素瘤的 Ⅲ 期临床研究未能达到其预期目标
TroVAX(MVA-5T4)	肿瘤特异性抗原 5T4 经灭活痘苗病毒修饰的疫苗,可显著升高患者的 5T4 特异性抗体水平	肾癌、前列腺癌	Ⅲ 期临床试验未达到预先的临床终点,但亚组分析显示化疗前血液学参数符合要求的患者可能有一定的益处。疫苗治疗前列腺癌的研究也处于 Ⅱ 期阶段
VGX-3100	本品为利用 DNA 电脉冲技术制备的 DNA 疫苗,通过增强 E6 和 E7 抗原的免疫应答,引发了 T 细胞应答,从而杀死被 HPV 感染的细胞	宫颈癌、癌前病变及肛门生殖器癌症等	Ⅰ 期研究显示,全部患者都对疫苗显示出免疫应答,78% 的患者有 T 细胞应答,这些患者中超过 90% 有杀伤性 T 细胞
PROSTVAC-VF	本品以 PSA 为抗原靶点,先用复制性牛痘病毒载体初免,再用复制缺陷性禽痘病毒增强	前列腺癌	治疗组总生存率有一定的提高,中位生存提高了 8.5 个月,并且耐受性良好

(5)树突状细胞肿瘤疫苗:树突状细胞是人体内功能最强的专职的抗原呈递细胞,具有摄取加工呈递抗原的能力,成熟树突状细胞能激活初始型 T 细胞,是启动调控和维持免疫应答的核心,未成熟树突状细胞有较强迁移功能,与恶性肿瘤的发生发展及预后有密切关系。负载树突状细胞的肿瘤疫苗较早地被应用于临床,具有良好的耐受性、安全性、特异性和高效性。值得注意的是,DC 的成熟状态对于其免疫效应非常重要,成熟的 DC 所诱导的 T 细胞免疫反应比未成熟的 DC 所诱导的要强烈。

Notes

Sipuleucel-T

Sipuleucel-T(Provenge)是首个被 FDA 批准的治疗性肿瘤疫苗,用于治疗激素抵抗的转移性前列腺癌。Sipuleucel-T 系先在体外采用前列腺酸性磷酸酶(PAP)和 GM-CSF 进行重组融合,再将融合蛋白与自身的 DC 细胞共同培养而制成。Sipuleucel-T 确切的作用机制仍不清楚,一般认为疫苗回输患者体内后,能被 T 细胞识别,并杀灭表达 PAP 抗原的癌细胞。临床研究数据显示,Sipuleucel-T 使患者死亡风险降低 22%,中位生存期延长 4.1 个月,3 年生存率提高了 8.7%。常见的不良反包括,输液反应(如畏寒、发热、呼吸事件、胃肠不适、高血压、心动过速)、疲劳、背痛、关节痛、头痛等。

Hybricell

Hybricell 是由健康志愿者的树突状细胞与患者自体肿瘤细胞融合制备而成的异体 DC 肿瘤疫苗。已于 2005 在巴西被用于晚期黑色素瘤和肾细胞癌治疗。临床研究显示,所有接受了至少 2 次 Hybricell 治疗的患者,71% 疾病稳定持续时间长达 19 个月,黑素瘤患者和肾细胞癌患者的中位疾病进展时间分别为 4.0 和 5.7 个月,且无显著不良反应。

CreaVax RCC

CreaVax RCC 是由患者自体的未成熟树突状细胞负载自体肿瘤组织裂解物制备而成的自体树突状细胞疫苗。2007 年韩国 FDA 批准其用于转移性肾细胞癌的治疗。临床研究显示,中位疾病进展时间和总生存期分别为 5.2 和 29.0 个月,且不良反应轻微。

DCVax®-Brain

DCVax®-Brain 是利用 DCVax® 技术开发的肿瘤疫苗。它是将患者自身的树突状细胞与患者自身的癌细胞标记结合在一起而制得。树突状细胞逐渐成熟并被激活,最后通过皮内注射将疫苗回输到患者体内。在临床研究中,DCVax-Brain® 治疗脑癌患者的生存期(其中新诊断患者超过 33 个月)是对照组的 2 倍(14.6 个月),且不良反应轻微。

(6) 抗独特型抗体疫苗:抗独特型抗体是始动抗原的内影像,可刺激机体产生对始动抗原的免疫应答,若将其视为疫苗,即为抗独特型抗体疫苗。它既不是天然抗原本身,也不是人工合成的抗原,而是抗原的"摸拟物",具有模拟肿瘤抗原和免疫调节的双重作用。目前主要用于某些不易获得的或难以分离纯化的肿瘤抗原。

阿巴伏单抗

阿巴伏单抗(abagovomab, ACA125)模拟 CA125 抗原开发的鼠源性 IgG1 独特型抗体疫苗。它不直接与 CA125 结合,而是诱导免疫系统鉴别并攻击表达 CA125 的卵巢癌细胞,达到抗原特异细胞免疫和体液免疫反应的目的。研究显示,Abagovomab 所诱导的特异性免疫应答与患者的生存期相关。Abagovomab 的耐受性良好,常见的不良事件是注射部位反应和乏力。

BiovaxID®(Id-KLH/GM-CSF)

BiovaxID®(Id-KLH/GM-CSF)是以血蓝蛋白 KLH 抗原(Keyhole limpet hemocyanin)为载体、GM-CSF 为免疫佐剂,用取自患者肿瘤组织的独特型蛋白制作的疫苗。BiovaxID® 治疗化疗后达缓解的滤泡淋巴瘤患者平均无病生存时间延长了 47%。目前,BiovaxID® 已获得美国 FDA 治疗滤泡性淋巴瘤的快速审批资格,并分别在美国 FDA 和 EMEA 被授予治疗滤泡性淋巴瘤(FDA、EMEA)和套细胞淋巴瘤(FDA)的孤儿药。BiovaxID®安全性较高,不良反应轻微。

2. 被动免疫治疗　被动免疫治疗是指给机体输注外源的免疫效应物质,由这些外源的效应物质在机体发挥治疗肿瘤的作用。其特点是效应快,不需经过潜伏期,一经输入,立即可获得免疫力,但维持时间短。因此,适用于没有时间或能力产生初始免疫应答的晚期肿瘤患者。目前主要包括单克隆抗体治疗和过继细胞治疗两大类。

(1) 单克隆抗体治疗:单克隆抗体治疗具有较高的安全性和有效性,其抗肿瘤作用机制主要包括:①直接杀伤肿瘤细胞,如西妥昔单抗(cetuximab);②免疫介导的细胞杀伤(ADCC、CDC),如利妥昔单抗;③抗体对肿瘤血管和间质的作用;④抑制性信号转导的阻断,如ipilimumab为一种针对CTLA-4的全人源单克隆抗体,可阻断CTLA-4与其配体CD80及CD86间的相互作用,从而促进T细胞活化,现已获准用于黑素瘤治疗;除了CTLA-4之外,PD-L1和PD-1的相互作用也可促进肿瘤免疫逃逸的发生,作用于此途径的药物有PD-1单克隆抗体和PD-L1单克隆抗体。

Nivolumab

Nivolumab(BMS-936558,MDX-1106)是人源性抗PD-1的IgG4单克隆抗体,能阻断程序性死亡受体1(programmed death 1,PD-1)的活动。临床研究显示,在BMS-936558治疗病情进展的晚期黑色素瘤、结直肠癌、NSCLC、前列腺癌及肾癌共296例患者中,在黑色素瘤、NSCLC及肾癌患者中观察到了客观反应,部分患者对治疗的反应持续了1年以上。最常见的治疗相关不良事件为疲乏、皮疹、腹泻、瘙痒、食欲缺乏、恶心。与免疫功能相关不良反应包括肺炎、白癜风、结肠炎、肝炎、下垂体炎和甲状腺炎,其中有3例患者因肺炎死亡。

Lambrolizumab

Lambrolizumab(MK-3475)是一种高选择性的IgG4κ同型抗PD-1单克隆抗体,通过阻断T细胞表达的免疫负调节信号PD-1受体的作用,从而抑制肿瘤逃避机体免疫系统监视的能力。Lambrolizumab正针对包括黑色素瘤和非小细胞肺癌等多种不同类型肿瘤进行临床研究,前期结果显示Lambrolizumab不同剂量治疗均可见到临床反应。晚期黑色素瘤的各组患者通过RE-CIST1.1标准独立分析的总缓解率为38%(25%~44%)。最常见的不良反应为乏力、皮疹和AST含量升高。大多数发生3~4级副作用病例出现在10mg/kg Q2W治疗组。

BMS-936559

BMS-936559(MDX-1105)是一个高亲和性的特异性人源PD-L1 IgG4单克隆抗体。PD-L1为PD-1的配体,在黑色素瘤、非小细胞肺癌和结直肠癌等多种肿瘤细胞表面高表达。PD-L1与T细胞膜上PD-1受体的结合是肿瘤细胞介导T细胞失能的关键信号,因此,阻断PD-L1/PD-1信号转导,可阻止此机制介导的免疫逃逸,是抗肿瘤免疫治疗的重要策略之一。BMS-936559可以抑制PD-L1与PD-1和CD80的结合,通过抑制PD-1和PD-L1通路,增强抗肿瘤免疫力。临床研究显示,BMS-936559对NSCLC、黑色素瘤、结直肠癌、肾癌等多种肿瘤具有治疗作用。最常见的不良反应包括疲乏、输液反应、腹泻、关节痛、皮疹、恶心、瘙痒、头痛。药物所致的免疫功能相关的不良反应多为1~2级,包括皮疹、甲状腺功能减退、肝炎、结节病和重症肌无力等。

其他单克隆抗体,请参见本书相关章节。

(2) 过继性细胞免疫治疗:过继性细胞免疫治疗是将自体或同种异体的效应细胞在体外活

Notes

化、扩增后回输患者体内,通过直接杀伤肿瘤细胞或激发机体的抗肿瘤免疫功能来达到治疗肿瘤的目的。该方法所用细胞主要有淋巴因子激活杀伤细胞(LAK)、肿瘤浸润淋巴细胞(TIL)、细胞因子诱导的杀伤(cytokine-inducedkiller,CIK)细胞、细胞毒性 T 淋巴细胞(CTL)和自然杀伤细胞(NK 细胞)等。过继性细胞免疫治疗具有一定的疗效且不良反应少,已成为肿瘤综合治疗的重要部分。但由于效应细胞扩增倍数低、细胞来源困难、细胞毒力不高等诸多问题,限制了其在临床上的广泛应用。

3. 非特异性免疫调节剂治疗　非特异性免疫调节剂的抗肿瘤机制主要有两种:一是通过刺激效应细胞发挥作用;二是通过抑制免疫调控细胞或分子起作用。

(1) 效应细胞刺激剂:如 α-干扰素、白介素-2 卡介苗和肿瘤坏死因子等,参见相关章节。

(2) 免疫负调控抑制剂

地尼白介素

地尼白介素(denileukin diftitox,Ontak)由 IL-2 的受体结合片段与具有酶活性的白喉毒素跨膜片段重组融合而成,重组融合后的药物能与 IL-2 受体(CD25)结合后被摄入细胞,裂解释放白喉毒素,持续抑制蛋白质的合成,可以清除对体内抗肿瘤免疫应答有抑制作用的肿瘤细胞,从而产生抗肿瘤作用。主要用于治疗 CD25 阳性的皮肤 T 细胞淋巴瘤患者。最常见的不良反应包括发热,恶心,乏力,寒战,呕吐,腹泻,头痛,血管神经性水肿,咳嗽,呼吸困难和皮肤瘙痒等。

依普利单抗

依普利单抗(ipilimumab,MDX-010)细胞毒性 T 淋巴细胞抗原 4(CTLA-4)是一种 T 淋巴细胞的负调节器,可抑制 T 淋巴细胞的活化。Ipilimumab 是一种人源化的 IgG1 抗 CTLA-4 单克隆抗体,阻碍 CTLA-4 与其配体 B7 的相互作用,从而增加 T 细胞的活化和增殖。用于不可切除或转移性恶性黑色素瘤,能延长患者的生存时间。由于 CTLA-4 主要抑制免疫系统的活化,其免疫相关的不良反应相对较大,3 级以上的严重不良反应主要为结肠炎、脑炎、垂体炎等免疫相关不良事件。

虽然免疫治疗因其独特的优势而在肿瘤的综合治疗中得到广泛应用,但普遍认为免疫治疗需与手术、放化疗联合使用。开展免疫治疗最佳时机是在手术最大程度地减少肿瘤负荷后或通过常规手段控制肿瘤后,但对于如何更好地发挥其作用,尤其是如何选择适宜的人群以及如何更好地与手术、放化疗等联合使用都值得进一步探讨。

四、其　　他

亚　砷　酸

亚砷酸(arsenious acid,As_2O_3,三氧化二砷)是中药砒霜的主要有效成分。20 世纪 70 年代哈尔滨医科大学张廷栋教授等首先发现并使用三氧化二砷治疗复发性和难治性急性早幼髓细胞白血病(APL),并取得了 92% 的完全缓解,而且不引起出血和骨髓抑制等毒副作用,尤其适应于对维 A 酸耐药的难治性 APL 患者。进一步的研究证实,As_2O_3 不仅治疗 APL 有效,而且对其他淋巴、血液系统肿瘤以及一些实体瘤均有较好的抗肿瘤作用。As_2O_3 注射液已于 1999 年 10 月被 SFDA 批准作为国家新药用于治疗白血病,美国 FDA 也于 2000 年 9 月批准其作为复发性二线治疗药物。1996 年上海第二医科大学附属瑞金医院上海血液学研究所陈竺教授等首次从分子生物学水平证实 As_2O_3 治疗白血病主要是通过诱导细胞凋亡。随后的研究显示,As_2O_3 治疗白血病主要是通过降解 PML/RARa 融合蛋白,下调 Bcl-2 基因表达等选择性诱导白血病细胞凋亡。近年研究显示,As_2O_3 还可以促进白血病细胞线粒体 DNA 突变和下调 let-7d 及 miR-766,从而增加白血病细胞凋亡。

哈尔滨医科大学药学院药理的科研团队研究发现,As_2O_3 对心脏的毒性可能是通过影响心肌细胞离子通道间的平衡,细胞内钙离子浓度超负荷,从而导致长 Q-T 综合征。其他常见的不良反应包括消化道不适、皮肤干燥、色素沉着、神经系统损害等,停药或相应处理后多可逐渐恢复正常。

维 A 酸

维 A 酸(tretinoin,retinoic acid,维甲酸)包括全反式维 A 酸(all-trans retinoic acid,ATRA)、13-顺式维 A 酸(13-cis retinoic acid,13-CRA)和 9-顺式维 A 酸(9-CRA)。1986 年由上海瑞金医院、上海血液学研究所和上海维 A 酸研究协作组组成的研究团队,首先使用 ATRA 诱导分化治疗 APL 获得显著疗效,使 APL 的 CR 率大幅上升,且减少了患者因化疗骨髓抑制而引起的感染,降低了 DIC 和原发性纤溶的发生率,同时减轻了严重程度。作用机制是 APL 特有的 PML-RAR 融合基因可以形成其相应的 PML-RAR 融合蛋白,由于该融合蛋白的存在影响了正常的 RAR 信号通路,使细胞分化阻滞在早幼粒阶段。维 A 酸通过与 RAR 结合,引起细胞周期蛋白依赖性激酶活化激酶(CAK)与 RAR 的解离,导致 RAR 的低磷酸化,从而达到诱导 APL 细胞分化的作用,即在 ATRA 的作用下,可以解除 PML-RAR 融合蛋白的抑制作用,RAR 信号通路恢复,使细胞向粒细胞终末分化成熟继而凋亡。临床上主要用于治疗急性早幼髓细胞白血病。本品内服可产生头痛、头晕、口干、脱屑等副作用,控制剂量,或同时服用谷维素、维生素 B_1、B_6 等药物,可使头痛等反应减轻或消失。

重组人血管内皮抑素

重组人血管内皮抑素(endostatin,恩度)是我国自主研发的内源性肿瘤新生血管内皮抑素的基因工程药物,可通过多种通路抑制肿瘤血管生成。作用机制为通过抑制肿瘤内皮细胞的增殖和迁移进而抑制肿瘤血管的生成,阻断肿瘤细胞的营养供给,达到抑制肿瘤增殖或转移的目的。体外实验结果显示,恩度对人微血管内皮细胞株 HHEC 的迁移、Tube 形成有抑制作用,并能明显抑制鸡胚尿囊膜血管生成,提示其具有一定的体外抗血管生成作用。此外,恩度还对人肺腺癌细胞 SPC-A4 有一定的生长抑制作用。体内实验结果显示,恩度对多种移植瘤具有抑瘤作用。临床上用于配合化疗治疗不能手术的非小细胞肺癌。心脏毒性为其主要不良反应,此外还有消化系统不良反应如腹泻、肝功能异常和皮疹等。

第四节 抗肿瘤药的应用原则和毒性反应

一、应 用 原 则

近半个世纪以来,肿瘤内科学(medical oncology)的不断进步促进了肿瘤的综合治疗或称为多手段治疗(multimodality therapy)的发展,即根据患者的机体状况、肿瘤的病理类型、侵犯范围(分期)和发展趋势,合理地、有计划地化疗药物联合应用现有的其他治疗手段(如免疫治疗),使原来不能手术的患者得以接受手术治疗;降低复发或远处转移的可能性以提高治愈率;或通过增强患者的免疫功能来提高治愈率和提高生活质量。

抗肿瘤药物治疗恶性肿瘤能否发挥疗效,受到肿瘤、宿主及药物三个方面因素的影响,这几

Notes

个方面彼此间相互作用又相互制约。合理应用抗肿瘤药物不但增加疗效,而且减少毒性反应和耐药性产生。主要考虑原则如下:

（一）从细胞增殖动力学考虑

1. 招募（recruitment）作用 即设计细胞周期非特异性药物和细胞周期特异性药物序贯应用的方法,招募更多 G_0 期细胞进入增殖周期,以增加肿瘤细胞杀灭数量。其策略是:①对增长缓慢（GF 不高）的实体瘤,可先用细胞周期非特异性药物杀灭增殖期及部分 G_0 期细胞,使瘤体缩小而招募 G_0 期细胞进入增殖周期;继而用细胞周期特异性的药物杀灭之;②对增长快（GF 较高）的肿瘤如急性白血病等,宜先用细胞周期特异性药物（作用于 S 期或 M 期药物）,使大量处于增殖周期的恶性肿瘤细胞被杀灭,此后再用细胞周期非特异性药物杀伤其他各时相的细胞,待 G_0 期细胞进入细胞周期时,再重复上述疗法。

2. 同步化（synchronization）作用 即先用细胞周期特异性药物（如 hydroxycarbamide）,将肿瘤细胞阻滞于某时相（如 G_1 期）,待药物作用消失后,肿瘤细胞即同步进入下一时相,再用作用于后一时相的药物。

（二）从药物作用机制考虑

针对肿瘤的发病机制,联合应用作用于不同生化环节的抗肿瘤药物,可使疗效提高。用两种药物同时作用于一个线性代谢过程,前后两种不同靶点受到序贯抑制,如联合应用 methotrexate 和 6-MP 等。

（三）从降低药物毒性考虑

1. 减少毒性的重叠,如大多数抗肿瘤药物有抑制骨髓作用,而泼尼松和博来霉素等无明显抑制骨髓作用,将它们与其他药物合用,以提高疗效并减少骨髓的毒性发生。

2. 降低药物的毒性,如用美司钠可预防环磷酰胺引起的出血性膀胱炎;用甲酰四氢叶酸钙减轻甲氨蝶呤的骨髓毒性。

（四）从药物的抗瘤谱考虑

胃肠道癌选用氟尿嘧啶、环磷酰胺、丝裂霉素、羟基脲等;鳞癌宜用博来霉素、甲氨蝶呤等;肉瘤选用环磷酰胺、顺铂、多柔比星等;骨肉瘤以多柔比星及大剂量甲氨蝶呤加救援剂甲酰四氢叶酸钙为好等;脑的原发或转移瘤首选亚硝脲类,亦可用羟基脲等。

（五）从减少用药剂量考虑

抗肿瘤药物不论是 CCNSA 或 CCSA,对肿瘤细胞的杀灭作用均遵循一级动力学原则,一定量的药物只能杀灭一定数量的肿瘤细胞。考虑到机体耐受性等方面的原因,不可能无限制地加大剂量或反复给药。患者的免疫功能状态受多种因素的影响。当瘤体长大,病情加重时,往往出现免疫功能下降,而且大多数抗肿瘤药物具有免疫抑制作用,选用合适剂量并采用间歇给药,有可能保护宿主的免疫功能。

二、毒 性 反 应

目前临床使用的细胞毒抗肿瘤药物对肿瘤细胞和正常细胞尚缺乏理想的选择性,即药物在杀伤恶性肿瘤细胞的同时,对某些正常的组织也有一定程度的损害,毒性反应成为化疗时使用剂量受到限制的关键因素,同时影响了患者的生命质量。分子靶向药物可以特异性的作用于肿瘤细胞的某些特定分子位点,而这些位点在正常细胞通常不表达或者很少表达。因此,分子靶向药物通常安全性高、耐受性好、毒性反应较轻。

（一）近期毒性

1. 共有的毒性反应

（1）骨髓抑制:骨髓抑制是肿瘤化疗的最大障碍之一,除激素类、博来霉素和 L-门冬酰胺酶外,大多数抗肿瘤药物均有不同程度的骨髓抑制。骨髓造血细胞经化疗后外周血细胞数减少的机会决定于细胞的寿命,寿命越短的外周血细胞越容易减少,通常先出现白细胞减少,然后出现血小板降低,一般不会引起严重贫血。除了常用各种集落刺激因子如 GM-CSF,G-CSF,M-CSF,EPO 等来处理血细胞下降,护理中必须采取措施预防各种感染和防治出血等。

(2) 消化道反应:恶心和呕吐是抗肿瘤药物的最常见毒性反应。化疗引起的恶心、呕吐根据发生时间分为急性和迟发性两种类型,前者常发生在化疗后 24 小时内;后者发生在化疗 24 小时后。高度或中度致吐者可应用地塞米松和 5-HT$_3$ 受体阻断药(如昂丹司琼),轻度致吐者可应用甲氧氯普胺或氯丙嗪。另外化疗也可损害增殖活跃的消化道黏膜组织,容易引起口腔炎、口腔溃疡、舌炎、食管炎等,应注意口腔清洁卫生,防治感染。

(3) 脱发:正常人头皮约有 10 万根头发,除其中 10%～15% 的生发细胞处于静止期外,其他大部分活跃生长,因此多数抗肿瘤药物都能引起不同程度的脱发。在化疗时给患者带上冰帽,使头皮冷却,局部血管痉挛,或止血带结扎于发际,减少药物到达毛囊而减轻脱发,停止化疗后头发仍可再生。

2. **特有的毒性反应**

(1) 心脏毒性:以多柔比星最常见,可引起心肌退行性变和心肌间质水肿。心脏毒性的发生可能与多柔比星生成自由基有关。

(2) 呼吸系统毒性:主要表现为间质性肺炎和肺间质纤维化,主要药物有博来霉素、卡莫斯汀、丝裂霉素、甲氨蝶呤、吉非替尼等。长期大剂量使用博来霉素可引起间质性肺炎及肺间质纤维化,可能与肺内皮细胞缺少使博来霉素灭活的酶有关。

(3) 肝脏毒性:部分抗肿瘤药物如 L-门冬酰胺酶、放线菌素 D、环磷酰胺等可引起肝脏损害。

(4) 肾和膀胱毒性:大剂量环磷酰胺可引起出血性膀胱炎,可能与大量代谢物丙烯醛经泌尿道排泄有关,同时应用巯乙磺酸钠可预防其发生。顺铂由肾小管分泌,可损害近曲小管和远曲小管。保持充足的尿量有助减轻肾和膀胱毒性。

(5) 神经毒性:长春新碱最容易引起外周神经病变。顺铂、甲氨蝶呤和氟尿嘧啶偶尔也可引起一些神经毒性,应用时应注意。

(6) 过敏反应:凡属于多肽类化合物或蛋白质类的抗肿瘤药物如 L-门冬酰胺酶、博来霉素,静脉注射后容易引起过敏反应。紫杉醇的过敏反应可能与赋形剂聚氧乙基蓖麻油有关。

(7) 组织坏死和血栓性静脉炎:刺激性强的药物如丝裂霉素、多柔比星等可引起注射部位的血栓性静脉炎,漏于血管外可致局部组织坏死,应避免注射不当。

(二) 远期毒性

随着肿瘤化疗的疗效提高,长期生存患者增多,远期毒性将更加受到关注。

1. **第二原发恶性肿瘤**　很多抗肿瘤药物特别是烷化剂具有致突变和致癌性,以及免疫抑制作用,在化疗并获得长期生存的患者中,部分会发生可能与化疗相关的第二原发恶性肿瘤。

2. **不育和致畸**　许多抗肿瘤药物特别是烷化剂可影响生殖细胞的产生和内分泌功能,产生不育和致畸作用。男性患者睾丸生殖细胞的数量明显减少,导致男性不育,女性患者可产生永久性卵巢功能障碍和闭经,孕妇则可引起流产或畸胎。

Notes

推荐阅读文献

1. Kumar M, Nagpal R, Hemalatha R, *et al*. Targeted cancer therapies：the future of cancer treatment. *Acta Biomed*. 2012；83（3）；220-233

2. Kono K. Current status of cancer immunotherapy. *J Stem Cells Regen Med*. 2014；10（1）；8-13

3. Liu MA. DNA vaccines：an historical perspective and view to the future. *Immunol Rev*，2011；239（1）；62-84

4. Brahmer JR1, Tykodi SS, Chow LQ, et al. Safety and activity of anti-PD-Ll antibody in patients with advanced cancer. *N Engl J Med*，2012；366（26）；2455-2465

5. Scott AM, Wolchok JD, Old LJ. Antibody therapy of cancer. *Nat Rev Cancer*. 2012；12（4）；278-287

（孙国平）

Notes

第四十七章 作用于免疫系统的药物

作用于免疫系统影响免疫功能的药物统称为免疫调节药(immunomodulator),包括免疫抑制剂(immunosuppressive agents)和免疫增强剂(immunopotentiating agents)。免疫抑制剂泛指具有免疫抑制作用的药物,包括肾上腺皮质激素、钙调磷酸酶抑制剂、抗增殖/抗代谢药和抗体制剂。免疫增强剂则是指具有免疫刺激、兴奋和恢复作用的药物,包括免疫佐剂(immunoadjuvants)、免疫恢复剂(immunonormalizing agents)和免疫替代剂(immunosubstituting agents)。近20年来,为防治移植排异反应和自身免疫性疾病如哮喘、过敏及某些炎症等而发展起来的免疫耐受(immune tolerance)治疗策略,包括变应原特异性免疫治疗(allergen-specific immunotherapy)和生物免疫反应修饰药(biological immune response modifiers)治疗。

第一节 免疫与免疫反应

免疫(immunity)是指机体抵御传染病的能力。执行免疫功能的器官、组织、细胞和分子构成免疫系统(immune system),免疫细胞针对外源性生物物质所产生的反应称为免疫应答(immune response)。后者是指机体接触抗原刺激而产生的特异性的排出这些异物的保护性反应。长期以来,免疫被认为是机体对抗感染或传染病的能力;现代免疫的概念则是指机体区分自我和非我,执行对抗传染性入侵者(微生物)或调控异常的自身细胞(肿瘤),清除异物,维持机体内环境稳定性的功能。因此,机体的免疫系统具有三种功能,即免疫防御(immunological defence)、免疫稳定(immunological homeostasis)和免疫监视(immunological surveillance)。免疫防御是指机体对抗病原微生物感染的防御能力,该功能异常可能出现超敏反应或免疫缺陷病。免疫稳定是指机体通过免疫机制清除损伤或衰老的细胞,以维护机体的生理平衡,该功能失调可出现自身免疫性疾病。免疫监视则是指机体通过免疫机制防止体内细胞发生突变(mutation)或清除体内发生突变的异常细胞,该功能失调可导致肿瘤发生。

一、免 疫 应 答

机体的免疫应答有两种类型,即天然免疫应答(innate immune response)和获得性免疫应答(adaptive immune response)。天然免疫应答(又称非特异性免疫应答)是机体遇到病原体之后,迅速产生的一种初级的、不需接触抗原的、特异性低而广泛的免疫反应;获得性免疫应答(又称特异性免疫应答)则是抗原特异性的、依赖于抗原暴露或接触的、高度特异性的反应。这两种类型的免疫应答密切配合发挥作用,在免疫反应的最初阶段,天然免疫活性最强;经过一段时间后获得性免疫逐渐起主导作用,并在最终清除病原体、促进疾病痊愈、防止再次感染中起重要作用。天然免疫的主要效应器包括补体、粒细胞、单核/巨噬细胞、自然杀伤细胞、肥大细胞和嗜碱性粒细胞;获得性免疫的主要效应细胞是B淋巴细胞、T淋巴细胞和抗原递呈细胞。B淋巴细胞可根据膜表面免疫球蛋白分型而产生抗体;而T淋巴细胞分为抑制性、细胞毒性和调节性T淋巴细胞三个亚群发挥作用。这些细胞在对抗感染和肿瘤的正常免疫应答中起重要作用,也能介导移植器官排斥反应和自身免疫反应。

免疫系统对人体健康与疾病的影响非常广泛,免疫系统介导的疾病已成为重要的健康问题。目前,研究者所面临的挑战是发掘有效的疫苗对抗不断出现的感染因子,包括人类免疫缺陷病毒、埃博拉病毒等;研究开发免疫调节药物治疗免疫系统疾病,包括自身免疫性疾病如类风湿关节炎、糖尿病、哮喘、系统性红斑狼疮、多发性硬化、各种过敏性反应以及实体瘤和血液系统恶性肿瘤;器官移植可作为许多器质性疾病的最后治疗措施,免疫系统介导的移植排异反应则是限制这一技术应用的关键障碍之一,目前主要采用免疫抑制剂控制,因此,免疫耐受药物将是抑制器官移植排斥反应的重要策略。

二、免疫病理反应

正常的免疫应答在抗感染、抗肿瘤以及排斥异体物质方面具有重要作用。免疫系统中任何环节的功能障碍都会导致免疫病理反应的发生。免疫病理反应包括超敏反应、自身免疫疾病、免疫增殖性疾病、免疫缺陷疾病、肿瘤及移植排异反应。

1. **超敏反应**(hypersensitivity)　是指由于抗原性质及机体免疫反应异常引起的免疫应答反应,其结果是引起异常增高的免疫反应,导致机体生理功能障碍或组织损伤。

2. **自身免疫疾病**(autoimmune disease)　是指机体对自身组织成分产生抗体或致敏淋巴细胞,进而引起的自身组织损伤,例如系统性红斑狼疮(systemic lupus erythematosus)、1型糖尿病(type 1 diabetes mellitus)、类风湿关节炎(rheumatoid arthritis)、多发性硬化症(multiple sclerosis)等。

3. **免疫增殖性疾病**(immunoproliferative disease)　是指因淋巴细胞增殖失控而引起的疾病,如传染性单核细胞增多症、霍奇金淋巴瘤、多发性骨髓瘤、巨球蛋白血症等。

4. **免疫缺陷病**(immunodeficiency disease)　是指机体先天性和获得性免疫系统结构或功能障碍所致的疾病,包括先天性和获得性免疫缺陷病,主要表现为免疫功能低下。前者如免疫系统遗传基因异常,后者如人类免疫缺陷病毒(human immunodeficiency virus,HIV)感染引起的获得性免疫缺陷综合征。免疫功能低下者容易罹患实体瘤(solid tumors)、血液肿瘤(hematological malignancies)或感染性疾病(infectious diseases)。

5. **器官移植排异反应**(graft rejection)　是指由免疫系统所介导的排斥反应,是目前开展器官移植的重要障碍。

6. **肿瘤**(tumor)　发生机制十分复杂,免疫监视功能低下是肿瘤发生的重要机制之一。

第二节　免疫抑制药

自1962年,硫唑嘌呤与肾上腺皮质激素联合用于器官移植排异反应获得成功以来,免疫抑制剂的研究开发与临床应用取得了长足的进展。目前,常用的免疫抑制药有:①肾上腺皮质激素;②钙调磷酸酶抑制剂;③抗增殖/抗代谢药;④生物制剂(抗体);⑤中药有效组分。免疫抑制剂主要用于器官移植和自身免疫性疾病的治疗,以减轻免疫反应。虽然,这些药物治疗器官移植排异反应和严重的自身免疫性疾病疗效确切,但是由于长期用药引起严重的免疫抑制,从而显著地增加了罹患感染和肿瘤的危险性;尤其是钙调磷酸酶抑制剂和肾上腺皮质激素的毒副作用明显,使其临床应用受到限制。针对活化T细胞制备的单克隆和多克隆抗体作为一种重要的辅助性治疗措施,为选择性地作用于特异性免疫细胞提供了可能性,也促进了特异性免疫治疗的发展。近来,许多新药上市,充实了免疫抑制剂的队伍,尤其是他克莫司、西罗莫司及麦考酚吗乙酯等新药的研制成功,促进了免疫抑制剂的发展。

免疫抑制药的特点是:

(1) 选择性差:多数免疫抑制剂既能抑制病理免疫反应,又能抑制正常免疫反应;既能抑制细胞免疫,也能抑制体液免疫。

（2）对初次和再次免疫应答反应的抑制强度不同:由于免疫抑制剂对处于增殖、分化期的免疫细胞作用强,而对已分化成熟的免疫细胞作用弱。因此,免疫抑制剂对初次免疫应答反应的抑制作用较强,而对再次免疫应答反应的抑制作用较弱。

（3）不同类型的免疫病理反应对免疫抑制剂的敏感性不同:例如Ⅰ型超敏反应对细胞毒类药物不敏感,因为此类药物对已形成的 IgE 无效。

（4）不同类型的免疫抑制剂对病理免疫反应的阶段不同:给药时应选择最佳的给药时机,方可获得最佳免疫抑制作用。例如硫唑嘌呤在抗原刺激后 24 ~ 48 小时给药,抑制作用最强,因为该药主要影响处于增殖期的淋巴细胞;而糖皮质激素在抗原刺激前 24 ~ 48 小时给药,免疫抑制作用最强,可能与其干扰免疫应答反应的感应期有关。

（5）多数免疫抑制剂具有非特异性抗炎作用:免疫抑制剂主要用于治疗自身免疫性疾病和抑制器官移植排异反应,免疫抑制剂只能缓解自身免疫性疾病的症状,而无根治作用。该类药物毒副作用多,长期应用易导致严重的不良反应。治疗自身免疫溶血性贫血、特发性血小板减少性紫癜、肾病型慢性肾炎、类风湿关节炎、系统性红斑狼疮、结节性动脉周围炎等自身免疫性疾病,首选糖皮质激素类,对此耐受的病例,可加用或改用其他免疫抑制剂。联合用药可提高疗效,减轻毒性反应,常规治疗方案是糖皮质激素类与抗增殖/抗代谢类免疫抑制药合用。

器官移植需长期用药,以防止机体对移植的组织器官产生排异反应。常用环孢素,亦可将硫唑嘌呤或环磷酰胺与糖皮质激素联合应用。在发生明显排异反应时,应在短期内大剂量用药,症状控制后即减量维持,以防用药过量而产生毒性反应。长期应用免疫抑制药可诱发感染、恶性肿瘤或产生致畸、致突变作用。

常用的免疫抑制药包括:

（1）肾上腺糖皮质激素类:如泼尼松、甲基泼尼龙等。

（2）钙调磷酸酶抑制剂:如环孢素、他克莫司等。

（3）抗增殖/抗代谢类:如西罗莫司(雷帕霉素)、麦考酚吗乙酯、硫唑嘌呤、环磷酰胺等。

（4）生物制剂类:如抗淋巴细胞球蛋白、莫罗单抗-CD3、TNF-α 抗体(阿达木单抗)等。

（5）中药有效组分:如雷公藤总苷等。

一、肾上腺糖皮质激素类

【药理作用及其机制】 糖皮质激素类药物的药理作用、作用机制及其临床应用已在第三十章介绍,本章仅介绍其免疫抑制作用及其临床应用。大剂量(药理剂量)的糖皮质激素具有明显的免疫抑制作用,能解除许多过敏性疾病的症状,对自身免疫性疾病具有近期疗效,并能抑制组织器官的移植排异反应。糖皮质激素对人体的免疫抑制作用主要表现为抑制细胞免疫,可使淋巴细胞重新分布,甚至崩解。常规治疗量的糖皮质激素对淋巴细胞的抑制作用包括:在免疫应答感应期抑制巨噬细胞吞噬和抗原处理,在增殖期抑制 T 细胞增殖及 T 细胞依赖性免疫功能,在效应期则能抑制白介素-1(IL-1)、白介素-2(IL-2)、白介素-6(IL-6)等细胞因子的生成与释放;而使用大剂量的糖皮质激素进行冲击治疗时,可直接引起淋巴细胞崩解和凋亡,不但影响细胞免疫,而且也影响 B 细胞转化成浆细胞过程,使抗体生成减少,干扰体液免疫,迅速抑制免疫反应。

糖皮质激素的免疫抑制作用已久为人知,但其作用机制尚未完全明了。一般认为可能与以下因素有关:①诱导淋巴细胞 DNA 降解;②抑制淋巴细胞物质代谢;③诱导淋巴细胞凋亡;④抑制核转录因子 NF-κB 的活化,影响炎症/免疫反应组成成分(细胞、介质)发挥作用(表47-1)。

表 47-1　糖皮质激素对免疫应答反应介质的影响

细　　胞	介　　质
巨噬细胞/单核细胞	抑制花生四烯酸(AA)的释放及其代谢产物前列腺素和白三烯(leukotrienes)的合成 抑制 IL-1,IL-6,TNF-α 等细胞因子的生成
内皮细胞	抑制内皮白细胞黏附分子-1(endothelial leukocyte adhesion molecular-1,ELAM-1)和细胞间黏附分子-1(intracellular adhesion molecular-1,ICAM-1) 抑制 AA 释放及前列腺素和白三烯合成 抑制 IL-1,IL-6,TNF-α 等细胞因子生成
嗜碱性粒细胞	抑制组胺(histamine)、白三烯 C4(leukotriene C4)合成
成纤维细胞	抑制 AA 代谢
淋巴细胞	抑制 IL-1、IL-2、IL-3、IL-6、TNF-α 和干扰素-γ(interferon-γ,IFN-γ)、粒细胞/巨噬细胞集落刺激因子(GM-CSF)的生成

【临床应用】　糖皮质激素类药物的免疫抑制作用可用于治疗器官移植排异反应、自身免疫疾病和过敏性疾病。本类药物的特点是可缓解症状,停药后易复发,长期应用不良反应多。糖皮质激素用于预防移植排异反应,常将泼尼松与环孢素或硫唑嘌呤等其他免疫抑制剂合用,于器官移植前 1~2 天开始给药。用于对抗急性排异反应,多采用甲基泼尼龙大剂量给药。

糖皮质激素用于防治自身免疫性疾病,如类风湿关节炎、系统性红斑狼疮、肾病型慢性肾炎、自身免疫性溶血性贫血、特发性血小板减少性紫癜、慢性活动性肝炎、溃疡性结肠炎、结节性动脉周围炎、硬皮病、皮肌炎、大疱疮、白塞综合征和坏死性肉芽肿等;通常采用中剂量、长疗程。

糖皮质激素亦可用于过敏性疾病,如血清病、过敏性鼻炎、剥脱性皮炎、顽固性重型支气管哮喘、顽固性荨麻疹、湿疹、严重输血反应、血管神经性水肿和过敏性血小板减少性紫癜等,但通常不作为首选药物。

皮质激素类药物作为免疫抑制剂应用,剂量大、疗程长,容易引起严重不良反应和并发症。因此,需要注意给药方法,并注意停药反应。

二、钙调磷酸酶抑制剂

目前,临床上最有效的免疫抑制剂是钙调磷酸酶(calcineurin)抑制剂环孢素和他克莫司(FK506)。虽然这两种药物的化学结构不同,作用靶点各异,但都作用于 T 细胞活化信号转导通路过程中的钙调磷酸酶。环孢素和他克莫司分别作用于环孢素受体(cyclophilin)和 FK506-结合蛋白(FKBP),形成的复合物与钙调磷酸酶结合,抑制活化 T 细胞核因子(NFAT)的脱磷酸化作用,阻止其进入细胞核,抑制 IL-2 及其他与生长和分化相关的细胞因子的转录(图 47-1)。

环　孢　素

环孢素(cyclosporin,环孢菌素 A,cyclosporin A,CsA)系从土壤真菌代谢产物中分离得到的中性环肽,含 11 个氨基酸。1972 年发现其免疫抑制作用,1978 年用于临床防治排异反应获得明显疗效,1980 年实现全合成。环孢素毒性相对较小,已成为重要的免疫抑制剂。

【药理作用与机制】　环孢素对某些体液免疫反应具有抑制作用,特别是对细胞免疫反应具有较高的选择性,包括 T 细胞介导的移植排异反应和某些自身免疫性疾病。该药能抑制抗原刺激引起的 T 细胞信号转导,抑制 IL-1 和抗凋亡蛋白等细胞因子的表达;促进转化生长因子-β(transforming growth factor-β,TGF-β)的表达。环孢素与其受体结合形成复合物,抑制钙调磷酸酶对 T 细胞核因子(nuclear factor of activated T cells,NFAT)去磷酸化的催化作用,并抑制 NFAT进入细胞核,而阻止其诱导的基因转录。

Notes

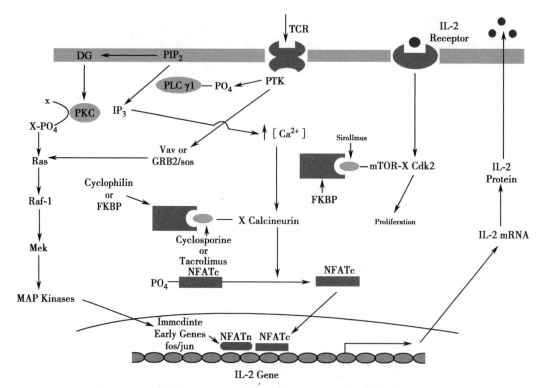

图 47-1　环孢素、他克莫司、西洛莫司作用机制

环孢素和他克莫司分别与环孢素受体(cyclophilin)和他克莫司结合蛋白(FKBP)结合,形成复合物,抑制钙蛋白磷酸酶(calcineurin)对活化 T 细胞核因子(NFAT)去磷酸化的催化作用,从而抑制 NFAT 进入细胞核及基因转录。西罗莫司作用于 IL-2 受体的下游,也与 FKBP 结合,通过抑制 mTOR,抑制细胞增殖。DG:二酰甘油;PIP2:磷脂酰肌醇二磷酸;PLC:磷酸激酶 C;PKC:蛋白激酶 C;TCR:T 细胞抗原受体

【体内过程】　口服吸收慢而不完全,绝对生物利用度 20%～50%,首过消除可达 27%。单次口服后 2～4 小时血药浓度达峰值。在血中约 50% 被红细胞摄取,4%～9% 与淋巴细胞结合,约 30% 与血浆脂蛋白和其他蛋白质结合,血浆中游离药物仅为 5% 左右。$t_{1/2}$ 为 14～17 小时。大部分在肝被 P450 3A 代谢,自胆汁排出,0.1% 药物以原形经尿排出。

【临床应用】　环孢素主要用于器官移植排异反应和自身免疫性疾病。环孢素可抑制器官移植排异反应,使感染发生率降低,存活率增加。主要单独应用于肾、肝、心、肺、角膜和骨髓等组织器官的移植手术,防止排异反应发生。新的治疗方案主张环孢素与小剂量糖皮质激素联合应用。环孢素可用于治疗自身免疫性疾病,如系统性红斑狼疮(systemic lupus erythematosus,SLE),狼疮性肾炎(lupus nephritis,LN),骨髓增生异常综合征(myelodysplastic syndrome,MDS),肾病综合征(nephrotic syndrome,NS)等。用于治疗大疱性天疱疮及类天疱疮,能抑制皮肤损害,使自身抗体水平下降。环孢素也可局部用药,治疗接触性过敏性皮炎,对牛皮癣亦有效。

【不良反应】　环孢素的不良反应发生率较高,其严重程度与用药剂量、用药时间及血药浓度有关。①肾毒性:该药最常见的不良反应,发生率高达 70%。用药期间应控制剂量,密切监测肾脏功能。血清肌酐水平超过用药前的 30% 时,应减量或停用;②肝损害:多见于用药早期,表现为高胆红素血症,转氨酶、乳酸脱氢酶、碱性磷酸酶升高。大部分肝毒性病例在减少剂量后可缓解;③神经系统毒性:一般在治疗移植排斥反应或长期用药时发生,表现为震颤、惊厥、癫痫发作、神经痛、瘫痪、精神错乱、共济失调、甚至昏迷,减量或停用后可缓解;④诱发肿瘤:有报道器官移植患者使用该药后,肿瘤发生率高达一般人群的 30 倍。用于治疗自身免疫性疾病时,肿瘤发生率亦明显增高,故应注意定期进行体格检查;⑤继发感染:长期用药可诱发病毒感染、肺孢

Notes

子虫属感染或真菌感染。治疗中如出现上述感染应及时停药,并进行有效的抗感染治疗;⑥其他:可引起嗜睡、齿龈增生、厌食、恶心、腹泻等。

【药物相互作用】　环孢素与肾毒性药物合用可加重肾脏毒性反应,如氨基糖苷类抗生素、利尿药呋塞米、抗真菌药两性霉素 B 等。与酮康唑或苯巴比妥类药物合用,可因药酶抑制作用,而使该药血药浓度升高。

他 克 莫 司

他克莫司(tacrolimus,FK506)是一种强效免疫抑制剂。1984 年,日本学者从筑波山土壤链霉菌属(streptomyces tsukubaensis)分离而得,其化学结构属 23 元大环内酯类。

【药理作用与机制】　FK506 与细胞内 FK506 结合蛋白(FKBP)相互作用,通过抑制钙调磷酸酶而抑制 NFAT 的脱磷酸作用及其向细胞核易位,从而抑制 T 细胞的活化。FK506 作用于细胞 G_0 期,能抑制不同刺激所致的淋巴细胞增殖,包括刀豆素 A、T 细胞受体的单克隆抗体、CD3 复合体或其他细胞表面受体诱导的淋巴细胞增殖,但对 IL-2 刺激引起的淋巴细胞增殖无抑制作用。FK506 可抑制 Ca^{2+} 依赖性 T 和 B 淋巴细胞的活化,也可抑制 T 细胞依赖的 B 细胞产生免疫球蛋白的能力。因此,具有良好的抗排斥反应作用,并具有抗自身免疫作用。

【体内过程】　他克莫司主要在肠道上段被吸收,T_{max} 为 0.5~3 小时,平均生物利用度 20%。血浆蛋白结合率 75%~99%,$t_{1/2}$ 为 5~8 小时,有效血药浓度可持续 12 小时。在体内经肝细胞色素 P450 3A4 异构酶代谢,大部分母药及代谢产物经肠道排泄。

【临床应用】　与环孢素类似,他克莫司主要用于器官移植排异反应。他克莫司对肝脏有较强亲和力,可促进肝细胞的再生修复,用于预防及挽救肝脏移植病例,疗效显著。使用他克莫司治疗的患者,可降低排异反应的发生率,减少糖皮质激素的用量。用于肾脏移植及骨髓移植,也取得了较好的疗效。与环孢素相比,在减少急性排异反应的发生率、增加移植物存活率和延长患者生存期等方面具有更大的优越性。

【不良反应】　主要不良反应包括:①神经毒性:静脉注射他克莫司常有发生,轻者可出现头痛、震颤、失眠、畏光、感觉迟钝等,重者可出现运动不能、癫痫发作、脑病等,大多在减量或停用后消失;②肾毒性:直接或间接地影响肾小球滤过率,诱发急性或慢性肾毒性;③对胰岛 β-细胞具有毒性作用,可导致高血糖;④大剂量应用时对生殖系统具有毒性作用。

【药物相互作用】　与抗真菌药如酮康唑、咪康唑合用时,由于具有肝药酶抑制作用,可增加 FK506 的血药浓度;与药酶诱导剂如利福平、苯妥英等合用可降低他克莫司的血药浓度;与环孢素合用可增加其肾毒性。

三、抗增殖与抗代谢药

西罗莫司　西罗莫司(sirolimus)又称雷帕霉素(rapamycin),是从 Easter 岛土壤吸水链霉菌(streptomyces hygroscopicus)中分离出来的一种抗真菌抗生素。其化学结构属于 31 元大环内酯类,呈白色结晶状,熔点为 183~185℃,难溶于水。1988 年,发现西罗莫司具有免疫抑制作用,单独或与环孢素联合应用,能延长移植物的存活时间。

【药理作用与机制】　西罗莫司作用于淋巴细胞,与免疫亲和蛋白 FK506 结合蛋白 12(FKBP12)形成活性复合物,抑制 mTOR/P70 S6 通路的活性,进而抑制 T 细胞和 B 细胞的活化。mTOR(the mammalian target of rapamycin,mTOR)是一种丝氨酸/苏氨酸蛋白激酶,调节细胞生长繁殖和蛋白质合成。P70 S6 也是一种丝氨酸/苏氨酸蛋白激酶,能催化 40S 核糖体蛋白 S6 高度磷酸化,促进蛋白质合成。T 细胞中含有丰富的 FKBP,西罗莫司与 FKBP 的复合物直接结合 FKBP12-Rapamycin Binding(FRB)区的 mTOR,从而抑制 P70 S6 激酶的活性,阻滞细胞周期从 G_1 期向 S 期过渡,从而抑制 T 细胞和 B 细胞的活化。此外,该药还抑制 IL-2 及 IFN-γ 的生成,并抑制

Notes

膜抗原表达,抑制 IL-2 和 IL-4 及生长因子诱导的成纤维细胞、内皮细胞、肝细胞和平滑肌细胞的增殖,阻断 IL-2 与 IL-2 受体结合后的信号转导。

【体内过程】　西罗莫司口服给药后迅速吸收,约 1～2 小时达峰值血药浓度,生物利用度约 15%,高脂饮食可减少吸收。血浆蛋白结合率约 40%,经 CYP3A4 代谢,可经 P-糖蛋白转运。已在全血中分离鉴定出 7 种主要代谢产物,经粪便及尿液排泄。对于肾移植后肾功能稳定的患者,多次给药后血中半衰期为 62 小时。

【临床应用】　西罗莫司能治疗多种器官和皮肤移植物引起的排异反应,尤其是对慢性排异反应疗效更为显著。该药与环孢素具有协同抑制作用,能延长移植物存活时间,减轻环孢素的肾毒性,提高治疗指数。西罗莫司与他克莫司均可与胞质内 FKBP 结合,但是作用路径不一样。因而,这两种药物低剂量联合应用,即可产生有效的免疫抑制作用。因此,西罗莫司主要与钙调磷酸酶抑制剂和糖皮质激素联合应用预防器官移植排异反应。

【不良反应】　西罗莫司可引起厌食、呕吐和腹泻,严重者可出现消化性溃疡、间质性肺炎和脉管炎;可引起剂量依赖性的血清胆固醇和甘油三酯水平升高;也可见肾脏功损害、贫血、白细胞减少、血小板减少。

【药物相互作用】　与通过 CYP 3A4 代谢和 P-糖蛋白转运的药物合用时,需要注意药物相互作用。

麦考酚吗乙酯

麦考酚吗乙酯(mycophenolatemofetil,MMF)是霉酚酸(mycophenolic acid,MPA)的酯类衍生物,具有独特的免疫抑制作用,安全性好。自从 1995 年美国 FDA 批准应用于肾移植以来,已广泛用于心、肝和小肠等其他器官移植。

【药理作用与机制】　MMF 作为前药(prodrug),口服后在体内迅速水解为活性代谢产物 MPA,而发挥免疫抑制作用。MPA 通过抑制次黄嘌呤单核苷磷酸脱氢酶(inosine monophosphate dehydrogenase,IMPDH)而发挥作用。组织细胞合成嘌呤核苷酸有两个主要途径,即从头合成途径(de novo synthesis pathway)和补救途径(salvage pathway)。IMPDH 是鸟苷酸从头合成途径的限速酶,该酶有两种同分异构体即 I 型和 II 型。MPA 对 II 型 IMPDH 的抑制作用较对 I 型强 4～5 倍。人 T、B 淋巴细胞与其他细胞不同,不可通过补救途径合成嘌呤,而是高度依赖于从头合成途径合成鸟嘌呤核苷酸,且活化的淋巴细胞大量表达 II 型 IMPDH。因此,MPA 能选择性抑制淋巴细胞的增殖和功能,包括抗体形成、细胞黏附和迁移。

MMF 对淋巴细胞的作用包括:①抑制淋巴细胞的 DNA 合成,抑制 T、B 淋巴细胞对抗原刺激的反应性。鸟苷或脱氧鸟苷能逆转这种抑制效应;②抑制 B 细胞增殖和抗体的分泌。这种作用具有明显的剂量依赖性,提示 MMF 能防止并逆转排异反应中的体液免疫反应;③与 CsA 不同,MMF 能抑制 EB 病毒诱导的 B 淋巴细胞增殖,并能降低淋巴瘤的发生率。此外,治疗剂量的 MMF 具有抑制单核巨噬细胞增殖作用,能迅速减轻炎症反应,也能抑制有丝分裂原活化引起的血管平滑肌细胞增殖。

【体内过程】　MMF 口服后经胃肠道迅速吸收,平均相对生物利用度为 94.1%。单剂口服后约 40～60 分钟血浆药物浓度达高峰,血浆蛋白结合率 98%。MPA 在肝脏经葡萄糖醛基转移酶作用转化为无活性的 MPA-葡萄糖醛酸酐(MPAG),大部分经胆汁进入肠道,在小肠细菌作用下重新转化为 MPA,经门静脉入血形成肝肠循环,约 10～12 小时出现第二次血药浓度高峰。$t_{1/2}$ 为 16～17 小时。MMF 代谢产物主要经肾排泄,90% 的 MPAG 自尿中排出,极少量的 MMF 排泄到粪便中。MPAG 经肾小球滤过及肾小管分泌,肾功能不全患者可引起血浆 MPA 及 MPAG 浓度升高。严重肾功能不全患者,MPA 的时间-血药浓度曲线下面积(AUC)可增加两倍左右,而 MPAG 则可增加 3～6 倍。因此,严重肾功能不全时应减少 MMF 用量。

Notes

【临床应用】　MMF 主要应用于肾脏和心脏移植,能显著减少急性排异反应的发生;也用于自身免疫性疾病的治疗,对银屑病和类风湿关节炎具有较好疗效;此外,也可用于系统性红斑狼疮血管炎、重症 IgA 肾病的治疗。

【不良反应】　MMF 最大的优点是无明显的肝脏和肾脏毒性。常见副作用有胃肠道症状、血液系统损伤、机会感染和诱发肿瘤。胃肠道症状,包括恶心、呕吐、腹泻、腹痛等,通过调整剂量即可减轻;血液系统损伤包括贫血和白细胞减少,通常症状较轻,一般用药 30 ~ 120 天可见发生,大部分病例在停用 MMF 一周后即可得到缓解。动物实验已观察到 MMF 有致畸作用,并显示 MMF 可分泌到乳汁中。

【药物相互作用】　大剂量的呋塞米、阿司匹林可增加游离 MPA 的水平。丙磺舒及其他自肾小管分泌的药物如阿昔洛韦均可能改变 MPAG 的血清浓度。肾移植患者 MMF 与抗痛风药磺吡酮合用可增加 MPA 的毒性,可能与干扰肾小管分泌 MPA 有关,应予注意。

硫 唑 嘌 呤

常用的抗代谢类药物有硫唑嘌呤(azathioprine,Aza,IMURAN)和甲氨蝶呤(methotrexate,MTX)。硫唑嘌呤是 6-巯基嘌呤的衍生物,系嘌呤类抗代谢药,能干扰嘌呤代谢的所有环节,抑制嘌呤核苷酸的合成,进而抑制细胞 DNA、RNA 及蛋白质的合成;发挥抑制 T、B 淋巴细胞及 NK细胞的效应,能同时抑制细胞免疫和体液免疫反应,却不抑制巨噬细胞的吞噬功能。T 细胞较 B细胞对该类药物更为敏感,不同亚群 T 细胞敏感性有差别。主要用于肾移植排异反应、类风湿关节炎、全身性红斑狼疮等多种自身免疫性疾病的治疗。预防器官移植排异反应开始剂量为每日 3 ~ 5mg,治疗自身免疫性疾病以较小剂量(每日 1mg)开始,然后根据疗效和毒性情况调整剂量。用药时应对血象和肝功进行常规监测。

环 磷 酰 胺

环磷酰胺(cyclophosphamide,CTX)不仅能杀伤增殖期淋巴细胞,亦影响某些静止细胞,使循环淋巴细胞数目减少;B 细胞较 T 细胞对该药更为敏感,能选择性地抑制 B 淋巴细胞;还可明显抑制 NK 细胞的活性,从而抑制初次和再次体液与细胞免疫反应。临床常用于防止排异反应与移植物抗宿主反应,以及长期应用糖皮质激素而不能缓解的多种自身免疫性疾病。

四、生 物 制 剂

抗胸腺细胞球蛋白

抗胸腺细胞球蛋白(antithymocyte globulin,ATG,thymoglobulin)系从人胸腺细胞免疫的动物获得的球蛋白。

【药理作用与机制】　抗胸腺细胞球蛋白含有细胞毒性抗体,能与人 T 淋巴细胞表面 CD2、CD3、CD4、CD8、CD11a、CD18、CD25、CD44、CD45 等分子结合,在血清补体的参与下,使外周血淋巴细胞裂解。对 T、B 细胞均有破坏作用,对 T 细胞的作用较强。可非特异性抑制细胞免疫反应(如迟发性超敏反应、移植排异反应等),亦可抑制抗体形成(限于胸腺依赖性抗原),还可结合到淋巴细胞表面,抑制淋巴细胞对抗原的识别能力。能有效地抑制各种抗原引起的初次免疫应答,对再次免疫应答作用较弱。

【临床应用】　用于器官移植排异反应,在抗原刺激前给药作用较强。与其他免疫抑制剂如硫唑嘌呤和糖皮质激素等联合使用,可使同种异体肾移植的一年存活率提高 10% ~ 15%,还可明显减少糖皮质激素的用量。对糖皮质激素耐受的患者,用该药的效果更佳。使用该药时,应监测 T 细胞变化,以便调整剂量。抗胸腺细胞球蛋白还可用于治疗白血病、多发性硬化症、重症

Notes

肌无力、溃疡性结肠炎、类风湿关节炎、全身性红斑狼疮等疾病。

【不良反应与注意事项】　常见的不良反应有寒战、发热、血小板减少、关节疼痛和血栓性静脉炎等；静脉注射可引起血清病及过敏性休克；重复肌内注射，肌注局部可发生剧烈疼痛，为减少此种副作用，可以少量多次深部肌内注射，或加用局部麻醉药，亦可用理疗、超声波按摩等加速该药的分布以缓解疼痛；另外，该药可引起血尿、蛋白尿，停药后消失。

莫罗单抗-CD3

莫罗单抗-CD3（muromonab-CD3，Orthoclone OKT3，OKT3）系鼠源性单克隆抗体。

【药理作用与机制】　与多克隆抗体（如抗胸腺细胞球蛋白）相比，该药的免疫抑制作用较强。莫罗单抗-CD3 通过与 T 细胞表面的 CD3 糖蛋白结合，阻断抗原与抗原识别复合物的结合，或抑制 T 细胞活化及细胞因子释放，从而抑制 T 细胞参与的免疫反应。

【临床应用】　主要用于防止肾脏、肝脏、心脏移植时的排异反应，特别是急性排异反应。亦可用于骨髓移植前从供体骨髓中清除 T 细胞。可与环孢素、糖皮质激素类合用。

【不良反应】　常见不良反应有细胞因子释放综合征、类变态反应、中枢神经毒性和由于其免疫抑制而引起的副作用。细胞因子释放综合征常在使用初始剂量的莫罗单抗-CD3 时产生，临床表现为感冒样症状甚至威胁生命的休克样反应。类变态反应不同于一般变态反应，多发生于给药后 1~4 小时之间，与细胞因子释放有关。中枢神经系统症状包括癫痫、脑病、脑水肿、无菌性脑膜炎和头痛。其免疫抑制作用可诱发感染（常见病毒感染）和肿瘤。

阿达木单抗

阿达木单抗（adalimumab，修美乐）为重组抗人肿瘤坏死因子（TNF-α）的人源化单克隆抗体。

【药理作用与机制】　阿达木单抗通过特异性地对抗 TNF-α，阻断 TNF-α 与 p55 和 p75 细胞表面 TNF 受体的相互作用，从而阻断其生物学功能；阿达木单抗还可以调节由 TNF 介导或调控的生物学效应，包括白细胞位移粘连分子的水平发生改变，对白细胞游走具有重要作用。

【临床应用】　主要用于类风湿关节炎、强直性脊柱炎、克罗恩病（Crohns disease，CD）和银屑病的治疗。阿达木单抗单独或与甲氨蝶呤联合用于治疗类风湿关节炎。对甲氨蝶呤疗效不佳的成年中重度活动性类风湿关节炎患者，可以减缓关节损伤的进展，改善关节的功能活动。阿达木单抗已被 FDA 批准治疗克罗恩病，对中重度 CD 患者可以诱导并维持缓解，减少或停止糖皮质激素的用量，促进溃疡愈合，提高生活质量。

【不良反应】　最常见的不良反应为感染，可诱发上呼吸道感染如鼻咽炎和鼻窦炎；注射部位反应，如红斑、瘙痒、出血、疼痛或肿胀；引起皮疹、丙氨酸氨基转移酶升高、头痛和骨骼肌疼痛。

五、中药有效组分

雷 公 藤 苷

雷公藤苷（tripterygium glycosides）系从卫矛科植物雷公藤（tripterygium wilfordii）去皮的根中提取，具有较强的免疫抑制作用，能抑制丝裂原和同种异体抗原诱导的小鼠脾淋巴细胞和人外周血淋巴细胞的增殖反应、迟发型超敏反应、宿主抗移植物反应和移植物抗宿主反应。该药能抑制细胞免疫及体液免疫，减少淋巴细胞数量，抑制 IL-2 生成，并有较强的抗炎作用。

主要用于治疗自身免疫性疾病，如类风湿关节炎、原发和继发性肾病综合征、成人各型肾炎、狼疮性或紫癜性肾炎、麻风反应，对银屑病、皮肌炎、白塞病、变应性血管炎、异位性皮炎、自身免疫性肝炎等,对自身免疫性白细胞及血小板减少也有一定疗效。

不良反应较多,停药后多可恢复。约20%患者出现胃肠道反应,如食欲缺乏、恶心、呕吐、腹痛、腹泻、便秘。约6%患者出现白细胞减少。偶见血小板减少、皮肤黏膜反应如口腔黏膜溃疡、眼干涩、皮肤毛囊角化、黑色素加深等。亦可引起月经紊乱,精子数目减少、活力降低。

第三节　免疫增强药

免疫增强药(immunopotentiating agents)主要用于增强机体的抗肿瘤、抗感染能力,纠正免疫缺陷。该类药物一般能激活一种或多种免疫活性细胞,增强机体的非特异性和特异性免疫功能,使低下的免疫功能恢复正常;或起佐剂作用增强合用抗原的免疫原性,加速诱导免疫应答反应;或代替体内缺乏的免疫活性成分,发挥免疫替代作用;或对机体的免疫功能产生双向调节作用,使过高或过低的免疫功能趋于正常。临床主要用于免疫缺陷性疾病、恶性肿瘤以及难治性的细菌或病毒感染。

一、免疫增强药分类

1. 微生物来源的药物　卡介苗、短小棒状杆菌苗、溶血性链球菌制剂、辅酶Q10等。
2. 人或动物免疫产物　胸腺肽、转移因子、免疫核糖核酸、干扰素、白介素等。
3. 化学合成药物　左旋咪唑、异丙肌苷、羟壬嘌呤(NPT-15392)、聚肌胞苷酸(poly I:C)、聚肌尿苷酸(poly A:U)等。
4. 生物多糖类　香菇多糖、灵芝多糖、胎盘脂多糖等。
5. 中药及其他　人参、黄芪、枸杞、白芍、淫羊藿等的有效成分,植物血凝素(PHA)、刀豆素A(ConA)等。

二、免疫增强药及其临床应用

1. 治疗免疫缺陷性疾病　该类疾病的共同特点是反复出现感染,联合应用免疫增强药与抗微生物药,可增强机体的抗感染免疫力。胸腺素、白介素-2、转移因子、干扰素、异丙肌苷等用于治疗获得性免疫缺陷综合征(AIDS)、先天性无胸腺症、重症联合免疫缺陷病、毛细血管扩张性共济失调综合征(ataxia-telangiectasia syndrome)等以细胞免疫缺陷为主的疾病,有一定疗效。丙种球蛋白用于先天性无丙种球蛋白血症等体液免疫缺陷性疾病。

2. 治疗慢性难治性感染　某些长期的细菌性、真菌性或病毒性感染,单用抗微生物药物难以控制时,可联合应用胸腺素、转移因子、异丙肌酐及干扰素诱导剂等免疫增强剂。

3. 肿瘤　肿瘤患者存在不同程度的免疫功能缺陷,应用免疫增强药提高患者的免疫功能,不仅可减轻放射治疗或化学治疗引起的免疫系统损伤,而且可以降低肿瘤复发率,延长生存期。

卡　介　苗

卡介苗(bacillus calmette-guerin vaccine,BCG,结核菌苗)是牛结核分枝杆菌的减毒活菌苗。本品具有免疫佐剂作用,能增强各种合用抗原的免疫原性,促进免疫应答;能刺激多种免疫细胞如巨噬细胞、T细胞、B细胞和NK细胞活性,增强机体的非特异性免疫功能。研究表明,预防性地应用BCG,可增强小鼠对病毒或细菌感染的抵抗力,延长荷瘤动物的生存时间,降低死亡率,抑制肿瘤生长速度及转移。BCG的临床疗效与肿瘤的抗原性、宿主的免疫状态以及给药途径有关。

【临床应用】　临床常用于治疗恶性黑色素瘤、白血病及肺癌,亦用于治疗乳腺癌、消化道肿瘤,可延长患者的生存期。

Notes

【不良反应】　注射局部可见红斑、硬结和溃疡,亦可出现寒战、高热、全身不适等。反复瘤内注射可发生过敏性休克或肉芽肿性肝炎。严重免疫功能低下的患者,可出现播散性 BCG 感染;剂量过大,可降低免疫功能,甚至促进肿瘤生长。

左 旋 咪 唑

左旋咪唑(levamisole,LMS)是一种广谱驱虫药,1971 年,发现左旋咪唑的免疫增强作用;左旋咪唑结构中的咪唑环与含硫部分为主要活性基团。左旋咪唑对抗体产生有双向调节作用,对免疫功能正常人或动物的抗体形成无明显影响,但当体液免疫功能低下时,能使之恢复。

【药理作用】　左旋咪唑显著的作用是使活性低下的 T 细胞、巨嗜细胞和多形核白细胞的免疫功能恢复正常;能增强或恢复患者对抗原引起的迟发型超敏反应,提高 T 细胞 E 玫瑰花结形成率,增强植物血球凝集素(PHA)诱导的淋巴细胞增殖。此外,左旋咪唑还能增强巨噬细胞和中性多形核粒细胞的趋化与吞噬功能,增强抗菌能力。上述作用涉及的作用机制可能有:①激活磷酸二酯酶,从而降低淋巴细胞和巨噬细胞内 cAMP 含量;②胸腺素样作用,在体外可促进 T 细胞分化、诱导 IL-2 产生;③自由基清除作用。

【体内过程】　左旋咪唑可从消化道、肌内或皮下注射部位吸收,成人口服后 2~4 小时,血药浓度达峰值。主要在肝内代谢,原形经肾排泄的药量很少,不到口服量的 5%。该药及其代谢产物的 $t_{1/2}$ 分别为 4 小时和 16 小时,单剂的免疫药理作用可持续 5~7 天,通常每周用药一次。

【临床应用】　左旋咪唑可降低免疫缺陷患者的感染发生率,减少患者对抗菌药物的依赖性,对慢性反复发作的细菌感染如麻风及布氏杆菌感染亦有效。左旋咪唑还作为化学治疗辅助药用于治疗肿瘤,在肿瘤手术及放射治疗时,可延长缓解期,减低复发率,延长寿命。亦可减轻抗癌药所致的骨髓抑制、出血与并发感染。

【不良反应】　本品的不良反应发生率<5%,主要有消化道、神经系统反应(如头晕、失眠)和变态反应(如荨麻疹)。长期连续用药时,可出现粒细胞减少症,停药后可恢复。偶见肝功能异常,肝炎活动期患者禁用。

白细胞介素-2

人重组 IL-2(aldesleukin)通过 DNA 重组技术由大肠埃希菌获得,重组 IL-2 与天然 IL-2 不同之处在于它缺乏糖基化、无氨基末端丙胺酸、第 125 位半胱氨酸由丝氨酸取代。该制剂的药效用国际单位(IU)表示,1.1mg 重组 IL-2 蛋白相当于 1800 万 IU。IL-2 的生物学活性与天然 IL-2 相同,在体外具有促进淋巴细胞增殖和 IL-2 依赖细胞生长;增强淋巴细胞介导的细胞毒性作用和杀伤细胞的活性,诱导 Th 细胞和 Tc 细胞增殖、活化巨噬细胞、增强 NK 细胞的杀伤活性、激活 B 细胞产生抗体,诱导 γ 干扰素活性。体内给药,通过 IL-2 受体,剂量依赖性地激活多种免疫细胞,使淋巴细胞、嗜酸性粒细胞增多,使血小板减少和多种细胞因子(TNF、IL-1、IFN-γ)释放。

主要不良反应有胃肠道反应如恶心、呕吐、腹泻、食欲缺乏;精神神经症状如幻觉、妄想、定向及辨认错误等。此外,用药时可产生毛细血管渗漏综合征,包括血管弹性消失、血浆蛋白渗出、血管外液体聚集,可导致严重的心血管毒性反应,可能发生低血压、器官灌注不足,甚至引起死亡。

干 扰 素

干扰素(interferon,IFN-α、β、γ)的抗病毒作用首先被发现。后来发现它们具有重要免疫调节活性,三者中 IFN-γ 的免疫调节活性最强。干扰素对酸、碱、热有较强的抵抗力,但易被蛋白酶等破坏。各种哺乳动物的细胞包括淋巴细胞、巨噬细胞与成纤维细胞均可因病毒感染或其他刺激而产生干扰素。干扰素具有高度的种属特异性,故动物干扰素对人无效。

Notes

该药静脉注射后,可迅速从血中清除,其 $t_{1/2}$ 为 2~4 小时。肌内注射后,5~8 小时内可达峰浓度。人类 IFN-α 与 IFN-γ 的药动学相似,肌内注射 IFN-β 的血药浓度较低;该药不易透过血脑屏障;IFN-α 和 IFN-β 分别在肾和肝内代谢,还可抑制细胞色素 P450,与化学治疗药物配伍时应谨慎。

干扰素也是广谱抗病毒药,其作用环节可能是蛋白质合成阶段,用于病毒感染性疾病,如疱疹性角膜炎、病毒性眼病、带状疱疹等皮肤疾患和慢性乙型肝炎等。干扰素与细胞表面的特异性受体结合,可引起一系列的细胞效应,包括抑制细胞增殖,增强免疫活性,增加单核巨噬细胞的功能、特异性细胞毒作用和 NK 细胞的杀伤能力。此外,干扰素还可调节抗体生成。干扰素对免疫应答的总效应,随应用的剂量和时间的不同而异,小剂量增强免疫(包括细胞与体液免疫),大剂量则有抑制作用。干扰素的抗肿瘤作用在于它既可直接抑制肿瘤细胞的生长,又可通过免疫调节发挥作用。干扰素用于治疗肿瘤,包括毛状细胞白血病、恶性黑色素瘤、艾滋病相关的 Kaposi 肉瘤,对肾细胞癌、乳腺癌等有效,对肺癌、胃肠道肿瘤及某些淋巴瘤无效。干扰素也可用于某些传染性疾病、慢性乙型肝炎和尖锐湿疣的治疗。

常见的副作用有类流感综合征,包括发热、寒战、肌肉疼痛和注射部位反应。大剂量引起白细胞和血小板减少。偶见变态反应、肝肾功能障碍、胃肠道窘迫、食欲缺乏、肌肉疼痛和抑郁。

转 移 因 子

转移因子(transfer factor,TF)是从正常人的淋巴细胞或脾、扁桃体等淋巴组织提取的一种核酸肽,不被 RNA 酶、DNA 酶及胰酶破坏,无抗原性。

转移因子可将供体的细胞免疫信息转移给受体,使受体的淋巴细胞转化并增殖分化为致敏淋巴细胞,由此获得供体的特异性和非特异性的细胞免疫功能。其作用机制可能是转移因子的 RNA 通过反转录酶(reverse transcriptase)的作用渗入到受者的淋巴细胞中,形成含有转移因子密码的特异 DNA。转移因子对细胞免疫具有免疫增强、双向调节与免疫协同作用,但对体液免疫无影响。此外,本品还能促进干扰素的释放。

转移因子主要用于原发或继发性细胞免疫缺陷病,难治性病毒或真菌感染,以及肿瘤的辅助治疗;对原发性淋巴细胞障碍、胸腺发育不全或 T 细胞活性完全缺如的患者,单用无效。先天性低丙种球蛋白血症患者经转移因子治疗后,IgG 的生成能得到改善。

转移因子不良反应较少,注射局部有酸、胀、痛感,个别病例出现风疹性皮疹、皮肤瘙痒,少数人有短暂发热。慢性活动性肝炎用药后可见肝功能损害加重,然后逐渐恢复。

胸腺肽 α1

胸腺肽 α1(thymosin α1,Tα1)是一种免疫活性多肽,含 28 个氨基酸,等电点 4.2,无二硫键与糖基化,唯一的修饰就是 N 端乙酰化。胸腺肽 α1 的氨基酸序列与前胸腺肽 α1 的 N 端一致,不同种属、不同组织来源的前胸腺肽 α 基因序列略有差异。胸腺肽 α1 的作用主要是促进 T 细胞分化成熟,通过调节胸腺细胞的末端脱氧核苷酸转移酶(TdT)水平,刺激 IFN、IL-2 及其受体的表达;既可促进淋巴细胞的分化,又可促进外周淋巴细胞的成熟,并分泌淋巴因子,纠正免疫缺陷。与其他生物反应调节剂,如 IL-2、IFN-α、胸腺因子等有协同作用。

临床主要作为肿瘤患者和慢性活动性肝炎患者的免疫调节剂。如辅助放疗防止肺癌复发,增强老年人使用的流感疫苗的滴度,增强对慢性乙肝病毒的抵抗力等。对于 HBsAg 和 HBeAg 阳性的慢性活动性肝炎患者,胸腺肽 α1 可通过升高 CD3 和 CD4 的绝对数而缓解症状,并抑制 HBV 复制,其作用与单独使用 IFN-α 同样有效。除单独使用外,胸腺肽 α1 与其他药物合用疗效更显著。

Notes

异 丙 肌 苷

异丙肌苷(isoprinosine)诱导T淋巴细胞分化成熟,增强细胞免疫功能;对B细胞无直接作用,但可增加T细胞依赖性抗原的抗体产生。在一定条件下,可诱导抑制性T细胞的活性,呈现双向免疫调节作用。

主要用于病毒感染性疾病的治疗,如急性病毒性脑炎患者经过异丙肌苷治疗可使患者恢复加快,神经后遗症减少。该药与化疗、放疗或IFN联合应用治疗肿瘤,可提高疗效,并能恢复患者的免疫功能。类风湿关节炎患者使用异丙肌苷治疗后,症状迅速缓解,关节肿胀减退,血沉下降。

香 菇 多 糖

香菇多糖(lentinan)是从香菇(Lentinusedodes)子实体或菌丝中分离的一种多糖,以β-1,3葡聚糖为主,有免疫激活和抗肿瘤活性。香菇多糖能增强NK细胞的活性,并能诱导干扰素生成,与白细胞介素类或干扰素诱导剂有协同作用。本品在体内虽无直接杀伤肿瘤细胞作用,但可通过增强机体的免疫功能而发挥抗肿瘤活性。另有资料证明,在体外本品可增强脱氧胸腺嘧啶核苷的抗艾滋病毒活性。

适用于不宜手术或复发的胃肠道肿瘤,与放疗、化疗配合治疗小细胞肺癌、乳癌、恶性淋巴瘤有效。也可用于抗病毒治疗如乙型肝炎及艾滋病等。

推荐阅读文献

1. Benjamin D,Colombi M,Moroni C,Hall MN. Rapamycin passes the torch：a new generation of mTOR inhibitors. *Nat Rev Drug Discov*.2011；10(11)：868-880

2. Flammer JR,Rogatsky I. Minireview：Glucocorticoids in autoimmunity：unexpected targets and mechanisms. *MolEndocrinol*.2011；25(7)：1075-1086

3. Tedesco D,Haragsim L. Cyclosporine：a review. *J Transplant* 2012；2012：230-386

4. Akdis CA. Therapies for allergic inflammation：refining strategies to induce tolerance. *Nature Med*.2012；18(5)：736-749

（梅其炳）

Notes

第四十八章　基因治疗药物

基因治疗（gene therapy）是指改变细胞遗传物质为基础的医学治疗。通过一定载体将正常或有治疗价值的目的基因或核酸分子导入靶细胞，从而达到防治疾病的效果。基因治疗药物通常指携带目的基因或核酸分子的载体或遗传修饰的体细胞，而基因工程药物（gene engineering drug）是指有治疗价值的目的基因导入细菌、酵母或哺乳动物细胞或转基因动植物等宿主细胞进行表达并经分离和纯化获得蛋白质产物（包括活性蛋白质和多肽药物、重组疫苗及单克隆抗体）。自 1990 年 9 月世界上第 1 例腺苷脱氨酶缺乏所致的重症联合免疫缺陷病患者接受基因治疗临床试验以来，基因治疗基础和临床研究取得了显著进展，也经历了不少挫折与挑战。迄今世界范围各国批准的基因治疗临床试验项目数近 2000 项，已有 4 种基因治疗药物包括重组人 p53 腺病毒，重组人 5 型腺病毒，福米韦生（fomivirsen）和阿利泼金（alipogene tiparvovec）在我国和美欧上市，适应证从遗传病、扩展至恶性肿瘤，病毒性感染等获得性疾病。随着基因治疗药物的有效性、安全性和可操作性等方面在进一步突破，基因治疗作为一种全新的治疗手段必将对传统的疾病治疗模式和药理学认识产生深远的影响。

第一节　基因治疗的类型和途径

一、基因治疗的类型

基因治疗按基因操作方式分为两类，一类为基因增强（gene augmentation）和基因失活。基因增强又称基因修饰，将目的基因导入病变靶细胞或其他靶细胞，目的基因的表达产物能修饰缺陷细胞的功能或使原有的某些功能得以加强，目前基因治疗多采用这种方式。基因失活或基因干预（gene interference）指采用特定的方式抑制某个基因的表达，或者通过封闭某个基因而使之不表达，以达到治疗疾病的目的。利用反义（antisense）RNA 特异地封闭基因表达，抑制特定基因的表达；通过核酶（ribozyme）在细胞内特异性降解靶基因的转录产物，控制特定基因的表达；应用 siRNA 使基因沉默从而调节特定蛋白功能。另一类为基因修正（gene correction）和基因置换（gene replacement），将缺陷基因的异常序列进行矫正或对缺陷基因精确地原位修复，不涉及基因组的其他任何改变。通过同源重组（homologous recombination）即基因打靶（gene targeting）技术将外源正常的基因在特定的部位进行重组，从而使缺陷基因在原位特异性修复，由于目前同源重组频率太低而无法用于临床。

基因治疗按靶细胞类型又可分为生殖细胞（germ-line cell）基因治疗和体细胞（somatic cell）基因治疗。广义的生殖细胞基因治疗以精子、卵子、早期胚胎细胞作为治疗对象。从理论上讲，直接对生殖细胞进行基因治疗是可行的并能彻底根除遗传病，但由于当前基因治疗技术还不成熟，以及涉及一系列伦理学问题，生殖细胞基因治疗仍属禁区。在现有的条件下，基因治疗仅限于体细胞，基因型的改变只限某一类体细胞，其影响也只限某个体的当代。

二、基因治疗必备条件

基因治疗是通过外源性遗传物质（目的基因）导入人体靶细胞而治疗疾病的方法。因此，目的基因的准备、靶细胞的选择以及基因转移的途径是基因治疗的必备条件。

1. **目的基因的准备**　基因治疗通常首先必须获得目的基因,并对表达调控进行详细研究。根据基因治疗不同需要,目的基因可以选择互补 DNA(complementary DNA,cDNA),也可以选择染色体基因组 DNA(genomic DNA);可以是人体正常的基因,也可以是人体基因组所不存在的野生型基因。供转移的目的基因必须保持结构及功能的完整性以保证在靶细胞中正常表达其功能。目的基因本身一般不含启动子等调控序列,导入靶细胞后很难进行表达。因此,必须将目的基因重组于含有调控序列的质粒或病毒的表达载体(expression vector)的合适位置,再导入细胞,在特定调控序列指导下进行表达。基因干预的反义 RNA,核酶和 siRNA 可通过化学或生物合成获得。

2. **靶细胞的选择**　根据基因治疗目的选择不同的体细胞作为靶细胞。生殖细胞作为基因转移的靶细胞仅在动物(转基因动物)中进行,用来生产治疗药物或建立疾病动物模型等。不同类型的疾病其基因治疗的靶细胞或器官不同。对于某些遗传性的疾病,要求对特定细胞的功能缺陷进行纠正,称为原位纠正,它对靶细胞的要求较高。例如,囊性纤维化涉及呼吸道的病理改变,必须以肺部的细胞作为靶细胞。纠正基因缺陷后才能基因治疗疾病。又如,家族性高胆固醇血症属于低密度脂蛋白受体缺陷,基因治疗必须以表达该种受体,发挥清除人体内低密度脂蛋白作用的肝脏作为靶器官。对于恶性肿瘤,则根据治疗基因性质的不同,对靶细胞的要求不同。例如,以杀伤细胞为目的自杀基因或诱导凋亡基因必须选择性转移到肿瘤细胞内,而以增强机体免疫功能为目的的细胞因子基因不一定要转移到肿瘤细胞内。还有不少疾病对靶细胞的依赖性也不强,只要求基因转移到细胞中,能够产生外源蛋白,通过血液循环到达全身即可。例如,血友病虽然是由于肝脏不能分泌凝血因子而导致出血不止,但是,只要全身的任意细胞能够产生所缺少的凝血因子,均可以在血液中发挥凝血功能。总体上讲,遗传性疾病基因治疗中应用较多的靶细胞是造血干细胞,皮肤成纤维细胞,成肌细胞和肝细胞;而肿瘤中最多采用的是肿瘤细胞本身,其次是淋巴细胞,树突状细胞。

干细胞(stem cell)因具有易于分离扩散、高度的自我更新能力、多向分化潜能和很好的组织相容性,是基因治疗的理想靶细胞。其中间充质干细胞作为一类多能干细胞,来源广泛,骨髓、脂肪以及脐带血等中都可以分离获得间充质干细胞,体外扩增性强,具多向分化潜能,外源基因易于植入,并可整合到间充质干细胞的基因组中稳定表达,作为细胞治疗和基因治疗的靶细胞具有较好优势。

3. **基因转移的途径**　按不同疾病和导入基因的不同性质予以选择。①*ex vivo* 途径:这是指将含外源基因的载体在体外导入人体自身或异体细胞(或异种细胞),这种细胞被称为"基因工程化的细胞",经体外细胞扩增后,输回人体。这种方法易于操作,由于细胞在扩增过程中,对外源的添加物质经大量稀释并易于清除;同时,人体细胞尤其是自体细胞,加工后应用于人体自身,一般来说,易于解决安全性问题。但在工业化方面,除载体系统外不易形成规模,而且必须有固定的临床基地。*ex vivo* 基因转移途径比较经典、安全,而且效果较易控制,但是步骤多、技术复杂、难度大、不容易推广;②*in vivo* 途径:这是将外源基因装配于特定的真核细胞表达载体,原位(*in situ*)或直接导入体内。这种载体可以是病毒型或非病毒性,甚至是裸 DNA。这种方式的导入,无疑有利于大规模工业生产。但是,对这种方式导入的治疗基因以及其载体必须证明其安全性,而且导入人体内之后必须能进入靶细胞,有效地表达并达到治疗目的。*in vivo* 基因转移途径操作简便,类似传统给药方法,容易推广,这类基因转移途径目前虽然尚未成熟,存在疗效持续时间短,免疫排斥及安全性等一系列问题,但它是基因转移的方向,只有 *in vivo* 基因转移途径成熟了,基因治疗才能真正走向临床,同时意味着基因治疗药物时代的全面到来。

Notes

第二节　基因治疗药物的载体系统

基因治疗药物的载体系统在基因治疗中起着至关重要的作用,它有效地增强了基因治疗药物的稳定性、细胞靶向性和治疗效果。虽然基因治疗载体的研究和应用已经取得了很大的进展,但仍然存在如安全性差、稳定性不好和制备工艺复杂等缺点,给其临床的实际应用带来很大限制。

基因治疗应根据不同的靶细胞和基因治疗载体的特点来选择不同的转移方法。例如,处于分裂象的肿瘤细胞可用反转录病毒载体;肌肉组织由于其特殊的结构,特别适用于裸 DNA 直接注射法等。理想的基因治疗载体应具有以下特点:①必须易于高滴度大规模商品化生产;②载体的持续稳定性:即在一定时期内能够持续表达或者精确地调控遗传物质;③载体的免疫惰性:载体成分在导入后不激活宿主的免疫反应;④载体的组织靶向性:即载体能定向地进入特定的细胞类型;⑤载体对导入的遗传物质的大小没有限制;⑥载体带有合适的调控序列,可以有效地转导、调节和表达外源遗传物质;⑦载体在细胞分裂中完成分裂和分泌,或者整合到靶细胞染色体特异性基因位点上,以避免对宿主染色体及生理条件下内源基因调节区域的随机整合;⑧载体对分裂和未分裂细胞的感染:大量细胞(如神经元,肝细胞和肌细胞),是分裂后期细胞,所以需要能够有效地转导非分裂细胞的载体。不同类型的载体具有不同特点,现在还没有载体能达到所有的要求。

如何安全、有效地将外源基因导入体内的靶细胞或靶器官是基因治疗的首要问题,直接决定着基因治疗的成功与否,外源基因依靠基因治疗载体导入靶细胞或靶器官,因此载体系统是基因治疗的关键和核心。

根据基因治疗载体的性质不同,大致可以分为非病毒载体和病毒载体两大类。不同的载体具有不同的特征和优点,应根据疾病性质的不同(即靶器官的特殊性)选择切实可行的基因转移方法或基因传递载体。

(一)非病毒载体

非病毒载体介导的基因转移是指通过物理学方法(如直接注射法、电穿孔法)、化学方法(如磷酸钙共沉淀法、脂质体法、纳米微粒介导法)和生物学方法(如受体介导的基因转移法、同源重组法)等,将外源目的基因导入宿主靶器官、靶组织或靶细胞。这些基因转移方法具有安全性好、外源基因整合率低、所携带的基因大小和类型不受限制等优势,越来越受到人们的重视,特别是近年来靶向性脂质体、靶向性多聚物,纳米粒,以及脂质体/多聚物/DNA 复合物等新材料及新产品的出现,结合电脉冲、超声等新技术,明显提高了外源基因的导入效率和靶向性。但是,非病毒介导的基因转移存在外源基因转移率低、表达时间短以及对某些载体的物理、化学性质和转染机制不十分清楚等问题。因此,对现有的表达载体加以改进,获得能在临床上有效应用、靶向性好、可精确调控的载体是今后非病毒载体的发展方向。

阳离子脂质体一种自身带有正电荷的脂质囊泡,主要由阳离子脂质和中性辅助脂组成,其入胞机制是目前研究较多的载体之一。通过静电相互作用吸附到带有负电荷的细胞表面,利用细胞内吞作用,形成内涵体进入细胞,在内涵体中,阳离子脂质与内涵体中带有负电荷的膜脂质发生静电相互作用,带有负电荷的膜脂质由内涵体的腔外翻转到腔内,与正电荷脂质形成中性离子对,基因治疗药物脱离阳离子脂质体后进入细胞核,进行转录、翻译、表达相应蛋白质。其他一些非病毒载体如多聚物和纳米粒介导的入胞机制与阳离子脂质体相似。

(二)病毒载体

将外源目的基因通过基因重组技术,将其组装于病毒的遗传物件中,通过这种重组病毒去感染受体宿主细胞,使外源目的基因在宿主细胞中表达。病毒载体在基因治疗领域的应用最为

Notes

广泛,大约70%的治疗方案采用了病毒载体,包括反转录病毒、腺病毒、慢病毒、腺相关病毒、疱疹病毒、痘苗病毒等。这些病毒载体有各自的特点,同时也存在各自的局限性。

反转录病毒(retrovirus,RV)是最先被改造且应用最为广泛的基因治疗载体。到目前为止,已经进入临床应用的基因治疗病毒载体大部分都是反转录病毒载体,属第一代病毒转运系统。反转录病毒是一个大的被膜RNA病毒家族,存在于所有的脊椎动物,病毒可高效地感染许多类型的宿主细胞,可使RNA反转录为DNA,再整合到宿主细胞基因组中。反转录病毒表面的糖蛋白能被很多哺乳动物细胞膜上的特异性受体所识别,因而可以高效率地将基因转移到被感染的细胞内,可使近100%的受体细胞被感染,转化细胞效率高,并且此类病毒感染并无严格的组织特异性。被转移的外来基因能整合进被感染细胞的基因组中而不丢失,有利于被转移基因的永久保存,一般无害于宿主细胞。

腺病毒(adenovirus,AV)载体是继反转录病毒载体之后在基因治疗中应用比较广泛的一种基因转移载体。到目前为止腺病毒载体已发展到第三代。同其他病毒载体相比,腺病毒载体有诸多优点:首先腺病毒相对稳定,易于进行基因组重组;其次腺病毒安全性好,无需整合进宿主细胞基因组中;同时腺病毒宿主范围广,感染效率高,且制备容易。当然腺病毒载体也有它自己的缺点,如载体基因容量有限。

腺病毒相关病毒(adenovirus associated virus,AAV)是一类单链线状DNA缺陷型病毒。其基因组DNA小于5kbp,无包膜,外形为裸露的20面体颗粒。AAV不能独立复制,只有在辅助病毒(如腺病毒、单纯疱疹病毒、痘苗病毒)存在时,才能进行复制和溶细胞性感染,否则只能建立溶源性潜伏感染。AAV载体是目前正在研究的一类新型安全载体,它对人类无致病性。

AAV可以高效定点整合至人19号染色体的特定区域19q13.4中,并能较稳定地存在。这种靶向定点整合可以避免随机整合可能带来的抑癌基因失活和原癌基因激活的潜在危险性,而且外源基因可以持续稳定表达,并可受到周围基因的调控,兼具反转录病毒载体和腺病毒载体两者的优点。AAV载体容量小,目前最多只能容纳5kbp外源DNA片段;感染效率比反转录病毒载体低。在40%~80%的成人中存在过感染,可能会引起免疫排斥。

表48-1列出了几种常用病毒载体的特点。

表48-1　几种常用病毒载体的特点

	反转录病毒	腺病毒	腺病毒相关病毒
核酸类型	单链RNA	双链DNA	单链DNA
基因组大小	8~10kbp	36kbp	小于5kbp
生物学特性	可感染分裂细胞 随机整合于染色体 表达时间较长	可感染分裂细胞或非分裂细胞 不整合于染色体 表达时间较短	可感染分裂细胞或非分裂细胞 优先整合于染色体19q 可长期表达
安全性	潜在致癌危险	免疫原性强	无致病性,免疫原性弱
适用范围	*Ex vivo* 基因治疗	*In vivo* 基因治疗	*In vivo* 或 *Ex vivo* 基因治疗
上市基因治疗药物		重组人p53腺病毒,重组人5型腺病毒	Glybera(alipogene tiparvovec)

第三节　基因治疗药物的应用

Notes

随着基因治疗的发展,基因治疗的概念,内涵,治疗对象在不断的扩大,基因治疗的研究对象也由原来的遗传遗传病扩展到肿瘤,传染病等。多基因复杂病包括临床常见的高血压、糖尿病、冠心病、神经退行性疾病等的基因治疗主要是通过基因转移赋予细胞一个新的功能,由于多基因遗传病涉及的基因尚不完全清楚,因此难以达到根本性的治疗目的。

基因治疗起始阶段选择病种一般应具备以下条件或部分条件:①病因已明确,且致病基因已克隆;②致病基因 cDNA 长度较短,加上基因表达调控元件应在病毒的包装范围内;③基因的表达调控比较简单,少量的基因表达产物就能够纠正疾病症状,过量的基因表达也不产生严重的副作用;④基因能够在多种细胞中表达;⑤对于 in vivo 途径,基因产物最好能分泌出细胞外,并通过血液到达全身;⑥缺陷基因的存在以及所表达的错误蛋白质对正常基因表达没有影响。随着基因转移效率的提高,靶向性和调控性的改善,以及疾病相关基因的克隆和功能研究的深入,越来越多疾病有望成为基因治疗的候选病种。

(一)遗传病基因治疗

遗传病是遗传物质(DNA)发生变化而引起的疾病,分为单基因病、多基因病和染色体病。现已发现的遗传病有 6457 种,绝大多数缺乏有效治疗手段。基因治疗最初设想是将具有正常功能的外源基因导入遗传病患者的细胞里取代或补充缺陷基因,使其恢复正常功能而达到治疗遗传病的目的。目前遗传病基因治疗的首选病例,是某些单基因遗传病,这是因为其缺损的基因已确定,对致病基因的结构、功能(如定位、测序、调控)及蛋白质产物等都有较深入的研究和认识。迄今遗传性疾病基因治疗临床试验已有超过十余种,如腺苷脱氨酶(adenosine deaminase,ADA)缺乏导致重症联合免疫缺陷综合征(SCID)、家族性高胆固醇血症(familial hypercholesterolemia,FH)又称高 β-脂蛋白血症、囊性纤维化(cystic fibrosis,CF)、Gaucher 病(戈谢病)、血友病(hemophilia)和地中海贫血(thalassemia)、先天性黑蒙症(Leber's congenital amaurosis,LCA)、X 连锁肾上腺脑白质营养不良(adrenoleukodystrophy,ADL)等,并取得某些重要的进展。Glybera(alipogene tiparvovec)为欧洲首个被推荐上市的基因治疗药物,用于脂蛋白脂酶缺乏症(lipoprotein lipase deficiency,LPLD)罕见严重遗传性疾病。尽管生殖细胞基因治疗是根治遗传病的最终目标,但由于目前基因治疗理论和技术不完备以及伦理学问题,遗传病基因治疗仍限于体细胞。

(二)恶性肿瘤基因治疗

从临床角度和肿瘤发病机制来看,理想的肿瘤基因治疗模式无非是将有突变的基因修复或用正常的基因替换即病因性基因治疗。但是,就目前的技术手段实际上尚难以实现。现在常用的基因治疗策略主要包括免疫性基因治疗、溶瘤腺病毒基因治疗、自杀基因治疗和辅助性基因治疗。肿瘤是一个多因素、多环节、多阶段的复杂疾病,一种抗肿瘤基因作用不够强大,往往无法抑制肿瘤细胞增殖,达不到理想的治疗效果。因此,根据肿瘤的不同特性,使用 2 种或多种联合治疗肿瘤,可提高治疗的有效性。

1. **免疫性基因治疗** 由于在肿瘤的发生发展过程中存在着机体免疫系统对肿瘤细胞的免疫耐受状态,而这种状态可能源于肿瘤细胞本身的免疫性不强(如 MHC 表达不足),也可源于抗原递呈细胞(APC)不能提供足够的共刺激信号(如 B7),或者机体免疫因子分泌不足等。因此可以通过以下三种方法纠正机体肿瘤免疫的耐受状态。①将某些细胞因子(如 IL-2、IL-4、TNF、IFN-γ、GM-CSF)的基因转染到机体免疫细胞(如 TIL、LAK 细胞及细胞毒淋巴细胞)中,以提高机体免疫系统对肿瘤细胞的识别和反应能力。这些细胞因子的基因治疗在一定程度上克服了细胞因子注射疗法需反复多次应用、副作用严重等缺点,疗效也有提高。肿瘤免疫细胞因子基因治疗因其简单、有效、安全,已成为肿瘤免疫基因治疗研究的最常用方法;②由于肿瘤细胞存在功能性 MHC Ⅰ类抗原和(或)共刺激信号表达不足,可以将一些与免疫识别有关的基因(如 HLA、B7 等)转染到体外培养的肿瘤细胞,经钴照射灭活其致瘤性后再植入肿瘤患者体内;或者将表达 HLA-B7 的病毒载体或质粒 DNA 与脂质体复合物直接注射到瘤体内,以增强肿瘤细胞对机体免疫系统的免疫原性,诱导宿主的免疫反应;③制备肿瘤 DNA 瘤苗,即将编码特异抗原的

Notes

基因直接注入人体,通过其在机体内的表达从而可以激发机体对编码抗原的免疫反应。如应用癌胚抗原(CEA)制备的肿瘤 DNA 瘤苗在实验中显示出一定的效果;④树突状细胞(dendrite cell,DC)是目前发现的功能最强的抗原提呈细胞,广泛分布于除脑以外的全身各脏器。能摄取、加工抗原,表达高水平 MHC 分子、共刺激分子、黏附分子,并分泌高水平 Thl 型细胞因子 IL-12,具有很强的抗原提呈能力,可有效激发 T 淋巴细胞应答。用肿瘤抗原编码基因修饰 DC、肿瘤 mRNA 刺激 DC、细胞因子修饰 DC 等方法增强 DC 的抗原提呈能力是近来肿瘤免疫基因治疗研究的热点。

2. 病因性基因治疗　目前肿瘤病因性基因治疗主要针对癌基因和抑癌基因,其策略是抑制、阻断癌基因的表达或者替代、恢复抑癌基因的功能。①针对抑癌基因治疗:替代或恢复由于缺失或突变而丢失的抑癌基因(tumor suppressor gene)的正常功能是肿瘤病因性治疗的策略之一。常用于基因治疗的抑癌基因有 *p53*、*p16*、*p21*、*apc* 等。利用抑癌基因治疗肿瘤,在体外常能取得较好的疗效,在体内由于肿瘤体积和内环境影响以及基因转移效率的限制,疗效发挥面临着较大的生物复杂性。重组人 p53 腺病毒(Recombinant Human Ad-p53)是我国批准上市也是世界上第一个获准上市的肿瘤基因治疗药物;②针对癌基因治疗:采用反义 RNA、核酶和 siRNA 抑制癌基因的表达将有可能使肿瘤的基因表达调控回复到正常并使细胞重新分化或者诱发其凋亡(apoptosis)。反义 RNA 只作用于特异的 mRNA 分子,不改变所调节基因的结构。但如何解决某一组织、器官或系统中部分细胞病变进行专一性转移治疗,进入靶细胞前的降解问题。与一般的反义 RNA 相比,核酶具有较稳定的空间结构,不易受到 RNA 酶的攻击。更重要的是,核酶在切断 mRNA 后,又可从杂交链上解脱下来,重新结合和切割其他的 mRNA 分子。在基因治疗时,利用核酶分子结合到靶 RNA 分子中适当的邻位,形成锤头核酶结构,将靶 RNA 分子切断,通过破坏靶 RNA 分子达到治病目的。

RNA 干扰(RNA interference,RNAi)是一种由双链 RNA 诱发的基因沉默现象。在此过程中,与双链 RNA 有同源序列的信使 RNA(mRNA)被降解,从而抑制该基因的表达。传统反义 RNA 技术诱发的单一癌基因的阻断,不可能完全抑制或逆转肿瘤的生长,而 RNA 干扰技术可以利用同一基因家族的多个基因具有一段同源性很高的保守序列这一特性,设计针对这一区段序列的双链 RNA 分子,只使用一种双链 RNA 即可以产生多个基因同时剔除的表型,也可以同时使用多种双链 RNA 而将多个序列不相关的基因同时剔除。RNA 干扰技术可用于治疗有异常基因表达的恶性肿瘤。K-RAS 蛋白为肿瘤发生所必需,*bcr/abl* 融合基因与人白血病有关,用 RNA 干扰技术可以阻碍 K-RAS 蛋白的表达从而抑制肿瘤发生,或杀死有 *bcr/abl* 的人白血病细胞系。通过 RNA 干扰抑制某些内源性基因的表达,能促进白血病细胞系的细胞凋亡或增加其对化疗药物的反应性。

3. 溶瘤腺病毒　属肿瘤裂解性病毒(oncolytic virus),其特点如下:①由于具有复制性,因此所需的病毒颗粒较小;②能扩展至邻近肿瘤细胞,作用的范围较广;③溶瘤腺病毒可产生溶瘤和抗肿瘤免疫反应。但溶瘤腺病毒由于能够复制也就存在着不安全的因素。近年来对腺病毒生物学的研究取得突破性的进展,研究出能够选择性地在肿瘤细胞中专一复制的腺病毒。主要分为两类:一类应用外源的肿瘤特异性启动子控制腺病毒复制基因 E1a 表达,获得条件复制性融瘤腺病毒(CRAd)。另一类利用肿瘤细胞生物学特性,如腺病毒复制时抵抗宿主细胞凋亡可能相关的 E1B55K 蛋白发生变异或缺失时,病毒复制的宿主细胞就会发生凋亡,从而复制不能完成。重组人 5 型腺病毒(recombined Type5 adenovirus,H101)是我国批准上市的溶瘤腺病毒基因治疗药物。

4. 自杀基因治疗　一些来自病毒或细菌的基因具有一些特殊的功能,其表达产物可将原先对哺乳动物细胞无毒的或毒性极低的前药(prodrug)转换成毒性产物,导致这些细胞的死亡。这类基因即称为"自杀基因"(suicide gene)或"药物敏感基因"。根据细胞自杀机制,将自杀基因

Notes

作为治疗性目的基因应用于肿瘤治疗的研究称为肿瘤的自杀基因疗法。由于当前对肿瘤形成的分子机制尚未完全阐明以及治疗中目的基因表达调控研究滞步不前,设计肿瘤细胞特异性自杀机制的基因治疗方案对于肿瘤治疗仍具有重大的理论和实际应用价值。

(1) 自杀基因治疗中的酶和前药:目前常用的自杀基因有单纯疱疹病毒胸苷激酶(HSV-tk)基因、水痘-带状疱疹病毒胸苷激酶(VZV-tk)基因和胞嘧啶脱氨酶(CD)基因,其中尤以 HSV-tk 最为常用。哺乳动物细胞含有 tk 基因,只能催化脱氧胸苷磷酸化成为脱氧胸苷酸,而 HSV-tk 基因产物还可催化核苷类似物更昔洛韦(GCV)的磷酸化。这种磷酸化核苷能掺入细胞 DNA,干扰细胞分裂时 DNA 合成导致细胞死亡。肿瘤细胞导入 HSV-tk 基因后表达 HSV-tk,从而获得对 GCV 的敏感性而"自杀",正常组织不受影响。

大肠埃希菌胞嘧啶脱氨酶(cytosine deaminase,CD)基因,在细胞内将无毒性 5-氟胞嘧啶(5-FC)转变成毒性产物 5-氟尿嘧啶(5-FU)。5-氟尿嘧啶通过竞争性抑制胸苷酸合酶的活性,从而抑制脱氧胸苷三磷酸的合成从而抑制肿瘤细胞的增殖。

(2) 自杀基因的特异性控制:肿瘤自杀基因疗法的应用首先解决的问题是自杀基因在肿瘤细胞中的高效及特异表达。自杀基因必须局限于肿瘤细胞以选择性杀伤肿瘤细胞,解决这一问题的方案有三种:利用免疫脂质体,受体介导法等进行定向基因转移或直接瘤内注射;利用肿瘤细胞生物学特性如肿瘤细胞和正常细胞分裂的差别,反转录病毒介导 HSV-TK 基因治疗脑肿瘤选择性就是利用反转录病毒只能转染分裂象的肿瘤细胞,而神经细胞相对静止;利用肿瘤特异表达的调控序列如酪氨酸酶,甲胎蛋白(AFP)和癌胚抗原(CEA)等,如在自杀基因的上游安插这些特异的转录调节序列,则可实现自杀基因的特异性表达,从而较好地克服了传统化疗药物非选择性问题。

(3) 旁观者效应(bystander effect):旁观者效应指在用外源性自杀基因转染肿瘤细胞后,未被转染的肿瘤细胞可因邻近的少数肿瘤细胞携带有自杀基因而被前体药物杀伤,此效应产生与自杀基因的种类、肿瘤细胞的类型和数量有关。几乎所有的自杀基因系统都具有旁观者效应,但其作用机制尚不十分清晰。其可能机制有:①化疗药物小分子通过细胞间的间隙连接或直接弥散作用进入相邻细胞;②凋亡细胞的凋亡小体中含有"自杀"基因片段,通过吞噬作用进入相邻细胞继续发挥作用;③自杀基因编码的酶是一种超抗原,能够刺激免疫系统产生各种细胞因子杀伤相邻细胞,产生"旁观者"效应。由于目前基因转移效率不够高,探讨提高旁观者效应的手段有可能为自杀基因疗法提供一个新的思路,当然这有赖于旁观者效应机制的最终阐明。

5. **其他肿瘤基因治疗**　骨髓细胞毒作用是化疗药物应用中的主要毒性反应,利用耐药性基因 mdr1 进行基因治疗以增强肿瘤细胞对化疗药物的敏感性和增强骨髓细胞的耐药性。一种是应用反义 RNA 技术,以抑制异常活化的 MDR 基因,从而达到逆转肿瘤细胞化疗耐药的作用;另一方面,利用耐药性基因 mdr1 保护正常组织免受化疗药物的毒性,如多药耐药性基因导入骨髓前体细胞或干细胞,然后将这些细胞输入到体内。其他化疗敏感组织如肝同样可以通过导入 mdr1 基因达到保护作用。由于血管形成在肿瘤发生中的重要作用,要针对血管形成生长因子及其受体和肿瘤血管内皮细胞的基因治疗成为受关注的控制肿瘤生长的治疗方法。

(三) 病毒感染性疾病的基因治疗

病毒感染性疾病的基因治疗研究已受到广泛重视,基本的战略可分为三个方面:

(1) 将病毒抗原基因导入靶细胞,激活机体的免疫系统提高对病毒的免疫能力,如乙型肝炎病毒表面抗原基因等,导入机体,表达的抗原不仅可以诱导机体产生保护性抗体,还可以引发特异性的细胞免疫应答,产生对野生致病病毒攻击的防御作用。

(2) 将细胞因子(如干扰素、白细胞介素等)的基因,导入机体免疫细胞,激活免疫细胞并促进其增殖分化,增强机体的细胞和体液免疫应答,促进机体清除病毒感染细胞和游离病毒。

Notes

（3）抗病毒复制：根据病毒在机体细胞中复制周期的各个环节来设计的，主要包括：①抑制病毒与宿主细胞结合：即阻断病毒表面抗原决定簇与宿主细胞受体间的特异性结合；②干扰病毒基因组的转录起始和调控；③抑制病毒基因组的复制和蛋白质合成；④采用反义 RNA 和siRNA 抑制病毒复制，如福米韦生（fomivirsen）通过对人类巨细胞病毒（CMV）mRNA 的反义抑制发挥特异而强大的抗病毒作用；采用 siRNA 抑制人类免疫缺陷病毒（HIV）某些基因如 P24、Vif、nef、tat 或 rev 的表达，也可阻碍 HIV 在细胞内复制。⑤将抗病毒蛋白质基因，如 2'→5'腺苷酸合成酶等基因，导入机体细胞并持续表达，可以激活核酸酶 F，降解病毒 RNA，对 RNA 病毒的感染产生明显的抵抗作用。

第四节   目前临床应用的基因治疗药物

一、重组人 p53 腺病毒

重组人 p53 腺病毒（Recombinant Human Ad-p53，重组腺病毒-p53 基因，Gendicine）是我国批准上市也是世界上第一个获准上市的肿瘤基因治疗药物，5 型腺病毒载体与人 p53 基因重组而成。研究表明，p53 基因指导合成 p53 蛋白，在正常组织中，p53 蛋白的表达量很低，在受到 DNA损伤等刺激时，p53 蛋白表达量升高，发挥细胞增殖调控作用，抑制细胞分裂，诱导细胞凋亡；在不同类型的肿瘤中，p53 基因突变频率可高达 50%~70%。本品瘤内注射，可通过腺病毒感染将p53 基因导入肿瘤细胞，表达 p53 蛋白，从而发挥抑制细胞分裂、诱导肿瘤细胞凋亡的作用，而对正常细胞无损伤。高表达的 p53 蛋白能有效刺激机体的特异性抗肿瘤免疫反应，局部注射可吸引 T 淋巴细胞等肿瘤杀伤性细胞聚集在瘤组织。p53 肿瘤抑制基因是细胞内关键的看家基因，具有上调多种抗癌基因和下调多种癌基因的活性，并有抑制血管内皮生长因子（VEGF）基因和药物多抗性（MDR）基因表达的作用。临床上与放射治疗联合试用于现有治疗方法无效的晚期鼻咽癌的治疗，为瘤内局部多点注射。不良反应包括：①部分患者用药后出现 I／II 度自限性发热，一些患者会出现寒战和注射部位疼痛、出血；②偶尔出现的不良反应是恶心、呕吐、腹泻、出血和应激性过敏反应。如果热度较高，患者感觉不适时，可酌情使用一般退热药处理；③腺病毒载体具有较强的免疫原性及一定的细胞毒性，如使用剂量过大或给药方式不当，可引起严重的不良反应，但若能控制好临床注射剂量和患者的基础情况，采用局部给药的方式则基本上是安全的。

二、重组人 5 型腺病毒

我国批准上市的重组人 5 型腺病毒（recombined type5 adenovirus，H101）是基因组改造后的溶瘤腺病毒，其早期基因 E1B 区用于编码 55kD 蛋白的一段 827bp DNA 被删除，并通过基因序列的点突变，产生终止密码子而阻止 E1B55kD 蛋白的表达，使其选择性地在 P53 蛋白异常的肿瘤细胞中增殖，进而特异性地裂解肿瘤细胞可产生溶瘤作用并激发机体抗肿瘤免疫反应。主要用于鼻咽癌等头颈部肿瘤治疗。

三、福 米 韦 生

福米韦生（fomivirsen）是 FDA 批准上市的第 1 个反义基因治疗药物，由 21 个硫代脱氧核苷酸组成，核苷酸序列为 5'-GCGTTTGCTCTTCTTCTTGCG-3'。福米韦生是美国 ISIS 公司开发的，1998 获得 FDA 批准，通过对人类巨细胞病毒（CMV）mRNA 的反义抑制发挥特异而强大的抗病毒作用，用于局部治疗艾滋病（AIDS）患者并发的 CMV 视网膜炎，疗效维持久，给药次数少，不良反应轻。

Notes

四、Glybera

Glybera(alipogene tiparvovec)是欧洲首个被推荐上市的基因治疗药物。为单次注射剂,适用于严格限制脂肪饮食却仍然发生严重或反复胰腺炎发作的脂蛋白脂酶缺乏症(lipoprotein lipase deficiency,LPLD)患者。LPLD 是一种罕见的严重遗传性疾病,而且目前无法治疗。其发病率约为(1~2)例/百万人。该病是由 LP 基因突变引起的,后者会使 LPL 蛋白的活性严重下降或丧失。LPL 蛋白是一种分解乳糜微粒的酶,如果乳糜微粒不被分解,就会在血液中积聚而堵塞小血管,从而可能导致复发性或严重急性胰腺炎。

第五节　基因治疗亟待解决的问题

基因治疗这一全新的医学治疗方法问世,在短短二十余年里发展十分迅速,但还面临着诸多棘手问题亟待解决。

1. **提供更多可供利用的有治疗价值的目的基因**　基因治疗是导入外源性目的基因以达到治疗疾病的新型医学方法,应该导入什么样的外源性目的基因是基因治疗的另一个关键问题。选择目的基因的基础基于对人类疾病分子病理机制的揭示和疾病相关基因的克隆,目前适合进行基因治疗的病种十分有限,很多疾病目前还没有发现致病基因。基因治疗病种的扩大取决于新基因的发现和基因功能得阐明,只有在充分认识疾病相关基因结构与功能的前提下,才能有效地开展基因治疗。目前,已用于临床试验的治疗基因主要集中在少数基因。而对大部分疾病如恶性肿瘤、高血压、糖尿病,冠心病、神经退行性疾病的致病基因还有待进一步确定。

2. **设计高效的基因转移载体**　一个理想的载体需要有的高效基因转移率,能将外源性基因定向导入靶细胞,而目前已有的载体均属低效。因此,即使导入的基因有治疗效果,但由于不能有效地导入,效果也会大受影响。

3. **解决基因治疗的靶向及表达调控问题**　外源基因能否在体内被准确、有效地导入特定的细胞组织并在其中有效表达,即基因在体内表达的空间、时间的精确定位和表达水平的调控。这是基因治疗应用中的关键问题,因而也成为基因治疗领域的一个研究热点。

4. **基因治疗简便性**　除了考虑病种特殊性外,临床应用的可能性和简便性也是重要因素。在体细胞基因治疗中,*ex vivo* 法是当前的主要途径,但在临床应用中必须把患者的靶细胞取出,在离体情况下进行遗传加工,然后输回患者体内。

5. **充分估计导入外源基因对机体的不利影响**　目前采用最多的是反转录病毒载体,它进入细胞内整合至宿主细胞染色体的部位是随机的,虽然产生插入突变概率很低,但仍有潜在的可能性。此外,外源基因产物对宿主的可能危害性,若体内出现大量原来缺乏的蛋白质,有可能引起严重免疫反应。

6. **伦理学问题**　人体基因治疗作为一种医疗手段,存在着普遍意义上的伦理学问题。同时由于对基因结构及其变化规律的复杂性的认识还有待深化,基因治疗对基因组的改变、补充、修复,直接关系到人的健康,因此作为改变人体遗传物质的非常规医疗手段又存在着特殊的伦理学问题。

随着人类基因组计划(human genomic project,HGP)的完成和疾病功能基因组学研究理论和技术的突破,以及干细胞,小干涉 RNA(small interfering RNA,siRNA),简单有效的 DNA 切割方法等一系列技术发展与高效安全基因治疗药物的载体系统的应用,基因治疗终将展示美好前景。

推荐阅读文献

1. Wang D, Gao G. State-of-the-art human gene therapy: Part Ⅱ. Gene therapy strategies and clinical applications. *Discov Med.* 2014;18(98):151-161

2. Wang D, Gao G. State-of-the-art human gene therapy: part Ⅰ. Gene delivery technologies. *Discov Med.* 2014;18(97):67-77

3. Walther W, Schlag PM. Current status of gene therapy for cancer. *Curr Opin Oncol.* 2013;25(6):659-664

4. Tazawa H, Kagawa S, Fujiwara T. Advances in adenovirus-mediated p53 cancer gene therapy. *Expert Opin Biol Ther.* 2013;13(11):1569-1583

5. Mingozzi F, High KA. Therapeutic in vivo gene transfer for genetic disease using AAV: progress and challenges. *Nat Rev Genet.* 2011;12(5):341-355

（陈红专）

Notes

致　谢

　　继承与创新是一本教材不断完善与发展的主旋律。在该版教材付梓之际，我们再次由衷地感谢那些曾经为该书前期的版本作出贡献的作者们，正是他们辛勤的汗水和智慧的结晶为该书的日臻完善奠定了坚实的基础。以下是该书前期的版本及其主要作者：

7年制规划教材
全国高等医药教材建设研究会规划教材
全国高等医药院校教材·供7年制临床医学等专业用

《药理学》（人民卫生出版社,2001）

主　编　杨世杰

副主编　王怀良

全国高等医药教材建设研究会·卫生部规划教材
全国高等学校教材·供8年制及7年制临床医学等专业用

《药理学》（人民卫生出版社,2005）

主　编　杨世杰

副主编　杨宝峰　王怀良

普通高等教育"十一五"国家级规划教材
全国高等医药教材建设研究会规划教材·卫生部规划教材
全国高等学校教材·供8年制及7年制临床医学等专业用

《药理学》（第2版,人民卫生出版社,2010）

主　编　杨世杰

副主编　杨宝峰　颜光美　臧伟进

编　委（以姓氏笔画为序）

王永利（河北医科大学药学院）	杨世杰（吉林大学白求恩医学院）
艾　静（哈尔滨医科大学药学院）	杨宝峰（哈尔滨医科大学）
石　卓（吉林大学白求恩医学院）	苏定冯（上海第二军医大学药学院）
张岫美（山东大学医学院）	陈　立（吉林大学白求恩医学院）
张德昌（北京协和医学院）	陈红专（上海交通大学医学院）
李学军（北京大学基础医学院）	陈建国（华中科技大学同济医学院）
李晓辉（第三军医大学）	周黎明（四川大学华西医学中心）

罗大力（首都医科大学药学院）　　梅其炳（第四军医大学）

娄建石（天津医科大学）　　　　　臧伟进（西安交通大学医学院）

胡　刚（南京医科大学）　　　　　颜光美（中山大学）

胡长平（中南大学药学院）　　　　魏尔清（浙江大学医学院）

姚明辉（复旦大学上海医学院）　　魏敏杰（中国医科大学药学院）

秘　书　关凤英（吉林大学白求恩医学院）